国家卫生健康委员会"十三五"规划教材

全国高等学校教材

供口腔医学类专业用

口腔组织病理学

第 8 版

主　编　高　岩

副主编　孙宏晨　李　江

编　者　（以姓氏笔画为序）

于世凤（北京大学口腔医学院）

王　洁（河北医科大学口腔医学院）

孙宏晨（中国医科大学口腔医学院）

李　江（上海交通大学口腔医学院）

李铁军（北京大学口腔医学院）

宋晓陵（南京医科大学口腔医学院）

张佳莉（武汉大学口腔医学院）

陈　宇（四川大学华西口腔医学院）

陈小华（中山大学光华口腔医学院）

陈新明（武汉大学口腔医学院）

罗海燕（北京大学口腔医学院）

周　峻（空军军医大学口腔医学院）

胡济安（浙江大学医学院附属口腔医院）

钟　鸣（厦门大学附属翔安医院）

钟　滨（同济大学口腔医学院）

高　岩（北京大学口腔医学院）

黄晓峰（南京大学医学院口腔医学院）

人民卫生出版社

图书在版编目（CIP）数据

口腔组织病理学/高岩主编. —8 版. —北京：
人民卫生出版社,2020
第 8 轮口腔本科规划教材配网络增值服务
ISBN 978-7-117-29369-3

Ⅰ.①口… Ⅱ.①高… Ⅲ.①口腔科学-病理组织学
-医学院校-教材 Ⅳ.①R780.2

中国版本图书馆 CIP 数据核字(2020)第 024239 号

人卫智网	www.ipmph.com	医学教育、学术、考试、健康， 购书智慧智能综合服务平台
人卫官网	www.pmph.com	人卫官方资讯发布平台

口腔组织病理学
第 8 版

主　　编：高　岩
出版发行：人民卫生出版社(中继线 010-59780011)
地　　址：北京市朝阳区潘家园南里 19 号
邮　　编：100021
E - mail：pmph @ pmph. com
购书热线：010-59787592　010-59787584　010-65264830
印　　刷：北京盛通印刷股份有限公司
经　　销：新华书店
开　　本：889×1194　1/16　印张：25
字　　数：754 千字
版　　次：1979 年 7 月第 1 版　　2020 年 7 月第 8 版
　　　　　2025 年 8 月第 8 版第 11 次印刷(总第 57 次印刷)
标准书号：ISBN 978-7-117-29369-3
定　　价：83.00 元

打击盗版举报电话：010-59787491　E-mail：WQ @ pmph. com
质量问题联系电话：010-59787234　E-mail：zhiliang @ pmph. com

国家卫生健康委员会"十三五"规划教材
全国高等学校五年制本科口腔医学专业
第八轮 规划教材修订说明

1977年,卫生部召开了教材建设工作会议并成立了卫生部教材办公室,决定启动第一轮全国高等医学院校本科口腔医学专业卫生部规划教材编写工作,第一轮教材共5种,即《口腔解剖生理学》《口腔组织病理学》《口腔内科学》《口腔颌面外科学》和《口腔矫形学》。自本套教材第一轮出版40多年来,在原卫生部、原国家卫生和计划生育委员会及国家卫生健康委员会的领导下,在教育部支持下,在原卫生部教材办公室的指导下,在全国高等学校口腔医学专业教材评审委员会的规划组织下,全国高等学校五年制本科口腔医学专业教材已经过七轮修订、一轮数字化升级,形成了课程门类齐全、学科系统优化、内容衔接合理、结构体系科学的由规划教材、配套教材、网络增值服务以及数字出版组成的立体化教材格局,已成为我国唯一一套长期用于我国高等口腔医学院校教学的历史最悠久、内容最权威、结构最优化、形式最经典、质量最上乘的口腔医学专业本科精品教材。老一辈医学教育家和专家们亲切地称本套教材是中国口腔医学教育的"干细胞"教材。

2012年出版的第七轮全国高等学校本科口腔医学专业卫生部规划教材共15种,全套教材为卫生部"十二五"规划教材,全部被评为教育部"十二五"普通高等教育本科国家级规划教材。

2017年本套第八轮教材启动修订,当时正是我国进一步深化医教协同之际,更是我国医疗卫生体制改革和医学教育改革全方位深入推进之时。在全国医学教育改革发展工作会议上,李克强总理亲自批示"人才是卫生与健康事业的第一资源,医教协同推进医学教育改革发展,对于加强医学人才队伍建设、更好保障人民群众健康具有重要意义",并着重强调,要办好人民满意的医学教育,加大改革创新力度,奋力推动建设健康中国。

教材建设是事关未来的战略工程、基础工程,教材体现了党和国家的意志。人民卫生出版社紧紧抓住深化医教协同全面推动医学教育综合改革的历史发展机遇期,以全国高等学校五年制本科口腔医学专业第八轮规划教材全面启动为契机,以规划教材创新建设,全面推进国家级规划教材建设工作,服务于医改和教改。第八轮教材的修订原则,是积极贯彻落实国务院办公厅关于深化医教协同、进一步推进医学教育改革与发展的意见,努力优化人才培养结构,坚持以需求为导向,构建发展以"5+3"模式为主体的口腔医学人才培养体系;强化临床实践教学,切实落实好"早临床、多临床、反复临床"的要求,提高医学生的临床实践能力。

为了全方位启动国家卫生健康委员会"十三五"规划教材建设工作,经过近1年的调研,在国家卫生健康委员会、教育部的领导下,全国高等学校口腔医学专业教材评审委员会和人民卫生出版社于2017年启动了本套教材第八轮修订工作,得到全国高等口腔医学本科院校的积极响应。经过200多位编委的辛勤努力,全国高等学校第八轮口腔医学专业五年制本科国家卫生健康委员会"十三五"规划教材现成功付梓。

本套教材修订和编写特点如下:

1. 教材编写修订工作是在国家卫生健康委员会、教育部的领导和支持下,由全国高等医药教材建设研究学组规划,口腔医学专业教材评审委员会审定,院士专家把关,全国各医学院校知名专家教师编写,人民卫生出版社高质量出版。

2. 教材编写修订工作是根据教育部培养目标、国家卫生健康委员会行业要求、社会用人需求,在全国进行科学调研的基础上,借鉴国内外医学人才培养模式和教材建设经验,充分研究论证本专业人才素质要求、学科体系构成、课程体系设计和教材体系规划后,科学进行的。

3. 教材编写修订工作着力进行课程体系的优化改革和教材体系的建设创新——科学整合课程、淡化学科意识、实现整体优化、注重系统科学、保证点面结合。继续坚持"三基、五性、三特定"的教材编写原则,以确保教材质量。

4. 本套教材共 17 种,新增了《口腔医学人文》《口腔种植学》,涵盖了口腔医学基础与临床医学全部主干学科。读者对象为口腔医学五年制本科学生,也可作为七年制、八年制等长学制学生本科阶段参考使用,是口腔执业医师资格考试推荐参考教材。

5. 为帮助学生更好地掌握知识点,并加强学生实践能力的同步培养,本轮编写了 17 种配套教材。同时,继续将实验(或实训)教程作为教学重要内容分别放在每本教材中编写,使各学科理论与实践在一本教材中有机结合,方便开展实践教学工作,强化实践教学的重要性。

6. 为满足教学资源的多样化,实现教材系列化、立体化建设,本套教材以融合教材形式出版,将更多图片以及大量视频、动画等多媒体资源以二维码形式印在纸质教材中,扫描二维码后,老师及学生可随时在手机或电脑端观看优质的配套网络数字资源,紧追"互联网 +"时代特点。

获取网络数字资源的步骤

1 扫描封底红标二维码,获取图书"使用说明"。

2 揭开红标,扫描绿标激活码,注册 / 登录人卫账号获取数字资源。

3 扫描书内二维码或封底绿标激活码随时查看数字资源。

4 登录 zengzhi.ipmph.com 或下载应用体验更多功能和服务。

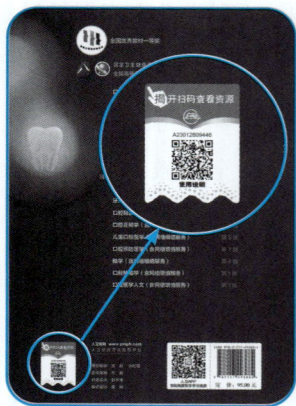 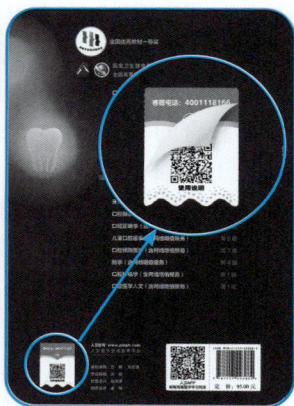 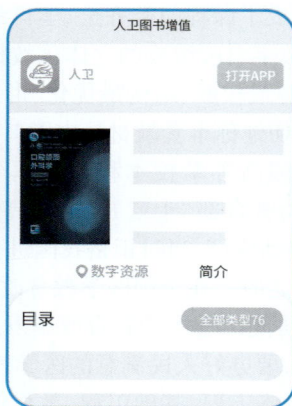 

7. 本套教材采用大 16 开开本、双色或彩色印刷,彩图随文编排,铜版纸印刷。形式活泼,重点突出,印刷精美。

为进一步提高教材质量,请各位读者将您对教材的宝贵意见和建议**发至"人卫口腔"微信公众号(具体方法见附件)**,以便我们及时勘误,同时为下一轮教材修订奠定基础。衷心感谢您对我国口腔医学本科教育工作的关心和支持。

人民卫生出版社
2019 年 11 月

附件

1. 打开微信,扫描右侧"人卫口腔"二维码并关注"人卫口腔"微信公众号。
2. 请留言反馈您的宝贵意见和建议。
注意:留言请标注"口腔教材反馈 + 教材名称 + 版次",谢谢您的支持!

第八轮全国高等学校五年制本科口腔医学专业规划教材目录

序号	教材名称	版次
1	口腔解剖生理学（含网络增值服务）	第 8 版
2	口腔组织病理学（含网络增值服务）	第 8 版
3	口腔颌面医学影像诊断学（含网络增值服务）	第 7 版
4	口腔生物学（含网络增值服务）	第 5 版
5	口腔临床药物学（含网络增值服务）	第 5 版
6	口腔材料学（含网络增值服务）	第 6 版
7	牙体牙髓病学（含网络增值服务）	第 5 版
8	口腔颌面外科学（含网络增值服务）	第 8 版
9	口腔修复学（含网络增值服务）	第 8 版
10	牙周病学（含网络增值服务）	第 5 版
11	口腔黏膜病学（含网络增值服务）	第 5 版
12	口腔正畸学（含网络增值服务）	第 7 版
13	儿童口腔医学（含网络增值服务）	第 5 版
14	口腔预防医学（含网络增值服务）	第 7 版
15	𬌗学（含网络增值服务）	第 4 版
16	口腔种植学（含网络增值服务）	第 1 版
17	口腔医学人文（含网络增值服务）	第 1 版

中国医学教育题库（口腔医学题库）

序号	题库名称	题量	
		一类试题*	二类试题**
1	口腔解剖生理学	2 000	6 000
2	口腔组织病理学	2 000	6 000
3	口腔颌面医学影像诊断学	900	2 700
4	口腔生物学	800	2 400
5	口腔临床药物学	800	2 400
6	口腔材料学	900	2 700
7	牙体牙髓病学	2 500	7 500
8	口腔颌面外科学	3 000	9 000
9	口腔修复学	3 000	6 000
10	牙周病学	1 000	3 000
11	口腔黏膜病学	800	2 400
12	口腔正畸学	1 500	4 500
13	儿童口腔医学	1 000	3 000
14	口腔预防医学	800	2 400
15	𬌗学	800	2 400
16	口腔种植学	800	2 400

　*一类试题：包含客观题与主观题，试题经过大规模实考测试，参数稳定，试题质量高，保密性强，主要为各院校教务管理部门提供终结性教学评价服务，适用于组织学科期末考试、毕业综合考试等大型考试。

　**二类试题：包含客观题与主观题，题型丰富，覆盖知识点全面，主要为教师提供日常形成性评价服务，适用于日常教学中布置课前预习作业，开展课堂随堂测试，布置课后复习作业以及学生自学、自测、自评等。

前　言

口腔组织病理学是口腔医学的重要基础学科,是口腔临床医学与基础医学之间的桥梁。第 1 版《口腔组织病理学》教材是根据我国科学发展的具体情况,经过几代口腔病理学前辈的努力而完成的,于 1979 年正式出版。其最大的特点是将正常的口腔组织结构及其功能与疾病情况下的口腔组织及功能的改变直接、有机地联系起来,便于学生对知识的理解和融会贯通,是有别于国际同类教材且具有中国特色的口腔基础医学教材。近年来,对正常口腔组织结构和功能、口腔颌面部发育过程及其调控方面的认识逐步加深,对部分口腔疾病的病因、发病机制的研究取得很大的进步,同时也认识了一些新的口腔疾病,这些都促使本教材能得以不断充实和提高。

第 8 版教材的修订以第 7 版教材为基础,在内容上力求做到安排合理、深浅适宜、重点突出,体现本专业的基本理论、基本知识,同时也强调专业知识的系统性、科学性、先进性和适用性。在前版教材的基础上删减过时的内容,更新、充实新知识新观点。在强化形态学教学特点的同时,适当增加有关章节中分子病理学知识,如更新口腔颌面部发育过程中分子生物学调控等内容,适当更新肿瘤章节中的肿瘤遗传学改变特点。同时,根据 2017 年"WHO 头颈肿瘤分类",对唾液腺肿瘤、牙源性肿瘤和口咽癌等进行了较全面的更新,特别是对一些肿瘤中存在的较为特异性的遗传学改变进行了描述,这将对这些肿瘤的诊断及治疗产生积极的影响,此外,还更新了"口腔颌面部肿瘤与瘤样病变统计分析",将"口腔组织病理学实验教程"作为一个章节附于全书最后。教材的编写努力规范医学术语,突出重点,力争图文并茂。

第 8 版教材的另一特点是在教材中插入二维码,通过手机扫描书中二维码即可观看相关数字资源平台的图片、动画等多媒体素材,有利于学生对知识的掌握和拓展。此教材对满足院校教育、毕业后教育、继续教育不同阶段的口腔组织病理学医学教育提供良好的解决方案。

第 8 版教材的修订是由来自不同学校的 17 位编委通过辛勤的努力及紧密的配合共同完成的,同时得到各校领导及相关同仁的大力支持和帮助,在此一并表示由衷的谢意。对于本版教材存在的不足及不妥之处,恳请各位专家、同道批评指正。

高　岩
2020 年 2 月

目　录

第一篇　口腔组织胚胎学

第一章　口腔颌面部发育 ……………………………………………………………… 2

第一节　神经嵴、鳃弓和咽囊 ……………………………………………………… 2
　一、神经嵴的分化 ………………………………………………………………… 2
　二、鳃弓及咽囊的发育 …………………………………………………………… 3
第二节　面部的发育 ………………………………………………………………… 5
　一、面部发育过程 ………………………………………………………………… 5
　二、面部发育异常 ………………………………………………………………… 8
第三节　腭的发育 …………………………………………………………………… 8
　一、腭的发育过程 ………………………………………………………………… 8
　二、腭发育的调控 ………………………………………………………………… 10
　三、腭的发育异常 ………………………………………………………………… 11
第四节　舌的发育 …………………………………………………………………… 11
　一、舌的发育过程 ………………………………………………………………… 11
　二、舌的发育异常 ………………………………………………………………… 12
第五节　唾液腺及口腔黏膜的发育 ………………………………………………… 12
　一、唾液腺的发育 ………………………………………………………………… 12
　二、口腔黏膜的发育 ……………………………………………………………… 14
第六节　颌骨和颞下颌关节的发育 ………………………………………………… 15
　一、下颌骨的发育 ………………………………………………………………… 15
　二、上颌骨及腭骨的发育 ………………………………………………………… 17
　三、颞下颌关节的发育 …………………………………………………………… 17

第二章　牙的发育 ……………………………………………………………………… 19

第一节　牙胚的发生和分化 ………………………………………………………… 19
　一、成釉器的发育 ………………………………………………………………… 21
　二、牙乳头 ………………………………………………………………………… 24
　三、牙囊 …………………………………………………………………………… 25
　四、牙板的结局 …………………………………………………………………… 25
　五、恒牙的发育 …………………………………………………………………… 25
第二节　牙体组织的形成 …………………………………………………………… 25
　一、牙本质的形成 ………………………………………………………………… 26
　二、牙釉质的形成 ………………………………………………………………… 28
　三、牙髓的形成 …………………………………………………………………… 32
　四、牙根的形成 …………………………………………………………………… 32

　　五、牙周支持组织的形成 ……………………………………………………………… 33
　第三节　牙的萌出和替换 …………………………………………………………………… 35
　　一、牙的萌出 …………………………………………………………………………… 35
　　二、乳恒牙交替 ………………………………………………………………………… 38
　　三、牙萌出的次序和时间 ……………………………………………………………… 40

第三章　牙体组织 ……………………………………………………………………………… 41
　第一节　牙釉质 ……………………………………………………………………………… 41
　　一、理化特性 …………………………………………………………………………… 42
　　二、组织结构 …………………………………………………………………………… 43
　　三、牙釉质的表面结构 ………………………………………………………………… 48
　　四、牙釉质结构的临床意义 …………………………………………………………… 48
　第二节　牙本质 ……………………………………………………………………………… 49
　　一、理化特性 …………………………………………………………………………… 49
　　二、组织结构 …………………………………………………………………………… 50
　　三、牙本质的反应性改变 ……………………………………………………………… 54
　　四、牙本质的神经分布与感觉 ………………………………………………………… 56
　　五、牙本质液、牙本质渗透性和敏感性 ……………………………………………… 56
　第三节　牙髓 ………………………………………………………………………………… 57
　　一、组织结构 …………………………………………………………………………… 57
　　二、牙髓的增龄性变化及牙髓组织结构的临床意义 ………………………………… 61
　第四节　牙骨质 ……………………………………………………………………………… 62
　　一、理化特性 …………………………………………………………………………… 62
　　二、牙骨质的分类 ……………………………………………………………………… 62
　　三、组织结构 …………………………………………………………………………… 63
　　四、牙骨质结构的临床意义 …………………………………………………………… 65

第四章　牙周组织 ……………………………………………………………………………… 66
　第一节　牙龈 ………………………………………………………………………………… 66
　　一、表面解剖 …………………………………………………………………………… 66
　　二、组织结构 …………………………………………………………………………… 67
　第二节　牙周膜 ……………………………………………………………………………… 71
　　一、组织结构 …………………………………………………………………………… 71
　　二、牙周膜的功能 ……………………………………………………………………… 77
　　三、牙周膜结构对功能的适应性 ……………………………………………………… 77
　　四、牙周膜的增龄变化 ………………………………………………………………… 77
　第三节　牙槽骨 ……………………………………………………………………………… 77
　　一、组织结构 …………………………………………………………………………… 77
　　二、生物学特性 ………………………………………………………………………… 79

第五章　口腔黏膜 ……………………………………………………………………………… 81
　第一节　口腔黏膜的组织结构 …………………………………………………………… 81
　　一、上皮 ………………………………………………………………………………… 81
　　二、固有层 ……………………………………………………………………………… 87
　　三、黏膜下层 …………………………………………………………………………… 88
　第二节　口腔黏膜的分类及结构特点 …………………………………………………… 88

一、咀嚼黏膜 ……………………………………………………………………… 88
二、被覆黏膜 ……………………………………………………………………… 89
三、特殊黏膜 ……………………………………………………………………… 90
第三节　口腔黏膜的功能和增龄变化 ………………………………………… 92
一、口腔黏膜的功能 ……………………………………………………………… 92
二、口腔黏膜的增龄变化 ………………………………………………………… 92

第六章　唾液腺 ………………………………………………………………… 94
第一节　唾液腺的一般组织学结构 …………………………………………… 94
一、分泌单位 ……………………………………………………………………… 94
二、肌上皮细胞 …………………………………………………………………… 100
三、皮脂腺 ………………………………………………………………………… 101
四、结缔组织 ……………………………………………………………………… 101
第二节　唾液腺的分布及其组织学特点 ……………………………………… 102
一、腮腺 …………………………………………………………………………… 102
二、下颌下腺 ……………………………………………………………………… 103
三、舌下腺 ………………………………………………………………………… 103
四、小唾液腺 ……………………………………………………………………… 104
第三节　唾液腺的功能与增龄变化 …………………………………………… 104
一、唾液腺的功能 ………………………………………………………………… 104
二、唾液腺的增龄与再生性变化 ………………………………………………… 105

第七章　颞下颌关节 …………………………………………………………… 107
一、髁突 …………………………………………………………………………… 107
二、关节窝和关节结节 …………………………………………………………… 108
三、关节盘 ………………………………………………………………………… 108
四、关节囊和韧带 ………………………………………………………………… 110
五、滑膜 …………………………………………………………………………… 110
六、关节血管、神经分布 ………………………………………………………… 110

第二篇　口腔病理学

第八章　牙发育异常 …………………………………………………………… 112
第一节　牙数目异常和大小异常 ……………………………………………… 112
一、牙数目异常 …………………………………………………………………… 112
二、牙大小异常 …………………………………………………………………… 113
第二节　牙形态异常 …………………………………………………………… 114
一、双生牙、融合牙和结合牙 …………………………………………………… 114
二、畸形舌侧尖 …………………………………………………………………… 114
三、畸形中央尖 …………………………………………………………………… 115
四、牙内陷 ………………………………………………………………………… 115
五、异位牙釉质 …………………………………………………………………… 116
六、弯曲牙 ………………………………………………………………………… 116
七、牛牙症 ………………………………………………………………………… 116
第三节　牙结构异常 …………………………………………………………… 117

一、牙釉质结构异常 ………………………………………………………………… 117
二、牙本质结构异常 ………………………………………………………………… 121
三、牙骨质结构异常 ………………………………………………………………… 123
第四节　牙其他异常 ……………………………………………………………… 124
一、牙萌出及脱落异常 ……………………………………………………………… 124
二、牙变色 …………………………………………………………………………… 124

第九章　龋病 …………………………………………………………………………… 126
第一节　龋病的病因和发病机制 ……………………………………………… 127
一、化学细菌学说 …………………………………………………………………… 127
二、蛋白溶解学说 …………………………………………………………………… 127
三、蛋白溶解-螯合学说 …………………………………………………………… 128
四、三联因素学说 …………………………………………………………………… 128
第二节　龋病的病理变化 ……………………………………………………… 132
一、牙釉质龋 ………………………………………………………………………… 133
二、牙本质龋 ………………………………………………………………………… 138
三、牙骨质龋 ………………………………………………………………………… 142

第十章　牙髓病 ……………………………………………………………………… 144
第一节　牙髓炎 …………………………………………………………………… 144
一、牙髓充血 ………………………………………………………………………… 146
二、急性牙髓炎 ……………………………………………………………………… 146
三、慢性牙髓炎 ……………………………………………………………………… 147
第二节　牙髓变性和坏死 ……………………………………………………… 149
一、牙髓变性 ………………………………………………………………………… 149
二、牙髓坏死 ………………………………………………………………………… 150
第三节　牙体吸收 ………………………………………………………………… 151

第十一章　根尖周炎 ……………………………………………………………… 153
第一节　急性根尖周炎 ………………………………………………………… 155
第二节　慢性根尖周炎 ………………………………………………………… 155
一、根尖周肉芽肿 …………………………………………………………………… 156
二、慢性根尖周脓肿 ………………………………………………………………… 158

第十二章　牙周组织病 …………………………………………………………… 160
第一节　牙龈病 …………………………………………………………………… 161
一、牙菌斑性牙龈病 ………………………………………………………………… 161
二、非菌斑性牙龈病损 ……………………………………………………………… 163
第二节　牙周炎 …………………………………………………………………… 166
一、病因及发病机制 ………………………………………………………………… 166
二、临床表现 ………………………………………………………………………… 172
三、病理变化 ………………………………………………………………………… 172

第十三章　口腔黏膜病 …………………………………………………………… 178
第一节　口腔黏膜病基本病理变化 …………………………………………… 178
第二节　口腔黏膜白色和红色病变 …………………………………………… 181

一、口腔白斑 …………………………………………………………………………… 181
二、口腔红斑 …………………………………………………………………………… 182
三、口腔黏膜下纤维性变 ……………………………………………………………… 183
四、白色海绵状斑痣 …………………………………………………………………… 184
五、白色水肿 …………………………………………………………………………… 185
六、扁平苔藓 …………………………………………………………………………… 185
七、盘状红斑狼疮 ……………………………………………………………………… 186
八、黏膜良性淋巴组织增生病 ………………………………………………………… 188
九、口腔念珠菌病 ……………………………………………………………………… 188
第三节　口腔黏膜疱性和溃疡性病变 …………………………………………………… 190
一、天疱疮 ……………………………………………………………………………… 190
二、黏膜类天疱疮 ……………………………………………………………………… 191
三、单纯疱疹 …………………………………………………………………………… 192
四、复发性阿弗他溃疡 ………………………………………………………………… 193
五、创伤性溃疡 ………………………………………………………………………… 194
第四节　口腔肉芽肿性病变 ……………………………………………………………… 195
一、结核 ………………………………………………………………………………… 195
二、结节病 ……………………………………………………………………………… 196
三、口面部肉芽肿病 …………………………………………………………………… 197
四、克罗恩病 …………………………………………………………………………… 198
五、韦氏肉芽肿病 ……………………………………………………………………… 198
第五节　其他疾病 ………………………………………………………………………… 199
一、口腔黑斑 …………………………………………………………………………… 199
二、口腔黏膜外源性色素沉着 ………………………………………………………… 199
三、淀粉样变性 ………………………………………………………………………… 200
四、艾滋病的口腔表征 ………………………………………………………………… 201

第十四章　颌骨疾病 ………………………………………………………………………… 203
第一节　颌骨骨髓炎 ……………………………………………………………………… 203
一、急性化脓性骨髓炎 ………………………………………………………………… 203
二、慢性化脓性骨髓炎 ………………………………………………………………… 203
三、慢性骨髓炎伴增生性骨膜炎 ……………………………………………………… 204
四、慢性局灶性硬化性骨髓炎 ………………………………………………………… 206
五、结核性骨髓炎 ……………………………………………………………………… 206
六、真菌性骨髓炎 ……………………………………………………………………… 207
七、放射性骨髓炎 ……………………………………………………………………… 208
第二节　颌骨的非肿瘤性疾病 …………………………………………………………… 209
一、巨颌症 ……………………………………………………………………………… 209
二、甲状旁腺功能亢进 ………………………………………………………………… 210
三、纤维结构不良 ……………………………………………………………………… 210
四、朗格汉斯细胞组织细胞增生症 …………………………………………………… 212
五、巨细胞肉芽肿 ……………………………………………………………………… 214
第三节　非牙源性颌骨肿瘤 ……………………………………………………………… 215
一、骨瘤 ………………………………………………………………………………… 215
二、软骨性肿瘤 ………………………………………………………………………… 216
三、成骨性肿瘤 ………………………………………………………………………… 220

四、成纤维性肿瘤 ……………………………………………………………………… 223

五、骨髓源性恶性肿瘤 ………………………………………………………………… 224

六、颌骨转移性肿瘤 …………………………………………………………………… 226

第十五章 颞下颌关节病 ……………………………………………………………… 228

一、颞下颌关节紊乱病 ………………………………………………………………… 228

二、骨关节炎 …………………………………………………………………………… 229

三、类风湿关节炎 ……………………………………………………………………… 230

四、肿瘤及瘤样病变 …………………………………………………………………… 231

第十六章 唾液腺疾病 ………………………………………………………………… 234

第一节 唾液腺非肿瘤性疾病 ……………………………………………………… 234

一、唾液腺发育异常 …………………………………………………………………… 234

二、唾液腺炎症 ………………………………………………………………………… 235

三、涎石病 ……………………………………………………………………………… 238

四、IgG4 相关唾液腺炎 ……………………………………………………………… 239

五、坏死性唾液腺化生 ………………………………………………………………… 240

六、闰管增生 …………………………………………………………………………… 240

七、淋巴上皮性唾液腺炎 ……………………………………………………………… 240

八、唾液腺症 …………………………………………………………………………… 243

九、硬化性多囊性腺病 ………………………………………………………………… 243

十、唾液腺囊肿 ………………………………………………………………………… 244

十一、唾液腺放射线损伤 ……………………………………………………………… 244

第二节 唾液腺肿瘤 ………………………………………………………………… 245

一、概述 ………………………………………………………………………………… 245

二、唾液腺上皮性良性肿瘤 …………………………………………………………… 248

三、唾液腺上皮性恶性肿瘤 …………………………………………………………… 260

第十七章 口腔颌面部囊肿 …………………………………………………………… 277

第一节 牙源性囊肿 ………………………………………………………………… 278

一、发育性牙源性囊肿 ………………………………………………………………… 278

二、炎症性牙源性囊肿 ………………………………………………………………… 283

第二节 非牙源性囊肿 ……………………………………………………………… 285

一、鼻腭管（切牙管）囊肿 …………………………………………………………… 285

二、鼻唇（鼻牙槽）囊肿 ……………………………………………………………… 285

三、球状上颌囊肿 ……………………………………………………………………… 286

四、下颌正中囊肿 ……………………………………………………………………… 286

第三节 假性囊肿 …………………………………………………………………… 286

一、动脉瘤性骨囊肿 …………………………………………………………………… 286

二、单纯性（外伤性）骨囊肿 ………………………………………………………… 287

三、静止性骨囊肿 ……………………………………………………………………… 287

第四节 口腔、面颈部软组织囊肿 ………………………………………………… 288

一、皮样和表皮样囊肿 ………………………………………………………………… 288

二、鳃裂囊肿 …………………………………………………………………………… 288

三、甲状舌管囊肿 ……………………………………………………………………… 289

四、畸胎样囊肿 ………………………………………………………………………… 289

五、黏液囊肿 ……………………………………………………………………………… 290
六、舌下囊肿 ……………………………………………………………………………… 290

第十八章　牙源性肿瘤和瘤样病变 …………………………………………………… 292
　　第一节　良性牙源性上皮性肿瘤 ……………………………………………………… 293
　　　　一、成釉细胞瘤 …………………………………………………………………… 293
　　　　二、牙源性鳞状细胞瘤 …………………………………………………………… 297
　　　　三、牙源性钙化上皮瘤 …………………………………………………………… 297
　　　　四、牙源性腺样瘤 ………………………………………………………………… 298
　　第二节　良性牙源性上皮和间充质组织混合性肿瘤 ………………………………… 299
　　　　一、成釉细胞纤维瘤 ……………………………………………………………… 299
　　　　二、牙源性始基瘤 ………………………………………………………………… 300
　　　　三、牙瘤 …………………………………………………………………………… 300
　　　　四、牙本质生成性影细胞瘤 ……………………………………………………… 301
　　第三节　良性牙源性间充质性肿瘤 …………………………………………………… 301
　　　　一、牙源性纤维瘤 ………………………………………………………………… 301
　　　　二、牙源性黏液瘤/黏液纤维瘤 ………………………………………………… 302
　　　　三、成牙骨质细胞瘤 ……………………………………………………………… 303
　　　　四、牙骨质-骨化纤维瘤 ………………………………………………………… 304
　　第四节　恶性牙源性肿瘤 ……………………………………………………………… 304
　　　　一、牙源性癌 ……………………………………………………………………… 304
　　　　二、牙源性癌肉瘤 ………………………………………………………………… 307
　　　　三、牙源性肉瘤 …………………………………………………………………… 307
　　第五节　纤维-骨性病损 ……………………………………………………………… 307
　　　　一、骨化纤维瘤 …………………………………………………………………… 307
　　　　二、家族性巨大型牙骨质瘤 ……………………………………………………… 308
　　　　三、纤维结构不良 ………………………………………………………………… 309
　　　　四、牙骨质-骨结构不良 ………………………………………………………… 309
　　第六节　其他肿瘤 ……………………………………………………………………… 309

第十九章　口腔黏膜上皮肿瘤和瘤样病变 …………………………………………… 311
　　第一节　良性病变 ……………………………………………………………………… 311
　　　　一、乳头状瘤 ……………………………………………………………………… 311
　　　　二、角化棘皮瘤 …………………………………………………………………… 313
　　　　三、口腔黏膜色素痣 ……………………………………………………………… 314
　　第二节　恶性肿瘤 ……………………………………………………………………… 315
　　　　一、口腔癌 ………………………………………………………………………… 315
　　　　二、人类乳头状瘤病毒相关口咽鳞状细胞癌 ………………………………… 319
　　　　三、恶性黑色素瘤 ………………………………………………………………… 321

第二十章　口腔软组织和淋巴造血系统肿瘤与瘤样病变 …………………………… 323
　　第一节　良性肿瘤及瘤样病变 ………………………………………………………… 323
　　　　一、牙龈瘤 ………………………………………………………………………… 323
　　　　二、纤维瘤 ………………………………………………………………………… 324
　　　　三、炎症性乳头状增生 …………………………………………………………… 325
　　　　四、肌纤维瘤 ……………………………………………………………………… 325

五、血管瘤和血管畸形 ··· 326
六、淋巴管瘤 ··· 328
七、先天性颗粒细胞龈瘤 ·· 329
八、颗粒细胞瘤 ··· 330
九、神经鞘膜瘤 ··· 330
十、神经纤维瘤 ··· 331
十一、疣状黄瘤 ··· 331
十二、嗜酸性淋巴肉芽肿 ·· 332
第二节 中间型肿瘤 ·· 332
一、炎性肌纤维母细胞肿瘤 ··· 332
二、低度恶性肌纤维母细胞肉瘤 ··· 333
第三节 恶性肿瘤 ··· 334
一、横纹肌肉瘤 ··· 334
二、恶性淋巴瘤 ··· 335
三、口腔转移性肿瘤 ··· 337

第二十一章 口腔组织病理学实验教程 ·· 340
实验一 口腔颌面部发育和牙发育 ·· 340
实验二 牙釉质 ·· 342
实验三 牙本质、牙骨质、牙髓 ··· 343
实验四 牙周组织 ··· 344
实验五 口腔黏膜、唾液腺 ··· 345
实验六 龋病 ··· 346
实验七 牙髓病、根尖周病 ··· 348
实验八 牙周病 ·· 349
实验九 口腔黏膜病 ·· 350
实验十 口腔颌面部囊肿、唾液腺及颌骨疾病 ··································· 352
实验十一 口腔颌面部肿瘤 ··· 355

参考文献 ··· 358

附表 国内 12 所口腔医学院 287 933 例口腔颌面部肿瘤与瘤样病变统计分析[*] ········ 360

中英文名词对照索引 ··· 362

第一篇

口腔组织胚胎学

　　口腔是消化道的起始部分，包括唇、颊、舌、腭、唾液腺、牙和颌骨。　口腔的前端与唇部皮肤、后端与咽部黏膜相延续。　口腔表面被覆黏膜，并与牙体硬组织以特殊的方式连接。　唾液腺分泌的唾液使口腔黏膜保持湿润。　口腔的正常组织结构、功能及其口腔的胚胎发育过程知识是口腔医学实践的重要基础。　口腔组织胚胎学是研究口腔颌面部组织和器官的发生、发育过程及其机制，以及其形态结构与相关功能的学科。　本篇口腔组织学主要叙述牙体组织、牙周组织、口腔黏膜、唾液腺和颞下颌关节，口腔胚胎学部分主要涉及口腔颌面部发育和牙的发育。

提要：

口腔颌面部的发育过程复杂,本章包括的内容有神经嵴、鳃弓和咽囊的分化、面部的发育、腭部的发育、舌的发育、唾液腺的发育和口腔黏膜的发育、颌骨及颞下颌关节的发育。神经嵴细胞发生间充质转化后,将形成面部大多数结缔组织包括牙釉质以外的牙体组织。鳃弓和咽囊将形成大部分颈部组织。面部、腭和舌的发育与胚胎期间形成的颌面部突起发生融合或联合相关。颌骨及颞下颌关节的发育来自于间充质细胞的增生和分化。唾液腺发育自口腔黏膜上皮向结缔组织内增生,然后分化为腺体实质组织。口腔颌面部的发育具有严格的时间、空间调控过程,此过程的异常将导致各种颌面部发育异常。

口腔颌面部发育是胚胎发育的一部分,与颅的发育密切相关。出生前的发育可人为的分成三个连续的阶段。①增殖期:此期为自受孕至受孕后 2 个星期,包括受精、植入和三胚层胚盘的形成;②胚胎期:指受孕后第 3~8 周,此期分化出不同类型的组织并构成器官、系统,胚胎初具人形。口腔颌面部发育基本在此期完成;③胎儿期:受孕后第 9 周至出生。腭部的发育在此期的开始阶段完成。

第一节　神经嵴、鳃弓和咽囊

一、神经嵴的分化

胚胎发育的第 3 周,三胚层胚盘已形成。此时,发育中的脊索和邻近的间充质诱导其表面的外胚层形成神经板。神经板在发育中,其柱状细胞变为上窄下宽的楔形,使神经板的外侧缘隆起,神经板的中轴处形成凹陷称神经沟,隆起处称神经褶。神经褶的顶端与周围外胚层交界处称神经嵴（neural crest）。在胚胎第 4 周,两侧神经褶在背侧中线汇合形成神经管的过程中,位于神经嵴处的神经外胚层多潜能干细胞,未进入神经管壁,而是离开神经褶和外胚层进入中胚层,位于神经管和表面外胚层之间,形成沿胚胎头尾走向的细胞带,以后分为两条细胞索,列于神经管背外侧,转变为间充质细胞,即发生所谓的上皮间充质转化（epithelial-mesenchymal transformation）。此过程涉及细胞黏附特性和细胞骨架结构的改变,使其可以离开神经管并迁移。这种上皮-间充质的转化是胚胎发生的关键步骤。

胚胎第 4 周,神经嵴细胞发生广泛的迁移,衍化成机体不同的细胞并形成许多重要组织成分（图 1-1）。神经嵴细胞的分化对于头颈部的正常发育尤为重要。它们分化成的组织及细胞包括：

1. **神经系统组织**　施万（Schwann）细胞、面神经的膝状节、舌咽神经的上节和迷走神经颈节,与 Ⅴ、Ⅶ、Ⅸ、Ⅹ 各脑神经相联系的自主神经节如睫状神经节、筛神经节、蝶腭神经节和下颌下神经节,神经节内神经元周围的卫星细胞、脑膜。

2. **内分泌组织**　甲状腺的滤泡旁降钙素细胞、颈动脉体的化学感受器细胞和颈动脉窦的压力感受器细胞。

3. **结缔组织**　头面部的大部分结缔组织都来自于神经嵴细胞,由于它们起源于外胚层的神经

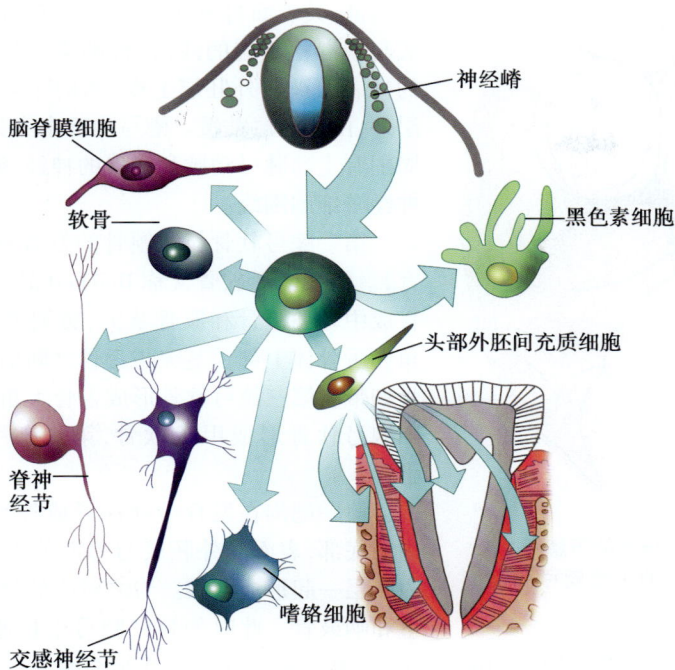

图 1-1 神经嵴细胞的演变模式图

嵴细胞,所以这些结缔组织又称外胚间充质(ectomesenchyme)组织或外间充质。它们包括面部所有的骨、颅骨、鳃弓软骨、牙本质、牙骨质、牙髓、牙周膜、血管周细胞、血管平滑肌。横纹肌、腺体及皮肤脂肪组织的周围组织也来自神经嵴细胞。此外,还包括眼角膜、巩膜和睫状肌,以及甲状腺、甲状旁腺、泪腺和唾液腺的结缔组织。

4. **皮肤组织** 黑色素细胞、真皮及平滑肌。

5. **黏膜组织** 黑色素细胞、固有层。

颅面复合体及鳃弓结构中大部分骨和结缔组织都来自于神经嵴细胞的迁移和分化。这些外胚间充质细胞在数量和质量上任何的缺陷都将导致临床上可见的异常,如从较严重的前脑单脑室畸形(holoprosencephaly)到最轻微的唇裂和颊部的酒窝。神经嵴的分化和迁移过程容易受到内外因素的作用而发生异常。如患者母亲在妊娠早期服用过量 13-顺-维甲酸,造成神经嵴细胞迁移前(特别是第二鳃弓)和迁移过程中死亡所导致的维甲酸综合征(retinoic acid syndrome,RAS)、与酒精中毒相关的 DiGeorge 综合征(与维甲酸综合征有相似之处)。半侧面部过小畸形的病因还不清楚,主要是第二鳃弓神经嵴细胞选择性死亡,也可影响到其他的神经嵴细胞。除上述的原发性神经嵴细胞受累的综合征外,神经嵴细胞在头部神经始基发生异常时也可受到影响,如 Treacher Collins 综合征。

二、鳃弓及咽囊的发育

鳃弓(branchial arch)及咽囊(pharyngeal pouch)是面部发育过程中突出的特征,与颌面部及颈部的发育关系密切。在胚胎第 4 周时,原始咽部的间充质细胞迅速增生,形成左右对称的背腹走向的 6 对柱状隆起,与 6 对主动脉弓动脉相对应,称鳃弓。它们由头至尾端依次发生。前 4 对在人胚发育中较明显(图 1-2)。第 5 对形成后很快消失。

鳃弓也称咽弓(pharyngeal arch),其形成来自于神经嵴细胞的增殖,来自于中脑和第 1、第 2 菱脑原节处的神经嵴细胞进入第一鳃弓,来自于第 4 菱脑原节的神经嵴细胞进入第二鳃弓,来自于第 6 和第 7 菱脑原节的神经嵴细胞分别进入第 3、第 4 和第 6 对鳃弓。第 3 和第 5 菱脑原节处的神经嵴细胞在迁移前发生细胞凋亡。

第 1 对鳃弓与面部发育关系密切称下颌弓或下颌突;第 2 对与舌骨的发育有关称舌弓。第 1 对和第 2 对鳃弓生长较快并在中线联合;第 3、4、5 对鳃弓由于中线处有发育中的心脏而未达到中线。相邻的鳃弓之间有浅沟,在体表侧者称鳃沟(branchial groove);与之相对应的鳃弓的内侧是原

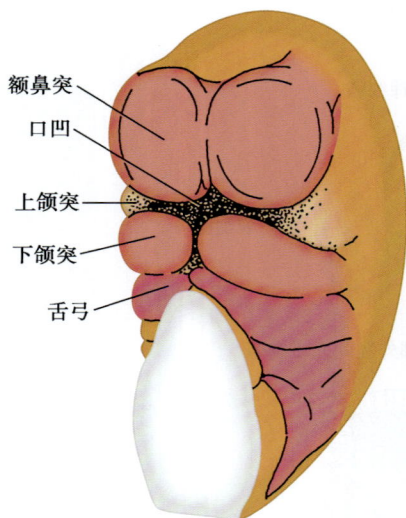

图1-2　鳃弓与面突示意图
示与面部发育相关的主要鳃弓和面突的位置

始咽部,其表面衬覆的内胚层上皮向侧方增生呈囊样,形成与鳃沟相对应的浅沟,称咽囊(图1-3)。鳃弓和鳃沟的外表面被覆外胚层上皮;咽侧除第1对鳃弓被覆外胚层外,由内胚层被覆。鳃弓内部中央为原始中胚层轴心,周围有主动脉弓动脉和相伴的神经、鳃弓软骨、迁移来的神经嵴细胞围绕。

第一鳃弓软骨与下颌骨的发育有关(见下颌骨的发育)。第二鳃弓软骨又称 Reichert 软骨,其背侧部分将发育成中耳的镫骨和颞骨茎突,腹侧发生骨化形成舌骨小角和舌骨体上部。茎突与舌骨之间的部分分化成茎突舌骨韧带。第三鳃弓软骨形成舌骨大角和舌骨体下部。第四鳃弓软骨形成甲状软骨,第六鳃弓软骨形成环状软骨等。

第一鳃沟在发育中加深形成外耳道、耳丘、耳廓,在沟的底部,表面的外胚层与邻近的中胚层和第一咽囊的内胚层一起形成鼓膜。与之对应的第一咽囊形成中耳鼓室和咽鼓管。此时的第二鳃弓生长速度快,朝向胚胎的尾端,覆盖了第二、第三、第四鳃沟和第三、第四、第五鳃弓并与颈部组织融合。被覆盖的鳃沟与外界隔离,形成一个暂时的由外胚层覆盖的腔称颈窦(cervical sinus)。颈窦在以后的发育中消失。

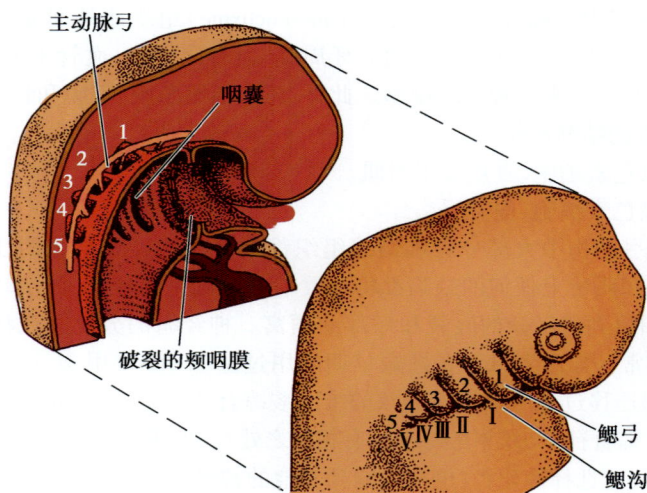

图1-3　咽囊的结构示意图
左侧图示咽囊的剖面观,颊咽膜已破裂,原口与咽腔相通;右侧图示胚胎颈部侧面,可见鳃弓(阿拉伯数字)和鳃沟(罗马数字)

与鳃弓相对应的咽囊表面的内胚层也分化出一系列组织或器官(表1-1,图1-4)。

表1-1　与鳃弓相对应的咽囊及其衍化物

鳃弓	脑神经	肌衍化物	骨等衍化物	咽囊	咽囊衍化物
第一鳃弓	V	咬肌、腭帆张肌、鼓膜张肌、二腹肌前腹、下颌舌骨肌	上、下颌骨、砧骨、蝶下颌韧带、锤前韧带、麦克尔软骨	第一咽囊	中耳、咽鼓管
第二鳃弓	VII	表情肌、二腹肌后腹、镫骨肌、茎突舌骨肌	镫骨、茎突、舌骨小角、舌骨体上部、茎突舌骨韧带	第二咽囊	腭扁桃体
第三鳃弓	IX	茎突咽肌	舌骨大角、舌骨体下部	第三咽囊	胸腺、下甲状旁腺
第四鳃弓	X	喉部肌肉、咽缩肌	甲状软骨	第四咽囊	上甲状旁腺
第六鳃弓	XI	胸锁乳突肌、斜方肌	环状软骨	第五咽囊	滤泡旁细胞

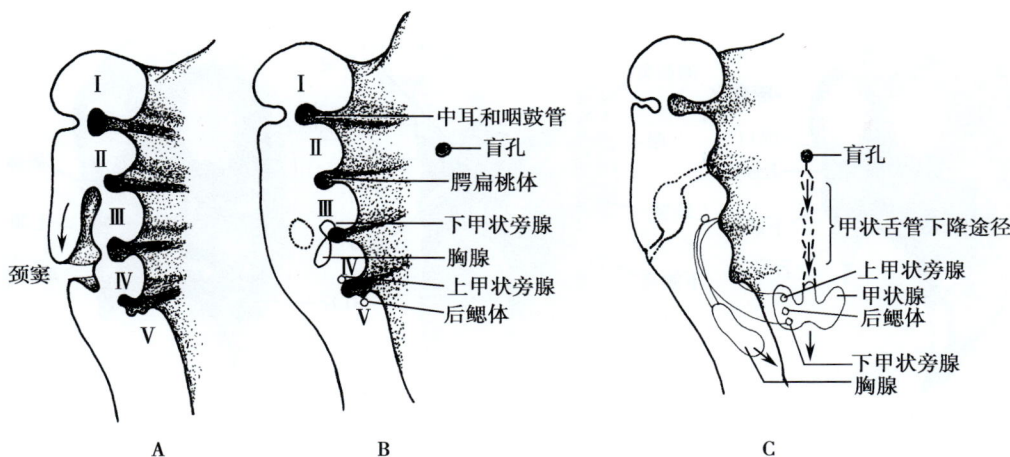

图 1-4　鳃弓和咽囊发育示意图

A.示第二鳃弓生长迅速,即将掩盖第三和第四鳃弓并形成颈窦　B.示各咽囊将形成的结构虚线示颈窦闭合后的位置　C.示咽囊演化形成的结构的部位,虚线示发育异常时,颈部窦道或瘘管可能开口的位置

在发育过程中,如果某些原因造成颈窦未消失就会形成颈部囊肿。如果囊肿与外部相通,即形成窦道,其开口可位于颈部胸锁乳突肌前缘任何部位。少见情况下,开口可位于扁桃体隐窝处或有颈部及扁桃体处双开口(鳃瘘)。第一鳃沟和第一、第二鳃弓发育异常时,可在耳屏前方形成皮肤的狭窄盲管或点状凹陷。此种异常多为先天性,称先天性耳前窦道。如果此盲管继续向深部延长,与鼓室相通,即为耳前瘘管。

鳃弓、咽囊及面部(包括舌)发育的调控非常复杂,所涉及的信号分子和基因很多。主要的信号分子有维甲酸、成纤维细胞生长因子(FGF)、转化生长因子(TGF-α,TGF-β)、*SHH* 基因等;主要的靶基因有 *Hox* 基因家族、*Msx* 基因、*Dlx* 基因家族、*Pax* 基因、AP-2 和 *Twist* 等。这些调节因子在面部的模式发育(patterning)、面突和鳃弓的分化、融合过程中有严格的时间和空间表达顺序。如 *Hox* 基因在模式发育中起主要作用,它决定在某部位产生某种特定的细胞类型及这些细胞的形态。在发育过程中,还涉及鳃弓和各面部突起表面的外胚层上皮和间充质细胞的相互作用,这种相互作用对于鳃弓和面部的发育是必需的。如在面突表面上皮表达的 *SHH* 基因对于维持其相应部位的间充质组织的增生是必需的,*SHH* 的异常将导致畸形的形成。

第二节　面部的发育

一、面部发育过程

面部发育与鳃弓的分化和鼻的发育密切相关,包括面突的分化及面突的联合、融合。在胚胎第 3 周,发育中的前脑生长迅速,其下端出现了一个突起称额鼻突(frontonasal process)。此时由于迁移的神经嵴细胞的增生,在额鼻突两侧的下方出现第一鳃弓,此时形成了最初的口腔即原口(stomatodeum)或口凹(oral pit)。原口的上界为额鼻突、下界为心脏膨大,两侧为第一鳃弓。由于鳃弓向正中腹侧生长,取代了发育中的心脏作为原始口腔下界的位置。约在胚胎 24 天,第一鳃弓上出现另一个突起即上颌突(maxillary process)。此时的原口界限是上有迅速增大的额鼻突、下有第一鳃弓(此时称下颌突),两侧为上颌突(图 1-5A)。口凹的深部与前肠相接,两者之间有一薄膜即口咽膜(oropharyngeal membrane)相隔,此膜来自于胚胎早期的索前板,由内外两胚层构成。在胚胎第 4 周,口咽膜破裂(图 1-3)。口腔与前肠相通。

约在胚胎第 3 周末,在口咽膜前方口凹顶端正中出现一个囊样内陷,称拉特克囊(Rathke pouch),此囊不断加深,囊中的外胚层细胞增生并向间脑腹侧面移动并分化成垂体前叶细胞。拉特克囊与原口上皮间有上皮性柄相连,囊的起点由于原口的发育,最后位于鼻中隔后缘。此后上皮性柄和拉特克囊退化消失,此囊的残余称颅咽管,可发生囊肿和肿瘤,如颅咽管瘤。约在胚胎 4 周

ER1-2

图片:ER1-2
耳前窦管病理
切片(HE 染色)

ER1-3

图片:ER1-3
胚胎 3 周面部
发育模型(正
侧位)

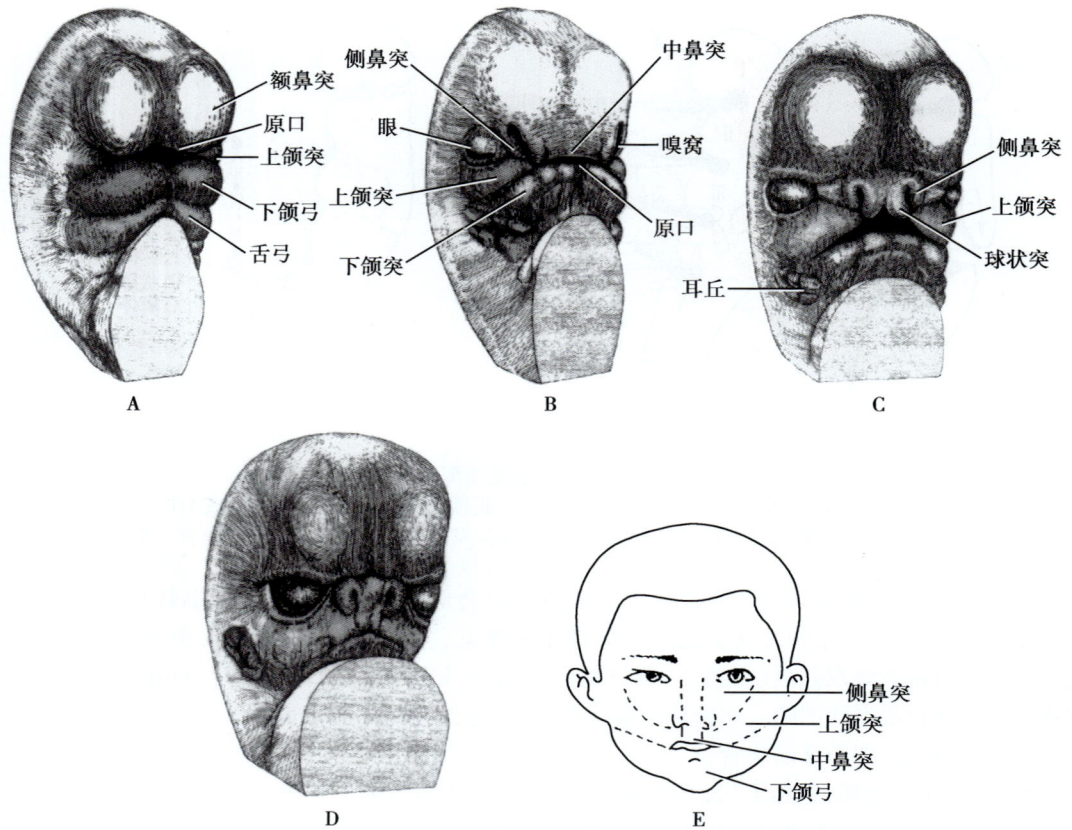

图 1-5　面部的发育示意图

A. 胚胎第 4 周　B. 胚胎第 5 周　C. 胚胎第 6 周　D. 胚胎第 8 周　E. 成人面部各突起融合的位置

末时,额鼻突的末端两侧的外胚层上皮出现椭圆形局部增厚区,称嗅板(olfactory placode)或鼻板(nasal placode)。鼻板由于细胞的增生,边缘隆起,特别是在其外侧缘,隆起更明显,使鼻板中央凹陷,称嗅窝或鼻凹(nasal pit)。这样,嗅窝将额鼻突分成 3 个突起:两个嗅窝之间的突起称中鼻突(medial nasal process);嗅窝两侧的 2 个突起称侧鼻突(lateral nasal process)(图 1-5B)。侧鼻突由于嗅窝的出现,迅速向前方增生,几乎与中鼻突持平并与上颌突紧密接触。嗅窝周围组织增生使嗅窝和周围组织形成马蹄形,其下方的缺口开口于原口。嗅窝将来发育成鼻孔;鼻板细胞形成鼻黏膜及嗅神经上皮。

胚胎第 5 周,中鼻突生长迅速,其末端出现两个球形突起称球状突(globular process)。此时,面部发育所需的突起已齐备。面部即由上述突起发育而来(图 1-5)。

面部突起是由于面部外胚间充质细胞的增生和基质的聚集而形成的,表面被覆以外胚层。突起之间为沟样凹陷。随着面部的进一步发育,突起之间的沟就会随着面突的生长而变浅、消失,突起间发生融合(有人称为联合,图 1-6A);有的突起和突起之间在生长过程中发生表面的外胚层相互接触,然后外胚层部分退化、消失,进而达到突起的融合(图 1-6B)。

在胚胎的第 6 周,面部的突起一面继续生长,一面与相邻或对侧的突起融合。中鼻突的两个球状突向下生长并由于上颌突生长的推挤在中线处融合,形成人中和带有切牙的上颌骨和原腭;上颌突自两侧向中线方向生长与球状突融合形成上唇,其中球状突形成上唇的近中 1/3 部分,上颌突形成远中 2/3 部分。上颌突和球状突融合处开始时为两个突起上皮的接触,形成一个鼻鳍(nasal fin),为前后走向的垂直的上皮片,以后由于组织的生长使其裂解消失。两侧的结缔组织融合(图 1-7)。上颌突和侧鼻突之间的联合较特殊。像大多数其他面部突起发育一样,上颌突和侧鼻突之间存在一个深沟,而沟底的上皮形成了一个实性条索并且与表面分开,最后形成中空的管道即鼻泪管,而后由于间充质的增生使 2 个突起联合。中鼻突和侧鼻突之间的联合形成鼻梁、鼻侧面及鼻翼。上颌突和下颌突由后向前联合,形成面颊部,其联合的终点即口裂的终点(口角)。下颌突在

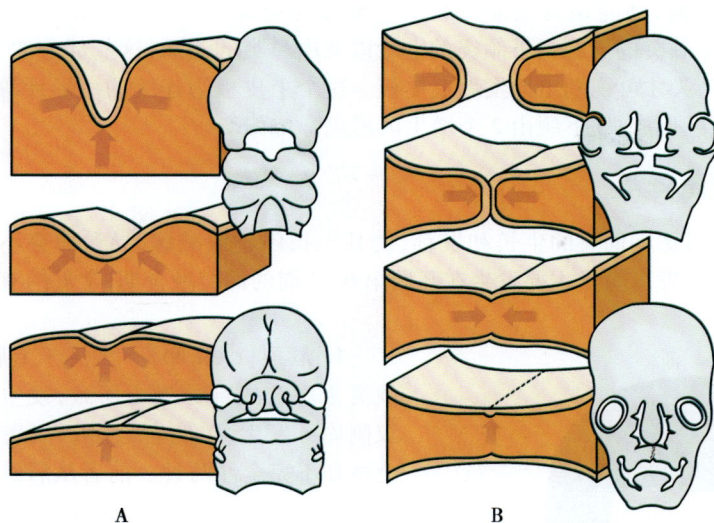

图 1-6　面突融合的 2 种方式
A.突起间的沟变浅而融合　B.突起相互接触后融合

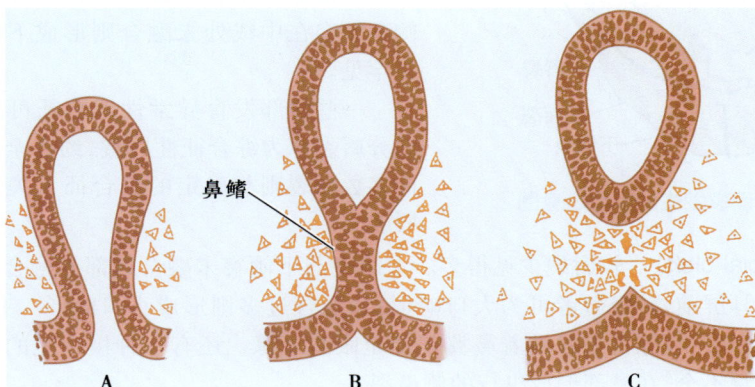

图 1-7　鼻鳍的形成及结局示意图

中线融合形成下唇、下颌软组织、下颌骨和下颌牙。额鼻突形成额部软组织及额骨;中鼻突形成鼻梁、鼻尖、鼻中隔、附有上颌切牙的上颌骨(前颌骨)及邻近的软组织;侧鼻突形成鼻侧面、鼻翼、部分面颊、上颌骨额突和泪骨;上颌突形成大部分上颌软组织、上颌骨、上颌尖牙和磨牙。

　　胚胎第 7~8 周,面部各突起已完成融合,颜面各部分初具人的面形。但此时鼻宽而扁,鼻孔朝前,彼此分离较远;两眼位于头的外侧,眼距较宽(图 1-5D)。胎儿期的颜面进一步生长,主要是面部正中部分向前生长,面部垂直高度增加,鼻梁抬高,鼻孔向下并相互接近,鼻部变得狭窄。由于眼后区的头部生长变宽,使两眼由两侧移向前方,近似成人的面形(图 1-5E)。

　　综上所述,面部的发育来自于第一鳃弓和额鼻突衍化出的面突,它们是额鼻突衍化出的一个中鼻突(包括球状突)和两个侧鼻突;第一鳃弓即两个下颌突及其衍化出来的两个上颌突。各突起及其衍生物见表 1-2。

表 1-2　面突及其衍生组织

起源	突起	软组织形成物	硬组织形成物
额鼻突	中鼻突(球状突)	鼻梁、鼻尖、鼻中隔各软组织、上颌切牙牙龈、腭乳头、上唇中部	筛骨、犁骨、前颌骨、上颌切牙、鼻骨
	侧鼻突	鼻侧面、鼻翼、部分面颊	上颌骨额突、泪骨
第一鳃弓	上颌突	上唇、上颌后牙牙龈、部分面颊	上颌骨、颧骨、腭骨、上颌磨牙及尖牙
	下颌突	下唇、下颌牙龈、面颊下部	下颌骨及下颌牙

妊娠 24~38 天时,已能识别面部突起某些部分的被覆上皮具有成牙性(odontogenic or tooth forming)。它们是上颌突的下缘和下颌突的上缘以及中鼻突的侧面,这些部分的上皮开始增厚,但一直到胚胎的第 37 天才可识别出原发性上皮板。这个上皮板为连续的弓形牙源性上皮板。在上颌由 4 个上皮增生区形成;在下颌由 2 个增生区形成。

二、面部发育异常

多种致畸因子可影响面突的生长和发育,使其生长停止或减缓,导致面突不能如期融合而形成面部畸形。面部的发育畸形主要发生在胚胎第 6~7 周的面突融合期,常见的有唇裂、面裂等(图 1-8)。

1. 唇裂(cleft lip)　多见于上唇,是球状突和上颌突未融合或部分融合所致,发生在唇的侧方,单、双侧均可发生,单侧者较多。依病变程度可分为完全性和不完全性两种。前者从唇红至前鼻孔底部完全裂开;后者中最轻微的只在唇红缘有一个小切迹。由于唇的发育与前颌骨及腭的发育有关,所以此种唇裂常伴有切牙和尖牙间的颌裂及腭裂。两侧球状突中央部分未融合或部分融合形成上唇正中裂;两侧下颌突在中线处未融合则形成下唇裂,这两种唇裂罕见。

一些面部发育异常性综合征可能伴发唇裂,这部分唇裂称为综合征性唇裂,约占全部唇裂的 10%,而多数唇裂则与确定的综合征无关,称非综合征性唇裂。

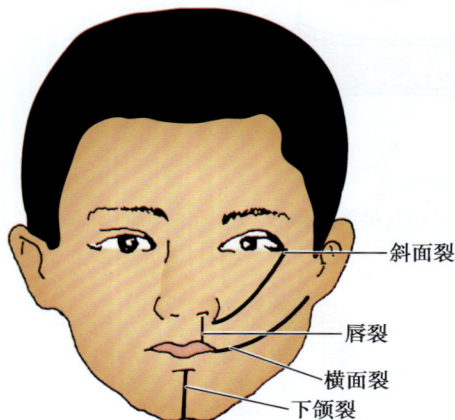

斜面裂

唇裂

横面裂

下颌裂

图 1-8　面裂发生的部位示意图

2. 面裂(facial cleft)　较唇裂少见得多。上颌突与下颌突未融合或部分融合将发生横面裂,裂隙可自口角至耳屏前,较轻微者可为大口畸形;如融合过多则形成小口畸形。上颌突与侧鼻突未联合将形成斜面裂,裂隙自上唇沿着鼻翼基部至眼睑下缘。还有一种极少见的情况,因侧鼻突与中鼻突之间发育不全,在鼻部形成纵行的侧鼻裂。

第三节　腭 的 发 育

一、腭的发育过程

腭指介于口腔和鼻腔之间的组织。胚胎早期原始鼻腔和口腔是彼此相通的,腭的发育使口腔与鼻腔分开。腭的发育来自于原发腭(primary palate)和继发腭(secondary palate),原发腭又称前腭突及继发腭又称侧腭突(palatine shelves、lateral palatal process)。其中前腭突的发生早于侧腭突,因此称原发腭。

原发腭来自中鼻突,它的发生与鼻板、鼻凹及侧鼻突、上颌突的发育有密切关系。在胚胎第 4 周末,额鼻突下端出现了鼻板,继而发育为鼻凹,其外侧为侧鼻突。在胚胎第 6 周时,由于侧鼻突、上颌突向中线方向生长,将中鼻突的两个球状突向中线推移,并使其相互联合,使鼻凹外口不断抬高,变成了一个盲囊,称嗅囊。以后由于嗅囊深部各突起联合部位的上皮变性,嗅囊延长,与口腔直接借口鼻膜相隔,最后与口腔相通。此时,在嗅窝下方,球状突在与对侧球状突及上颌突联合过程中,不断向口腔侧增生,形成了前腭突(图 1-9)。前腭突将形成前颌骨和上颌切牙。

在胚胎第 7 周,从左右两个上颌突的口腔侧中部向原始口腔内各长出一个突起,称侧腭突或继发腭。最初侧腭突向中线方向生长,但此时由于舌的发育很快,形态窄而高,几乎完全充满了原始口鼻腔,并且与发育中的鼻中隔接触,所以侧腭突很快即向下或垂直方向生长,位于舌的

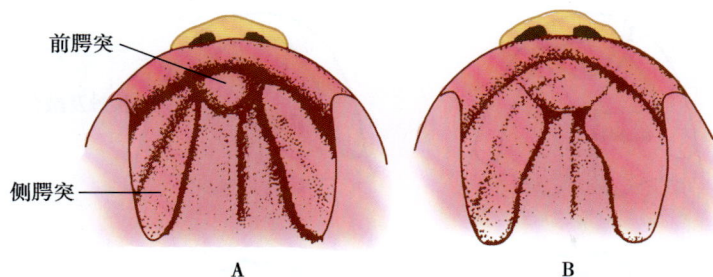

图 1-9　前腭突的形成示意图
A. 前腭突来自于中鼻突的口腔侧　B. 前腭突与侧腭突融合

图片：ER1-8
腭早期发育

两侧（图 1-10）。

　　胚胎第 8 周，由于下颌骨长度和宽度增加，头颅由于发育向上抬高以及侧腭突内的细胞增殖等因素使舌的形态逐渐变为扁平，位置下降；侧腭突发生向水平方向的转动并向中线生长。侧腭突的转动过程通常包括侧腭突和舌的协调运动：①侧腭突的后部高于舌，因舌的后部附着在口底。②侧腭突的后部向前转动将舌压向前，舌尖伸出口腔外。③舌及侧腭突向前运动为侧腭突释放了空间。④侧腭突翻转至舌以上并逐渐向中线靠拢并融合。侧腭突的抬高非常快，很难观察到。当侧腭突完成翻转，舌体变宽，向侧腭突原来占据的空间生长。⑤由于此时舌肌分化完好，舌行使此过程的最后运动，给予腭部压力，促进侧腭突融合过程（图 1-11）。

学习笔记

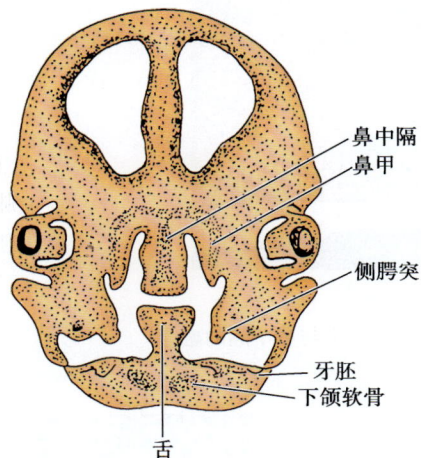

图 1-10　侧腭突的发育示意图
胚胎头部冠状切面示意图，侧腭突在舌的两侧呈垂直方向生长

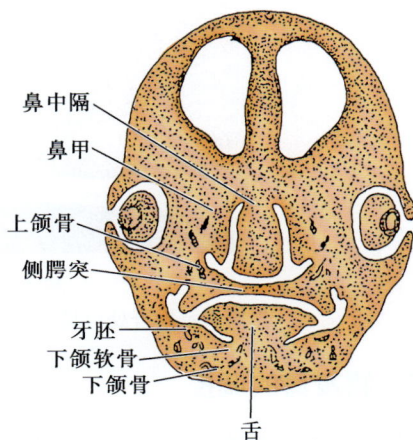

图 1-11　侧腭突的融合示意图
胚胎头部冠状切面示意图，两侧侧腭突在中线处融合

动画：ER1-9
腭部突起的发育和融合

　　侧腭突到达水平位置后，快速生长，并在中线处接触。最初的接触位置在紧靠前腭突后方或在前腭突的位置。两侧侧腭突的运动包括两个过程：即最初的融合和后来的联合（图 1-12）。从前部的接触点处开始，侧腭突与前腭突向前融合，两侧侧腭突互相向后融合。同时侧腭突也同鼻中隔发生融合（图 1-13）。此过程持续数周，至胚胎 3 个月完成。前腭突和侧腭突联合的中心，留下切牙管（incisive canal）或鼻腭管（naso-palatal canal），为鼻腭神经的通道。切牙管的口腔侧开口为切牙孔，其表面有较厚的黏膜覆盖，即切牙乳头。

　　侧腭突融合时，2 个侧腭突的上皮互相黏附，彼此难以分清，形成有 2 层基底层的上皮条索，称为中线上皮缝（midline epithelial seam）。以后中线上皮缝裂解、消失，两侧侧腭突的间充质细胞融合。

　　腭骨的骨化和上颌骨的发育关系密切，所以在上颌骨发育中叙述。

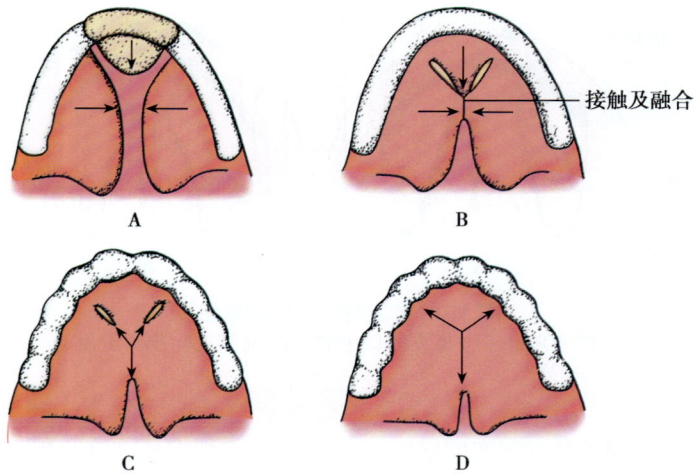

图 1-12 腭部突起的发育及融合示意图

A. 侧腭突及前腭突的生长方向　B. 侧腭突、前腭突的融合点　C. 融合后的生长方向　D. 侧腭突已融合至悬雍垂

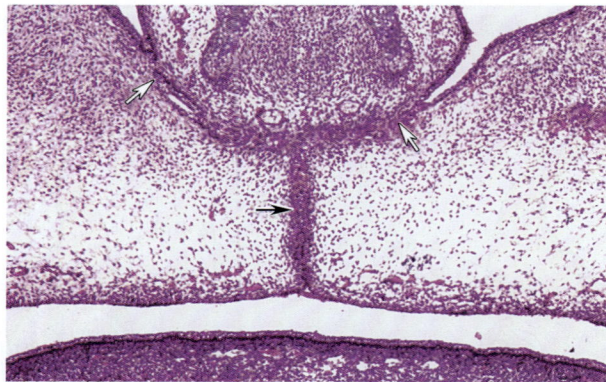

图 1-13 侧腭突间的融合

黑箭头示融合处可见中线上皮缝；白箭头示侧腭突与鼻中隔的融合

二、腭发育的调控

腭发育除涉及大量基因表达外,还有多个信号通路广泛的交互调控,在腭突生长和模式发育过程中多种信号通路包括 SHH、BMP、FGF、TGF-β 和 Wnt 信号以及多种转录因子表达和相互作用。

SHH 次级信号协调数个子网络包括 FGF 信号通路和多种转录因子来调控腭突生长和模式发育;腭部间充质的 SHH 信号间接受 TGF-β 信号的调节。

对细胞内肌动蛋白纤维、细胞外基质网及细胞核形态改变(拉长)的综合研究结果提示:侧腭突间充质产生的张应力以及肌动蛋白排列方向的改变是侧腭突的抬高/重定向的内部动力。

TGF-β3 信号通过调节多种细胞内信号通路,使将融合处上皮表面的周皮细胞准时脱离细胞周期、细胞黏附破坏、脱落,保证两侧侧腭突上皮的基底细胞能正常黏附,完成侧腭突融合(图 1-14)。

侧腭突在中线融合时,两侧的上皮细胞很快聚集形成中线

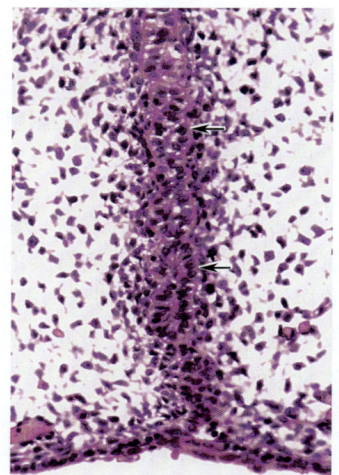

图 1-14 侧腭突融合处残存的上皮(箭头所示)

以后会消失或发生上皮间充质转化

学习笔记

上皮缝,上皮缝被移除才能使侧腭突完成融合。中线上皮缝的移除可能以凋亡为主,此外还有 EMT 和细胞迁移学说。此过程 TGF-β3 起主导作用。

三、腭的发育异常

1. **腭裂 (cleft palate)**　是口腔较常见的畸形,为一侧侧腭突和对侧侧腭突及鼻中隔未融合或部分融合的结果(图 1-15),单、双侧均可发生。约 80% 的腭裂患者伴有单侧或双侧唇裂。腭裂也常伴有颌裂。腭裂的程度在轻者可仅为腭垂(悬雍垂)裂;在严重者从切牙孔至腭垂(悬雍垂)全部裂开。与腭裂发生有关的因素有感染、射线、药物、激素和营养等。

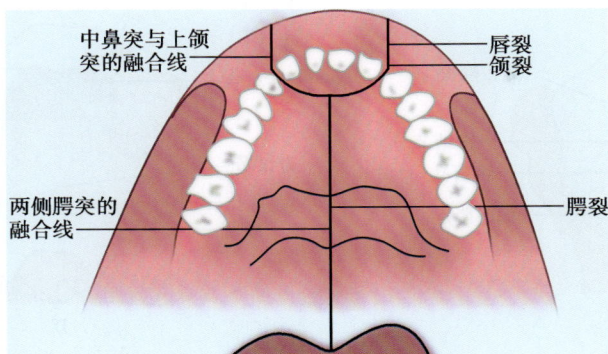

ER1-10

画廊:ER1-10
腭裂患者

图 1-15　腭部发育异常的部位示意图

（图中标注：中鼻突与上颌突的融合线；唇裂；颌裂；两侧腭突的融合线；腭裂）

2. **颌裂 (cleft jaw)**　可发生于上颌,也可发生于下颌,但上颌裂较常见。上颌裂为前腭突与上颌突未能联合或部分联合所致,常伴有唇裂或腭裂。下颌裂为两侧下颌突未联合或部分联合的结果。

在腭突的融合缝隙中,有时有上皮残留,可发生发育性囊肿,如鼻腭囊肿、正中囊肿。

学习笔记

第四节　舌 的 发 育

一、舌的发育过程

舌发育自第一、第二、第三、第四鳃弓的原始口腔和咽侧形成的隆起。约在胚胎第 3 周末、4 周初,两侧第一、第二鳃弓在中线处联合。此时,在下颌突的原始口腔侧,内部的间充质不断增生,形成 3 个膨隆的突起。其中两侧两个对称的隆起体积较大,称侧舌隆突(lateral lingual prominence/ swelling);在侧舌隆突稍下方中线处为一个小突起,称奇结节(tuberculum impar)。约在胚胎第 6 周,侧舌隆突生长迅速,很快越过奇结节,并在中线联合(图 1-16),形成舌的前 2/3 即舌体。奇结节由于被侧舌隆突所覆盖,仅形成盲孔前舌体的一小部分,或退化消失,不形成任何结构。

舌根来自于第二、第三、第四鳃弓形成的一个大的位于中线的突起。这个突起由一个来自第二鳃弓的联合突(copula)和一个较大第三、第四鳃弓形成的鳃下隆起(hypobranchial eminence)构成。随着舌的发育,鳃下隆起掩盖了联合突(最后消失),形成舌根。舌体和舌根联合线处形成一个浅沟称界沟(sulcus terminalis)。舌体表面被覆外胚层上皮,舌根表面被覆内胚层上皮。界沟所在部位就是口咽膜所在的位置。第四鳃弓的后份将发育成会厌。

胚胎第 7 周,枕部肌节细胞群已经分化并向前方迁移,形成舌部肌组织。这种迁移与舌的发育相伴随。同时第Ⅸ和第Ⅻ对脑神经纤维也进入这部分肌群,在肌细胞迁移和分化过程中可能起引导作用或只是伴随舌肌细胞。舌肌在向前迁移时有第Ⅴ和第Ⅶ对脑神经纤维的加入。舌前 2/3 黏膜来自于第一鳃弓,由第Ⅴ对脑神经支配,舌后 1/3 黏膜来自于第三鳃弓,由第Ⅸ对脑神经支配。第Ⅶ和第Ⅸ对脑神经纤维分别感受舌前、后部分的味觉。第Ⅻ对脑神经纤维支配舌的肌纤维。因此舌的神经支配比较复杂。舌肌的增生使舌增大、前伸,舌周围的外胚层向深部增生,以后表面上

ER1-11

图片:ER1-11
发育中的舌肌

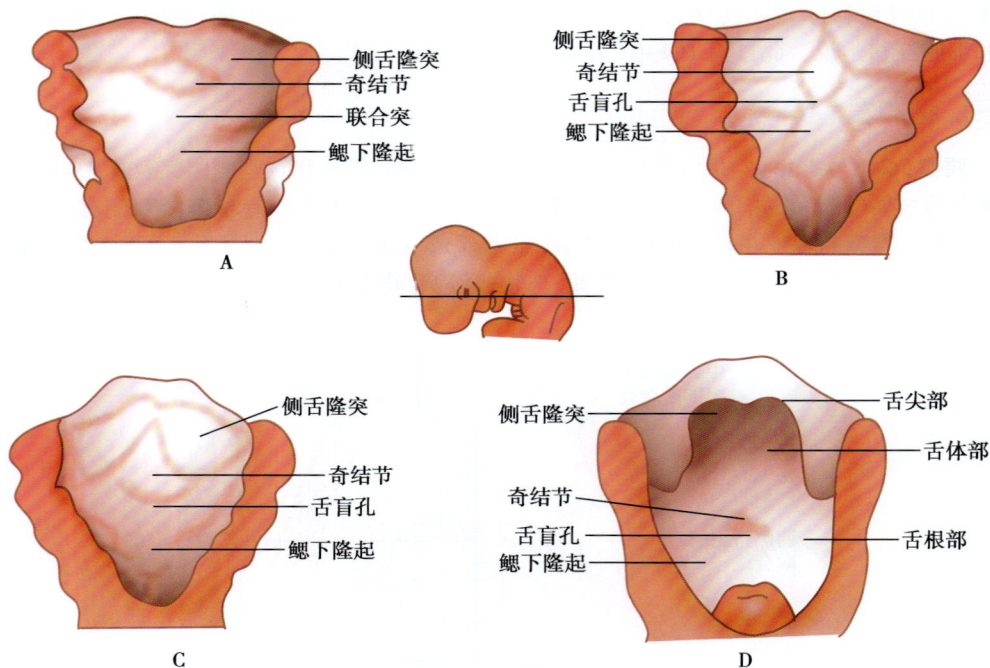

图 1-16　舌的发育示意图

A. 胚胎第 3 周　B. 胚胎第 4 周　C. 胚胎第 5 周　D. 胚胎第 6 周

皮变性形成舌沟,因此口底与舌分开,舌也可以活动了。

甲状腺的发育与舌的发育关系密切,来自于奇结节和联合突之间中线处的表面内胚层上皮。胚胎第 4 周,此部位上皮沿中线向深部增生,形成管状上皮条索,称甲状舌管(thyroglossal duct)。第 7 周时甲状舌管增生至颈部甲状软骨处,迅速发育成甲状腺。直至甲状舌管到达甲状腺的位置时,甲状舌管仍保持与口底区上皮的联系。此管以后变成实性上皮细胞条索并逐渐解体退化,与舌表面失去联系。但在其发生处的舌背表面留下一浅凹,即舌盲孔(foramen cecum),位于界沟的前端。甲状腺在胚胎第 3 个月时有含胶质的滤泡出现,开始具有功能。

二、舌的发育异常

如侧舌隆突未联合或联合不全,可形成分叉舌(bifid tongue)或舌裂,罕见。

舌盲孔前方有时可见小块菱形或椭圆形红色区,此区的舌乳头有不同程度的萎缩,称为正中菱形舌。以前认为这是舌发育时,奇结节未消失形成的残留,对健康无害。近年来的研究证实正中菱形舌与局限性慢性真菌感染,特别是白色念珠菌感染有关。

甲状腺早期发生过程中,在甲状腺始基形成的甲状舌管至甲状软骨的下降过程中如发生停滞,则形成异位甲状腺,常见于舌盲孔附近的黏膜下、舌肌内,也见于舌骨附近和胸部。多数异位甲状腺位于中线上,少数可偏离中线甚至偏离较远。如在下降过程中只有部分甲状腺始基滞留,则形成异位甲状腺组织,可出现在喉、气管、心包等处。如甲状舌管未退化,其残留部分可形成甲状舌管囊肿。

第五节　唾液腺及口腔黏膜的发育

一、唾液腺的发育

(一)唾液腺的发育过程

除发育的部位和时间不同外,所有唾液腺的发育过程都基本相似。上皮-间充质相互作用是指邻近组织间的相互作用,其含义是紧靠上皮的间充质对于上皮的正常发育是必要的。唾液腺组织的发生、细胞生长和分化是由邻近的间充质调节的,同时间充质还形成腺体的支持组织。

图片:ER1-12
分叉舌

图片:ER1-13
舌甲状腺

唾液腺发育的开始是在将要发生唾液腺始基处的原始口腔上皮在其深部间充质的诱导下,基底细胞向间充质增生,形成一个芽状上皮团。此上皮团借基板与邻近密集的间充质细胞分隔。上皮团不断向间充质增生、延伸并形成较长的上皮条索。同时在条索周围的间充质细胞排列密集。此后上皮条索迅速增生并通过反复的上皮分叉的形式形成许多末端膨大的分支,呈树枝状。同时,分支周围的间充质不断增生,最后形成许多小叶状结构及未来腺体的被膜。在大唾液腺,约在胚胎第6个月,实性的上皮条索中央变空,形成导管系统。末端膨大的部分将形成腺泡(图1-17)。根据发育过程中的形态变化,可将发育分为6个阶段:

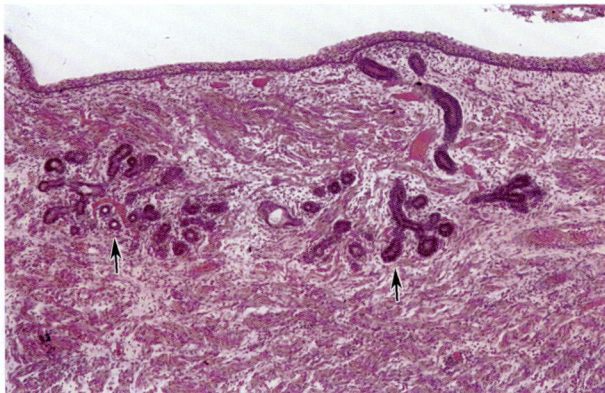

图 1-17　舌腹部小唾液腺的发育
舌肌纤维间正在发育中的腺小叶(箭头示)

1. **间充质诱导口腔上皮形成上皮蕾**　此期邻近口腔上皮的间充质诱导上皮增生,局部增厚形成上皮芽状突起,称上皮蕾。上皮蕾周围借基底膜与周围密集的间充质细胞分开。

2. **上皮索形成及生长**　由于上皮蕾细胞的不断增生、延长,形成实性上皮条索,周围间充质细胞密集。两者之间可见基底膜。基底膜和周围的间充质组织对唾液腺的形态发生和分化起调节作用。

3. **上皮索末端分支**　上皮索快速增生、延长,同时形成末端膨大的分支。

4. **上皮索反复分支腺小叶形成**　此期上皮索末端继续发出分支,形成树枝状分支系统。随分支的形成,间充质围绕某部分分支形成腺小叶。

5. **前期导管形成**　上皮索中央出现腔隙。管腔首先出现在主导管,分支导管的近、远端,然后是中间部分。最后在末端膨大处出现腺腔。此时并无分泌颗粒出现。导管的形成与上皮索细胞间简单的间隙分化与细胞间的紧密连接密切相关。此时,导管的分支生长仍在继续,一直到唾液腺的细胞分化阶段。

6. **细胞分化**　唾液腺形态发生的最后是功能性腺泡和闰管的细胞分化。在这个阶段,细胞分裂从整个上皮部分转至上皮条索终末膨大区。此区的细胞是干细胞,它们将分化为腺泡细胞和导管细胞。肌上皮细胞也来自于这些干细胞并与腺泡细胞同时发育。腺泡细胞的成熟根据分泌颗粒和细胞器的形态特点有所不同,浆液性腺泡和黏液性腺泡的发育也不同。因此三大唾液腺的细胞分化模式也不尽相同。上皮末端膨大区部分细胞最终分化为闰管细胞,成为腺泡细胞、导管细胞和肌上皮细胞的干细胞(图1-18)。

腮腺在胚胎第6周开始发育,起源于上、下颌突分叉处的外胚层上皮。上皮芽最初向外生长,然后转向背侧,到达发育中的下颌升支和咬肌的表面,再向内侧进入下颌后窝。在嚼肌表面和下颌后窝发育成腺体。其上皮芽最初形成处为腮腺导管的开口。此开口的位置随个体发育而稍有变化,最初在上颌第一乳磨牙相对的颊黏膜处;在3~4岁时即位于上颌第二乳磨牙相对的颊黏膜;12岁时位于上颌第一恒磨牙相对的颊黏膜处;成人时在上颌第二恒磨牙相对的颊黏膜处。

下颌下腺在胚胎第6周末开始发育,可能起源于颌舌沟舌下肉阜处内胚层上皮。上皮芽沿口底向后生长,在下颌角内侧、下颌舌骨肌的后缘转向腹侧,然后分化成腺体。也有人认为下颌下腺及舌下腺来自于内胚层上皮。

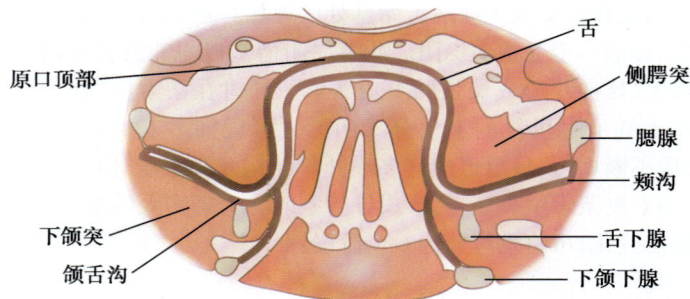

图 1-18　三大唾液腺发生的起始部位

舌下腺在第 7~8 周开始发育,起源于颌舌沟近外侧的内胚层上皮,由 10~20 个分开的上皮芽发育而成。这些上皮芽向舌下区生长,各自形成小腺体,并分别保留各自的导管,开口于下颌下腺导管开口的外侧,但有时与下颌下腺主导管相通而不单独开口。

小唾液腺发育较晚,约在胎儿 12 周。上皮芽长入黏膜下层即分支并发育成腺体。导管较短,直接开口于口腔黏膜。

唾液腺发育过程中,与淋巴组织有密切关系,特别是腮腺和下颌下腺。腮腺发育的部位与颈部淋巴结的发育部位在同一区域内,以后才逐渐分开,所以在腮腺内和腮腺表面都会有淋巴组织并形成淋巴结。同样,在颈部淋巴结内也偶尔混有少量唾液腺组织。下颌下腺导管周围也有淋巴组织,但仅仅是弥散存在,并不形成淋巴结。

(二) 唾液腺发育的调控

1. 唾液腺发育过程中的上皮和间充质的相互作用非常重要且不可缺少。如将唾液腺形成部位的间充质与非唾液腺形成部位的上皮结合,仍能形成唾液腺;反之,将非唾液腺形成部位的间充质与唾液腺形成部位的上皮结合,将不能形成唾液腺。说明间充质的诱导作用非常重要。间充质的诱导作用对于增生的上皮基板的形成起主要作用。间充质中的细胞外基质如基底膜成分,由上皮细胞分泌,起支持和过滤作用,能调节上皮细胞的迁移、极化和分化。细胞外基质中还有糖蛋白、胶原纤维和蛋白多糖如硫酸软骨素等,它们对唾液腺发育过程中的细胞增殖、细胞分化和形态发生具有调节作用。

2. 唾液腺发育受内源性和外源性因子的影响,它们可调节细胞增生、分化和形态发生过程。内源性因子为特定的基因表达预设程序。此程序决定基因的开启和关闭时间和顺序,为每种特定的细胞类型的发育、组织和器官的生长提供引导;外源性因子是细胞与细胞、细胞与间充质相互作用所产生的信号及细胞因子、激素和生长因子所形成的细胞外信号,这些信号决定不同的细胞群体的发育。

3. 分支形态发生是机体许多器官,如唾液腺、乳腺、肺、胰和肾的基本发育模式。唾液腺发生时的上皮索分支是显著的特点。Ⅲ型胶原在将分支处聚集对分支的形成非常重要。Ⅰ型和Ⅳ型胶原具有维持和保护已形成的分支的作用。而基底膜对于分支处的细胞增生、分化具有调节作用,无基底膜时,分支不能形成。发育过程中也出现选择性的基底膜降解。EGF、IGF、TGF、PDGF、IL-6、TNF 及它们的受体,通过复杂的网络形式参与腺体发育过程的调节。

二、口腔黏膜的发育

口腔黏膜与皮肤相似,主要来自于胚胎的外胚层。有些部位的黏膜来自内胚层,如舌根黏膜和口底黏膜。在胚胎第 3 周,原始口腔衬覆单层外胚层细胞。胚胎第 5~6 周时,上皮从单层变为双层(图 1-19)。胚胎第 8 周时,前庭处的上皮明显增厚,以后增厚的上皮表面细胞退化,口腔前庭形成,唇黏膜与牙槽黏膜分开。

胚胎 10~12 周时,可以区别被覆黏膜和咀嚼黏膜区。此时硬腭和牙槽嵴处黏膜的基底细胞为柱状,胞质内出现张力细丝,部分胞质突入其下方中胚层。基底膜显著。出现结缔组织乳头。被覆黏膜区上皮的基底细胞呈立方状,上皮和结缔组织界面仍是平坦的。胚胎第 13~20 周,口腔黏膜上皮增厚,可辨别出棘细胞,桥粒已形成。咀嚼黏膜区上皮表层细胞扁平,含散在的透明角质颗粒

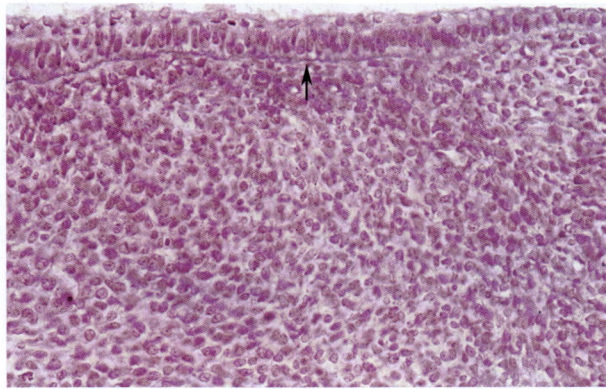

图 1-19 人胚第 5 周时的口腔上皮
箭头以上为上皮,由 2 层细胞构成,表层扁平,深层为柱状

并出现不全角化,角化在出生后 6 个月才出现。胚胎第 12 周后,黑色素细胞和朗格汉斯细胞出现,梅克尔细胞出现在第 16 周。

舌黏膜上皮在第 7 周时首先出现轮廓乳头和叶状乳头,以后出现菌状乳头,味蕾很快便出现在这些乳头中。丝状乳头约在第 10 周出现。

口腔黏膜的发育也是上皮与间充质相互作用的结果。在口腔上皮发育的同时,其下方的外胚间充质也不断发生变化。最初的外胚间充质细胞稀疏地分布在无定型基质中,在胚胎第 6~8 周时,出现细胞外网状纤维聚集。被覆黏膜区的结缔组织中细胞和纤维的数量较咀嚼黏膜区者少。胚胎 8~12 周时,出现毛细血管芽和胶原纤维,但此时的胶原纤维无明确的方向,随胶原纤维的增加,有纤维束形成。在上皮的下方,胶原纤维束与基底膜垂直。17~20 周时,被覆黏膜区的结缔组织中出现明显的弹性纤维。

第六节 颌骨和颞下颌关节的发育

一、下颌骨的发育

(一)下颌骨发育过程

下颌骨发育自第一鳃弓。第一鳃弓形成后,内部的外间充质细胞在未来第一磨牙处聚集并开始形成下颌软骨(Meckel 软骨),在胚胎第 6 周,分别为左右第一鳃弓中的条行透明软骨棒。有软骨膜包绕,从发育中的耳囊延伸至中线,但左右软骨在中线处有间充质相隔。下颌神经出颅后,游离端的 1/3 与下颌软骨并行,在下颌软骨后、中 1/3 交界处上方分为舌神经和下牙槽神经(图 1-20)。舌神经沿下颌软骨的舌侧走行,下牙槽神经在软骨的颊侧上缘走行,最后分支为切牙神经和颏神经。

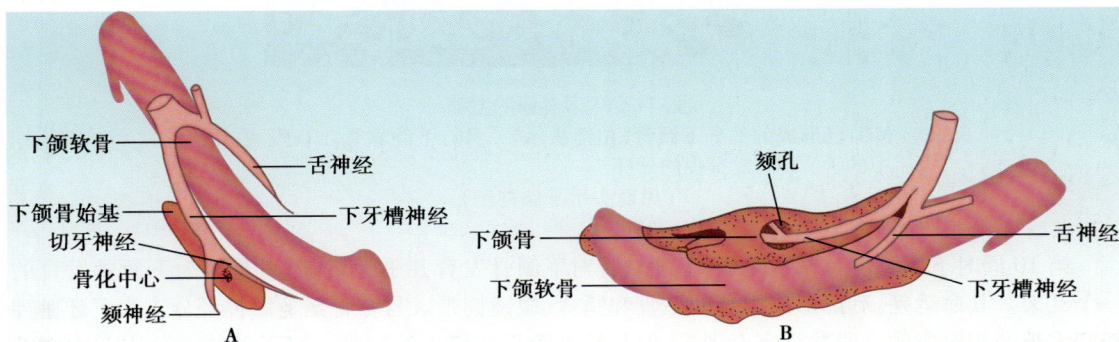

图 1-20 下颌骨的发育示意图
A. 骨化中心出现的位置 B. 下颌骨膜内骨化在进行中

胚胎第6周时,在下颌软骨侧方位于切牙神经和颏神经的夹角处,外间充质细胞聚集,第7周时,细胞聚集区分化出成骨细胞,出现膜内骨化,形成最初的下颌骨(图1-21,图1-22)骨化中心。由此骨化向前方中线方向扩展;向后扩展至下颌神经和舌神经分支处。向后方扩展的骨化沿下颌软骨的侧面形成槽状,以后成为下牙槽神经管及下颌骨的内、外骨板。此时下牙槽的上方有发育中的牙胚及相关的牙槽骨,下牙槽神经发出分支分布至每个牙胚相关的牙槽骨板。这样每个牙胚都占据一个继发性骨槽,以后随着牙槽骨的发育,可将牙胚包绕至骨中。至此下颌骨体基本形成。下颌支的发育是骨化迅速向第一鳃弓后方扩展而成的。此时的升支转而离开下颌软骨,离开的点位于成体的下颌小舌(lingula),即下牙槽神经进入下颌骨处。

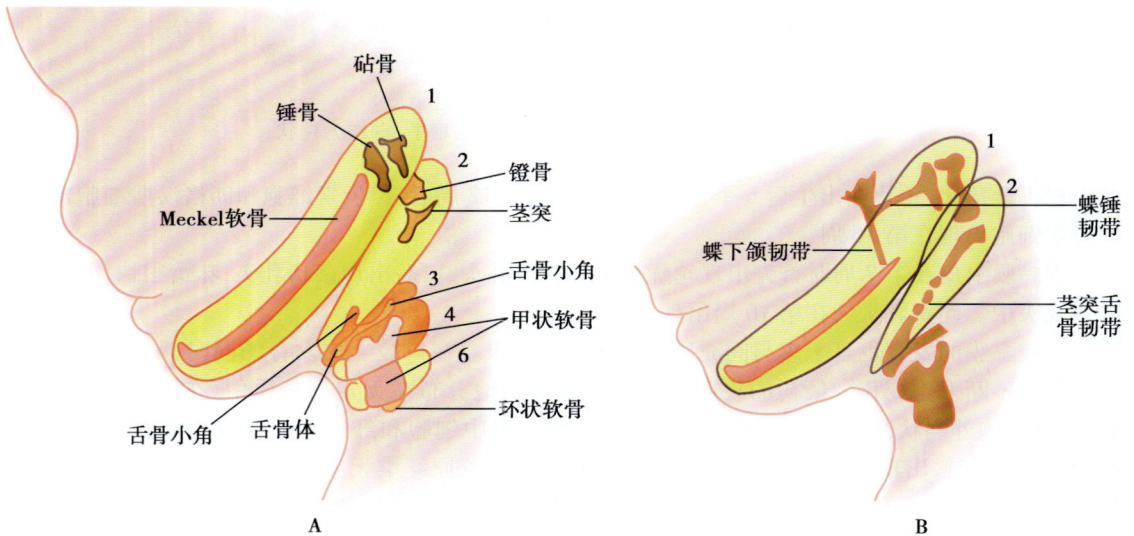

图1-21 下颌软骨及舌骨的发育示意图
A.骨的发育 B.相关韧带的发育
(阿拉伯数字代表鳃弓)

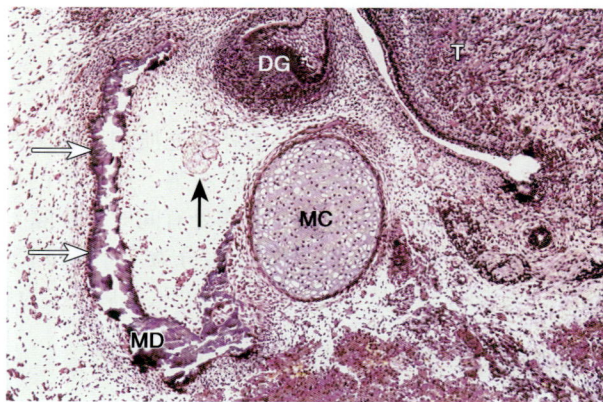

图1-22 下颌骨的发育
MD:已形成的部分下颌骨(白箭头示) MC:下颌软骨 T:发育中的舌 DG:发育中的牙胚
(黑箭头示下颌神经)

第10周时下颌骨发育基本完成,下颌软骨对下颌骨发育几乎无贡献,只是作为下颌骨发育的一个支架。其命运是:后部形成中耳的砧骨和锤骨、蝶锤韧带。与蝶骨至下颌神经分支为下牙槽神经和舌神经相对应的这段软骨完全消失,但其纤维囊形成蝶下颌韧带。自下颌神经分支至中线处的下颌软骨可能通过软骨内骨化对下颌骨中缝处的骨发育有一定贡献。

下颌骨至出生的继续生长主要受3个继发性软骨(也称生长软骨)和肌附着发育的影响。继发性软骨是相对于原发性下颌软骨而言,最主要的是髁突软骨,其次还有冠状软骨(喙突软骨)和中缝软骨。继发性软骨与原发性软骨的不同之处在于它们的细胞较大,细胞间质形成较少。

髁突软骨出现在胚胎第 12 周,迅速形成一个锥形(或胡萝卜形)软骨团,占据了发育中升支的大部分。该软骨团很快通过软骨内骨化转变为骨组织,至 20 周时,仅有薄层软骨覆盖在髁突头部。这部分软骨一直持续至生后 20 岁,维持下颌骨的生长。喙突软骨出现在发育的第 4 个月,位于喙突的前缘和顶端。是暂时的生长软骨,在出生前消失。中缝软骨(symphyseal cartilage)有 2 块,出现在下颌软骨两端之间的结缔组织中,与该软骨无关,在出生后 1 年消失。不同数量的小的软骨岛也可作为发育中牙槽突的暂时结构。

下颌骨形成后,随生长发育的进程不断生长,包括下颌骨体部垂直方向的生长、前后方向的生长、下颌骨内外方向的生长、下颌髁突的生长等。

有时下颌骨未发育或发育过小,称为无颌或小颌畸形。

(二)下颌骨发育的调控

软骨形成最主要的相关基因 *Sox9* 的表达启动下颌软骨发育,而结缔组织生长因子(CTGF)、FGF 和 TGF-β 信号调节下颌软骨的后期发育如细胞命运的确定。下颌软骨的降解主要通过自噬作用完成,BMP 信号可能参与此过程。下颌软骨的作用可能主要是控制下颌骨的大小,而不是启动下颌骨发育和模式形成。

下颌骨形成过程中,成骨细胞的分化由多阶段、不同的转录因子和信号蛋白构成的通路调控。*Dlx5* 表达在最初阶段,诱导 *Runx2* 表达,有助于前成骨细胞分化。*Osterix*(*Runx2* 的下游基因)的表达则是前成骨细胞分化为成骨细胞所需要的。

下颌正中联合处和髁突处的骨生长是通过软骨内骨化完成的。其软骨的分化靠 FGF、BMP、TGF-β-1/Runx2、Sox9 等信号调节。软骨细胞成熟后表达 IHH(Indian hedgehog)成为肥大的软骨细胞,与此同时,在软骨膜内和骨髓腔内分化出成骨细胞,此过程受 IHH、NOTCH、WNT、BMP 信号分子和转录因子 Dlx5、Runx2 和 Osx 等调控。

二、上颌骨及腭骨的发育

上颌骨发育自第一鳃弓。上颌骨也参与腭骨的形成,与鼻囊及其他构成咽颅的软骨及骨的发育关系密切。上颌骨包括前颌骨、腭骨、颧骨、颞骨,都是通过膜内骨化发育的。胚胎第 8 周,鼻囊外侧的上颌带状细胞凝聚区开始骨化,骨化中心出现在神经分支的夹角处,即眶下神经发出上颌前牙神经处。前上颌如果形成单独的骨化中心,也会很快与上颌骨化中心融合。上颌骨从这些骨化中心向以下几个方向生长:

1. 向上形成上颌骨额突并支持眶部;
2. 向后形成颧突;
3. 向内形成腭突;
4. 向下形成牙槽突;
5. 向前形成上颌的表面组织。

上颌窦在第 4 个月时开始发育,出生时仍是一个始基结构,直径 5~10mm。12~14 岁时上颌窦发育基本完成。以后由于上颌窦向牙槽突方向生长,使上颌窦与牙根十分靠近。

腭骨的前部由上颌骨包括前颌骨骨化中心形成,后部由单独的骨化中心形成。约在第 8~9 周,在两侧上颌骨骨化中心的后方,还有一个骨化中心,为侧腭突骨化中心。两侧的骨化中心朝中线方向成骨,最后在中线处形成骨缝。因此腭骨由 6 个骨化中心形成,它们是 2 个前上颌骨化中心、2 个上颌骨化中心和 2 个侧腭突骨化中心。在胚胎 8 个月,前上颌中心与上颌中心之间、上颌中心与侧腭突中心之间骨化所形成的骨缝还清晰可见。

三、颞下颌关节的发育

下颌软骨提供下颌骨发育的支架,其后端膨大形成锤软骨,锤软骨与砧软骨形成关节,该关节称为锤砧关节或原发性下颌关节,此时的婴儿开口主要靠此关节,其功能维持至宫内第 16 周。第

14、15 周时锤骨和砧骨发生骨化,它们的关节功能随之转变为听骨功能。受孕第 3 个月时继发性下颌关节开始发育。首先是在关节区出现 2 个间充质密集区,即颞原基和髁突原基。颞原基先于髁突原基出现。开始时 2 个原基间有一定距离,髁突原基生长较快,很快弥合了这个距离。颞原基首先出现骨化,而这时髁突原基仍然是致密的间充质,在其上方很快出现一个裂隙,成为关节下腔。以后髁突原基分化为髁突软骨,然后在颞骨骨化区出现第二个裂隙,分化为关节上腔。此时,也形成了原始关节盘(图 1-23)。上述 2 个裂隙以后形成滑膜腔,围绕髁头。出现裂隙的机制不清,可能是由于细胞凋亡。以后随着骨的不断形成,一些小块的颞骨形成了关节窝。

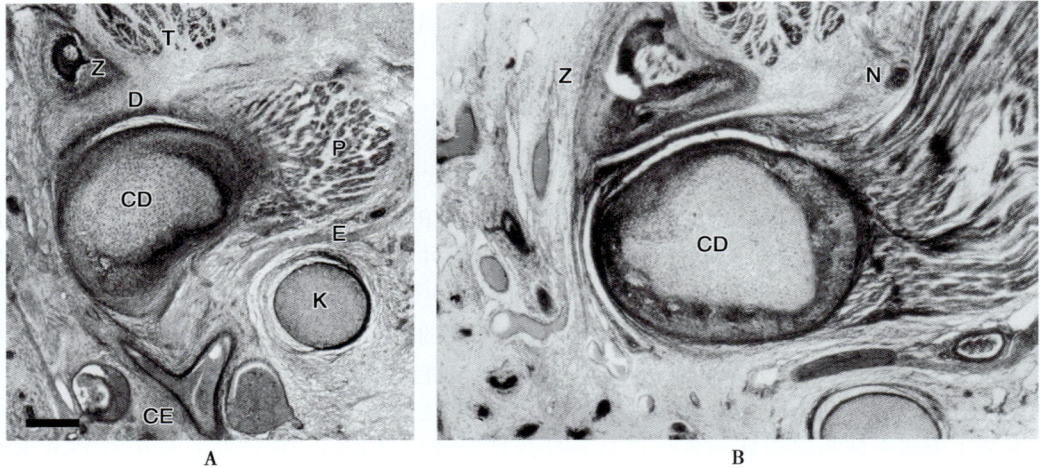

图 1-23　颞下颌关节的发育

A. 人胚第 10 周,关节下腔出现　Z:发育中的颞骨;D:关节盘;CD:髁突;K:下颌软骨;P:翼状肌;CE:颈外动脉分叉;E:耳颞神经　B. 人胚第 11 周,关节上腔发育　CD:髁突;N:咬肌神经(标尺=200μm;引自 J. R. MERIDA-VELASCO 等)

颞下颌关节的基本结构建立后,主要的变化是髁突和关节窝的进一步分化和生长。关节表面不断有新的软骨形成,其深层不断发生软骨内骨化。

胎儿 16 周时颞下颌关节开始发挥功能。软骨的增生和骨化使髁突及髁突颈部增大,胎儿 22 周时关节窝上前壁骨量增加。胚胎后期颞下颌关节的形态和体积的变化与咀嚼肌的分化和功能有关。在软骨形成较快时,自髁突软骨膜起向软骨区出现结缔组织裂隙,并带有血管与软骨区接触。胎儿第 8~9 个月时,髁突软骨内骨化的速度快于表面软骨形成的速度,因此表面的软骨帽变薄。所有的结缔组织裂隙消失。新生儿颞下颌关节的颞骨部分仍较平坦,经过若干年的发育,才具有成人颞下颌关节的特征。

(高　岩　钟　滨)

第二章　牙 的 发 育

>> **提要：**

　　本章从牙胚的发生和分化、牙体组织的形成、牙的萌出和替换三方面介绍牙的发育过程。详细介绍成釉器的发育、牙乳头、牙囊、牙板的结局及恒牙的发育；牙本质、牙釉质、牙髓、牙根、牙骨质、牙周膜、牙槽骨的形成过程；牙的萌出和乳恒牙替换时期及其相应的组织学结构特点、牙萌出移动机制、次序和时间。通过学习能够掌握牙的发生和发育是一个复杂的上皮与间充质相互作用的过程、牙体组织形成时细胞的来源与变化、牙与牙周组织共存和依赖关系以及牙脱落与萌出的发育学基础。

　　牙及其支持组织是从上下颌突和额鼻突的外胚层及外胚间充质发育而来，牙的发育是一个长期、复杂的生物学过程，包括细胞与细胞、上皮与间充质的相互作用，细胞的增殖、分化、形态发生、组织矿化和牙萌出。与所有人体器官组织的发育过程一样，牙的发育也是由一系列复杂的基因级联表达所调控，从而控制细胞进入预定的位置并向特定方向分化。所有牙的发育过程是相似的。乳牙从胚胎第 2 个月开始发生，到 3 岁多牙根完全形成。以乳中切牙为例，从开始发生到牙根完全形成，约需要 2 年的时间。而恒牙胚的发育晚于乳牙胚，发育时间也更长，如恒中切牙则需 10 年左右的时间才能完成。

　　牙的发育是一连续过程，包括牙胚的发生、组织形成和萌出。这一过程不仅发生在胚胎生长期，而且可持续到出生之后。

第一节　牙胚的发生和分化

　　牙的发生和发育是一个复杂的上皮与外胚间充质相互作用的过程。牙弓的形成依赖于多种信号分子和位置信号的协同调控，这些信号共同调控了细胞分裂速率、细胞分化类型、细胞迁移的趋势及方向、细胞分化和凋亡等发育进程。在上述过程中，包含了一系列发挥重要调控作用的基因和信号通路的启动和失活，其中最为重要的是 SHH（sonic hedgehog）通路、Wnt 通路、FGF（fibroblast growth factors）通路、TGF-β（transforming growth factor-beta）通路和 BMPs（bone morphogenetic proteins）家族。这些信号分子与相应的受体相结合，调控特定基因的表达。

　　在胚胎的第 5 周，覆盖在原始口腔的上皮由两层细胞组成，外层是扁平上皮细胞，内层为矮柱状的基底细胞（图 2-1）。上皮下覆盖着胚胎性结缔组织，此组织细胞是在神经管形成过程中由神经嵴细胞迁移而来，称为外胚间充质。

　　在未来的牙槽突区，深层的外胚间充质组织诱导上皮增生，开始仅在上下颌弓的特定点上局部增生，很快增厚的上皮相互连接，依照颌骨的外形形成一马蹄形上皮带，称为原发性上皮带（primary epithelial band）。在胚胎的第 7 周，这一上皮带继续向深层生长，并分叉为两个：向颊（唇）方向生长的上皮板称前庭板（vestibular lamina），位于舌（腭）侧的上皮板称为牙板（dental lamina）。前庭板继续向深层生长，与发育的牙槽嵴分开，此后前庭板表面上皮变性，形成口腔前庭沟（图 2-2）。

　　牙发育起始阶段的最显著表现是在未来牙的位置，牙板上一系列局部区域细胞增殖活跃，增

19

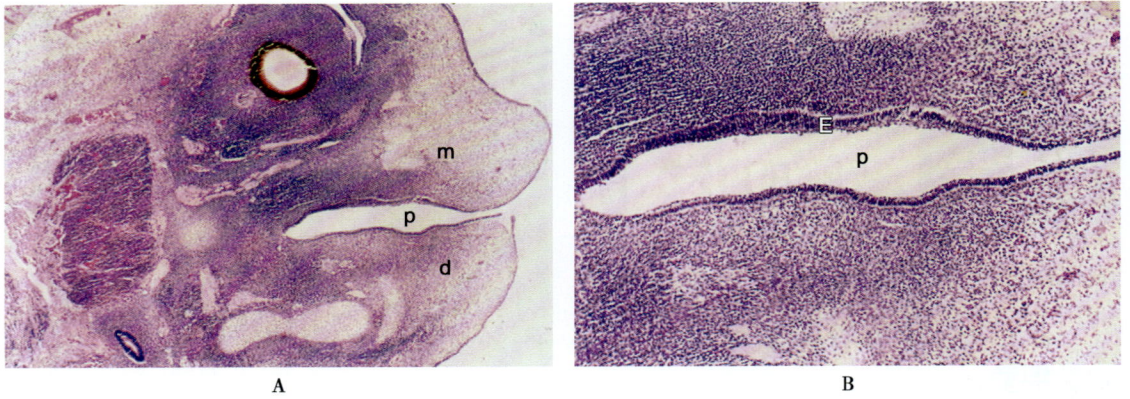

图 2-1　牙早期发育征象

A. 人胚胎矢状切面,可见原始口腔形成　m:上颌突;d:下颌弓;p:原始口腔　B. 高倍镜下,可见原始口腔衬以双层细胞构成的上皮　E:局部上皮增厚,形成原发性上皮带

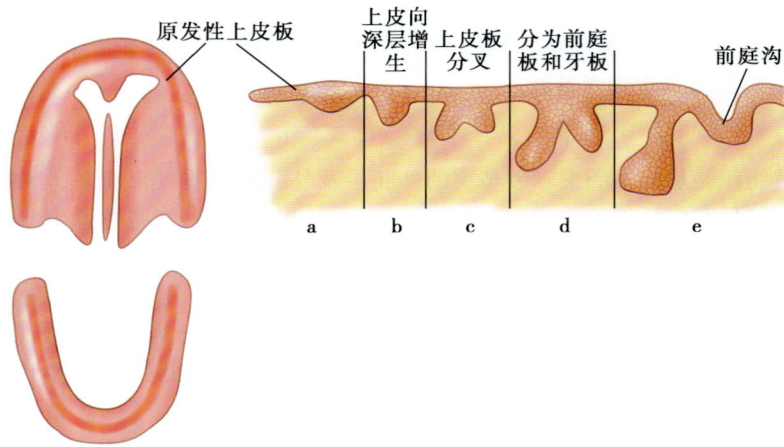

图 2-2　牙板和前庭板的发育示意图

a. 口腔上皮向深层增生形成牙板　b. 牙蕾形成　c. 上皮板分裂为两个　d. 向侧方生长的是前庭板　e. 上皮形成前庭沟

生的上皮向深层的结缔组织内伸延,其最末端细胞增生并进一步发育为成釉器。同时,增生上皮下方的外胚间充质也快速分裂增殖,在上皮周围积聚。这些局部增生的上皮及外胚间充质共同组成了牙胚(tooth germ)。从此时开始,根据形态变化将牙胚发育分为蕾状期、帽状期和钟状期三个连续的阶段。完整的牙胚由三部分组成:①成釉器(enamel organ),起源于口腔外胚层,形成牙釉质;②牙乳头(dental papilla),起源于外胚间充质,形成牙髓和牙本质;③牙囊(dental sac),起源于外胚间充质,形成牙骨质、牙周膜和固有牙槽骨。

牙的发育最开始由第一鳃弓上皮内表达的因子所启动,将小鼠牙胚起始时期的第一鳃弓上皮与牙前板脑神经嵴复合后,可以形成牙。但四肢及第二鳃弓等部位的上皮却不能诱导外胚间充质组织形成牙。然而,小鼠胚胎发育 12 天后,第一鳃弓上皮将失去成牙能力,此能力则转移至其相邻的外胚间充质,将此时期的外胚间充质与不同来源的上皮复合都可诱导牙的形成。对于牙胚起始的分子机制研究发现,Fgf-8(分泌性成纤维生长因子)在第一鳃弓上皮内的表达位置和时间与牙胚发育相一致,并具有诱导牙发育初期外胚间充质标志性转录因子 Lhx-6 和 Lhx-7 表达的功能。已证明 Fgf-8 不仅参与了牙胚起始的调控,而且还参与了牙胚形成位置的决定;而 Bmp-2 和 Bmp-4 与 Fgf-8 的表达位置不重合,可能发挥抑制相关基因表达的作用。*Shh* 和 *lef-1* 在胚胎发育初期牙外胚层处表达,也是可能的牙发育起始的候选基因。包括 *Pax-9* 基因和 *Activin-A* 在内的多个基因在牙胚起始期的外胚间充质内表达。至今,已发现超过 90 个基因在牙发育起始阶段的口腔上皮、牙上皮及牙间充质内表达。但这些信号分子的调控机制及调控网络仍然不明确。

一、成釉器的发育

在牙胚发育中,由上皮构成的成釉器的形态学变化明显且具有明确的特征。成釉器的发育是一个连续的过程,根据形态变化可分为蕾状期、帽状期和钟状期三个时期。

(一)蕾状期

蕾状期(bud stage)在胚胎第8周,在牙板的20个定点上牙板最末端膨大,上皮细胞迅速增生突入外胚间充质中,形成圆形或卵圆形的上皮芽,形状如花蕾,这是乳牙早期的成釉器(图2-3)。其构成细胞类似基底细胞,呈立方或矮柱状。在上皮下方和周围的外胚间充质细胞增生,密集在一起包绕上皮芽,但未见细胞的分化。

在牙弓的每一象限内,最先发生的成釉器有4个,即乳切牙、乳尖牙、第一乳磨牙和第二乳磨牙(图2-4)。乳牙牙胚在胚胎的第10周发生,恒牙胚在胚胎第4个月开始形成。

蕾状期时所有牙胚形态基本相似,向帽状期转化时,牙胚开始出现形态差异,并最终发育成不同形态的牙。此转化过程由一系列基因调控。在包绕成釉器的间充质细胞中,*Msx-1*和*Bmp-4*基因同时表达,*Msx-1*基因敲除将引起*Bmp-4*表达缺失,导致牙发育停滞于蕾状期,而外源性的*Bmp-4*能够恢复牙的正常发育。间充质中*Bmp-4*的表达依赖于上皮中*Bmp-2*及*Shh*基因的表达,后者在牙的帽状期发育中发挥着重要作用。此外,*Pax-9*也在蕾状期向帽状期的转化中发挥重要作用,其缺失突变将导致所有牙发育停滞于蕾状期。

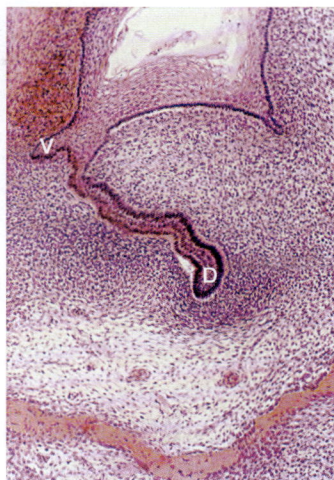

图2-3　蕾状期成釉器牙板末端膨大呈花蕾状
V:前庭板　D:蕾状期成釉器

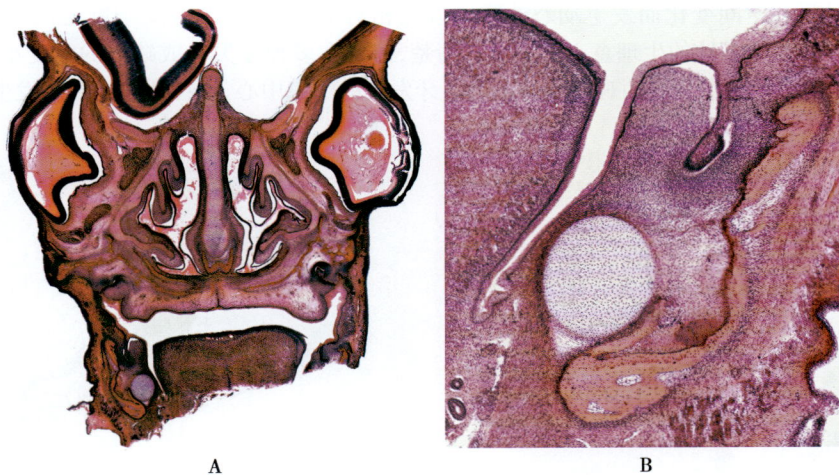

图2-4　成釉器的发育
A.胎儿头前部冠状切面在牙弓四个象限内发生四个发育不同阶段的成釉器　B.下颌蕾状期成釉器在下颌骨的牙槽窝内发育

(二)帽状期

帽状期(cap stage)在胚胎第9~10周,上皮芽继续向外胚间充质中生长,体积逐渐增大。在长入的上皮周围,外胚间充质细胞密度增加,形成细胞凝聚区,此处的细胞不能形成细胞外基质,所以相互间无法分隔。随着上皮芽的不断生长,其基底部向内凹陷,形状如帽子,覆盖在球形的外胚间充质细胞凝聚区上。该上皮具有形成牙釉质的功能,最终将形成牙釉质,所以称为帽状期成釉器(图2-5)。此时期已能够区分牙的组成部分和支持组织。成釉器分化为三层细胞,即外釉上皮层(outer enamel epithelium)、内釉上皮层(inner enamel epithelium)和星网状层(stellate reticulum)。成釉器下方的球形细胞凝聚区称为牙乳头,将来形成牙本质和牙髓。包绕成釉器和牙乳头边缘的

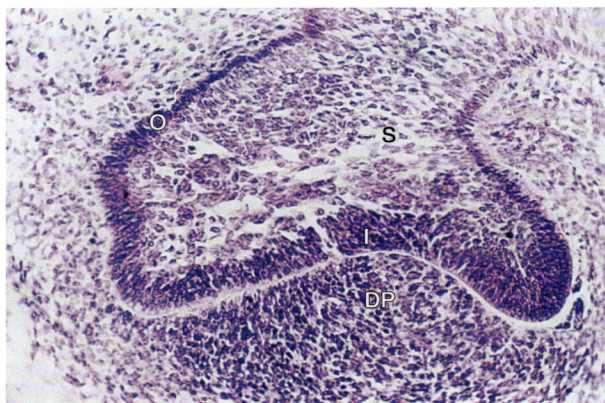

图 2-5　帽状期成釉器
O:外釉上皮层　S:星网状层　I:内釉上皮层　DP:牙乳头

外胚间充质细胞,密集成结缔组织层,称为牙囊,将来形成牙支持组织。成釉器、牙乳头和牙囊共同形成牙胚。

　　成釉器通过侧板(lateral lamina)与牙板连接。因为牙板并非是一条单独的条索,而是凹凸不平的薄层结构,通过切片观察时,其凹陷和凸起部位在切片中观察不到,而由结缔组织填充,这种结构称为釉龛(enamel niche),容易被误解为牙胚通过多条独立的条索与口腔上皮相连。

　　在帽状期牙胚内,可以在内釉上皮中央观察到簇状的未分化上皮细胞,称为釉结(enamel knot)。每个牙胚只有一个原发釉结(primary enamel knot),当原发釉结消失后,在磨牙未来的牙尖顶部将出现继发釉结(secondary enamel knot)。在帽状期,釉结中有大量信号分子的基因表达,包括 *Bmp-2*、*Bmp-4*、*Bmp-7*、*Fgf-4*、*Fgf-9*、*Wnt-10b*、*Slit-1* 和 *Shh* 等。釉结中信号分子基因表达在牙胚发育过程中随时间和空间变化而发生动态改变。以此相对应,其周围的上皮细胞也同时表达相应信号分子的受体。釉结具体的生理意义尚不完全清楚,但是在多种牙尖形成缺陷的突变小鼠中均观察到釉结结构的异常。现在普遍的观点认为釉结是牙发育的组织中心,调控牙尖的形态发生(图 2-6)。

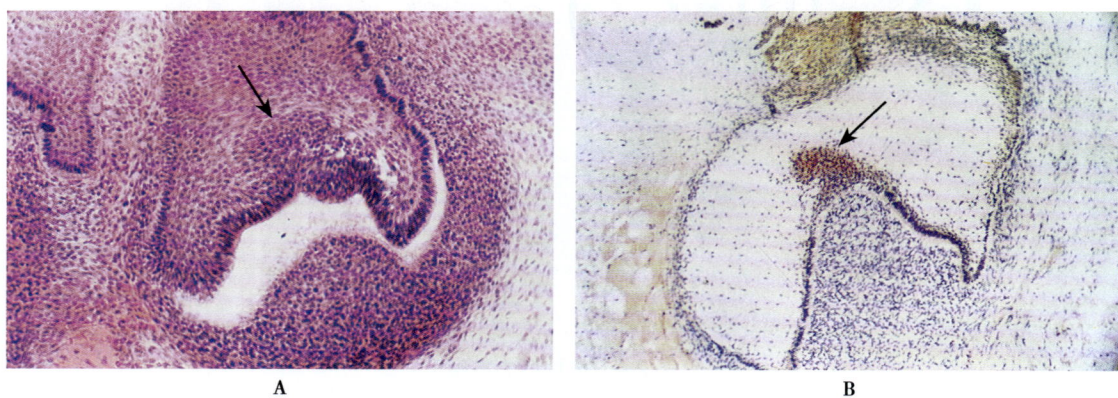

图 2-6　釉结
A.帽状期成釉器,内釉上皮增生形成釉结　B.早期钟状期成釉器,釉结细胞 TGF-β1 表达阳性

　　此外,从釉结处具有一条从内釉上皮延伸至外釉上皮的条索结构,称为釉索(enamel cord),通过三维重建发现上述釉结中动态表达的基因也在其中表达。釉结和釉索可能是侧板与帽状期成釉器连接的部位。

(三)钟状期

　　钟状期(bell stage)在胚胎的第 11～12 周,成釉器长大,上皮凹陷更深,其周缘继续生长,形似吊钟,称为钟状期成釉器(组织分化和形态分化期)。此期成釉器进入成熟期,其凹面形成特定牙冠的最终形态(形态分化),如切牙成釉器的凹面为切牙形态,后牙则为磨牙的形态。从帽状期后

图片:ER2-1
侧板

学习笔记

期开始,牙胚发育出现重大的变化,原本相似的细胞转变为形态和功能各异的细胞,至钟状期时,不同部位的细胞已具备特定的表型,拥有形成相应牙组织的能力。在光镜下,可以把钟状期成釉器分为四层(图2-7)。

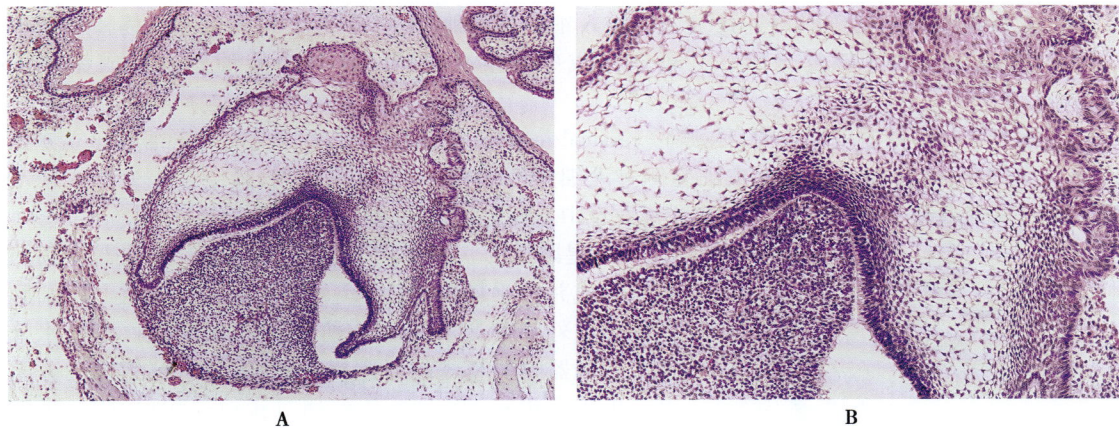

图2-7 钟状期成釉器
A.低倍镜下观 B.高倍镜下观

1. **外釉上皮层** 成釉器的周边是一单层立方状细胞,称外釉上皮,借牙板与口腔上皮相连。外釉上皮细胞细胞质少,含有游离核糖体和少量的粗面内质网以及线粒体和少量散在的微丝,细胞间有连接复合体。在钟状期晚期,当牙釉质开始形成时,平整排列的上皮形成许多褶,邻近牙囊的间充质细胞进入褶之间,内含毛细血管,为成釉器旺盛的代谢活动提供丰富的营养(图2-8)。

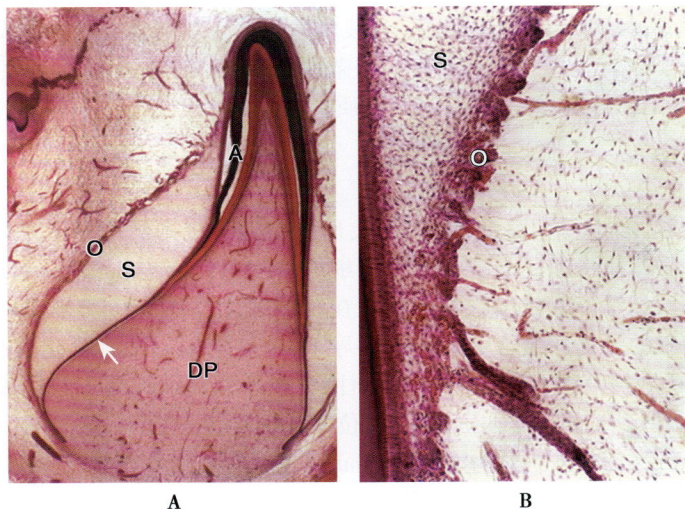

图2-8 钟状期晚期成釉器
A.钟状期晚期牙硬组织形成,牙囊中血管与外釉上皮层相连 B.外釉上皮形成许多褶,内含毛细血管,许多血管与其相连 O:外釉上皮层;S:星网状层;DP:牙乳头;A:牙釉质形成

2. **内釉上皮层** 由单层上皮细胞构成,并整齐排列在成釉器凹面的基底膜上,与牙乳头相邻,以半桥粒将细胞固定在基底膜上。从牙颈部到牙尖,细胞分化程度各异。内釉上皮细胞开始是矮柱状或立方状,胞核大而居中,细胞质富含糖原成分,高尔基复合体分布在中间层的细胞质中,线粒体分布在细胞质的其他部分。随着成釉器的发育,内釉上皮细胞开始分化为成釉细胞(ameloblast),该细胞呈高柱状,高达 $40\mu m$,直径 $4\sim5\mu m$。细胞与中间层细胞以桥粒相连。

在分泌活动开始前,细胞器重新定位,即细胞核远离基底膜;高尔基复合体体积增大,从细胞的近端向基底膜端移动,大部分位于细胞核的侧面和细胞体的中心;粗面内质网数量明显增加;线粒体集中在细胞的邻近中间层的一端,少数分散在细胞其他部位。在相邻的内釉上皮细胞之间,有一特化的附着结构,即一种细胞连接复合体(junctional complex)在细胞的近中和远中包绕细胞。含有肌动蛋白的细丝由连接复合体进入细胞的细胞质中,在近中和远中形成终棒(terminal bar)。这种细胞连接复合体在牙釉质形成中起重要作用。这时为牙釉质的形成做好了准备。

内釉上皮与外釉上皮相连处,称颈环(cervical loop)。在颈环处柱状的内釉上皮细胞向立方状外釉上皮细胞移行,在近内釉上皮细胞侧有无细胞区,内有少量胶原纤维,最终在该处形成牙本质。上皮根鞘来源于颈环(图2-9),在牙根发育中发挥重要作用。

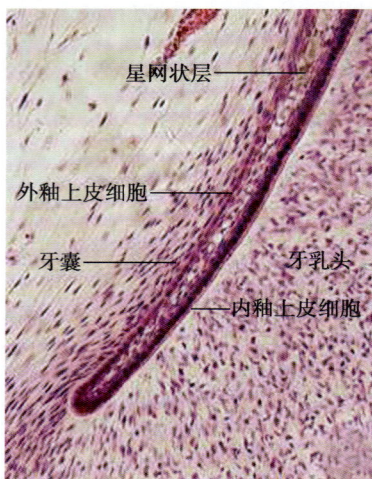

图2-9 颈环的结构

3. 星网状层 位于内外釉上皮之间。成釉器中间的细胞合成并分泌糖胺聚糖(glycosaminoglycans)至上皮细胞间的细胞外基质成分中,因为糖胺聚糖的亲水性,吸收水分进入成釉器中引起成釉器体积增大,使得中部细胞被分离开。因为这些分开的细胞仍然通过桥粒连接成网状,类似星形,所以称为星网状层。星形细胞含有通常应有的细胞器,但数量稀少,并以桥粒与外釉上皮细胞和中间层细胞相连接。细胞间充满富有蛋白的黏液样液体,对内釉上皮细胞有营养和缓冲作用,以保护成釉器免受伤害。当牙釉质形成时,该层细胞萎缩,外釉上皮细胞层与成釉细胞之间距离缩短,便于牙囊中的毛细血管输送营养。

4. 中间层(stratum intermedium) 在内釉上皮与星网状层之间有2~3层扁平细胞,细胞核卵圆或扁平状,称为中间层。在钟状期早期,细胞核居中,高尔基复合体、粗面内质网、线粒体和其他细胞器数量不多。到晚期,细胞间隙增大充满微绒毛,上述细胞器增多,酸性黏多糖及糖原沉积。该层细胞具有高的碱性磷酸酶活性,与牙釉质形成有关。

二、牙乳头

牙乳头与成釉器之间由一层基底膜分隔,大量细小的不规则纤维进入基底膜处形成无细胞带,最早分泌的牙釉质基质将在此凝聚。牙乳头细胞为未分化间充质细胞,具有所有常见的细胞器,有少量微细的胶原纤维分散在细胞外间隙。在钟状期牙胚,成釉器凹陷部包围的外胚间充质组织增多,并出现细胞的分化。在内釉上皮的诱导下,牙乳头外层细胞分化为高柱状的成牙本质细胞(odontoblast)。这些细胞在切缘或牙尖部为柱状,在牙颈部细胞尚未分化成熟,为立方状。随着成熟的成牙本质细胞不断分泌牙本质,相应部位的牙乳头逐渐成熟,其内部细胞出现分化,并伴有血管和神经的长入,这部分组织称为牙髓(dental pulp)。

牙乳头在牙发育起始中发挥着重要作用,小鼠实验表明,在胚胎第12天后,外胚间充质在牙板上皮诱导下获得牙发育起始的能力,此后牙乳头在牙胚发育中发挥主导作用,并具有诱导非牙源性上皮成牙的能力,例如将小鼠胚胎发育第14~15天时的牙乳头与足底上皮结合后能够在皮肤组织中形成牙。

此外,牙乳头还是决定牙形态(切牙、尖牙和磨牙)的重要因素。最初,牙形态由牙胚上皮决定,将小鼠胚胎第10~14天的磨牙上皮与切牙间充质结合,将形成磨牙;而切牙上皮与磨牙间充质结合将形成切牙。但是到了牙发育起始后期,牙形态的决定作用将转移至外胚间充质。将小鼠胚胎第14天的切牙成釉器与磨牙的牙乳头重新组合,结果形成磨牙;与此相反,切牙的牙乳头与磨牙成釉器重新组合,结果形成切牙(图2-10)。

图片:ER2-2
黏液样液体

图片:ER2-3
中间层

动画:ER2-4
成釉器的发育

学习笔记

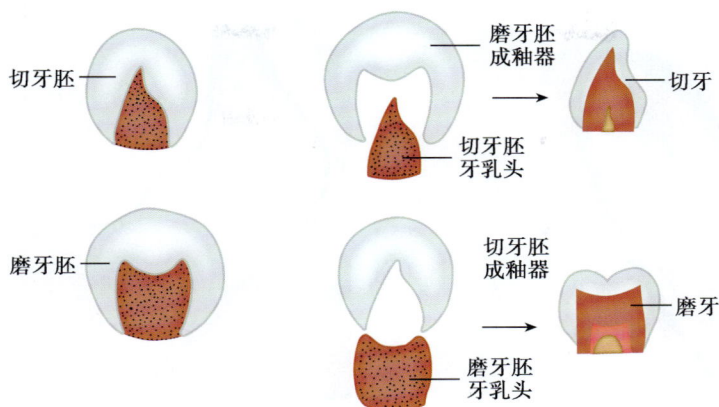

图 2-10 牙胚重组合后,由牙乳头决定牙的形态

三、牙囊

牙囊包绕于成釉器及牙乳头的外周,主要由来源于外胚间充质的牙囊细胞组成。牙囊内的细胞功能并非完全均一,其中包括具有自我更新和分化功能的干细胞,在牙根及牙周组织的形成中发挥关键作用。在牙根形成并萌出过程中,牙囊细胞向不同方向分化为成牙骨质细胞、成纤维细胞和成骨细胞,分别形成牙骨质、牙周膜和固有牙槽骨。

四、牙板的结局

在帽状期时牙板与成釉器有广泛的联系,到钟状期末,牙板(包括侧板)被间充质侵入而断裂,并逐渐退化和消失,成釉器与口腔上皮相分离。有时残留的牙板上皮细胞团未能正常退化,以上皮岛或上皮团的形式存在于颌骨或牙龈中(图 2-11)。镜下这些上皮细胞团类似于腺体,称为 Serres 上皮剩余。婴儿出生后不久,可以在牙龈上观察到上皮剩余,为针头大小的白色突起,称为上皮珠(epithelial pearls),俗称马牙,可自行脱落。在某些情况下,残留的牙板上皮可成为牙源性上皮性肿瘤或囊肿的起源,也可能被重新激活而形成额外牙。

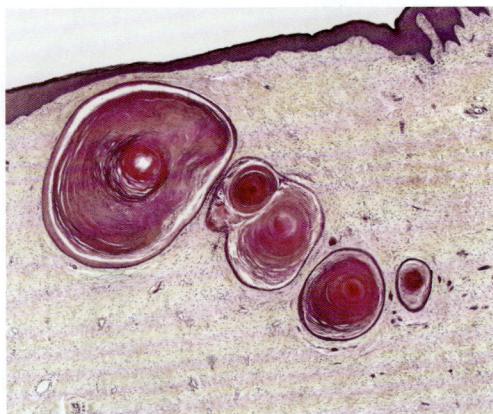

图 2-11 牙龈结缔组织残余的牙板上皮,形成有角化的上皮珠

五、恒牙的发育

(一) 恒前牙和前磨牙的发育

乳牙胚发育后,在乳牙胚舌(腭)侧,从牙板游离缘下端形成新的牙蕾,并进行着上述相同的发育过程,形成相应的恒牙胚。恒牙胚的形态发生需 2~4 周才能完成,前牙和前磨牙的牙蕾在胚胎第 4 个月形成。

(二) 恒磨牙的发育

在乳磨牙牙胚形成之后,牙板的远中端随着上下颌弓的扩展继续向远中生长,其后方的游离端继续形成恒磨牙牙胚,持续到出生后第 4 年,整个时期长达 5 年的时间。其中,第一磨牙的牙胚在胚胎第 4 个月时形成;第二恒磨牙的牙胚在出生 1 年后形成;第三恒磨牙牙胚在 4~5 岁形成。

第二节 牙体组织的形成

牙硬组织的形成从生长中心开始。前牙的生长中心位于切缘和舌侧隆突的基底膜上,磨牙的生长中心位于牙尖处(图 2-12)。

图片:ER2-5
牙板断裂

图片:ER2-6
恒牙牙蕾

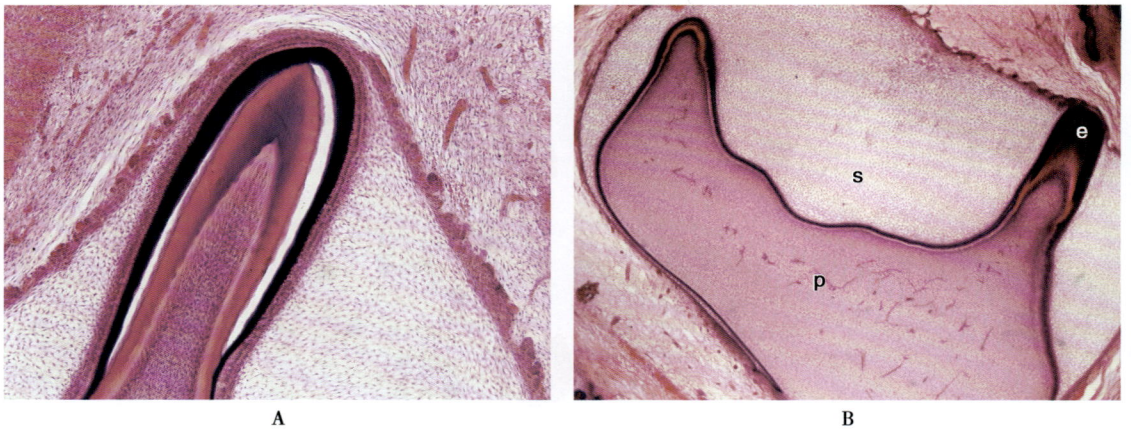

图 2-12　牙硬组织的生长中心
A. 牙本质形成　B. 人磨牙牙胚牙尖为生长中心,牙本质和牙釉质分别形成　e:新形成的釉基质　s:星网状层　p:牙乳头

　　牙釉质和牙本质形成过程中有严格的规律性和节拍性,交叉进行。成牙本质细胞先形成一层牙本质并向牙髓中央后退,紧接着成釉细胞分泌一层牙釉质并向外周后退,如此交叉进行,层层沉积,直达到牙冠的厚度(图 2-13)。

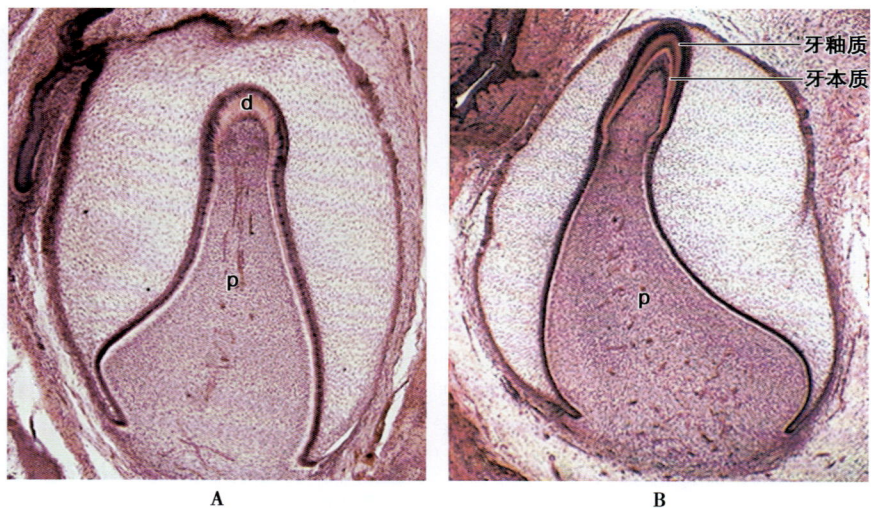

图 2-13　牙体组织形成
A. 钟状晚期,首先在牙切缘处形成一层牙本质　B. 在牙本质的表面形成牙釉质,牙本质与牙釉质交叉形成　p:牙乳头　d:牙本质

一、牙本质的形成

　　在钟状期的晚期,牙本质首先在邻近内釉上皮内凹面(切缘和牙尖部位)的牙乳头中形成,然后沿着牙尖的斜面向牙颈部扩展,直至整个牙冠部牙本质完全形成。在多尖牙中,牙本质独立地在牙尖部呈圆锥状一层一层有节律的沉积,最后互相融合,形成后牙冠部牙本质(图 2-14)。

　　牙本质的形成是由成牙本质细胞完成的。生长中心处的内釉上皮细胞释放的生长因子和信号分子诱导了牙乳头外胚间充质细胞向成牙本质细胞的分化。在牙本质形成前,牙乳头细胞和内釉上皮之间有一层无细胞区。这时的牙乳头细胞属于未分化间充质细胞,细胞体积小,核居中,细胞质含有少量细胞器,分散在含有少量细的胶原纤维的基质中。当成釉细胞分化成熟后,对牙乳头发生诱导作用。邻近无细胞区的未分化间充质细胞迅速增大,先分化为前成牙本质细胞(preodontoblast),随着一系列的细胞分裂,伸展,细胞极性确定,然后分化为成牙本质细胞。此

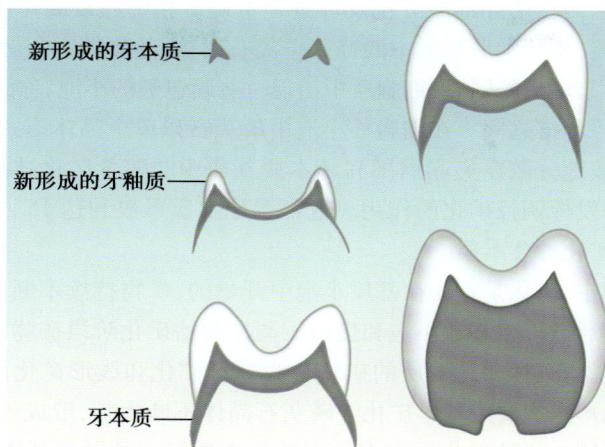

图 2-14　牙本质沉积示意图
在牙尖部牙本质呈圆锥状有节律的沉积

时细胞质体积迅速增大,为能容纳更多的蛋白质合成细胞器。成牙本质细胞分化,体积增大,最终占据了牙乳头和内釉上皮之间的无细胞层。这些新分化细胞高度极化,其细胞核远离内釉上皮细胞。

成牙本质细胞分化之后,开始形成牙本质的有机基质。由成牙本质细胞合成分泌到牙乳头的有机基质主要是胶原和蛋白多糖或糖蛋白。在胶原分泌的早期主要是Ⅰ型胶原,此外还有少量Ⅲ型胶原。最先分泌到细胞外的胶原纤维比较粗大(直径在 $0.1 \sim 0.2 \mu m$),被称为 von Korff 纤维。von Korff 纤维主要由Ⅲ型胶原构成,在起始时有纤维连接蛋白的存在。这些纤维从成牙本质细胞深处发出向内釉上皮细胞扩展,并最终输出在内釉上皮下的无结构基质,与基底膜垂直。随着成牙本质细胞体积增大,一些小的Ⅰ型胶原产生,并与未来的釉牙本质界平行。此时,罩牙本质(mantle dentin)形成。由于成牙本质细胞体积增大,细胞外间隙消失,细胞向基底膜一侧伸出粗短的突起,同时细胞体向牙髓中央移动,在其后留下细胞质突埋在基质中,形成成牙本质细胞突起(图 2-15)。偶尔有的突起能伸入基底膜中,形成釉梭(enamel spindle)。

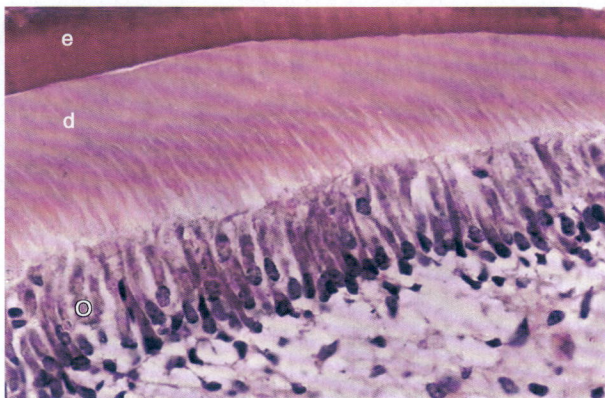

图 2-15　牙本质形成期的成牙本质细胞
e:牙釉质　d:牙本质　O:成牙本质细胞

除Ⅰ型胶原外,成牙本质细胞还分泌非胶原蛋白(non-collagenous protein,NSPs)。牙本质基质中非胶原蛋白有牙本质磷蛋白(dentin phosphoprotein,DPP)、牙本质涎蛋白(dentin sialoprotein,DSP)、牙本质涎磷蛋白(dentin sialophosphoproteins,DSPP)、牙本质基质蛋白(DMP1)、骨涎蛋白(bone sialoprotein,BSP)、骨桥蛋白(osteopontin,OPN)、骨钙素(osteocalcin,OCN)和其他一些生长因子及金属蛋白酶等。其中 DPP、DSP 和 DSPP 属于牙本质特异性蛋白,而 DMP1、BSP、OPN、OCN 为

ER2-7

动　画:ER2-7
牙本质的形成

矿化组织特异性蛋白,它们在诱导细胞分化及促进牙本质矿化中起重要作用。DMP1 在生理情况下,有结合钙离子的功能,使牙本质基质中的羟基磷灰石成核,晶体扩大和融合进而促使牙本质矿化。在成牙本质细胞突起形成的同时,细胞质中出现一些膜包被的小泡,称为基质小泡(matrix vesicle),并分泌到大的胶原纤维之间。在细胞外小泡中磷灰石以单个晶体形式存在,以后晶体长大,小泡破裂,泡内晶体成簇地分散在突起周围和牙本质基质中。随着矿化结晶,成牙本质细胞产生的非胶原基质蛋白开始发挥调控矿化的作用。冠部罩牙本质形成约达 15~20μm。晶体继续长大并相互融合,最后形成矿化的牙本质。

在牙本质形成过程中,矿化是首先在基质小泡中开始的,矿物持续不断的沉积,然后发展到矿化前沿。成牙本质细胞通过产生基质小泡和蛋白质调控起始矿化阶段矿物沉积,并通过调节矿化前沿的有机基质,促进矿物沉积。牙本质的矿化分为球形矿化和线形矿化两种,取决于牙本质形成速度。牙本质的矿化形态主要是球形矿化。磷灰石晶体不断生长,形成一钙球。钙球进一步长大融合形成单个的钙化团。这种矿化形态多位于罩牙本质下方的髓周牙本质中。偶尔在该处球形钙化团不能充分融合,而存留一些小的未矿化的基质,形成球间牙本质。在静止期的髓周牙本质内,钙球体积减小,在矿化的前方呈现线形矿化区。一般钙球大小取决于牙本质沉积的速度。钙球越大反映牙本质形成越快。在牙本质形成中,矿物质沉积晚于牙本质有机基质的形成,因此在成牙本质细胞层与矿化的牙本质之间总有一层有机基质,称为前期牙本质(predentin)。其厚度 10~50μm 不等,排列在最靠近牙髓一层,前期牙本质主要是由胶原构成,与骨中的骨基质类似,在 HE 染色中明显,较之矿化组织明显淡染。随着不同的非胶原蛋白在矿化前沿的合并,前期牙本质逐渐矿化。前期牙本质的厚度保持恒定,新生未矿化基质保持钙化平衡。前期牙本质在牙本质形成活跃期最厚,随着增龄变薄。

罩牙本质一旦形成,牙本质以微小的差别继续形成原发性生理性牙本质,即髓周牙本质。这种差别是,罩牙本质的有机基质是由成牙本质细胞形成的,基质的胶原纤维粗大,而髓周牙本质基质的胶原纤维比较少,互相交织并与小管垂直。成牙本质细胞不再生产基质小泡,牙本质基质以各种晶核化过程进行矿化。另外成牙本质细胞向有机基质分泌脂类、磷蛋白、磷脂和 γ 羧基谷氨酸蛋白。其中磷蛋白仅在髓周牙本质中存在,与矿化相关。髓周牙本质不断地在罩牙本质表面沉积,构成牙体的大部分。

在牙冠发育和牙萌出期间,牙本质每天沉积约 4μm。当牙萌出后,牙本质的沉积减少到每天 0.5μm。每天新形成的牙本质基质与先前形成的基质之间,在显微镜下可见明显的线,称生长线。这是基质形成变慢或休止继而使矿化发生改变所留下的痕迹。

牙根部牙本质的形成与冠部牙本质相似但有所不同,根部牙本质的形成略晚。Hertwig 上皮根鞘的内层细胞启动了成牙本质细胞的分化从而形成根部牙本质。根部牙本质的最外层,与冠部的罩牙本质相似但其胶原纤维的起源有所不同,根部牙本质部分胶原纤维始于牙骨质与牙本质混合部。根部牙本质形成速度较慢,并且矿化程度与冠部有差异。牙根的形成伴随着牙萌出到功能位,约有 2/3 的根部牙本质形成。直到萌出后 18 个月,乳牙的根部牙本质完全形成,而恒牙根部牙本质要在萌出后 2~3 年才能完全形成。这个时段根尖孔是开放的。

继发牙本质是指在牙根完全形成后,继续沉积矿化形成的牙本质,其形成方式和原发牙本质相同,是原发牙本质沉积的延续,但是其沉积速度明显慢于初期牙本质。

二、牙釉质的形成

牙釉质形成(amelogenesis)始于牙冠形成早期,包括两个阶段:即细胞分泌有机基质,并立即部分矿化,矿化达到约 30%。这一阶段完成之后,牙釉质进一步矿化,晶体变宽、变厚,与此同时大部分有机基质和水被吸收,当牙釉质完全形成时矿物质含量达到 96%。成釉细胞分泌基质蛋白,有利于创造和维持矿物沉积的细胞外基质微环境。在牙釉质形成过程中,成釉细胞的活动分为 3 个时期:分泌前期(presecretory stage)、分泌期(secretory stage)和成熟期(maturation stage)。分泌前期,分化的成釉细胞极性改变,蛋白合成相关的细胞器数量增加,为牙釉质有机基质的分泌做准备。

分泌期,成釉细胞分泌牙釉质基质。成熟期,成釉细胞调节和运输特殊离子,以便于矿物形成。

当牙本质形成后,内釉上皮细胞分化成有分泌功能的成釉细胞,并开始分泌牙釉质基质。牙釉质基质与其他硬组织基质不同,牙釉质基质不仅有有机成分,而且有无机成分。早期形成的牙釉质基质可称为发育中的牙釉质。发育中的牙釉质几乎全由蛋白质组成,可分为釉原蛋白(amelogenin)和非釉原蛋白(non amelogenin)两类。其中釉原蛋白占牙釉质蛋白的 80%～90%。釉原蛋白是最早发现的釉基质特异性蛋白,其基因在 X 和 Y 染色体上都有定位,但在大多数物种中釉原蛋白基因位于 X 染色体上。釉原蛋白通过蛋白降解酶经历短期(少数)和长期(多数)细胞外加工,成为低分子量片段,其中富含酪氨酸釉原蛋白多肽和亮氨酸釉原蛋白多肽构成了最终的成熟牙釉质有机基质主体。

非釉原蛋白仅占牙釉质蛋白的 10%,包括:釉蛋白(enamelin)、成釉蛋白(ameloblastin)和釉丛蛋白(tufetlin)。它们主要分布在釉牙本质界、未成熟的釉柱和釉柱间及未矿化的柱鞘中。非釉原蛋白经历了快速细胞外加工,并且完整的非釉原蛋白分子在牙釉质中不能长期聚积。釉丛蛋白是另一种非釉原蛋白,其功能尚不确定。在牙釉质形成过程中非釉原蛋白量很少,由于他们自身产量很少,同时半衰期很短,非釉原蛋白可能在起始釉基质矿化起作用。除此之外,釉基质中还有白蛋白和其他的血清蛋白、丝氨酸蛋白水解酶、Ca^{2+}依赖蛋白水解酶等。至少有两个蛋白酶参与了牙釉质蛋白的细胞外加工和降解。Enamelysin(MMP20)是金属基质蛋白酶的一种,在新分泌的基质蛋白的短期加工中发挥作用。另一种丝氨酸蛋白酶家族成员,最早命名为牙釉质基质丝氨酸蛋白酶1(enamel matrix serine protease1),现在称为激肽释放酶4(kallikrein4,KLK4)主要发挥消化功能,尤其是在蛋白成熟期。在牙釉质成熟期,成釉细胞分泌产物到牙釉质层,它们会影响到晶体的形成和生长以及牙釉质层的结构。

牙釉质蛋白首先在细胞的粗面内质网合成,在高尔基复合体浓缩和包装成膜包被的分泌颗粒。这些颗粒移动到细胞的远端,颗粒中的成分释放到新形成的罩牙本质表面。磷灰石晶体无规律地分散在这一层基质中,成为牙釉质中最内一层无釉柱结构的牙釉质,厚约 $8\mu m$。该层牙釉质形成后,成釉细胞开始离开牙本质表面,在靠近釉牙本质界的一端,形成一短的圆锥状突起,称为成釉细胞突(ameloblastic process),即托姆斯突(Tomes processes)。突起与细胞体之间有终棒(terminal bar)和连接复合体。突起中含有初级分泌颗粒和小泡,而细胞体仍含有丰富的合成蛋白的细胞器(图 2-16A)。新分泌的牙釉质基质,以有机成分为主,矿物盐仅占矿化总量的 30%。

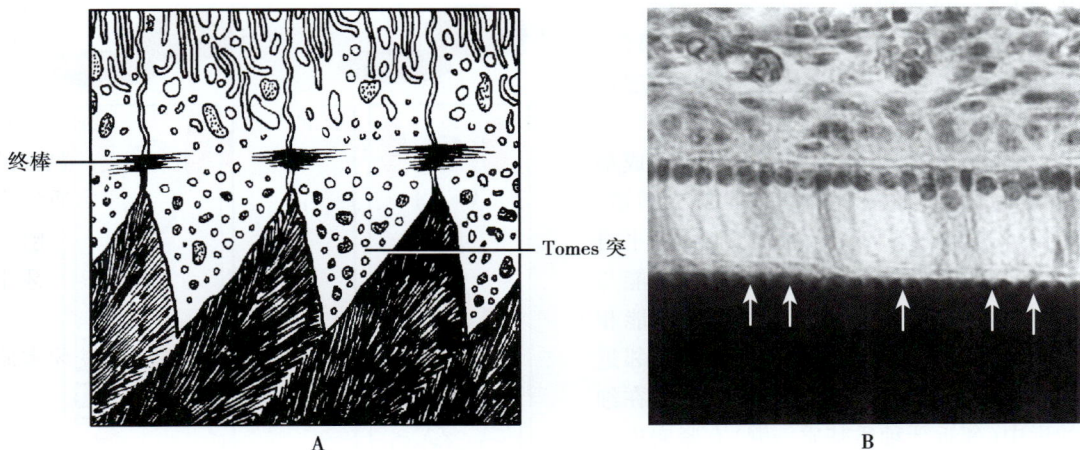

图 2-16 牙釉质形成
A. 成釉细胞顶形成圆锥状突起,并有终棒形成　B. 成釉细胞与釉柱形成角度,边缘为锯齿状

在托姆斯突中有两个分泌牙釉质蛋白的部位,如图 2-17 所示,图中 1 是在邻近突起的近中,紧靠连接复合体并环绕细胞周围的区域,这一部位与相邻的细胞一起形成牙釉质基质的壁,并围成一凹陷,托姆斯突位于其中,形成釉柱的头部,而壁形成釉柱间的牙釉质;2 是在突起的表面。两个部位所形成的牙釉质成分是相同的,但结晶的排列方向不同。每根釉柱由 4 个成釉细胞参与形成,

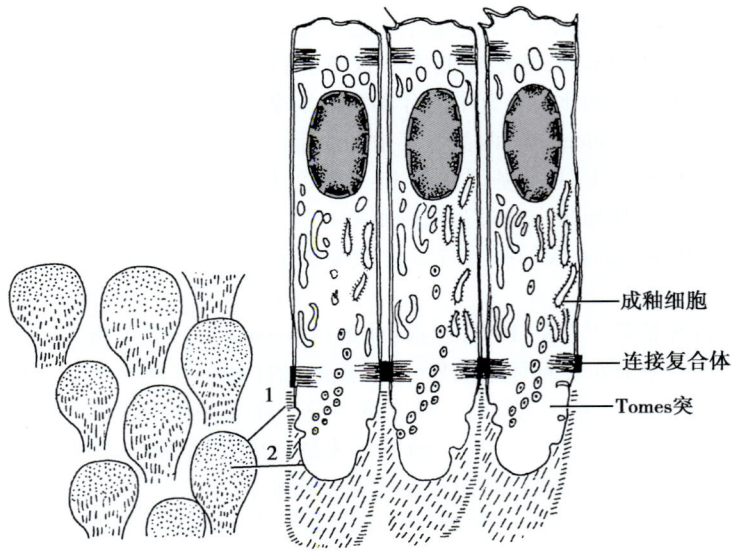

图 2-17　成釉细胞的托姆斯突分泌釉蛋白的部位示意图

一个成釉细胞形成釉柱的头部,三个相邻的细胞形成颈部和尾部,使釉柱呈乒乓球拍状。成釉细胞与其所形成的釉柱成一角度,每个细胞的突起伸入到新形成的牙釉质中,在光镜下成釉细胞和牙釉质表面交界处呈锯齿状,托姆斯突位于这些凹陷中(图 2-16B)。

当牙釉质形成后,基质很快矿化。小的磷灰石晶体,其直径和长度迅速增加。新形成的牙釉质中,磷灰石晶体短,细小如针形,而且稀少。在成熟的牙釉质中,晶体体积增大,呈板条状,数量增多。

牙釉质的矿化方式是,一方面矿物质沉积到基质中,同时水和蛋白质从牙釉质中被吸收,如此反复交替,使牙釉质最后达到 96% 的矿化程度。在牙釉质形成到应有的厚度,牙釉质进一步矿化:首先,牙釉质基质形成后立即达到部分矿化,矿化程度达 30%,但在近釉牙本质界的最内层,矿化程度高;然后矿化由牙釉质表面开始,很快向深层扩散,直到最内层;再由最内层向表层矿化,但这一过程较慢。外层牙釉质很快矿化,并成为牙釉质中矿化程度最高的部位。因此从牙釉质的表层到深层,其矿化程度逐渐减低。

牙釉质矿化是由成釉细胞调控的。成釉细胞在邻近牙釉质一侧的细胞膜形成皱褶,该结构可使无机离子渗出。而细胞膜呈平滑面结构时,可吸收蛋白和水分。这种功能与成釉细胞间的远中和近中连接区的功能相关。一般有皱褶面的成釉细胞的近中(邻近细胞核的一侧)具有可渗透的连接区,而在细胞的远中(邻近牙釉质基质一侧)有紧密连接区。与此相反,具有平滑面的成釉细胞其近中是紧密连接区,而位于牙釉质基质一侧的连接区是可渗透的。无机盐只能通过有皱褶面的成釉细胞。相反一些大分子从发育的牙釉质中被吸收,必须通过平滑面的成釉细胞远中连接区(图 2-18)。蛋白质的降解产物也可以从成釉细胞的皱褶处吸收。上述过程贯

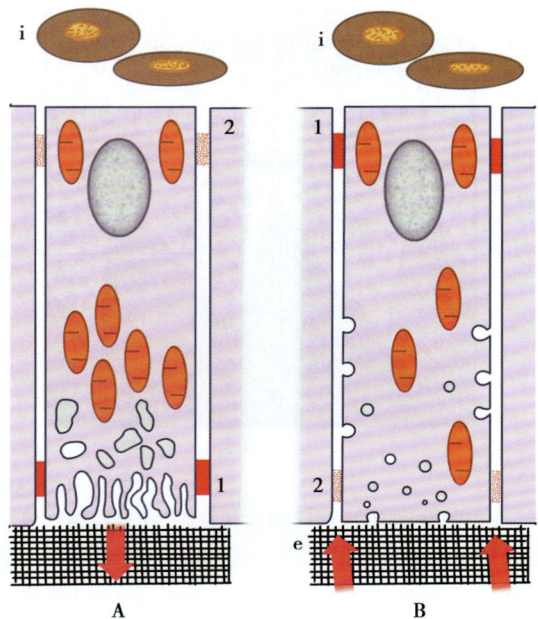

图 2-18　成釉细胞功能示意图
A. 分泌无机离子　B. 吸收蛋白和水　i:中间层细胞
e:牙釉质基质　1:紧密连接　2:疏松连接

穿牙釉质形成的全过程,使牙釉质成为身体中矿化程度最高的组织。

在牙釉质发育过程中,随着牙釉质基质不断沉积,牙冠的体积也在增大。牙釉质在牙尖部和牙颈部不断地形成,使牙冠的高度和长度增加。在后牙,牙尖之间的内釉上皮细胞分裂增殖,使牙尖间的距离增加,牙冠的体积增大。从牙本质形成开始,到牙釉质完全形成,牙冠体积增大了约4倍(图2-19)。

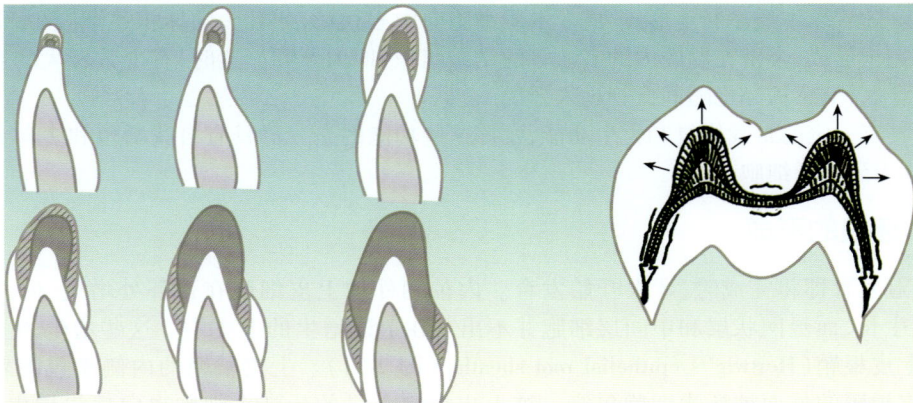

图2-19 牙釉质的形成示意图
牙冠形成的开始部位是切缘和牙尖,最后分化的区域是牙颈和牙尖之间的区域

在牙釉质形成整个厚度后,成釉细胞变短,细胞器的数量减少,多余的细胞器被细胞中的自噬小泡和溶酶体吞噬和降解。剩余的细胞器移动到细胞质近牙釉质基质的部分。牙釉质形成后,成釉细胞在牙釉质表面分泌一层无结构的有机物覆盖在牙冠表面上,称为釉小皮。细胞通过半桥粒与釉小皮连接。

牙釉质发育完成后,成釉细胞、中间层细胞和星网状层与外釉上皮细胞结合,形成一层鳞状上皮覆盖在釉小皮上,称为缩余釉上皮(reduced dental epithelium)。当牙萌出到口腔中,缩余釉上皮在牙颈部形成牙龈的结合上皮(图2-20)。

牙冠的增长是通过牙釉质基质的增量沉积完成的。牙尖处的牙釉质是最先形成的,而颈部是最后形成的。牙冠的长度和高度是通过新的成釉细胞分化获得的。此外,牙冠生长还通过牙尖间的内釉上皮细胞的细胞分裂产生。牙釉质的沉积将达到2.5mm。成釉细胞开始分化就会

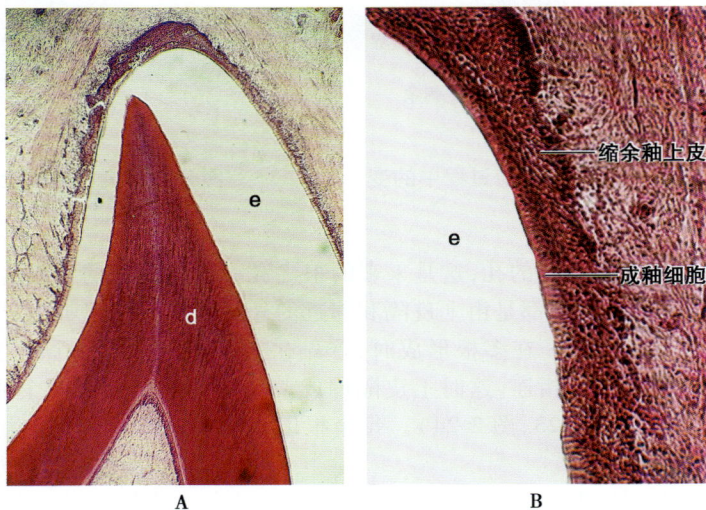

图2-20 缩余釉上皮的形成
A.牙冠形成,牙釉质表面覆盖缩余釉上皮 B.缩余釉上皮呈鳞状上皮样,可见残留的成釉细胞 e:牙釉质间隙 d:牙本质

停止分裂,因此,牙尖和颈部是最后分化的部位。在细胞分化后,牙冠的大小就仅取决于牙釉质沉积。

三、牙髓的形成

牙乳头是产生牙髓的原始组织,当牙乳头周围有牙本质形成时才称作牙髓。牙乳头除底部与牙囊相接外,四周被形成的牙本质所覆盖。牙乳头的未分化间充质细胞分化为星形纤维细胞,即牙髓细胞。随着牙本质不断地形成,成牙本质细胞向中心移动,牙乳头的体积逐渐减少,等到原发性牙本质完全形成,余留在髓腔内的多血管的结缔组织,即为牙髓。这时,有少数较大的有髓神经分支进入牙髓,交感神经也随同血管进入牙髓。

牙髓具有一定的自我修复和再生功能,发挥这些功能的是一群具有自我增殖和多向分化能力的细胞,称为牙髓干细胞。

四、牙根的形成

当牙冠发育即将完成时,牙根开始发育。内釉和外釉上皮细胞在颈环处增生,向未来的根尖孔方向生长,而星网状层和中间层细胞并不出现在上述增生的上皮中。这些增生的上皮呈双层,称为上皮根鞘(Hertwig's epithelial root sheath)(图2-21)。上皮根鞘的内侧面包围着牙乳头细胞,上皮根鞘的外面被牙囊细胞包绕。被上皮根鞘包进的牙乳头细胞也向根尖增生,其外层细胞与上皮细胞基底膜接触,分化出成牙本质细胞,进而形成根部牙本质。上皮根鞘继续生长,离开牙冠向牙髓方向成45°角弯曲,形成一盘状结构。弯曲的这一部分上皮称为上皮隔(图2-22)。

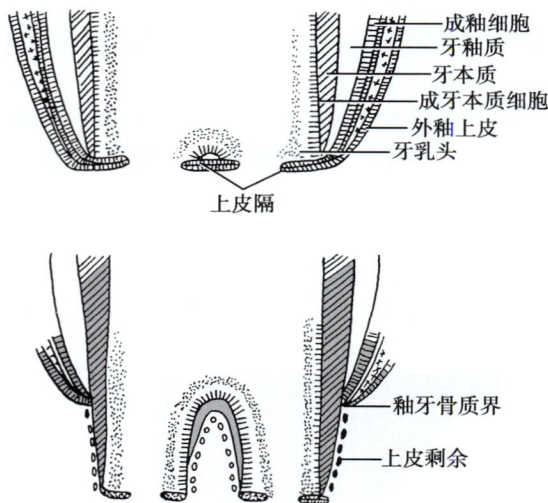

图2-21　上皮根鞘在牙根发育过程中的变化示意图

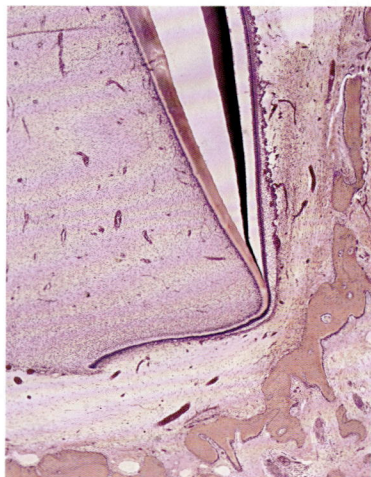

图2-22　内、外釉上皮在颈环处增生内折形成上皮隔

上皮隔围成一个向牙髓开放的孔,这是未来的根尖孔。这时形成的牙根为单根。牙根的长度、弯曲度、厚度和牙根的数量,都是由上皮隔和邻近的外胚间充质细胞所决定的。多根牙在根分叉区形成前,与单根牙相似。在多根形成时,首先在上皮隔上长出两个或三个舌形突起,这些突起增生伸长,与对侧突起相连,这时上皮隔围成单一的孔被分隔为两个或三个孔,将来就形成相应双根或三根牙(图2-23,图2-24)。每个根以相同的速度生长,其发育过程与单根牙相同。

在牙根发育过程中,上皮隔的位置保持不变,生长的牙根与上皮隔形成一定的角度,随着牙根的伸长,牙胚向口腔方向移动,并为牙根的继续生长提供了空隙。在牙根发育后期,上皮隔开口缩小,根尖孔宽度也随之缩小。随后根尖牙本质和牙骨质沉积,形成狭小的根尖孔。

上皮根鞘对于牙根的正常发育是很重要的,例如上皮根鞘的连续性受到破坏,或在根分

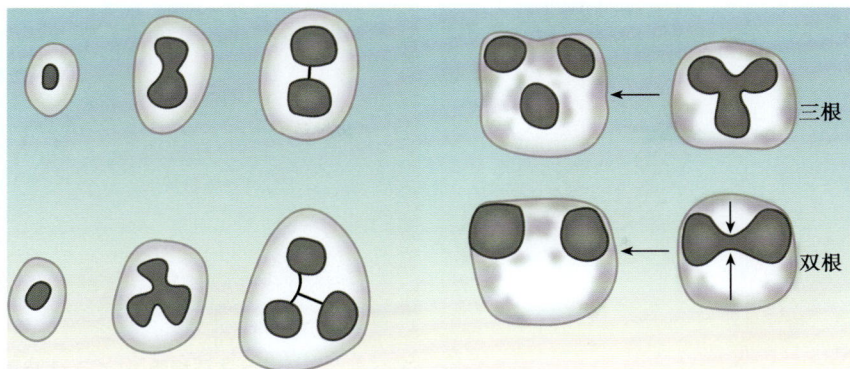

图 2-23 多根牙的形成示意图

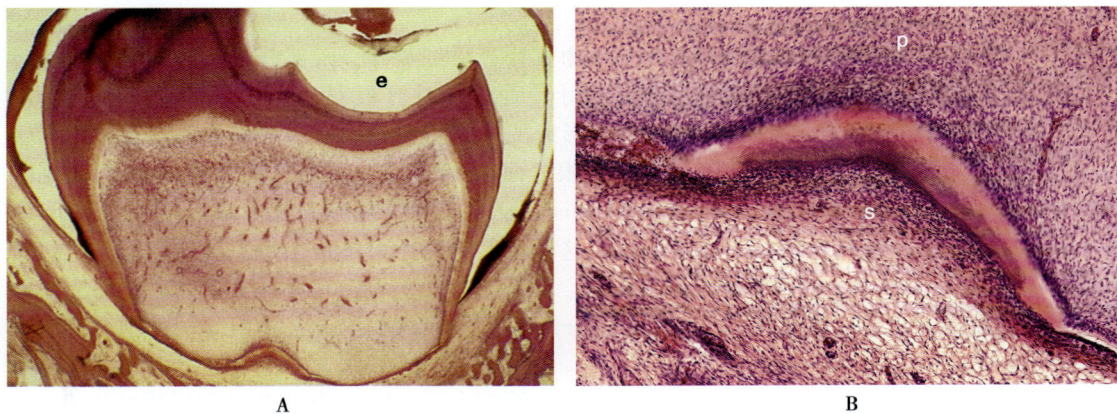

图 2-24 磨牙牙胚多根的形成

A. 上皮隔由单一孔分为两孔,形成两根　B. 高倍镜:在根分叉处形成牙本质,表面细胞密集,并分化成牙本质细胞　e:脱钙后牙釉质留下的空隙　p:牙髓　s:牙囊

叉处上皮隔的舌侧突起融合不全,则不能诱导分化出成牙本质细胞,而引起该处牙本质缺损,牙髓和牙周膜直接通连,这时形成侧支根管。另一方面,如果上皮根鞘上皮在规定时间没有发生断裂,仍附着在根部牙本质的表面,则牙囊的间充质细胞不能与该处牙本质接触,也就不能分化出成牙骨质细胞形成牙骨质。这样在牙根表面特别在牙颈部,牙本质暴露,引起牙颈部过敏。

　　牙根发育过程中,牙根沿着根尖方向延长伴随牙周组织的发育。发育牙根包括上皮根鞘、牙乳头和牙囊,这三者相互作用,在牙发育早期作为一个整体性的功能复合物被称为发育期根端复合体(developing apical complex,DAC)。发育期根端复合体细胞较之于其他牙源性间充质干细胞具有更强的增殖能力和矿化能力。被分离的发育期根端复合体在体外、体内仍具有形成牙根-牙周组织复合体的能力。

五、牙周支持组织的形成

　　支持并包绕在牙周围的组织称为牙周组织,包括牙骨质、牙周膜和固有牙槽骨,均由牙囊发育而来。牙周组织随着牙根的形成而发育。在钟状期,牙囊形成在牙根发育过程中,上皮根鞘断裂,牙囊中的外胚间充质细胞进入上皮裂隙内,位于新形成的牙根部牙本质附近。此处的细胞分化为成牙骨质细胞,形成牙骨质。而牙囊邻近牙骨质的细胞形成牙周膜,近颌骨处的细胞则形成牙槽骨。

(一)牙骨质的形成

　　当根部牙本质形成时,包绕牙根的上皮根鞘断裂形成网状(图 2-25),这时牙囊细胞穿过根鞘

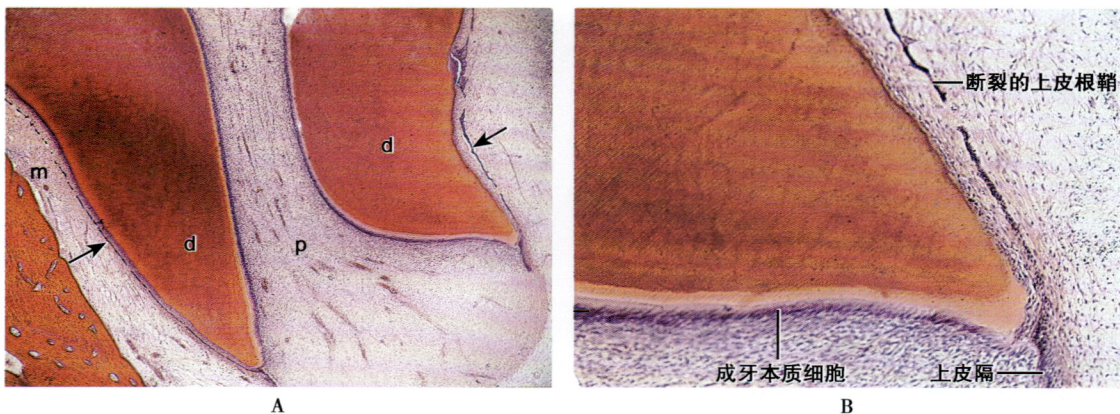

图 2-25　牙根形成　包绕牙根的上皮根鞘断裂成网
A. 低倍镜下观　B. 高倍镜下观

上皮,进入新形成的牙根部牙本质表面,并分化为成牙骨质细胞,此外,部分浸润的牙囊细胞在牙本质或周围的 HERS 细胞的诱导下,分化成为成牙骨质细胞,在牙根表面和牙周膜纤维的周围分泌有机基质,将牙周膜纤维埋在有机基质中,这时形成的牙骨质又称原发性牙骨质或称无细胞牙骨质(图 2-26)。而剩余的上皮细胞进一步离开牙根表面,并保留在发育的牙周膜中,这就是牙周上皮剩余,也称为马拉瑟上皮剩余(Malassez epithelial rest)。牙骨质基质矿化方式与牙本质相似,磷灰石晶体通过基质小泡扩散使胶原纤维矿化。这种新形成的牙骨质是无细胞的,发育比较慢,覆盖在牙根冠方 2/3 处,其厚度从 $50\mu m$ 到 $200\mu m$。细胞牙骨质是覆盖在根端 1/3 处以及前磨牙和磨牙根分叉处的牙骨质。细胞牙骨质的出现意味着无牙支持组织,因此在单根牙中细胞牙骨质一般是缺乏的。

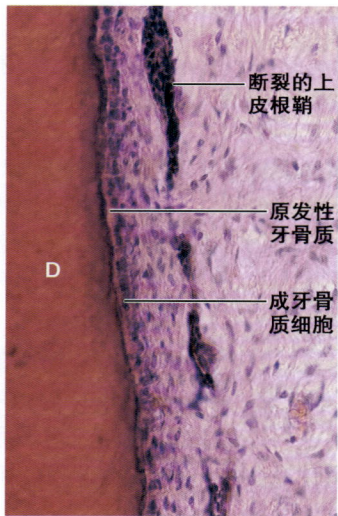

图 2-26　牙骨质形成
D:根部牙本质

在牙萌出到咬合平面后,在牙根尖区和后牙分叉区成牙骨质细胞形成细胞牙骨质,牙骨质形成快,但矿化差,表面有一层未矿化的牙骨质即类牙骨质,成牙骨质细胞被埋在基质中,这时形成的牙骨质称为继发性牙骨质。继发性牙骨质往往是有细胞牙骨质,其有机基质含有大量胶原纤维,它们来自牙周膜纤维,呈斜行排列进入牙骨质;部分胶原还来自成牙骨质细胞所形成的纤维,与牙根表面平行排列。两种纤维互相交织成网格状。在正常情况下牙骨质厚度随年龄而增加。

（二）牙周膜的发育

当牙根形成时,首先出现一些细的纤维束形成牙周膜。这时牙囊细胞增生活跃,在邻近根部的牙骨质和牙槽窝内壁,分别分化出成牙骨质细胞和成骨细胞,进而形成牙骨质和固有牙槽骨。而大量位于中央的细胞,则分化为成纤维细胞,它们产生胶原纤维,部分被埋在牙骨质和固有牙槽骨中,形成穿通纤维。在萌出前,由于牙槽嵴位于牙骨质牙釉质连接处的上方,所有发育的牙周膜纤维束向牙冠方向斜行排列(图 2-27)。随着牙萌出和移动,牙骨质牙釉质界与牙槽嵴处于同一水平。位于牙龈纤维下方的斜纤维束变为水平排列。当牙萌出到功能位时牙槽嵴位于牙骨质牙釉质界下方,水平纤维又成为斜行排列,形成牙槽嵴纤维(图 2-28)。这时牙周膜细胞增生形成致密主纤维束,并不断地改建成功能性排列。牙周膜在发育期和牙的整个生活期间,均不断地更新和改建,这对萌出的或有功能的牙都有支持作用。

牙周组织中结合上皮的形成是在牙尖进入口腔后开始的。这时口腔上皮向根方移动到缩余釉上皮之上,牙龈上皮通过成釉细胞及其半桥粒和邻近牙釉质表面的基底板附着在牙釉质表面

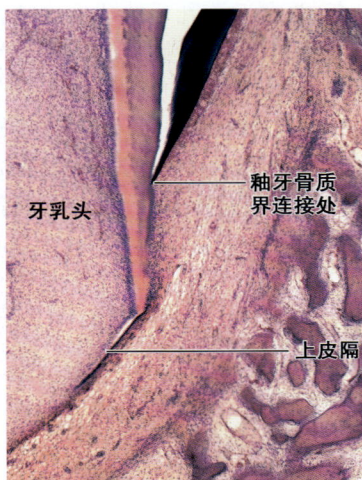

图 2-27 牙周膜的发育

牙槽嵴位于牙骨质与牙釉质连接的上方

（图中标注：牙乳头、釉牙骨质界连接处、上皮隔）

上，形成结合上皮。缩余釉上皮的外层细胞具有增殖能力，转变为结合上皮的基底细胞。一般缩余釉上皮转变为结合上皮是在牙萌出后 3~4 年才完成。

（三）牙槽骨的形成

当牙周膜形成时，在骨隐窝的壁上和发育的牙周膜纤维束周围分化出成骨细胞，形成新骨。新骨的沉积逐渐地使骨壁与牙之间的间隙减小，牙周膜的面积也在减少。

牙周支持组织形成后，在其改建过程中要不断地补充新的成牙骨质细胞、成骨细胞和牙周膜成纤维细胞。现已表明，来自骨髓的细胞通过血管通道进入牙周膜中，定位在牙周膜血管的周围。这些细胞增殖并向牙骨质和骨壁移动，在此分化为成骨细胞和成牙骨质细胞。血管周围的这些细胞也可以是牙周膜成纤维细胞的来源，因此在血管周围存在能分化为成骨细胞、成牙骨质细胞的前驱细胞。

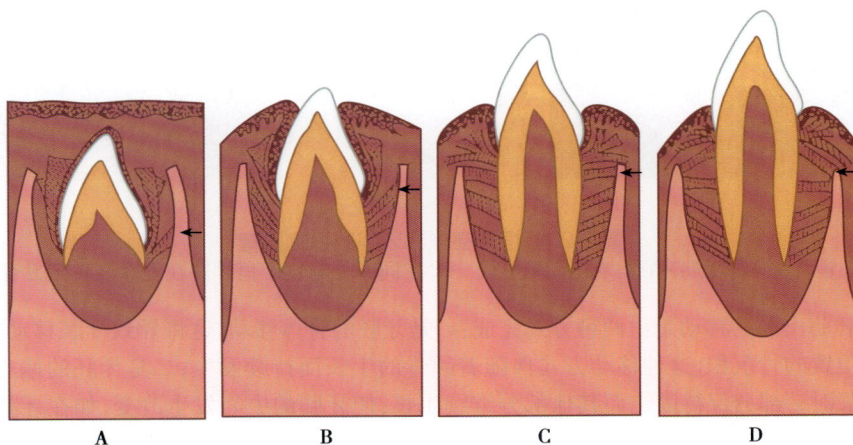

图 2-28 牙周膜主纤维形成示意图

A. 开始形成　B. 斜行排列　C. 水平排列　D. 斜行排列随着牙的萌出，牙周膜主纤维形成（箭头示牙槽嵴纤维）

第三节　牙的萌出和替换

一、牙的萌出

牙的萌出（eruption）是指发育中的牙在牙冠形成后向咬合平面移动，穿过骨隐窝和口腔黏膜，出现在口腔中，并达到咬合平面的一个复杂的过程。萌出的过程是伴随着牙根的形成而开始的，牙突破口腔黏膜出现在口腔中仅仅是此过程的第一个临床表现，在此之后，牙以最大的移动速度到达咬合平面，而后随着颌骨的生长以及牙的磨耗而缓慢萌出，这一过程可分为三个时期：萌出前期、萌出期和萌出后期（或功能期），通常可以同时在同一牙列的不同牙中分别观察到上述三个时期。

（一）萌出前期

该期主要是为萌出期做必要的前期准备，该期的主要变化是在牙根形成以前，发育及成长中的牙胚在牙槽骨中的移动。在该时期，发育中的牙胚在颌骨中向各个方向移动，以维持它们在生长发育的颌骨中的正常位置。如当上下颌骨向中线和后端增长时，发育的乳牙胚向前庭方向和𬌗面移动。同时前牙胚向近中，后牙胚向远中移动，在牙胚移动的方向上，骨组织吸收，而在其相反方向上骨增生，以填补空隙。只要颌骨在生长，这种移动就持续地存在。

萌出前期初始,在同一骨隐窝中,恒牙胚在乳牙胚的舌侧发育,并靠近该乳牙的牙尖或咬合平面(图2-29),到了该期末,发育中的恒前牙位于乳牙舌侧近根端1/3处,前磨牙则位于乳磨牙牙根下方,这种相对位置的改变并非是由恒牙胚根向移动而引起的,而是由于乳牙的萌出以及相应软组织的改变而产生的,恒磨牙由于不需与乳牙交替,故并不涉及以上位置变化关系,而是从牙板的远端延伸形成牙胚。开始颌骨有很小的空间容纳这些牙胚,因而上颌的磨牙在发育时,其𬌗面先朝向远中,随着上颌骨的生长,𬌗面转向正常位置。下颌磨牙胚的长轴先向近中倾斜,随着下颌骨的增长而移动到正常垂直位置。

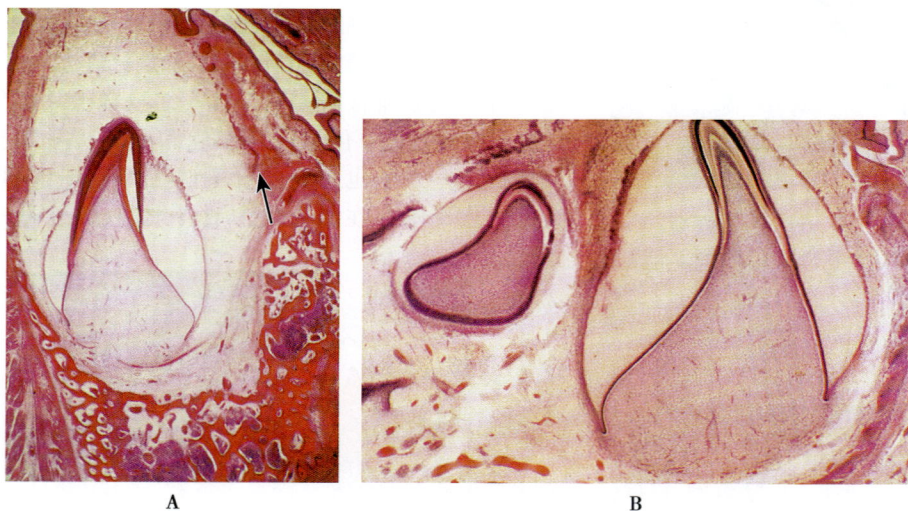

图2-29 恒牙胚在乳牙胚的舌侧发育
A.恒牙胚(蕾状期)在乳牙胚舌侧形成 B.在同一骨隐窝中恒牙胚在乳牙胚舌侧发育

上述牙胚萌出前的移动是由两种方式完成:一是牙胚的整体移动,这将导致牙胚移动方向上的骨吸收和相对位置的骨沉积,这种移动方式伴随着颌骨的生长而持续发生;二是牙胚的偏心性移动,也就是其在生长时一部分保持固定而其他部分继续生长,使牙胚的中心发生改变,如在牙根形成时,由于牙胚的上皮隔处于相对固定的位置,随着牙根的生长,牙冠逐渐向口腔黏膜方向移动,牙槽突的高度也增加。通过牙胚的上述移动,来调整与邻牙和生长着的颌骨的关系,为牙萌出做好准备。

(二) 萌出期

乳牙和恒牙的萌出是相似的,都开始于牙根的形成,持续到牙进入口腔达到咬合接触。在颌骨内,牙根逐渐形成,在牙进入口腔前,牙冠表面被缩余釉上皮覆盖,该上皮能保护牙冠在萌出移动中不受损伤,如果牙冠没有这一保护层,在结缔组织的作用下,牙釉质和牙本质可被吸收而使牙冠变形。该上皮还能分泌酶,溶解结缔组织,加之萌出时上皮对结缔组织的压力,使结缔组织破坏。这时,随着牙突破骨隐窝以及其上方结缔组织后,缩余釉上皮将与口腔上皮相接触并与之紧密结合成为一融合的双层上皮覆盖在牙冠上方,并移动到退变的结缔组织处,称为上皮袖。该融合上皮在牙萌出的压力下伸展变薄,细胞由于缺血而发生凋亡,形成一个有上皮衬里的牙萌出通道,通过该通道,牙萌出时不会发生出血。

当牙胚向𬌗面方向萌出时,包绕牙胚的牙囊组织通过结缔组织条索与口腔黏膜固有层相连,有时内含有牙板的剩余上皮,这一结构称为引导索。在干燥的幼儿颅骨上,在乳牙的舌侧可见含有结缔组织条索的孔,称为引导管(gubernacular canal)(图2-30,图2-31)。当恒牙萌出时,骨吸

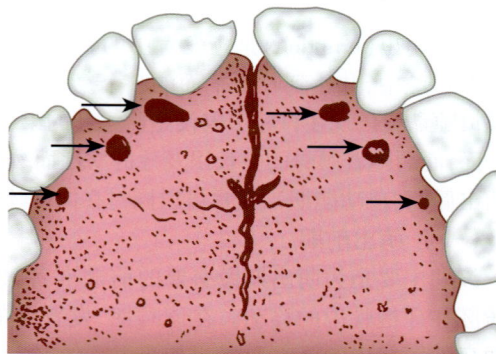

图2-30 幼儿上腭的乳牙舌侧可见恒牙萌出的引导管(箭头示)

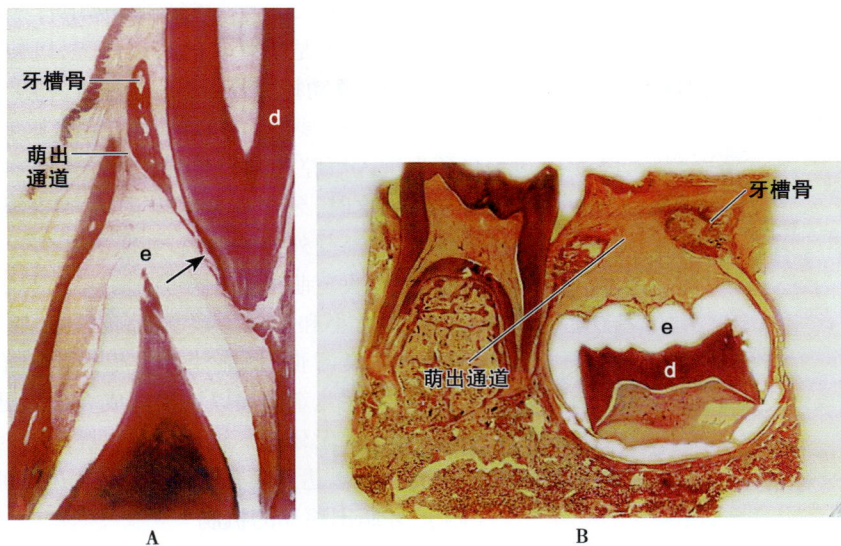

图 2-31 牙萌出通道
A.恒切牙在乳牙舌侧萌出,恒牙冠上方萌出通道形成引导管 B.恒磨牙冠上方萌出通道 e:牙釉质间隙 d:牙本质

收使引导管很快增宽,成为牙萌出的骨通道。

牙冠萌出到口腔,一方面是牙本身殆向运动的结果,即主动萌出;另一方面是由于缩余釉上皮与牙釉质表面分离,临床牙冠暴露,牙龈向根方移动来完成的,即为被动萌出,但牙冠尚未暴露的部分,缩余釉上皮仍附着在牙面上,待牙完全萌出后,这一部分上皮在牙颈部形成结合上皮。牙尖进入口腔后,牙根的1/2或3/4都已形成(图2-32,图2-33)。

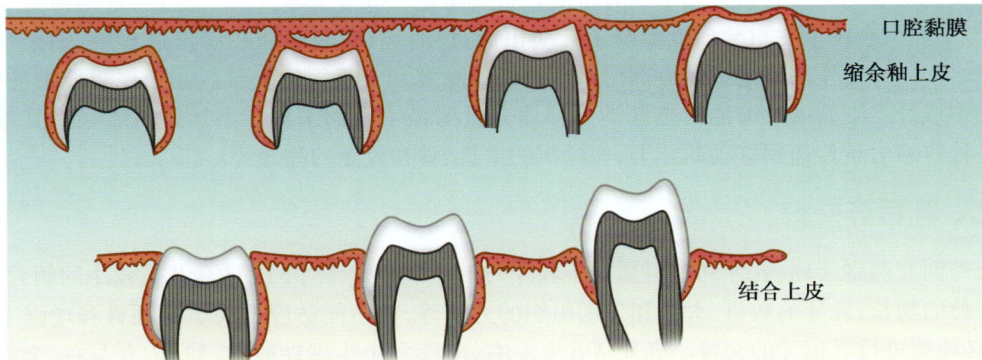

图 2-32 牙萌出全过程示意图

（三）萌出后期（功能性萌出期）

该时期从牙到达咬合平面开始直到牙根与牙周发育完成。在该期初始阶段,牙仍继续殆向移动以适应颌骨的生长及牙根的发育。当牙萌出到咬合建立时,牙槽骨密度增加,牙周膜的主纤维呈一定方向排列,并形成各组纤维束,环形或纵向附着在牙龈、牙槽嵴和牙根周围的牙槽骨上。纤维束直径由细小变得粗大而稳定。牙周膜和牙槽骨中含有丰富的血管,有髓和无髓神经也伴随血管进入牙周膜中。

刚萌出牙的牙根尚未完全形成,髓腔很大,根尖孔呈喇叭开口,牙骨质薄。结合上皮附着在牙釉质上,牙龈遮盖着近颈部的牙釉质上。牙萌出后,牙根还要继续发育。当根管变窄时,根尖牙骨质和牙本质沉积,一般要经过2~3年左右,根尖部才完全形成,根尖纤维也随之发育。

牙的殆面一生中不断地被磨耗,这时可由牙轻微的殆向移动来补偿。如果磨耗过于严重,在前牙及前磨牙的牙根根端1/3处会产生牙骨质的沉积,磨牙则发生在根分叉处。此外牙也有轻微的

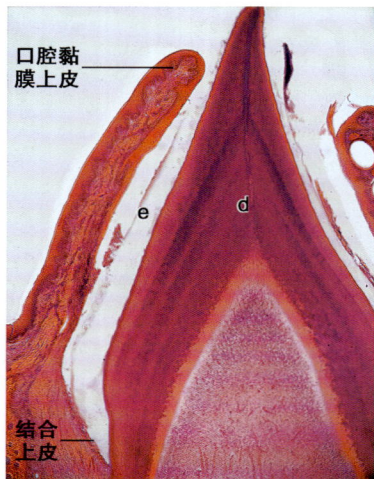

图 2-33　切牙萌出期
牙冠萌出口腔,缩余釉上皮在颈部形成结合上皮　e:牙釉质间隙　d:牙本质

侧向移动,引起牙槽窝近中骨壁吸收,远中骨壁新骨形成。

总之,牙的萌出是一逐步的连续过程,以使周围的支持组织与牙的萌出移动相协调。最近通过对人前磨牙萌出的观察表明,牙的萌出主要发生在夜间,而在白天则要缓慢很多。

自牙尖进入口腔到与对牙建立咬合的时期内,最易发生咬合异常。这时,牙根尚未完全形成,牙周附着不牢固,牙槽骨较疏松,易受外力的影响,如肌肉和邻近萌出牙的接触压力等,都可决定萌出牙在牙弓上的最后位置。若是唇、颊或舌的压力大小和方向不正常或不平衡,如儿童养成咬唇、吮手指等不良习惯,均能使牙发生异位畸形。当然,已出现牙移位者,在儿童期加以矫治比成人效果更好。

在牙萌出前,无牙上下颌牙床在口腔闭合时,是互相接触的。待乳牙萌出达到咬合平面时,才建立颌间距离。

(四) 牙萌出移动的机制

牙萌出是一个多种因素参与的复杂过程,在这个过程中,待萌出牙上方的压力逐渐减小而周围及下方的压力相应增大,最终导致牙的萌出,但对于萌出的机制还不十分了解。目前在众多关于牙萌出的理论中以下4种因素最为可信:①牙根的形成:牙根的生长与牙冠的𬌗向移动是一致的。据此很容易推断牙的萌出与牙根的形成有着密切的关系,然而,相关临床观察、实验结果(有实验表明切除牙根的牙仍能萌出)以及对组织学的分析都表明,尽管牙根的形成可能会加速牙的萌出,但其只是牙萌出过程中伴随的结果而非原因,因此可能存在一些其他的机制使牙移动与牙根的生长相协调。②骨的改建:在萌出前期,牙胚周围的骨质会有选择的沉积或吸收,因此颌骨的相应改建也被与牙的萌出联系起来。该理论被一系列在犬身上的实验所支持,但这些实验也表明牙囊在该过程中同时扮演着重要角色。③牙囊与牙源性上皮:近期研究证明牙源性上皮,如缩余釉上皮与牙囊也参与了牙萌出的过程。有实验表明在萌出过程中,缩余釉上皮与牙囊之间的相互作用促进了相应部位结缔组织的降解和骨组织的吸收。④牙周膜纤维的作用:牙周膜中成纤维细胞的收缩能力是推动牙移动力量的最主要的来源。当然还需要一些其他的因素将这种收缩力量传递到移动的牙上,如牙根的生长、骨和胶原的改建等。

二、乳恒牙交替

人类拥有两副牙列:乳牙列和恒牙列。乳牙列中牙数目少、体积小,适合儿童较小的颌骨,随着儿童年龄的增长,乳牙的数目、大小和牙周组织的力量等,都不能适应长大了的颌骨和增强了的咀嚼力,必须要进行乳恒牙的交替。乳牙从 6 岁左右,陆续发生生理性脱落,到 12 岁左右,全部为恒牙代替。但是,乳牙的存在及其发育和萌出,不仅影响牙弓的生长,而且刺激牙弓和颌骨的发育,为恒牙整齐地排列在牙弓上提供足够的位置。所以,乳牙(如乳尖牙和磨牙)过早脱落,可引起恒牙位置的紊乱,而引起咬合错乱。但通常牙弓的发育都是与恒牙的数量和大小相一致的。

乳牙脱落是牙根被吸收,与牙周组织失去联系的结果。由于颌骨内恒牙胚的发育和𬌗向移动,在恒牙胚与乳牙根之间的结缔组织中,产生了一定的压力,使局部血管充血,转化为肉芽组织,并分化出破骨细胞,在乳牙根的表面,引起牙骨质和牙槽骨的双重吸收。待乳牙根被吸收后,肉芽组织与牙髓融合,牙髓也转化为肉芽组织,参与乳牙吸收过程。当乳牙根尖部被吸收后,则牙逐渐松动,牙龈上皮向乳牙根下方生长,乳牙完全失去与深层组织的附着而脱落。因此,脱落的乳牙没有牙根,或只有极短的一段牙根,根面呈蚕食状,与牙根折断容易区别。

在牙根吸收的同时,牙周膜和牙髓组织也被吸收。在乳牙吸收区,牙周膜纤维被吸收而断裂,在这一区域中出现无炎症的细胞凋亡。一部分成纤维细胞的正常分泌机制受到破坏,另一些细胞表现细胞凋亡的特点,即染色体凝聚,凋亡小体形成,并被邻近的成纤维细胞吞噬。程序性细胞死亡对于形态发生是很重要的,在牙周膜的吸收中,也出现程序性细胞死亡,说明乳牙的交替是一种由遗传因子决定的有序过程。

除此以外,随着相关颌面部肌肉的生长,作用在乳牙上的咬合力也会随之增强,这使得牙周膜所受的压力增大,从而促进了乳牙以及牙槽骨的吸收。

乳牙根面吸收的部位,可因恒牙胚的位置而异。例如恒前牙牙胚是在相应乳牙牙胚的舌侧,与乳牙切缘或牙尖相近的地方发育。随着乳牙胚的萌出及颌骨的生长,恒前牙胚移动到乳前牙根的舌侧,近根尖1/3处。所以乳牙根的吸收是从这一部位开始,然后恒前牙胚向咬合面和前庭方向移动,并在咬合方向和前庭方向对乳牙根进行吸收(图2-34)。当恒前牙冠移至乳牙的根尖部,即乳牙根的正下方,则引起该处的水平吸收,最后导致恒前牙恰好在脱落的乳牙的位置上萌出。如果恒牙胚的双向移动(𬌗向和唇颊向)移动不充分,乳牙根不能被完全吸收,这时恒牙可在乳牙的舌侧萌出,而出现双层牙,这种情况在下颌切牙区多见。切勿将刚萌出的恒牙误认为是多余牙而拔除。尽早地去除这种乳牙,有助于在舌侧萌出的恒牙调整到正确的位置上。

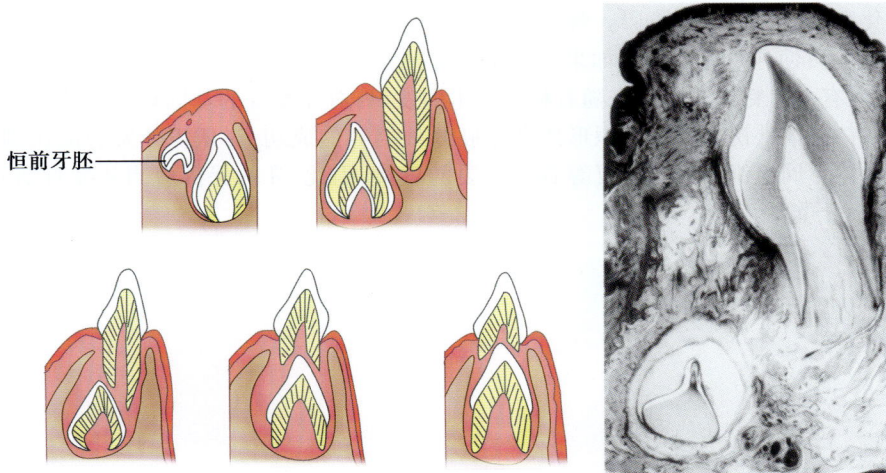

动画:ER2-17 乳恒牙交替

图 2-34 牙的萌出
恒前牙胚在乳牙舌侧发生,向乳牙根尖方向移动;在牙根舌侧开始吸收和萌出

恒前磨牙的牙胚位于乳磨牙根之间,乳磨牙根的吸收从根分叉处开始。首先根间骨隔被吸收,然后乳牙根面发生吸收。同时牙槽突继续生长,以容纳伸长的恒牙根。乳牙向𬌗面方向移动,使恒前磨牙胚位于乳磨牙的根尖部。恒牙胚继续萌出,乳牙根完全被吸收,恒前磨牙进入乳磨牙的位置(图2-35)。

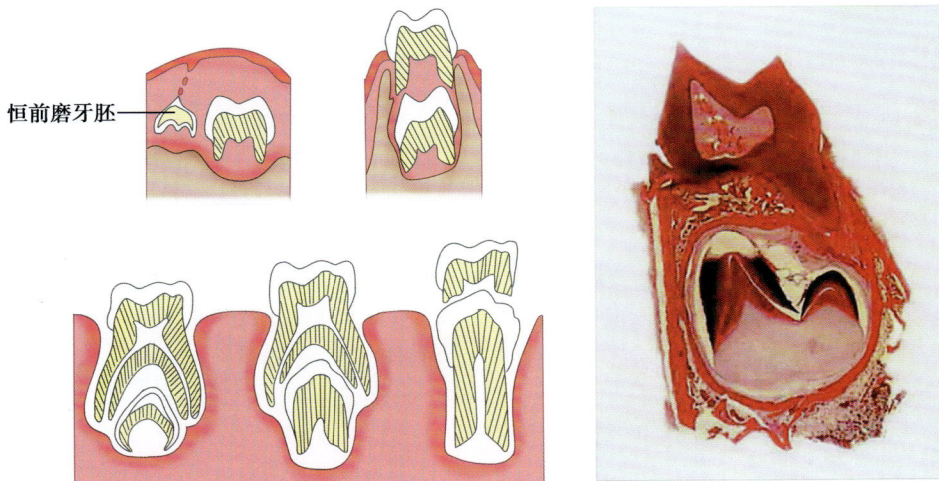

图 2-35 乳恒牙交替
乳磨牙从根分叉开始吸收,恒前磨牙在乳磨牙根尖萌出

三、牙萌出的次序和时间

牙萌出有一定的次序,表现为以下特点:

1. 牙萌出有一定次序,萌出的先后与牙胚发育的先后基本一致,但也有少数例外。如上颌尖牙萌出较晚,而发育却较早。萌出的次序在男女间无差异。

2. 牙萌出有比较恒定的时间性,但其生理范围较宽。牙萌出的时间有性别的差异,乳牙列中男孩乳牙萌出较女孩早,恒牙列反之。

3. 左右同名牙大致同时出龈。

4. 下颌牙萌出略早于上颌同名牙。

5. 牙从出现在口腔内到萌出至咬合平面一般需要 1.5~2.5 个月,尖牙往往需要最长的时间。

综上所述,牙发育全过程和机体内外环境有密切关系,例如蛋白质、维生素和矿物质的缺乏,代谢不平衡,神经系统调节的紊乱或患某些传染病(如麻疹、高热等)都会使牙体组织的形成及生长发育、矿化和萌出过程发生障碍。营养缺乏(特别是维生素 D 缺乏)、内分泌紊乱(如垂体和甲状腺功能不足)均可使牙延迟萌出。如果是全部乳牙或恒牙萌出延迟,则常与遗传和全身因素及某些基因的突变有关。特别是近年来随着科学技术的发展,对牙发育的基因调控和蛋白质的表达都有深入的了解,在体外诱导牙体组织形成和牙胚体外培养的成功,对认识牙发育的机制及相关疾病的发生、牙体牙周组织缺失的修复等具有重要的意义,因此,牙的保健应当从发育期开始,这对于口腔保健十分重要。

(周 峻)

第三章　牙 体 组 织

>> **提要：**

　　牙体组织（dental tissues）即构成牙的所有组织的总称,包括牙釉质、牙本质、牙骨质三种硬组织和一种软组织——牙髓。从发育的角度讲,牙釉质来源于外胚层,而牙本质、牙骨质和牙髓则来自于外胚间充质组织。

　　牙本质构成牙的主体,由牙本质小管和细胞间质构成,牙本质小管内含成牙本质细胞的突起。牙釉质覆盖在解剖学牙冠的表面,是人体最硬的组织,直接承担咀嚼压力,由釉柱构成。牙骨质覆盖于牙根表面,结构上类似于骨。牙本质中央有一空腔,称为髓腔,充满疏松的结缔组织即牙髓,牙髓的血管和神经通过狭窄的根尖孔与牙周组织相通连(图3-1)。牙髓有形成牙本质的功能。牙釉质和牙本质相交的面称釉牙本质界,牙釉质和牙骨质相交的面称釉牙骨质界,而牙本质和牙骨质相交的面称牙本质牙骨质界。牙根部表面的牙骨质中含有牙周膜埋入的胶原纤维,牙借此胶原纤维附着在牙槽骨上,行使功能。

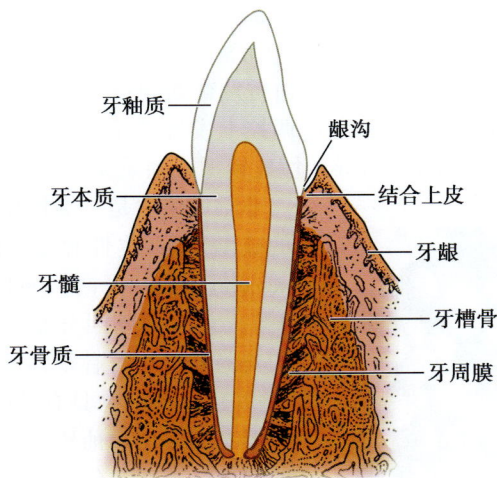

图 3-1　牙体牙周组织示意图

第一节　牙　釉　质

　　牙釉质(enamel)为覆盖于牙冠的高度矿化的硬组织,是龋病最先侵及的组织,所以受到特殊的关注。牙釉质是全身唯一无细胞、由上皮细胞分泌继而矿化的组织,而且其基质只含蛋白质和水而不含胶原。牙釉质对咀嚼压力和摩擦力具有高度耐受性。牙釉质的基本结构釉柱及其内部晶体的有序排列使其脆性降低并且有一定的韧性。牙釉质内的微量元素和非羟基磷灰石可改变牙釉质对酸侵蚀的敏感性,而釉柱中晶体的排列方向也与龋病过程中脱矿方式有关。

41

一、理化特性

切牙的切缘处牙釉质厚约 2mm，磨牙的牙尖处厚约 2.5mm，牙釉质自切缘或牙尖处至牙颈部逐渐变薄，颈部呈刀刃状。牙釉质外观呈乳白色或淡黄色。其颜色与牙釉质的厚度和矿化程度有关，矿化程度越高，牙釉质越透明，其深部牙本质的黄色越容易透过而呈淡黄色；矿化程度低则牙釉质透明度差，牙本质颜色不能透过而呈乳白色。乳牙牙釉质矿化程度比恒牙低，故呈乳白色。

牙釉质是人体中最硬的组织，其硬度约为洛氏硬度值[1]296，相当于牙本质硬度（68KHN）的 5 倍，因此对咀嚼磨耗有较大的抵抗力，同时是深部牙本质和牙髓的保护层。由于其无机物含量高，所以有很高的脆性并且易于折断，釉柱中的晶体排列和位于其深部的有一定弹性的牙本质可降低其易折性。同时，由于牙釉质无机物含量、硬度都很高，无法用常规组织学方法观察，一般采用磨片观察其组织学结构。

成熟牙釉质重量的 96%~97% 为无机物，其余的为有机物和水。按体积计，其无机物占总体积的 86%，有机物占 2%，水占 12%。

牙釉质的无机物几乎全部由含钙（Ca^{2+}）、磷（P^{3-}）离子的磷灰石晶体和少量的其他磷酸盐晶体等组成。X 线衍射等研究揭示牙釉质晶体非常相似于六方晶系的羟基磷灰石 $[Ca_{10}(PO_4)_6(OH)_2]$ 晶体。事实上，牙釉质的磷灰石晶体并非为化学纯的羟基磷灰石，而是含有较多 HCO_3^- 的生物磷灰石晶体。这些晶体内往往还含有一些微量元素，这些微量元素有的可使晶体具有耐龋潜能（cariostatic potential）如氟，其他具有耐龋潜能的元素有硼、钡、锂、镁、钼、锶和钒；另外的一些元素和分子可以使牙釉质对龋更敏感，它们包括碳酸盐、氯化镉、铁、铅、锰、硒、锌等。值得注意的是在牙釉质晶体形成时，最初形成的矿化物是碳磷灰石。而且牙釉质晶体的核心较外周区含有较多的碳酸盐，晶体核心部位较多的碳磷灰石使晶体容易自晶体一端的中心开始溶解。

成熟牙釉质中的有机物不足 1%，主要由蛋白质和脂类所组成。蛋白质主要来自于成釉细胞。主要有釉原蛋白（amelogenin）、非釉原蛋白（non-amelogenin）和蛋白酶（proteinases）等三大类。这些蛋白质的主要作用是引导牙釉质晶体的生长，也可能具有黏结晶体和釉柱的作用。

釉原蛋白的基因定位于性染色体。是牙釉质发育期间最多的基质蛋白（图 3-2），在牙釉质发育中的晶体的成核及晶体的生长方向和速度调控上发挥着重要作用。釉原蛋白在成熟的牙釉质中则基本消失。釉原蛋白基因的异常可导致性连锁型牙釉质发育不全。

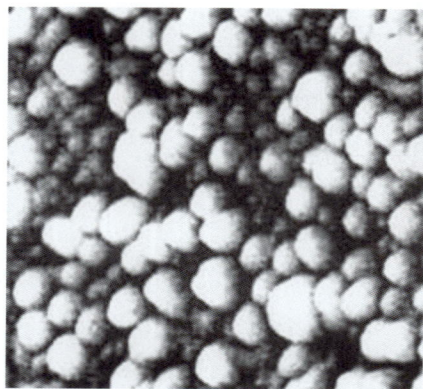

图 3-2　牙釉质中的"纳米球"

非釉原蛋白是一类性质和作用目前还不是十分清楚的硫酸化的酸性糖蛋白。一般认为包括釉蛋白（enamelin）、成釉蛋白（ameloblastin）和釉丛蛋白（tuftelin）等。它们的基因分布于 1 号、4 号等常染色体上。它们与羟基磷灰石有很强的亲和性，存在于柱鞘、釉丛等部位，因此被认为具有较广泛的促进晶体成核和影响晶体形态的作用。釉丛蛋白含有半胱氨酸残基，具有潜在的形成分子间和分子内连接的能力，可结合于釉牙本质界处的基质胶原表面，并促进早期的羟基磷灰石晶体的成核。釉蛋白和成釉蛋白基因被认为是常染色体型牙釉质发育不全的候选基因。

釉基质蛋白酶包括牙釉质溶解蛋白（enamelysin）即基质金属蛋白酶 20（matrix metalloproteinases 20，MMP20）和丝氨酸蛋白酶（serine proteinases，kallikrein-4）。目前认为牙釉质溶解蛋白主要在成釉细胞的分泌期降解牙釉质蛋白，而丝氨酸蛋白酶则主要在牙釉质成熟期分解晶体之间的釉原蛋白等基质蛋

---

[1] 洛氏硬度值（Knoop hardness number，KHN）是洛氏硬度计的测量值，其测量的原理是当测量硬度时，根据物质的大体硬度，给硬度计加上一定的载荷，硬度计的测量头（金刚石）以一定的速度下降并落在受测物体上。根据测量头在受测物体上压出的痕迹，计算受测物体的硬度值。痕迹越浅说明受测物体越硬。

白,有利于成釉细胞对它们的再吸收,为牙釉质晶体的进一步生长提供空间。

牙釉质中的水以两种形式存在,即结合水和游离水。大部分是以结合水的形式存在,它们主要围绕在晶体周围,并借助于晶体表面的 OH^- 和 CO_3^{2-} 等极性基团而构成晶体的水合层,也可占据无机晶体中的钙空位,并可与釉基质中的蛋白质分子结合。

牙釉质中并不存在像牙本质中那样的孔,所以其渗透性很低。但牙釉质的晶体之间的确存在微小的缝隙,可能含有水分和有机物。同时,在釉丛、釉梭和釉牙本质界等处有机物分布较多,这些结构形成了牙釉质营养的通道。包括钙、磷离子在内的营养物质可由牙髓和牙本质经这些通道输送。有学者用落射光观察新鲜离体牙,见到完整的牙釉质表面有成滴的釉液从牙釉质内部逸出。用放射性同位素示踪实验证明,^{45}Ca、^{32}P 等均能由牙髓经牙本质或从唾液进入牙釉质,并且能很缓慢地移去。进入牙釉质中的同位素量与机体的状况如年龄、营养状态等有关。临床上,随着年龄的增长,因有机物等进入牙釉质而使其颜色变深和通透性下降,牙釉质代谢减缓。当牙髓发生坏死,其牙釉质代谢将进一步受到影响,牙釉质失去正常的光泽,变为灰黑色,质变脆易裂。

二、组织结构

(一) 牙釉质的基本结构——釉柱

牙釉质的基本结构是釉柱(enamel rod)。釉柱是细长的柱状结构,起自釉牙本质界,贯穿牙釉质全层而达牙的表面。其走行方向反映了成釉细胞形成牙釉质时向后退缩的路线。此路线不是径直的,因此釉柱彼此横跨缠绕,其长度大于相应部位牙釉质的厚度。在窝沟处,釉柱由釉牙本质界向窝沟底部集中,呈放射状;而在近牙颈部,釉柱排列几乎呈水平状(图 3-3)。釉柱的直径平均为 $4\sim6\mu m$。由于牙釉质表面积比釉牙本质界处宽大,因此,釉柱的直径在表面者较深部为大。

光镜下牙釉质纵断面可见釉柱和柱间质。釉柱的横剖面呈鱼鳞状(图 3-4),电镜下观察呈球拍样,有一个近乎圆形较大的头部和一个较细长的尾部。相邻釉柱均以头尾相嵌形式排列(图 3-5)。釉柱的头部相当于纵断面的釉柱,尾部相当于柱间质。不同部位牙釉质的釉柱横断面可有不同的形态表现。

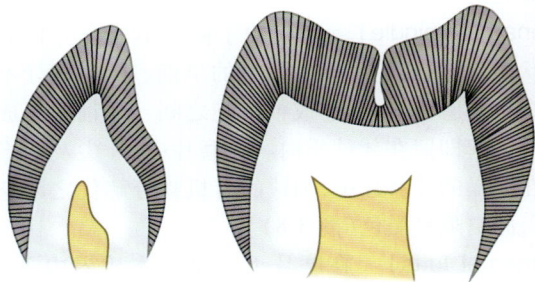

图 3-3 釉柱排列方向示意图

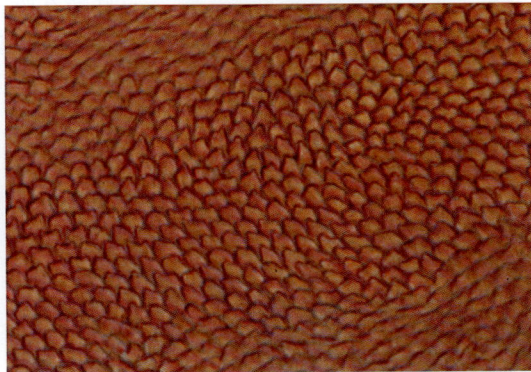

图 3-4 光镜下釉柱的横断面图像

电镜观察可见釉柱由有一定排列方向的扁六棱柱形晶体所组成。牙釉质中的晶体是全身各种矿化组织晶体中最大的,宽约 $60\sim70nm$,厚约 $25\sim30nm$(图 3-6),目前一般认为晶体很长,最长者可以贯穿整个牙釉质的厚度。相比之下,牙本质和骨中的晶体仅为 $35nm$ 宽、$10nm$ 厚。牙釉质晶体在釉柱的头部互相平行排列。它们的长轴(C 轴)平行于釉柱的长轴,而从颈部向尾部移行时,晶体长轴的取向逐渐与长轴成一角度,至尾部时已与釉柱长轴呈 $65°\sim70°$ 的倾斜。因此,在一个釉柱尾部与相邻釉柱头部的两组晶体相交处呈现参差不齐的增宽的间隙,称为釉柱间隙,正是这类间隙构成了釉柱头部清晰的弧形边界,即釉柱鞘(enamel rod sheath)。

(二) 釉牙本质界以及与牙釉质最初形成时相关的结构

1. 釉牙本质界(enamel-dentinal junction,EDJ) 釉牙本质界代表来自于上皮和外间充质两

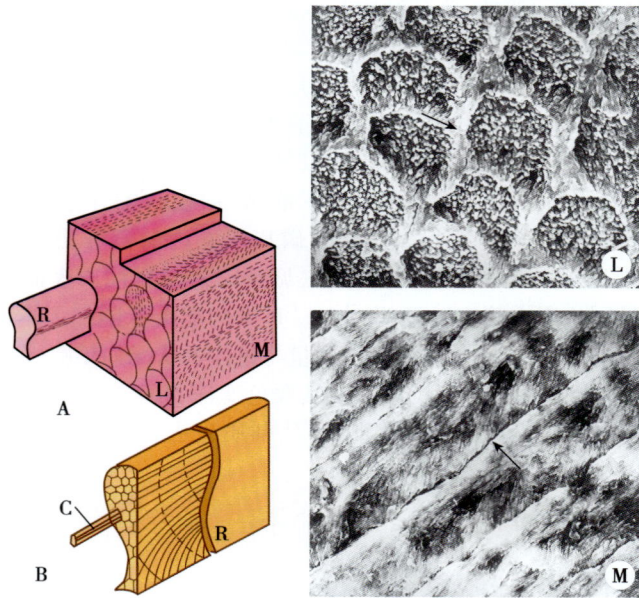

图 3-5　釉柱及晶体排列

A、B. 釉柱及晶体排列模式图（R：釉柱；C：晶体）　L. 釉柱横断面的
扫描电镜观　M. 釉柱纵断面的扫描电镜观（箭头示釉柱鞘）

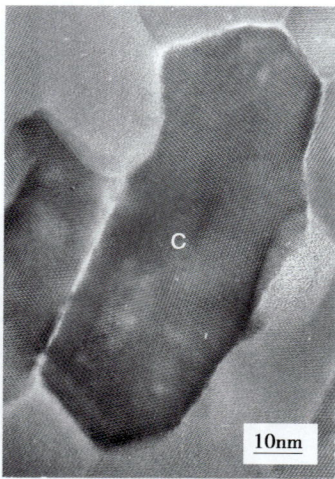

10nm

图 3-6　釉柱晶体横断面
釉柱磷灰石晶体的透射电镜观，
晶体横断面为六方形（C），黑白
相间的规则条纹即晶格条纹

种不同矿化组织的交界面。其外形呈连续的贝壳状而不是一条直线。此种连接增大了牙釉质和牙本质的接触面，有利于两种组织更牢固地结合。釉牙本质界处的蛋白质可能是最初形成牙釉质的矿化中心，并且可能在牙釉质和牙本质之间起黏附作用。扫描电镜见釉牙本质界处的牙釉质形成许多弧形外突，与其相对的是牙本质表面的小凹（图 3-7），小凹间有突出的嵴。这些嵴在咬合力最大的冠部牙本质更突出。此种交界的形态和性质可以降低牙釉质行使功能时所受到的剪切力。电镜观察见釉牙本质界处的牙釉质晶体和牙本质晶体混杂排列。

2. 釉梭（enamel spindle）　是起始于釉牙本质交界伸向牙釉质的纺锤状结构，形成于牙釉质发生的早期。此时成牙本质细胞的突起穿过基底膜，伸向前成釉细胞之间。牙釉质形成时此末端膨大的突起即留在牙釉质内。在磨片中，牙尖及切缘部位较多见。在干燥的牙磨片中，釉梭的有机物分解代之以空气，在透射光下，此空隙呈黑色（图 3-8）。

3. 釉丛（enamel tufts）　在磨片上近釉牙本质界内 1/3 的牙釉质中，类似于草丛的结构称釉丛（图 3-9）。其走行方向与釉柱相同，在厚磨片上随成片的釉柱而起伏。釉丛可能属于牙釉质发育的缺陷，钙化程度低，在釉牙本质界的间隔约为 100μm。每个釉丛大概有数个釉柱宽。有猜测釉丛的出现是由于牙釉质钙化不良，导致釉柱间牙釉质基质蛋白残留所致。由于其排列的关系，在横断面上更容易观察。釉丛蛋白为牙釉质非釉原蛋白成员之一，在釉丛中含量最高。

4. 釉板（enamel lamellae）　是片状、贯穿整个牙釉质厚度的结构缺陷，自牙釉质表面延伸至牙釉质不同的深度，可达釉牙本质界。在磨片中观察呈裂隙状结构（图 3-10）。釉板钙化程度低、窄而细长，数量较釉丛少，在牙釉质横断面容易观察。常规磨片中，许多釉板样结构实际上是制片过程中的人为裂隙，这在磨片脱矿中可以得到证实，此时裂隙（非真正釉板）将消失。釉板的发生可能来自于一组釉柱的成熟不全，此情况下牙釉质蛋白的含量较高，或者是由于萌出后牙釉质因负重而产生的裂隙，其中含有来自唾液和口腔的有机物。

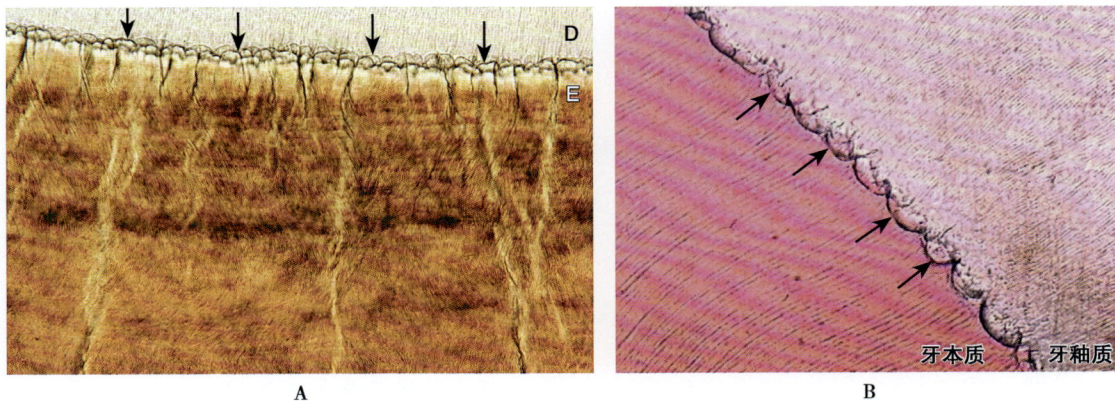

图 3-7 釉牙本质界
A.牙纵断磨片,箭头示釉牙本质界(E:釉质 D:牙本质) B.釉牙本质界(箭头示)的高倍镜下观

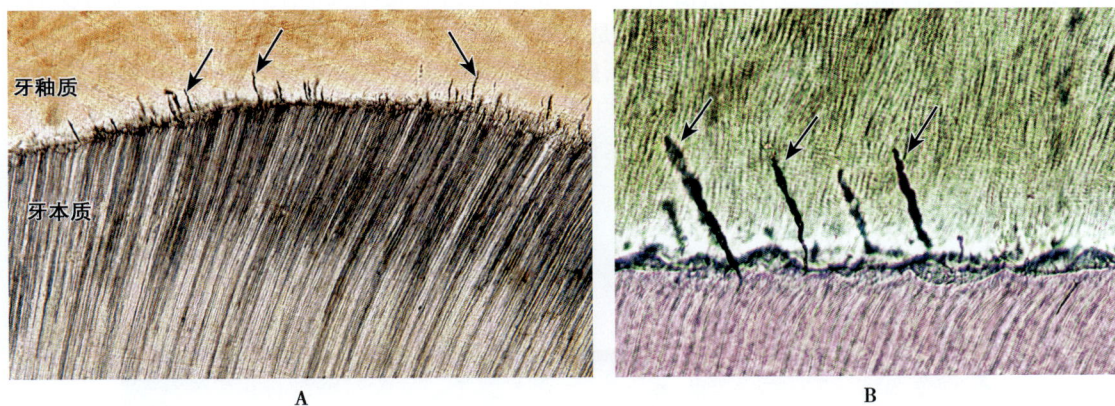

图 3-8 釉梭
A.低倍镜下观(纵断磨片,箭头示釉梭) B.高倍镜下观(箭头示)

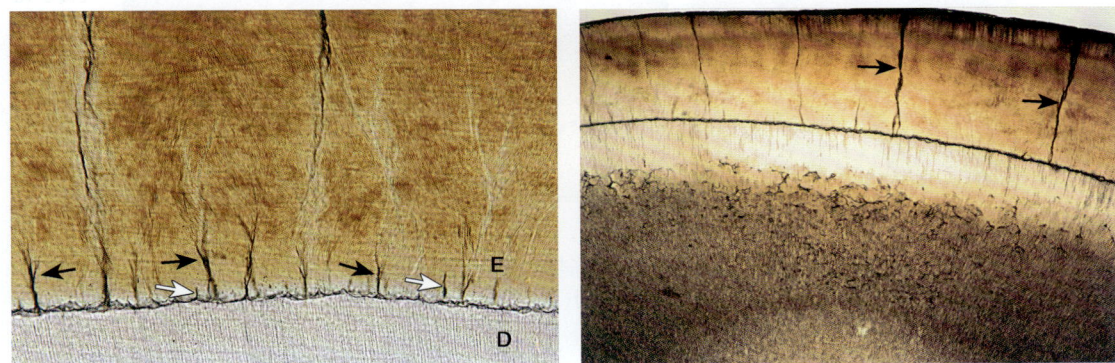

图 3-9 釉丛、釉梭(牙横断磨片)
黑箭头示釉丛,白箭头示釉梭 E:釉质
D:牙本质

图 3-10 釉板(牙釉质横断磨片,箭头示)

釉板内含有较多的有机物,可成为龋(以牙硬组织的组织溶解破坏为特征的感染性疾病)致病菌侵入的途径。特别是在窝沟底部及牙邻面的釉板,被认为是龋发展的有利通道。但绝大多数釉板是无害的,而且也可以因唾液中矿物盐的沉积而发生再矿化。

(三)与牙釉质周期性生长相关的结构

1. 横纹(cross striations) 是釉柱上与釉柱的长轴相垂直的细线,透光性低。横纹在釉柱上呈规律性重复分布,间隔 $2\sim6\mu m$(平均 $4\mu m$)(图 3-11)。横纹的此种分布使釉柱的形状像梯子。

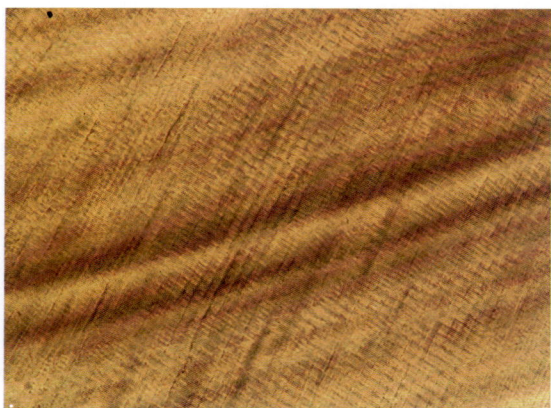

图 3-11　釉柱横纹

横纹的形成与成釉细胞每天的周期性形成牙釉质有关,代表每天牙釉质形成的速度。它可能反映了釉柱中有机物、无机物在含量和密度上的变化。有研究表明釉柱中碳酸盐和钠含量呈周期性变化,并且与横纹的分布吻合。横纹也可能代表釉柱中晶体堆积方式的改变,即晶体的紧密堆积间穿插着有机物聚集区。横纹处矿化程度稍低,故当牙轻度脱矿时横纹较明显。

2. 生长线(incremental lines)　牙釉质生长线又名芮氏线(lines of Retzius),低倍镜下观察牙釉质横断磨片时,此线呈深褐色同心环状排列,类似树的年轮。在纵向磨片中,生长线自釉牙本质界向外,沿着牙釉质形成的方向,在牙尖部呈环形排列包绕牙尖,近牙颈处渐呈斜行线(图 3-12)。牙釉质生长线是牙釉质周期性的生长速率改变所形成的间歇线,其宽度和间距因发育状况变化而不等(图 3-13),较横纹的间距大得多,约代表 5~10 天牙釉质沉积的厚度。在发育不良的牙其生长线更为明显。扫描电镜观察,该处晶体排列不规则,孔隙增多,有机物增加,故光镜下因折光率改变而呈褐色。生长线到达牙釉质表面时,形成横行的嵴状结构即牙面平行线(perikymata)。

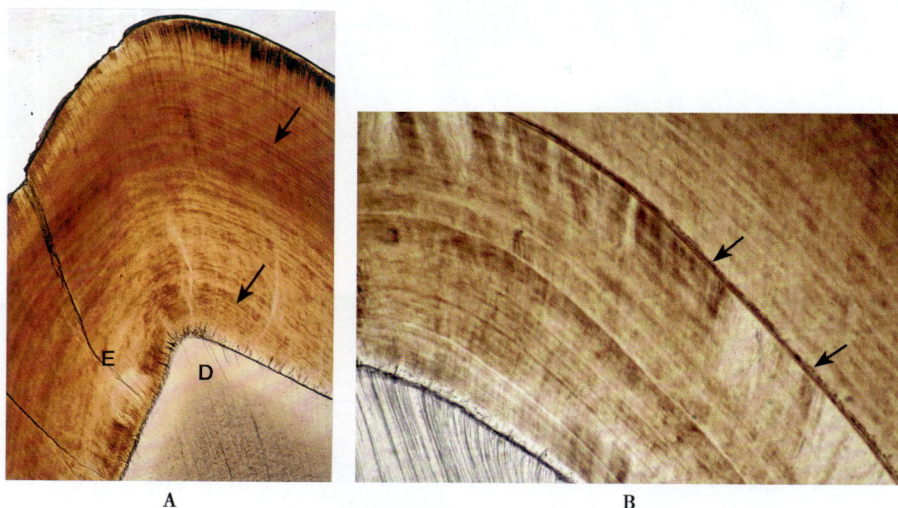

图 3-12　生长线和新生线(牙纵断磨片)
A.生长线　箭头示生长线包绕牙尖部环行排列(E:牙釉质　D:牙本质)　B.新生线(箭头示)

在乳牙和第一恒磨牙的磨片上,常可见一条加重的生长线。这是由于乳牙和第一恒磨牙的牙釉质一部分形成于胎儿期,另一部分形成于婴儿出生以后。当婴儿出生时,由于环境及营养的变化,该部位的牙釉质发育一度受到干扰,特称其为新生线(neonatal line)。电镜下可见该部位晶体的密度减低。生长线是研究牙釉质发育状况的一个标志。

(四) 与釉柱排列方向相关的结构

1. 绞釉(gnarled enamel)　釉柱自釉牙本质界至牙表面的行程并不完全呈直线,近表面 1/3 较直,称直釉;而内 2/3 弯曲,在牙切缘及牙尖处绞绕弯曲更为明显,称为绞釉,可以增强牙釉质对咬合力的抵抗(图 3-14,图 3-15)。

2. 施雷格线(Schreger line)　用落射光观察牙纵向磨片时,可见宽度不等的明暗相间带,分布在牙釉质厚度的内 4/5 处,改变入射光角度可使明暗带发生变化,这些明暗带称为施雷格线。这

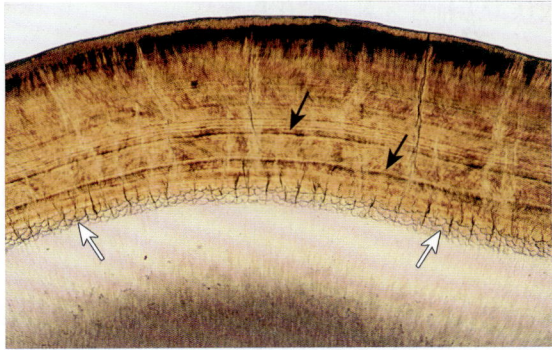

图 3-13 牙釉质生长线和釉牙本质界（牙横断磨片）

黑箭头示牙釉质生长线,白箭头示釉牙本质界

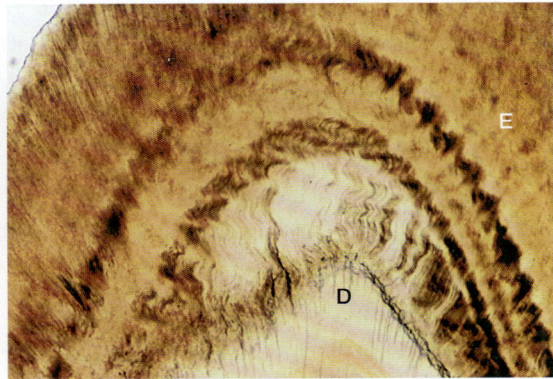

图 3-14 绞釉（纵断磨片）

切缘处釉柱有明显的弯曲绞绕

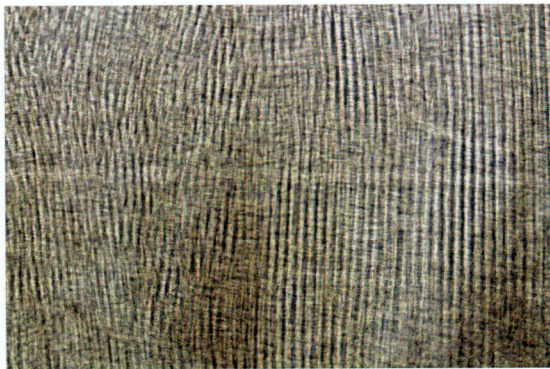

A

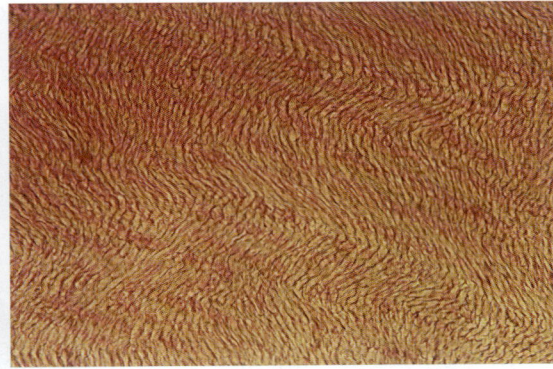

B

图 3-15 直釉和绞釉（纵断磨片）

A. 直釉 B. 绞釉 近釉牙本质界处的釉柱弯曲、扭绞

是由于规则性的釉柱排列方向改变而产生的折光现象（图 3-16）,暗区代表釉柱的横断区,亮区代表釉柱的纵断区。近年来研究表明施雷格线的结构可能有助于牙抵抗磨耗、磨损和牙折断。该结构也可能与楔状缺损（abfraction）的发生有关。

3. **无釉柱牙釉质**（rodless enamel） 在近釉牙本质界最先形成的牙釉质和多数乳牙及恒牙表层,约 20~100μm 厚的牙釉质看不到釉柱结构,高分辨率电镜下可见晶体相互平行排列。近釉

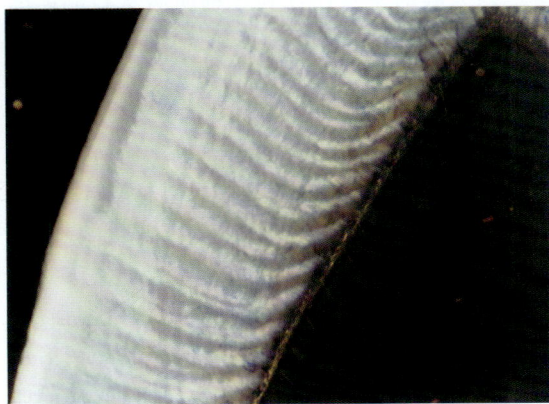

A

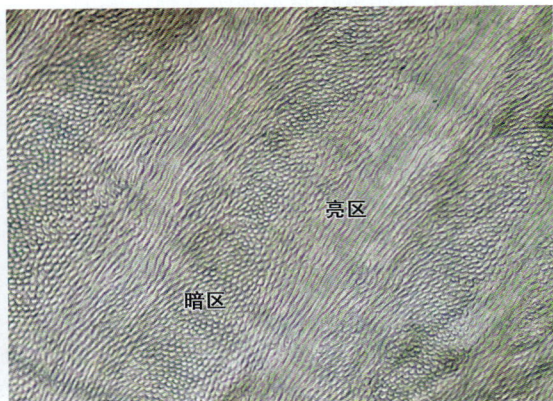

亮区

暗区

B

图 3-16 施雷格线（纵断磨片）

A. 落射光下所见 B. 透射光下见釉柱排列方向不同

画廊:ER3-8
无釉柱牙釉质

牙本质界处的无釉柱牙釉质,是成釉细胞在最初分泌牙釉质时,Tomes 突尚未形成;而外层则是成釉细胞分泌活动停止以及 Tomes 突退缩所致。有人认为无釉柱牙釉质矿化程度高。

三、牙釉质的表面结构

(一)釉小皮

釉小皮(enamel cuticle)是指覆盖在新萌出牙表面的一层有机薄膜,一经咀嚼即易被磨去,但在牙颈部仍可见残留。釉小皮的结构与上皮下的基板相似,可能是成釉细胞在形成牙釉质后所分泌的基板物质。

(二)釉面横纹

釉面横纹(perikymata)是指牙釉质表面呈平行排列并与牙长轴垂直的浅凹线纹,间隔为 30~100μm 宽,在牙颈部尤为明显,呈叠瓦状。这是牙呈节律性发育的现象,也是牙釉质生长线到达牙表面的部位(图 3-17)。

在扫描电镜下观察牙釉质表面还可见一些不规则的、大小相近的圆形小凹,与成釉细胞托姆斯突的形态相对应,称为 Tomes 突凹(Tomes processes pits,TPP)(图 3-18)。此外,还有一些灶性孔(focal holes,FH),直径为 10~15μm;微孔(micropore),直径为 0.1μm;以及一些不规则的帽状突起,称釉帽(enamel caps),平均直径为 15μm。

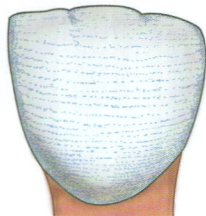

图 3-17 釉面横纹示意图
牙釉质生长线达到牙面即呈相互平行排列的釉面横纹

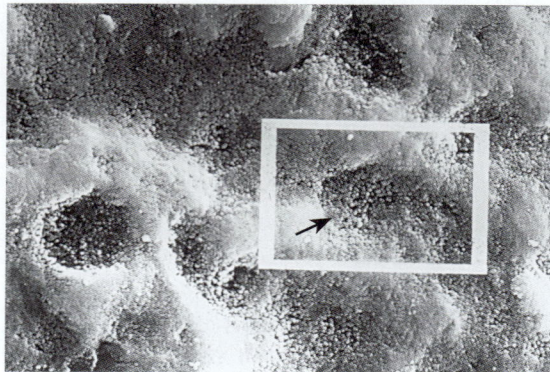

图 3-18 Tomes 突凹
扫描电镜见牙釉质表面有散在分布的浅凹(箭头示)

四、牙釉质结构的临床意义

临床上常用氟化物来预防牙釉质龋的发生。这是因为龋的始发往往和牙釉质磷灰石晶体的溶解破坏有关,而氟离子进入磷灰石晶体中,将与其 HCO_3^- 和 OH^- 等发生置换,使牙釉质的晶体结构变得更为稳定,从而可增强牙釉质的抗龋能力。

在牙釉质的咬合面,有小的点隙和狭长的裂隙。剖面观这些裂隙的形状不一,大多为窄而长,也有的较浅,开放呈漏斗状或口小底大,深度可达牙釉质深部(图 3-19)。裂隙的直径或宽度一般为 15~75μm,不能为探针所探入。由于点隙裂沟内细菌和食物残渣较易滞留而不易清洁,故常成为龋的始发部位,且一旦发生龋,则很快向深部扩展,因而如能采取措施早期封闭这些点隙裂沟,对龋的预防有一定帮助。随着年龄的增长,点隙裂沟可逐渐磨平,该部位龋的发生率也趋于下降。

釉柱的排列方向在临床上也具有一定的意义。绞釉的排列方式可增强牙釉质的抗剪切强度,咀嚼时不易被劈裂。在手术时如需劈裂牙釉质,施力方向必须尽量与釉柱排列方向一致。在治疗龋制备洞型时,一般不宜保留失去牙本质支持的悬空釉柱,否则充填后,当牙受压力时,此种薄而悬空的牙釉质常易碎裂,使窝洞边缘产生裂缝,而易引起继发龋。

牙釉质表面酸蚀是临床进行树脂修复、点隙裂沟封闭或矫正时带环粘固前的重要步骤。其机制在于通过酸蚀使牙釉质无机磷灰石部分溶解而形成蜂窝状的粗糙表面,以增加固位力。脱矿的

ER3-9

图片:ER3-9
釉面横纹与生长线关系模式图

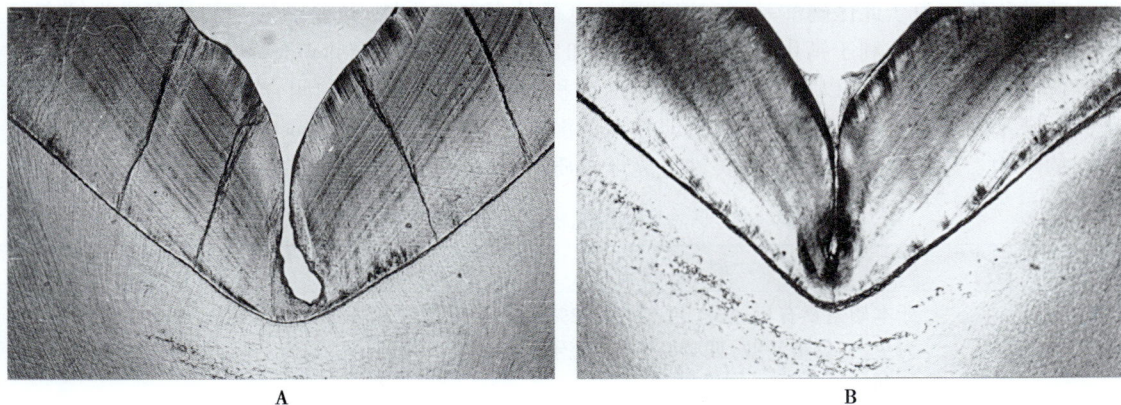

图 3-19 牙釉质咬合面窝沟（牙纵断磨片）
A、B 均示沟底接近釉牙本质界

部位首先在碳磷灰石集中的晶体中心区。在晶体的横断面，最初的脱矿表现为油炸圈样（the appearance of doughnut）；在斜断的晶体为发卡样。而牙釉质表面的溶解往往与釉柱和晶体的排列方向有关，因此，在对无釉柱牙釉质，尤其是乳牙进行酸蚀处理时应适当延长酸蚀时间以清除无釉柱牙釉质，因为无釉柱牙釉质的晶体排列方向一致，酸蚀后牙釉质表面积变化不理想。

扫描电镜观察，用过氧化物漂白牙面可在釉面形成微孔，它们可以相当快地发生再矿化。在过度漂白的牙面，停留在微孔内的氧可能对某些复合材料产生影响，因此应用复合材料的修复工作应在漂白 2 周至 1 个月后进行。

第二节 牙 本 质

牙本质（dentin）是构成牙主体的硬组织，由成牙本质细胞分泌，主要功能是保护其内部的牙髓和支持其表面的牙釉质。牙本质色淡黄，其冠部和根部表面分别由牙釉质和牙骨质覆盖。牙本质中央的牙髓腔内有牙髓组织。由于牙本质和牙髓在胚胎发生和功能上关系密切，故两者常合称为牙髓牙本质复合体（pulpo-dentinal complex）。

一、理化特性

成熟牙本质重量的 70% 为无机物，有机物为 20%，水为 10%。如按体积计算，无机物、有机物和水分的含量约为 50%、30% 和 20%。牙本质的有机成分、矿物质含量及硬度在不同部位也不尽相同。牙本质的硬度比牙釉质低，比骨组织稍高，平均约为 68KHN（硬化牙本质为 80KHN，因龋脱矿的牙本质和死区约为 25KHN）。牙本质因其较高的有机物含量及牙本质小管内水分的存在而具有一定的弹性，给硬且易碎的牙釉质提供了一个良好的缓冲环境。由于牙本质组织结构的多孔性，因而具有良好的渗透能力，组织液和牙局部微环境中的许多液体介质和离子可经过牙本质。

牙本质的无机物主要也为磷灰石晶体，但其晶体比牙釉质中的小（长 60~70nm，宽 20~30nm，厚 3~4nm），与骨和牙骨质中的相似。微量元素有碳酸钙、氟化物、镁、锌、金属磷酸盐和硫酸盐。

有机物中胶原蛋白约占 18%，为所有有机物的 90% 以上。主要为 Ⅰ 型胶原，还有少量 Ⅲ 型和 Ⅴ 胶原。胶原可作为支架，在纤维孔隙中容纳牙本质的大部分矿物质。

牙本质中非胶原大分子物质有几大类（表 3-1）：磷蛋白、含 γ 羧基谷氨酸蛋白（Gla）、混合性酸性糖蛋白、生长因子、血清源性蛋白、脂类和蛋白多糖。这些基质蛋白位于胶原原纤维的间隙中，沿牙本质小管周围聚集。非胶原蛋白的作用是调节矿物质沉积，并且可以作为矿化的抑制因子、启动因子和稳定因子。其中最主要的是牙本质磷蛋白（dentin phosphoproteins，DPP；phosphophoryn）和牙本质涎蛋白（dentin sialoprotein，DSP）。牙本质磷蛋白在牙本质矿化前沿分布，与胶原纤维关系密切，而不存在于前期牙本质中。一般认为 DPP 定位于原胶原（tropocollagen）分子间，起矿化成核者作用，与此功能有关的是 DPP 中高度重复的 Asp-Ser-Ser 模体。体内大多数此种结构在蛋白质区都是磷酸化的。由于此区磷酸基团和羟基阴性电荷的高度排斥性,其分子处的状态成为钙离子结合的部位。从而有利于钙化。牙本质涎蛋白和牙本质基质蛋白-1(dentin matrix protein-1,DMP1)主要位于管周牙本质,可以抑制管周牙本质的沉积,防止牙本质小管的闭合。DPP 和 DSP 是来源于同一个基因的产物,分别是同一蛋白即牙本质涎磷蛋白(dentin sialophosphoproteins)N 端和 C 端剪切的产物。牙本质发育不全(遗传性乳光牙本质)的产生即此蛋白基因突变的结果。

表 3-1 牙本质中的有机成分及其可能的功能

成 分	说 明	功 能
胶原	牙本质主要有机成分(占 91%~92%),以 I 型为主,有少量 V 型;Ⅲ 型见于牙髓、牙本质形成早期	可能在牙本质矿化开始时起作用。提供牙本质结构支架、强度和弹性
磷蛋白	主要非胶原蛋白,分泌在矿化前沿,前期牙本质中无	在牙本质矿化中起重要作用
蛋白多糖	包括硫酸软骨素、硫酸皮肤素、硫酸角质素、核心蛋白聚糖和双糖链蛋白聚糖	有些抑制矿化;有些与钙非特异性结合,可能控制矿化或胶原纤维合成
含 γ 羧基谷氨酸蛋白	羧基反应为维生素 K 依赖性	可结合钙,可能通过控制局部钙水平起始或控制矿化过程
酸性糖蛋白	骨桥蛋白,65kD/95kD 糖蛋白	骨桥蛋白在成牙本质细胞与 ECM 之间起连接作用
生长因子	TGF-β、FGF、BMP、胰岛素样生长因子等	损伤和病理过程中控制新分化成牙本质细胞
脂类	无特异性脂肪	磷脂可能参与矿化

含 γ 羧基谷氨酸蛋白(Gla)因其含有独特的 γ 羧基谷氨酸而得名。在牙本质中含量很少,功能不详,但有很强的结合磷灰石晶体的能力,可能在牙本质矿化中起作用。

牙本质中的蛋白多糖主要有硫酸软骨素 4 和硫酸软骨素 6。核心蛋白聚糖(decorin)和双糖链蛋白聚糖(biglycan)也是牙本质中的蛋白多糖,前者与胶原纤维关系密切,后者含有两个糖胺聚糖侧链。前期牙本质中的蛋白多糖往往比牙本质中的多,可能与抑制前期牙本质过早矿化有关。蛋白多糖可能在胶原纤维的组装和牙本质矿化中起作用。

牙本质中还含有一些富含酸性基团和涎酸的酸性糖蛋白,主要的为骨连接素(osteonectin)和骨桥蛋白(osteopontin)。骨连接素见于牙本质和前期牙本质,与钙及羟基磷灰石表面结合能力强,可以抑制矿化。骨桥蛋白为磷酸化糖蛋白,含有精氨酸-氨基乙酸-天冬氨酸整合素受体结合序列。整合素是细胞表面的与细胞外基质结合的受体。骨连接素和骨桥蛋白也见于许多其他的矿化和非矿化组织中。

牙本质中有转化生长因子 β、胰岛素样生长因子和成纤维细胞生长因子。牙本质中还有一种由成纤维细胞形成的特殊的骨形成蛋白,有人称之为牙本质骨形成蛋白或牙本质基质蛋白。这些生长因子可能在诱导新的成牙本质细胞形成、创伤修复中起重要作用。

牙本质中脂类和血清源性蛋白含量很小。脂类可能通过形成钙-磷脂复合体参与矿化。

二、组织结构

牙本质主要由牙本质小管、成牙本质细胞突起和细胞间质所组成。

(一)牙本质小管

牙本质小管(dentinal tubule)为贯通于牙本质全层的管状空间,充满了组织液和一定量的成牙本质细胞突起。牙本质小管自牙髓表面向釉牙本质界呈放射状排列,在牙尖部及根尖部小管较直,而在牙颈部则弯曲呈~形,称为初级弯曲(primary curvature),近牙髓端的凸弯向着根尖方向(图3-1)。小管近牙髓一端较粗,其直径约 2.5μm,越向表面越细,近表面处约为 0.9~1μm,且排列稀

画廊:ER3-11
牙本质小管
(切片)

图片:ER3-12
初级弯曲(磨片)

疏。因此牙本质在近髓侧和近表面每单位面积内小管数目之比约为 2.5∶1。这个数字会因所测量的牙的不同和牙本质厚度的不同而有所变化。

牙本质小管自牙髓端伸向表面，沿途分出许多侧支，并与邻近小管的侧支互相吻合。牙根部牙本质小管的分支数目比冠部者多(图 3-20)。

(二) 成牙本质细胞突起

成牙本质细胞突起(odontoblastic process)是成牙本质细胞的胞质突，该细胞体位于髓腔近牙本质侧，呈整齐的单层排列。成牙本质细胞突起伸入牙本质小管内，在其

图片：ER3-13 牙本质小管分支

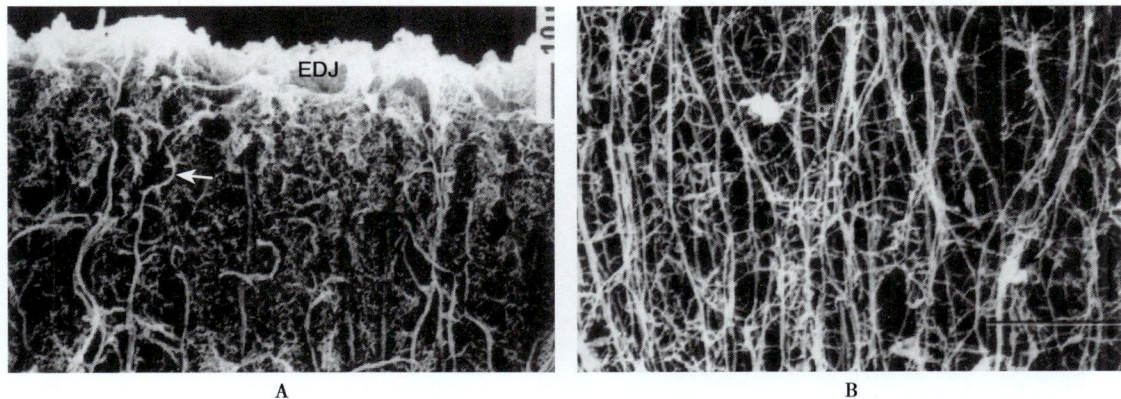

图 3-20 牙本质小管分支（牙磨片银浸染色）

整个行程中分出细的小支伸入小管的分支内，并与邻近的突起分支相联系。牙体治疗时，窝洞或冠的制备常常破坏成牙本质细胞。因此确定成牙本质细胞突起在小管中确切的延伸长度具有非常重要的临床意义，可以使临床医生在确定修复手术对成牙本质细胞将造成何种损伤中，处于有利地位。这是个长期争论的问题，有以下观点：

1. **全长** 最近有研究用肌动蛋白、波形蛋白和微管蛋白抗体检测到大多数牙本质小管的全长均含有这些成分，达到釉牙本质界。因为它们均是细胞内蛋白，所以可以推断成牙本质细胞突的位置。

2. 透射电镜研究显示其达到牙本质小管长度的内 1/3，有可能是组织制备过程如固定、脱水所造成的收缩所致。

3. 扫描电镜研究显示其达 EDJ(图 3-21)，但这有可能是限制板造成的假象。

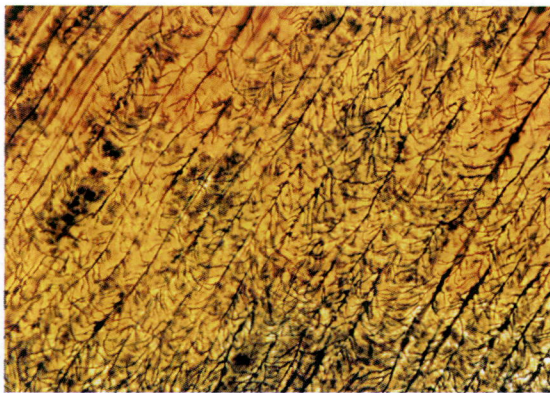

图 3-21 成牙本质细胞突起的扫描电镜观
A. 近釉牙本质界（EDJ）处的牙本质　B. 近髓腔侧牙本质

4. 微管单克隆抗体(证明微管蛋白)研究显示其达牙本质小管的全长，但也可能是小管内残留的微管蛋白。

5. 荧光共聚焦显微镜研究显示其在大鼠磨牙未达 EDJ。

成牙本质细胞胞质突的内含物很少，主要有微管(直径约 20~25nm)及微丝(直径约 5~7nm)。在近胞体处偶见线粒体和小泡，还有一些致密体很像溶酶体，而无核糖体和内质网。

成牙本质细胞突起和牙本质小管之间有一小的空隙，称为成牙本质细胞突周间隙(periodontoblastic space)(图 3-22)。间隙内含组织液(牙本质液)和少量有机物，为牙本质物质交换的主要场所。牙本质小管的内壁衬有一层薄的有机膜，称为限制板(lamina limitans)，它含有较高的糖胺聚糖(glycosaminoglycans)，可调节和阻止牙本质小管矿化。

（三）细胞间质

牙本质的大部分为矿化的间质,其中有细小的胶原纤维,主要为Ⅰ型胶原。纤维的大部分与牙本质小管垂直而与牙表面平行排列,彼此交织成网状(图3-23)。

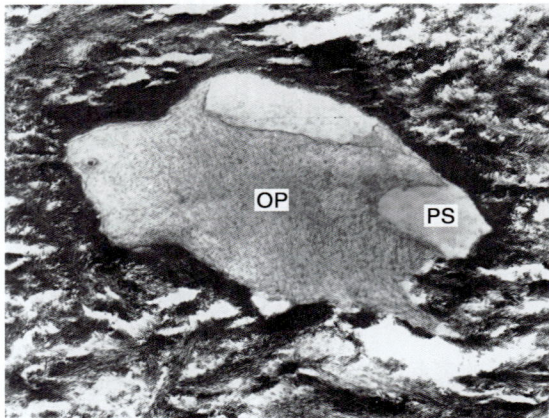

图3-22　牙本质小管近髓腔端透射电镜观
OP:成牙本质细胞突起　PS:成牙本质细胞突起周间隙

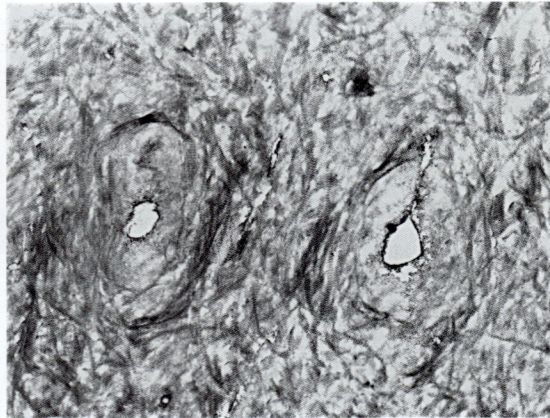

图3-23　牙本质间质内的胶原纤维

牙本质的矿化并不均匀,在不同区域因其矿化差异而有特定的名称:

1. **管周牙本质(peritubular dentin)** 在镜下观察牙本质的横剖磨片时,可清楚地见到围绕成牙本质细胞突起的间质与其余部分不同,呈环形的透明带,称为管周牙本质(图3-24),它构成牙本质小管的壁。管周牙本质矿化程度高,含胶原纤维极少。在观察脱矿切片时,由于脱矿后该处结构消失,故在成牙本质细胞突起周围呈现一环形的空隙。通过比较脱钙和不脱钙的牙本质小管直径,可知管周牙本质的厚度在近髓端约400nm,而在近牙釉质端则约为750nm。在球间牙本质和近釉牙本质界处的牙本质中无管周牙本质。

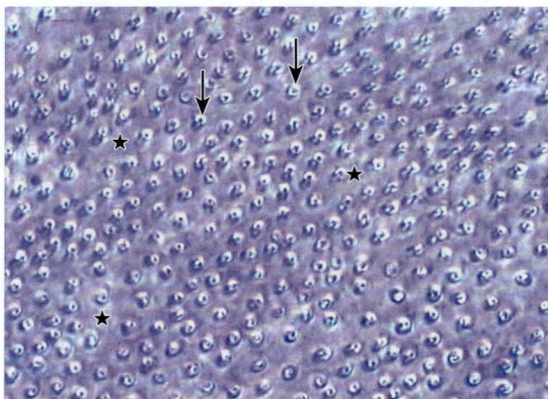

图3-24　牙本质小管横断面
箭头示管周牙本质,星号区为管间牙本质

有人称管周牙本质为管内牙本质(intratubular dentin)。因为从发育学的角度,管周牙本质是形成在已存在的小管内侧。它们的基质由成牙本质细胞合成,由其细胞骨架运送到突起并释放于小管的内侧。含有较多的糖胺聚糖。

2. **管间牙本质(intertubular dentin)** 位于管周牙本质之间的牙本质称管间牙本质,是牙发育期间成牙本质细胞最初分泌的,由密集的、直径50~200nm的Ⅰ型胶原原纤维网构成,内有磷灰石晶体沉积。胶原原纤维的排列大概与小管垂直,其矿化较管周牙本质低(图3-24)。基质为矿化组织非胶原蛋白和一些血浆蛋白。

3. **球间牙本质(interglobular dentin)** 牙本质主要是球形钙化,由很多钙质小球融合而成。在牙本质钙化不良时,钙质小球之间遗留一些未被钙化的间质,称为球间牙本质,其中仍有牙本质小管通过,但没有管周牙本质结构。球间牙本质主要见于牙冠部近釉牙本质界处,沿着牙的生长线分布,大小形态不规则,其边缘呈凹形,很像许多相接球体之间的空隙(图3-25,图3-26)。氟牙症和维生素D缺乏时球间牙本质明显增多。

4. **生长线(incremental line)** 牙本质形成时,原发性牙本质基质的节律性沉积速率约为每天4μm,在每天沉积的基质间,有用特殊染色方法证明的胶原纤维方向的改变,有人称之为短时生长线(short time incremental line),反映了牙本质每天的沉积量。牙本质中还有与该短时生长线相重

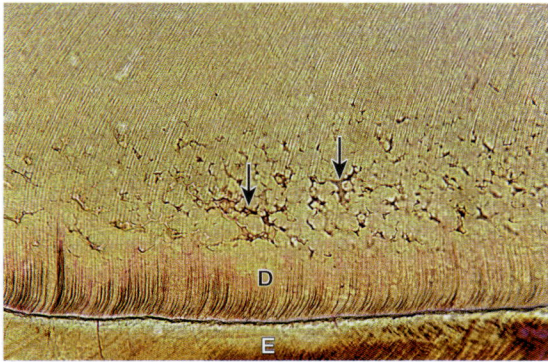

图 3-25 球间牙本质
箭头示的区域内有大量的球间牙本质　D:牙本质　E:牙釉质

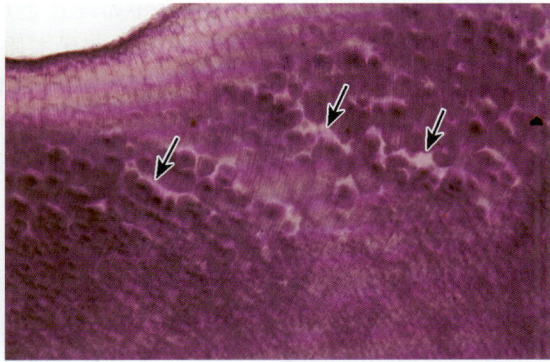

图 3-26 球间牙本质
牙本质切片(箭头示)

叠的、约每隔 5 天的周期性生长线,其中的胶原纤维方向的改变更加明显。有人称为长期生长线(long period incremental line)或 5 天生长线。上述 2 种生长线均与牙本质小管成直角,是牙本质节律性、线性朝向根方沉积的标志(图 3-27)。

5 天生长线容易在常规切片和磨片中观察,线与线之间的间隔约 20μm,也称埃布纳(von Ebner)生长线。如发育期间受到障碍,则形成加重的生长线,称为欧文线(Owen line),用软 X 射线观察,此线纹处矿化不全。在乳牙和第一恒磨牙,其牙本质也因部分形成于出生前,部分形成于出生后,两者之间有一条明显的生长线,即新生线。

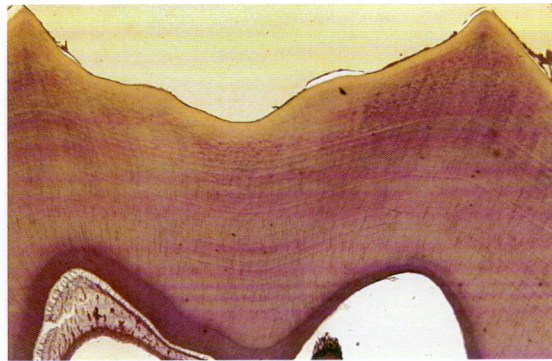

5. **托姆斯颗粒层(Tomes granular layer)** 在牙纵剖磨片中见根部牙本质透明层的内侧有一层颗粒状的未矿化区(图 3-28),称托姆斯颗粒层。关于其形成的原因,有人认为是成牙本质细胞突起末端的膨大,或为牙本质小管末端形成的袢;也有认为是小的球间牙本质,或者是真正的空隙,最近也有人认为是牙本质和牙骨质交界处胶原和非胶原基质的特殊排列所致。

6. **前期牙本质(predentin)** 牙本质的形成是一有序的过程,即成牙本质细胞分泌基质并进

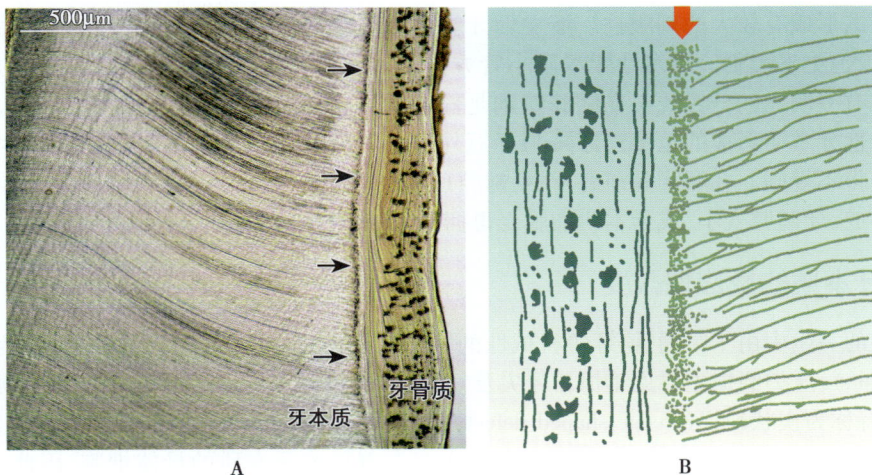

图 3-27 牙本质生长线(磨牙切片)

图片:ER3-16
前期牙本质(低倍)

图 3-28 托姆斯颗粒层
A.纵断磨片　B.示意图(箭头示)

一步发生矿化。由于牙本质在一生中始终在形成,因此,在成牙本质细胞和矿化牙本质之间总是有一层尚未矿化的牙本质存在,称为前期牙本质(图3-29)。前期牙本质一般为 $10 \sim 12 \mu m$ 厚。在发育完成的牙较之正在发育的牙其牙本质形成慢,所以前者的前期牙本质较后者薄。前期牙本质与矿化牙本质的界限较清楚,呈不规则形,可见钙化小球。

在生理情况下,按牙本质形成时期的不同,可将其分为原发性牙本质(primary dentin)和继发性牙本质(secondary dentin)。

(1)原发性牙本质:是指牙发育过程中所形成的牙本质,它构成了牙本质的主体。最先形成的紧靠牙釉质和牙骨质的一层原发性牙本质,其基质胶原纤维主要为来自于未完全分化的成牙本质细胞分泌的 von Korff 纤维,胶原纤维的排列与小管平行。在冠部者称罩牙本质(mantle dentin)。在根部者称透明层(hyaline layer),厚约 $5 \sim 10 \mu m$。在罩牙本质和透明层内侧的牙本质又称髓周牙本质(circumpulpal dentin),其胶原纤维较细,排列方向不如罩牙本质规律。

(2)继发性牙本质:牙根发育完成,牙和对牙建立了咬合关系之后形成的牙本质为继发性牙本质(图3-30)。有报道指出埋伏牙也有继发性牙本质形成。

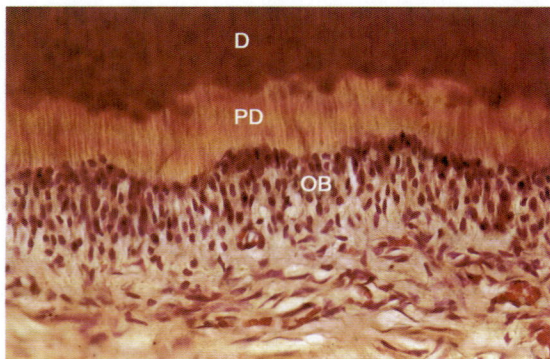

图 3-29 前期牙本质
前期牙本质(PD)位于钙化牙本质(D)和成牙本质细胞层(OB)之间

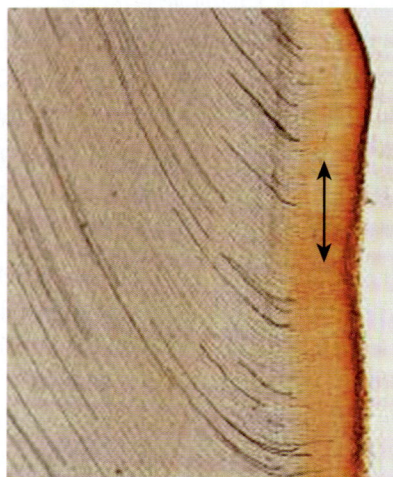

图 3-30 继发性牙本质
牙纵断磨片(箭头区示)

继发性牙本质在本质上是一种牙本质的增龄性改变,其形成的速度较慢。继发性牙本质形成的速率与食物和牙所承受的咬合力有关,一般较原发性者低。较大摩擦性食物和大的咀嚼力对继发性牙本质的形成有较大的刺激性。继发性牙本质中牙本质小管的走行方向较原发性者有较大的变异,小管也更不规则。继发性牙本质小管方向稍呈水平,使其与牙发育期所形成的原发性牙本质之间常有一明显的分界线。在髓腔特别是髓室内侧,继发性牙本质呈不均匀分布,受刺激大的区域继发性牙本质形成的也多。原来与牙冠外形相对应的髓室形态由于继发性牙本质的不规则沉积也变得不规则。在磨牙和前磨牙中,髓腔顶和底部的继发性牙本质比侧壁的厚。随继发性牙本质的形成,牙髓腔变小,成牙本质细胞变得拥挤,有些可能消失,其小管发生硬化。

三、牙本质的反应性改变

牙在人的一生中由于咀嚼、刷牙等机械性的摩擦,常可造成牙本质组织的缺损,称为磨损(abrasion,attrition),这类磨损主要见于恒牙牙尖及切缘、邻面接触点和唇侧牙颈部。因牙颈部的磨损成楔形,故特称为楔状缺损(wedge shaped defect)(图3-31)。此外,发生于牙硬组织的龋,也常可造成牙本质结构的破坏。由于牙髓牙本质复合体内存在着形成牙本质的母体细胞,因此,可形成一系列的防御和/或反应性的变化。这类变化首先导致修复性牙本质的形成,并可引起牙本质小管和牙本质基质的一系列改变。了解这些结构变化对于临床医疗具有较大的意义。

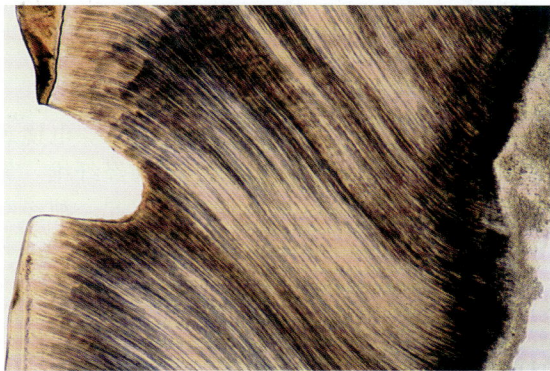

图 3-31 牙颈部楔状缺损（牙纵断磨片）

（一）第三期牙本质

第三期牙本质（tirtiary dentin）指由各种外界刺激如龋、磨损、窝洞制备、修复体和创伤周围的微裂导致的、在髓腔与外界刺激相应部位形成的牙本质。刺激的类型、程度以及牙的发育或成熟状态均对第三期牙本质的形态和结构有相当大的影响。多数情况下，此类牙本质小管与原来的小管间无延续性。由于表现多种多样，所以有许多名称：不规则继发牙本质（irregular secondary dentin）、修复性牙本质（reparative dentin）、反应性牙本质（reactionary dentin or response dentin）、骨样牙本质（osteodentin）。

第三期牙本质与继发性牙本质的主要不同是，它由新分化的成牙本质细胞样细胞形成，可能来自于牙髓干细胞。新分化的细胞非常相似于成牙本质细胞，形成Ⅰ型胶原和牙本质涎蛋白，而不形成牙本质磷蛋白。第三期牙本质中的反应性牙本质与修复性牙本质在含义上稍有不同。反应性牙本质有原来的成牙本质细胞参与，修复性牙本质无原来的成牙本质细胞参与。修复性牙本质指牙本质受到刺激后，成牙本质细胞死亡，由新分化的成牙本质细胞样细胞形成的牙本质。修复性牙本质中的成牙本质细胞样细胞的分化无上皮的诱导，其分化需要生物活性分子如生长因子、细胞因子诱导。由于刺激往往沿着牙本质小管传导，因此，修复性牙本质仅沉积在受刺激牙本质小管相对应的髓腔侧。修复性牙本质与原发性牙本质或继发性牙本质之间常由一条着色较深的线所分隔。

与第三期牙本质形成相关的信号分子可能是 TGF-β 和 BMP。TGF-β 可能存在于牙本质或前期牙本质中，细菌产的酸可能使其释放并诱导牙本质下层细胞分化。TGF-β 似乎诱导形成有较多牙本质小管的组织，而 BMP 诱导的是骨样组织。无小管的第三期牙本质在进展较快的龋的髓腔侧更常见。修复性牙本质中牙本质小管的数目明显少于正常牙本质，同时小管明显弯曲，有些区域仅含少数小管或不含小管。成牙本质细胞如果包埋在形成很快的间质中，以后这些细胞变性，在该处遗留一空隙，很像骨组织，故又称为骨样牙本质。

（二）透明牙本质

透明牙本质（transparent dentin）又称为硬化性牙本质（sclerotic dentin），当牙本质在受到磨损和较缓慢发展的龋刺激后，除了形成上述修复性牙本质外，还可引起牙本质小管内的成牙本质细胞突起发生变性，变性后有矿物盐沉着而矿化封闭小管，这样可阻止外界的刺激传入牙髓，同时，其管周的胶原纤维也可发生变性。由于其小管和周围间质的折光率没有明显差异，故在磨片上呈透明状而称之为透明牙本质。电镜显示在硬化牙本质形成时，成牙本质细胞突发生矿化。此过程可能是细胞损伤或凋亡引起。进入受损突起的钙，在胞质内磷酸盐基团存在的情况下发生沉淀。

（三）死区

死区（dead tract）是牙因磨损、酸蚀或龋等较重的刺激，使小管内的成牙本质细胞突起逐渐变性、分解、小管内充满空气所致。在透射光显微镜下观察时，这部分牙本质呈黑色，称为死区。此区的敏感度减低。这种改变常见于狭窄的髓角，因该处成牙本质细胞拥挤。死区的周缘常有透明牙本质围绕，其近髓端则可见修复性牙本质（图3-32）。

在正常牙本质的干燥磨片中，由于成牙本质细胞突起的分解，空的小管被空气所充满，也可出现像死区一样的变化，但与

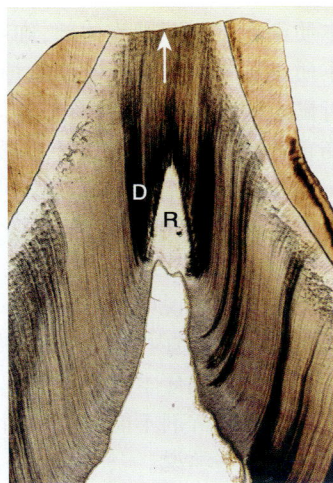

图 3-32 修复性牙本质（R）和死区（D）

牙纵断磨片（箭头示磨损所致的牙本质暴露）

图片：ER3-18 修复性牙本质（切片）

图片：ER3-19 透明牙本质（磨片）

其相对应的髓腔壁上,没有修复性牙本质。

四、牙本质的神经分布与感觉

关于牙本质内的神经分布问题,由于组织学研究方法的限制,目前认识尚不一致。电镜观察显示在前期牙本质和靠近牙髓的矿化牙本质中的成牙本质细胞突周围间隙中有神经纤维。无髓鞘神经纤维偶尔出现在年轻牙近 EDJ 处。神经纤维常常部分环绕成牙本质细胞突起。神经纤维与成牙本质细胞突起之间无确定的连接,如缝隙连接或突触连接。小管内有些神经末梢膨大,有些伴随突起的神经末梢膨大和收缩交替出现,电镜下呈泡状表现,含少数线粒体,周围有特征性裂隙。国内学者的研究曾提示,除前期牙本质、矿化牙本质间质和小管内的神经末梢甚至可越过釉牙本质界(图3-33),但对此论点目前尚有很大的争议。牙本质的神经分布在不同的部位其密度不同,感觉神经的40%分布于冠部髓角处牙本质小管内,而釉牙骨质界和牙根中部的小管内感觉神经的分布只分别占了 0.2%~1.0% 和 0.02%~0.2%。交感神经的分布情况与感觉神经相类似。

牙本质无论对外界机械、温度和化学等刺激都有明显的反应,特别在牙釉质牙本质交界处和近髓处尤为敏感。这类反应所产生的唯一感觉就是痛觉,而且这类痛觉常难以有明确的定位。

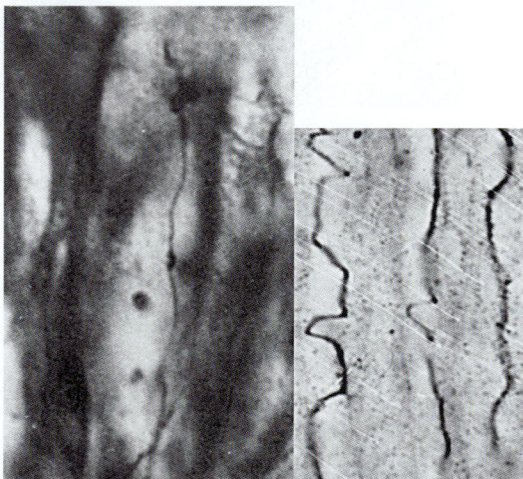

图 3-33　牙本质小管内的神经
特殊染色见牙本质小管内有弯曲的神经纤维

关于牙本质痛觉的感受和传递机制,目前主要存在三种有一定代表性的解释:

(一)神经传导学说

神经传导学说(direct innervation theory)的基础是刺激直接作用于牙本质小管内的神经末梢并传导至中枢。然而,有人曾经在暴露的牙本质表面应用蛋白凝固剂或局部麻醉剂封闭,但未能缓解疼痛。而且釉牙本质界处的牙本质较深层的牙本质对这类刺激更为敏感也无法用该学说解释。

(二)转导学说

转导学说(transduction theory)认为成牙本质细胞是一个受体,感觉可以从釉牙本质界通过成牙本质细胞突起至细胞体部,细胞体与神经末梢紧密相连,得以转导至中枢。该学说的依据是成牙本质细胞来自于胚胎时期的神经嵴细胞,具有神经传导的潜在能力。有人还发现成牙本质细胞与近髓腔的神经有缝隙连接。近年来的研究结果提示牙髓的伤害感受过程可能不同于机体它处的伤害感受。有人提出成牙本质细胞作为感觉感受器细胞,通过机械感受性的瞬时感受器电位(transient receptor potential,TRP)通道,感受牙本质小管内的压力,释放 ATP 作为神经递质,激活牙髓神经末梢的 ATP 受体,驱动感觉传导。

(三)流体动力学说

流体动力学说(hydrodynamic theory)认为牙本质小管内有液体,这种液体对外来的刺激有机械性反应,当牙本质内的液体受到冷刺激时,由内向外流,而受到热刺激时则由外向内流,这种液体的流动引起了成牙本质细胞和其突起的舒张或压缩,从而影响到其周围的神经末梢。这不仅解释了为何局部麻醉剂不能缓解疼痛,同时釉牙本质界处牙本质小管分支多而使其对痛的敏感性增高也印证了这一学说。

目前流体动力学说为多数人接受。

五、牙本质液、牙本质渗透性和敏感性

牙本质具有小管使其具有渗透性。液体可通过小管自牙髓达牙釉质牙本质界。在牙釉质损

伤时一些液体也可自釉牙本质界达牙髓。牙本质切割面的液体成分与血浆相似，实际上是血浆的渗出物。一旦这些液体离开毛细血管，渗透至成牙本质细胞-前期牙本质层，并可能与成牙本质细胞分泌物相结合，再进入牙本质小管及其管周间隙。这些液体始终处于微小的正压力之下。

细菌产物如内毒素可进入牙本质小管并引起炎症反应。此时牙髓血管的渗透性增加，增加的牙髓内压及牙本质内液的形成有利于小管的清洁并阻止细菌进入牙髓。由于硬化或修复性材料所致的牙本质小管管径缩小也可减少牙本质的渗透性。某些修复材料（洞底）如草酸钾和氢氧化钙，可减少被切割的牙本质小管的渗透性。垫底材料也可能封闭牙本质小管。牙本质液的形成可影响修复材料与牙本质的结合。

牙本质是一种敏感的组织，特别是在牙根由于牙龈退缩，根部牙骨质的缺失或由于磨耗使牙本质暴露时，牙就特别敏感。修复材料或牙本质硬化可减轻牙本质的渗透性和敏感性。

第三节　牙　髓

牙髓（pulp）是来源于外间充质的疏松结缔组织，位于由牙本质所形成的髓腔（髓室和根管）内。牙髓的主要功能是形成牙本质、营养、感觉、防御及修复。牙髓中的血管、淋巴管和神经仅通过根尖孔与根尖部的牙周组织相通连（见图3-1）。

一、组织结构

牙髓是疏松结缔组织，它包含有细胞、纤维、神经、血管、淋巴管和其他细胞外基质。牙髓组织可分为四层，即：①靠近牙本质的一层为成牙本质细胞层。②紧接着成牙本质细胞层，细胞相对较少的组织为乏细胞层，或称 Weil 层（the zone of Weil），此层约为 40μm 宽，有血管、无髓神经纤维和纤细的成纤维细胞的突起分布。此层存在与否决定于牙髓的功能状态，在牙本质形成较快和有修复性牙本质形成的区域可能无此层。③无细胞层内侧细胞密集，称多细胞层。④牙髓中央区细胞分布比较均匀，称固有牙髓（pulp proper）或髓核（pulp core），含丰富的血管和神经（图3-34，图3-35）。

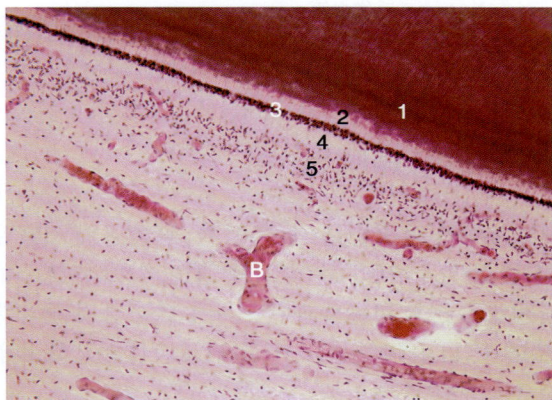

图3-34　牙髓组织
1：牙本质　2：前期牙本质　3：成牙本质细胞层　4：乏细胞层　5：多细胞层　B：血管

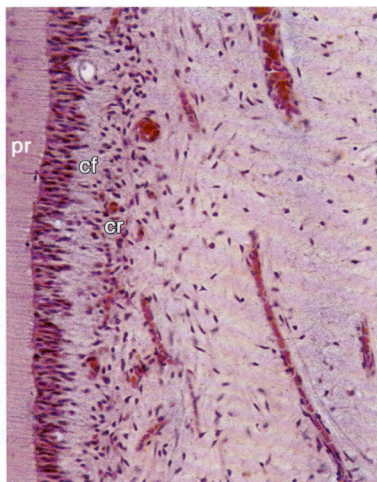

图3-35　牙髓中的细胞分布
pr：前期牙本质　cf：乏细胞层　cr：多细胞层

（一）细胞

1. 成牙本质细胞（odontoblast）　位于牙髓的最外层，呈柱状紧接前期牙本质排列成一层，是呈极性分布的终末分化细胞。其细胞顶端有一细长的突起伸入牙本质小管内，因此成牙本质细胞层实际上由成牙本质细胞的胞体构成。成牙本质细胞排列成栅栏状，并且细胞彼此拥挤，细胞核并不在同一水平，在光学显微镜下，似由 3~5 层成牙本质细胞构成。在整个牙髓中，成牙本质细胞

图片：ER3-20
成牙本质细胞

的形状并不完全一致,在年轻恒牙的冠部为较高的柱状细胞,反映了细胞的高活性状态;在牙根中部逐渐变为立方形细胞;接近根尖部的成牙本质细胞为扁平状,呈现相对休止状态。在成牙本质细胞之间,有时可见毛细血管、神经纤维和树突状细胞分布。

成牙本质细胞的主要功能是形成牙本质(包括牙本质中的纤维、基质和牙本质的生物矿化)。在正常情况下只要牙髓保持活力,牙本质在牙的一生中都可形成。成牙本质细胞是牙髓中最先面对外界刺激以及对刺激发生必要反应的细胞。最近的研究表明,除了形成牙本质外,成牙本质细胞可能还有感觉功能,感受微生物抗原刺激并且发生类似免疫细胞的反应,说明成牙本质细胞活跃地调节牙髓牙本质复合体的防御反应包括牙髓的炎症反应。

电镜下,成牙本质细胞的胞核位于远离其突起的基底部,核的上方有粗面内质网和高尔基复合体。胞质内线粒体和溶酶体散在分布,还可见其他成分如细胞骨架和分泌泡(图3-36)。在牙本质形成活跃期,细胞内高尔基复合体显著,粗面内质网丰富,线粒体遍布于整个胞质内。

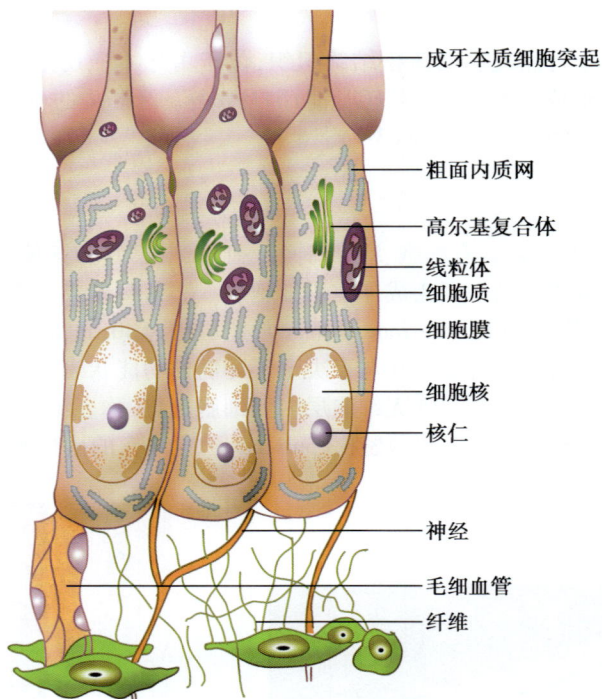

图 3-36　成牙本质细胞的超微结构模式图

相邻的成牙本质细胞间有特化的细胞间的连接即连接复合体,包括桥粒、缝隙连接和紧密连接。桥粒构成细胞间的机械结合,大量的缝隙连接提供了细胞间信号分子通道,以维持统一的细胞活动。成牙本质细胞与其下层的成纤维细胞间也有桥粒和缝隙连接。牙本质被牙釉质和牙骨质覆盖后,紧密连接可维持成牙本质细胞层的渗透性,可限制各种分子、离子和液体在牙髓和前期牙本质间通过。窝洞制备时这些连接被破坏,牙本质的渗透性增加。

成牙本质细胞合成和分泌的蛋白质主要是Ⅰ型胶原,也有少数Ⅴ型胶原,非胶原成分包括蛋白多糖、磷蛋白、糖蛋白、含γ羧基谷氨酸蛋白等。成牙本质细胞中也存在其他可溶性分子如TGF-β、EGF、FGF,这些分子可能在创伤愈合中起重要作用。在成牙本质细胞内还有对牙本质矿化起重要作用的牙本质磷蛋白(DPP)和牙本质涎蛋白、牙本质基质蛋白、核心蛋白聚糖(decorin)和双糖链蛋白聚糖(biglycan)。这些分子都具有特殊的功能,如双糖链蛋白聚糖和Ⅰ型胶原分泌在成牙本质细胞——前期牙本质界面,在此处双糖链蛋白聚糖连接胶原,在组成胶原纤维中起作用;核心蛋白聚糖和DPP分泌在矿化前沿即矿化牙本质和前期牙本质界面,在此处核心蛋白聚糖组织和搭配胶原纤维,以利于DPP与钙结合而启动牙本质矿化。其他在牙本质细胞外基质中的物质也由成牙本质细胞合成,如各种糖胺聚糖、胶原酶及其组织抑制物、糖蛋白如骨钙素、骨桥蛋白等(图3-37)。

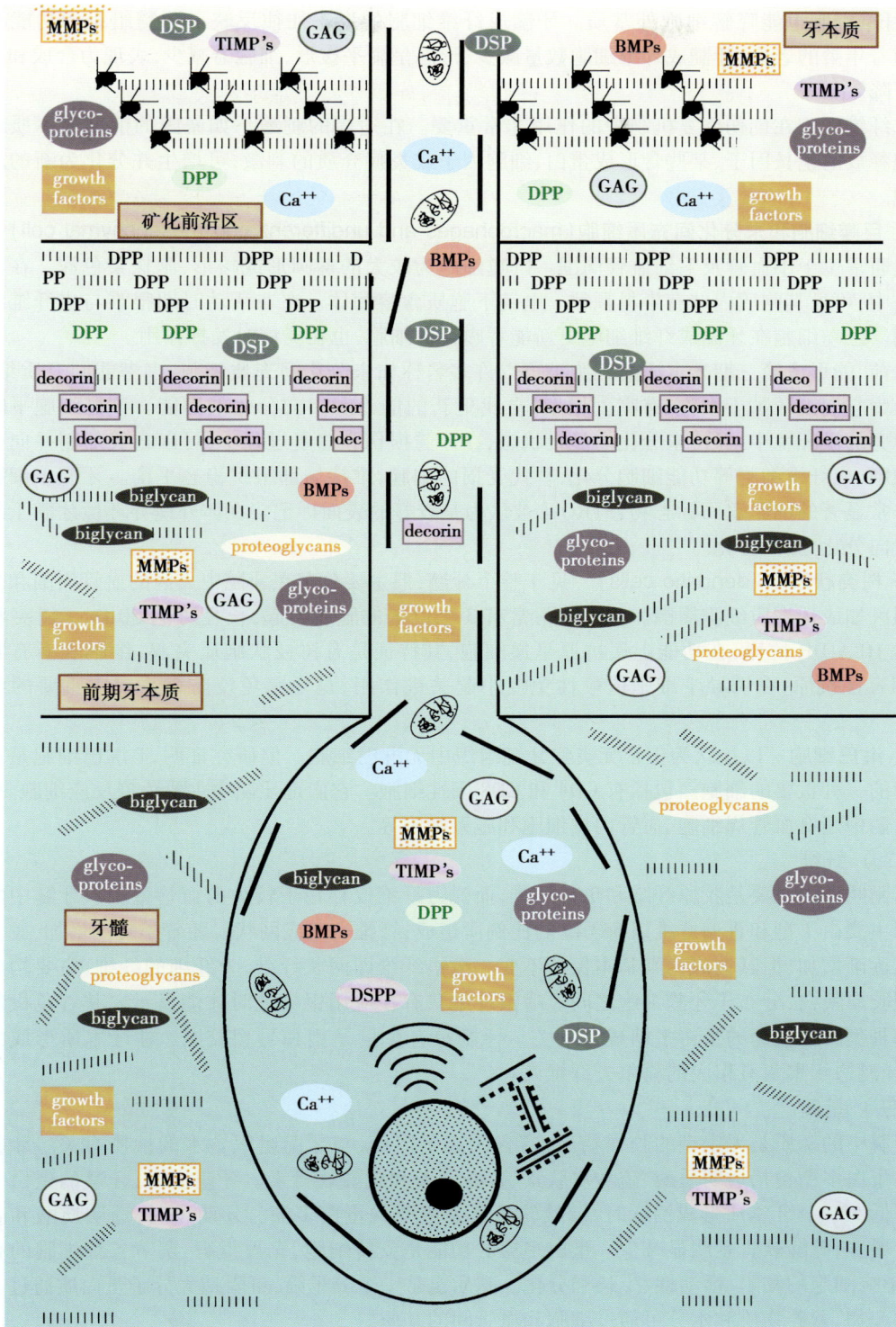

图 3-37 成牙本质细胞邻近的细胞外基质成分示意图

GAG:糖胺聚糖 MMPs:基质金属蛋白酶 TIMP's:基质金属蛋白酶组织抑制物 DPP:牙本质磷蛋白
DSP:牙本质涎蛋白

2. 成纤维细胞　是牙髓中的主要细胞，故又称为牙髓细胞。细胞呈星形，有胞质突起互相连接，核染色深，胞质淡染、均匀。电镜下有丰富的粗面内质网和线粒体以及发达的高尔基复合体等，这说明它有活跃的合成胶原的功能。主要合成Ⅲ型胶原和其他细胞外基质如蛋白多糖和糖胺聚糖，成纤维细胞也能降解细胞外基质。牙髓成纤维细胞的形态往往反映了牙髓组织的功能和活性。随着年龄的老化，牙髓成纤维细胞数量减少，形态呈扁平梭形，细胞器减少，表现为合成和分泌功能下降。

成纤维细胞在创伤修复机制中的作用非常重要。在适当的刺激下如暴露的前期牙本质或炎症细胞释放的生长因子、某些骨形成蛋白、细胞因子或炎症介质的刺激，可增生并分化为新的成纤维细胞。

3. 巨噬细胞和未分化间充质细胞（macrophages and undifferentiated mesenchymal cell）　这些细胞通常位于小血管及毛细血管周围。巨噬细胞为较大的椭圆形或梭形，胞核染色深。在活体染色法中，可见其胞质内储有染料颗粒。电镜下胞质含溶酶体。在非活动时期很难与成纤维细胞相鉴别。巨噬细胞在牙髓成纤维细胞更新能吞噬死亡细胞，也在炎症时发挥作用。

以前，能形成第三期牙本质的细胞被冠以许多名称如未分化间充质细胞、多潜能间充质细胞。目前认为它们是牙髓干细胞，有高度增殖、自我更新的能力和多向分化的潜能。该群细胞平时位于血管旁的微环境中，保持未分化的静止状态，在牙髓损伤和修复过程中，可以自我复制并向成牙本质细胞、成纤维细胞等功能细胞分化，替代受损的细胞，维持局部组织稳态平衡。牙髓干细胞并没有非常显著的细胞表面标志物，STRO-1被认为是较好的表面标记。在体外诱导环境牙髓干细胞可向骨向分化、脂向分化。

4. 树突状细胞（dendritic cells）　见于整个牙髓，但主要分布在牙髓中央区的血管周围和牙髓的外周区如成牙本质细胞周围。此细胞常常有3个以上的胞质突起，长径可达50μm。树突状细胞表达HLA-DR抗原，在功能上属抗原呈递细胞，其特征是有树枝状胞质突起，细胞表面有Ⅱ类组织相容性抗原，在诱导T细胞依赖性免疫中起关键作用，是牙髓免疫防御系统中重要的组成部分。

5. 淋巴细胞　以往认为正常无炎症牙髓组织中无淋巴细胞。但研究证明，T淋巴细胞是正常牙髓中的一种重要的细胞。包括有CD4和CD8阳性细胞。它们是牙髓中主要免疫反应细胞。

牙髓中还有血管周细胞、血管内皮细胞和施万细胞等。

（二）纤维

牙髓间质内主要是胶原纤维和嗜银纤维，而弹力纤维仅存在于较大的血管壁上。牙髓中的胶原纤维主要由Ⅰ型和Ⅲ型纤维以55:45的比例所组成，纤维交织成网状。随着年龄的增加，胶原纤维的量逐渐增加，但其构成比则基本保持不变。嗜银纤维即网状纤维，为纤细的纤维，主要构成也是Ⅲ型胶原蛋白，分布于牙髓细胞之间。嗜银纤维只有在应用银染色时才能显示。其着色机制被认为与Ⅲ型胶原表面的蛋白多糖成分有关。牙髓也有少量Ⅴ型和Ⅵ型胶原。在牙本质形成的早期，在牙髓边缘聚集有粗大的科尔夫纤维束。

（三）基质

牙髓中的基质是无定型的胶样物质，富含阴离子多糖，与牙髓组织含水的性质有关。牙髓中主要的蛋白多糖包括透明质酸、硫酸皮肤素、硫酸肝素和硫酸软骨素。牙萌出时，牙髓的蛋白多糖含量降低50%。牙本质形成活跃时，硫酸软骨素是主要的蛋白多糖。牙萌出时，透明质酸和硫酸皮肤素增多，硫酸软骨素明显减少。蛋白多糖的功能是支持细胞、充盈组织、调节各种细胞的相互作用；影响细胞的黏附、活动性、生长和分化。基质也是一个分子筛，可阻挡大分子蛋白质通过。细胞代谢产物、营养物质和水分可通过细胞和血管间的基质。

（四）血管

牙髓内血管丰富。血管来自颌骨的牙槽动脉分支，它们经根尖孔进入牙髓，改称为牙髓动脉，沿牙髓中轴前进，沿途分出小支，最后在成牙本质细胞层下方形成一稠密的毛细血管丛，冠部尤其是髓角处毛细血管网密集。毛细血管后静脉汇成牙髓静脉与牙髓动脉伴行，出根尖孔转为牙槽静脉。

牙髓和牙周膜的血管除通过根尖孔交通外,尚可通过一些副根管相通。因此,当牙髓或牙周组织发生炎症时,也可沿此通道相互扩散。牙髓中最大的动脉直径 50~100μm,与身体其他部位的小动脉相似。这些动脉内膜为扁平或立方的内皮细胞,中膜有 1~3 层平滑肌细胞,外膜有少量胶原纤维。小动脉直径为 20~30μm,中膜有 1~2 层平滑肌细胞,外膜与细胞间质的纤维相融合。末梢动脉位于牙髓边缘,直径为 10~15μm,在内皮细胞外仅有一层平滑肌细胞围绕。毛细血管直径为 8~10μm,仅见一层内皮细胞,甚至在部分区域只见一层胞质膜。近成牙本质细胞的毛细血管部分为有孔毛细血管,孔的开口处内皮细胞的连续性中断,仅有一层基底膜覆盖。此孔成为邻近的成牙本质细胞液体和代谢物质的快速转运通道。牙髓的静脉较同名动脉为大,最大的静脉直径为 100~150μm,管壁较动脉不规则,与身体其他部位同样大小的静脉相比,管壁相对较薄,内皮细胞扁,胞质不突向腔内,中膜为 1~2 层平滑肌细胞,在较小的静脉该层不完整或缺乏,无外膜。牙髓中可见动、静脉吻合,是动、静脉不经过毛细血管直接交流的通道,被认为在牙髓炎症和损伤时调节血液循环的重要结构,可减轻炎症或损伤时的组织压力。

（五）淋巴管

牙髓中淋巴管常与血管伴行。淋巴毛细管起于牙髓表面,汇合成较大的小淋巴管,经髓核,穿过根尖孔与牙龈、牙周膜的淋巴管丛吻合。前牙的淋巴液引流入颏下淋巴结,后牙的则引流入下颌下和颈深部淋巴结。牙髓的淋巴管在光镜下不易与毛细血管区别。

（六）神经

牙髓内的神经很丰富(人前磨牙经根管口进入牙髓的神经轴突可达 2 000 条或更多)。感觉神经和节后交感神经分别来自三叉神经和颈上神经节。伴同血管自根尖孔进入牙髓,并逐渐分成很多更细的分支。进入牙髓的两种感觉神经为有髓 A-β、A-δ 纤维和无髓 C 纤维。有髓纤维与各种伤害的感受有关;无髓纤维的传入部分与伤害感受有关,传出部分为节后交感神经纤维。有的神经纤维在根髓内即发出分支,有些在冠髓及髓角处、甚至在牙本质小管内才发出分支。在髓室内神经纤维分散呈放射状,近多细胞层处形成神经网,称为神经壁层(parietal layer of nerves)或 Raschkow 丛。自此层神经轴突通过多细胞层、无细胞层和成牙本质细胞层,止于牙髓牙本质交界处的成牙本质细胞突起之间或牙本质小管内。神经末梢呈圆或椭圆形膨大,与成牙本质细胞紧密相接。牙髓内的神经大多数是有髓神经,传导痛觉;少数为无髓神经,系交感神经,可调节血管的收缩和舒张。

多数冠髓和冠髓内的神经末梢与血管分布相关,含有致密核的空泡,儿茶酚胺阳性染色,提示这些神经末梢可调节牙髓血流。在成牙本质细胞区,神经末梢含有大量含致密核的小泡,这些神经末梢与毛细血管关系密切,可能有调节成牙本质细胞对伤害的反应或成牙本质细胞代谢的作用。

神经组织化学和免疫组织化学研究显示,牙髓神经中含有降钙素基因相关肽、脑啡肽、神经肽Y、血管肠肽、P 物质、生长激素抑制素、血清素、乙酰胆碱、去甲肾上腺素等神经递质。在组织损伤、补体激活、抗原抗体反应和逆行刺激下牙槽神经时,可使它们释放,引起血管的变化。降钙素基因相关肽和 P 物质还可引起痛觉过敏和启动创伤愈合。

二、牙髓的增龄性变化及牙髓组织结构的临床意义

在牙发育完成,即根尖孔形成以后,随着年龄的增长和牙受到外界的生理或病理性刺激,继发性牙本质和/或修复性牙本质等不断形成,可使髓腔逐渐缩小。同时,牙髓组织中的细胞成分逐渐减少。成牙本质细胞由高柱状变为矮柱状或扁平,部分成牙本质细胞凋亡,剩余的成牙本质细胞对刺激的反应缓慢。成纤维细胞数量减少,同时伴纤维的数量和大小的增加。血管中可出现机体其他部位出现的胆固醇沉积,可使管壁黏附性增加并引起局部炎症反应。牙髓活力降低,出现退行性改变。

虽然牙髓位于髓腔内,但却凭借成牙本质细胞突起与外界有着密切的联系。任何物理和化学的刺激加到牙本质表面时,与该部位相应的牙髓组织必然发生反应。若所受刺激是慢性的、较弱的,则可引起修复性牙本质形成,并可部分造成牙髓组织的各类退行性变;若所受的刺激强烈,则

学习笔记

图片:ER3-24
牙髓的血管神经

可发生炎症反应。当牙髓发生炎症时,由于牙髓内的血管管壁薄,易于扩张、充血及渗出,使髓腔内的压力增大,而四周又为坚硬的牙本质壁所包围,无法相应扩张以减轻压力,牙髓神经末梢受压而产生剧烈疼痛。

牙髓内的神经在受到外界刺激后,常反应为痛觉,而不能区分冷、热、压力及化学变化等不同感受。这可能是因为牙髓缺乏对这些刺激的感受器。此外,牙髓神经还缺乏定位能力,故牙髓炎患者往往不能准确指出痛牙的部位。

牙髓是结缔组织,有修复再生的能力。但由于牙髓的解剖条件所限,其修复再生能力是有限的。当牙髓受到非感染性的较轻损伤时,修复一般是良好的。对于新鲜暴露的牙髓,经适当的临床治疗后,牙髓内的未分化间叶细胞可分化为成牙本质样细胞,形成牙本质桥。而当牙髓由于感染而发生炎症时,则完全的修复性再生是困难的。这对临床牙髓病的治疗具有参考价值。

第四节　牙　骨　质

牙骨质(cementum)是覆盖于牙根表面的一层硬结缔组织,色淡黄。牙骨质在近牙颈部较薄,约为 $20\sim50\mu m$,在根尖和磨牙根分叉处较厚,约为 $150\sim200\mu m$。牙骨质是维系牙和牙周组织联系的重要结构。

一、理化特性

牙骨质与骨组织的组成相类似,但其硬度较骨和牙本质为低,所含无机盐约为重量的 $45\%\sim50\%$,有机物和水约 $50\%\sim55\%$。无机盐与牙釉质、牙本质中的一样,以钙、磷离子为主,并主要以磷灰石的形式存在。此外,还含有多种微量元素,氟的含量较其他矿化组织为多,并以表面为著,且随着年龄增长而增高。

牙骨质中的有机物主要为胶原和非胶原蛋白。最主要胶原为 I 型胶原,其原纤维呈十字架样的交叉排列,诱导生物矿化、支撑矿物晶体,维持牙骨质结构的完整性。

牙骨质中的非胶原蛋白主要为骨涎蛋白和骨桥蛋白,在矿化过程中连接胶原纤维和羟基磷灰石,矿化后维持牙骨质结构完整。在 AEFC 中含量高。糖胺聚糖包括硫酸皮肤素、硫酸软骨素、硫酸角质素。蛋白聚糖包括多功能蛋白聚糖、核心蛋白聚糖、双糖链蛋白聚糖和光蛋白聚糖(lumican)均分布于细胞牙骨质,起抑制矿化作用。此外牙骨质中还表达牙骨质生长因子、牙骨质黏附蛋白、牙骨质蛋白-23。

二、牙骨质的分类

牙骨质的分类较复杂。根据形成的时序可分为原发性和继发性牙骨质;根据组织中有无细胞可分为有细胞牙骨质和无细胞牙骨质。近年来采用光镜和电镜观察,根据牙骨质中的细胞分布和纤维来源,可将牙骨质分为 5 种类型:

1. 无细胞无纤维牙骨质(acellular afibrillar cementum,AAC)。
2. 无细胞外源性纤维牙骨质(acellular extrinsic fiber cementum,AEFC)。
3. 有细胞固有纤维牙骨质(cellular intrinsic fiber cementum,CIFC)。
4. 无细胞固有纤维牙骨质(acellular intrinsic fiber cementum,AIFC)。
5. 有细胞混合性分层牙骨质(cellular mixed stratified cementum,CMSC)。

其中重要的有 AEFC、CIFC 和 CMSC。无细胞外源性纤维牙骨质一般位于牙根近冠方的 1/3,含有密集排列的胶原纤维,方向与根面垂直。上皮根鞘断裂,牙本质暴露于牙囊组织后,此种牙骨质附着在新形成的牙本质表面,由特殊的碱性磷酸酶阳性的成纤维细胞形成。此种牙骨质的基质为小的胶原纤维束。其长度和密度随发育不断增加。最终纤维互相平行并发生矿化,随矿化的进展,纤维不断增长,与主纤维相连接。

有细胞固有纤维牙骨质除参与构成有细胞混合性分层牙骨质外,还是修复性牙骨质的一种形式。它由成牙骨质细胞形成,常常修复牙骨质吸收或缺陷区和根折区。其中不含插入的 Sharpey 纤维。

有细胞混合性分层牙骨质为无细胞外源性纤维牙骨质和有细胞固有纤维牙骨质不规则交替沉积而成。通常分布在根分歧区及根尖区。此种牙骨质含有成牙骨质细胞产生的、平行于根面排列的胶原纤维;也含有外源性穿通纤维。牙骨质细胞分布于其中。最靠近牙本质的区域为有细胞固有纤维牙骨质,其纤维与牙本质纤维呈交错混合排列,起附着作用。在此基础上发生的矿化增强了此种附着作用。电镜可见无细胞外源性纤维牙骨质位于近牙周膜侧,含大量穿通纤维,这些纤维插入其深面的有细胞固有纤维牙骨质。

无细胞无纤维牙骨质见于成熟牙釉质表面。此种牙骨质少见,常表现为牙骨质刺或岛。由于其中无纤维插入且不参与牙与牙周膜的附着,所以无功能意义。无细胞固有纤维牙骨质是有细胞固有纤维牙骨质的变型,形成于对外力的适应性反应。其内不含牙骨质细胞。

鉴别牙骨质的类型对于牙骨质的再生有重要意义。因为再生的最终目的是诱导无细胞外源性纤维牙骨质和有细胞混合性纤维牙骨质的形成。在很多情况下,牙周再生的尝试的结果是有细胞固有纤维牙骨质(修复性牙骨质)的形成,并没有外源性 Sharpey 纤维牙骨质的功能。

三、组织结构

牙骨质的组织学结构与骨密质相似,由细胞和矿化的细胞间质组成。细胞位于陷窝内,并有增生沉积线。但不同于骨的是牙骨质无哈佛管,也无血管和神经(图 3-38)。

1. **无细胞牙骨质和细胞牙骨质**　无细胞牙骨质(acellular cementum)也称原发性牙骨质,紧贴于牙本质表面,主要由牙骨质层板构成而无细胞。分布于自牙颈部到近根尖 1/3 处,牙颈部往往全部由无细胞牙骨质所占据。牙骨质是分层形成的,新的一层沉积在先前的一层上,构成牙骨质层板(图 3-39)。在脱钙切片上可较清楚地显示牙骨质分层的生长线。形成速度较快的牙骨质表面有一层刚形成尚未钙化的牙骨质即类牙骨质(cementoid)。形成速度慢者,如在牙颈部无类牙骨质。无细胞牙骨质的主要功能是提供牙与牙周组织的附着。

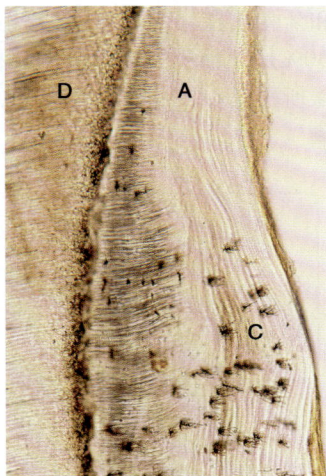

图 3-38　牙骨质(牙纵断磨片)
A:无细胞牙骨质　C:细胞牙骨质　D:牙本质

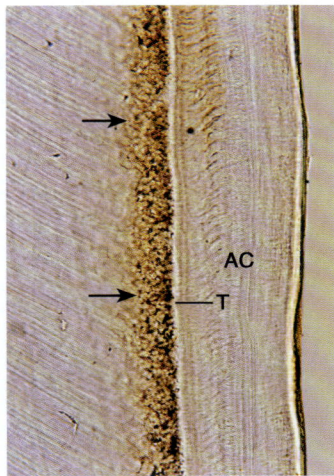

图 3-39　无细胞牙骨质(牙纵断磨片)
AC:无细胞牙骨质　T:透明层,箭头示托姆斯颗粒层

细胞牙骨质(cellular cementum)也称继发性牙骨质,常位于无细胞牙骨质的表面,或者细胞牙骨质和无细胞牙骨质交替排列。但在根尖部 1/3 可以全部为细胞牙骨质。细胞牙骨质主要起适应性作用,对牙的磨耗、移动作出反应,也与牙及牙周组织的修复有关。

成熟牙骨质中的细胞称为牙骨质细胞,位于牙骨质基质陷窝内。类似于骨细胞。细胞体积较小,细胞表面有许多细小胞质突起向牙周膜方向伸展,借以从牙周膜吸取营养,邻近的牙骨质细胞突起可相互吻合。电镜下可见细胞器较稀疏,内质网可扩张,线粒体稀少。细胞在间质中占据的空间称为陷窝,突起占据的空隙称小管。在牙磨片中,由于细胞破坏、消失,故镜下所见为陷窝与小管。更深部的细胞则因营养吸收困难而明显变性或细胞消失,陷窝也可变空(图3-40)。研究表明,牙骨质细胞突间有缝隙连接,牙骨质小管内有液体存在,形成陷窝-小管网及网内的不均匀液体循环,因此不能排除牙骨质细胞的通讯和机械感受功能,需进一步研究。

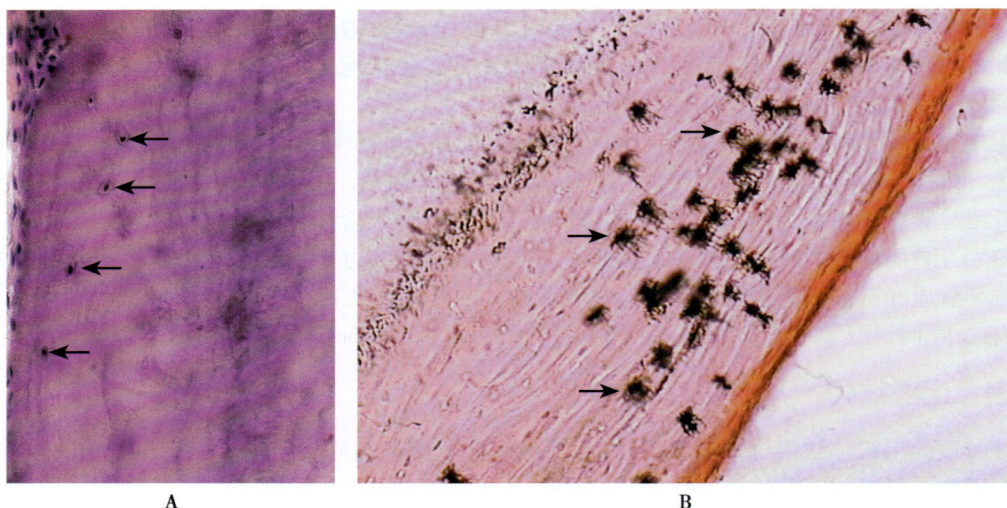

图 3-40　牙骨质细胞
A. 牙骨质切片(箭头示)　B. 牙骨质磨片加染色(箭头示)

ER3-27

图片:ER3-27
穿通纤维

ER3-28

图片:ER3-28
牙 釉 质-牙 骨
质交接的三种
连接方式

学习笔记

牙骨质细胞间质内的纤维主要由成牙骨质细胞和牙周膜成纤维细胞产生的胶原纤维所构成。前者纤维排列与牙根表面平行,后者又称为穿通纤维(perforating fiber)或沙比纤维(Sharpey's fiber),与牙根表面垂直并穿插于其中。基质主要由蛋白多糖等和矿物盐组成,后者以磷灰石晶体的形式沉积在胶原纤维上形成钙化的基质。

2. 釉牙骨质界(enamelo-cemental junction)　牙釉质和牙骨质在牙颈部相接,其相接处有三种不同情况:约有60%是牙骨质少许覆盖在牙釉质表面;约30%是牙釉质和牙骨质端端相接;还有10%左右是两者不相接(图3-41),该处牙本质暴露,而为牙龈所覆盖。在后一种情况下,一旦牙龈萎缩,暴露的牙本质易发生过敏。

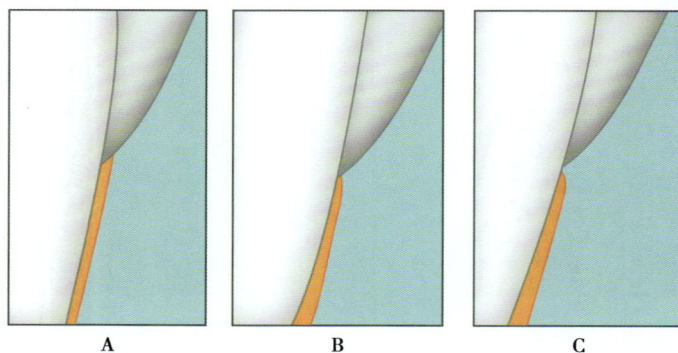

图 3-41　釉牙骨质界的三种连接方式示意图
A. 牙骨质覆盖牙釉质　B. 牙骨质和牙釉质端端相接　C. 牙骨质和牙釉质相互分离

3. **牙本质牙骨质界(dentino-cemental junction)**　牙本质和牙骨质是紧密结合的,光镜观呈现一较平坦的界线,但电镜下可见该处牙本质和牙骨质的胶原原纤维互相缠绕。

4. **牙骨质的表面特点**　牙骨质将牙周膜的纤维附着于牙体,因此表面有许多纤维束,分布于整个牙根表面。纤维的分布可呈不均匀性。有些纤维束埋入牙骨质较深,有些较浅。一般情况下,

牙骨质越薄,纤维埋入得越浅。这些穿通纤维较骨中的穿通纤维束小。牙骨质表面有时可见吸收区。当吸收停止后,有些吸收区发生牙骨质的修复,这是牙骨质的重要特性。在吸收前沿和修复性牙骨质之间可见反转线(reversal line),意思是吸收过程得到了逆转。乳牙脱落的过程中出现牙根吸收,同时可见局部牙骨质修复现象。这种修复可能在乳牙持续性脱落过程中,给予乳牙某种支持。

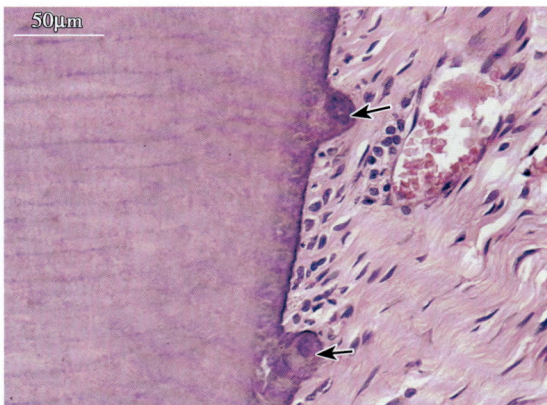

图 3-42 附着于牙根的牙骨质小体(箭头示)

5. 牙骨质的增龄性变化 随年龄增长,牙骨质表面变得不规则,可见刺状突起突入牙周膜。一般有较多的牙骨质沉积在根尖区。附着的纤维束减少。仅在近牙周膜处的牙骨质细胞有活性,其他的陷窝空虚。可见附着的牙骨质小体(图 3-42)。

四、牙骨质结构的临床意义

牙骨质中不含血管,因此不像骨组织可以不断的改建和重塑(remodelling),而是较固有牙槽骨具有更强的抗吸收能力,这些是临床正畸治疗时牙移动的基础。牙骨质也有不断形成的特点,当牙周膜纤维因适应牙功能的需要发生改变和更替时,牙骨质可通过不断的增生沉积而形成继发性牙骨质,从而使新的牙周膜纤维重新附着至牙根。当牙的切缘和咬合面受到磨损时,也可通过根尖部继发性牙骨质的形成而得到一定的补偿。当牙根表面有小范围的病理性吸收或牙骨质折裂时,均可由于继发性牙骨质的沉积而得到修复(图 3-43)。在牙髓和根尖周病治疗后,牙骨质能新生并覆盖根尖孔,重建牙体与牙周的连接关系。在新形成的牙骨质与原有吸收区的牙骨质之间有一深染的分界线。在修复中形成的牙骨质,依照其形成速度的快慢,仍可以是细胞牙骨质或无细胞牙骨质。在病理等特殊情况下,如乳牙恒牙交替,或根尖有炎症和创伤时,则可导致牙骨质的吸收,这种吸收甚至还可波及牙本质。

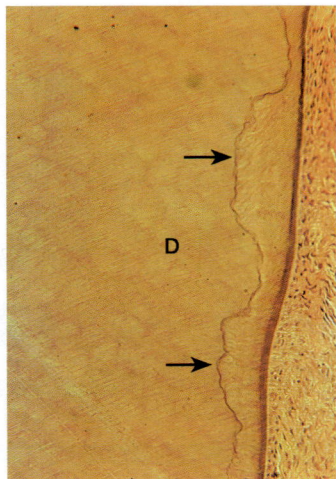

图 3-43 牙骨质的修复作用
箭头所指为新生的含细胞牙骨质填补了根面牙本质吸收区 D:牙本质

(高 岩 宋晓陵)

第四章 牙 周 组 织

>> **提要：**

　　本章介绍牙周组织。包括游离龈、附着龈、牙间乳头和龈谷的表面解剖；龈沟的组成及意义；牙龈的组织学结构特点，尤其是结合上皮的结构及生理意义；牙龈固有层纤维的分布特点与功能。牙周膜的组织学结构特点；主纤维的分布与功能；牙周膜中的细胞成分及上皮剩余的形态、分布及病理意义；牙周膜的功能及增龄变化。牙槽骨的组织学结构特点；固有牙槽骨的结构特点和临床意义；牙槽骨的生物学特性；牙槽骨与牙体牙周组织的关系及其增龄变化。

　　牙周组织包括牙周膜、牙槽骨、牙骨质和牙龈。上述组织共同完成支持牙的功能，所以牙周组织又可称为牙支持组织。

第一节　牙　　龈

　　牙龈（gingiva）是包围和覆盖在牙颈部和牙槽嵴的口腔黏膜，呈浅粉红色，坚韧而不活动。在前庭和下颌舌侧面，与红色的牙槽黏膜连续，它们之间有明显的分界线。在上腭与硬腭黏膜连续，无明显分界线。牙龈可分为游离龈、附着龈和牙间乳头三部分（图4-1）。

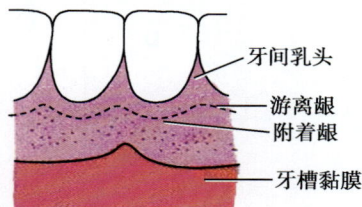

图 4-1　牙龈的各部唇面观示意图

一、表面解剖

（一）游离龈

　　游离龈（free gingiva）是指牙龈边缘不与牙面附着的部分，其牙冠方为牙龈边缘，根尖方为游离龈沟，内侧为牙釉质表面，外侧为口腔（图4-2）。它游离可动，呈连续的半月形弯曲，色泽比附着龈稍红。其与牙面之间有一环状狭小的空隙，称为龈沟（gingival sulcus），正常深度约0.5～3mm，平均深度1.8mm。龈沟深超过3mm时，通常认为是病理性的，称为牙周袋。龈沟底部为结合上皮冠方，内壁为牙，外壁衬以龈沟上皮。龈沟底的位置因年龄而异，年轻时位于牙釉质面上，成年后位于釉牙骨质界，老年时则达牙骨质。

　　龈沟内含有龈沟液，其成分与血清相似，含有电解质、氨基酸、免疫球蛋白、溶菌酶等，具有清除异物、增进上皮与牙贴附的作用，还有抗菌和增强牙龈免疫的能力，但同时又是微生物的培养基。所以，龈沟又有利于菌斑和牙石的形成，从而刺激机体免疫系统的反应，阻止来自细菌的毒性物质进入牙龈。在许多情况下，龈沟的这种功能受到影响，而引起牙龈和牙周组织疾病。

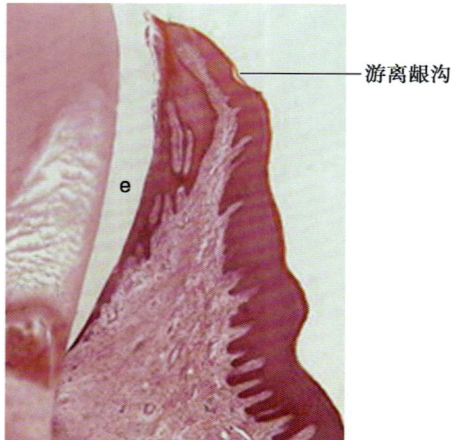

图 4-2　牙龈的颊舌切片观
e：牙釉质间隙

（二）附着龈

附着龈（attached gingiva）在游离龈的根方，紧密附着在牙槽嵴表面，它与游离龈相连处常有一浅的凹沟称为游离龈沟（free gingival groove）。附着龈色粉红，质坚韧，表面呈橘皮状，有许多点状凹陷称点彩（图4-3）。点彩可增强牙龈对机械摩擦力的抵抗，但在炎症水肿时，表面点彩可消失而变为光亮。

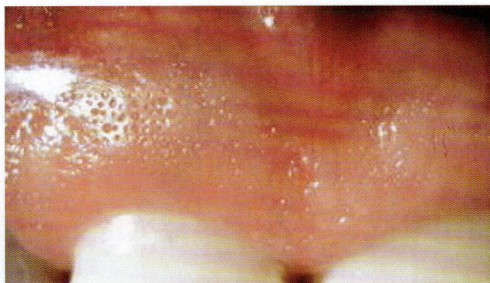

图4-3 点彩

（三）牙间乳头和龈谷

牙龈呈锥体状充填于邻近两牙的牙间隙部分称牙间乳头（interdental papilla），也称龈乳头。在后牙，颊侧和舌（腭）侧龈乳头顶端位置高，在牙邻面接触点下相互连接处低平凹下，像山谷故称龈谷（gingival col）。在前磨牙区龈谷底形如楔形，在后牙区变为低平（图4-4）。该处不易清洁，易形成菌斑和牙石。龈谷易受到炎症刺激，牙间区龈炎的发生率明显高于其他部位。在老年和疾病情况下，牙间乳头退缩而将牙间隙显露出来，可引起食物嵌塞，导致牙周炎的发生。

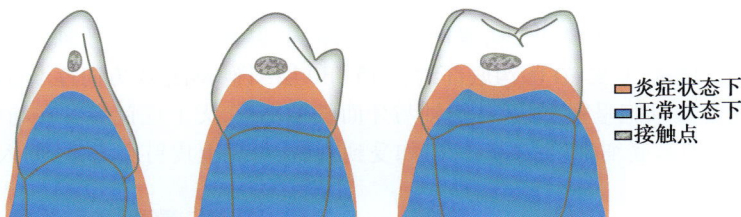

炎症状态下
正常状态下
接触点

图4-4 龈谷示意图
正常和炎症状态下龈谷的形态、位置不同

二、组织结构

牙龈是口腔黏膜的一部分，由上皮层和固有层组成，无黏膜下层。其中上皮又分为三种功能部分：牙龈上皮、龈沟上皮和结合上皮。它们与结缔组织一起将牙龈附着在牙上。这种特殊的解剖特征称为牙-龈结合（dentogingival junction）（图4-5）。

（一）上皮层

1. 牙龈上皮（gingival epithelium） 上皮层为复层鳞状上皮，表面明显角化或不全角化。上皮钉突多而细长，较深地插入固有层中，使上皮与深层组织牢固地连接（图4-6）。上皮基底细胞生长活跃，偶见黑色素细胞，或含有黑色素颗粒，所以牙龈有时出现黑色斑块。

2. 龈沟上皮（sulcular epithelium） 牙龈上皮在游离龈的边缘，转向内侧覆盖龈沟壁，形成龈沟上皮。该上皮是复层鳞状上皮，无角化，有上皮钉突，在龈沟底与结合上皮有明显分界（图4-6）。上皮细胞质少，含少量粗面内质网和许多张力细丝。龈沟上皮丧失其角化是因上皮下结缔组织的炎症引起的。结缔组织的炎症可影响上皮的成熟，如去除这些炎症，龈沟上皮仍可角化。

龈沟上皮不能抵抗机械力，而易破裂。结缔组织中常见不同程度的炎细胞浸润，这是由龈沟内食物分解产物和细菌的刺激所引起的。

3. 结合上皮（junctional epithelium） 是牙龈

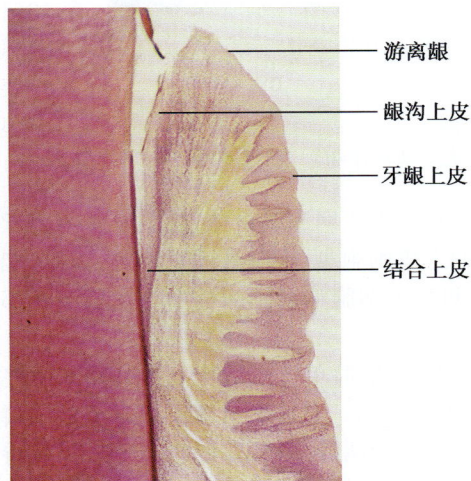

图4-5 龈沟上皮、结合上皮及牙龈上皮

游离龈
龈沟上皮
牙龈上皮
结合上皮

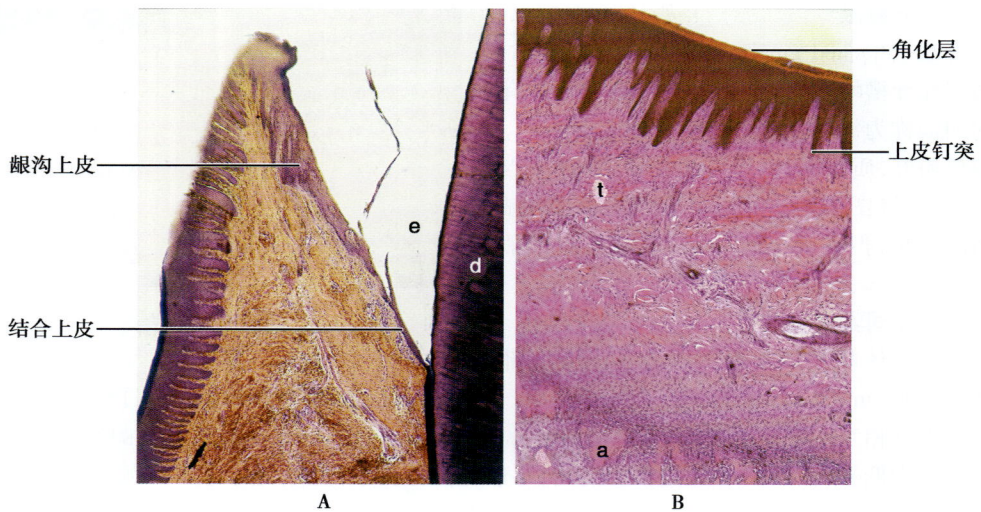

图 4-6　牙龈上皮层
A. 龈沟上皮　B. 牙龈上皮　a:牙槽骨　e:牙釉质间隙　d:牙本质　t:上皮下结缔组织

上皮附着在牙表面的一条带状上皮，从龈沟底开始，向根尖方向附着在牙釉质或牙骨质的表面。结合上皮是无角化的鳞状上皮，在龈沟底部约含 15~30 层细胞，向根尖方向逐渐变薄（图 4-7），约含 3~4 层细胞。结合上皮细胞呈扁平状，其长轴与牙面长轴平行，无上皮钉突。在与结缔组织的连接处细胞为立方状，类似基底细胞（图 4-7）。但如受到刺激，可见上皮钉突增生，伸入结缔组织中。

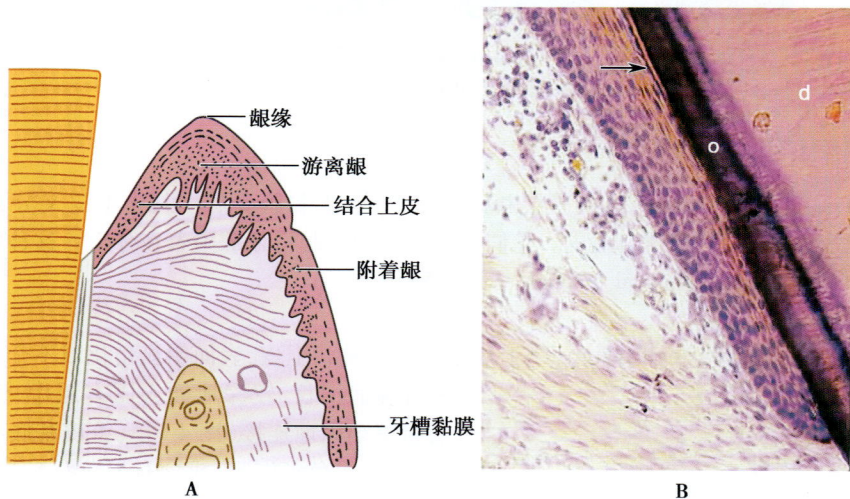

图 4-7　结合上皮
A. 结合上皮和龈沟示意图　B. 结合上皮的结构（箭头示基板样物）　d:牙本质　o:牙骨质

在电镜下，结合上皮细胞含有丰富的高尔基复合体，粗面内质网和线粒体，胞质中张力细丝较少并与细胞表面平行。细胞间的桥粒比牙龈其他区域的上皮细胞少，细胞外间隙增大，因此，能使牙龈结缔组织中的炎细胞、单核细胞、大分子量的物质和整个细胞移动到龈沟中。在龈沟底部的细胞中含溶酶体较多，显示较强的磷酸酶活性。

上述形态学特点表明，结合上皮是一种未成熟的上皮，属于简单上皮。从上皮和间充质之间的关系看，支持上皮的结缔组织在决定上皮的表型中起重要作用。上皮下结缔组织对于复层鳞状上皮的正常成熟有诱导作用。而结合上皮下结缔组织缺乏这种诱导作用，致使结合上皮仍保持其不成熟特征。上皮的这种不成熟性表现为，结合上皮形成许多半桥粒，使细胞与牙面紧密附着；结合上皮的表层不易脱落，其更新的细胞移动到牙表面，然后向牙冠方向脱落到龈沟中，而在牙龈上皮中，基底细胞分裂增生补充脱落的表层细胞。另外结合上皮细胞在牙表面产生一种基板样物质

（包括透明板和密板两部分），并能通过半桥粒附着在这些物质上（图4-8），使结合上皮紧密地附着在牙面上。这种结构很类似于上皮与结缔组织连接的方式。

结合上皮在牙面上的位置因年龄而异，年轻时附着在牙釉质上，随年龄增长而向根方移动，中年以后多在牙骨质上（图4-9）。

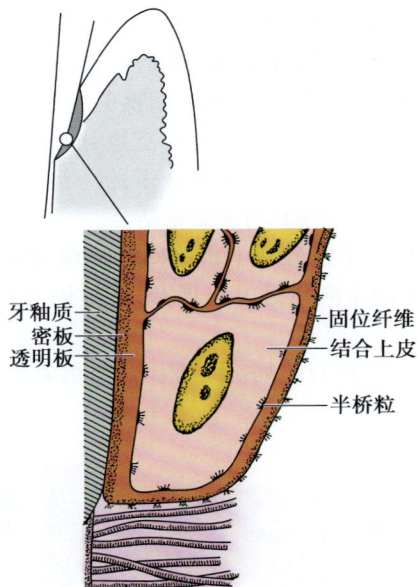

图4-8　结合上皮在牙面上附着方式示意图

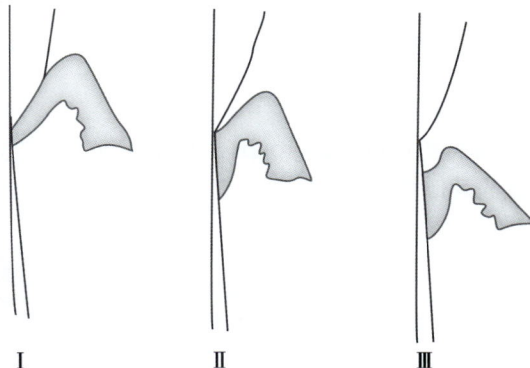

图4-9　随年龄增长，结合上皮向根方移动

结合上皮紧密附着于牙表面，任何手术，例如牙周洁治或制作修复体等，都不应损伤结合上皮，以免上皮与牙的附着关系被破坏。另一方面，结合上皮增殖能力较强，外科手术切除牙龈后，新的上皮附着能很快形成。

4. 龈谷上皮　此上皮表面为薄的无角化上皮，有上皮钉突伸入到结缔组织中，乳头层中常有炎细胞浸润（图4-10）。曾经认为，在结合上皮形成过程中，除了龈谷区外，缩余釉上皮被口腔上皮代替，而龈谷区仍保留着缩余釉上皮的特征，成为牙龈的脆弱区，在牙周炎的发生中有重要作用。事实上龈谷上皮与结合上皮一样都来自牙上皮。目前没有证据表明，龈谷上皮的结构可成为引起牙周炎的脆弱区。但由于解剖形态关系，龈谷区易使细菌和菌斑集聚而发生龈炎。

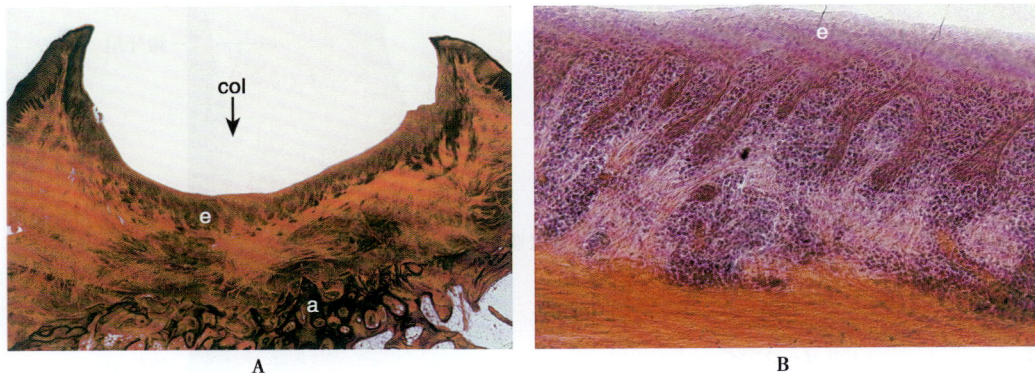

图4-10　龈谷的组织结构

A.col:龈谷　e:龈谷上皮　a:牙槽骨　B.高倍镜下龈谷上皮无角化,固有层乳头层有大量炎细胞浸润

（二）固有层

固有层发育自早期神经嵴细胞迁移形成的外胚间充质，由致密的结缔组织构成。高而长的结缔组织乳头使局部上皮隆起，隆起部分之间的凹陷处，相当于细长的上皮钉突，上皮钉突的表面形

69

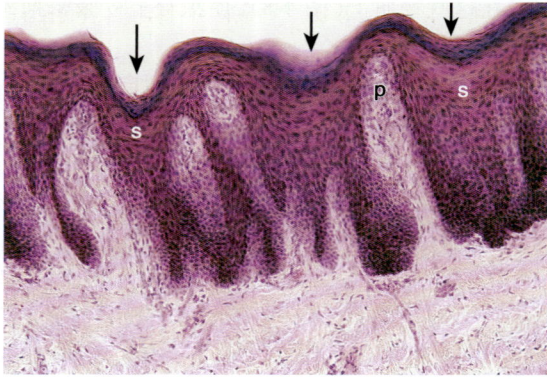

图 4-11　牙龈点彩
p:高而长的乳头　s:上皮钉突表面的凹陷(箭头示)

成浅凹即为点彩(图 4-11)。

固有层含有丰富的胶原纤维,并直接附着于牙槽骨和颈部牙骨质,使牙龈与深部组织稳固贴附。只有少量的弹力纤维分布在血管壁。其中胶原纤维束呈各种方向排列,可分为下列几组(图 4-12,图 4-13)。

1. 龈牙组(dentogingival group)　自牙颈部牙骨质向牙冠方向散开,止于游离龈和附着龈的固有层,广泛地分布牙龈固有层中,是牙龈纤维中最多的一组。主要是牵引牙龈使其与牙紧密结合。

2. 牙槽龈组(alveologingival group)　自牙槽嵴向牙冠方向展开,穿过固有层止于游离龈和附着龈的固有层中。

3. 环行组(circular group)　位于牙颈周围的游离龈中,呈环行排列。纤维比其他组要细,常与邻近的其他纤维束缠绕在一起,有助于游离龈附着在牙上。

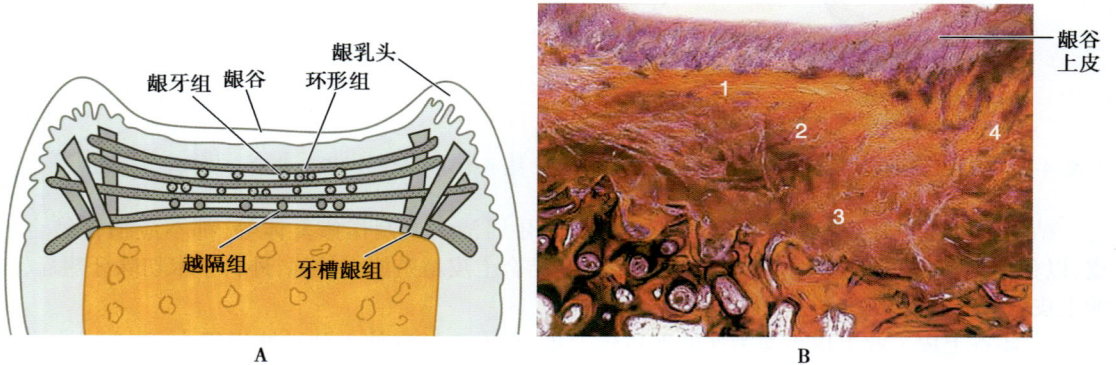

图 4-12　固有层的各种纤维
A. 牙间龈组织颊舌断面示意图:两龈乳头之间为龈谷,固有层有各种纤维　B. 牙间龈组织颊舌向切片观　1:环形组　2:龈牙组　3:越隔组　4:牙槽龈组

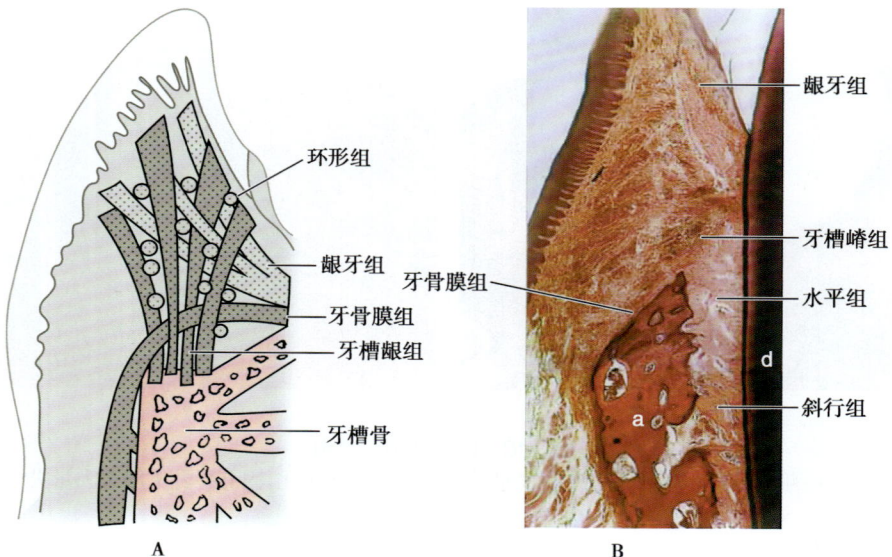

图 4-13　牙龈纤维束分布状况
A. 牙龈纤维束分布示意图　B. 牙龈颊舌切片观　a:牙槽骨　d:牙本质

4. **牙骨膜组** (dentoperiosteal group)　自牙颈部的牙骨质,越过牙槽突外侧皮层骨骨膜,进入牙槽突和前庭肌和口底。

5. **越隔组** (transseptal group)　是横跨牙槽中隔,连接相邻两牙的纤维,只存在于牙邻面,起于结合上皮根方的牙骨质,呈水平方向越过牙槽嵴,止于邻牙相同部位。保持牙弓上相邻两牙的接触,阻止其分离(图4-14)。

牙龈中几乎没有弹力纤维,仅在大的血管壁中有弹力纤维。相反,牙槽黏膜的固有层中含有大量的弹力纤维。

牙龈没有黏膜下层,固有层含有多种细胞成分,主要是成纤维细胞,还存在一类具有干细胞特性以及显著组织再生和免疫调节能力的间充质细胞,称为牙龈间充质干细胞(gingiva mesenchymal stem cells)。还有少量淋巴细胞、浆细胞和巨噬细胞等。

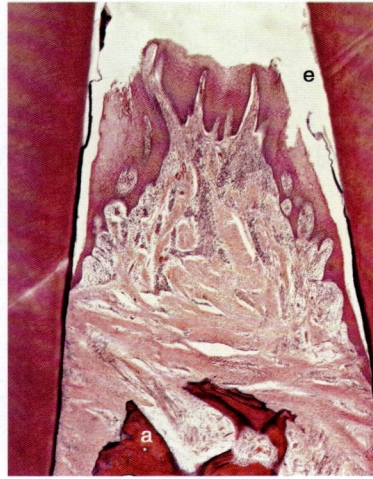

图4-14　越隔组
a:牙槽骨　e:牙釉质间隙

(三) 血液供给和神经

牙龈的血管来自牙槽动脉分支,即:①分布在牙槽骨颊舌侧的骨膜上动脉;②牙周膜的血管分支进入牙龈;③牙槽中隔动脉。

牙龈含丰富的淋巴管,起自牙龈固有层中的乳头层,汇合成牙槽骨骨膜淋巴网,回流到颏下和下颌下淋巴结中。

牙龈有丰富的神经,在上颌来自上牙槽和腭前神经,在下颌来自下牙槽神经和舌神经。有不同类型的神经末梢,如触觉小体、环状和球状小体,或很细的神经纤维进入上皮层中。

第二节　牙　周　膜

牙周膜又称牙周韧带(periodontal ligament, PDL)(图4-15),是连接牙骨质与牙槽骨之间的致密结缔组织。牙周膜在某种程度上可以视为牙槽骨的骨膜,其厚度范围是0.15~0.38mm,在根中1/3最薄,随着年龄的增加其厚度逐渐减小。牙周膜作为连接牙骨质和牙槽骨间的纽带,其主要功能是抵抗和调节咀嚼过程中牙所承受的压力。

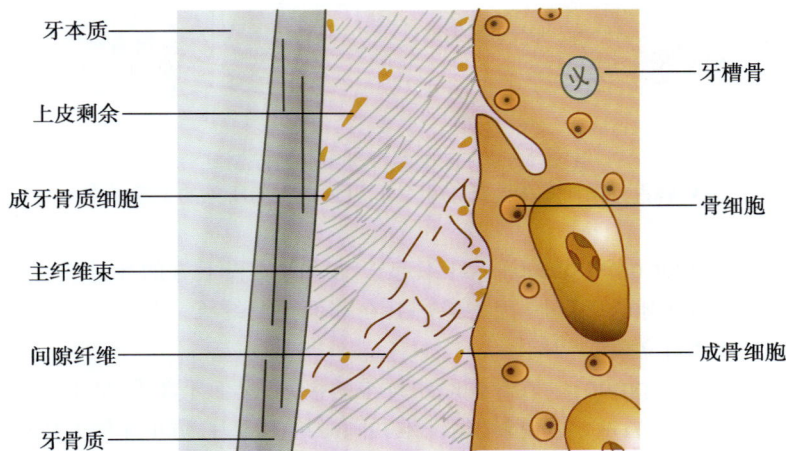

牙本质
上皮剩余
成牙骨质细胞
主纤维束
间隙纤维
牙骨质

牙槽骨
骨细胞
成骨细胞

图4-15　牙周膜结构示意图

一、组织结构

牙周膜同其他结缔组织一样,由纤维、基质和细胞组成。纤维主要包括胶原纤维和弹力纤维;

学习笔记

细胞包括成纤维细胞、牙周膜干细胞、成牙骨质细胞、Malassez上皮剩余、成骨及破骨细胞等；细胞间则由胶原纤维束和黏多糖、糖蛋白、糖脂等构成的基质充填。

（一）纤维

牙周膜的纤维主要由胶原纤维和不成熟的弹力纤维组成，其中胶原纤维数量最多，构成牙周膜的主要成分，主要为Ⅰ型、Ⅲ型和Ⅻ型胶原。牙周膜中的胶原由成纤维细胞合成，在细胞外聚合成纤维，汇积成粗大的纤维束，并沿一定的方向排列，称主纤维。每一纤维束像一条绳索，它们不断地改建，来保持整条纤维束的结构和功能，因而主纤维束能使牙周膜担负持续的压力。主纤维束之间有疏松的纤维组织，牙周膜中的血管和神经穿行其中（图4-16）。

主纤维分布在整个牙周间隙内，一端埋入牙骨质，另一端埋入牙槽骨，仅在牙颈部游离分布在牙龈固有层中。埋在牙骨质和牙槽骨中的纤维称穿通纤维或沙比纤维

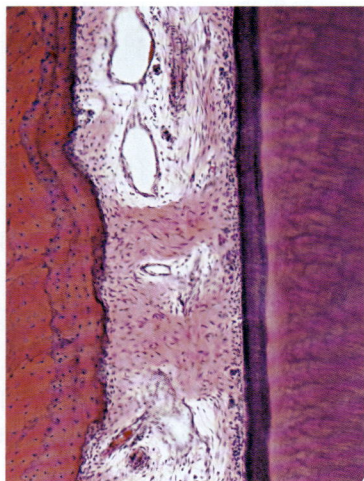

图4-16 牙周膜纤维中含有血管

（Sharpey's fiber）。一般埋在无细胞牙骨质中的沙比纤维完全矿化，而埋在有细胞牙骨质中的纤维仅在其周围发生部分矿化。

由于主纤维所在的部位和功能不同，其排列方向也不同。主纤维自牙颈部向根尖部的排列方向不尽相同，可以分为以下几组（图4-17）：

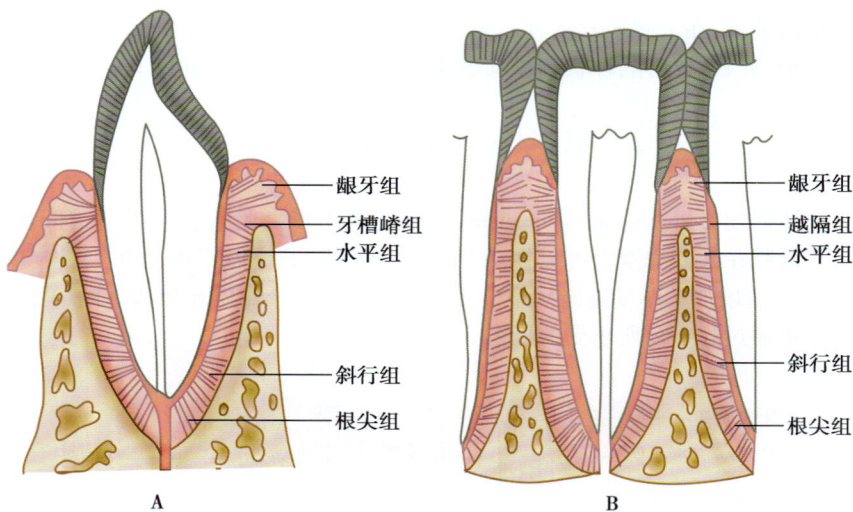

图4-17 牙周膜主纤维束分布示意图
A.唇舌方向所见的主纤维束　B.近远中方向所见的主纤维束

1. **牙槽嵴组**（alveolar crest group）　纤维起于釉牙骨质界下方的牙骨质，向外下方走行，止于牙槽嵴顶。主要分布在牙的唇（颊）、舌（腭）侧，在邻面无此纤维。其功能是将牙向牙槽窝内牵引，对抗侧方力，保持牙直立（图4-18）。

2. **水平组**（horizontal group）　在牙槽嵴组纤维的根方，起于牙骨质，呈水平方向走行，止于牙槽骨，是维持牙直立的主要力量，与牙槽嵴组纤维共同对抗侧向力，防止牙侧方移动（图4-19）。

3. **斜行组**（oblique group）　是牙周膜中数量最多、力量最强的一组纤维。除牙颈部和根尖区外，都是斜行组纤维分布的区域。纤维起于牙骨质，以约45°角向牙槽嵴顶走行，止于牙槽骨。纤维附着牙骨质的一端近根尖部，而埋入牙槽骨的一端近牙颈部，将牙悬吊在牙槽窝内。这种结构可将牙承受的咀嚼压力转变为牵引力，均匀地分散到牙槽骨上。而在水平切面上，斜行组纤维的排列呈交织状，而不是直的放射状，可以限制牙的转动（图4-20）。

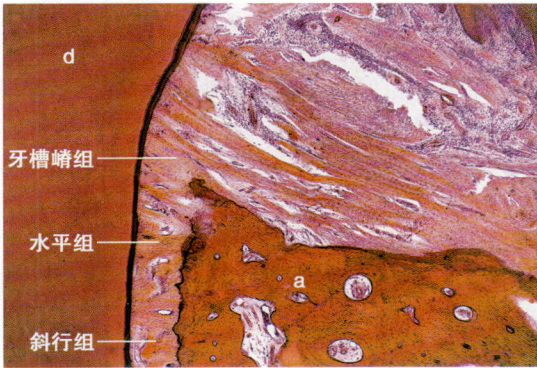

图 4-18　牙周膜主纤维束的牙槽嵴组纤维
a. 牙槽骨　d. 牙本质

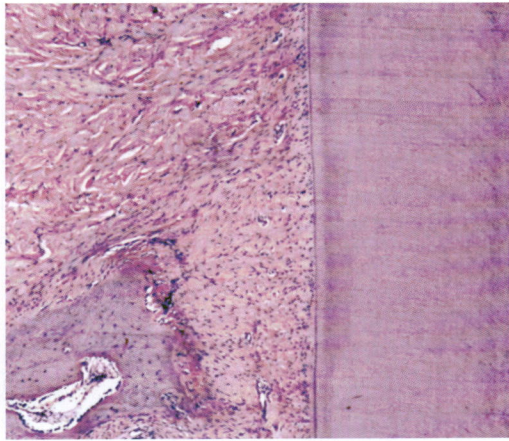

图 4-19　牙周膜主纤维束的牙槽嵴组、水平组纤维

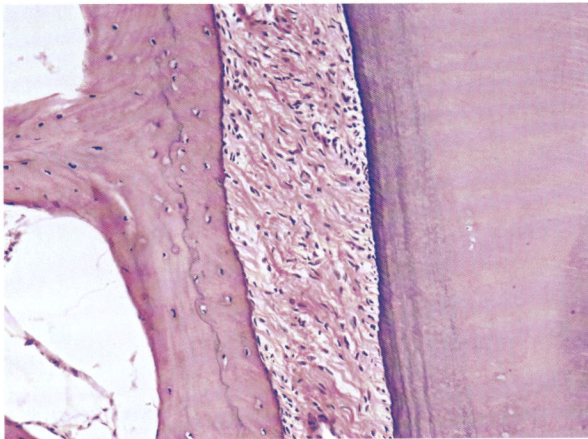

图 4-20　牙周膜主纤维束的斜行组纤维

4. **根尖组（apical group）**　起于根尖区牙骨质，呈放射状止于根尖周围的牙槽骨，具有固定根尖的作用，保护进出根尖孔的血管和神经（图 4-21）。

5. **根间组（interradicular group）**　只存在于多根牙，起自根分叉处的牙根间骨隔顶，止于根分叉区牙骨质，有防止牙根向冠方移动的作用（图 4-22）。

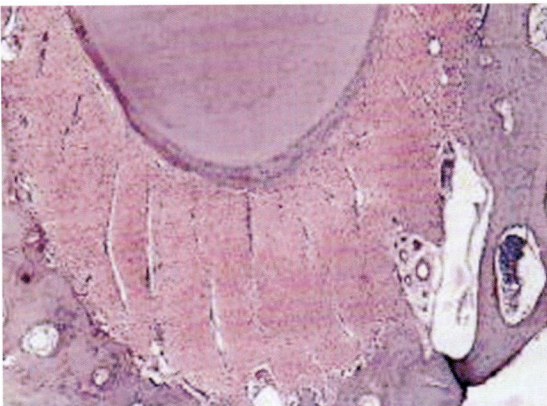

图 4-21　牙周膜主纤维束的根尖组纤维

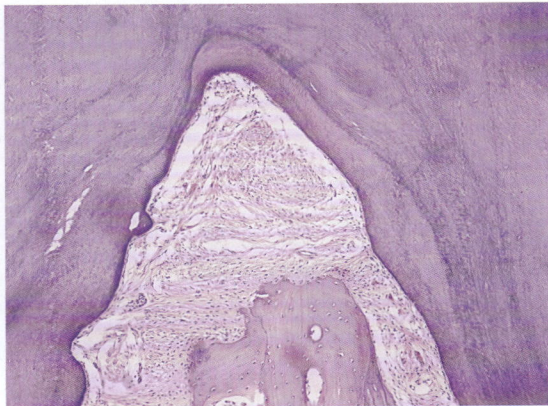

图 4-22　牙周膜主纤维束的根间组纤维

主纤维在不同位置的排列方向和功能不尽相同,但又互相协调,共同支持和稳固牙完成咀嚼功能。比如,当牙承受垂直压力时,除根尖区外,几乎全部纤维呈紧张状态,可担负较大合力;而侧向压力仅使部分纤维呈紧张状态,这时易造成牙周纤维的损伤。

（二）基质

基质是牙周膜的主要组成部分,其成分与其他结缔组织相似,但组成比例不同。主要由氨基葡聚糖（GAG）和糖蛋白组成,充满在细胞、纤维、血管和神经之间。基质中含有约70%的水,这对于咀嚼过程中帮助牙抵抗咀嚼力具有重要的作用。当牙周出现外伤和炎症时,基质中的组织液会大量增加。

（三）细胞

1. 成纤维细胞　是牙周膜中数量最多、功能最重要的细胞,具有独特且高效的合成与分解胞外基质中胶原蛋白的能力（图4-23）。牙周膜成纤维细胞核大,胞质嗜碱性且含有大量合成与分泌蛋白的细胞器（如粗面内质网、核糖体、高尔基复合体）。在许多成纤维细胞中还可发现含有胶原碎片的小泡。胶原纤维被成纤维细胞吞噬进入小泡中,然后胞质的溶酶体与小泡融合,产生胶原酶降解被吞噬的纤维,表明成纤维细胞具有吸收胶原的能力。此外,牙周膜成纤维细胞还具有发育良好的细胞骨架,主要是肌动蛋白,能使其形状和移动发生改变以适应功能的需要。牙周膜成纤维细胞间通过黏着、缝隙连接等形式进行频繁的联系。它们沿着胶原纤维束的长轴排列并环绕纤维束,持续不断地对胶原纤维进行改建。这种改建由成纤维细胞合成胶原同时也降解胶原来实现的。而且改建不局限在牙周膜中央区,整个牙周膜都可发生改建和更新。因此,任何对纤维细胞功能的破坏,都能导致牙支持组织的丧失。

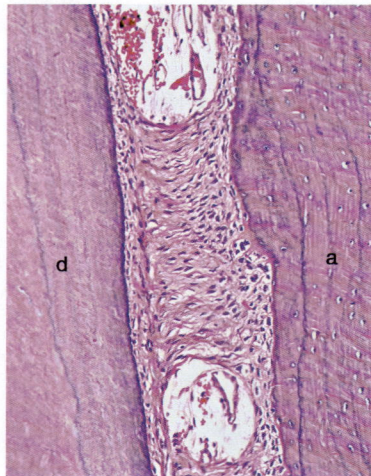

图4-23　牙周膜结构
a：牙槽骨　d：牙本质

2. 牙周膜干细胞（periodontal ligament stem cell, PDLSC）　是存在于牙周膜中的一种未分化的间充质干细胞,具有自我更新及多向分化潜能,不仅能够维持牙周组织的稳态,而且参与牙周组织的再生。

3. 成牙骨质细胞　分布在邻近牙骨质的牙周膜中,细胞扁平,胞核圆或卵圆形。细胞平铺在根面上,在牙骨质形成时近似立方状（图4-24）。

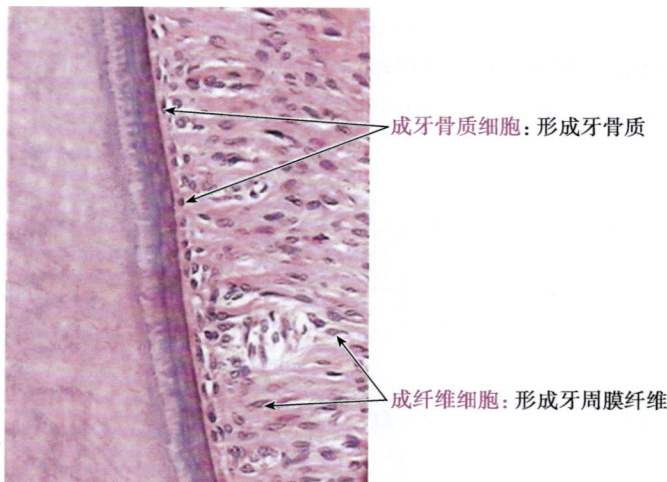

成牙骨质细胞：形成牙骨质

成纤维细胞：形成牙周膜纤维

图4-24　成牙骨质细胞

4. 上皮剩余　在牙周膜中,邻近牙骨质的纤维间隙中可见到小的上皮条索或上皮团,与牙根表面平行排列,也称Malassez上皮剩余（图4-25）。这是牙根发育期上皮根鞘残留下的上皮细胞。

在光镜下细胞较小,立方或卵圆形,胞质少,嗜碱染色。电镜观察上皮剩余有基底膜将细胞与牙周膜的基质分开,相邻细胞有桥粒相连,胞质含有张力微丝和大量的核糖体。平时上皮剩余呈静止状态,在受到炎症刺激时,上皮增殖成为颌骨囊肿和牙源性肿瘤的来源。

5. 成骨细胞和破骨细胞　同身体其他骨骼一样,在骨形成时,邻近牙槽骨表面有许多成骨细胞。形态立方状,胞核大,核仁明显,胞质嗜碱性,静止期的成骨细胞为梭形。

当牙槽骨发生吸收时,在骨吸收处出现蚕食状凹陷称为 Howship 陷窝。破骨细胞是多核巨细胞,直径可达 50μm 以上,胞核数目不等,胞质嗜酸性,位于吸收陷窝内(图 4-26)。当骨吸收停止时,破骨细胞即消失。当牙骨质吸收时,在吸收处也可见破骨细胞,亦可称为破牙骨质细胞。

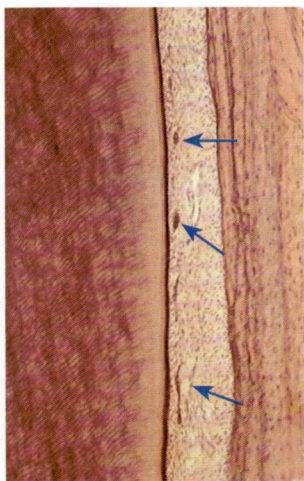

图 4-25　上皮剩余

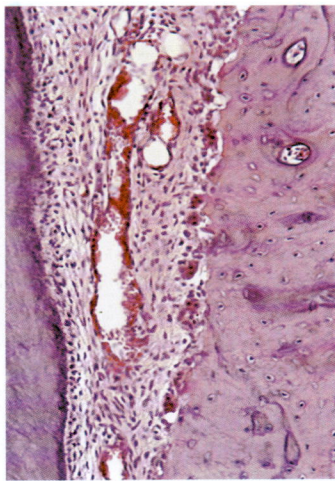

图 4-26　牙槽骨的吸收——破骨细胞

（四）血管和淋巴管

牙周膜内含有丰富的血管,来自牙槽动脉的分支,主要有三方面来源:①来自牙龈的血管;②来自上、下牙槽动脉分支进入牙槽骨,再通过筛状板进入牙周膜;③来自上、下牙槽动脉在进入根尖孔前的分支(图 4-27)。这些分支进入牙槽骨后分散形成牙槽骨动脉。再从牙槽骨动脉发出无数小分支穿过牙槽骨,进入牙周膜。牙周膜血管通常穿行于主纤维束间疏松的结缔组织,并相互交织形成毛细血管网。这其中存在许多动静脉吻合,静脉血最终汇聚至根尖部较大的小静脉。牙周膜血管分布因牙而异,后牙的牙周膜血管比前牙丰富,下颌牙比上颌牙丰富。而在单个牙,血管分布最密集的区域是近牙龈 1/3 处,其次是靠近根尖 1/3 处。因此,在拔牙创口的愈合过程中,牙颈部和根尖部的血凝块总是最快形成的。

淋巴管在牙周膜中呈网状分布,与血管伴行,止于根尖部,与来自牙髓的淋巴管吻合,注入下颌下和颏下淋巴结。当牙周膜发生炎症时可引起上述淋巴结肿大。

（五）神经

牙周膜有丰富的神经,来自根尖区神经纤维,沿牙周膜向牙龈方向走行。来自牙槽骨内神经,穿过牙槽窝骨壁进入牙周膜后分为两支,分别向根尖和牙龈方向走行,并与来自根尖的神经纤维混合(图 4-26)。牙周膜神经纤维大部分是感觉神经纤维,自主神经较少。在牙周膜中,邻近牙槽骨侧面 1/3 处有成束的有髓和无髓神经纤维,伴血管分布,而邻近牙骨质侧有孤立的有髓和无髓神经纤维。牙周膜除感受触、压感觉外,还感受痛觉。

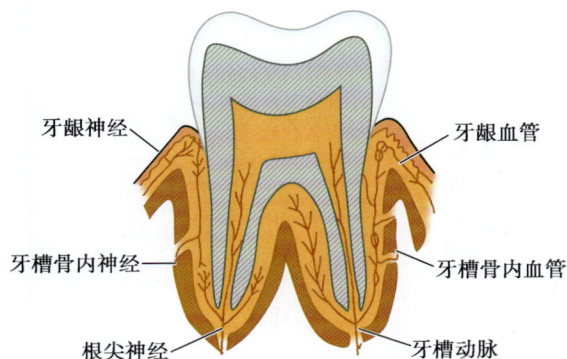

图 4-27　牙周膜的血管和神经示意图

牙龈神经　牙龈血管　牙槽骨内神经　牙槽骨内血管　根尖神经　牙槽动脉

图片：ER4-11
牙周膜血管

学习笔记

神经末梢的分布存在位置差异,根尖区相比其他区域含有更多的神经末梢(但除了上颌前牙区,这个区域不仅神经纤维的分布密度高于磨牙区,而且神经纤维的分布密度在唇侧的冠方 1/2 与根尖区是相同的)。在人的牙周膜中有 4 种神经末梢:①游离末梢(最常见的类型)呈树枝样分支,沿牙根长度有规律间隙分布,每一末梢支配各自的区域,有时可延伸至成牙骨质细胞层。大部分末梢来自无髓鞘神经纤维,但仍有施万细胞包裹并有突起伸入到周围的结缔组织中。此类神经末梢属于伤害感受器和机械感受器。②Ruffini 末梢,分布在根尖周围的神经末梢,类似 Ruffini 小体,呈树突状,末端伸入牙周膜纤维束中。属于机械感受器。③环状末梢分布在牙周膜中央区,功能以及超微结构尚不明确。④梭形末梢(最少见的类型)与根尖有联系,呈棒状由纤维膜包被(图 4-28)。

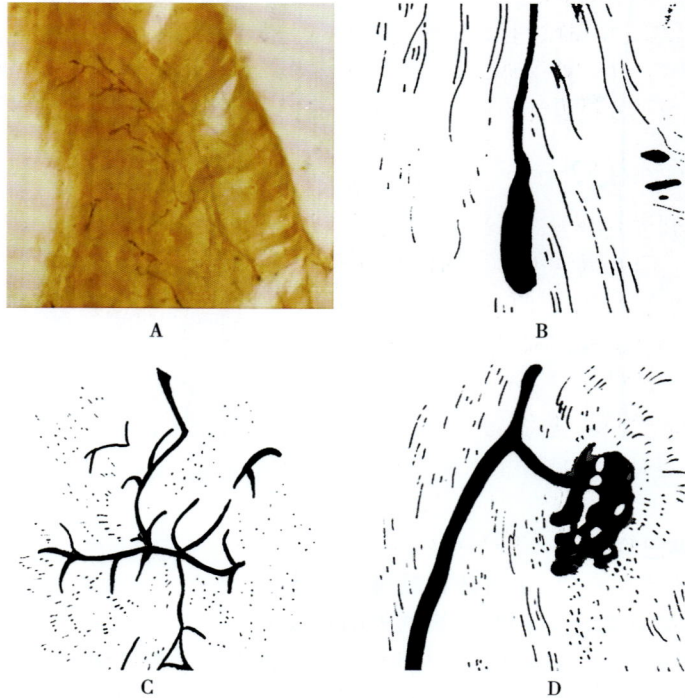

图 4-28　牙周膜神经末梢
A.大鼠近中根牙周膜神经纤维染色显示游离末梢呈树枝状　B.梭形末梢(图 A 中的放大)　C.Ruffini 末梢　D.环状末梢

牙周膜神经纤维大部分是感觉神经纤维,自主神经较少。在牙周膜中,邻近牙槽骨侧面 1/3 处有成束的有髓和无髓神经纤维,伴血管分布,可能参与局部血流的调控;而邻近牙骨质侧则是孤立的有髓和无髓神经纤维。牙周膜的感觉神经可分为有髓鞘的 A 类纤维和无髓鞘的 C 类纤维。A 类纤维按其直径大小又分为 A_β($>6\mu m$)和 A_δ($<6\mu m$),A_β 纤维是机械感受器纤维,细的无髓神经纤维($<1\mu m$)为 C 纤维。牙周痛觉感受器主要是 A_δ 和 C 纤维的游离神经纤维末梢。A_δ 纤维阈值较低,疼痛特点为尖锐性刺痛。C 纤维阈值较高,疼痛强度剧烈。

在牙周膜中有时可见到圆形的钙化小体,称为牙骨质小体(图 4-29)。单个或多个同时存在,游离于牙周膜中或附着在牙骨质表面。牙骨质小体可能是变性的上皮细胞发生钙化而形成。

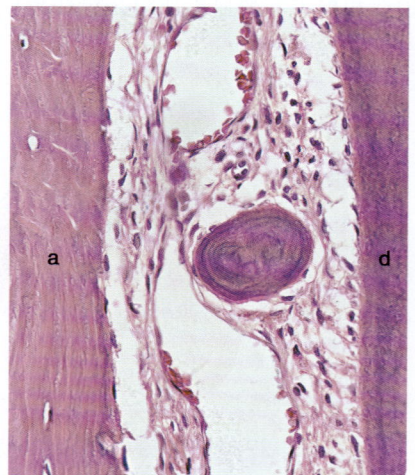

图 4-29　牙周膜中的牙骨质小体
a:牙槽骨　d:牙本质

二、牙周膜的功能

牙周膜的组织结构使牙能够附着于牙槽骨,并抵抗咀嚼力。牙周膜主要具有以下四大功能。

1. **支持功能**　牙周膜的主要纤维一端埋入牙骨质,一端埋入牙槽骨,将牙固定在牙槽窝中。同时它还有保护作用,可缓冲外力的冲击,保护其中的血管神经及牙根免受外力的损害。牙周膜一旦受到损害,无论牙体如何完整,牙因失去附着而松动,以致脱落。

2. **感觉功能**　牙周膜中有丰富的神经和末梢感受器,对疼痛和压力、轻叩和震动都有很敏锐的感觉。通过神经系统的传导和反射,支配着颌骨、肌肉和关节的运动,因此牙周膜有调节和缓冲咀嚼力的功能。

3. **营养功能**　牙周膜中丰富的血供,不仅营养牙周膜本身,也营养牙骨质和牙槽骨。

4. **形成功能**　牙周膜不断地进行更新,牙周膜干细胞的自我更新和多向分化潜能有益于维持牙周组织内环境的稳定,使其处于良好的功能状态。成骨细胞和成牙骨质细胞不断地形成新的牙骨质和牙槽骨,新生成的牙周膜纤维被埋在其中,以保证牙和牙周膜的正常附着联系。

三、牙周膜结构对功能的适应性

牙周膜的结构与其功能密切相关。在一定条件下牙周膜可发生功能适应性改建。当需要功能增强时,牙周膜宽度可以增加50%,同时,胶原纤维束的厚度也会显著增加。反之,当功能减低时,牙周膜宽度缩窄,胶原纤维束的数量和厚度也相应减少。如埋伏牙及长久不用的牙,牙周膜变窄,主纤维失去规律的功能性排列,牙骨质和牙槽骨中缺乏穿通纤维。这种功能适应性改建也会波及牙骨质和牙槽骨表面。

正常情况下,牙周膜必须维持其宽度的稳定。这要求牙骨质、牙槽骨的骨性改建与介于两者之间的牙周膜软组织改建达到平衡,要实现这种平衡必须对牙周膜中的细胞进行精确的调控。任何干扰这一平衡的因素都会导致出现异常的病理状况。如:①当破骨细胞的分化及功能出现问题时,牙会与周围的骨质粘连导致无法顺利萌出;②当骨、牙的矿化异常时,会导致牙过早脱落,可见于低碱性磷酸酯酶症。

四、牙周膜的增龄变化

随着年龄的增长,牙周膜中胶原纤维增多,直径增大,细胞成分减少。基质中硫酸软骨素减少。牙周膜厚度的改变是重要的增龄变化。随着年龄的增长,牙周膜厚度变薄。如在青年人中牙周膜厚约为0.21mm,在成人厚为0.18mm,到老年时(51~67岁),厚度减少到0.15mm。这种变化可能是由于咀嚼功能降低而引起的。

在正常情况下,牙骨质牙釉质结合处是结合上皮附着的正常解剖位置。随着年龄增加和炎症的刺激,结合上皮附着水平缓慢向根方移动(又称为被动萌出),达到牙骨质表面。局部因素如食物嵌塞能引起局部的萎缩。

第三节　牙　槽　骨

牙槽骨(alveolar bone)是上下颌骨包围和支持牙根的部分,又称牙槽突(alveolar process)。容纳牙根的窝称牙槽窝,牙槽窝在冠方的游离端称牙槽嵴,两牙之间的牙槽突部分称牙槽中隔。

牙槽骨组织结构与身体其他骨相似,当牙建立功能性咬合后,牙槽骨开始成熟;反之,如果牙脱落牙槽骨也就随之而萎缩。因此,牙对于牙槽骨的发育及维持起着至关重要的作用。牙槽嵴的形态在前牙区为圆柱状,在磨牙区为扁平状。但颊或舌侧位的牙,牙槽嵴变薄或消失。

一、组织结构

牙槽骨的结构与身体其他骨骼一样,由骨细胞和矿化的基质构成。骨细胞位于骨陷窝内,被矿化的基质包绕。细胞为扁平状,有许多细长的突起形成骨小管,与相邻的骨细胞互相连接。成骨细胞和破骨细胞见牙周膜一节。骨基质由有机成分和无机成分组成,有机成分由Ⅰ型胶原和非胶原蛋白及糖蛋白组成,其中有一些骨的生长因子如BMP、骨钙素和骨涎蛋白等,调节细胞的分化和新骨形成。胶原纤维在基质中平行排列。无机成分由羟基磷灰石组成,占60%,呈细针状平行排列在胶原纤维之间。牙槽骨按其解剖部位可分为固有牙槽骨、骨密质和骨松质(图4-30)。

(一) 固有牙槽骨

固有牙槽骨(alveolar bone proper)衬于牙槽窝内壁,包绕牙根与牙周膜相邻,在牙槽嵴处(通常低于釉牙骨质界1.5~2mm)与外骨板相连。它是一层多孔的骨板,又称筛状板(cribriform plate)。牙周膜的血管和神经纤维穿过小孔进入骨髓腔中。由于固有牙槽骨很薄,无骨小梁结构,在X线片表现为围绕牙周膜外侧的一条白色阻射线,称骨硬板(lamina dura)(图4-31),是检查牙周组织的重要标志。阻射能力的增强是因为没有骨小梁的骨板更不易被X线穿过所致,并不表明固有牙槽骨矿化程度的增加。当牙周膜发生炎症和外伤时,骨硬板首先消失。

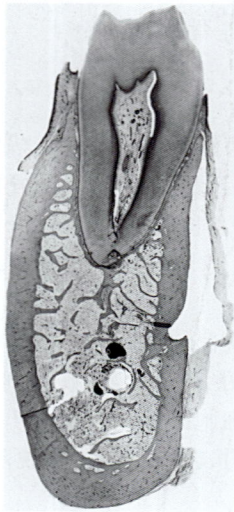

图4-30　下颌骨及其牙槽突断面

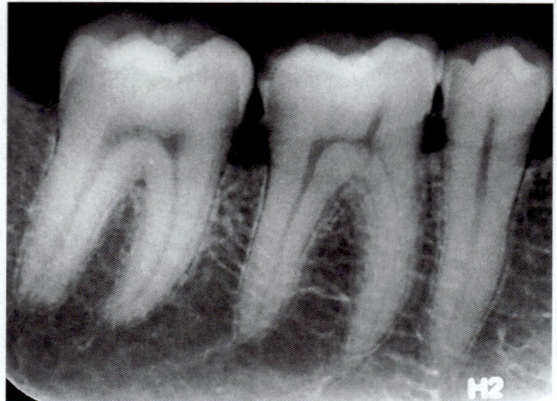

图4-31　骨硬板
X线片可见围绕牙周膜外侧的一条白色阻射线

组织学上固有牙槽骨由平行排列的骨板构成,与牙槽窝壁平行。构成骨板的内源性胶原纤维较粗大。邻近牙周膜侧的固有牙槽骨呈板层排列,其中包埋了大量的牙周膜纤维即穿通纤维(perforating fibers),这些纤维在细胞牙骨质中仅外层组织发生矿化。其走行方向与骨板垂直或有一定角度,固有牙槽骨中的穿通纤维比牙骨质中的穿通纤维粗。由于有大量的外源性胶原纤维的埋入,所以固有牙槽骨又称为束骨(bundle bone)(图4-32)。在邻近骨髓侧,由骨板和哈弗系统所构成,其外层有几层骨板呈同心圆排列,内有神经和血管通过(图4-33)。束骨中的内源性胶原纤维较邻近的皮质骨板中少。

(二) 骨密质

骨密质(compact supporting bone)是牙槽骨的外表部分,即颌骨内、外骨板延伸的部分。骨密质包括哈弗系统(haversian system)骨,平行骨板以及骨小管。骨密质的厚度颇不一致,上颌牙槽骨的唇面,尤其前牙区骨密质很薄,有许多血管和神经穿过的滋养管,而舌侧增厚(图4-34)。在下颌骨则相反,骨密质比上颌厚而致密,小孔很少,所以在施行局部麻醉时,在上颌前牙用局部浸润麻醉的效果比下颌好。通常下颌的骨密质,其舌侧骨板比颊侧厚,但在前磨牙和磨牙区由于担负较大的咀嚼力,颊侧骨板也增厚。微观水平上骨单位间多为不规则骨板,又称间骨板(interstitial lamella)。位于骨板间的卵圆形陷窝内充填着骨细胞。

(三) 骨松质

骨松质(cancellous supporting bone)由骨小梁和骨髓组成,位于骨密质和固有牙槽骨之间。在固有牙槽骨和骨密质融合而成的骨突之间存在着骨髓腔,其中包含成骨细胞、脂肪细胞、成熟及未

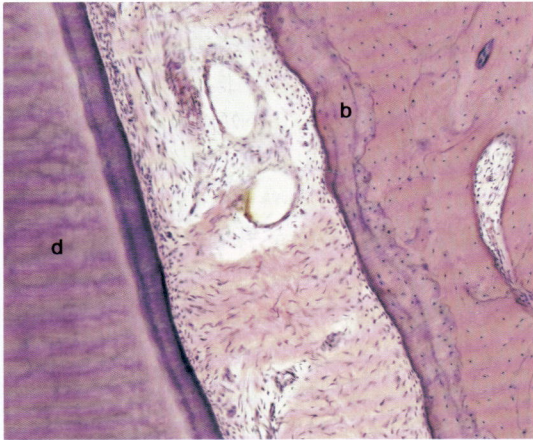

图 4-32 束骨
b：束骨　d：牙本质

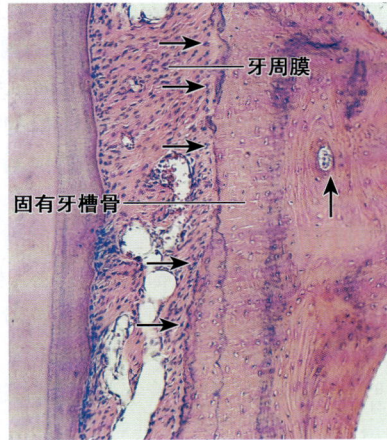

图 4-33 固有牙槽骨（横箭头示成
骨细胞层，竖箭头示哈弗系统）

成熟的血细胞。骨松质由含细纤维的膜性骨组成，呈板层排列伴有哈弗系统，形成大的骨小梁。前牙区骨松质含量少，有时牙根唇面由于无板层骨而形成裂隙或者两层骨密质直接融合在一起。后牙支持骨量多，骨小梁的粗细、数量和排列方向与所承担的咀嚼力密切相关。承受较大咀嚼力的区域，支持骨量增多，骨小梁粗大致密，骨髓间隙小；而无功能力的牙或咀嚼力小的牙，则骨小梁细小，骨髓间隙大。骨小梁的排列方向一般与咬合力相适应，以最有效的排列方向来抵抗外来的压力。如两牙间的骨小梁呈水平排列，而根尖周围的骨小梁为放射状排列，故能从各个方向支持牙（图 4-35）。而无功能的牙的周围，骨小梁排列无规律。骨松质中的骨髓在年轻时有造血功能，称为红骨髓，内含有造血干细胞和骨髓基质干细胞，可分化为成纤维细胞、成骨细胞、成软骨细胞和脂肪细胞等，对调节骨形成和骨改建有重要的作用。成年时含脂肪多，为黄骨髓。

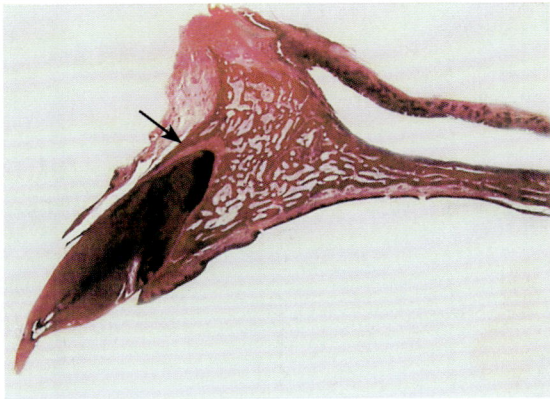

图 4-34 切牙唇腭向切面观
唇侧骨密质薄，骨松质稀少（箭头示），腭侧骨松质丰富

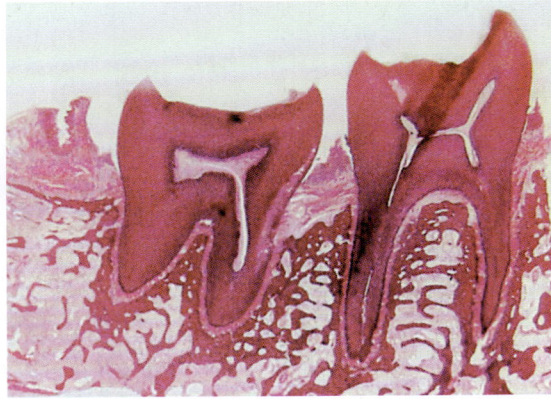

图 4-35 后牙牙槽骨骨松质小梁排列方向
根尖部呈放射状，牙根间呈水平状

二、生物学特性

牙槽骨是高度可塑性组织，也是人体骨骼最活跃的部分。它不但随着牙的生长发育、脱落替换和咀嚼压力而变动，而且也随着牙的移动而不断地改建。牙槽骨具有受压力被吸收，受牵引力会增生的特性。一般情况下牙槽骨的吸收与新生保持动态平衡。临床上利用此特性可使错𬌗畸形的牙得到矫正治疗。如加一定强度压力于牙上，一定时间之后，受压侧骨吸收，牙的位置随之移动，而受牵引侧骨质增生，来补偿牙移去后所留下的位置。

牙槽骨的改建是通过骨的形成和骨的吸收来完成的。在骨质新生时，镜下可见成骨细胞排列在新骨周围。新骨的表面有一层刚形成尚未钙化的骨基质，称为类骨质。在骨吸收区，骨表面有蚕食状凹陷,称 Howship 陷窝又称骨吸收陷窝。凹陷处可见多核巨细胞即破骨细胞。在相对静止的骨吸收区,只见吸收陷窝而无破骨细胞。骨吸收后骨缺失区可被新生骨修复。

1. 牙生理移动时牙槽骨的改建　牙的生理性移动主要有 3 种:①由于补偿𬌗面磨损而不断向𬌗面方向移动;②补偿牙冠邻面磨损的近中方向移动,以此来维持上下牙列以及相邻牙间的正常邻接关系和颌间距离;③随着面部发育牙不断向颊侧移动。当牙在生理移动时,牙槽骨不断进行着吸收和增生的改建。

牙近中移动时,牙根远中面的固有牙槽骨,因受到牙周膜传递的牵引力而刺激骨质增生,镜下可见到束状骨成层地与根面平行的沉积,骨面有成骨细胞。与此同时,近中面的固有牙槽骨因受到压力而吸收,骨面有吸收陷窝和破骨细胞,看不到有沙比纤维的骨板。这样,牙就连同牙槽窝一起,逐渐向近中移动。

咬合移动是一种随着年龄增长而进行的正常生理现象。这种移动是周期性的,进行缓慢而移动得很少,但有的牙在失去对牙时,常发生显著的咬合移动,若干时日后,该牙比邻牙明显高出(伸长),牙槽突也发生失用性萎缩,甚至成为牙周病的因素。为了防止邻牙倾斜和对𬌗牙伸长,缺失的牙都应及时修补。

面部发育(髁突、上颌骨及下颌骨的生长)同样会导致牙向颊侧生理性移动以适应面部轮廓的增大。这一过程并非由牙引起,而是因面部形态改变而导致的牙位置的偏移。因此,牙槽骨的改建受牙移动以及外源性生长因素的共同影响,然而这些因素在生长发育的过程中是很难被区分的。

2. 牙槽骨的增龄变化　随年龄的增长牙槽嵴的高度减少,与身体其他骨一样可出现生理性的骨质疏松,骨密度逐渐减低,骨的吸收活动大于骨的形成。骨髓被脂肪代替,由红骨髓变为黄骨髓。光镜下见牙槽窝骨壁由光滑含有丰富的细胞,变为锯齿状,细胞数量减少,成骨能力明显降低,埋入的穿通纤维不均匀。

(周　峻　黄晓峰)

第五章

口 腔 黏 膜

>> **提要：**

黏膜是与外界相通的体腔表面衬覆的组织。口腔黏膜（oral mucosa；oral mucous membrane）覆盖于口腔表面，前借唇红与唇部皮肤相连，后与咽部黏膜相延续。唾液腺的导管开口于口腔黏膜，分泌的唾液使口腔黏膜保持湿润。口腔黏膜的结构类似于皮肤，由上皮和固有层构成。上皮主要由角质细胞构成，根据上皮表面是否有角化，可将其分为角化上皮和非角化上皮。上皮内还有黑色素细胞、梅克尔细胞和朗格汉斯细胞。固有层由致密的结缔组织构成，起支持作用。口腔黏膜的形态结构依所在部位及功能特点的不同而有所不同。硬腭和牙龈黏膜在咀嚼过程中经常受摩擦，所以有角化层；舌背黏膜与味觉感受和咀嚼有关，形成特殊的结构味蕾及乳头；其他部位黏膜主要起衬覆作用，结构疏松，无角化。

第一节　口腔黏膜的组织结构

口腔黏膜的组织结构与皮肤基本相似，由上皮和固有层构成，其中上皮相当于皮肤的表皮；固有层相当于皮肤的真皮，不同的是口腔黏膜无皮肤附属器，上皮无透明层。上皮借基底膜与固有层相连，部分黏膜深部还有黏膜下层（图 5-1）。

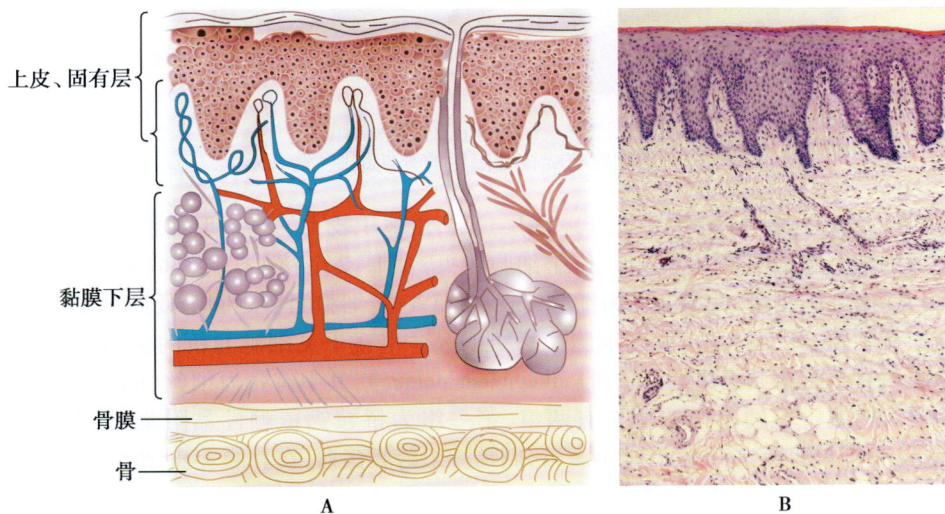

图 5-1　口腔黏膜的结构
A. 示意图　B. 切片 HE 染色图

一、上皮

口腔黏膜上皮为复层鳞状上皮，主要由角质细胞（keratiocyte）构成，此外，还有少数非角质细胞。根据所在部位及功能的不同，可为角化或非角化复层鳞状上皮。

画廊：ER5-1
角化和非角化
复层鳞状上皮

（一）角质细胞

有角化的口腔上皮由4层角质细胞构成（图5-2），从深层至表面依次为：

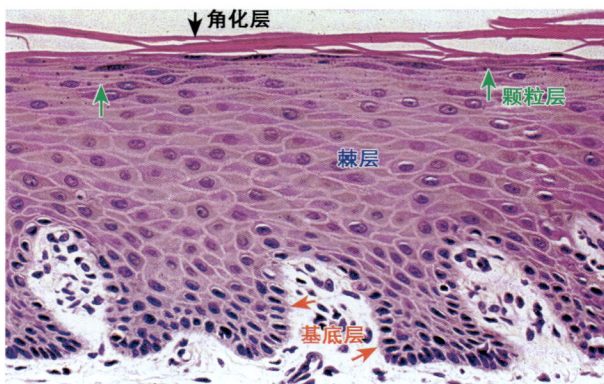

图5-2 口腔上皮的结构（硬腭黏膜）

1. 基底层（stratum basale） 位于上皮的最深面，是一层立方形或矮柱状细胞，借基底膜与固有层结缔组织相连。电镜下基底细胞与结缔组织相连接处形成半桥粒，附着在基板上。光镜下见胞核圆形，染色深。基底细胞和邻近的棘层细胞有增殖能力（图5-3），称为生发层（stratum germinativum）。

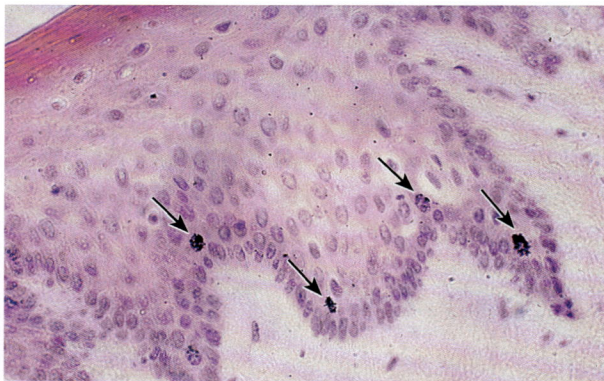

图5-3 口腔上皮的细胞增殖
氚标记的胸腺嘧啶核苷阳性的S期细胞（箭头示）

2. 棘层（stratum spinosum） 位于基底层浅层，由体积较大的多边形细胞组成。在上皮中是层次最多的细胞。胞核圆形或卵圆形，位于细胞中央，含1~2个核仁。胞质常伸出多而小的棘刺状突起与相邻的细胞相接，此突起称为细胞间桥（图5-4）。细胞间桥之间为迂回的细胞间腔隙，此腔隙在牙龈和硬腭上皮更大些，所以细胞间桥更明显。电镜下见细胞间桥的突起相接处为桥粒，此处细胞膜内有致密物质组成的附着斑（attachment plaque），其中有张力细丝（tonofilament）附着并折返回胞质。构成桥粒的蛋白质主要有两组，第一组为桥粒钙依赖性黏附蛋白，有桥粒黏蛋白（desmoglein）和桥粒胶蛋白（desmocollin）。它们是一组跨膜蛋白，在黏膜上皮细胞间的黏附上起重要作用，像胶水一样将上皮细胞粘结在一起。另一组蛋白是位于细胞膜内侧的构成附着斑的蛋白，属于连接蛋白，功能是连接桥粒钙依赖性黏附蛋白和角蛋白丝。它们主要有桥粒斑珠蛋白（plakoglobin）和桥粒斑蛋白（desmoplakin）等（图5-5）。桥粒对于维持上皮的完整性有重要作用，在某些疾病如寻常性天疱疮，钙依赖性桥粒蛋白桥粒黏蛋白3成为自身抗原，诱发产生自身抗体，桥粒的结构受到破坏，形成疱性病变。

桥粒是口腔上皮细胞间的主要连接方式。口腔上皮中还有缝隙连接（gap junction）和紧密连接（tight junction）。缝隙连接也称为通讯连接（communicating junction），紧密连接也称闭锁连接（oc-

ER5-2

图片：ER5-2
细胞间桥

82

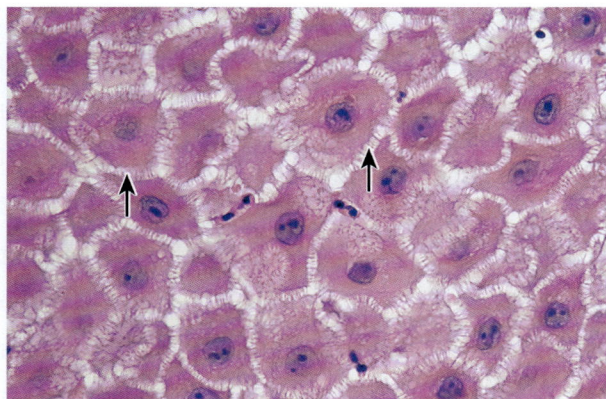

图 5-4　细胞间桥
细胞之间可见有许多棘刺状突起相连接(箭头示)

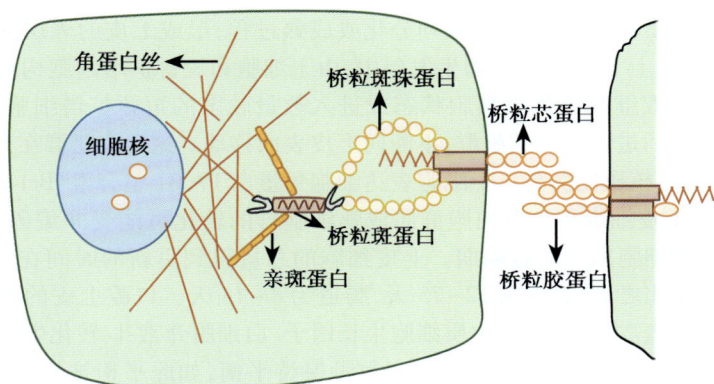

图 5-5　桥粒结构示意图

cluding junction),这两种连接在口腔黏膜上皮较少见。

3. **颗粒层(stratum granulosum)**　位于角化层深面,一般由 2~3 层细胞组成。胞质内含嗜碱性透明角质颗粒,染色深。胞核浓缩。其表面为正角化时,此层明显;表面为不全角化时,此层可不明显。电镜下见近角化层的粒层细胞内张力细丝(tonofilament)致密并且与透明角质颗粒关系密切。透明角质颗粒的主要成分是聚丝蛋白原(profilaggrin),是在棘细胞层形成的蛋白质,有利于细胞内钙的贮存。

4. **角化层(stratum corneum)**　位于上皮最表层,由数层排列紧密的细胞构成。此层细胞扁平,体积大。细胞器及细胞核消失,胞质内充满角蛋白。苏木素-伊红染色为均质嗜酸性物。细胞间桥消失。此种角化称正角化(orthokeratosis),如在硬腭;如果上述细胞中含有浓缩的未消失的细胞核,则称不全角化(parakeratosis),如在牙龈。此层细胞膜消失,取而代之的是由交联的蛋白质和脂类形成的角化包膜(cornified envelope)。此包膜约 15nm 厚,是上皮屏障的主要构成成分。构成此包膜的蛋白质有很多,主要有兜甲蛋白(loricrin,占交联蛋白的 65%~85%)、小富脯蛋白(small proline-rich proteins)、内披蛋白(involucrin)等。角化包膜蛋白还和细胞内的角蛋白相交联(图 5-6)。角化包膜具有高度的抗溶解性,同时具有较强的柔韧性,能很好地保护深层的上皮细胞。

非角化上皮由基底层、棘层、中间层和表层构成。基底层细胞形态同角化上皮;棘层细胞体积大,细胞间桥不明显,胞质中张力细丝不成束;表层细胞扁平,有细胞核,胞质含糖原,染色浅,张力细丝分散,细胞器少。中间层为棘层和表层的过渡。非角化上皮无颗粒层和角化层。

与皮肤和胃肠道的上皮细胞一样,口腔上皮完整性的维持也是通过不断的上皮更新过程完成的,即通过深层细胞的分裂并向表面迁移、替代脱落的细胞。口腔上皮可以分为功能上不同的两类细胞:一类是前体细胞群(progenitor population)可以分裂并产生新细胞;另一类是成熟细胞群

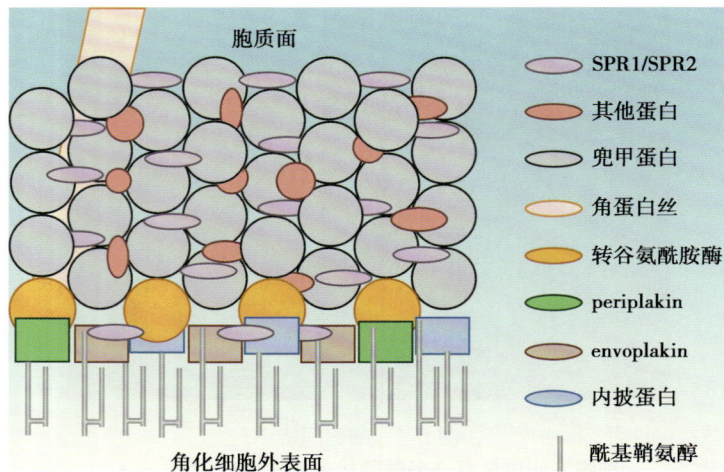

图 5-6　角化细胞包膜结构示意图

(maturing population),不再分裂,经历一系列分化或成熟过程,形成上皮的表层保护层。前体细胞位于基底层及基底层以上 1~2 层细胞即生发层中,由干细胞和短暂扩增细胞构成。其中干细胞数量少,分裂后的子细胞或继续维持干细胞状态或进入数量较多的短暂扩增细胞(transit amplifying cell)群,再经多次分裂后进入成熟细胞群,不断向上皮表面移动。这 2 个亚群在光镜的形态上无区别,均表现为细胞器少,核质比例高。干细胞表达细胞角蛋白 19、β1 整合素、Bcl-2 蛋白和神经营养因子受体 p75。口腔上皮细胞从前体细胞群向成熟细胞群的转化可能受非编码小 RNA 调控。非编码小 RNA 可能启动细胞离开细胞周期。上皮细胞的总量得到更新的时间在牙龈为 41~57 天、颊部上皮为 25 天。相比之下,表皮为 52~75 天,肠道为 4~14 天。口腔上皮的增殖和分化受多种细胞因子的影响,包括表皮生长因子、角质细胞生长因子、白细胞介素-1、转化生长因子 α 和 β。

正常情况下脱落的细胞数量与新生的细胞数量保持平衡,如此平衡被打破,将产生上皮增生或萎缩性病变。作用于快速分裂的肿瘤细胞的化疗药物,也作用于有较短的更新时间的正常宿主细胞,如骨髓血液前体细胞、肠上皮和口腔上皮细胞。因此,相当数量服用抗肿瘤药物的患者发生口腔溃疡。

在细胞从基底层向表面移动过程中,细胞内不断合成蛋白质(图 5-7),其中很重要的一种是中间丝角蛋白,电镜下为张力细丝,化学组成为细胞角蛋白(cytokeratin),是主要的细胞骨架蛋白,对维持细胞的形态很重要。目前已得到证实的角蛋白有 20 多种。它们分为碱性和酸性两种,在上皮中角蛋白都是碱性和酸性成对表达。角化口腔上皮中,基底层表达角蛋白 5 和角蛋白 14;棘层中表达角蛋白 1 和角蛋白 10 及角蛋白 6 和角蛋白 16,近颗粒层表达 k2(图 5-8A)。在非角化口腔上皮,基底层表达角蛋白 5、角蛋白 14 和角蛋白 19;棘层等表达角蛋白 4 和角蛋白 13(图 5-8B)。病理状态下的口腔上皮常常有角蛋白类型的改变,如在白色海绵状斑痣,角蛋白 4 和角蛋白 13 的基

ER5-3

图片:ER5-3
基底层细胞表达角蛋白 19

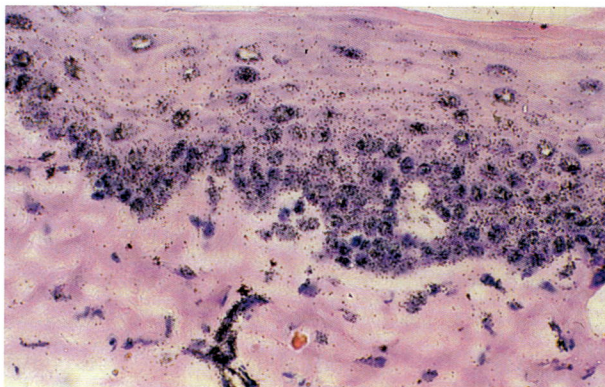

图 5-7　口腔上皮中的蛋白质合成(氚标记的亮氨酸掺入法)

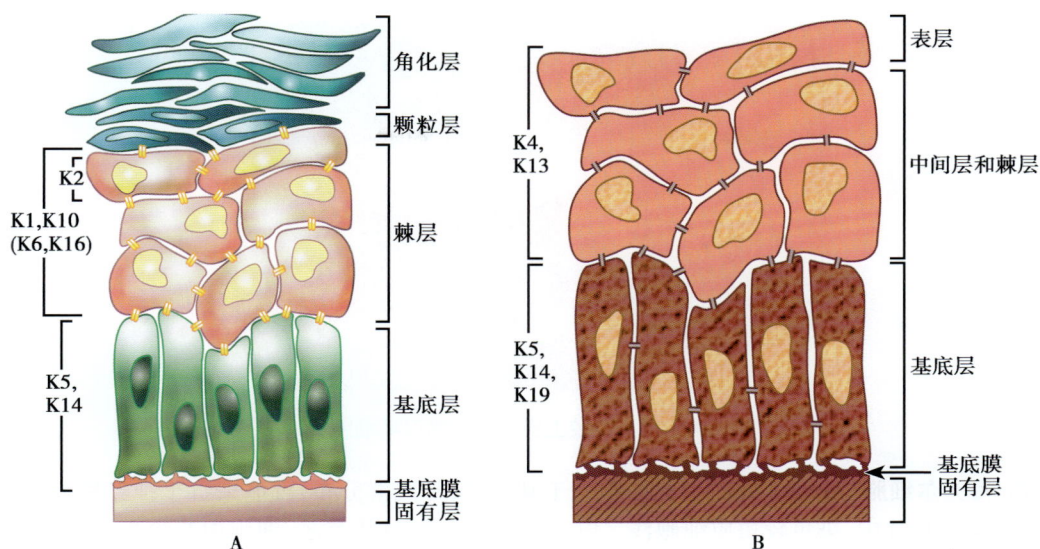

图 5-8 口腔上皮角蛋白分布示意图
A. 角化口腔上皮角蛋白分布　B. 非角化口腔上皮角蛋白分布

因发生突变,棘层细胞内角蛋白丝断裂并在细胞核周围聚集。

（二）非角质形成细胞

口腔黏膜上皮内还分布一些非角质形成细胞,包括黑色素细胞、朗格汉斯细胞和梅克尔细胞。在普通切片下,它们的胞质不着色,因此称为透明细胞。

1. **黑色素细胞（melanocyte）**　位于口腔黏膜上皮的基底层（图 5-9）。约在胚胎第 11 周由神经嵴细胞迁移而来并固定在此分裂繁殖。光镜下胞质透明,胞核圆形或卵圆形。特殊染色见胞质有树枝状突起伸入基底细胞或棘细胞之间。胞质内含黑色素颗粒,并且可经细胞突起排出,再进入邻近的角质形成细胞内。黑色素细胞无张力细丝及桥粒,内质网和高尔基复合体发达。对银染色、多巴染色、S-100 蛋白染色呈阳性反应。临床上,牙龈、硬腭、颊和舌常见黑色素沉着。因此这些部位也是黑色素性病变的好发部位。较重的色素沉着包括黑色素细胞内的色素及传入邻近细胞的色素。

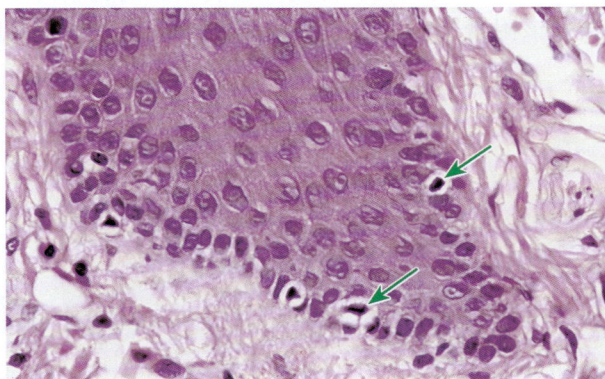

图 5-9 口腔上皮中的黑色素细胞位于基底层（箭头示）

2. **朗格汉斯细胞（Langerhans cell）**　也是一种有树枝状突起的细胞（图 5-10）。主要位于棘层,也见于基底层,来自于造血组织。与黑色素细胞不同,它们可以移入和移出上皮。常规染色胞质透明,核深染。对多巴染色呈阴性反应。电镜下见此细胞无张力细丝,无桥粒,胞质内有特殊的棒状或球拍样颗粒,称朗格汉斯颗粒或 Birbeck 颗粒,有单位膜包绕。此细胞与黏膜的免疫功能有关,其细胞表面特征与巨噬细胞很类似,含 Ia 抗原、ATP 酶、HLA-DR 抗原和 CD1 抗原,有 Fc-IgG 和 C3 受体。作为一种抗原呈递细胞,可以激活 T 淋巴细胞。

学习笔记

图片：ER5-4
透明细胞

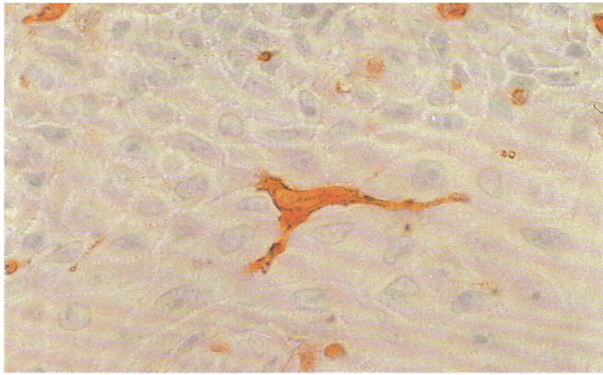

图 5-10　口腔上皮中的朗格汉斯细胞

3. 梅克尔细胞（Merkel cell）　此细胞位于基底层,常成群分布,可能来自于神经嵴或上皮细胞。HE 染色切片中,染色较角质细胞浅。电镜下一般无树枝状突起,细胞内有少量张力细丝,偶见借桥粒与邻近角质形成细胞形成细胞连接。胞质内可见发达的高尔基复合体和小而圆的电子致密性膜被小泡,内含神经递质。在邻近与神经末梢形成的突触样连接的胞质中,常见此种小泡,可释放神经递质,引发冲动。此种细胞是一种压力或触觉感受细胞。

上皮中角质细胞和非角质细胞间的平衡关系受细胞因子调节,如角质细胞产生的细胞因子可以调节朗格汉斯细胞的功能,朗格汉斯细胞产生的细胞因子如白细胞介素-1 能针对上皮中的抗原激活 T 细胞,也能增加黑色素细胞刺激激素受体的数量。角质细胞形成的细胞因子也能影响邻近结缔组织成纤维细胞的生长、原纤维和基质蛋白的形成。

（三）上皮与结缔组织交界——基底膜区（basement membrane zone）

口腔黏膜上皮与其深面的固有层结缔组织紧密结合。它们之间的交界面并不是一条直线,而是固有层结缔组织形成许多乳头状突起,上皮深面形成许多上皮嵴（epithelial ridges,rete ridges）或称上皮钉突（epithelial pegs,rete pegs）,两者紧密镶嵌在一起。

光镜下可见上皮和固有层之间有一膜状结构,称基底膜（basement membrane）,厚约 $1\sim4\mu m$,PAS 染色阳性（图 5-11）。电镜下可见上皮基底细胞和结缔组织之间的交界由特殊的结构即半桥粒和基膜以及深部的部分纤维构成。半桥粒不仅见于上皮和结缔组织的结合,也是牙龈上皮和牙表面结合的重要结构。半桥粒的结构特点是在基底细胞的胞膜内侧可见电子致密的附着斑,细胞内的角蛋白丝插入该附着斑内。位于上皮和结缔组织之间的基底膜由以下 3 个部分构成:

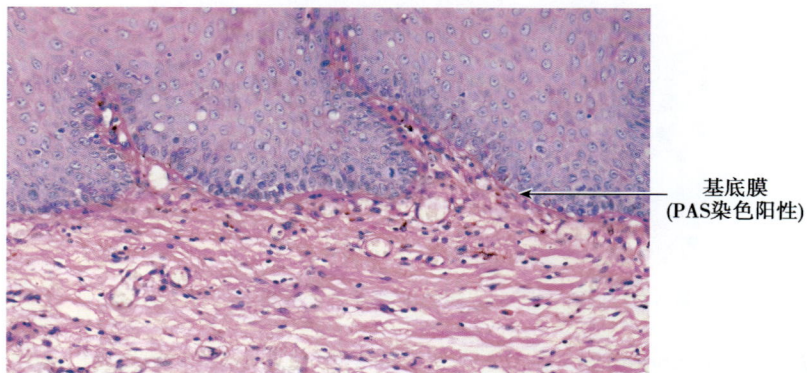

基底膜
(PAS染色阳性)

图 5-11　基底膜 PAS 染色阳性（箭头示）

1. 透明板（lamina lucida）　厚约 45nm,紧邻上皮基底细胞,为电子密度小的板状结构。在与基底细胞半桥粒相对应的区域电子密度较高。

2. 密板（lamina densa）　厚约 50nm,位于透明板深面,为颗粒状或细丝状物质。电子密度较高。透明板和密板统称基板,来自于上皮基底细胞。

3. 网板(lamina reticularis) 　较透明板和密板厚。紧邻固有层,电子密度较密板低。由相对纤细的半环形纤维构成,半环形纤维的两端埋入密板中。此纤维称锚纤维(anchoring fibril,即Ⅶ型胶原)。固有层的胶原纤维穿过锚纤维形成的环状空隙与密板紧密连接。

目前所说的基底膜区,通常包括半桥粒和基底膜。半桥粒的主要成分是BP(bullous pemphigoid,BP)230(BP230和BP180为分子量230kD和180kD的蛋白,在大疱性类天疱疮中,成为自身抗原)、网蛋白(plectin)、BP180、整合素 α6,β4。其中BP230、网蛋白是半桥粒附着斑蛋白,起连接角蛋白丝的作用;BP180(也称ⅩⅦ型胶原)、整合素 α6,β4 是跨膜蛋白,与基底细胞和基底膜的黏附有关。整合素 α6,β4 在基底细胞和细胞外基质的信号转导中起重要作用,可调节细胞骨架的结构、细胞增殖、分化和凋亡。透明板和密板的主要成分有层粘连蛋白和Ⅳ型胶原,以及起连接作用的多种糖蛋白如巢蛋白(nidogen)、串珠蛋白聚糖(perlecan)和纤蛋白(fibulin)。其中最重要的是层粘连蛋白5,它与基底细胞跨膜蛋白整合素 α6,β4 及网板的Ⅶ型胶原关系密切,对维护基底膜的稳定非常重要。网板主要成分是Ⅶ型胶原,连接密板与下方的结缔组织(图5-12)。某些疾病时如在大疱性类天疱疮,BP230和BP180成为自身抗体攻击的目标,上皮和结缔组织在透明板处分离而形成上皮下疱;在部分类天疱疮型扁平苔藓,BP180为自身抗原;在非角蛋白性大疱性表皮松解症(一种遗传性疾病)中的半桥粒型表现为半桥粒蛋白的突变,在交界型(junctional type)为层粘连蛋白5基因的突变,在发育不良型为Ⅶ型胶原的突变。它们都形成疱性病变。在癌前病变时,基底膜中的Ⅳ型胶原等成分也会发生改变,有利于癌变细胞向结缔组织中浸润。

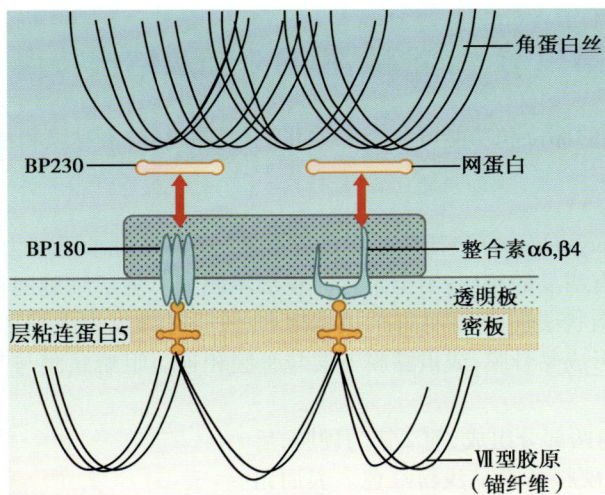

图 5-12　半桥粒及基底膜结构示意图

二、固有层

固有层(lamina propria)由致密的结缔组织组成。其中伸入上皮部分的乳头称为乳头层,其余部分称网状层。乳头层胶原纤维较细,排列疏松;乳头的长短依所在部位有所不同,在咀嚼黏膜较长,在被覆黏膜网状层较发达。血管和神经纤维通过网状层进入乳头层,形成毛细血管网和神经末梢,部分神经末梢可进入上皮内。固有层深面可有与之过度的黏膜下层,或直接附着在骨膜上。固有层的基本细胞成分有:

1. 成纤维细胞　形态与机体其他处的成纤维细胞相同,有合成和更新纤维及基质的功能。成人口腔黏膜的成纤维细胞增殖率较低,但在创伤愈合时数量增加,此时的成纤维细胞中肌动蛋白含量增加,有收缩功能。某些疾病状态下应用苯妥英、钙离子通道阻断剂硝苯地平和环孢素,器官移植时应用的免疫抑制剂等可以激活成纤维细胞,导致牙龈的增生。成纤维细胞中还含有固有层的干细胞。

2. **巨噬细胞** 静止状态下与成纤维细胞难以区别。电镜下见细胞内含较少的内质网,较多的溶酶体,可以消化受损组织和异物,消化异物的过程可以增加其抗原性,对免疫反应有利。在组织修复中,巨噬细胞还可以诱导成纤维细胞增生。

3. **肥大细胞** 为体积较大的圆形或椭圆形细胞。细胞核相对较小,常因为胞质内含深染的颗粒而显得不清楚。胞质内颗粒的主要成分是组织胺和肝素。后者可用亚甲蓝显色。正常时肥大细胞常分布在血管内皮细胞及其基底膜、神经纤维周围,对维持正常组织包括血管的稳定性、在炎症中启动血管反应有重要作用。一些口腔黏膜病如肉芽肿性唇炎的固有层组织中常见较明显的肥大细胞。

4. **炎症细胞** 在健康的口腔黏膜固有层中,可以发现少许淋巴细胞和浆细胞,在口腔黏膜炎症时,数量明显增加。

固有层的纤维主要是Ⅰ型胶原纤维,此外还有Ⅲ型胶原和弹力纤维。弹力纤维在所有口腔黏膜固有层均有分布,但在被覆黏膜较多。需用特殊染色观察。与胶原纤维成束排列不同,弹力纤维常单个走行,可以分支,常交织成网。基质为无定型物,主要成分是蛋白多糖和糖蛋白。蛋白多糖由中心的多肽链和外围附着的糖胺聚糖构成,有透明质酸、硫酸肝素等。固有层对上皮细胞的分化具有调控作用。

三、黏膜下层

黏膜下层(submucosa)为疏松结缔组织,内含小唾液腺、较大的血管、淋巴管、神经及脂肪组织,主要是为固有层提供营养及支持。黏膜下层主要分布在被覆黏膜,在牙龈、硬腭的大部分区域及舌背无黏膜下层,固有层与其深部的骨或肌直接紧密相连。

第二节 口腔黏膜的分类及结构特点

口腔黏膜根据所在的部位和功能可分为三类,即咀嚼黏膜、被覆黏膜和特殊黏膜。

一、咀嚼黏膜

咀嚼黏膜(masticatory mucosa)包括牙龈和硬腭黏膜,在咀嚼时承受压力和摩擦。咀嚼黏膜的上皮有角化,正角化时有明显的粒层;不全角化时粒层不明显。棘层细胞间桥明显。固有层厚,乳头多而长,与上皮嵴呈指状镶嵌,形成良好的机械附着;胶原纤维束粗大并排列紧密。固有层深部或直接附着在骨膜上,形成黏骨膜;或借黏膜下层与骨膜相连。咀嚼黏膜与深部组织附着牢固,不能移动。

1. **硬腭** 腭黏膜由两部分组成,前2/3为硬腭,后1/3为软腭(图5-13)。硬腭黏膜呈浅粉红色。表面角化层较厚,以正角化为主。固有层具上述咀嚼黏膜特征。根据有无黏膜下层可将其分为牙龈区、中间区、脂肪区和腺区四部分。牙龈区和中间区无黏膜下层,固有层与骨膜紧密相连;脂肪区和腺区有黏膜下层,其中有很多胶原纤维将脂肪和腺体分成若干大小不一、形状各异的小隔。腺区内的腺体与软腭的腺体连为一体,为纯黏液腺。

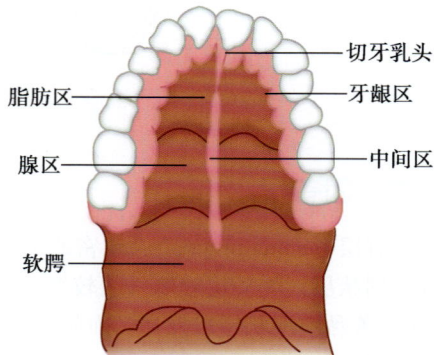

图5-13 硬腭分区示意图

硬腭前方正中有切牙乳头,上皮下为致密的结缔组织,其中有退化的鼻腭管的口腔部分。这是一条盲管,长度不定,内衬假复层柱状上皮。上皮内还有许多杯状细胞,并有黏液腺体开口至此管腔内。硬腭前方侧部有黏膜皱襞,称腭皱襞(palatine rugae),其隆起部分由固有层致密的结缔组织组成。

硬腭黏膜与软腭黏膜相延续,两者有明显的分界。软腭黏膜无角化,固有层乳头少而短,黏膜下层疏松,含腭腺(图5-14)。

2. **牙龈** 详见"牙周组织"。

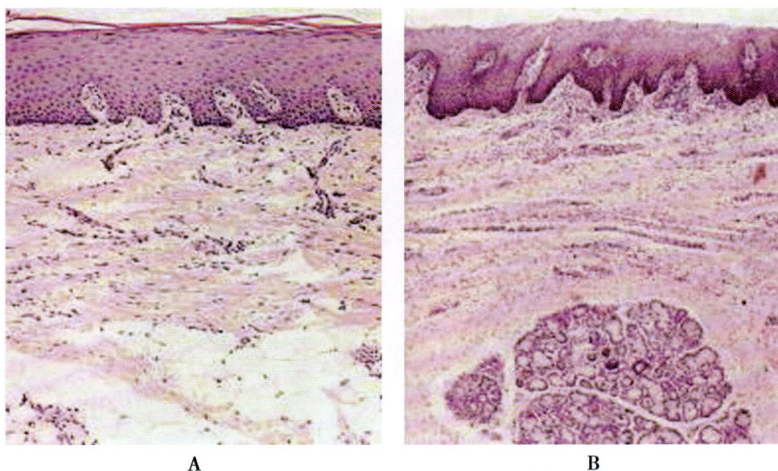

图 5-14 腭黏膜

A. 硬腭黏膜:表层角化,钉突长,固有层纤维粗大而致密,黏膜下层为脂肪　B. 软腭黏膜:表层无角化,钉突短而平,固有层纤维细而疏松,黏膜下层为小唾液腺

二、被覆黏膜

口腔黏膜中除咀嚼黏膜和舌背黏膜以外者均为被覆黏膜(lining mucosa)。其表面平滑,粉红色,无角化。固有层含胶原纤维、弹力纤维和网状纤维。胶原纤维束不如咀嚼黏膜者粗大,上皮与结缔组织交界比较平坦,结缔组织乳头较短粗。有较疏松的黏膜下层。被覆黏膜富有弹性,有一定的活动度。

1. **唇** 唇可分为外侧的皮肤,内侧的黏膜及两者之间的移行部唇红(red lip;vermilion)(图 5-15)。

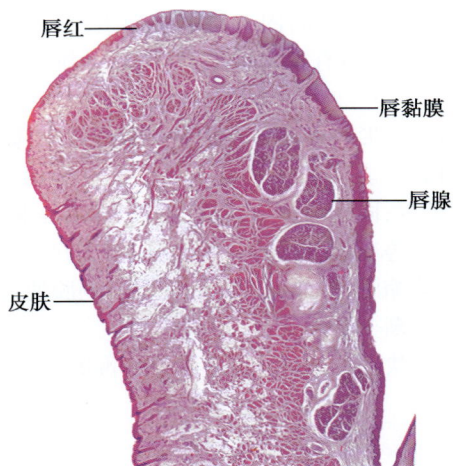

图 5-15 唇

黏膜部分下方有唇腺;皮肤部分有皮肤附属器;唇红部无腺体

唇黏膜上皮为无角化复层鳞状上皮,中间层较厚,固有层为致密的结缔组织。其乳头短而不规则。黏膜下层较厚,与固有层无明显界限,含小唾液腺、脂肪,深部附着于口轮匝肌。唇红的上皮薄、有角化。固有层乳头狭长,几乎达上皮表面,乳头中含许多毛细血管袢(图 5-16),血色可透过有透明性的表面上皮使唇部呈朱红色。当贫血或缺氧时,唇红表现为苍白或发绀。唇红部黏膜下层无小唾液腺及皮脂腺,故易干裂。

唇红部向外与唇部皮肤相延续。表皮有角化,真皮和皮下组织有皮肤附属器。

2. **颊黏膜** 组织结构与唇黏膜相似。固有层结缔组织较致密,黏膜下层较厚,脂肪较多,有较多的小唾液腺称颊腺。颊黏膜借黏膜下层附着于颊肌上,有一定张力,在咀嚼活动中不出现皱褶(图 5-17)。在口角后方的颊黏膜咬合线区,有时出现轻微角化,称白线(linea alba)。颊黏膜有时可出现成簇的粟粒状淡黄色小颗粒,为异位的皮脂腺,称福代斯斑(Fordyce spot)。

3. **口底和舌腹黏膜** 口底黏膜较薄,松弛地附着于深层组织上。固有层乳头短,黏膜下层含脂肪组织。在舌下皱襞处有舌下腺。口底黏膜与下颌舌侧牙龈相连,两者有明显的界限;向后与舌腹黏膜相延续。

舌腹黏膜光滑而薄,上皮无角化,结缔组织乳头多而短。黏膜下层不明显,黏膜紧接舌肌束周围的结缔组织。

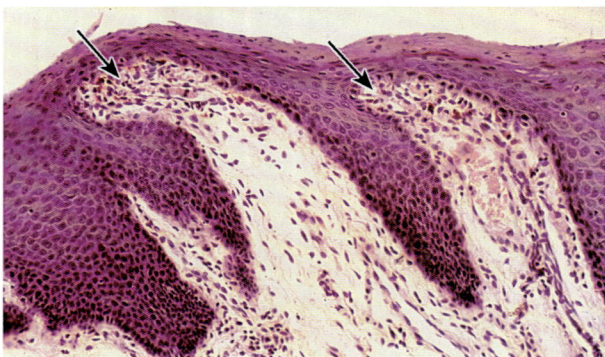

图 5-16　唇红的组织结构特点
箭头示位置近上皮表面的结缔组织乳头

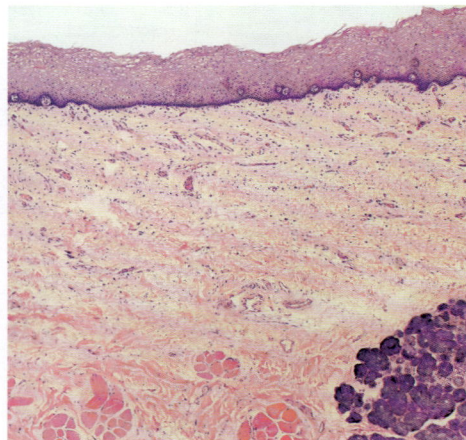

图 5-17　颊黏膜
黏膜下层可见颊腺、颊肌

4. **软腭黏膜**　软腭黏膜与硬腭黏膜相延续,色较硬腭深。固有层血管较多,固有层与黏膜下层之间有弹力纤维分隔。黏膜下层含黏液腺。

三、特殊黏膜

舌为肌性器官,有纵横和垂直交错的肌群,表面被覆以黏膜。舌的前 2/3 为舌体,后 1/3 为舌根,两者以人字形浅沟(界沟)为界。特殊黏膜(specialized mucosa)即舌背黏膜。它与口腔任何部位的黏膜都不同。尽管它在功能上属于咀嚼黏膜,但又具有一定的延伸度,属于被覆黏膜的特点。舌背黏膜表面具有许多不同类型的乳头。黏膜上皮内还有味觉感受器即味蕾。

舌背黏膜呈粉红色。上皮为复层鳞状上皮,无黏膜下层,有许多舌肌纤维分布于固有层,故舌背黏膜牢固地附着在舌肌上而不易滑动。舌体部的舌背黏膜表面有许多小突起,称舌乳头。每一个乳头内部都有一个由固有层形成的轴心,称初级乳头。初级乳头的固有层继续向上皮伸入,形成许多大小不等、数目不定的更小的突起,称次级乳头。固有层内有丰富的血管、胶原纤维和弹力纤维。

1. **丝状乳头(filiform papilla)**　数目最多,遍布于舌背,舌尖部最多。丝状乳头体积较小,高约 1~3mm,尖端多向后方倾斜,末端具有毛刷样突起(图 5-18)。乳头表面有透明角化上皮细胞。上皮的浅层细胞经常有角化和剥落现象。如角化上皮剥落延迟,同时与食物残渣、唾液、细菌等混杂,附着于乳头表面即形成舌苔。舌苔的色泽、分布、厚薄、干腻等变化可反映一些全身状况的改变,临床上是中医辨证论治的重要依据。除舌苔外,当丝状乳头萎缩时,舌面光秃。如在舌苔剥脱使舌背呈地图样时称地图舌。丝状乳头在青年时期最发达,至老年渐变平滑。

2. **菌状乳头(fungiform papilla)**　数目较少,分散于丝状乳头之间,位于舌尖和舌侧缘,色泽

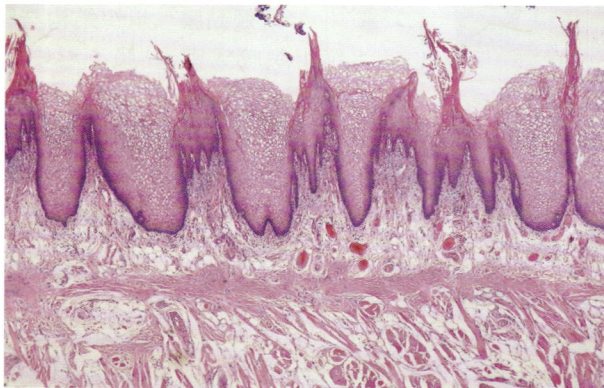

图 5-18　舌的丝状乳头

较红,呈圆形头大颈细的突起状,高约 0.7~1.5mm,直径约 0.4~1.0mm,上皮较薄,表层无角化,固有层血管丰富,因而呈红色(图 5-19)。有的菌状乳头的上皮内可见少数味蕾,有味觉感受作用。当多个菌状乳头增生、肿胀、充血时,舌表面似草莓状,称草莓舌。当菌状乳头、丝状乳头均萎缩,致使舌乳头消失呈光滑的片状、平如镜面时,称光滑舌或镜面舌。

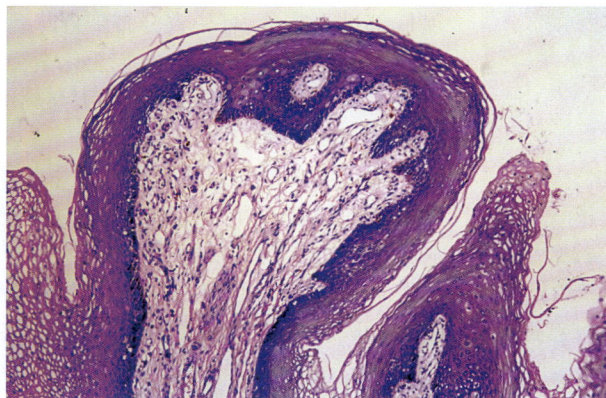

图 5-19 舌的菌状乳头

3. **轮廓乳头(vallate papilla)** 在舌乳头中体积最大,数目最少,约 8~12 个,沿界沟前方排成一列。该乳头呈矮柱状,高约 1~1.5mm,直径约 1~3mm,每个乳头的四周均有深沟(轮廓沟)环绕,轮廓沟外的舌黏膜稍隆起,形成乳头的轮廓结构(图 5-20)。此乳头表面上皮有角化,但乳头的侧壁即轮廓沟壁上皮无角化,其上皮内有许多染色浅的卵圆形小体,称味蕾。在轮廓沟底附近的舌肌纤维束间有较多纯浆液腺,即味腺或称埃伯纳腺(Ebner gland)。味腺导管开口于轮廓沟底,其分泌物的冲洗可清除食物残屑,溶解食物,有助于味觉感受器发挥味觉感受作用。

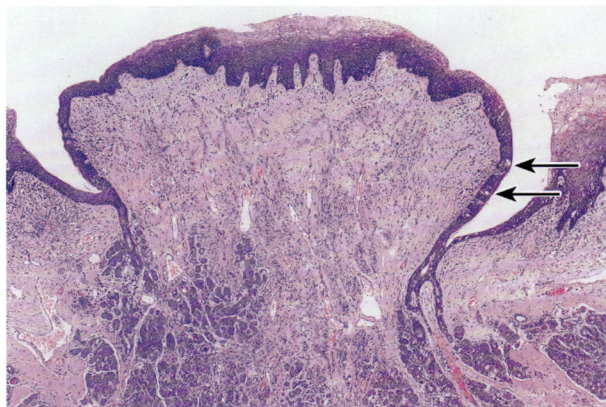

图 5-20 轮廓乳头的低倍镜下所见
箭头所指处浅色区为味蕾

4. **叶状乳头(foliate papilla)** 位于舌侧缘后部,在人类此乳头为退化器官,呈 5~8 条平行排列的皱襞。正常时此乳头不明显,炎症时往往肿大,且伴疼痛。

5. **味蕾(taste bud)** 是味觉感受器,为位于上皮内的卵圆形小体,长约 80μm,厚约 40μm。主要分布于轮廓乳头靠近轮廓沟的侧壁上皮,它处如菌状乳头、软腭、会厌等上皮内亦可见味蕾分布。

味蕾是上皮分化成的特殊器官(图 5-21)。其基底部位于基底膜之上,表面由角质形成细胞覆盖,中央形成圆孔即味孔通于口腔。光镜下,构成味蕾的细胞有两种,即亮细胞和暗细胞。前者较粗大;后者较细长。细胞长轴与上皮表面垂直。近味孔处的细胞顶部有指状细胞质突起称味毛。电镜下味蕾由 4 种细胞构成。Ⅰ型为暗细胞,胞质电子密度大,顶端胞质含致密颗粒,约占味蕾细

ER5-6

画廊:ER5-6
轮廓乳头和味蕾

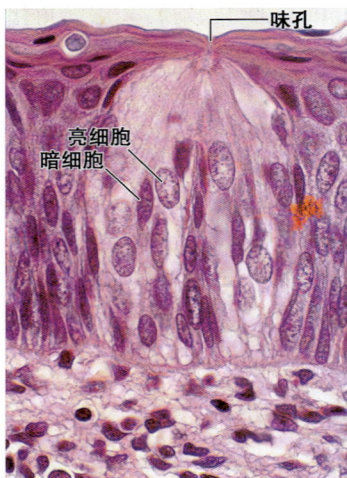

图 5-21 味蕾的镜下结构

胞的 60%。胞质顶端有 30~40 个微绒毛。Ⅱ型细胞为亮胞质细胞,微绒毛少,顶端胞质终止在味孔内,占味蕾细胞的 30% 左右。Ⅲ型细胞约占味蕾细胞的 7%,形态似Ⅱ型细胞,但无微绒毛。细胞顶端钝圆,近味孔。Ⅳ型细胞位于味蕾基底部,称基底细胞,占味蕾细胞的 3% 左右。神经末梢从味蕾基底部进入味蕾,可一直分布到近味孔处,与Ⅰ型和Ⅲ型细胞有化学突触形成,与其他细胞无化学突触形成,因此Ⅰ型和Ⅲ型细胞可能是味细胞。味蕾细胞与周围上皮细胞之间由连接复合体封闭。

味蕾的功能是感受味觉。其中舌体的菌状乳头处味蕾主要感受甜、咸味;叶状乳头处味蕾主要感受酸味;轮廓乳头、软腭及会厌处味蕾主要感受苦味。

在舌背的 V 形沟后方即舌根黏膜表面被覆非角化鳞状上皮。黏膜表面可见圆形或卵圆形小突起,称舌滤泡(lingual follicle)。镜下见每个滤泡含 1 个或 1 个以上的淋巴小结,可含生发中心。多数舌滤泡的中心都有 1 个小凹陷,称舌隐窝(lingual crypt),隐窝内衬复层鳞状上皮,含小唾液腺的开口。舌根部的舌滤泡统称舌扁桃体,与腭扁桃体和咽扁桃体一起构成口咽部的淋巴环(图 5-22)。

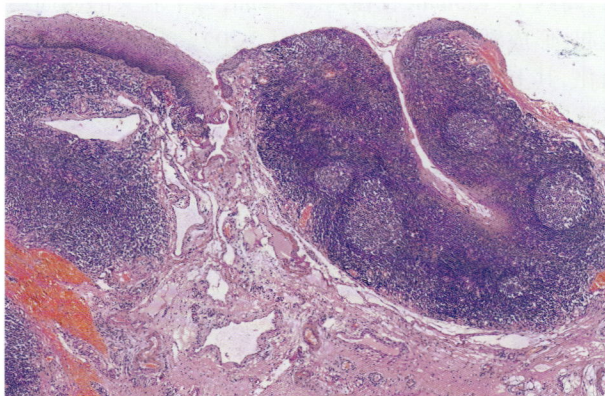

图 5-22 舌根的淋巴组织

第三节 口腔黏膜的功能和增龄变化

一、口腔黏膜的功能

口腔黏膜具有的保护性功能主要体现在抵抗机械刺激和限制微生物和毒性物质的侵入。咀嚼期间口腔黏膜常常承受压力、切力、牵拉力和摩擦力,黏膜的结构适应于承受这些力。例如硬腭和附着龈黏膜有角化层以抵抗摩擦,并且紧密附着于其下方的骨组织以抵抗切力和压力;颊黏膜易于活动并富有弹性利于组织的扩展,从而可缓解牵拉力。口腔内有大量的微生物以及它们的毒性产物和其他潜在的有害物质,口腔黏膜上皮是限制它们进入机体的主要屏障。

口腔黏膜还有感觉功能,可对疼痛、触动和温度作出反应,还有特殊的感觉系统即味觉。在某些方面,感觉功能具有保护性,因为口腔黏膜的感受器能启动吞咽、恶心和流涎等反射。此外口腔黏膜还与唾液的分泌以及某些药物的渗透性吸收有关。

二、口腔黏膜的增龄变化

口腔黏膜的组织结构的增龄性变化比较明显。首先是上皮萎缩变薄,上皮细胞及胞核的体积均发生变化。由于上皮钉突变短,使上皮与结缔组织的接触面变平。此外,舌背黏膜丝状乳头数量减少,叶状乳头可增生。此时饮食中如缺乏维生素 B 等营养成分,则上述变化更明显。

　　随年龄的增长,机体代谢活动降低。固有层结缔组织总量减少,成纤维细胞收缩,胞核变长,胞质减少,胶原纤维裂解,出现玻璃样变,弹力纤维增多。血管变化也较明显。唇及颊可出现血管痣,舌腹可出现静脉曲张性小结,此种改变与患者心血管状态无明显关系。神经末梢的密度降低,味蕾数量减少。黏膜感觉功能下降。上皮和结缔组织的细胞增殖活动和组织更新仍较活跃。黏膜各处的小唾液腺发生明显萎缩,被增生的纤维组织取代。所以在老年患者中,特别是绝经后的女性往往出现口干、黏膜烧灼感及味觉异常等。

（高　岩　陈小华）

第六章 唾 液 腺

>> **提要：**

唾液腺包括三对大唾液腺，即腮腺、下颌下腺、舌下腺以及分布于口腔黏膜下的小唾液腺，如唇腺、颊腺、舌腺和腭腺等。唾液腺腺泡分为浆液性腺泡、黏液性腺泡和混合性腺泡。三种腺泡分别由细胞形态呈锥形或三角形，具有合成分泌功能的浆液细胞和黏液细胞组成。所分泌的唾液经闰管、分泌管和排泄管等排泄至口腔。唾液腺的肌上皮细胞多突起，具有收缩功能。围绕浆液细胞、黏液细胞和闰管细胞分布，有助于分泌物的排出。唾液腺的闰管汇合成较大、基底膜清晰的纹管；纹管再汇入更大的小叶间导管，将分泌物输送至小叶间排泄管；由排泄管输送至口腔。唾液腺自主分泌唾液，每天分泌约 1 升，其中主要是水。此外，还含有电解质、淀粉酶等。闰管和纹管选择性地转运离子而改变腺泡细胞分泌物的成分。溶菌酶及结缔组织内浆细胞产生的抗体调控着口腔的菌群。增龄和损伤可引起唾液腺的化生和再生。本章叙述唾液腺的分布、组织学结构和功能特性与增龄性变化。

唾液腺（salivary glands）是外分泌腺，其分泌物即唾液（saliva）经导管系统排入口腔。除腮腺、下颌下腺、舌下腺三对大唾液腺外，还有很多分布于口腔黏膜的固有层、黏膜下层或肌层的小唾液腺，按所在解剖部位，分别命名为唇腺、颊腺、腭腺、舌腺、磨牙后腺等。据统计，25%的唾液来自腮腺，60%来自下颌下腺，5%来自舌下腺，5%～10%来自小唾液腺。唾液具有湿润黏膜、溶解食物和促进消化的作用。

第一节　唾液腺的一般组织学结构

唾液腺由实质和间质两部分组成，实质由基本分泌单位（basic secretory unit，又称 salivon）、肌上皮细胞和皮脂腺组成。基本分泌单位包括腺泡与导管系统。腺泡包括浆液性腺泡、黏液性腺泡和混合性腺泡。导管系统由闰管、分泌管（纹管）和排泄管三部分组成（图 6-1）。闰管和分泌管位于小叶内，排泄管穿行于小叶间。间质即由纤维结缔组织形成的被膜与小叶间隔，其中含有血管、淋巴管和神经。

一、分泌单位

（一）腺泡

腺泡（acinus）为一盲囊，位于导管末端。单层腺上皮细胞组成腺的分泌部。腺泡外周有一层薄的基膜包绕，在腺上皮细胞和基膜之间分布有肌上皮细胞，它具有收缩能力，有助于腺泡分泌物的排出。根据形态、结构和分泌物性质不同，腺泡又分为浆液性、黏液性和混合性三种类型（图 6-2）。这些腺泡在腺体中出现的相对频率是区分各大唾液腺的主要特征。

1. 浆液性腺泡（serous acinus）　呈球形，由浆液细胞组成。分泌物稀薄呈水样，含唾液淀粉酶和少量黏液。因此，更准确的名称应为浆黏液细胞（seromucous cells）。

光镜下，浆液细胞呈锥体形，基底部较宽，附于基膜上，顶端向着腺腔内。胞核为圆形，位于基

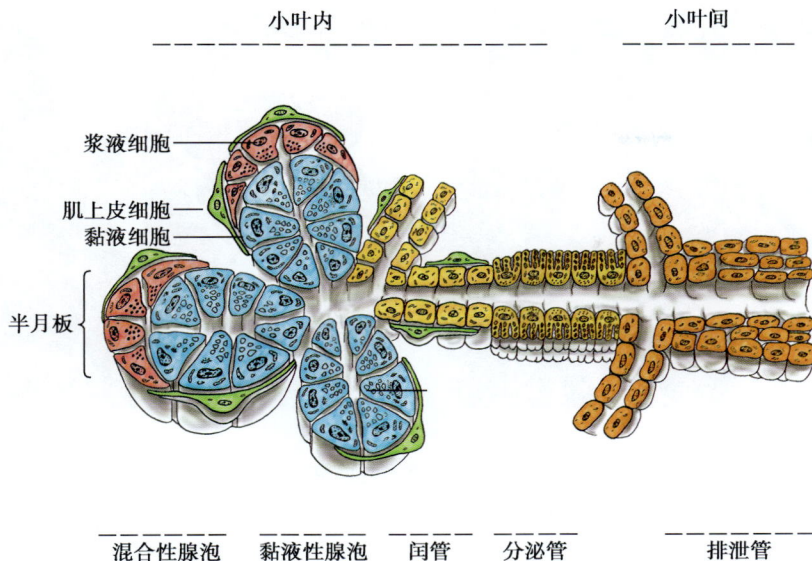

图 6-1 唾液腺分泌单位结构模式图

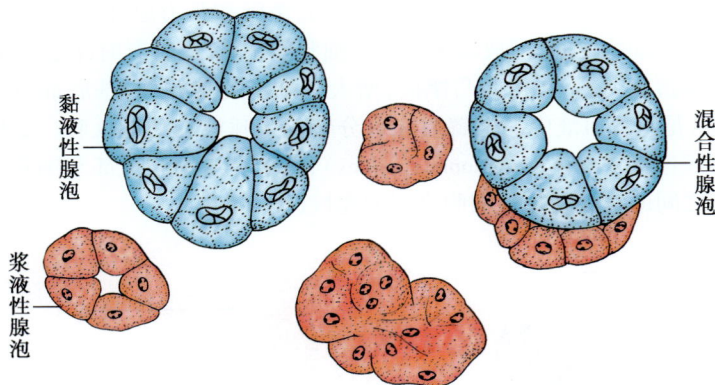

图 6-2 腺泡的三种类型示意图

底部 1/3 处（图 6-3）。胞质嗜碱性,含 PAS 阳性的分泌颗粒即酶原颗粒（zymogen granule）（图 6-4A）,其直径约为 1μm。当细胞分泌时,分泌颗粒减少,同时细胞体积变小,胞核增大,核仁明显。浆液细胞主要表达 α-淀粉酶（图 6-4B）。

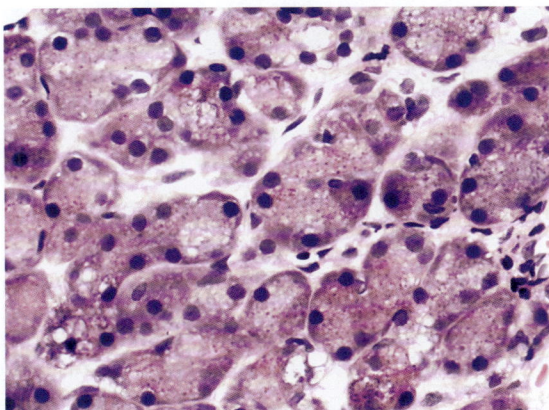

图 6-3 浆液性腺泡
浆液性腺泡呈球形,浆液细胞呈锥体形,胞质嗜碱性

电镜下,浆液细胞具有合成、贮存和分泌蛋白质的超微结构特征。细胞核染色质随细胞的分泌周期而改变,分泌早期细胞核内主要是常染色质,分泌后期主要是异染色质。粗面内质网丰富,平行排列在胞核底部和侧方,其间有许多棒状线粒体。高尔基复合体显著,通常位于核的上方和侧方。蛋白质在粗面内质网的核糖体部位合成,形成泡,转运到高尔基复合体,与碳水化合物直接作用后,浓缩成致密小泡贮存在分泌颗粒中。此颗粒位于细胞顶端胞质内,有单位膜包绕。颗粒内容物大多呈均质状,有的尚可见圆形或新月形的核。这不仅反映了颗粒成熟过程中的不同阶

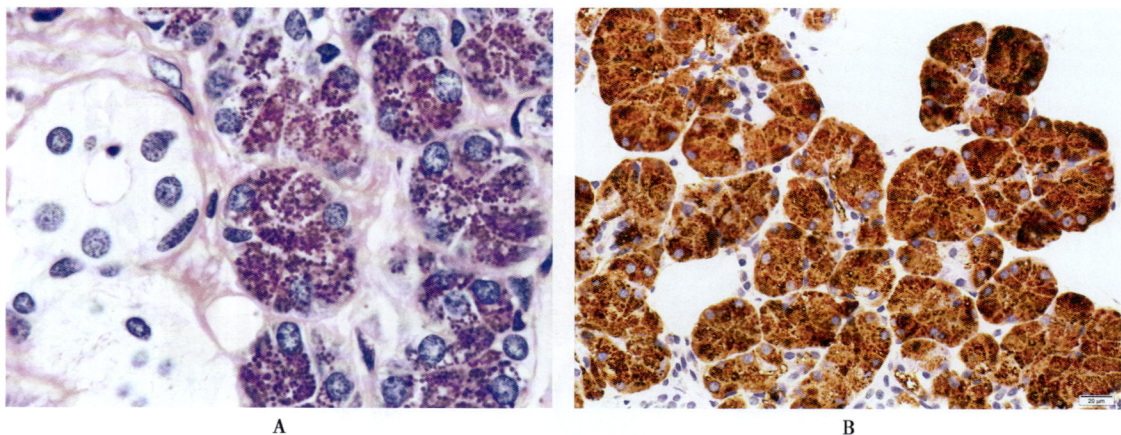

图 6-4　浆液性腺泡
A. PAS 阳性的酶原颗粒　　B. 浆液细胞主要表达 α-淀粉酶

段,也反映了它们合成的不同物质的构成比例。胞吐(exocytosis)过程中,分泌颗粒的膜与细胞膜融合,继而融合处打开,内容物排出,但胞膜并不破损,所以属局浆分泌(merocrine)。细胞内还散在分布游离核糖体、溶酶体、含过氧化酶微体以及微丝、微管和张力原纤维等。细胞顶端游离面有微绒毛。腺腔常延伸到细胞之间,形成末端封闭的细胞间小管,此管有时深达基膜。相邻细胞间由细胞膜折叠形成许多指状突起,互相凹凸镶嵌,增大了细胞的接触面;基底部折叠较密,使基底部面积增大 4~5 倍,这是它将血液中的电解质和水分转化为唾液的功能反映。紧密连接、中间连接和桥粒三者联合形成连接复合体(junctional complex),见于上皮细胞顶部和细胞间小管末端,以封闭近管腔上皮细胞之间的空隙并加强细胞之间的连接(图 6-5)。

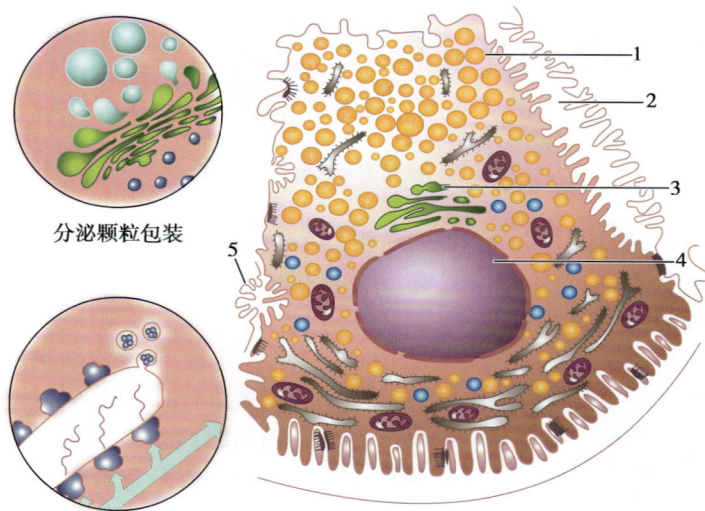

分泌颗粒包装

图 6-5　浆液细胞功能与超微结构模式图
1:酶原颗粒　2:细胞间小管　3:高尔基复合体　4:胞核　5:细胞间小管(横断面)

2. 黏液性腺泡(mucous acinus)　呈管状,由黏液细胞组成。分泌物中酶成分较少,蛋白质与大量碳水化合物结合,形成黏液,故其分泌物较浆液细胞黏稠。

光镜下,黏液细胞呈三角形或锥体形。分泌产物少时胞核较大,染色浅;分泌产物多时细胞核扁平,位于细胞底部,染色较深(图 6-6)。因胞质内含丰富的黏原颗粒(mucinogen granule),在固定及染色过程中,黏原颗粒常被破坏,故胞质透明呈网状结构。网架由胞质和沉淀的黏原所构成,着色微嗜碱性,淡蓝染色。其成分为数量不等的酸性黏多糖和中性黏多糖,阿辛蓝、黏液卡红和 PAS

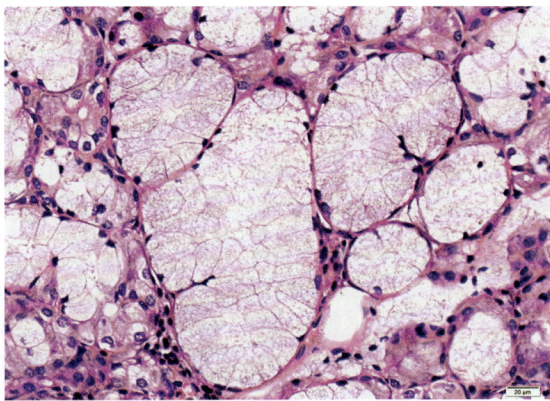

图 6-6 黏液性腺泡
黏液性腺泡呈管状,由多个三角形或锥形的黏液细胞组成。黏液细胞胞质透明,胞核位于基底部

染色阳性(图 6-7)。

电镜下,黏液细胞内含有较多的高尔基复合体,表明碳水化合物合成较旺盛。粗面内质网和线粒体等细胞器不如浆液细胞显著,主要集中在细胞的底部和侧面。细胞内充满透明的分泌颗粒,这些颗粒比浆液细胞颗粒大,且形状不规则,聚集在细胞顶端,通过胞吐方式释放到细胞外排入腺泡腔内,因此也属局浆分泌。细胞间细胞膜折叠形成的指状突起较少,但在基底部,下颌下腺较腮腺更具有特异性,质膜伸出许多细长的细胞褶皱,越过细胞基底侧,甚至伸到相邻细胞的隐窝内(图 6-8)。

3. 混合性腺泡(mixed acinus)   由黏液细胞和浆液细胞组成。前者组成腺泡之大部分,紧接闰管;后者呈新月状位于腺泡的盲端表面,又名半月板(demilune)(图 6-9)。浆液细胞的分泌物由细胞间小管通入腺泡腔内。

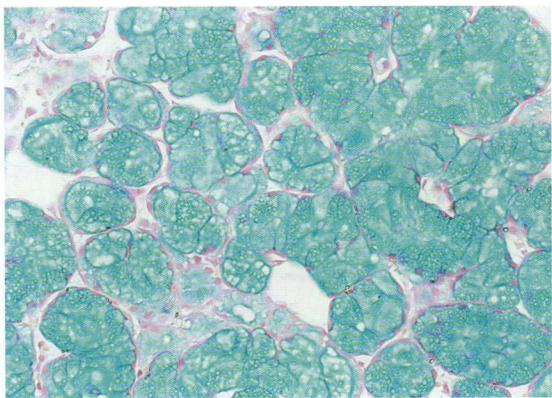
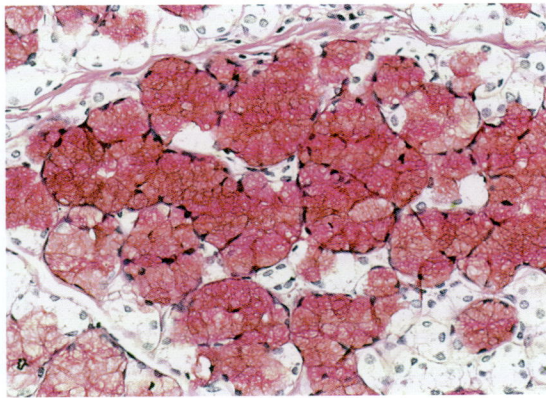

图 6-7 黏液性腺泡的组织化学染色
A. 黏液性腺泡阿辛蓝染色阳性   B. 黏液性腺泡 PAS 染色阳性

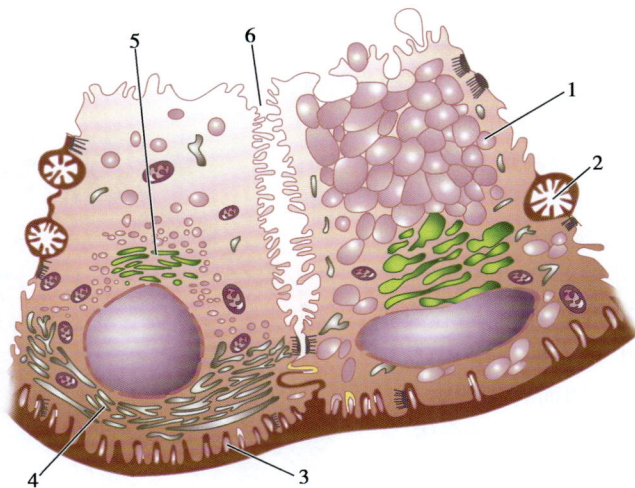

图 6-8 黏液细胞超微结构模式图
1:黏液小滴   2:细胞间小管横断面   3:基底膜折叠   4:粗面内质网
5:高尔基复合体   6:细胞间小管

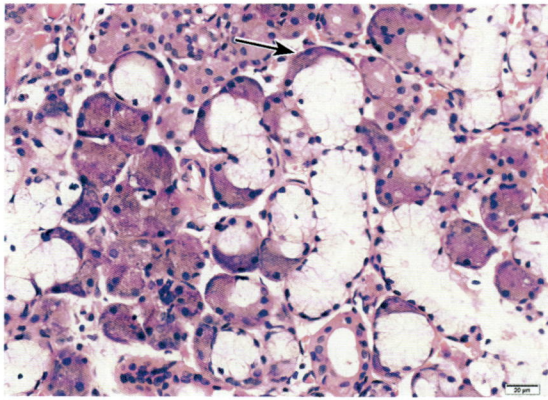

图 6-9　混合性腺泡

混合性腺泡由黏液细胞和浆液细胞组成。浆液细胞呈新月状,位于黏液细胞盲端表面,形成半月板(箭头示)

采用传统的固定方法,能够清晰地看到混合性腺泡中,浆液细胞形成的半月板结构。最近,对腺体组织样品制备采取液氮快速固定、冷丙酮中四氧化锇快速置换的方法。电镜观察发现黏液细胞和浆液细胞围绕腺泡腔呈整齐的单层排列,未见到浆液细胞的半月板结构。原因可能是传统固定方法制备的组织学切片或电镜样品,由于分泌颗粒的主要成分黏原膨胀,致使黏液细胞体积增大而取代原本属于浆液细胞的位置(图 6-10)。

（二）导管

唾液腺导管系统复杂且分支,分为闰管、分泌管(纹管)、排泄管三段。前两者均位于小叶内又称为小叶内导管,其发育程度主要依靠腺泡分泌物的性质。后者穿行于小叶间结缔组织又称为小叶间导管。管径由细变粗,细胞由立方变为柱状、由单层变为复层,最后汇集成总排泄管,将分泌物排入口腔,混合形成唾液。

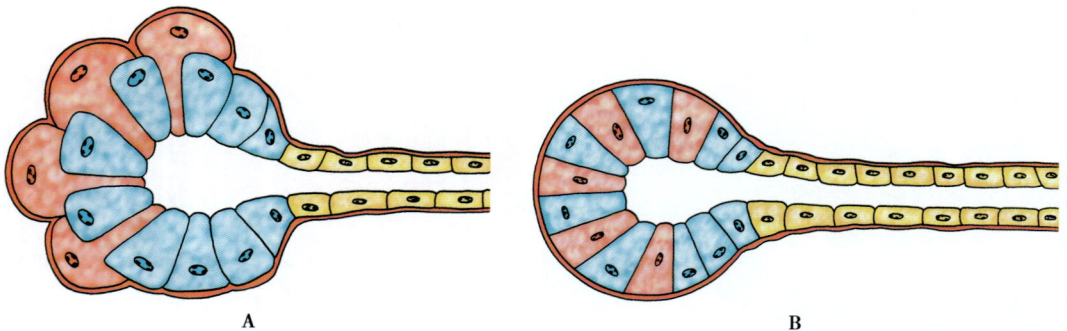

图 6-10　不同方法固定的混合性腺泡结构示意图

A. 液传统方法固定后,浆液细胞形成半月板,覆盖在黏液细胞的盲端表面　B. 快速液氮固定后,浆液细胞和黏液细胞围绕腺泡腔呈单层排列

1. **闰管**(intercalated duct)　是导管最细小的终末分支部分,连接腺泡与分泌管。其长短不一,若黏液细胞多,则闰管较短;反之,黏液细胞少,则闰管较长。例如,腮腺具有较长的闰管,舌下腺的闰管则短而不易见;在纯黏液腺中,其腺泡乃直接连于排泄管的远端小管。

光镜下,管壁上皮细胞为立方形或矮柱状,胞质较少,染色较淡,胞核圆形且较大,位于细胞中央(图 6-11)。

电镜下,闰管细胞有浆液细胞的某些特点,即基底部胞质内有少量粗面内质网,顶部胞质内有中等大小的高尔基复合体,在靠近腺泡端的细胞内可见少数分泌颗粒,细胞顶部有微绒毛突入腺腔内。侧面有指状突起互相交错,相邻细胞间近腔面有连接复合体,深部有桥粒结构(图 6-12)。在基膜与闰管细胞之间有肌上皮细胞。

闰管细胞具有碳酸酐酶活性,分泌 HCO_3^- 于腺泡腔,并从腺泡产物中吸收 Cl^-。闰管细胞

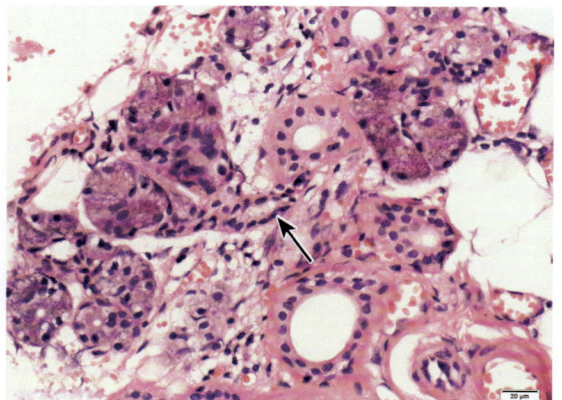

图 6-11　闰管

闰管连接腺泡与分泌管(箭头示),细胞呈立方形

有可能发挥干细胞(stem cell)作用,或分化为腺泡细胞,或分化为肌上皮细胞,或分化为分泌管细胞。

2. 分泌管(secretory duct) 与闰管相延续。管径较粗,管壁上皮细胞由单层立方细胞逐渐转变成柱状细胞;胞质丰富,呈强嗜伊红,核圆形,位于细胞中央或近基底部(图 6-13)。分泌管的主要特征是细胞的基底部有垂直于基底面的纵纹,所以分泌管又称纹管(striated duct)。

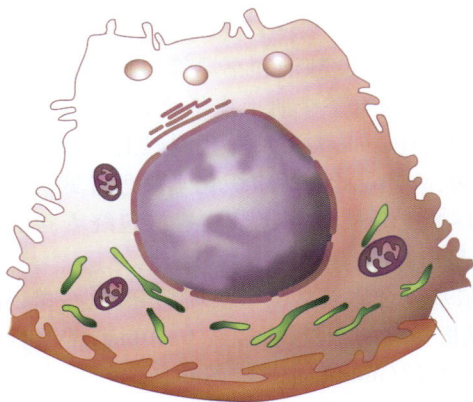

图 6-12　闰管细胞超微结构示意图
细胞内粗面内质网,高尔基复合体,分泌颗粒等亚细胞结构比较少

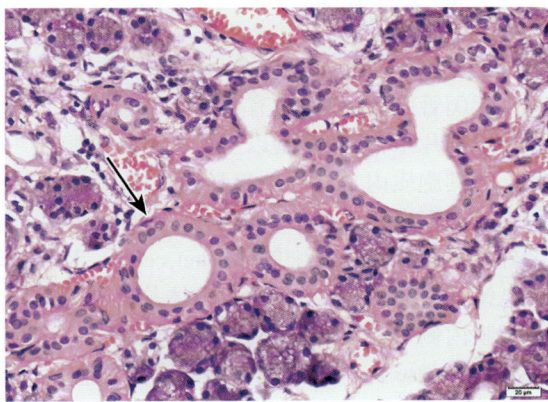

图 6-13　分泌管
分泌管与闰管延续,细胞呈立方或柱状,胞质嗜伊红(箭头示)

电镜下,细胞顶部胞质内有滑面内质网、游离核糖体、溶酶体,胞核周围有少量粗面内质网和高尔基复合体,细胞腔面有短的微绒毛,相邻细胞之间有连接复合体、桥粒和指状突等结构。另在上皮细胞基底面,细胞膜向内折,形成许多垂直的皱褶,其间夹有纵行排列的线粒体(图 6-14),构成了光学显微镜下所见的纵纹,类似于肾小管,是转运水和电解质的典型的组织学表现。纹管细胞内含多种酶,例如 ATP 酶、琥珀酰脱氢酶(succinyl dehydrogenase)、碳酸酐酶(carbonic anhydrase),参与唾液某些成分的代谢,并为其浓缩提供能量有关。

当腺泡分泌物流经分泌管时,上皮细胞能主动吸收 Na^+,排出 K^+ 和 HCO_3^- 并转运水,改变原始唾液量并使分泌物低渗。此功能受肾上腺皮质分泌的醛固酮等激素的调节,而细胞底部的折叠与密集的线粒体则起"钠泵"作用。

3. 排泄管(excretory duct) 起始于小叶内,与分泌管相延续。管壁上皮细胞呈柱状,胞质淡染。出小叶后穿行于小叶间结缔组织中。此时管径变粗,管壁上皮细胞变为假复层或复层柱状上皮(图 6-15)。

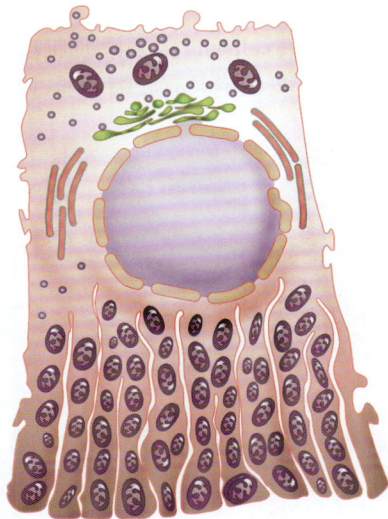

图 6-14　分泌管细胞超微结示意图
基底面胞膜内折形成皱褶,其间夹有纵行排列的线粒体

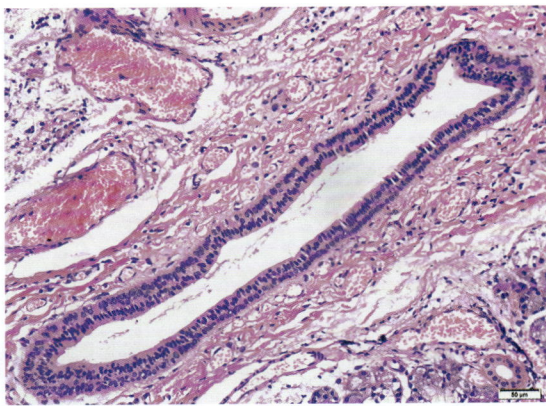

图 6-15　排泄管
排泄管与分泌管延续,开口于口腔。排泄管上皮细胞呈假复层或复层柱状上皮

除含有类似分泌管之柱状细胞外,还含有许多小的基底样细胞,即所谓储备细胞(reserve cells),亦可能发挥干细胞作用。最后,各小叶间导管汇集成更大的总排泄管,开口于口腔,其上皮逐渐变为复层鳞状上皮而与口腔黏膜上皮融合。导管内有时可见嗜酸细胞,慢性炎症尤其在有结石的情况下,排泄管上皮可化生为纤毛柱状上皮、复层鳞状上皮和黏液细胞。

二、肌上皮细胞

肌上皮细胞(myoepithelial cell)主要位于腺泡及闰管的外表面、腺泡和小导管的腺上皮与基膜之间。近闰管侧的纹管,也有肌上皮细胞存在。通常每个腺泡有一个肌上皮细胞,也可以有两三个。常规切片中,此细胞难以辨认。若新鲜腺组织经过锇酸(osmic acid)处理,则肌上皮细胞清晰可见。因其胞质内含有活性很强的 ATP 酶和碱性磷酸酶,故针对此酶的组织化学染色可见肌上皮细胞的典型形态。光镜下,细胞体小,形态扁平,发出 4~8 支分枝状突起呈放射状包绕着腺泡表面,形似篮子,故又称篮细胞(basket cell)。其胞核较大呈扁圆形,几乎占据整个细胞。

电镜下,仅见散在分布的线粒体与粗面内质网,高尔基复合体通常位于核周部分,微吞噬小泡位于胞膜内侧,有时可见脂滴。在细胞突起内充满着纵形排列的细丝,直径约 6~10nm,常聚合成致密小体(dense body),此结构与平滑肌细胞相类似称肌微丝(myofilament)(图 6-16)。

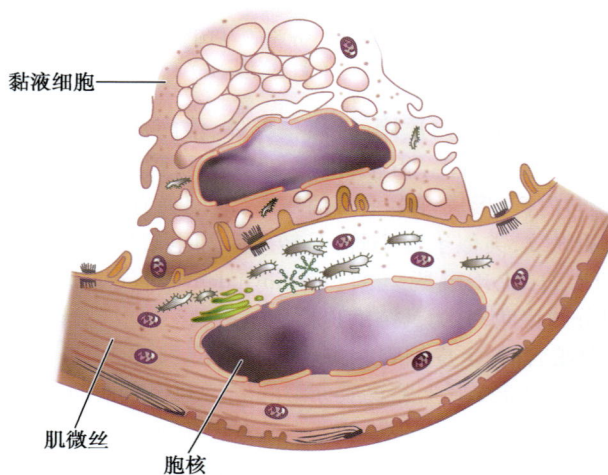

图 6-16　肌上皮细胞超微结构示意图
肌上皮细胞胞质内含有肌微丝

免疫荧光、免疫组织化学染色证实,肌上皮细胞内含钙调理蛋白(calponin)、平滑肌肌动蛋白(smooth muscle actin,SMA)、肌球蛋白(myosin)(图 6-17)。因此,肌上皮细胞具有收缩功能,协助腺

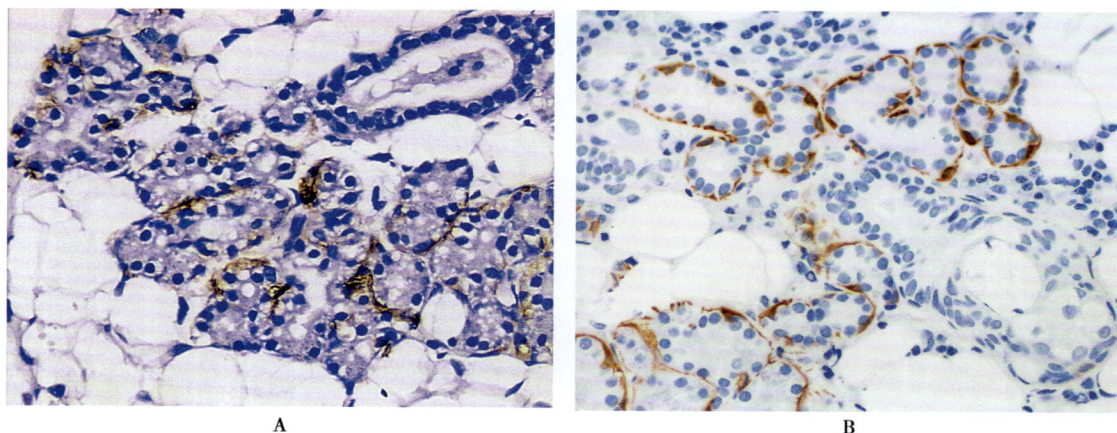

图 6-17　唾液腺中肌上皮细胞的免疫组织化学染色
A. 腺泡外表面的肌上皮细胞 SMA 阳性　　B. 腺泡和闰管外周的肌上皮细胞 calponin 阳性

泡或导管排出分泌物。由于肌上皮细胞位于腺上皮细胞与基膜之间,借桥粒与腺上皮细胞相连接,细胞内含角蛋白等上皮细胞的特征性结构与免疫组织化学反应。有学者认为唾液腺肌上皮细胞来自于原始多潜能唾液腺导管细胞(primitive pluripotential salivary duct cells)。

三、皮脂腺

1931 年 Hamperl 报道唾液腺组织内含类似皮肤附属器的皮脂腺结构,并陆续被其他学者所证实。这些皮脂腺细胞位于闰管和/或纹管壁内,有的孤立存在;有的细胞较大,聚集成大小不一的皮脂腺,基底膜明显,通过憩室样结构与小叶内导管相连(图 6-18)。皮脂腺的外周细胞扁平,胞核圆形或卵圆形,中心细胞胞质丰富,空泡状,富含脂质。冷冻切片脂肪染色(苏丹Ⅲ和Ⅳ,油红 O,锇酸)阳性。随着发育成熟,皮脂腺细胞胞核逐渐变得不规则或固缩,最终消失。当腺体达到一定大小后,以全浆分泌(holocrine-type secretion)方式将其产物排入导管系统与唾液混合(图 6-19)。此种分泌方式的腺细胞在分泌过程中发生崩解,全部胞质混同其分泌物一起排出,崩解的腺细胞则由基底层细胞增殖补充。

大唾液腺所含皮脂腺的数量不同,在腮腺比较常见,下颌下腺较少,而舌下腺没有。据报道,42%的腮腺含有皮脂腺,而下颌下腺只有 5%含有皮脂腺。

目前,唾液腺组织中出现皮脂腺的原因尚不清楚,口腔黏膜中的皮脂腺可能来自胚胎时期突起联合过程中的迷走组织,但是在腮腺和下颌下腺无突起联合,因此,唾液腺组织皮脂腺的来源与口腔黏膜中的皮脂腺来源不同。导管的化生也不能够解释腮腺实质中皮脂腺的高发生率,其来源可能是导管细胞正常的全浆分泌分化(holocrine differentiation),功能尚不清楚。

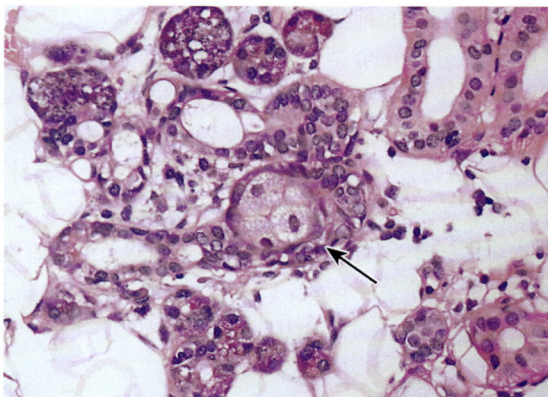

图 6-18　皮脂腺细胞
中心细胞含脂滴,周边细胞扁平(箭头示)

唾液腺肿瘤或瘤样病变中可出现皮脂腺结构特征,包括:皮脂腺瘤、皮脂淋巴腺瘤、皮脂腺癌、腮腺囊肿以及多形性腺瘤和黏液表皮样癌。支持在唾液腺实质细胞具有皮脂腺分化潜能的理论。

四、结缔组织

纤维结缔组织包绕腺体形成被膜,伸入腺体内,将腺体分隔成许多腺叶和腺小叶。血管、神经和导管均伴随被膜、叶间或小叶间结缔组织出入腺体。小唾液腺没有被膜。分泌管周围有少量的结缔组织,血管和神经与其伴行。

每个唾液腺均有感觉神经末梢和两种分泌神经即交感神经(肾上腺素能)和副交感神经(乙酰胆碱能)的纤维,支配唾液腺分泌活动的神经属于自主(植物)神

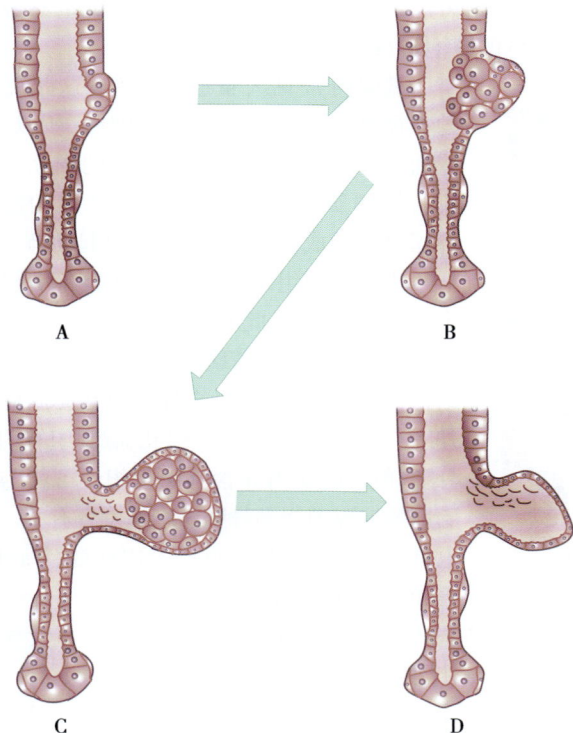

图 6-19　唾液腺组织皮脂腺结构示意图
A. 孤立的细胞　B、C. 细胞聚集形成皮脂腺　D. 全浆分泌

经系统。但是有的小唾液腺有自主分泌活动,而不受神经控制。各唾液腺的具体神经支配,请参照口腔解剖生理学相关章节。

神经主干入腺体后,逐步分支,最后在腺泡附近形成神经丛。神经丛里的神经是无髓鞘的轴突,外有施万(Schwann)细胞包绕,分布在腺泡、闰管、纹管、肌上皮细胞和小动脉平滑肌。

神经分布有两种类型:一为上皮内型,神经轴突离开神经束后穿过基底膜,此时施万细胞消失,继续穿行于细胞间并保持10~20nm的距离。神经轴突内有许多线粒体和小泡,小泡内有神经递质,即去甲基肾上腺素和乙酰胆碱。另一种为上皮下型,神经轴突留在神经束内,不穿过基底膜,在接近腺上皮细胞与肌上皮细胞时,失去施万细胞的被覆,但与细胞间保持100~200nm的距离。腮腺和下颌下腺的神经分布多属上皮下型。

唾液的分泌完全是受自主神经尤其是副交感神经所控制。β-肾上腺素能(交感神经)纤维受刺激时导致蛋白分泌;α-肾上腺素能和胆碱能(副交感神经)纤维受刺激时调节水和电解质的分泌。所以,刺激副交感神经时,唾液分泌量多而稀薄,富含水分和盐类,但缺少有机成分;刺激交感神经时,唾液分泌量少而黏稠,有机成分较多。除神经递质的调节外,雌激素、糖皮质激素、肽类激素等也可在某种程度上调控唾液腺的分泌功能而改变唾液成分。

结缔组织中含有浆细胞、成纤维细胞、巨噬细胞和淋巴细胞等。围绕腺泡的结缔组织中的浆细胞能分泌多种免疫球蛋白,主要是IgA,它同抗蛋白溶解蛋白(antiproteolytic protein)结合后分泌至口腔,有抗细菌、病毒和其他致病因子的作用。

第二节　唾液腺的分布及其组织学特点

一、腮腺

腮腺(parotid gland)是唾液腺中最大者,分深浅两叶,其间有面神经穿过。浅叶位于皮下、外耳前方,深叶位于下颌后凹。腮腺分泌物的排出管称腮腺导管(Stensen's duct)。在成年人,此导管开口于上颌第二磨牙相对应的颊黏膜上,开口处呈乳头状。沿腮腺导管有时还可见副腮腺。

腮腺全部由浆液性腺泡组成,故属纯浆液腺(图6-20)。但在新生儿腮腺中,可见少量黏液细胞。腮腺闰管长,有分支;分泌管多,染色浅,与深色的腺泡形成鲜明的对照。

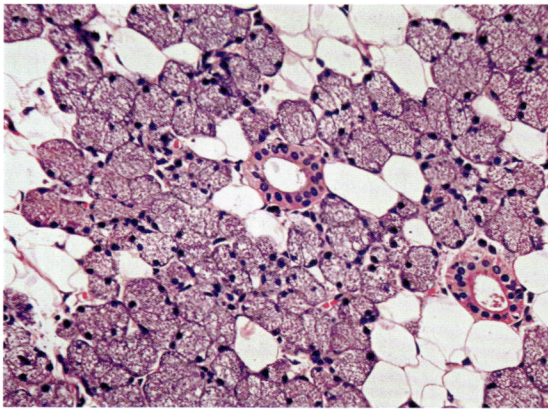

图6-20　腮腺
纯浆液性腺泡,含嗜碱性酶原颗粒。腺泡之间有脂肪

腮腺内常见大量脂肪组织,这是腮腺的特征之一。面神经穿行于腮腺,所以,腮腺的一些病变可能引起面神经的损伤。如流行性腮腺炎可损伤面神经,腮腺的恶性肿瘤也会造成面神经的破坏,引起面瘫。

正常腮腺组织内,尤其近表面部分经常出现小的淋巴结,此淋巴结结构正常。其中,5%~10%淋巴结的髓质内出现导管和腺泡样结构;有时淋巴组织呈壳样包绕在腮腺腺叶外围。颈上区淋巴结虽然与腮腺组织有明显分隔,但其髓质内亦含有腺组织。可能与胚胎期唾液腺围绕颈静脉淋巴囊发育有关。这也是唾液腺发生良性淋巴上皮病变、Warthin瘤和恶性淋巴瘤的组织学基础。

在腮腺闰管与分泌管交接处,可见典型的皮脂腺结构或含脂肪的导管上皮细胞团。在大导管上皮细胞间亦见有少数含黏液的杯状细胞(goblet cell),此细胞因腺体慢性炎症而增多。

晶样体(crystalloids)多出现在腮腺导管中,呈针状、指状或板状,嗜伊红着色。它既可引起周围组织的炎症,又可形成结石中心的核,一般认为它是导管上皮细胞的产物,因为在无腺泡的唾液腺肿瘤中,亦可见此晶样体结构。如唾液腺囊腺瘤。

二、下颌下腺

下颌下腺(submandibular gland)腺体大部分位于下颌下三角内,但是也有一部分在下颌舌骨肌游离缘的后上方,因此下颌下腺包绕着下颌舌骨肌的后缘。下颌下腺主导管(Wharton's duct)向前行走,开口于舌系带两侧的肉阜,开口处呈乳头状。

下颌下腺是混合腺,以浆液性腺泡为主(图6-21),并有少数黏液性腺泡和混合性腺泡。混合性腺泡外周所覆盖的新月形浆液细胞比较小而少。电镜下,下颌下腺浆液性细胞较腮腺者小,底部和侧面细胞膜有许多折叠,与相邻细胞的折叠呈指状

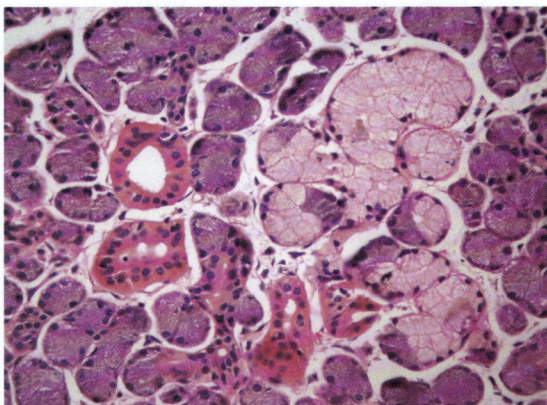

图 6-21　下颌下腺
混合性腺泡,以浆液性腺泡为主

交叉。其分泌颗粒除核大于腮腺和舌下腺者外,尚有新月形结构位于颗粒周边部,并紧贴于颗粒膜。此外,闰管比腮腺短,难以辨认。分泌管则较腮腺者长(图6-22)。在下颌下腺导管周围常伴有弥散淋巴组织。皮脂腺亦见于下颌下腺,但较腮腺少。

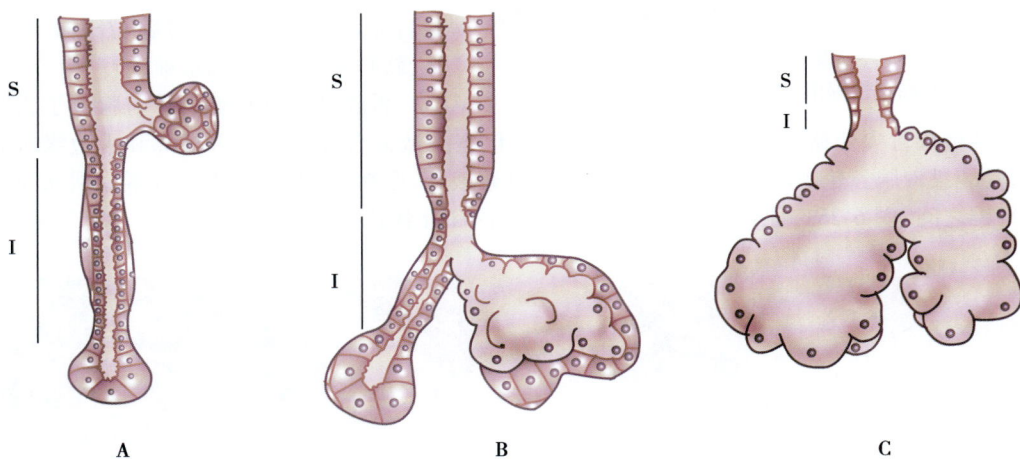

图 6-22　大唾液腺三种类型分泌单位示意图
A.腮腺　B.下颌下腺　C.舌下腺　S:纹管　I:闰管

三、舌下腺

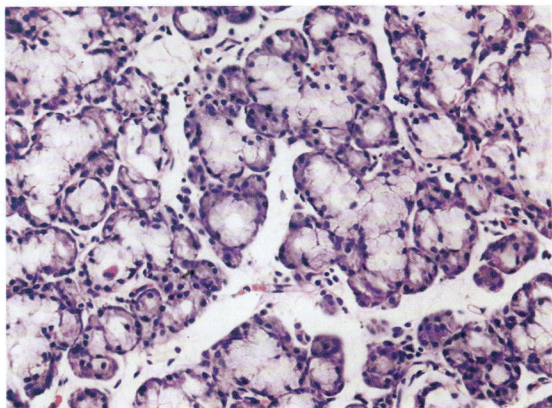

图 6-23　舌下腺
混合性腺泡,以黏液性腺泡为主

舌下腺(sublingual gland)是三对大唾液腺中最小的一对,呈杏仁状。通常由一对较大和若干个较小的腺体所组成,位于口底黏膜和下颌舌骨肌之间。通过舌下腺主导管(Bartholin's duct)开口于下颌下腺导管,也偶有直接开口于口腔者。较小的舌下腺其导管或与舌下腺主导管联合,有的与下颌下腺导管联合,或开口在舌下皱襞处。

舌下腺也是一种混合腺,唯其中黏液性腺泡占主要部分,纯浆细胞很稀少,只见于混合性腺泡的新月形细胞群中(图6-23)。这些细胞的分泌颗粒也与腮

腺、下颌下腺者不同，不仅其颗粒基质明显少于腮腺和下颌下腺，且胞核的电子密度中等，有时形成单个团块，偏心位；有时形成若干碎块，分散于颗粒基质中。这些结构上的不同可能反映其各自分泌物性质之间的差异。闰管和分泌管发育不良，腺泡可直接连接于排泄管的远侧小管。

四、小唾液腺

小唾液腺（minor salivary gland）包括唇腺、颊腺、舌腺、腭腺、舌腭腺和磨牙后腺等，位于黏膜固有层和黏膜下层。其中唇腺、颊腺、磨牙后腺均属混合性腺体，但以黏液性腺泡为主（图6-24）。

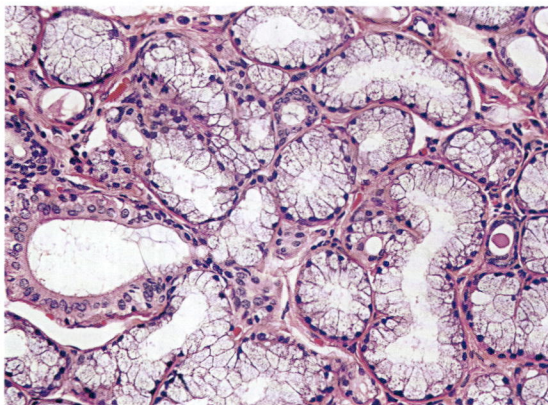

图6-24　唇腺
混合性腺泡，以黏液性腺泡为主

电镜下，唇腺仅见有黏液细胞，其间有细胞间小管，闰管长度各异，小叶间导管也很短，细胞基底部有纵纹。在唇腺纤维结缔组织中，浆细胞分泌 IgA，并与腺细胞分泌的分泌片结合形成分泌型 IgA，排入口腔，具有免疫作用。唇腺是唾液分泌型 IgA 的主要来源，其浓度比腮腺高4倍。此外，唇腺活检是诊断舍格伦综合征（Sjögren syndrome）的一种简便方法。

舌腭腺、腭腺均属纯黏液腺（图6-25）。前者位于舌腭皱襞的咽侧，但也可从舌下腺后部延伸至软腭。腭腺位于硬腭的腺区、软腭和腭垂（又称悬雍垂）。

舌腺可分成几组。舌前腺位于舌腹面舌系带两侧近舌尖处黏膜下，以黏液性腺泡为主，仅有少数混合性腺泡。舌根部和舌边缘区有舌后腺，是纯黏液腺。轮廓乳头环沟下方的味腺是纯浆液腺，亦称 von Ebner 腺，位于轮廓乳头下方的舌肌纤维之间（图6-26），导管开口在轮廓乳头的沟内和叶状乳头之间的沟内。

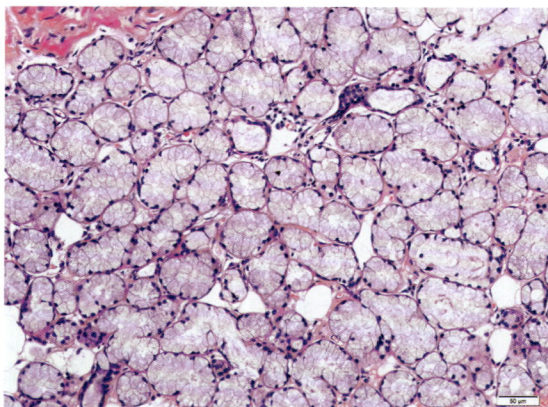

图6-25　腭腺
纯黏液性腺泡

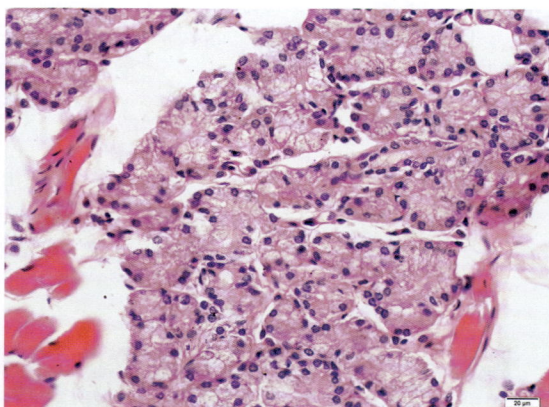

图6-26　味腺（von Ebner 腺）
纯浆液性腺泡，位于舌肌肌束之间

唇、颊、磨牙后区、腭、舌等处，是小唾液腺主要的分布部位。因此，这些部位也是黏液囊肿和唾液腺肿瘤的好发部位。

第三节　唾液腺的功能与增龄变化

一、唾液腺的功能

唾液腺最主要的功能是产生和分泌唾液，不同生理条件所分泌唾液的量也不同。一般情况下,单位重量的腺体其唾液的分泌量是其他消化腺的 40 倍。正常情况下,唾液一天的分泌量为 1 000~1 500mL,其中水分占 99% 以上。唾液中的无机离子主要是钠、钾、氯、钙、氟、硫氰酸、磷酸根和碳酸氢根。离子浓度因刺激类型和唾液的流速而异。有机物主要是糖蛋白,富脯氨酸蛋白(proline-rich protein)、富酪氨酸蛋白(tyrosine-rich protein)、富组氨酸酸性多肽、味觉素(gustin)等。酶有淀粉酶、核糖核酸酶、脱氧核糖核酸酶、过氧化酶和溶菌酶、酸性磷酸酶等。唾液中还含有凝血因子、血浆白蛋白、葡萄糖、氨基酸、枸橼酸、乳酸、尿素、尿酸、肌酸苷、脂肪酸、皮质类固醇和免疫球蛋白 IgA、IgG、IgM 等。

唾液 pH 在 6.7~7.4 波动,但腮腺分泌液的 pH 波动范围较大,为 6.0~7.8。

唾液的主要功能为润湿口腔黏膜和食物便于吞咽。通过溶解、分解和悬浮食物进而刺激味蕾;通过高浓度的 HCO_3^- 离子缓冲口腔成分;通过 α-淀粉酶的消化作用,分解碳水化合物为含 1~4 个糖苷键的寡糖,便于在食管和胃中继续消化;通过溶菌酶裂解某些细菌如金黄色葡萄球菌中的胞壁酸(muramic acid)以调控口腔中的菌群。

唾液中的钙和磷为新萌出牙的矿化和牙釉质早期龋的修复所必需。唾液中的蛋白以获得性薄膜作为保护罩(protective coat)覆盖在牙表面。唾液中的免疫球蛋白和其他抗菌成分阻止细菌引起的牙破坏。头颈部肿瘤经放射线照射治疗的患者,因唾液分泌减少而发生猖獗龋。治疗某些心脏病的抗副交感神经药物也可以减少唾液的分泌而引起龋的发生。

唾液含有 IgA,由围绕腺泡的结缔组织内浆细胞合成,以二聚体(dimeric)和单体(monomeric)两种形式向结缔组织基质中释放。多聚体免疫球蛋白受体(polymeric immunoglobulin receptor, pIgR)由唾液腺细胞合成,嵌入到基底侧细胞膜而同二聚体 IgA 结合。当二聚体 IgA 同受体结合后,pIgR-dIgA 复合体通过受体介导内吞机制进入细胞转运至腺泡细胞顶端质膜,在此处 pIgR 被裂解,结合 dIgA 的受体其胞外段以分泌型 IgA(secretory IgA, sIgA)形式被释放进入腺泡腔。

二、唾液腺的增龄与再生性变化

正常情况下,唾液一天的分泌量约为 1 000~1 500mL。除食物性质、饮水量、情绪波动、睡眠、某些药物、疾病等可影响唾液流量并改变其成分外,随着年龄的增长,唾液流量及成分亦将产生明显的变化,致使唾液量少而黏稠。这些变化的组织学基础表现为腺泡细胞的变性和萎缩,导管的扩张和细胞增生,腺实质为纤维结缔组织和脂肪组织取代,且随年龄增长而日趋加重,间质纤维性变以及炎细胞浸润等。人到中年时,脂肪细胞可多达腺体体积的 25%,一般认为它与机体的脂肪无关,而是腺泡萎缩后的一种替代现象。唾液腺增龄性变化还表现为导管上皮的鳞状上皮化生、黏液细胞化生和嗜酸细胞化生。

(一) 唾液腺的萎缩

唾液腺萎缩以腺泡细胞萎缩为最明显,其次为闰管和分泌管;伴有间质脂肪组织的增生和纤维化;导管上皮常出现鳞状化生。唾液腺萎缩大多数无症状,因为有相当多的正常腺泡细胞的储备。唾液腺萎缩还常伴随全身消耗性疾病而发生,如代谢障碍、感染性疾病和恶性肿瘤等。唾液腺萎缩还同病理过程有关,如受到邻近的肿瘤压迫性萎缩,或涎石和小叶内肿瘤阻塞末梢导管引起的萎缩,或电离辐射等放射线治疗引起的萎缩,随着腺泡的破坏,腺组织发生慢性炎症、萎缩和纤维化(图 6-27)。

(二) 唾液腺上皮的化生

嗜酸细胞化生(oncocytic metaplasia)是指由嗜酸细胞取代正常导管和腺泡细胞,表现为细胞体积大,胞质内充满嗜伊红颗

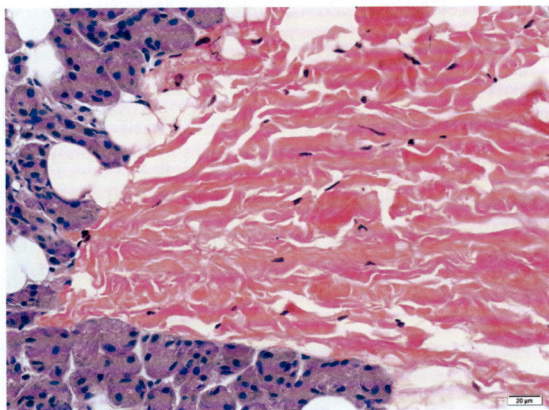

图 6-27　腮腺纤维化
腮腺组织内大片纤维增生,取代了腺泡和脂肪

学习笔记

粒。超微结构观察显示其胞质富含肿胀的和异常形态的线粒体。化生的嗜酸细胞可发生在单个细胞,或聚集成簇(图6-28)。嗜酸细胞化生最常见于腮腺,少数也发生于小唾液腺,在上呼吸道活检的标本偶可见到结节状的嗜酸细胞增生。2017年WHO新分类将其归为非肿瘤性上皮病变,命名为结节性嗜酸细胞增生(nodular oncocytic hyperplasia)。有关嗜酸细胞化生形成的原因尚不清楚,近年有证据显示HPV感染和线粒体DNA突变有关。多见于年长者而很少见于小于50岁者,女性多见。嗜酸细胞不是唾液腺特有的,这种细胞可见于多种器官,尤其是内分泌器官,如甲状旁腺、肾上腺、乳腺和肾。目前,其生理作用尚不十分清楚。如果发生广泛性嗜酸细胞化生,则称为嗜酸细胞增多症(oncocytosis)。临床上还可见嗜酸细胞瘤(oncocytoma)或嗜酸性腺瘤(oxiphilic adenoma),此瘤亦多见于老年妇女。

鳞状化生(squamous metaplasia)某些唾液腺疾病状态下,唾液腺腺泡和导管上皮被鳞状细胞所取代,最常见于炎症和结石。小唾液腺发生缺血性炎症反应则发生坏死性唾液腺化生,其中也有鳞状化生。

杯状细胞化生(goblet cell metaplasia)正常情况下,小叶间导管内衬上皮可见有少数杯状细胞。在炎症、结石和潴留囊肿等疾病状态下,杯状细胞的数量增加(图6-29)。有学者认为,这些杯状细胞是黏液表皮样癌的起源。

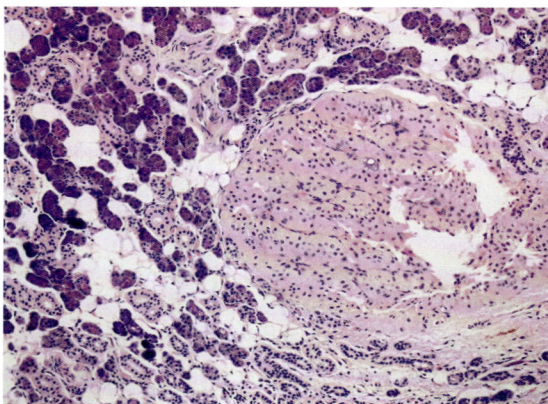

图6-28　腮腺组织的嗜酸细胞化生
嗜酸细胞,胞质内充满嗜伊红颗粒,取代腺泡和导管

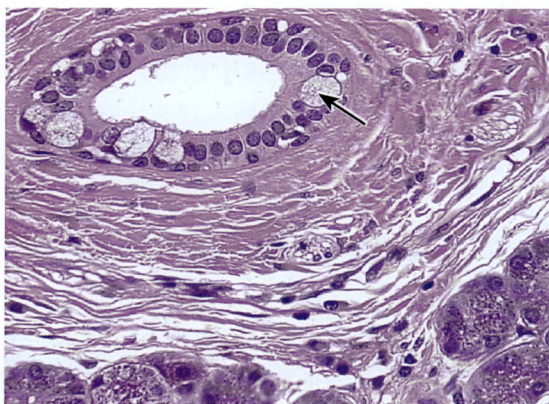

图6-29　排泄管细胞的黏液细胞化生
小叶间导管细胞之间出现杯状细胞(箭头示)

(三) 唾液腺的再生

唾液腺实质细胞具有有限的再生能力。通过对手术或放射线治疗的患者进行研究,发现腺泡细胞和导管细胞均可进行有丝分裂。但是腺泡并未发生明显的再生而为脂肪和纤维化取代,较大的导管基底细胞增生,导管细胞的鳞状化生明显。动物实验研究发现,短期导管阻塞后的腺泡细胞和导管细胞均可发生再生。

唾液腺部分切除数周后再生明显。一般情况下,再生过程中的组织按照胚胎发生模式进行,表现为由未分化细胞构成的实性上皮蕾、分枝状上皮条索以及最终形成的排泄单位(excretory units)。再生中的唾液腺组织有时呈非典型性表现,增殖的未分化实性上皮蕾类似于基底细胞腺瘤或其他未分化细胞构成的肿瘤,但是再生的组织保存有正常唾液腺小叶的结构,以此可进行区别。导管阻塞引起的萎缩后再生由残存唾液腺导管干细胞完成,所形成的结构与大鼠下颌下腺正常胚胎发育期间具有高度增殖活性的终末小管、腺泡前体细胞和腺泡细胞相类似。

(孙宏晨　王　洁)

第七章　颞下颌关节

>> **提要：**

　　本章重点介绍颞下颌关节的组织学结构特点，包括髁突从表层至深层分为关节表面带、增殖带、纤维软骨带、钙化软骨带四带；关节窝和关节结节表面覆盖薄层骨密质，下方为骨松质；关节盘前带、中带、后带和双板区，关节囊和关节囊周围的韧带、关节囊内表面的滑膜的组织学结构特点，滑液的成分及功能；以及颞下颌关节的血管、神经分布特点。通过学习能够掌握颞下颌关节的组成以及各组成部分的组织学结构特点。

　　颞下颌关节（temporomandibular joint，TMJ）是颞骨前方的关节结节和后方的下颌关节窝与下颌骨髁突间的联动关节，在两骨之间有一个致密纤维组成的椭圆形板，称为关节盘（图7-1），关节盘将颞下颌关节分为关节上腔和关节下腔。关节上腔和关节下腔的内表面衬以分泌滑液的滑膜。滑液充满关节腔以利于关节大幅度的运动。

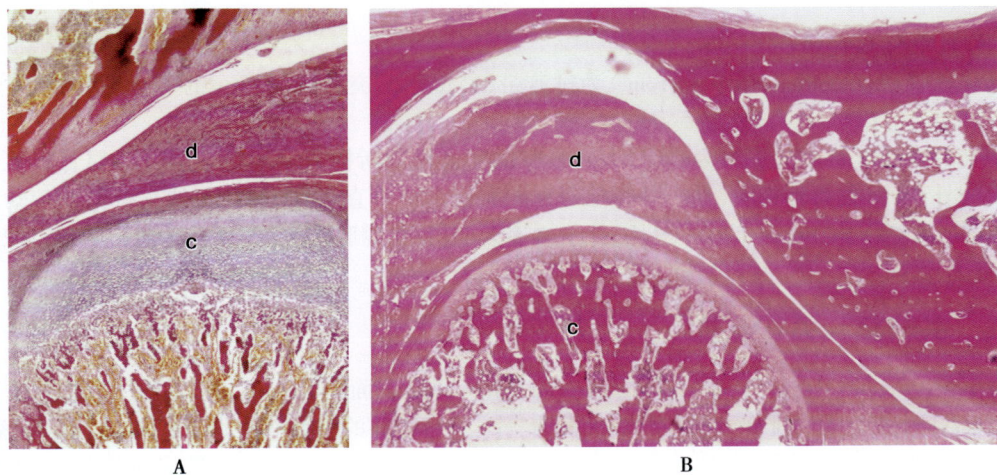

图 7-1　颞下颌关节的组织结构
A. 儿童颞下颌关节　B. 成人颞下颌关节　c：髁突　d：关节盘

一、髁突

　　成年人下颌髁突（condyle）表面被覆纤维软骨，根据软骨的结构不同，从表层至深层可分为四个带。

（一）关节表面带

　　关节表面带（articular zone）位于关节最表面，由致密的无血管的纤维组织构成，纤维成分为Ⅰ型胶原和少许的弹力纤维，排列大致与髁突关节面平行。此带一般含有 10 列左右的成纤维细胞。随年龄增长，此带的细胞成分逐渐减少。

（二）增殖带

　　增殖带（proliferative zone）在发育期由许多密集的小细胞组成，可见有丝分裂相。成年后增殖

画廊：ER7-1
颞下颌关节解剖图

资源组：ER7-2
开闭颌运动

画廊：ER7-3
髁突及其相关结构

带变薄,而老年人的增殖带则不很清晰。此带的细胞可增生并能分化出成软骨细胞和软骨细胞,还能分化出成纤维细胞,为邻近的细胞层提供细胞来源。增殖带是髁突软骨生长活动的部位。因此,它是髁突软骨的生长和形成中心,在关节面的改建和修复中也起重要的作用。

（三）纤维软骨带

纤维软骨带(fibrocartilaginous zone)是一层富含胶原纤维的软骨带,含有类似软骨细胞的圆细胞,一般约4~5列(图7-2);而老年人此带极薄,甚至消失。

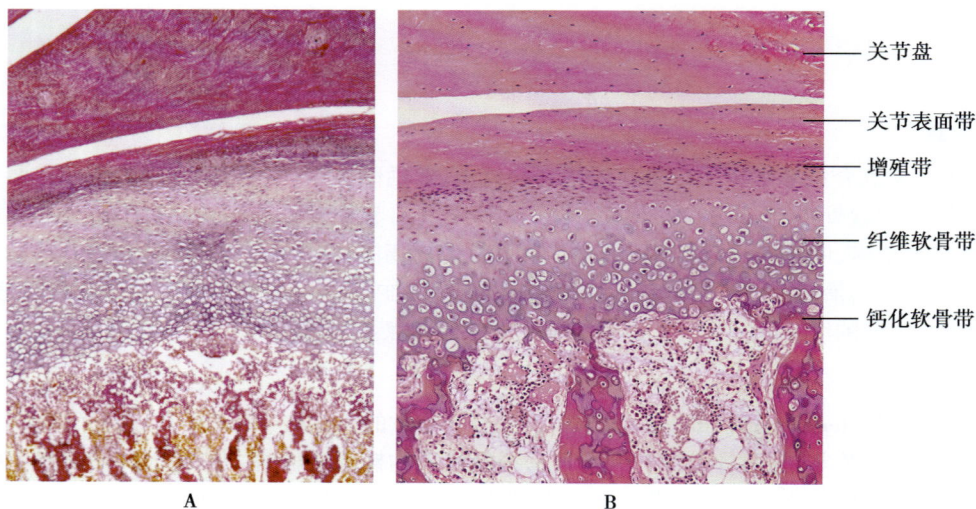

图7-2　髁突覆盖纤维软骨
A.低倍镜下观　B.高倍镜下观

（四）钙化软骨带

钙化软骨带(calcified cartilage zone)为过渡带,是覆盖髁突深部骨组织的一个软骨带,常有钙化(图7-2)。

髁突的表面纤维软骨下方为骨组织,由骨密质和骨松质所构成。骨密质为一薄层骨板覆盖在骨松质的外面,下方为骨松质,骨小梁的排列方向和骨密质垂直,因此有较大的支持力。年幼者骨密质较薄,骨小梁细。随着年龄的增长,骨小梁逐渐增粗,骨髓腔变小,红骨髓逐渐为脂肪组织所代替,骨密质增厚。

二、关节窝和关节结节

关节窝(glenoid fossa)和关节结节(articular eminence)表面均有一薄层骨密质覆盖,下方为骨松质(图7-1),骨小梁的排列方向与骨表面垂直。关节窝骨质的表面有一薄层纤维结缔组织覆盖,由于纤维的排列方向不同而分成两层。内层纤维与骨表面有一定角度,有较多血管分布;外层纤维与骨表面平行排列,无血管分布。关节结节斜坡表面的覆盖层较厚,为纤维软骨,可分为关节表面带、增殖带、纤维软骨带和钙化软骨带,但钙化软骨带不很清楚。

三、关节盘

关节盘(interarticular disk)位于关节窝和髁突之间,略呈椭圆形,形状与关节面一致,关节盘由致密的粗大纤维组成,内含大量成纤维细胞,在很多区域纤维弯曲呈现波浪样,这样的结构与关节盘的功能密切相关。关节盘下表面为凹面,与髁突的凸面形状相符。由于关节盘前和后部分增厚,使其上表面也呈凹面,中央部分较薄。从关节的冠状面看,关节盘的后外侧最厚,关节窝后外侧最深,髁突主要位于关节盘外侧之下,表明关节的外侧为主要的受力区。关节盘纤维由Ⅰ型胶原构成,除中央部分之外,胶原纤维束一般排列较疏松,胶原纤维方向无明显规律,在前后带分别与翼外肌上头肌腱和双板区上极纤维交织(图7-3)。在冠状切面上关节盘外侧和中部边缘与关节囊融合。关节盘从前到后分为前带、中带、后带及双板区。双板区构成关节盘的后附着。

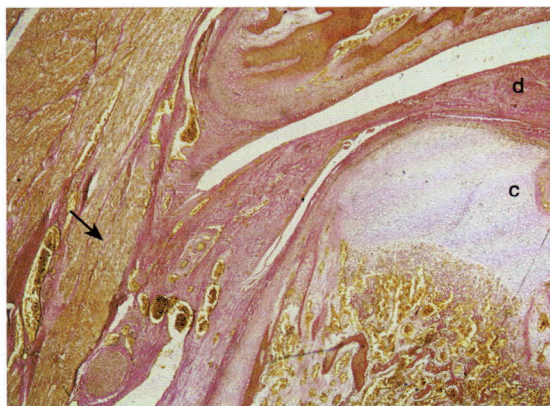

图 7-3　胎儿颞下颌关节矢状切面关节盘中央较薄，前带与肌相连（箭头示）
c:髁突　d:关节盘

地加强了中带的结构强度（图 7-5）。

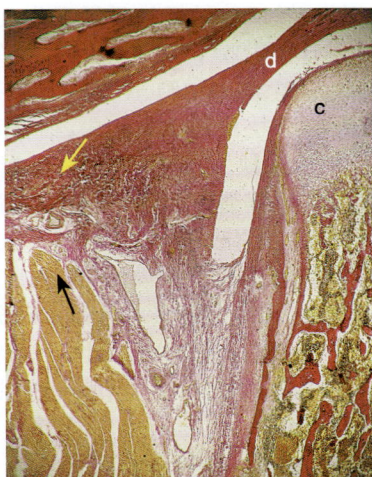

图 7-4　关节盘前带的组织结构
（箭头示前带上极与肌的关系）
c:髁突　d:关节盘

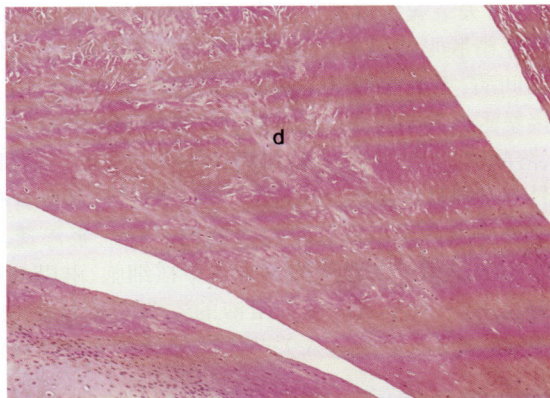

图 7-5　关节盘（d）的胶原纤维及成纤维细胞，关节盘中无血管

（一）前带

为增厚的胶原纤维，位于髁突之前。前带的胶原纤维为前后走行，在此基础上与翼外肌肌腱纤维交织，并分为两个板。上板的纤维与关节囊和关节结节前斜面的骨膜相连，下板向下附着在髁突颈前部，两者末端与关节囊或翼外肌上头肌纤维相连，其中有血管和神经分布，其前面及下面均有滑膜衬里（图 7-4）。

（二）中带

由前后方向排列的胶原纤维和弹力纤维组成，无血管神经分布。位于髁突的前斜面与关节结节后斜面之间。关节盘中央虽较薄，有前后及内外走行的胶原纤维致密排列，形成板状结构，同时有较多的垂直纤维，大大

（三）后带

由胶原纤维和弹力纤维组成，但胶原纤维排列方向不定，无血管神经分布。后带位于髁突与关节窝底之间。

（四）双板区

后带的后方为双板区，有上下两个板。上板为后外上附着，由胶原纤维和粗大的弹力纤维组成，与关节囊融合止于颞鳞缝处。上板的后外侧有粗大的弹力纤维，与翼外肌上头前内侧附着相对应，起着相互对抗的作用。下板由胶原纤维组成，有少量弹力纤维。下板向下与髁突颈部骨膜相融合。两板之间的空隙为含有大量血管和神经的结缔组织及脂肪组织（图 7-6）。

关节盘有无软骨细胞存在，有不同的看法。有的人认为有软骨细胞存在；有的人认为老年人的关节盘才有软骨细胞出现，并认为与压力有关。出生时关节盘及髁突表面软骨中均有血管分布，至 3~5 岁时，髁突软骨面、关节盘的中带及后带中的血管均消失，因此关节盘的修复能力是有限的。

对成人颞下颌关节关节盘的组织学观察表明，关节盘颞

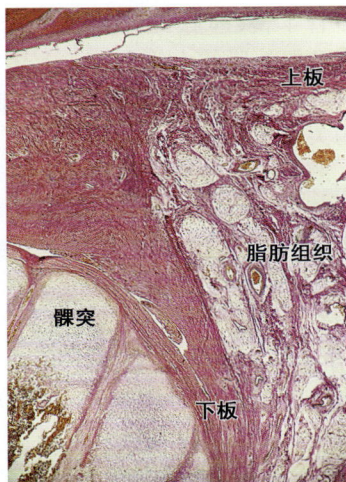

图 7-6　关节盘双板区结构

图片：ER7-6
关节盘前带

图片：ER7-7
关节盘中带

图片：ER7-8
关节盘双板区

学习笔记

后附着短而疏松，下颌后附着长而致密，下颌后附着的纤维从关节盘后带的上表面开始出现，沿髁突后方转向下行，形成较粗大的胶原纤维束，在咬合时，这种粗大而致密的下颌后附着，对髁突向后方转动的幅度有重要的限制作用。当髁突向后方转动的力量较大时，或受到与纤维排列方向不同的较大力时，可能是造成关节盘附着或关节盘不同部位的纤维变性、断裂、穿孔的重要病理机制。

四、关节囊和韧带

包绕关节及结节的致密结缔组织称关节囊（articulating capsule）。在关节上半部，关节囊疏松，在后方附着在颞鳞缝处，在前方附着在关节结节凹的边缘，在关节中部和侧缘与关节盘相连，在下方紧密附着在髁突颈部。

关节囊的侧面有颞下颌韧带加强。该韧带呈扇形斜形向后向下分布。韧带纤维由两部分构成，外侧的斜纤维束自关节结节外表面，向后向下延伸到髁突颈部外侧表面。在该纤维内侧是水平纤维，其来源相同，但止于髁突的外极和关节盘边缘。在关节囊后面还有茎突下颌韧带及蝶下颌韧带。

五、滑膜

滑膜（synovial membrane）一般衬在整个关节囊的内表面，特别在穹隆部和后上面更明显，但关节面和关节盘（除双板区后面部分）无滑膜覆盖。滑膜表面有绒毛和皱褶，向关节腔突出。

滑膜代谢活跃，再生能力强，但随年龄增长和受到病理性损伤，皱褶数量增加呈纤维化改变。滑膜通常为两层结构：含有丰富细胞的内膜层和含丰富血管、淋巴管的内膜下层，后者为疏松的结缔组织，与关节囊纤维组织融合，其中含有血管、成纤维细胞、巨噬细胞、肥大细胞、脂肪细胞和一些具有阻止滑膜形成皱褶的弹性纤维。内膜在结构上不同，通常由1~4层滑膜细胞构成，细胞间为无形的间质，不含有纤维。内膜细胞也具有吞噬作用。有时滑膜中内膜缺失，而使内膜下的结缔组织直接暴露在关节腔内。形成这种不连续层的细胞有巨噬样细胞和纤维样细胞。前者胞质有大量线粒体、溶酶体、高尔基复合体，细胞出现丝状伪足，胞膜凹陷有吞饮小泡，仅有少量粗面内质网。因此细胞具有吞噬特征并能合成透明质酸。纤维样细胞含有大量粗面内质网，能向滑膜内分泌蛋白质。

滑液是富含蛋白质和蛋白多糖的一种血浆渗透液。滑膜具有调节特定血浆成分通过和分泌其他物质的作用。滑液中除含少量单核细胞、淋巴细胞、游离的滑膜细胞和偶尔有中性粒细胞外，还含有蛋白质、黏液素和酶。滑液的主要功能是为关节面提供一种液体环境，在关节运动时起润滑作用，滑膜还有清除进入关节腔的外界物质的作用。

六、关节血管、神经分布

颞下颌关节的主要动脉供应是颌内动脉的关节深支和颞浅动脉。翼静脉丛与关节内面有密切关系。关节囊特别是关节后附着，有丰富的血管丛。滑膜中有毛细血管，但关节盘中心无血管分布。双板区疏松结缔组织中血管丰富，静脉交织成网。关节囊前部有来自翼外肌的血管分布。上述血管进入关节盘后，在其上下表面形成毛细血管网，成为关节盘血液供给的主要来源（图7-7）。

颞下颌关节的神经主要来自耳颞神经的关节分支、咬肌神经和颞深后神经。神经含有髓及无髓纤维进入关节囊及关节盘，支配关节的前、后、中间及侧方区。游离神经末梢仅分布在关节囊和关节盘的周缘，而关节盘中心无神经。由于人类关节囊有丰富的游离神经末梢，因此对疼痛非常敏感。在关节囊还可见少量皮下神经终末器官（即 Ruffini 小体）、环层小体和高尔基肌腱小体。

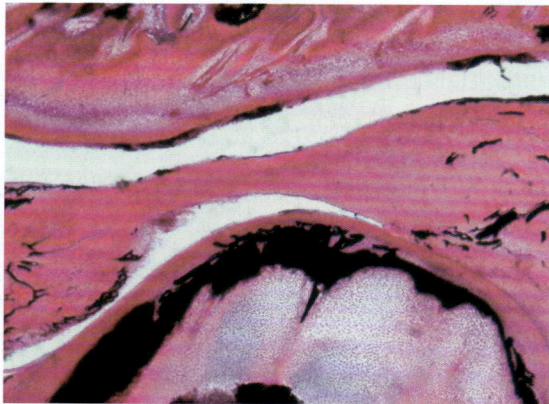

图 7-7　胎儿颞下颌关节矢状切面（墨汁灌注）
关节后附着和关节囊前部血管进入关节盘，髁突增殖带中的血管通道

（周　峻　胡济安）

第二篇

口腔病理学

第八章　牙发育异常

>> **提要：**

　　牙发育异常种类繁多，包括牙的数目、大小、形态、结构、萌出、颜色等异常。导致牙发育异常的病因可以是外界因素，也可以是患者自身存在的遗传学异常。有些类型的牙发育异常有特定的病因，而有些病因如病毒、营养缺陷等可同时导致多种类型的牙发育异常。牙发育异常的严重程度还显著地与病因出现以及持续的时间密切相关。不同的病因导致牙外观、结构如牙釉质、牙本质、牙骨质等的异常。

　　牙发育异常可以发生于出生前，也可发生于出生后，可以是遗传性的，也可以是后天获得性的。

　　牙的发育由基因调控，但调控基因对异常的环境因素非常敏感，这些因素包括感染、化学毒素、药物等。目前已知在一些发育性疾患中存在着特定的遗传学异常，另一些疾患虽然相关基因尚未被鉴定，但已证实与遗传密切相关。此外，另有许多疾患病因复杂，为多因素疾病，涉及遗传与环境因素之间的相互作用。

　　牙发育异常可由于牙板、牙胚的分化异常，导致牙数目、大小、形态的异常（形态分化异常），或是牙硬组织形成异常，导致牙结构异常（组织分化异常）。形态分化异常发生于发育的较早阶段，组织分化异常发生于较晚阶段，某些疾病包括两阶段的分化异常。

第一节　牙数目异常和大小异常

一、牙数目异常

（一）少牙和无牙

　　少牙（hypodontia）指一个或数个牙缺失，无牙（anodontia）指单颌或双颌牙列的完全缺失，它们可以是孤立性病变，也可以是全身性病变在口腔的表现。

　　少牙在恒牙列较常见，除第三磨牙的缺失外，少牙在人群恒牙列中发生率约为 2%~10%，在乳牙列发生率小于 1%。少牙可以是对称性的，常见于病变累及一个特定牙或一组牙时；也可以是随机性的，常见于无特定方式的缺牙。在对称性缺失时，第三磨牙、上颌恒侧切牙、下颌第二前磨牙是最常累及的牙，上颌侧切牙缺失有时与遗传因素有关（图 8-1）。乳牙的先天性缺失非常少见，但当乳牙先天性缺失时，其继生恒牙也常常不能形成。少牙更常见于女性，有报道男女之比约为 1:1.5。缺牙存在着种族差异，例如，日本人、瑞典人中，下颌恒中切牙的缺失明显地较其他种族多。少牙的遗传学机制尽管尚未明了，但已证实病变涉及一些与牙发育有关的调节基因，如 *MSX1*、*PAX9* 等，可能是这

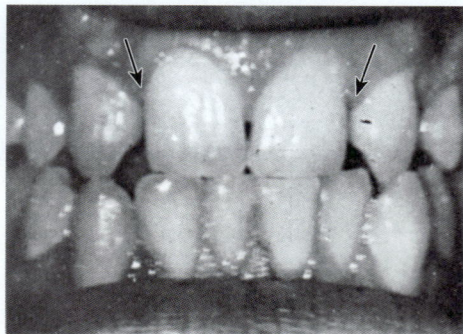

图 8-1　少牙
箭头示上颌侧切牙缺失

些基因的突变导致了牙发育不全。这些调控基因并非是仅与牙发育有关的特异基因,它们也调控胚胎发育中面部以及其他许多组织和器官的发育,故少牙可合并其他颅颌面畸形及发育综合征,如唇腭裂、Down 综合征、遗传性少汗外胚层发育不良(hereditary hypohidrotic ectodermal dysplasia)等,后者以先天性外胚层结构缺失为特征,此病罕见,常为 X 染色体隐性遗传,个别病例为常染色体隐性遗传。患者皮肤光滑、干燥,汗毛细小、稀少,汗腺部分或完全缺乏,导致患者体温增高。患者的口腔表现为可有几颗牙存在,但这些牙萌出迟缓、变形、牙冠呈圆锥形。女性患者常表现较轻,限于轻度无牙,如上颌侧切牙缺失,但可伴有汗孔减少。少牙者常同时伴有小牙、牙槽骨发育不良、乳牙滞留等表现。

无牙罕见,常为全身性发育异常的局部表现,最常见的是遗传性少汗外胚层发育不良。因无牙支持,无牙患者的牙槽突较短。

(二)额外牙

额外牙(supernumerary teeth,additional teeth,hyperdontia)也称多生牙,是指比正常牙列多得牙。它可发生于任何生牙区,最常见于上颌前牙区,其次为上颌第四磨牙、下颌第四磨牙、前磨牙、尖牙、侧切牙。额外牙有时与其他一些缺陷有关,如腭裂、锁骨颅骨发育不良(cleidocranial dysplasia)。额外牙可以萌出或阻生于颌骨内,可阻碍邻近牙萌出或导致其移位、吸收,如牙未萌出还可形成含牙囊肿。额外牙发生率占恒牙列人群的 1% ～3%。在女性更常见,病变常单发,单发病例占全部额外牙的 76%～86%。额外牙在乳牙列少见。

发生于特定部位的额外牙有特殊的命名。正中牙(mesiodens)是发生于上颌中切牙之间的额外牙,是最常见的额外牙(图 8-2),大部分为圆锥状牙冠、短牙根。副磨牙(paramolar)位于上颌磨牙旁,颊侧或腭侧位。第四磨牙或称远中磨牙(distomolar)位于第三磨牙远中。附加牙(supplemental teeth)为形态上似正常牙的额外牙,但大多数小于正常牙。

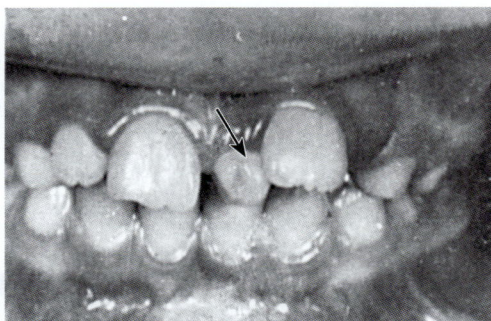

图 8-2 额外牙
箭头示正中牙

二、牙大小异常

巨牙(macrodontia)和小牙(microdontia)分别指较正常大或小的牙(图 8-3),但实际上牙正常大小的界限并不明确。牙和颌骨两者的大小主要由遗传因素决定。牙与颌骨大小的比例有很大变化,在不同种族、性别之间牙的大小存在着差异。牙的大小还受基因、环境因素的影响。

累及整个牙列的巨牙罕见,可能与垂体巨大症、松果体增生有关,半面过度增生(hemifacial hyperplasia)常见单侧牙早萌及巨牙,此种病变也可影响病变侧牙的发育。较常见的病变为牙列中仅有数个牙明显较大,最常见于切牙、尖牙。

牙列中弥漫性的小牙少见,常见于 Down 综合征、垂体性侏儒征及某些罕见的遗传性疾患。较常见的为牙列中存在个别小牙。最常见为上颌侧切牙,牙冠呈钉形而牙根长度正常,多为近中面小,远中面向切缘倾斜,人群中发病率为 0.8%～8.4%,可能与常染色体显性遗传有关。个别小牙还可见于第三磨牙。值得注意的是,上颌侧切牙和第三磨牙同时也是最常见的先天性缺失牙。

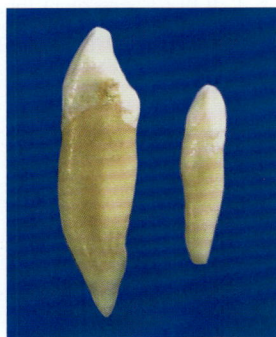

图 8-3 巨牙和小牙

牙大小异常经常和牙数目异常同时存在。如小牙常和少牙密切相关,一侧上颌侧切牙呈钉形者,对侧上颌侧切牙常缺失。巨牙常与额外牙有关。女性发生小牙、少牙的频率较高,男性则多见巨牙、多牙。

ER8-1
画廊:ER8-1
遗传性少汗外胚层发育不良

ER8-2
图 片:ER8-2
额外牙

学习笔记

113

第二节　牙形态异常

牙形态异常可累及牙冠、牙根,或两者均累及。最常见的牙冠形态异常为上颌恒侧切牙,有时可合并牙内陷。牙尖数目的增多或减少在前磨牙、磨牙很常见。牙根的数量、走行、形态、大小的变化也非常多见。

一、双生牙、融合牙和结合牙

发育过程中两个牙结合在一起可导致牙形态异常。根据结合程度不同,异常可仅累及牙冠或牙根,或牙冠、牙根同时累及。仅为牙釉质结合的牙少见,更常见为累及牙本质甚或牙髓腔的结合。

根据病因不同,病变可分为双生牙(gemination)、融合牙(fusion)和结合牙(concrescence)。

1. **双生牙**　为一个牙胚发生分裂,形成的牙有两个牙冠,但通常共有一个牙根和根管。一般牙列中牙的数目正常(图8-4)。

2. **融合牙**　为两个分别发育的牙胚联合,导致两个牙融合,两牙的牙本质相连,引起两牙融合的原因,可能是压力所致。牙列中牙的数目减少(图8-5)。

双生牙、融合牙在乳牙列、恒牙列均可见,乳牙列较恒牙列多见。乳牙发生率约为0.5%~1.5%,恒牙发生率约为0.1%~0.2%。切牙、尖牙最常见,可呈双侧对称性,在乳牙列,大部分病变累及下颌前牙。双生牙、融合牙外观相似,可通过估计牙列中牙的数目进行鉴别。

3. **结合牙**　为两个牙沿根面经牙骨质结合,牙本质不融合(图8-6)。

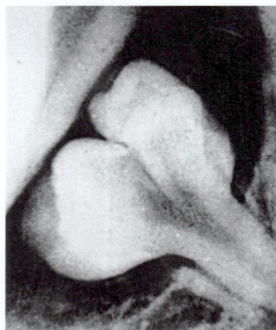

图8-4　双生牙

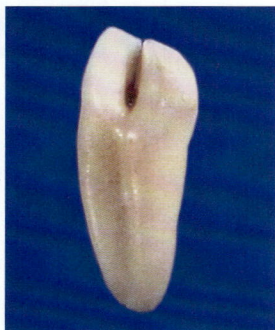

图8-5　融合牙

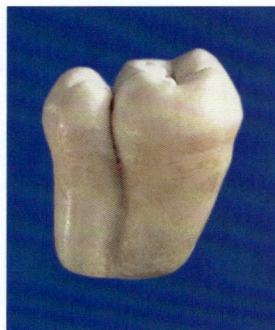

图8-6　结合牙

结合牙可以是发育性的,在发育过程中如果两个牙靠得很近,牙骨质可以发生结合。发育性结合牙常累及第二磨牙,其牙根距邻近阻生第三磨牙的牙根很近。结合牙也可以是炎症性的,牙根由于炎症受损后,有修复性的牙骨质沉积,两个邻牙之间的牙骨质沉积可使先前两个各自独立的牙经牙骨质而结合。

二、畸形舌侧尖

畸形舌侧尖(lingual cusp deformity)也称鹰爪尖(talon cusp)、前牙的牙外突(dens evaginatus of anterior teeth)。是前牙牙面上轮廓清楚的副牙尖,从釉牙骨质界向切缘延伸至少一半距离(图8-7)。3/4的畸形舌侧尖位于恒牙列,主要位于恒上侧切牙(55%)、中切牙(33%);下颌切牙(6%)、尖牙(4%)少见。发生于乳牙列者罕见,如有多为上颌侧切牙。大部分病变表现为受累牙舌面有一牙尖突起,形成似鹰爪样的三尖样结构。在舌侧尖与其下牙面融合处可有深的发育沟。舌侧尖由牙釉质、牙本质组织构成,其中大部分内含延伸的牙髓组织。

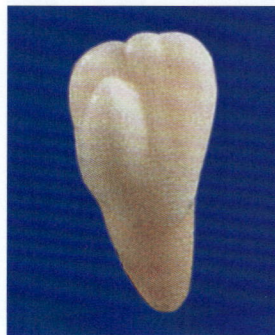

图8-7　畸形舌侧尖

畸形舌侧尖患病率约为1%~8%,性别不限,单侧或双侧皆可。常伴随有其他牙体异常,如额外牙、牙瘤、阻生牙、钉形侧切牙、牙内陷、后牙牙外突。部分病变可能与遗传有关,在双胞胎中有时可见相同的畸形舌侧尖。

三、畸形中央尖

畸形中央尖(central cusp deformity)也称牙外突(dens evaginatus),指在恒前磨牙、磨牙的中央沟或颊尖舌侧嵴上的牙尖样突起(图8-8),形态呈圆锥形、圆柱形或半球形等。最常见于前磨牙,常为双侧性,下颌多见。此突起结节多由牙釉质、牙本质、牙髓构成。白种人罕见,亚洲人较多见,有报道发生率可高达15%。由于咬合面的磨损,突起可被很快磨去,造成突入到结节内的牙髓暴露,导致年轻人非龋病所致的牙根尖周病变。

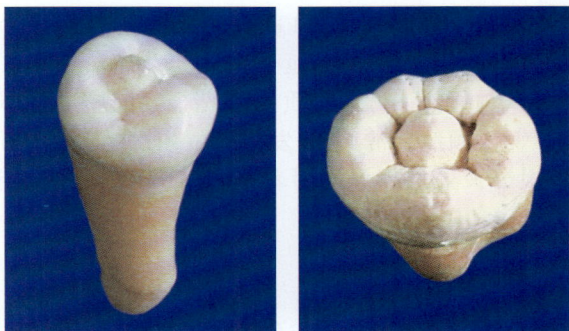

图8-8　畸形中央尖

四、牙内陷

牙内陷(dens invaginatus)指有牙釉质覆盖的牙冠或牙根表面出现深凹陷,可分为牙冠牙内陷和牙根牙内陷。

牙冠牙内陷较牙根牙内陷多见,也称为畸形舌侧窝(lingual fossa deformity)(图8-9),以好发牙顺序排列为恒侧切牙、中切牙、前磨牙、尖牙、磨牙。上颌较多见。根据内陷深度的不同牙冠牙内陷可分为三种不同的类型。Ⅰ型内陷局限于牙冠内,Ⅱ型内陷延伸至釉牙骨质界下方,下端可与牙髓相通或不相通。Ⅲ型内陷向下延伸穿过牙根,在根尖或根侧形成穿孔,不与牙髓直接相通,也称畸形根面沟。有时内陷非常严重,形成一个牙中似乎还有一小牙的结构,即为牙中牙(dens in dente)(图8-10)。

ER8-5

图片:ER8-5
Ⅲ型牙内陷

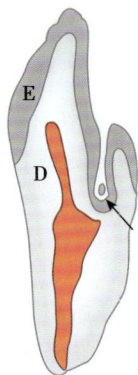

图8-9　牙冠牙内陷(箭头示)
E:牙釉质　D:牙本质

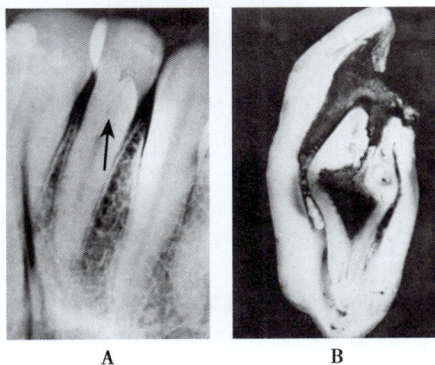

图8-10　牙中牙
A. X线片(箭头示牙中牙)　B. 磨片

牙根牙内陷罕见,是继发于Hertwig上皮根鞘增生的表现,结果造成在牙根表面有条带状牙釉质形成,表面内陷至牙乳头中。

五、异位牙釉质

异位牙釉质指在不该有牙釉质的部位出现牙釉质,主要见于牙根。

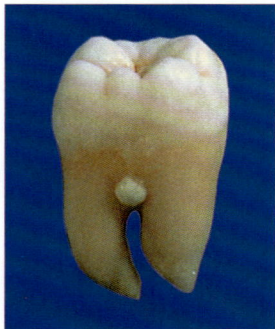

图 8-11 釉珠

1. 釉珠(enamel pearls) 为最常见的异位牙釉质(图 8-11),呈半球状结构,可以全部由牙釉质构成,或内含部分牙本质,罕见含有牙髓组织。釉珠大部分是由于成牙本质细胞层局部膨大,引起 Hertwig 上皮根鞘与发育中的牙本质接触时间延长,引发了牙釉质的形成。釉珠最常见于上颌磨牙,下颌磨牙次之,也可见于乳牙。釉珠多位于牙根根分叉区或近釉牙骨质处,大部分病变为一个釉珠。

2. 颈部牙釉质延伸 除釉珠外,沿牙根表面还可形成颈部牙釉质延伸(cervical enamel extension),表现为牙釉质从釉牙骨质界向磨牙根分叉处延伸,位于磨牙颊侧,形态呈三角形,三角形的底与冠部下方牙釉质相延续,三角形的顶指向根分叉。下颌磨牙较上颌磨牙常见,好发的牙位依次为第一、第二、第三磨牙。这种牙釉质向根方的延伸可导致根分叉处局部牙周附着丧失,部分病变还与牙周炎症性囊肿的发生有关。

六、弯曲牙

弯曲牙(dilaceration of tooth)是指牙的异常成角、弯曲,多见于牙根,牙冠少见(图 8-12)。弯曲牙多是机械性损伤的结果,创伤造成牙胚部分移位,之后形成的牙与先前的牙呈一角度。创伤常由表面乳牙的撕脱、侵入所致,这多见于 4 岁前,也可继发于邻近囊肿、肿瘤之后,一些病变与局部创伤无关,为特发性。

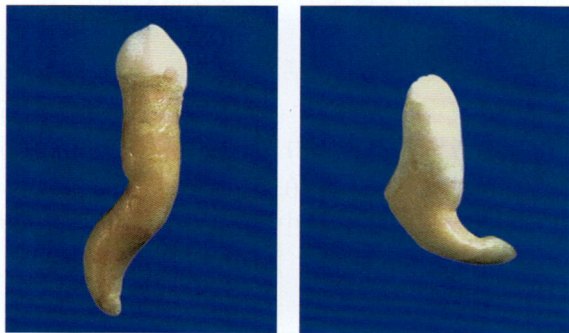

图 8-12 弯曲牙

弯曲牙可见在牙根的近牙颈侧或牙冠部有一弯曲。病变最常见于上颌恒切牙,牙常未能萌出。病变也可见于下颌前牙,牙常萌出至正常咬合位,但萌出路径改变,牙为颊侧或舌侧位。累及乳牙的病变也有少量报道。

七、牛牙症

牛牙症(taurodontism)是指牙髓室顶至髓室底的高度高于正常,而釉牙骨质界的水平没有改变,造成髓室向根尖延伸超过牙颈部,根分叉靠近根尖。病变见于多根牙,由于牙体形态与牛等有蹄动物的牙形态相似而得名。可能是由于 Hertwig 上皮根鞘未能在适当的水平内折所致。病变多见于恒牙,乳牙罕见,无性别差异,可为单侧或双侧。牛牙症可以是单独病变,或是合并其他罕见的颅面、牙畸形。也可与染色体的数目异常,如 Klinefelter 综合征、性染色体异常有关。

ER8-6

图片:ER8-6
弯曲牙

第三节　牙结构异常

一、牙釉质结构异常

牙釉质的发育分两阶段,在第一阶段或称分泌期,成釉细胞行使双重功能,产生基质并进行初矿化。基质产生包括基质蛋白即釉原蛋白(amelogenins)、釉蛋白(enamelins)、成釉蛋白(ameloblastin)、釉丛蛋白(tuftelin)的合成和分泌,这其中釉原蛋白约占90%。基质分泌后马上开始初矿化。在第二阶段即成熟期,牙萌出前,牙釉质中水和蛋白质因重吸收而含量降低,而矿物质含量增高。大多数牙釉质形成疾患的分类依据是以影响分泌期还是成熟期进行区分,影响分泌期的病变导致基质形成缺陷和形成薄层及形成不全的牙釉质,影响成熟期的病变导致矿化沉积缺陷和质软、矿化不全的牙釉质。虽然一些疾患既影响基质形成又影响矿化,导致有些疾病难以分类,但此种分类法仍是一个有用的临床分类方法。

牙釉质形成不全(enamel hypoplasia)是由于成釉细胞出现了变化,继而不能产生正常量的釉基质,但形成的基质可像正常牙釉质一样完全矿化。牙釉质形成不全在临床上表现为牙釉质表面出现窝状、沟状凹陷,或整个牙釉质厚度降低。磨片检查显示,釉柱数量减少,方向异常,一些病变无釉柱。

牙釉质矿化不全(hypomineralized enamel)是由于成釉细胞未能使形成的基质完全钙化。这种牙釉质在临床上表现为白色不透光,牙萌出后由于色素沉着变为浅黄色、橘黄色、棕色,牙釉质很快剥脱。矿化不全牙釉质的有机基质大部分为酸不溶解性,故在脱钙标本切片中能被保存。

形成不全和矿化不全的牙釉质可以影响单个牙、一组牙或全部牙,形成的牙釉质结构异常依病变的严重程度、持续时间、病变性质而不同。成釉细胞功能障碍导致的病变,大部分同时发生形成不全、矿化不全,但在临床个体患者上多以一种表现为主。

牙釉质形成不全、矿化不全的常见病因及导致的部分病变类型如下:

1. 局部因素

(1) 感染。

(2) 创伤。

(3) 放射治疗。

(4) 特发性(牙釉质混浊症)。

2. 全身因素

(1) 环境/系统性因素

1) 先天性:感染,如风疹、梅毒。

2) 新生儿:如新生儿溶血病;低钙血症;早产/产程延长。

3) 出生后:严重的儿童感染,特别是病毒疹;儿童慢性病,如先天性心脏病、胃肠道和内分泌疾病;营养缺乏,如维生素 D 缺乏;癌症化疗;过多氟离子。

(2) 遗传性因素

1) 仅影响牙:如牙釉质形成缺陷症。

2) 与全身缺陷有关并影响到牙:如外胚层发育不良综合征;Down 综合征(21 三体综合征)。

局部因素引起的牙釉质发育异常常见的有 Turner 牙、牙釉质混浊症等,全身因素引起的牙釉质发育异常常见的有先天性梅毒牙、氟牙症、牙釉质形成缺陷症等。

(一) Turner 牙

Turner 牙(Turner teeth)是指与乳牙有关的感染或创伤引起继生恒牙成釉细胞的损伤,导致继生恒牙牙釉质形成不全或矿化不全。Turner 原为一牙医的名字,他首次提出了此种病变,以后得到广泛认可。

病变最常见于上、下颌前磨牙及上颌恒切牙。前磨牙的病变主要与乳磨牙的感染有关,乳磨牙易出现病变,其根尖感染影响了位于其根分叉处的恒前磨牙牙胚。上颌切牙区的病变主要是由于乳前牙所处的位置容易受到外伤，继而影响到其下方正在发育中的恒前牙牙胚。

病变牙有不同表现。感染可导致不同程度的损害，决定损害程度的因素有牙发育所处的阶段、感染时间的长短、感染细菌的毒力、宿主对感染的抵抗力等。牙釉质缺陷轻者表现为部分区域的白、黄、棕色，中度者为牙面出现窝沟和不规则凹陷，严重者为累及全牙冠的牙釉质发育不全。

外伤引起损害的影响因素包括损伤的时间和严重程度。损害区表现为白或黄棕色，伴或不伴有水平向的牙釉质发育不全，牙冠较正常者小。

（二）牙釉质混浊症

牙釉质混浊症（enamel opacities）也称非氟性牙釉质混浊症（non-fluoride enamel opacities），指在牙釉质平滑面上出现白色、不透光的混浊斑块，萌出后由于色素沉着一些斑块变成棕色，牙釉质厚度并无减少。

造成牙釉质混浊症的病因为局部因素，如某些因素导致局部矿化不全。此种异常较常见，有报道12～14岁儿童中可达1/3。病变随机分布，乳牙、恒牙均累及，上颌恒中切牙最常见。组织学检查显示牙釉质矿化不全。

牙釉质混浊症应与轻度氟牙症鉴别，后者也可表现为牙面上出现不透光斑块。但氟牙症病变累及多数牙，且呈对称性，病变可在牙面上呈水平分布，而牙釉质混浊症病变多为一个或数个牙，无对称性，牙面上为局限性的圆形、椭圆形斑块。

有研究表明，牙釉质混浊症与氟牙症的发生呈反比，在饮水中有百万分之一氟的地区此病较少流行。

（三）先天性梅毒牙

1856年Hutchinson描述了由母婴感染所致的先天性梅毒（congenital syphilis）可引起特征性的牙缺陷。先天性梅毒牙（congenital syphilitic teeth）是由于梅毒螺旋体感染牙胚，侵犯成釉器使牙釉质发育障碍产生特征性的发育不全改变。主要见于恒中切牙、第一恒磨牙，少见于下颌侧切牙。病变切牙称Hutchinson切牙（图8-13），其近远中面向切缘而不是牙颈部逐渐变细，牙冠中1/3处冠周径最大，形成螺丝刀样外观，切缘中间常有一新月形凹陷或深裂隙。这些改变在上颌中切牙最为明显。第一恒磨牙的病变称桑葚牙（mulberry molars），病变牙呈圆顶形，病变牙从牙颈部向咬合面方向逐渐变窄，咬合面直径小于牙颈部直径，咬合面及牙冠近咬合面1/3表面有许多颗粒状细小的牙釉质球团，呈桑葚状；病变牙也可呈从牙颈部向咬合面方向逐渐变窄，牙表面收缩呈花蕾状、圆屋顶状，称蕾状牙（moon's teeth）。同时可伴有牙本质发育障碍。

先天性梅毒牙的形成是由于在牙发育期，牙囊受到梅毒螺旋体（treponema pallidum）感染，导致牙囊的慢性炎症和纤维化，发育中的牙受到压迫，成釉细胞扭曲。梅毒螺旋体造成牙源性上皮增生，增生的上皮突向牙乳头内，导致形成牙切缘中间特征性的裂隙。

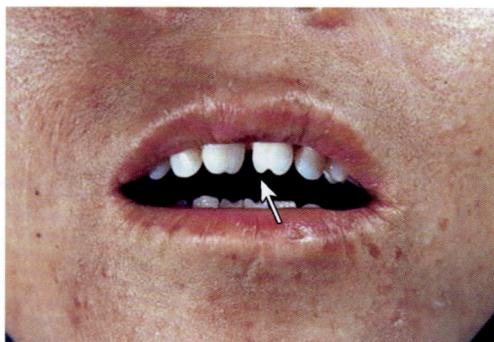

图8-13　先天性梅毒的切牙表现

（四）氟牙症

氟牙症（dental fluorosis）又称斑釉（mottled enamel）、氟斑牙。在牙发育阶段，如果饮用水中氟含量高于百万分之一（1ppm），或经其他途径摄入过多的氟，氟离子可导致牙釉质形成不全和钙化不全，这种牙釉质的发育障碍即为氟牙症。

病变严重程度与摄取氟的剂量、时间呈正相关，在牙发育的关键时期摄入较高的氟导致较严重的氟牙症。病变程度还与个体敏感性有关，有的患者摄取较低浓度的氟即可患病，而有的人群摄取较高浓度的氟也未受影响。在牙釉质形成的成熟早期对氟特别敏感，而分泌期最不敏感。病变在牙弓上对称性地发生，但在牙与牙之间严重程度不同。主要见于恒牙列。发生于乳牙的病变很少，这是由于过量的氟被母亲的骨骼摄取以及胎盘的屏障作用，但在严重病例及地方性氟中毒区，乳牙也可累及。前磨牙、上颌切牙、第二磨牙受到的影响最大，尖牙、第一磨牙、下颌切牙依次递减。

患牙的临床表现可有很大不同。病变轻者牙釉质上出现无光泽的白色斑点、斑块或条纹;中等程度者病变区呈黄色、棕色、黑色,可伴有程度不同的牙釉质形成障碍,牙面上出现不规则凹陷;在严重病例,窝状凹陷相互融合,牙正常形态丧失。

形态学观察氟斑牙牙面显示,发育不全使釉面横纹中断,在发育缺陷区牙面上可见清楚的釉柱末端。镜下可见牙釉质矿化不良,尤其是在釉柱之间及有机物较多的薄弱处。但牙釉质表层过度矿化,釉柱方向不规则,釉牙本质界的弧形结构较正常牙更加明显。表层钙化良好,其深方的表层下区存在弥漫性的矿化不良。

氟牙症在临床上和组织学上和其他类型的牙釉质矿化不全、发育不全难以区分。病变牙具有抗龋性,这是由于虽然病变使釉更易侵入,但釉柱较正常时有更强的抗酸溶解性。由于其他因素也可导致类似的牙釉质损伤,确诊氟牙症需要看到病变缺陷为双侧、有先前过度摄入氟的病史以及牙釉质或其他组织中氟含量增高的证据。

造成氟牙症的确切机制尚不明了,可能包括高氟导致的成釉细胞损伤、较多釉原蛋白滞留导致矿化不全、抑制碱性磷酸酶活性导致釉基质发育和矿化不全等。当摄入的氟含量很高(>6ppm)时,造成成釉细胞损伤,导致成釉细胞形成釉基质功能的缺陷,牙釉质表面出现点状、斑块状缺陷,质脆易碎。摄入中等浓度(2～6ppm)的氟时,形成的基质的量、结构正常,牙形态无变化,但在表层下出现钙化不全的斑块区,这些区域由于含较多的有机物和水,临床上呈白垩色。

(五) 牙釉质形成缺陷症

牙釉质形成缺陷症(amelogenesis imperfecta)为遗传性的牙釉质发育异常,包括一组复杂的、不同类型的病变。人群中本病的患病率约为(1:718)～(1:14 000)。同其他遗传性疾病一样,病变可见于某一区域的某一人群中,造成此地区的患病率上升。由于诊断标准的不同,可造成各研究报道中患病率的不同。

由于牙釉质的形成包括基质形成、钙化、成熟三个主要阶段,牙釉质形成缺陷症根据病变与矿化缺陷有关还是与基质形成缺陷有关而分为矿化不全型(hypomineralized type)和形成不全型(hypoplastic type)。矿化不全型又可进一步分为钙化不全型(hypocalcified type)和成熟不全型(hypomaturation type)。在矿化不全型,基质形成正常,但钙化异常;而在形成不全型,基质形成缺陷,但矿化正常。然而,电镜及显微放射研究提示,在所有类型的牙釉质发育不全中都有钙化及基质形成的障碍,表明牙釉质形成的普遍缺陷。

牙釉质形成缺陷症的遗传类型最常见为常染色体显性型,X染色体相关型较少见。临床表型可表现为矿化不全、基质形成不全,或两者兼有。同一遗传家族中可以有不同的表型存在。由于所累及基因的表达程度不同,遗传类型与临床表型之间并无显著相关性。随着牙釉质基质形成的分子机制逐渐为人所知,相应基因已被鉴定,这些基因的突变与牙釉质形成缺陷症有关,在将来有可能将特定基因型与表现型相关联。釉原蛋白(amelogenin)作为最丰富的釉基质蛋白,由X、Y两条染色体编码,但X染色体上的 *AMELX* 基因负责绝大部分蛋白质的合成,*AMELX* 基因的突变可导致与X染色体相关型的牙釉质形成缺陷症,目前已知有14种不同类型的突变。成釉蛋白(ameloblastin)、釉蛋白(enamelin)、釉丛蛋白(tuftelin)的编码基因也已被定位,这些基因的突变与牙釉质形成缺陷症中的常染色体类型相关。牙釉质形成缺陷症中所有类型均可影响乳牙及恒牙列,由于遗传因素贯穿于牙釉质形成过程的始终,故牙釉质形成缺陷症累及所有牙,或缺陷在牙釉质上随机分布,而外源性因素(除了氟牙症)引起的牙釉质形成障碍作用时间较短,导致的缺陷仅限于一段时间内。与正常牙相比,罹患牙釉质形成缺陷症的牙并无更易患龋的倾向。

根据遗传类型、临床表征的不同,牙釉质形成缺陷症可分为十余种亚型,主要类型及遗传方式见表8-1。

1. 形成不全型 在牙釉质形成缺陷症的基质形成不全型,基本病变为牙釉质基质沉积量减少,已形成的基质矿化正常,X线检查牙釉质与其下方的牙本质有良好的反差。依亚型不同,临床表现有很大差异。

普遍性凹陷者,针尖至针头大小的凹陷缺损遍布于牙面,牙颊面受累最严重,凹陷成排排列,可伴色素沉着。凹陷之间的牙釉质厚度、硬度、颜色正常。

表 8-1　牙釉质形成缺陷症各种类型的临床和遗传特征

类型	亚型	临床特征	遗传特征
Ⅰ A	形成不全型	普遍性凹陷	常染色体显性
Ⅰ B	形成不全型	局限性凹陷	常染色体显性
Ⅰ C	形成不全型	局限性凹陷	常染色体隐性
Ⅰ D	形成不全型	弥漫性光滑	常染色体显性
Ⅰ E	形成不全型	弥漫性光滑	X 性连锁显性
Ⅰ F	形成不全型	弥漫性粗糙	常染色体显性
Ⅰ G	形成不全型	牙釉质不形成	常染色体隐性
Ⅱ A	成熟不全型	弥漫性色素沉着	常染色体隐性
Ⅱ B	成熟不全型	弥漫性	X 性连锁隐性
Ⅱ C	成熟不全型	雪帽状	X 性连锁
Ⅱ D	成熟不全型	雪帽状	常染色体显性?
Ⅲ A	钙化不全型	弥漫性	常染色体显性
Ⅲ B	钙化不全型	弥漫性	常染色体隐性
Ⅳ A	成熟不全-形成不全型	有牛牙症表现	常染色体显性
Ⅳ B	成熟不全-形成不全型	有牛牙症表现	常染色体显性

局限性凹陷者,表现为横向排列的凹陷、线型缺损,或较大面积的缺陷而周围为钙化不全。典型病变位于牙颊面中 1/3,切缘、咬合面常不累及。病变影响乳、恒牙列,或仅影响乳牙列,可所有牙或少数牙受累。常染色体隐性型(ⅠC 型)病变更严重,常累及两牙列的所有牙。

常染色体显性的光滑型,牙的牙釉质变薄,表面光滑,质地硬,有光泽。牙冠小,似进行过牙体制备(图 8-14),接触点丧失,但开𬌗罕见。牙呈白垩色、半透明棕色,X 线上见牙外周有薄层的牙釉质射线阻射区。

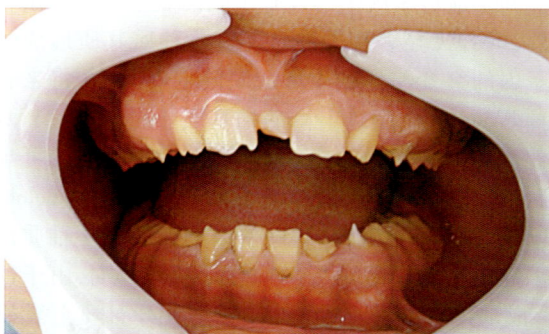

图 8-14　牙釉质形成缺陷症光滑型
可见部分牙牙冠小,似进行过牙体制备

X 性连锁显性光滑型,男性患者乳、恒牙列表现为弥漫性的薄层牙釉质,光滑,有光泽,呈棕色、黄棕色,X 线见外周射线阻射的牙釉质。女性患者表现为牙釉质形成不全的垂直向浅沟,其间夹杂有正常厚度的牙釉质。几乎所有男性患者及少数女性患者有开𬌗。

在粗糙型,牙釉质薄、硬、表面粗糙,似光滑型,牙冠向切缘、咬合面侧逐渐变细,接触点丧失,牙呈白色、黄白色,牙釉质比光滑型硬,不易磨损。X 线检查见牙外周牙釉质的薄层射线阻射区。前牙开𬌗常见。

牙釉质不形成(enamel agenesis)表现为牙釉质的彻底丧失,牙呈牙本质的外形、色泽,黄棕色,接触点丧失,牙冠向切缘、咬合面变细,牙本质表面粗糙,常见前牙开𬌗。X 线检查显示牙本质外周无牙釉质覆盖。常见多牙未萌。

2. 成熟不全型　在成熟不全型,釉基质正常形成并开始矿化,但牙釉质晶体结构出现成熟障碍。病变牙形态正常,但出现斑块状的白色、黄色、棕色变色不透光区,牙釉质较正常软,易磨耗,但不如钙化不全型者严重。牙釉质易从牙本质脱落,X 线检查牙釉质透光度与牙本质相似。

在色素沉着型,釉表面斑块状,琼脂样棕色,常从牙本质剥脱,牙釉质质软,探诊时探针能刺入。

常见前牙开𬌗及未萌牙的吸收。牙釉质严重受损时硬度似脱过钙,牙面上有广泛的牙石沉积。

在 X 性连锁型,男性患者乳牙、恒牙有不同表现,乳牙呈不透光白色,夹杂半透明斑块区,恒牙为不透光黄白色,随年龄增长颜色加深。牙釉质易脱落,探针易刺入。牙釉质较正常易丧失,但程度较钙化不全型轻。白色不透光区局部可变为棕色,X 线检查示牙釉质、牙本质的对比度下降。女性患者乳、恒牙表现相似,牙面上正常牙釉质间出现垂直向不透光条带,随机分布,无对称性,似乎反映出成釉细胞 X 染色体中随机一条功能丧失。X 线检查看不到条带表现,牙釉质、牙本质的反差接近正常。

雪帽型(snow-capped)者,在牙冠切缘或仅咬合面 1/4~1/3 处的牙釉质呈白色不透光,病变常表现为从前牙至后牙的分布。乳恒牙均可累及。大部分病例为 X 染色体相关遗传,但也有常染色体显性。

3. **钙化不全型** 为牙釉质形成缺陷中最常见的类型,釉基质形成正常但无明显的矿化,分常染色体显性、常染色体隐性两种亚型。两型均为牙萌出时大小、形态、牙釉质厚度正常,但牙釉质很软,因磨耗而很快磨去,常磨至牙龈水平,仅遗留颈部牙釉质,因颈部牙釉质钙化较高。由于大部分牙釉质被磨去,造成牙本质暴露(图 8-15)。萌出时牙釉质呈不透明白垩色、黄棕色或橙色,但很快由于色素沉着变为棕至黑色,并有牙石沉积。牙未萌及前牙开𬌗常见。两种亚型的表现相似,但常染色体隐性型病变常更严重。X 线检查示牙釉质硬度与牙本质相似。

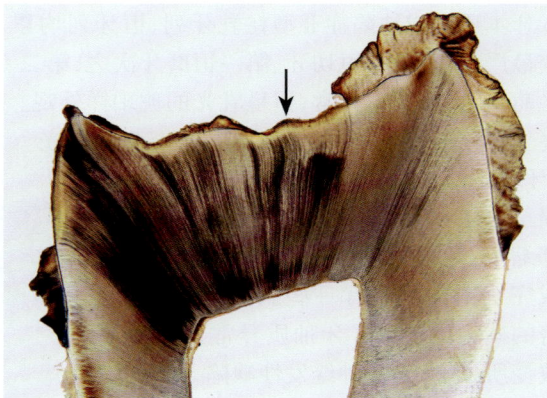

图 8-15 牙釉质形成缺陷症,钙化不全型
质软的牙釉质因磨耗被磨去,使牙本质暴露(箭头示)

4. **成熟不全/形成不全型** 此型表现为牙釉质形成不全同时伴成熟不全,乳恒牙均可弥漫性累及。由于牙釉质厚度、牙大小的不同可分为两种亚型。

成熟不全-形成不全亚型的主要缺陷为牙釉质成熟不全,呈斑块状黄白色、黄棕色,牙颊面常见凹陷。X 线检查示牙釉质密度与牙本质相近。除有不等程度的牛形牙外,单根牙可见大的牙髓腔。

形成不全-成熟不全亚型的主要缺陷为牙釉质形成不全,牙釉质薄而成熟不全。X 线检查示除了牙釉质厚度的减少,特征与成熟不全-形成不全亚型相似。

二、牙本质结构异常

牙本质发育异常大部分为遗传性,但一些影响钙代谢、钙化的环境及全身性的因素也可导致异常牙本质的形成。牙本质结构异常的病因及部分相应的病变类型如下,其中许多病变罕见。

1. **局部因素** 创伤,如 Turner 牙、放射治疗。
2. **全身因素**
(1)牙本质形成缺陷症
1)Ⅰ型:与骨生成缺陷有关。
2)Ⅱ型:仅累及牙(包括壳状牙)。
3)Ⅲ型:白兰地型(brandywine isolate)。
(2)牙本质结构不良
1)Ⅰ型:根部牙本质结构不良(无根牙)。
2)Ⅱ型:冠部牙本质结构不良。
(3)环境/系统性因素
1)维生素 D 依赖的佝偻病。
2)维生素 D 抗性佝偻病(低磷酸盐血症)。

3）低磷酸酯酶症。

4）青少年甲状旁腺功能减退。

5）其他矿物质缺乏。

6）药物，如化疗制剂。

（一）牙本质形成缺陷症Ⅱ型

牙本质形成缺陷症Ⅱ型（dentinogenesis imperfecta type Ⅱ）即遗传性乳光牙本质（hereditary opalescent dentin），为常染色体显性疾病，病变累及牙本质，但无其他全身性病变。男女患病率相等，人群中患病率约为1/8 000。近年来我国科学家对本病的致病基因进行分析表明，基因异常定位于4q21，病变与牙本质涎磷蛋白（dentin sialophosphoprotein，DSPP）、GATA62A11等连锁，并发现DSPP上几种不同类型的突变都可导致该病的发生。

牙本质形成缺陷症Ⅱ型在乳牙列、恒牙列均累及。病变严重程度与牙的发育阶段有关，乳牙病变最严重，恒牙中恒切牙、第一恒磨牙次之，第二、第三恒磨牙受影响最小。

萌出时，牙外形正常，但呈乳光的琥珀样外观。以后，牙颜色几乎正常，之后，逐渐变成半透明，最终呈灰色或棕色，伴有牙釉质上的淡蓝色反光。大部分病例牙釉质结构正常，但牙釉质很易剥脱，牙本质暴露后牙显著磨损，严重者牙被磨损至牙龈水平。X线检查，牙冠呈球形，颈部缩窄，牙根细、短，根管、牙髓腔部分封闭或完全消失。在有一些病例，牙釉质有显著的矿化不全区。牙釉质异常并非为基因改变所致，而是一种继发性缺陷。

组织学检查发现，近牙釉质的一薄层罩牙本质结构正常，但其余牙本质结构改变。牙本质内小管数目减少，方向紊乱，许多小管形态不规则、管径变大，并存在无小管的牙本质区（图8-16，图8-17）。牙本质基质可呈颗粒状，并见小球间钙化。髓腔表面见少量不典型的成牙本质细胞，细胞

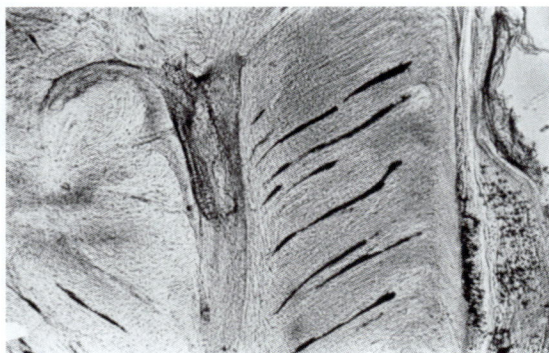

图8-16　牙本质形成缺陷症Ⅱ型（遗传性乳光牙本质）

可被包埋在有缺陷的牙本质中。异常牙本质的过度形成导致髓室、根管部分或完全消失。牙本质中可见含血管的组织，为残留的成牙本质细胞和牙髓组织。釉牙本质界呈直线而非波浪形，表面牙釉质易剥脱（图8-17）。

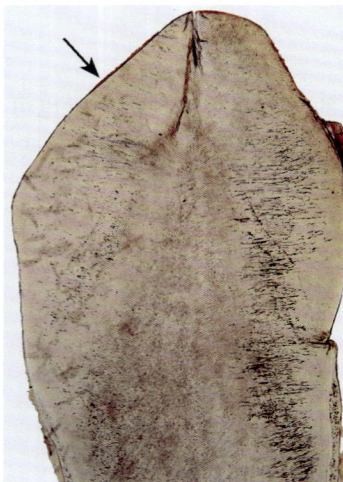

图8-17　牙本质形成缺陷症Ⅱ型（遗传性乳光牙本质）

釉牙本质界呈直线（箭头示），表面牙釉质大部分剥脱，牙本质内小管很少

对牙本质的生化分析显示，与正常牙本质相比，病变牙中水含量增高，矿物质含量降低，牙本质的显微硬度降低，这就是为什么当牙釉质剥脱后牙易快速磨损的原因。牙釉质的剥脱是由于釉牙本质界的形态不正常，以及牙本质物理特性的异常使牙本质不易承受扭曲力。病变牙中龋少见，推测是由于牙本质中龋入侵通道减少，龋被局限于牙表层，很易磨去。

壳状牙（shell-teeth）为一种牙釉质厚度正常、牙髓腔扩大、牙本质非常薄并呈壳状围绕髓腔的牙。壳状牙罕见，最常见于Ⅱ型牙本质形成缺陷症中的乳牙，牙髓含有粗大的胶原纤维束，无成牙本质细胞，牙根常较短。有人认为壳状牙为牙本质形成缺陷症的纯合子型。壳状牙的发生也可与Ⅱ型牙本质形成缺陷症无关，为独立发生于乳、恒牙的病变，牙形态、色泽正常，无家族史，广泛累及多数牙。

（二）牙本质结构不良

牙本质结构不良（dentin dysplasia）罕见，为常染色体显

性疾病,病变与牙本质形成缺陷症无关。此病有Ⅰ、Ⅱ两种类型。

1. **Ⅰ型牙本质结构不良(dentin dysplasia type Ⅰ)**　即根部牙本质结构不良、无根牙(rootless teeth),患病率约为1/100 000。恒牙牙釉质及冠部牙本质结构正常,但根部牙本质正常结构丧失,牙根显著缩短。由于病变可发生于牙根发育的不同阶段,造成根部牙本质结构的变化多样性。如果病变发生于牙根形成的早期,无牙髓可见,牙根很短或缺失。发生于稍晚期的病变,可见新月形、人字形的牙髓腔,牙根短,无根管。发生于晚期的病变,可见髓腔及根管,内见大的髓石,伴轻度的牙根形态异常。无根管牙易发生根尖周炎,为继发于龋或牙髓暴露的病变。病变差异在恒牙更为显著,不仅不同患者之间的表现不同,同一患者不同牙之间的病变也存在差异。由于牙根缩短,主要临床症状为牙动度增大,很小的创伤即可造成牙早期脱落。牙迟萌也较常见。牙根强度降低,拔牙时易根折。X线显示,乳牙病变更严重,几乎无牙髓,牙根显著缩短或缺失。

组织学观察,冠部牙釉质、牙本质结构正常,而根部牙本质发育不良,中央牙本质小管移位及排列紊乱,形成漩涡状结构,含有许多钙化的球形体,而外周牙本质结构正常,形成特征性的"水流围绕圆石(water streaming round bouldings)"样结构。还可见不典型骨样牙本质。髓腔、根管大部分消失,牙根常非常短小。

Ⅰ型牙本质发育不良的形成是由于Hertwig上皮根鞘的缺陷,上皮根鞘断裂而不能与牙乳头协同发挥功能,不正常的诱导现象导致形成异常牙本质的融合球状团块。

2. **Ⅱ型牙本质结构不良(dentin dysplasia type Ⅱ)**　即冠部牙本质结构不良,许多特征与遗传性乳光牙本质相似。与Ⅰ型牙本质结构不良不同,乳、恒列的牙根长度均正常。乳牙的特征与牙本质形成缺陷症更相似,牙呈蓝-琥珀-棕色半透明。X线上,牙的改变包括球形牙冠、牙颈部缩窄、牙根细、髓腔早期封闭。恒牙颜色正常,但X线上可见髓腔明显扩大,并向根尖延伸,呈蓟管状或火焰状,扩大的髓腔内可见髓石。

组织学表现为乳牙特征与遗传性乳光牙本质相似。恒牙牙釉质及冠部牙本质正常,近牙髓有大量球间牙本质形成,根部牙本质无小管,呈无定形均质状,并过度增生。髓石可见于髓腔内任何部位。

三、牙骨质结构异常

牙骨质由无细胞性牙骨质和细胞性牙骨质构成,细胞性牙骨质在一生中可不断形成。牙骨质厚度在个体之间差异很大,但一般说来厚度随年龄而增加,并代偿咬合磨损。

(一) 牙骨质过度增生

在某些情况下,牙骨质形成异常增加导致牙骨质过度增生(hypercementosis)(图8-18),这种异常是局部因素或全身疾患的结果,影响一个或多个牙。牙骨质过度增生可与牙根粘连有关,牙骨质直接与牙槽骨连续,或与结合牙牙根连续。

一些牙骨质过度增生病因不明,但有一些可能和某些状况有关,这些病因包括:

1. **根尖周炎症**　接近炎症中心的牙骨质可发生吸收,但稍远处的牙骨质因受刺激而沉积,导致了牙骨质较广泛增厚或局部结节样膨大。

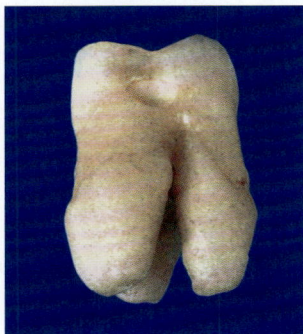

2. **机械刺激**　作用于牙的过度外力可导致吸收,但低于阈值的机械刺激可刺激牙骨质的沉积。

3. **无功能和未萌出牙**　这些牙可导致牙骨质的区域性吸收,但也可发生牙骨质的过度沉积。在未萌牙,如果缩余釉上皮消失,牙骨质甚至可沉积于牙釉质表面。

4. **骨的Paget病**　过度牙骨质增生常见于Paget病患者,增厚的牙骨质表现与骨相似,呈马赛克样。牙骨质形成不规则团块,常见骨性粘连。

图8-18　牙骨质过度增生

(二) 牙骨质发育不全

牙骨质发育不全(hypocementosis)较少见。在锁骨颅骨发育不全症(cleidocranial dysplasia),无细胞性牙骨质沉积后,细胞性牙骨质缺失。牙骨质发育不全还可见于低磷酸酯酶症(hypophosphatasia),为一种常染色体隐性疾病,以血清碱性磷酸酯酶水平降低、与佝偻病相似的四肢畸形、颅盖骨未钙化为特征,表现为部分或所有乳恒牙的早失、牙骨质发育不良导致未形成正常的牙周连接,牙本质形成也可以异常。

第四节　牙其他异常

一、牙萌出及脱落异常

(一) 早萌

早萌(premature eruption)指牙的萌出过早,最常见于胎生牙(natal teeth)和新生牙(neonatal teeth)。胎生牙为出生时即已萌出的牙。新生牙为出生后30天内萌出的牙。胎生牙、新生牙出现率在新生儿中约为1/3 000,几乎均表现为1~2颗中切牙,下颌约为上颌的4倍。胎生牙、新生牙是由于牙胚在颌骨较表面发育,继之早萌。这些牙或在出生时脱落,或被拔除,以防它们被新生儿吸入,导致舌损伤或哺乳时母亲乳头溃疡。由于牙已有一定程度的发育,冠部牙釉质、牙本质结构正常,但根部牙本质、牙骨质结构常不规则。然而,如果牙能在颌骨内,牙根有时可继续发育,使牙变得牢固。

其他乳牙或恒牙的早萌少见,如出现则可能与局部因素如牙胚位于较表浅位置、乳牙的过早脱落有关。恒牙列的普遍早萌罕见,可见于生长激素过度分泌、甲状腺功能亢进等内分泌异常。

(二) 迟萌

内分泌病(如甲状腺功能低下、佝偻病)、早熟、营养缺乏、染色体异常(如Down综合征)、重度的遗传性牙龈纤维瘤病、巨颌症等有时与乳牙或恒牙的延迟萌出(retarded eruption)有关。牙胚的特发性移动、创伤性移位、异常的大牙冠、萌出囊肿也可导致延迟萌出。延迟萌出、多发的、拥挤的额外牙也是锁骨颅骨发育不全征的特征。

(三) 过早脱落

过早脱落(premature loss)常见于龋病及其后遗症、慢性牙周病。有时,牙的早失与一些特别疾病有关,如低磷酸酯酶症、遗传性掌跖过角化症、青春期前牙周炎等。

(四) 乳牙滞留

乳牙滞留(persistence of deciduous teeth)表现为乳牙在应脱落的时间未脱落,常与继生恒牙由于缺失、移位不能萌出有关。整个乳牙列的滞留少见,如出现则有全身性背景,如锁骨颅骨发育不全症时由于乳牙滞留导致恒牙萌出受阻。

(五) 牙阻生

牙阻生(impaction of teeth)是指超过了应该正常完全萌出的时间,牙仍在颌骨内未萌出或仅部分萌出。可以是一颗或数颗牙受累,可呈对称性。在恒牙列,最常累及的牙是第三恒磨牙、上颌尖牙、下颌前磨牙,乳牙列罕见。阻生的局部因素包括牙胚位置异常、颌骨内牙位置缺乏、额外牙、囊肿、肿瘤、创伤、乳牙滞留、许多综合征等。锁骨颅骨发育不全症几乎总是与多发性阻生牙有关。阻生综合征可包括阻生牙或邻近萌出牙的吸收、含牙囊肿或牙源性肿瘤的发生。

二、牙变色

牙颜色受许多因素影响,可以是一种因素单独影响,也可以是不同因素共同影响。引起牙变色(discoloration of teeth)的原因分为外源性和内源性。

(一) 外源性着色

外源性着色是由外源性的色素在牙表面聚集所引起。外源性因素包括细菌性着色、铁、烟草、食物和饮料、牙龈出血、修复性材料、药物等。

(二) 内源性着色

内源性着色包括一些由于牙组织结构、厚度改变导致的牙变色,如牙釉质形成不全症、牙本质形成不全症、氟牙症、牙釉质混浊等,也包括牙组织形成过程中色素的异常进入,如高胆红素血症、先天性卟啉症、四环素色素沉着有关的先天性疾患等。内源性的色素可整合入牙釉质或牙本质。其中最广为人知的为四环素色素沉着。

四环素牙　四环素类药物早在 1948 年即开始用于临床,以后有报道四环素类药物可引起牙着色称四环素牙(tetracycline stained teeth)。国内直至 20 世纪 70 年代中期开始注意此病变,目前,随着四环素药物使用的减少,此类病变已逐渐少见。

四环素对牙和骨有亲和性,在牙发育期全身性应用四环素可导致药物在牙硬组织和骨组织中沉积形成四环素牙。在受累牙的磨片上,沿牙本质生长线有黄色的色素条带(图 8-19),紫外线下,条带显示为明亮的黄色荧光。牙体组织中,除牙本质外四环素还可沉积于牙釉质,但牙釉质中有四环素条带者少见,这是由于牙本质磷灰石晶体小,总表面积大,吸收的四环素较多。牙骨质中也可有四环素色素沉着。

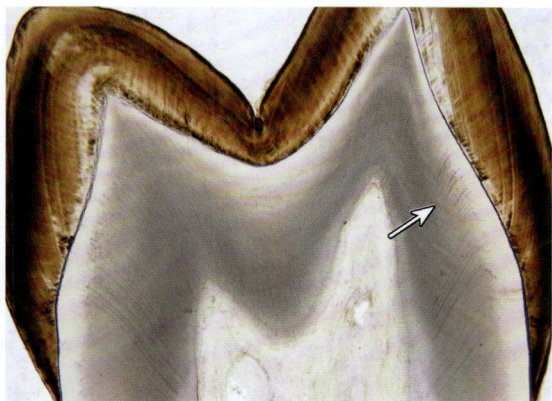

图 8-19　四环素牙
沿牙本质生长线的色素条带(箭头示)

受累牙萌出时呈亮黄色,暴露于光线后四环素氧化,颜色逐渐变深,呈棕褐色或深灰色,颜色的转变缓慢,并受阳光促进,故前牙的唇面颜色先变深,而前牙舌面、后牙仍保持黄色荧光。乳牙由于牙釉质较薄,不易遮盖牙本质中的四环素色素,故乳牙的着色较恒牙明显。四环素色素将终身存在。牙的变色程度受摄入四环素的剂型、剂量、时间、摄入药物时患者的年龄的影响。如果在婴儿早期摄入四环素,色素沉积于近釉牙本质界的牙本质,此时牙面外观着色较深。如果在牙冠已形成后摄入药物,四环素局限于牙根,临床上看不到变色。

只有在牙的发育期摄入四环素才可导致四环素牙。四环素可通过胎盘屏障,如果在胚胎 29 周至胎儿出生之间任何时候摄入药物,可导致乳牙的变色。而在出生至 8 岁之间摄入四环素,可导致恒牙变色,故在此期间特别要注意慎用四环素。

当四环素使用史不明确时,黄色牙应与牙本质形成缺陷症 Ⅱ 型鉴别,牙本质形成缺陷症的牙更透明,并常见牙釉质从牙本质表面脱落,而四环素牙不那么透明,牙釉质与牙本质结合紧密。

(李　江)

第九章 龋 病

>> **提要：**

　　细菌、食物、宿主共同作用于牙,导致牙无机物脱矿、有机物分解而形成龋。绝大部分龋由牙釉质龋开始,其组织病理形态以平滑面龋为代表,牙釉质中有机物含量非常少,故基本病理变化由脱矿和再矿化共同作用所致。牙本质中由于存在较多的有机物和牙本质小管,故牙本质龋中存在有机质分解,细菌沿牙本质小管侵入导致病变进展较快,病变中可同时看到无机物和有机物的变化。牙骨质也含有较丰富的有机质,发生牙骨质龋时无机物、有机物都发生改变,并且牙骨质较薄,故病变进展较快,很易导致牙骨质崩解。

　　龋病(dental caries)是在以细菌为主的多因素作用下,牙无机物脱矿、有机物分解,导致牙硬组织发生慢性进行性破坏的一种疾病。

　　龋病是多因素疾病,导致龋病的病因包括细菌及菌斑、食物、牙及其所处的环境等。龋病是牙体硬组织的细菌感染性疾病,是感染的特殊形式。病变可累及牙釉质、牙本质、牙骨质。龋病的发生是一个复杂的、动态的过程,涉及离子在牙与周围环境之间界面上移动的生化过程,以及细菌与宿主防御机制之间的生物学过程。

　　龋病是一种常见病、多发病,广泛存在于世界各地,世界卫生组织将龋病列为危害人类的三大疾病之一,任何年龄、性别、种族、地区、职业的人群均可受到龋病的侵袭。

　　人类对龋病的认识历史悠久。我国的祖国医学很早就对龋病的认识和防治有所记载。三千多年前的殷墟甲骨文(公元前1324—公元前1269年)中,就有龋病的记录。战国时代(公元前475—公元前221年)的《黄帝内经》中提出用针刺的方法治疗龋病引起的疼痛。龋病在其他国家的发病历史也是很早的。如在英国发现的新石器时代(公元前3000—公元前2500年)人头颅上,有2.9%的头颅上见到龋齿。早期西方对龋病的治疗多是针对其继发病即牙髓病引起的疼痛,如有用缓泻剂、止痛药治疗牙痛的记载。

　　古代人类患龋情况并不严重,但自有记录以来,龋患情况呈上升趋势。评价龋病流行病学的最常用指数为患龋率(龋病存在或流行的频率)和龋均(每个患者所患龋齿的均数)。调查表明,龋病流行情况在世界上经济发展水平不同的国家和地区存在着差异。在工业化国家,随着精细食物、食糖摄入量的增加,在17—18世纪,欧洲人的患龋率达70%~80%。1981年WHO的调查结果表明,全世界范围内,美国和西方的龋病流行最严重,龋均8~12,亚洲、非洲的龋患最低,龋均0.5~1.7。但自20世纪70年代至80年代以来,在发达国家,由于口腔保健水平的提高及含氟制剂的应用,龋病得到控制,患龋率呈下降趋势,尤其在儿童中,患龋率呈持续、稳定地下降,并且平滑面龋的下降较咬合面龋更为显著。由于龋下降趋势一直延续到成年,使更多的人比以前保存更多的牙齿,表现为随年龄的增长根面龋患龋率呈上升趋势。而在发展中国家,由于精细食物的增多及口腔预防保健工作未跟上,患龋率出现上升趋势。故目前在发达国家与不发达国家之间患龋率差异已明显缩小。

　　关于我国的龋病流行病学情况,迄今为止,已于1983年、1995年、2005年、2015年进行过4次全国口腔健康流行病学调查。20世纪80年代之前的40年间,龋病流行情况较平稳,无显著上升趋势。2005年第三次调查资料表明,各年龄组的龋均数为5岁年龄组3.50,12岁年龄组0.54,35~

学习笔记

44岁年龄组4.51,65~74岁年龄组14.65;而2015年第四次调查资料显示,龋均数为5岁年龄组4.24,12岁年龄组0.86,35~44岁年龄组4.54,65~74岁年龄组13.33。由上述资料可见,过去20余年间,我国5岁年龄组乳牙和12岁年龄组恒牙的龋患率呈上升趋势,而中老年的龋患情况基本持平,因此特别要进一步加强儿童的龋病防治。

龋病好发于牙上食物滞留、菌斑堆积而不易清洁的部位。在恒牙,最常见于下颌第一磨牙,其次为下颌第二磨牙;在乳牙,最常见于下颌第二乳磨牙,其次为上颌第二乳磨牙。最好发牙面及部位为咬合面点隙窝沟,其次为邻面接触点下方,再次为唇颊面的近龈缘牙颈部及磨牙颊侧点隙。

龋病初期时,牙釉质表面脱矿,病变区透明度下降,微晶结构改变、破坏,牙釉质呈白垩色,继之病变区有色素沉着,呈黄棕色、棕褐色。以后,随着无机物脱矿、有机物分解的不断进行,牙釉质、牙本质结构崩解,龋洞形成。由于龋的病变过程进展缓慢,早期无明显症状,因此不易受到人们重视。病变进一步进展,出现龋洞时可引起疼痛。病变继续发展,波及深部组织可引起牙髓病、根尖周病、颌骨炎症等一系列并发症,严重影响患者的健康,给患者带来很大痛苦。由于龋从早期显微镜下可见的病变进展到临床可见的龋洞需要相当长的一段时间,如在病变早期采取相应的措施可使病变静止,故开展龋病的早期检测及治疗,对于降低患龋率、保障人民健康具有重要意义。

第一节 龋病的病因和发病机制

对龋病的病因、发病机制的研究经历了长期、复杂的探讨过程,相继有很多学者提出了各种学说。早期龋病病因理论大致可分为两大类,包括内源性理论和外源性理论。内源性理论认为龋病是由于牙内部的变化造成的,主要有体液学说、磷酸酶学说、结构论等。外源性理论认为龋病的发生主要是由外界因素所致,主要有化学酸学说、寄生腐败学说、蛋白溶解学说、蛋白溶解-整合学说、化学细菌学说等。今天看来,虽然这些理论存在着不同程度的片面性,但它们使人们从不同角度对龋病的病因和发病机制有所认识,为现代龋病病因理论的产生奠定了基础。下面对一些代表性的龋病病因学说作一介绍。

一、化学细菌学说

化学细菌学说(chemico-bacterial theory)又称化学寄生学说(chemico-parasitic theory)、酸原学说(acidogenic theory),由美国牙医WD Miller于1889年在德国工作期间首次提出,1905年进行了进一步补充。

其主要内容包括:①口腔微生物通过分泌酶或自身代谢碳水化合物产酸,主要包括乳酸、丁酸、乙酸、甲酸等;②存在于牙面的碳水化合物是细菌代谢的主要底物,淀粉较可溶性糖的影响更大,虽然后者目前并未得到证实;③产生的酸使牙釉质溶解,最终牙釉质完整性破坏;④牙釉质破坏后,牙本质无机物脱矿,细菌分泌的蛋白溶解酶分解牙本质基质,形成龋洞;⑤单一细菌不能致龋,龋损过程由多种混合菌参与,多数为产酸菌,少数为蛋白溶解菌;⑥龋病的过程分两个阶段,一是酸使硬组织脱矿,二是蛋白溶解酶分解有机基质。牙釉质内只有脱矿过程,几乎无蛋白质溶解。

化学细菌学说的中心思想:龋病是由寄生于牙面的产酸细菌与口腔内的碳水化合物作用产生酸,酸作用于牙,使牙中的无机物溶解,以后蛋白水解酶溶解有机物而使牙结构崩溃。

化学细菌学说第一次提出了龋病发生的三个基本要素,即产酸和蛋白溶解酶的细菌、细菌代谢所必需的碳水化合物、发生龋的牙,故它抓住了龋病发生的本质,大大推动了龋病的研究,在龋病病因研究史上具有重大贡献,在此基础上,到20世纪60年代,发展为现代龋病病因学的三联因素学说。

但是,化学细菌学说也存在着局限性,它没有阐明牙面微生物存在的形式,即未提出牙菌斑的概念,故不能解释龋病为何能从牙平滑面开始。此外,它未能指出特异的致龋菌群,而认为口腔中所有产酸菌和溶解蛋白质的细菌都可致龋,即龋病是由非特异性细菌引起的。

二、蛋白溶解学说

蛋白溶解学说(proteolytic theory)由Gottlieb(1947年)、Frisbie(1947年)、Pincus(1950年)等学

动画:ER9-1
化学细菌学说

者提出。此学说的主要内容为:龋病的早期损害首先发生在牙体的有机物部位,即牙釉质的釉板、釉丛、柱鞘和牙本质中的牙本质小管。微生物产生的蛋白溶解酶使这些部位的有机物分解,从而无机晶体相互分离,造成结构崩溃,形成了细菌进入的通道,继之细菌产酸,使无机盐溶解。

蛋白溶解学说注意到在牙有机物较多的部位龋病容易发生的现象,阐述了龋病形成过程中的有机物破坏机制,也承认化学细菌学说中细菌产酸脱矿的观点。蛋白溶解学说与化学细菌学说的主要分歧为对龋损产生过程有不同看法,前者强调有机物的分解是龋病的首发因素,无机物脱矿是继发的。

蛋白溶解学说是在对龋病进行组织学观察的基础上得出的,它对龋病发生过程中分子机制的理解是不确切的。一些实验证实了蛋白溶解学说的局限性。如将未脱矿的牙本质置入蛋白溶解酶中,有机胶原并不破坏,而牙本质经酸脱矿后再用蛋白溶解酶处理,胶原则被溶解。再如,在无菌动物身上只接种有蛋白溶解能力的细菌,并不产生龋病,而只接种产酸菌则可形成龋病。

三、蛋白溶解-螯合学说

蛋白溶解-螯合学说(proteolysis-chelation theory)由 Schatz、Martin 等人在 1955 年提出。螯合是指金属离子与螯合剂通过配位键形式结合,形成一种高度稳定的化合物的过程。此过程不受 pH 影响,在中性甚至碱性条件下也可发生。蛋白溶解-螯合学说的主要内容为,龋病造成的牙组织的破坏是从牙釉质中的有机成分开始,细菌产生的蛋白溶解酶分解牙釉质中的有机成分,形成酸离子、胺、氨基酸、肽、聚磷酸盐、碳酸盐等衍生物,这些产物具有螯合特性,可和钙离子螯合,形成可溶性的钙螯合物,造成无机成分的脱矿,龋病病损形成。

关于龋病是由无机盐脱矿开始还是由有机物破坏开始一直存在着争论,蛋白溶解-螯合学说认为两者密切相关。细菌破坏牙釉质有机成分,其分解产物又与无机成分螯合,导致脱矿。此学说似乎能解释龋病过程中的蛋白溶解及钙盐丢失机制,但由于牙釉质中的有机成分很少,而无机盐是大量的,尚无证据表明有机物分解产生的有限螯合剂能螯合如此大量的无机成分,故虽然蛋白溶解-螯合是一个值得注意的过程,但它在龋病形成中的作用可能很小。

四、三联因素学说

20 世纪 50 年代至 60 年代,随着龋病微生物学、免疫学、生物化学的发展,以及对龋病超微结构观察的不断深入、人工龋模型的建立,人们对龋病的认识有了很大进步,它们极大地丰富和补充了化学细菌学说。在此历史背景下,20 世纪 60 年代初,Keyes 提出了三联因素学说(three primary factors theory)。其主要观点为,龋病是由细菌、食物、宿主三个主要因素相互作用产生的,即龋病发生要求有口腔致龋菌群的作用、蔗糖等适宜底物、敏感的宿主,在三种因素并存的前提下龋病才有可能发生。

目前认为,龋病是由多种复杂因素所致的疾病,但细菌、食物、宿主三大因素是必不可少的。

(一) 细菌和菌斑

大量实验证据表明细菌对于龋病的发生是必不可少的,龋病是一种细菌感染性疾病。

目前大部分学者认为,口腔内并非所有细菌都可致龋,龋病是由特异性细菌即致龋菌引起的。20 世纪 60 年代,Keyes 等人分离出一链球菌株,它能使无龋仓鼠发生许多龋损,证实了致龋菌的存在。目前已明确,与龋病密切相关的细菌包括链球菌属(Streptococci)、乳杆菌属(Lactobacilli)、放线菌属(Actinomyces)等,链球菌属包括变异链球菌(S. mutans)、远缘链球菌(S. sobrinus)、血链球菌(S. sanguis)、轻链球菌(S. mitis)等,乳杆菌属包括干酪乳杆菌(L. casei)、嗜酸乳杆菌(L. acidophilus)、发酵乳杆菌(L. fermentus)等,放线菌属主要为黏性放线菌(A. viscosus)、内氏放线菌(A. naeslundii)。致龋菌具有一些特征,如在龋患者口腔中数量较无龋者多、能导致动物的实验性龋损、具有产酸性和耐酸性、能合成细胞内多糖和细胞外多糖、具有牙面黏附能力等。

细菌在牙面上以菌斑形式存在。菌斑(bacterial plaque)是未矿化的细菌性沉积物,由细菌、唾液糖蛋白和细菌细胞外多糖(主要是葡聚糖、果聚糖)构成的菌斑基质组成,其中还含有少量脱落上皮细胞、白细胞、食物残渣等。菌斑是细菌的微生态环境,细菌在此环境中生长、发育、繁殖、衰亡,进行着复杂的代谢活动,是细菌在空间上排列有序的复杂的生物膜(biofilm)。

在体积构成上,菌斑以细菌为主,以细菌为主的微生物占菌斑容量的70%,其余为菌斑基质和其他物质。在重量构成上,菌斑80%为水,20%为固体物质。蛋白质占菌斑干重40%～50%,其中约1/5来自细菌,其余主要为唾液糖蛋白。碳水化合物占菌斑干重13%～18%,主要为葡萄糖和细胞内、外多糖。脂肪占菌斑干重10%～14%,主要是微生物的磷脂类物质。无机盐占菌斑干重5%～10%,主要为钙、磷、高浓度的氟等。

组织学上,菌斑由菌斑-牙界面层、中间层、菌斑表层三层结构组成。菌斑-牙界面层也称基底层,紧贴牙面,最常见的结构为细菌呈扇贝样排列于获得性薄膜表面,获得性薄膜主要由唾液糖蛋白构成。中间层为菌斑的主要部分,由近基底层的致密微生物层和其表面的菌斑体部组成。致密微生物层为3～20个细胞深度的球菌微生物。菌斑体部为菌斑的最大部分,由多种微生物构成,丝状菌相互平行与牙面垂直排列,呈栅栏状,其间穿插大量革兰阳性及阴性球菌、短杆菌。菌斑表层为菌斑最外层,结构较松散,由革兰阳性和阴性球菌、杆菌、丝状菌、细菌残渣、脱落上皮细胞等构成,丝状菌上可附着球菌,形成谷穗状结构,此层中细菌数量较少。菌斑中不同种类细菌的紧密相邻使不同细菌之间有多种协同和拮抗作用。在健康口腔内,菌斑的细菌组成随牙的不同部位而不同,反映出牙面的不同部位给细菌定植提供了不同的微环境。

菌斑并非由细菌随机沉积而成,其形成是一较为复杂的过程,包括获得性薄膜的形成、细菌的黏附和集聚、菌斑的成熟几个阶段。获得性薄膜(acquired pellicle)也称唾液薄膜(salivary pellicle),是由唾液糖蛋白选择性地吸附于牙面而形成的生物膜。其厚度约为1～10μm,在牙面清洁并抛光后20分钟内即可形成,1～2小时内达到稳定。获得性薄膜形成几分钟至几小时后,就开始有细菌附着于其上。最初附着的细菌为球菌,主要为链球菌。以后,细菌集聚,成倍增长,24小时之后,链球菌占菌斑菌丛的95%以上。链球菌在菌斑中作为主要的微生物维持7天。之后,随着菌斑生态环境的改变,菌斑内细菌开始调整,菌斑进入成熟阶段,厌氧丝状菌逐渐增多,特别是放线菌数量增加。至后期,菌斑由以球状菌为主变为由球菌、杆菌、丝状菌、螺旋体菌混合构成。

菌斑在龋病的发生上有着重要的作用,因为菌斑中可积聚酸,这些酸足以使牙釉质脱矿。口腔中有糖存在时,糖迅速扩展至菌斑中,菌斑中的细菌可将糖(蔗糖、葡萄糖)代谢转化为酸,主要为乳酸,也有乙酸、丙酸,酸使局部pH明显下降,糖消化后菌斑中的pH在10分钟内可降低多达2个单位,当pH下降至临界值以下时,可造成羟基磷灰石中的钙丢失,晶体溶解。临界pH有较大差异,一般为5.5左右。当菌斑中糖消耗30～60分钟以后,由于糖的扩散、一些酸游离出菌斑、有缓冲作用的唾液扩散至菌斑,菌斑中的pH缓慢回升,当pH上升至中性pH附近,由于牙釉质晶体中游离出过多的离子造成菌斑中矿物离子过饱和,菌斑中的多余离子可在牙釉质晶体表面再沉积,牙釉质发生再矿化。因此,随着菌斑内酸性环境的反复改变,在唾液-菌斑-牙釉质界面上不断发生脱矿与再矿化(图9-1)。但是,在有龋活动的口腔内起始pH较低,当糖经细菌作用产酸后pH的下降会更多,在相当长的一段时间内菌斑-牙釉质界面上pH低于临界点,菌斑中的矿物离子扩散到唾液中造成牙面上矿物离子丢失,这种情形持续发生,使脱矿大于再矿化。最终导致彻底脱矿和牙釉质龋的开始。由此可见,菌斑处于酸相的频率和持续时间将影响龋病发生率,这就是为什么减少两餐之间碳水化合物的摄入有益于防龋。一旦牙釉质龋进展到龋洞

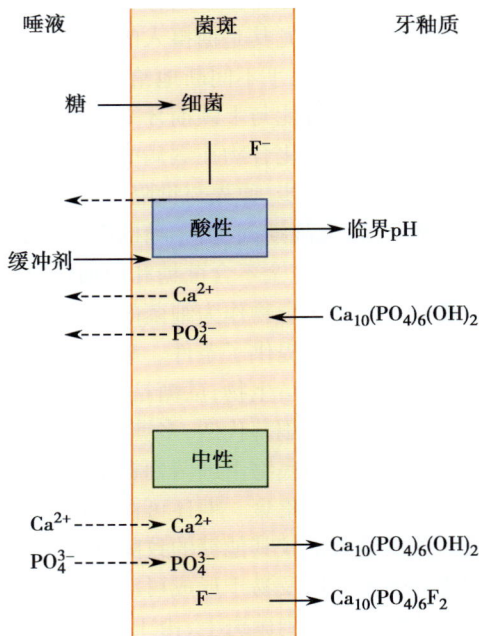

图 9-1 唾液-菌斑-牙釉质界面上的离子交换示意图

形成,菌斑更容易从唾液中生成并可能长时间地维持酸性状态。

没有一种单一的细菌与牙釉质龋的发生有特定的关系。在动物实验中变异链球菌属的成员是最有效的致龋菌,人类流行病学研究表明,菌斑内变异链球菌、阳性链球菌的存在与龋病的流行有关。在多种致龋菌中,变异链球菌致龋力最强,支持变异链球菌为龋病病因的因素包括:①在唾液与菌斑生物膜中变异链球菌计数与龋病的患病率(prevalence)与发病率(incidence)正相关。②可发酵蔗糖等多种碳水化合物产生乳酸,其产酸力、速度、耐酸性均强于其他口腔链球菌,可以在 pH 低至 4.2 的环境中生存。③合成细胞外多糖如葡聚糖,使变异链球菌易黏附于牙,促进细菌的黏附与集聚,并且变异链球菌具有选择性地黏附于光滑面的能力,导致平滑面龋的产生;细胞外多糖的形成还促进了菌斑量的增加。④合成细胞内多糖,作为能源物质储存于细菌内,当外源性糖不足如食物中缺少蔗糖时,它可被降解产酸。⑤在病变进展期菌斑中存在大量变异链球菌。⑥牙齿上发生龋的部位在龋发生前有大量变异链球菌存在。⑦在实验龋动物模型变异链球菌有很高的致龋性。⑧在动物模型中针对变异链球菌的免疫可减少龋的发生率。然而,在龋病发生中变异链球菌的作用并未完全阐明。在牙釉质龋的发生中,似乎它很重要,但并不是必不可少的,例如,牙釉质龋可在变异链球菌不存在时发生;在个别牙面上有大量的变异链球菌但并未发生龋。

由于有时在无变异链球菌存在的情况下也可发生龋,提示其他细菌也可导致龋的发生。已有足够证据表明乳杆菌参与了早期龋的发生,并可能在病变的进一步进展中发挥着重要作用,故变异链球菌、乳杆菌是主要的与龋发生有关的细菌。虽然在龋病变部位还分离出一些非变异链球菌属和其他一些菌属,如轻型链球菌、唾液链球菌、血液链球菌以及放线菌属,并且这些微生物可在动物导致实验性龋,但它们在人类龋发生中的意义尚未完全明了。目前较为明确的是,这其中的部分菌可中度产酸,导致菌斑中酸堆积,并形成易于酸性菌如变异链球菌、乳杆菌定植的环境。放线菌与根面龋的发生密切相关,其他一些细菌包括变异链球菌、乳杆菌也与根面龋有关。乳杆菌还在牙本质龋的发生中发挥着作用。

(二) 食物

食物一方面可作为能量和营养素通过全身途径影响宿主和牙的发育,另一方面在口腔局部环境作为致龋微生物的底物影响龋病过程。食物的化学组成与其致龋性有很大关系,含糖量高的食物致龋力强,含维生素、矿物质多的食物有抗龋性。食物的物理性状也影响其致龋力,稠度大、附着性强的食物在牙面上滞留时间长,致龋力强。粗糙、纤维性食物咀嚼时对牙面有自洁作用,可减少龋病的发生。食物尤其是糖摄入的频率较总的消耗量更为重要,如果糖的摄入是在两餐之间,患龋的危险最大,这几乎不间断地给菌斑细菌提供了碳水化合物。在儿童,延长吮吸带甜味儿的橡皮奶头或饮料瓶可能与上颌前牙平滑面的猖獗龋有关。

食物中的碳水化合物在龋病的发生发展中起着决定性的作用,流行病学研究的证据包括:随着发展中国家的进步、原先与世隔绝的种族的城市化以及人群食物中蔗糖的增加,龋病的流行呈上升趋势;二次大战期间,由于糖的限制,龋的流行降低,战后当蔗糖增加,龋的流行恢复到原来水平;当儿童食物中完全不含蔗糖和白面包时,孩子的患龋率很低,反之患龋率急剧升高。

蔗糖等碳水化合物作为细菌的代谢底物,一方面可为细菌的生存提供营养,另一方面其代谢产物为龋病的发生提供了条件。碳水化合物通过多种方式影响龋病的发生。碳水化合物包括单糖、寡糖、多糖和糖衍生物,蔗糖是寡糖中最简单的双糖。不同的碳水化合物有不同的致龋特性,单糖和双糖容易被致龋菌代谢,多糖类如淀粉、糊精不易被细菌利用,因此,单糖、双糖的致龋性大于多糖。蔗糖可作为底物由细菌葡糖基转移酶合成不溶性细胞外多糖,后者作为菌斑基质的一部分促进细菌的附着和集聚。糖还可由细菌合成细胞内多糖和可溶性细胞外多糖,作为细菌能源储存形式。蔗糖显著地较其他糖的致龋性强,是由于它易于被细菌发酵产酸、可被葡糖基转移酶转化为细胞外葡聚糖以及易于形成可溶性细胞外多糖。人类食物中最常见的碳水化合物是蔗糖和淀粉。将淀粉溶液加到菌斑上,由于多糖扩散到菌斑的速度非常缓慢,在多糖被菌斑细菌吸收、代谢前已被细胞外淀粉酶水解,故未产生显著的 pH 下降。但烹调过的高度精细的淀粉可致龋,尽管其致龋性较低。除蔗糖外,葡萄糖、麦芽糖、乳糖、果糖、山梨糖醇、木糖醇的致龋性依次降低。山梨糖

学习笔记

醇和木糖醇是主要的非蔗糖性甜味剂替代物,为非致龋性糖,木糖醇不被口腔细菌发酵,而山梨糖醇发酵率很低。给糖频率显著影响龋病的发生率,实验表明,持续给糖比间断给糖对龋病的发生影响更大。

蛋白质对于发育阶段的牙有着显著的影响,如果此阶段蛋白质缺乏,发育不良的牙抗龋能力低。对于牙发育完成后蛋白质缺乏与龋病的关系了解不多,有人认为食物蛋白可通过影响唾液蛋白的量影响龋病的发生。饮食中补充脂肪、脂肪酸能降低糖的致龋效果,减少龋病发生,机制尚不清楚。

矿物质通过影响牙结构和细菌代谢影响龋病的发生。钙、磷对牙发育及抗龋性影响最大,牙发育期缺乏钙、磷,则减弱牙的抗龋力。相对于在唾液中,氟离子在菌斑中有较高的浓度。氟离子倾向于从溶液中沉淀钙、磷离子,所以当氟存在于菌斑-牙釉质界面时,在矿物质再沉积过程中,菌斑中的游离矿物离子易在原有的牙釉质晶体表面沉积形成羟基磷灰石和氟磷灰石(图9-1)。氟磷灰石有着更稳定的晶格结构,在酸中较羟基磷灰石不易溶解。在牙釉质发育期如果全身性地给予氟(如在饮水中加氟)也可形成氟磷灰石晶体,有益于防龋。饮食中的一些其他微量矿物质如钡、锶、钼、钒能减少龋病的发生,而硒可促进龋病的发生。

饮食中缺乏维生素 A、B、C、D、K,均能降低牙的抗龋能力。

(三)宿主

并非所有牙或牙面具有相同的对龋的易感性,龋病进展的速率也有所差异,这些都表明宿主对龋的敏感性不同。宿主因素中包括牙自身的结构、形态、位置等内在因素,以及与牙患龋敏感性有关的唾液、免疫、遗传等外部因素。

牙体组织的组成及结构影响着龋病的发生,牙釉质中氟含量高的部位发生龋病的机会少,牙釉质发育不良或矿化不全可加快龋病的进展速度。刚萌出的牙矿化程度低,存在较多微孔,易受酸侵蚀。牙形态异常如存在深、窄的点隙窝沟易滞留菌斑和食物,导致龋病发生。同样,排列不齐的牙也易造成菌斑、食物的滞留。

唾液的流速、稠度、缓冲力、钙及磷离子的含量、抗微生物因子如免疫球蛋白、硫氰酸离子、乳铁蛋白、溶菌酶都能影响龋病的发生。

人类血清、唾液的免疫体系对龋病的发生起着调控作用。大多数研究发现高龋人群全唾液中IgA 浓度显著低于低龋或无龋人群。人体在自然状态下,可产生抗变异链球菌的免疫,但效果不佳,这可能与变异链球菌抗原性较弱有关。实验表明,人工主动免疫可导致龋的显著下降,近年来,进行了大量以变异链球菌各种抗原成分为疫苗的免疫防龋研究,特别是与细菌黏附至牙表面有关的表面抗原。除主动免疫外,针对特异性变异链球菌的单克隆抗体的开发为今后被动免疫作为防御战略提供了前景。

遗传因素对龋病发生和发展的影响较弱,相比之下,环境因素更为重要。虽然龋病可在同一家族中以类似的方式流行,但这可能是由于相似的生活习惯、口腔保健方式所致。

上述细菌和菌斑、食物、宿主三大因素构成了现代龋病发病理论的基本框架。由于龋病是一种慢性进行性疾病,从早期龋至临床可见的龋洞需要相当长的时间,所以即使致龋菌、可产酸的代谢底物、易感牙三者同时存在,龋病也不会立即发生,必须经过获得性薄膜沉积、菌斑形成、细菌代谢产酸并维持低 pH 一段时间以致脱矿等一系列过程,由此可见,时间是龋病发生的又一重要因素。因此,在 20 世纪 70 年代,有学者在三联因素基础上增加了时间因素,提出了龋病病因的四联因素理论(图9-2),目前已被人们广泛接受。有关龋病病因的研究还在不断深化,以期使其理论更加完善。

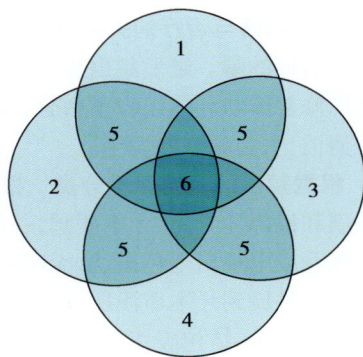

图9-2 龋病发生的四联因素学说示意图

1:菌斑(细菌) 2:食物(糖) 3:宿主(牙) 4:时间 5:无龋 6:龋

第二节　龋病的病理变化

龋病的病理表现与病变部位、进展速度等因素有关,不同类型的龋病其组织学表现存在着差异。龋病可以根据不同的原则进行分类。

1. 根据发病情况和进展速度分类

（1）急性龋(acute caries)：又称猛性龋、猖獗龋(rampant caries)，为快速进行性龋，病变常累及许多牙或所有萌出牙，其中许多牙面在一般情况下很少发生龋。牙病变部位颜色较浅，呈浅棕色，质地较软而湿润，龋坏组织用挖匙容易剔除。由于病变进展快，很快形成龋洞，有限的时间使牙髓牙本质复合体不能进行保护性反应，修复性牙本质来不及形成，病变累及髓腔，导致牙髓病变及严重疼痛。急性龋多见于儿童和青少年，牙髓腔宽大，牙本质小管短、宽、钙化程度低，患者常食用高含量精细碳水化合物的饮食。急性龋还可见于全身系统性疾病导致唾液分泌显著减少，如 Sjögren 综合征患者，或因头颈部恶性肿瘤行放射治疗导致唾液腺破坏、口腔干燥的患者。

（2）慢性龋(chronic caries)：也称缓慢进展性龋，病变进展缓慢，病变组织颜色深，呈棕褐色、棕黑色，质地较硬。一般成人及老年人龋病多属此种类型。牙髓腔小，牙本质小管相对硬化，对龋病有一定抵抗。由于病变进展缓慢，牙髓组织有足够时间产生防御反应，形成硬化牙本质、修复性牙本质，保护牙髓，故病变累及牙髓比急性龋晚得多。患者症状轻，可有轻度疼痛。

（3）静止性龋(arrested caries)：龋病发展过程中，由于周围环境改变、牙面更易清洁、病变区与唾液接触，使病变速度变慢，最终呈静止状态，无进一步进展趋势，此时的龋为静止性龋。口腔环境从易患龋的条件变为龋趋向静止的条件，原来牙面隐蔽区变为暴露区，细菌及食物残渣易于清洁，病变区与唾液接触容易发生再矿化。发生于咬合面窝沟处者，常由于咀嚼作用使龋损表面腐败软化组织磨去；发生于邻面者，常由于邻牙拔除造成龋损区暴露。在某些患者，口腔卫生习惯的突然改进、氟的应用、减少致龋食物的摄入可中止早期牙釉质龋的进展，使病变静止。静止性龋可见于牙釉质龋、牙本质龋、根龋。静止性龋外形呈浅碟状，外口大而浅，由于唾液中矿物盐及色素沉积于表面而质硬、呈棕褐色。显微镜下见，牙本质小管近表面处呈整齐的断面，表面有再矿化，相应髓腔侧有修复性牙本质形成。龋病病变可静止的特征提示人们可考虑在临床上采取相应的措施，使早期龋病变停止，不再进一步进展。

2. 根据龋病的解剖部位分类　根据龋病受侵袭部位可分为窝沟龋(pit and fissure caries)、平滑面龋(smooth surface caries)和根面龋(root caries)。窝沟龋发生于磨牙、前磨牙的咬合面，磨牙的颊舌面、上颌切牙的舌面，临床上早期病变的点隙窝沟变为棕色、黑色，探针探诊时有滞感。平滑面龋发生于邻接面时为邻面龋，起始于接触点的下方，发生于颊舌面的龈 1/3 时为颈部龋。根面龋多发生于牙龈退缩、根面外露的老年人牙，根面变软，龋洞形成，龋洞范围较为广泛，较浅，碟形，边界不清。

3. 根据龋病与治疗的关系分类　根据龋病与治疗的关系可分为原发龋和继发龋。原发龋为未经充填治疗的龋。继发龋也称复发性龋，发生于已充填的修复体边缘或基底部的牙体组织，通常是由于修复体与牙体组织不密合，导致修复体边缘出现小的缝隙或渗漏，易于滞留细菌和食物而不易清洁，引起龋病的发生。

4. 根据龋病的病变深度分类　根据龋病的病变深度可分为浅龋、中龋、深龋。浅龋包括冠部牙釉质龋和根部牙骨质、牙本质龋，一般无准确的量值，表现为点隙窝沟、平滑面上有黄棕色、黑褐色色素沉着或出现白垩色斑块，无明显龋洞，探针检查有粗糙感，患者一般无主观症状。中龋为龋病从牙釉质进展到牙本质浅层，由于牙本质无机盐含量低于牙釉质，在结构上又存在牙本质小管，故病变进展较快，结构破坏，龋洞形成。检查见中等深度的龋洞，内含棕褐色龋坏牙本质，冷、热、酸、甜刺激可引起患者激发痛，但刺激去除疼痛可消失。深龋为病变进展到牙本质深层，有深龋洞形成，洞底仅遗留薄层牙本质，由于病变接近牙髓，牙髓组织可能出现病变，或伴有修复性牙本质形成。激发痛更加明显，或由于进食时食物嵌入龋洞引起疼痛。

5. 根据龋病累及的组织分类　根据龋病累及的组织可分为牙釉质龋、牙本质龋、牙骨质龋。

ER9-7
图片：ER9-7
龋病中的浅龋、中龋和深龋

学习笔记

一、牙釉质龋

牙釉质龋(enamel caries)是指发生在牙釉质内的龋病病变。除根部龋外,绝大部分龋损都从牙釉质开始,牙釉质是一种高度矿化的组织,对细菌侵袭具有足够的抵抗能力,但一旦牙釉质被破坏,病变在牙本质中的扩散就快得多,故研究牙釉质龋的特征和发病机制对于龋病的防治十分重要。虽然牙釉质龋是一种细菌感染性疾病,但病变具有其他任何感染性疾病所没有的特征,是一种非细胞反应性病变,基本变化为脱矿和再矿化。

由于牙釉质组织的特殊性,对于龋病的研究多利用牙釉质磨片。涉及龋病病变的研究方法有普通光镜、偏光显微镜、显微放射摄影、扫描电镜、氩离子减薄技术和高分辨电镜、显微 CT、生化分析等。

虽然在临床上以点隙窝沟龋最常见,但由于点隙窝沟解剖结构的复杂性,干扰了人们对牙釉质龋组织形态学的观察,故目前对牙釉质龋的病理变化、病变过程的理解大都是从研究平滑面龋得来的。

(一) 平滑面龋

平滑面龋(smooth surface caries)多见于牙邻接面接触区下方、颊舌面近龈缘牙颈部。早期表现为牙表面白垩色不透明区,与周围正常的透明牙釉质不同,这种不透光是由于牙釉质的脱钙使其光折射率改变。此时,牙釉质表面的连续性未丧失,探针探诊时牙釉质仍质硬、光滑,常规 X 线摄影也不能检测到病变,但在偏振光下已可见到病变。以后,由于色素沉着,白色斑块状病变有黄色或棕色色素沉着,并向周围组织扩展,病变区逐渐变得粗糙,最终病变进展,组织崩溃,龋洞形成。

从 X 线上很难明确区分表面尚完整和有龋洞形成的牙釉质病变,对于 X 线检查透光性局限于牙釉质的病变,龋洞形成的可能性很低,透光性局限于牙本质外一半的病变龋洞形成的可能性为40%~80%,透光性累及一半或大部分牙本质厚度的病变则已形成龋洞。颊舌面颈部龋由牙的颊、舌面龈缘相对处向咬合面扩展,其外观与邻面龋相似,但多数形成开放的龋洞。

光镜下观察牙釉质早期平滑面龋纵磨片,最早显示为病损区的釉柱横纹和生长线变得明显(图9-3),以后逐渐有色素沉着。当牙釉质龋继续发展,牙釉质深层受累,病损呈

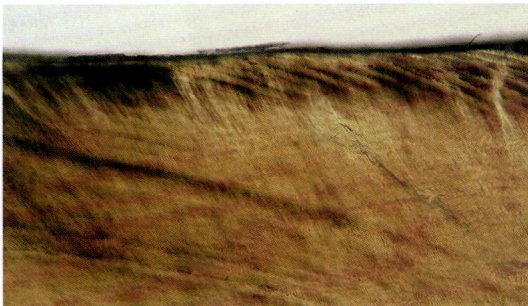

图9-3 牙釉质龋的开始
牙釉质表层下生长线和釉柱横纹明显,并有色素沉着

三角形,三角形的顶部向着釉牙本质界,基底部向着牙釉质表面,三角形顶部为病变最早、最活跃的部分(图9-4)。病变的此种形态与釉柱从釉牙本质界向表面呈放射状排列有关。

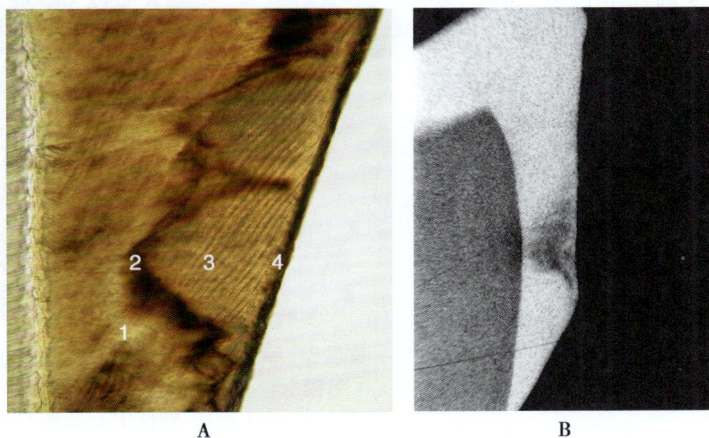

图9-4 牙釉质平滑面龋病损区呈三角形
A.光镜(低倍) 1.透明层 2.暗层 3.病损体部 4.表层 B.显微放射摄影

虽然用普通光镜可观察牙釉质龋的病理变化,但在偏光显微镜下观察得更清楚。正常牙釉质由排列紧密的羟基磷灰石晶体构成,其中含有一定数量的微孔,孔隙直径约为水分子大小。正常牙釉质表现为负性双折射,牙釉质折射率为1.62。在发生龋时,由于脱矿使微孔的数量和大小发生了改变,牙釉质可表现为正性双折射。将有龋损的牙釉质磨片浸渍于不同介质,在偏光显微镜下观察,根据双折射率的变化,可计算出病变中的孔隙容积,孔隙容积可表示组织脱矿的程度。正常牙釉质中孔隙容积占牙釉质体积0.1%,龋损发生时,孔隙容积增大。

结合透射光显微镜、偏光显微镜、显微放射摄影观察早期平滑面牙釉质龋纵磨片,由深层至表层病变可分为四层,即透明层、暗层、病损体部、表层(图9-5)。此时病变的形成并非由于细菌侵入,而是由于细菌产生的酸以及其他酸共同作用,使牙釉质发生了不同程度的脱矿、再矿化所致。

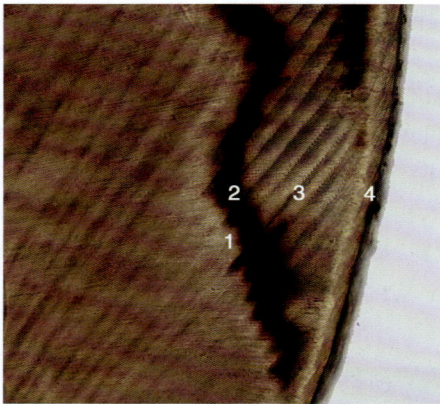

图9-5 牙釉质平滑面龋(光镜,高倍)
1:透明层 2:暗层 3:病损体部 4:表层

1. 透明层(translucent zone) 位于病损的最前沿,和正常牙釉质相连,是龋损最早发生的组织学改变。此层牙釉质晶体开始出现脱矿,晶体间孔隙较正常牙釉质增大,孔隙容积约为1%,较正常牙釉质的0.1%增多。这些孔隙位于晶体间,在Retzius生长线处较多。在正交偏振光下观察,透明层表现为负性双折射。当用加拿大树胶(折射率1.52)或喹啉(折射率1.62)作为介质封片时,这些大分子物质可进入到孔隙中,由于这些介质的折射率与正常牙釉质相似,故在光镜下观察,牙釉质的结构消失而呈透明状,与深层的正常牙釉质及透明层表层的暗层分界清楚(图9-4A,图9-5)。用显微放射摄影观察,透明层显示较正常牙釉质透射,表明有轻度脱矿。

化学分析显示,与正常牙釉质相比,透明层镁和碳酸盐含量降低,提示在此层富含镁、碳酸盐的矿物质易于溶解。矿物质的溶解主要从釉柱和釉柱间隙的结合处、横纹、生长线处开始。电子显微镜观察提示,晶体的溶解首先开始于釉柱边缘,使釉柱柱间区增宽,以后釉柱内中心部开始出现晶体溶解,此时釉柱间以及晶体间的空隙增大(图9-6)。Silverstone(1982年)用高分辨扫描电镜观察到透明层的磷灰石晶体直径为25~30nm,而正常牙釉质中磷灰石直径为35~40nm,提示由于晶体边缘溶解导致晶体直径缩小。在釉柱边界,此处相对富含蛋白质,氢离子、移出的镁和碳酸盐等矿物质可重新进入,再沉积于釉柱边缘的晶体表层。

透明层是牙釉质龋最初的表现,是由于牙釉质少量脱矿造成的。透明层并非在所有病变中都存在,约出现在50%的病例中,或只存在于病变的部分区域。这与病变的进展方式和观察方法不同有关,在进展性龋中透明层较宽,在静止性龋或发生再矿化的病变中透明层较窄或无。

2. 暗层(dark zone) 紧接于透明层表面,当磨片浸渍于树胶或喹啉时,此层表现为暗黑色(图9-4A,图9-5)。偏光显微镜观察,暗层呈正双折射。暗层较透明层孔隙增加,孔隙容积约为2%~4%。孔隙大小不一,部分孔隙较大,部分孔隙较透明层中的小。由于树胶和喹啉分子较大,不能进入这些较小的孔隙中,小孔隙由空气占据,

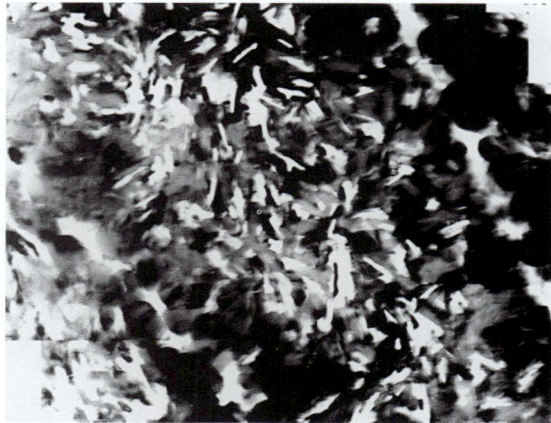

图9-6 早期牙釉质龋釉柱、柱间区的晶体变化(电镜)
釉柱柱间区增宽,釉柱中心部多数晶体出现溶解

空气的折射率为1.0,与正常牙釉质羟基磷灰石的折光率相差较大,当偏光透过此层时,产生了较大的散射,故呈现为色暗。如果用分子较小的介质如水浸渍磨片,水的折射率为1.33,与正常牙釉

质略有差异,暗层就没那么明显。

从理论上看,较小孔隙的产生方式有两种,一种为由脱矿直接产生,另一种是矿物盐再沉积的结果。现在有大量证据支持暗层为矿物盐再矿化区,即较小孔隙的形成是由于较大孔隙中发生了无机盐的再沉积。实验表明,将牙釉质龋病变暴露在唾液或合成矿化液中保持一定时间后,病变暗层变宽。超微结构观察发现,暗层中一些晶体的直径达 45~100nm,较透明层晶体显著增宽。这些都支持暗层中存在再矿化现象的观点,是紧接病变进展前沿后方的再矿化区。再矿化的部分矿物盐来自透明层脱矿游离出的矿物离子。暗层是同时存在脱矿与再矿化的区域,在快速进展的病变暗层较窄,而在缓慢进展的病变由于发生了较多的再矿化因而暗层较宽。暗层可见于约 85%~90% 的病变中。

3. 病损体部(body of the lesion)　是牙釉质龋病变的主要部分,从表层下一直延伸到近暗层。在偏振光下病损体部呈正双折射。将牙纵磨片浸于树胶、喹啉观察,病损体部显示为较为透明(图9-4A,图9-5),与暗层之间界限清楚。此层脱矿程度较为严重,测量分析表明,孔隙容积在边缘处相对较少,约占牙釉质容积 5%,至中心区逐渐增加,可达 25%。由于病损体部的孔隙较大,树胶、喹啉等可以进入,故用它们浸渍磨片时,此区显得较透明。

超微结构观察在病损体部,存在一些比正常牙釉质中大的羟基磷灰石晶体,有人提出这些大晶体来源于深层溶解的矿物质的再沉积。但随病变进展,羟基磷灰石晶体的外周和核心有矿物质的进一步溶解,丢失的矿物盐大部分被非结合水、小部分被有机物所替代,有机物据推测来源于唾液和微生物。

在病损体部,牙釉质横纹和生长线较为明显,尤其当磨片浸渍于喹啉并在偏光下观察时。横纹及生长线较为明显的机制尚不完全清楚,有人认为这是由于条带再矿化所致。

当脱矿量超过 5% 时,显微放射摄影可检测出来。显微放射摄影显示,放射透射区与病损体部的大小、形状较好吻合(图9-4B),与表层的放射阻射区形成反差,表层下可见斜行的、间隔 30μm 的放射透射、阻射相间条纹,放射透射线纹显示更明显的脱钙,基本与生长线一致。更高的倍数下还可辨认出一些更细的、分别与牙釉质表面垂直和平行的线纹,它们可能分别代表了釉柱间隙和横纹。

病损体部为牙釉质龋中脱矿最严重的层次,在所有病损中都存在。在进展性龋较宽大,在静止性龋或再矿化病变则被较宽的暗层所替代。

4. 表层(surface zone)　位于牙釉质龋的最表面,约 20~100μm 厚,平均 40μm。此层表现为相对完整而未受影响,之所以称为相对完整是由于此层的组织结构和理化特性与正常牙釉质较为相似,脱矿程度明显较病损体部轻。从龋病的防治角度来看,表层的存在是病变最重要的表现之一。偏光显微镜下观察,表层表现为负性双折射,孔隙容积约占牙釉质体积 5%。

表层是龋损发生时首先受酸侵蚀的部位,但其脱矿程度反而较其深层的病损体部轻,表现为表层较正常,而表层下脱矿。这一方面是由于牙釉质表层与深层的结构成分不同所致,正常牙釉质表面矿化程度较高,氟含量高,而镁含量较低,这些特性使表层具备较强的抗酸蚀能力。但仅依据牙釉质表面的理化特性并不能完全解释牙釉质龋时表层的存在。实验显示,将正常牙釉质表面去除后,再置入人工龋环境中,形成的人工龋病变仍可出现一层相对完整的表层。将人工龋浸入再矿化液中,可见明显增厚的表层(图9-7),提示牙釉质龋表层的出现与再矿化现象有关。再矿化离子可来自表面唾液和菌斑中的矿物质,也可由深层病损体部脱矿后释放出的矿物离子在表层重新沉积。超微结构观察表层羟基磷灰石晶体直径达 40~75nm,大于正常牙釉质,进一步证实了表层有再矿化现象的存在。

显微放射摄影显示表层为 X 线阻射(图9-4B)。实际上,这种阻射在一定程度上是相对于深层的病损体部而言。虽然表层存在再矿化现象,但表层其实还是有脱矿的,并不存在超越表层而直接破坏表层下组织的可能。扫描电镜观察可见表层中有许多小孔,人工龋实验发现釉柱头部有晶体溶解(图9-8),高分辨透射电镜见部分羟基磷灰石中心溶解,晶体间间隙增大,硬度测量也显示表层硬度较正常牙釉质低。

由此可见,牙釉质表层的出现,除了与牙釉质表面自身的结构特点有关外,无机盐的再矿化也起

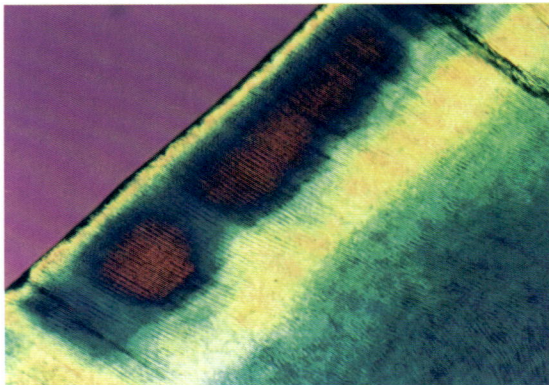

图 9-7　人工龋再矿化实验可见清晰的表层
（偏振光显微镜）
牙釉质表层黄色区域所示

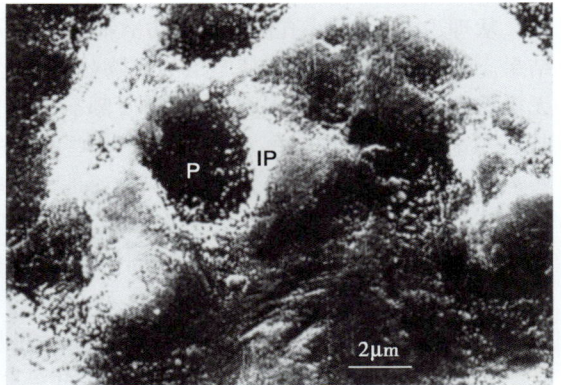

图 9-8　牙釉质龋的牙釉质表面见釉柱头部晶
体溶解（扫描电镜）
P：釉柱头部　　IP：釉柱尾部

了重要的作用。表层可见于约 95% 的病损中。其厚度较为恒定，在静止性或再矿化病变中略为增宽。

　　透明层、暗层、病损体部、表层的形成是一种动态的过程，其形成机制主要经过下述各阶段：①最早的表现为牙釉质表面下方出现透明层，此时在临床、X 线上都不能发现病变。②透明层区域扩大，其中心有暗层出现，即有再矿化现象。③随着病变区扩大，更多矿物盐丢失，暗层中央出现病损体部，病损体部相对透明，可见较明显的生长线、釉柱横纹。此时临床上牙釉质表面见白垩色斑块状病变。④病损体部由于食物、烟草、细菌等外源性色素沉着而着色。此时临床上可见棕色斑块。⑤当龋到达釉牙本质界，即向侧方扩展，形成潜行性破坏，以此种方式牙釉质可出现广泛损害，导致临床上所见牙表面的蓝白色外观。⑥随着矿物质的进行性丢失会到达一临界点，此时牙釉质不能再承受加于其上的负荷，结构崩解，龋洞形成。龋的进展为一缓慢过程，在龋洞形成前通常需数年时间（图 9-9）。

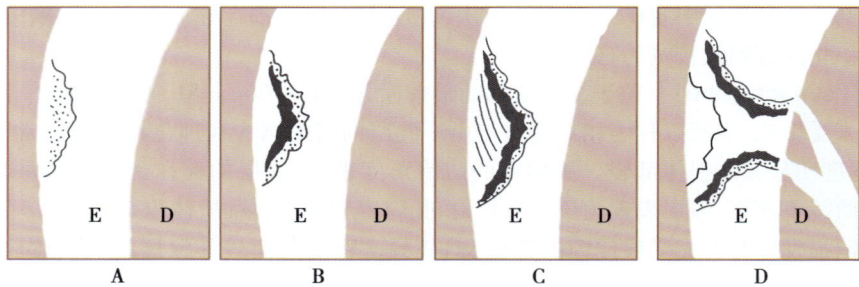

图 9-9　牙釉质龋的发展过程示意图
A. 透明层形成　B. 暗层形成　C. 早期牙釉质龋的典型结构　D. 表面龋洞形成，病变沿釉牙本质界扩展，并累及牙本质　E：牙釉质　D：牙本质

　　在牙釉质龋的最初阶段，酸中的氢离子经牙釉质表面结构中的有机部分渗透至牙体组织，导致牙釉质晶体结构的改变，在病变过程中晶体可出现脱矿和再矿化，导致牙釉质形成一系列不同透明度的层次变化。超微结构研究提示无论是釉柱内还是釉柱间，都有晶体间距离增加，并且釉柱中央的晶体更易早期破坏、溶解。晶体间距离反映了不同病变区域孔隙容积的变化。当脱矿提供了足够大的通路时，细菌才进入牙釉质。在脱矿作为主要病变持续一定时间后，龋洞形成。龋洞一旦形成，由于此时细菌、菌斑位于龋洞内，难以清除，则病变更易进展。

（二）窝沟龋

　　咬合面点隙窝沟是食物、菌斑滞留区，且不易清洁，故窝沟是龋病最好发的部位，形成窝沟龋。窝沟龋的病变过程、组织学特征与平滑面龋相似，但由于窝沟龋的解剖特点、釉柱排列方向与平滑面牙釉质不同，形成窝沟龋的形态与平滑面龋不同。龋损形态也呈三角形，但基底部向着釉牙本质界,顶部向着窝沟壁。

　　窝沟龋病损并非从底部开始,而是呈环状围绕着窝沟壁进展,并沿釉柱长轴方向向深部延伸,当病变进展超过窝沟底部时,侧壁病损相互融合。由于窝沟附近的釉柱排列方向为向窝沟底部集中,形成的龋损及形态与釉柱排列方向一致,即口小底大的三角形潜行性龋损,由于牙釉质在窝沟底较薄,窝沟龋病变很容易进展到牙本质(图9-10)。此种病变在临床上检查时可能无明显龋洞,但其深层已有较大范围的病变。

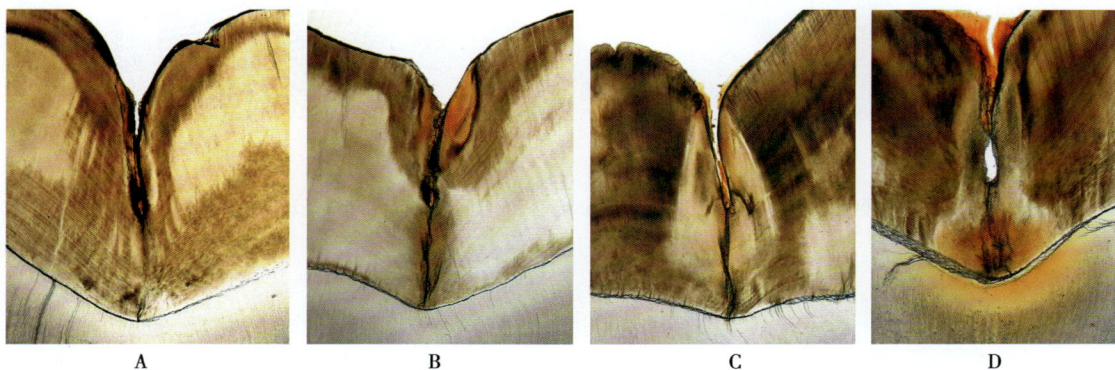

图 9-10　窝沟龋
A.病损自沟壁开始　B.沿釉柱方向向深部扩展　C.超过窝沟底部时,形成口小底大的三角形　D.病变达釉牙本质界

　　此外,由于窝沟龋的病损底部较宽大,病变进展,在釉牙本质界所累及的牙本质区域较平滑面龋大,很易造成大面积的牙本质病变。故与平滑面龋比较,窝沟龋进展快,程度严重。

　　牙釉质绝大部分由无机盐构成,无机盐的主要形式是羟基磷灰石晶体,所以牙釉质龋的发生本质上类似于酸对羟基磷灰石腐蚀的晶体物理化学过程。正常牙釉质呈多孔结构,晶体间有占体积 0.1% 的孔隙,这些孔隙中充满着有机物包括蛋白质、脂质以及水等。酸蚀过程中,H^+ 首先经晶体间的有机基质渗透继而侵袭晶体。并且,牙釉质的羟基磷灰石晶体并非化学纯的羟基磷灰石,它含有一定量的碳酸根离子和镁、钠等杂元素,晶体结构相对不稳定。对羟基磷灰石的研究表明,羟基磷灰石中碳酸含量增加,它在碳酸中的溶解度也相应增加。对牙釉质龋的观察发现,早期病变首先有碳酸根和镁离子的溶出。由此可见,含有这些杂元素的部位易受酸的侵蚀首先发生溶解,牙釉质羟基磷灰石中的杂元素主要分布在晶体中央和周缘,因此,当牙釉质受到菌斑下酸的侵袭时,晶体中央和周缘常首先发生溶解。由于羟基和碳酸根沿羟基磷灰石晶体中央长轴即 C 轴排列,故晶体中央溶解是沿晶体 C 轴方向进行的。晶体周缘溶解造成晶体间微隙增大(图9-11),晶体中央溶解造成晶体中心区穿孔,穿孔周围未溶解部分晶格条纹发生改变,说明晶体结构已有所变化(图9-12)。在酸的作用下,碳酸根、镁、钙、羟基、磷酸根、钠等由晶格中移出,扩散到晶体间的液相环境中,这些离子及其形成的复合物如乳酸钙、磷酸钙、磷酸二氢钙等通过孔隙扩散,使矿物质丧失。晶体溶解区不断扩大,相邻晶体的穿孔溶解区相互融合,造成多个晶体的破坏,最终造成大面积的晶体结构崩解(图9-13),形成显微镜下可见的缺陷,继之细菌得以侵入,龋洞逐渐形成。

　　在龋损过程中不但发生着晶体的溶解,还存在着一系列再矿化现象,脱矿和再矿化是不断交替的过程。随着晶体的溶

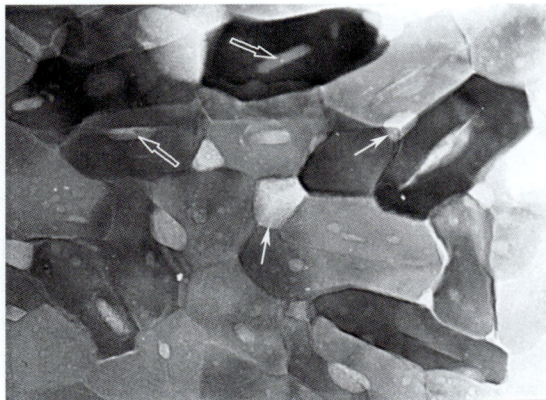

图 9-11　龋损区晶体破坏(透射电镜)
晶体中央溶解(空箭头示)和周缘晶界破坏(实箭头示),中央溶解沿 C 轴进行

137

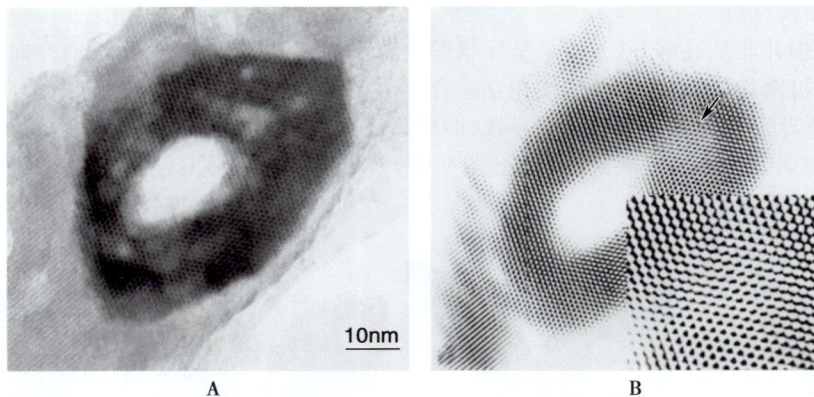

图 9-12 晶体结构和晶格条纹的改变（透射电镜）
A. 晶体中心区形成穿孔，穿孔四周见多个圆形、不规则形亮斑　B. 亮斑区晶格条纹模糊不清、弯曲变形（箭头示）

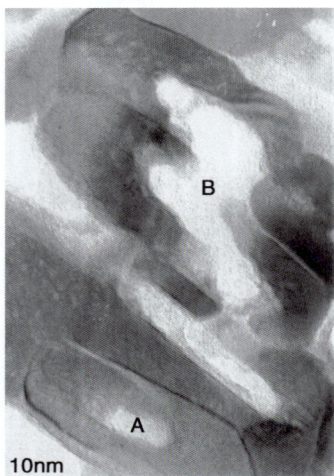

图 9-13 相邻晶体的溶解穿孔区融合（透射电镜）
A. 区显示单个晶体的中心溶解　B. 区显示相邻晶体的中心溶解，穿孔区彼此融合，形成较大的不规则溶解区

解，晶体直径不断变小，正常晶体直径 35~40nm，而透明层晶体直径减少至 25~30nm，病损体部晶体直径进一步减少至 10~30nm。与之相反，暗层的晶体直径反而增加，为 50~100nm，表层晶体直径也增至 35~40nm。这些结果再一次证实，晶体的脱矿和再矿化是交替进行的过程。当病变进一步进展，脱矿成为占优势的过程，晶体持续溶解。控制釉晶稳定性的主要因素包括周围环境的 pH，钙、磷、氟浓度。当 pH 较高时，局部钙、磷离子达到一定浓度，就趋向于晶体形成和稳定；而当局部 pH 降低，则导致晶体溶解。有资料显示，当 pH 在 4~7 之间，pH 每降低一个单位，羟基磷灰石溶解性增加 7 倍。在进食碳水化合物后，由于酸沿晶体间微隙扩散、唾液缓冲作用导致局部 pH 回升，溶出的钙、磷离子由于牙釉质表面菌斑的阻遏使局部微环境中的钙、磷浓度达过饱和状态，可重新形成新的晶体，或在晶体上有新的晶格生长。如前所述，在龋损暗层和表层均可见直径较大的晶体。新形成的晶体可以是磷酸氢钙或其他磷酸盐，当在微环境中存在氟离子时，还可形成氟磷灰石、氟羟基磷灰石。由于氟离子的原子半径小于羟基，氟替代羟基后完全能够进入磷灰石结构中的钙三角平面，形成晶格结构更加稳定的氟磷灰石，这就是氟防龋的分子机制。

二、牙本质龋

牙本质龋（dentin caries）多是由牙釉质龋进一步向深层发展所致，部分也可由牙根部牙骨质龋发展而来。

牙本质结构与牙釉质不同，因而牙本质龋有其自身特点。首先，由于牙本质含有相对高的有机成分，约占重量的 20%，所以累及牙本质的龋性损害除了有无机晶体的溶解外，还存在有机基质的分解破坏。其次，牙本质全层均存在牙本质小管，内含成牙本质细胞突起，龋蚀沿牙本质小管进展，病程较快。第三，牙髓牙本质为一复合体，龋病发生时，甚至在龋到达牙本质前，牙髓组织即可出现防御反应，表现为修复性牙本质、硬化牙本质的形成。

牙本质龋的发展过程较牙釉质龋迅速。当牙釉质龋、牙骨质龋向深方进展达牙本质时，病变可沿釉牙本质界、牙骨质牙本质界向两侧扩展（图 9-14），同时沿牙本质小管深入，虽然早期细菌并未侵入，但细菌产生的酸的扩散较早就使近牙釉质、牙骨质病损前沿的牙本质发生脱矿，脱矿后释放出的钙、磷离子向周围扩散，成牙本质细胞也可分泌一定的钙、磷离子，由于在脱矿深层区域 pH 相对较高，在此微环境中矿物离子易重新沉积，使牙本质小管内矿化。这种小管内的再矿化现象

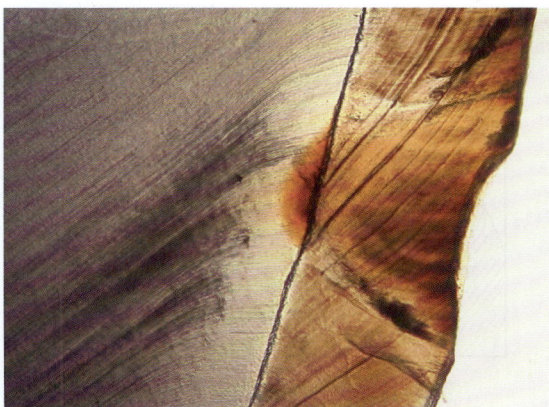

图 9-14　病变沿釉牙本质界扩展

发生于龋病进展较慢时,其形成有助于阻止外来有害物质的进入。龋病进一步进展,细菌侵入牙本质小管,并可沿侧支小管扩散,尽管每一牙本质小管中可有大量细菌繁殖,但一般一个牙本质小管中为一种细菌。细菌除进一步产酸使管周、管间牙本质脱矿外,其产生的蛋白溶解酶使基质中的有机物溶解,小管扩张变形,最终结构破坏,相邻小管相互融合形成坏死灶。坏死灶继续扩大,以致大片结构崩解,最终龋洞形成(图 9-15)。

牙本质龋在病理形态上是一个累及范围较广的三角形病变,三角形的顶指向牙髓腔,底向着釉牙本质界(图 9-16)。按病变的组织形态、脱矿程度、细菌侵入情况的不同,一般可将牙本质龋的病理改变由病损深部向表面分为四层结构(图 9-17,图 9-18)。

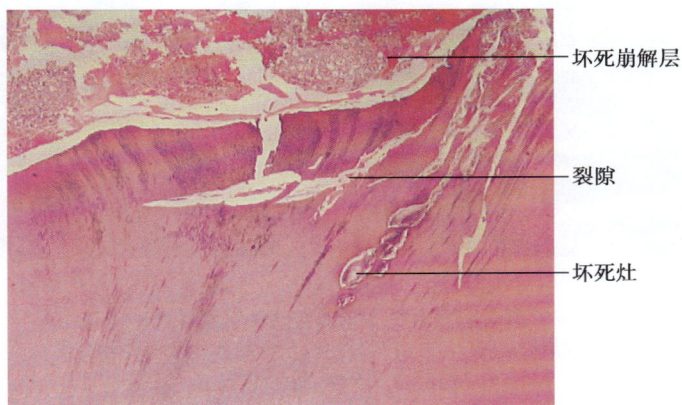

图 9-15　牙本质龋(脱钙切片)

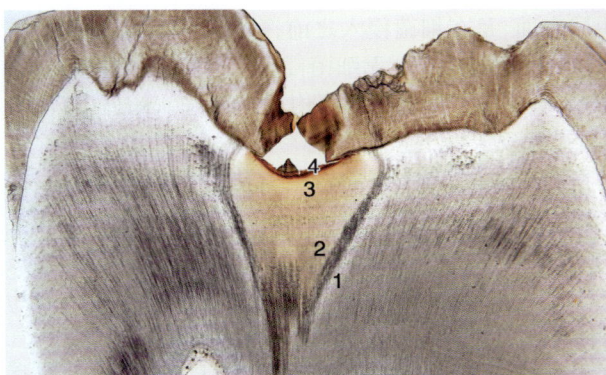

图 9-16　牙本质龋(磨片)
咬合面龋　1:透明层　2:脱钙层　3:细菌侵入层
4:坏死崩解层

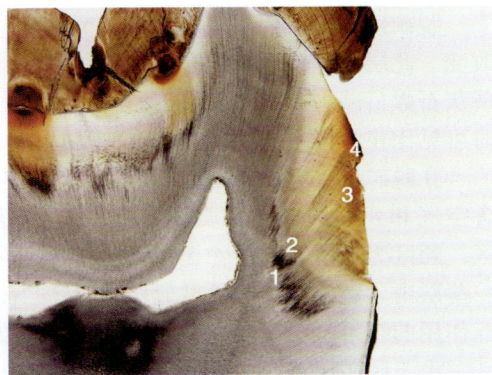

图 9-17　牙本质龋(磨片)
邻面龋　1:透明层　2:脱钙层　3:细菌
侵入层　4:坏死崩解层

(一)透明层

透明层(translucent zone)又称硬化层,为牙本质龋最深层、最早出现的改变,位于病变的底部和侧面,在透射光下呈均质透明状(图 9-16,图 9-17)。这种透明是由于牙本质小管管腔变窄、管腔中有矿物盐沉积,使管腔内折光率与周围细胞间质相似。矿物晶体可先沉积于成牙本质细胞突起内,也可先出现于细胞突周围呈向心性沉积。以后,晶体数量逐渐增多,最终可将小管完全堵塞。

电镜观察,小管内矿物晶体为针形或方形(图9-19),电子衍射显示其为白磷钙石或磷酸八钙。这些矿物晶体可来源于其表面脱矿层游离出的无机盐离子的再矿化。

虽然透明层也称之硬化层,事实上,显微硬度分析表明,此层硬度较正常牙本质为低,表明此层存在着一定程度的脱矿。观察发现,此层中管间、管周牙本质有无机盐溶解现象。

有时,在细菌侵入之前,部分区域牙本质小管内成牙本质细胞突起在细菌酶的作用下,细胞膜等有机成分发生脂肪变性,光镜下呈云雾状,曾称此

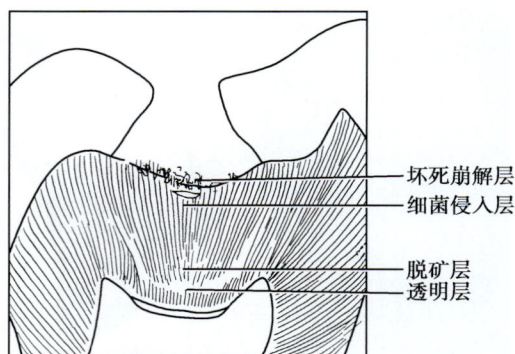

图 9-18 牙本质龋各层变化示意图

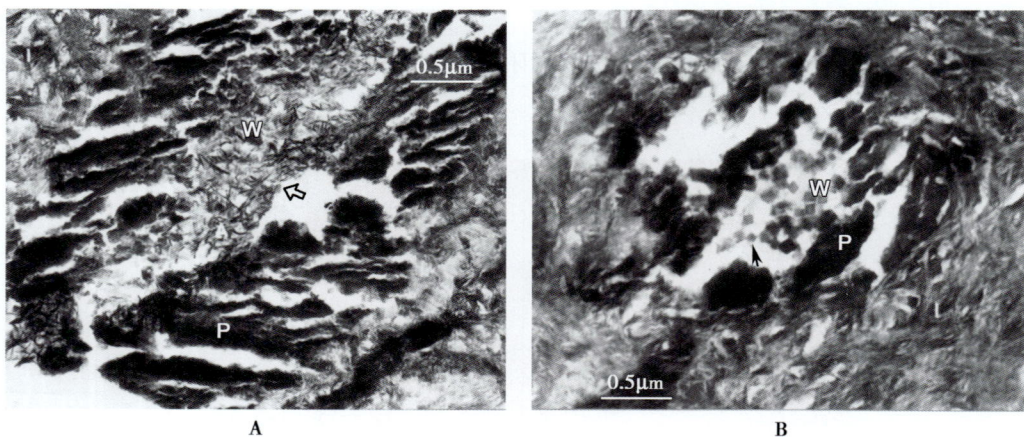

图 9-19 透明层牙本质小管内有晶体沉着(透射电镜)
A. 针形晶体沉积(空箭头示) B. 方形晶体沉积(实箭头示)
W:晶体 P:管周牙本质

区域为脂肪变性层。在脂肪变性的基础上,也可发生矿物盐晶体的沉着,形成透明层。

(二)脱矿层

脱矿层(zone of demineralization)位于透明层表面,是在细菌侵入之前,酸的扩散所导致的脱矿改变。此层牙本质小管形态仍然比较完整,牙本质小管内基本上无细菌侵入。但管周、管间牙本质磷灰石数目减少,说明有脱矿的存在。管间、管周牙本质中胶原纤维结构基本完好。此外,管周有时可见比正常牙本质中大的晶体,表明同时有再矿化现象发生。

在脱矿层,部分小管内成牙本质细胞突起在龋形成的早期阶段变性、坏死,小管内较空虚,内含空气和死亡的成牙本质细胞突起残余,透射光下观察牙本质磨片,此区呈暗黑色不透光,称死区。死区为细菌及其产物提供了易于进入牙髓的通道,为防止此类情况发生,死区的牙髓末端被一薄层由牙髓细胞形成的玻璃样钙化物封闭。牙本质脱矿后,由于细菌产物与牙本质中蛋白质相互作用的结果,色素容易沉着,脱矿层可被染成黄棕色。

由于脱矿层已脱矿,检查此层已软化,此部分软化牙本质是无菌的。尽管目前已有各种各样的龋检测染料,其目的为区分受细菌感染和未感染的牙本质,但在临床操作时,很难将两者明确区分,它们的可靠性需进一步研究,故目前不推荐作为常规使用。在临床进行洞型制备时,应将这些软化牙本质去除。

(三)细菌侵入层

细菌侵入层(zone of bacterial invasion)位于脱矿层表面,牙本质小管内有细菌侵入(图9-20),细菌甚至进入牙本质小管分支,显微镜下见,细菌侵犯前沿的形态不规则。细菌在牙本质小管内向下延伸并繁殖。细菌的侵入可能分为两个阶段:第一阶段由产酸菌组成,主要是乳杆菌,细菌产生的酸向深层扩散达脱矿层;第二阶段由产酸菌和蛋白溶解菌混合组成,它们进一步破坏已脱矿的基质。对牙

本质龋的细菌进行分层分析表明,在病损主要部位,细菌构成复杂,为需氧菌、微需氧菌、厌氧菌的混合,在深层病变则以厌氧菌为绝对优势,其中乳杆菌数量最多,可能是病变环境为其提供了适宜的生长条件。

随着细菌在小管内的繁殖,小管中充满细菌。小管壁由于脱矿和蛋白溶解而软化,脱矿后的无机盐也可在小管周围发生再矿化,此时形成的晶体由原来的针形变为多边形片状(图9-21)。局部小管由于细菌繁殖团块的增加而使管壁肿胀、扩张变形,管周牙本质首先被压迫,继之为管间牙本质。随着牙本质小管壁和管间牙本质脱矿的进一步加剧,有机基质包括胶原纤维变性、并被蛋白分解酶分解,管周牙本质破坏,相邻小管相互融合,呈串珠样外观(图9-22)。病变进一步进展,被破坏的小管进一步融合,形成椭圆形的液化坏死灶,坏死灶与小管方向平行,且可呈多灶性外观(图9-23),坏死灶内充满坏死的基质残屑和细菌(图9-24)。部分坏死区与牙本质小管垂直形成横向裂隙(图9-25)。横向裂隙形成的机制尚不确定,它们可能与牙本质生长线的走行有关,或是相邻小管液化灶融合的结果,或由于病变沿牙本质小管侧支相互交通,部分可能是脱矿后基质中有机成分收缩所致。细菌侵入层内的细菌可呈不同程度的变性。

由于此层内有细菌存在,临床窝洞预备时应彻底清除该层组织。

(四) 坏死崩解层

坏死崩解层(zone of destruction)为牙本质龋损的最表层,随着液化坏死灶扩大,数量增多,细菌不再局限于小管内,而侵入管周、管间牙本质,在此区几乎无正常牙本质结构保留,牙本质完全崩解破坏,只残留一些坏死崩解组织和细菌(图9-26),龋洞开始从釉牙本质界处形成。

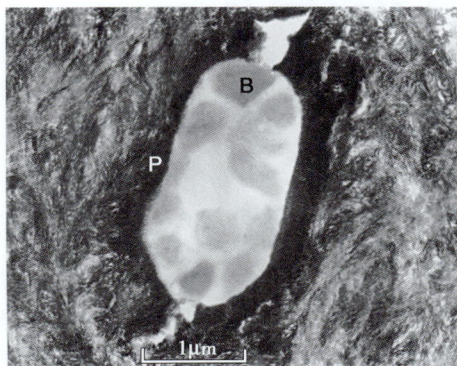

图9-20 牙本质小管内细菌侵入(透射电镜)
B:细菌 P:管周牙本质

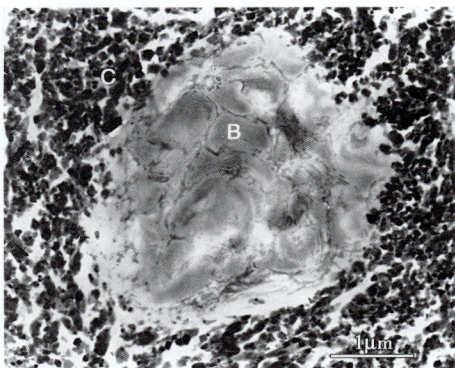

图9-21 细菌入侵的小管周围出现晶体再矿化(透射电镜)
B:牙本质小管中的细菌 C:小管周围再矿化的晶体

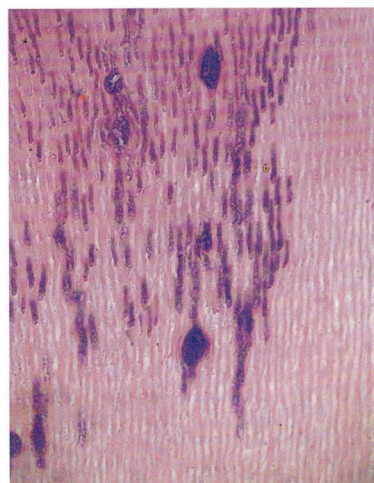

图9-22 牙本质小管内细菌侵入,部分区域小管呈串珠状(脱钙切片)

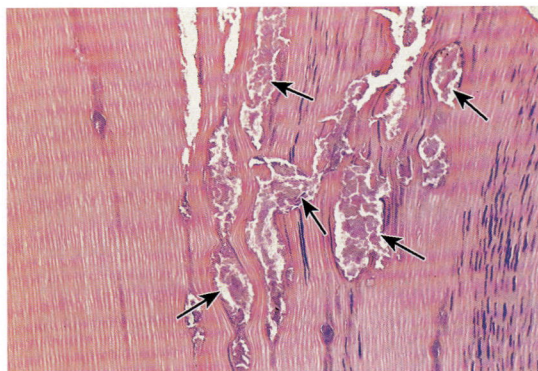

图9-23 牙本质龋中的坏死灶(脱钙切片)

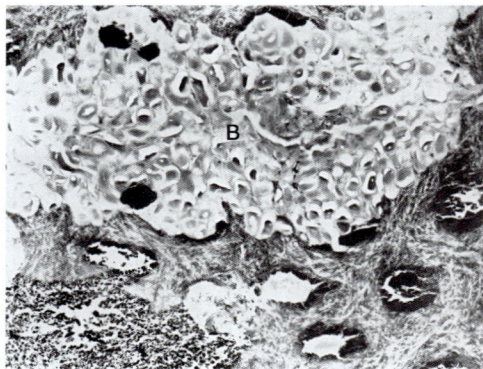

图 9-24 融合的小管内充满细菌（B）
（透射电镜）

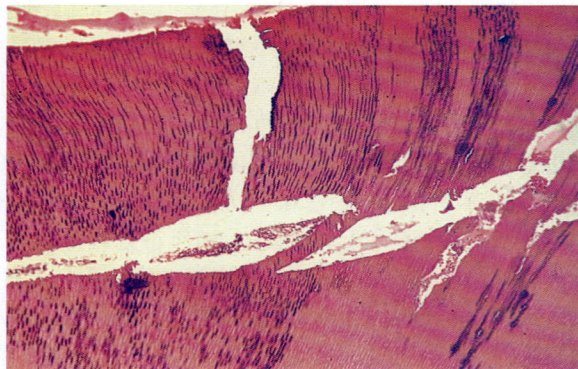

图 9-25 牙本质龋中的横向裂隙（脱钙切片）

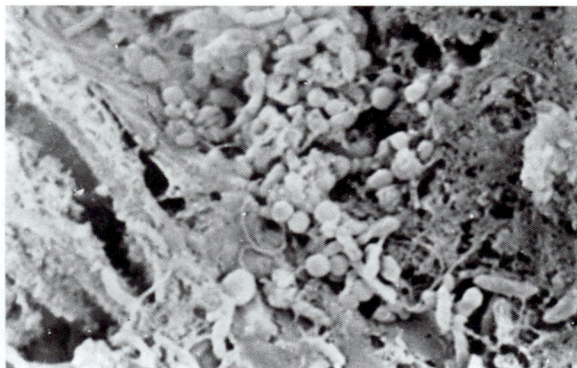

图 9-26 坏死崩解层中的细菌和坏死组织（扫描电镜）

牙髓牙本质为一生理性复合体,当牙本质龋发生时,病理性刺激可经牙本质小管、成牙本质细胞突起传导到牙髓组织,导致牙髓组织出现不同的反应。如刺激较为温和,则促使靠牙髓腔壁的成牙本质细胞合成和分泌牙本质基质,牙髓内未分化间充质细胞也可分化为成牙本质细胞,结果在病损相应的牙髓腔侧沉积一层牙本质小管较少、排列不规则的修复性牙本质,其形成增加了龋坏牙本质与牙髓之间组织的深度,以此种方式延迟了病变累及牙髓的时间。同时,由于修复性牙本质中牙本质小管较少,也在一定程度上阻遏了牙本质龋的进展。约50%的恒牙龋中可出现修复性牙本质。如牙本质龋的病理性刺激强烈,可造成牙髓腔内牙髓组织充血,进一步发展可出现牙髓炎症甚至坏死,成牙本质细胞相应出现变性、坏死表现。

在牙本质龋中,软化牙本质深方质硬、着色的牙本质中可含有少量细菌,但这不会致龋,在洞型制备时,这些牙本质没必要去除。随访研究表明用此种方式处理的病变并随后进行充填,即使仍有一些受感染的牙本质存在,只要充填物保持完整,病变就不会进展。

三、牙骨质龋

牙骨质龋(cementum caries)多发生于牙龈萎缩、牙根面暴露后,牙骨质表面菌斑沉积,继而龋病形成,临床上多见于老年人根龋。由于根龋好发部位为牙颈部,所以病变常累及颈部的牙釉质、牙骨质、直接或间接累及牙本质。本节仅限于讨论发生于牙骨质的龋。

近年来牙骨质龋的患龋率出现上升趋势,这一方面是由于人类平均寿命延长,社会人口呈老龄化趋势;另一方面是由于口腔保健水平的提高,青少年、成人患龋率总体呈下降趋势,因龋而失牙数减少,这些都造成老年人中牙龈萎缩、根面暴露的牙明显增多,暴露的牙颈部、牙根部易于造成细菌定植。由于牙骨质龋的增多,目前对牙骨质龋的临床病理、防治等的研究已越来越为人们所重视。

牙骨质龋的发生同样始于菌斑下,早期病变为表层下脱矿。病变开始时,牙骨质表面菌斑下由于细菌产酸使 pH 降低,当局部 pH 降低至一定值并持续一定时间时,牙骨质发生脱矿。脱矿后释放的无机盐离子可重新沉积于牙骨质表面,唾液、菌斑中的矿物离子也可在牙骨质表面沉积,同时由于氟容易被牙根表面摄取,这也加强了表层的再矿化,造成表层矿化相对增高,此时的病变为潜行性牙骨质龋。

虽然病变早期有表层的相对过矿化,随病变进一步进展,细菌产生的酸及代谢产物沿与牙面垂直的穿通纤维向深层进展(图 9-27),继而细菌产生的蛋白溶解酶破坏有机基质。由于牙骨质组织矿化程度较低、质地较软,此时病变较在牙釉质、牙本质中进展快。病变沿与牙面平行的生长线及层板状结构向牙骨质上、下扩展,牙骨质无机和有机成分进一步破坏,造成牙骨质剥脱,这种剥脱多与牙根表面平行,与细菌沿着牙骨质生长线生长有关,最终牙骨质结构崩解,龋洞形成。由于牙骨质生长线围绕牙根呈同心圆排列,导致病变围绕牙根向侧面扩展并与其他病变融合,因此形成环绕牙根的龋坏病变。对根部牙骨质龋的细菌分析表明,其中含大量放线菌,表明放线菌与根龋的发生密切相关,同时,其他一些细菌包括变异链球菌、乳杆菌也与根龋的形成有关。

形态学观察发现,电镜下,牙骨质表面有许多小而浅的凹陷,内有大量细菌。显微放射摄影显示,病变早期为表层 X 线阻射,即矿化较良好,而表层下脱矿。病变进展,牙骨质磷灰石晶体出现程度不同的溶解、破坏,胶原纤维断裂消失,最终结构崩解(图 9-28)。当牙骨质龋进展缓慢时,在相应的牙髓腔侧也可出现类似于冠部牙本质龋发生时的修复反应,即形成修复性牙本质。

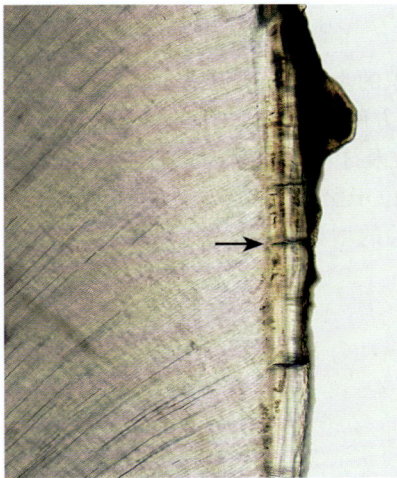

图 9-27 牙骨质龋早期病变沿增粗的穿通纤维(箭头示)进展

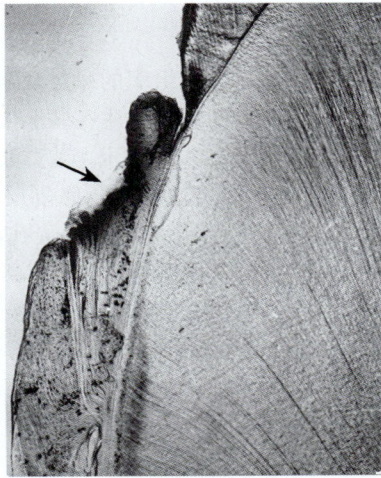

图 9-28 牙骨质龋(箭头所指)

由于牙骨质龋进展较快,且颈部牙骨质很薄,所以病变很快进展到牙本质,此时的组织学病变与冠部牙本质龋类似。但由于随年龄增加,牙本质小管因矿物盐沉积而管径缩小甚至封闭,故发生于颈部牙本质龋的进展多数较冠部牙本质龋慢。

(李 江)

第十章　牙　髓　病

>> **提要：**

　　牙髓病包括牙髓组织的炎症、坏死和退行性变，其中最常见的是牙髓组织炎症。在细菌、物理和化学等致炎因素的作用下，牙髓发生炎症。病理学上，炎症早期表现为牙髓充血，急性期表现为浆液性或化脓性炎症，慢性期可分为慢性闭锁性、溃疡性或增生性牙髓炎。由于牙髓所处的特殊的解剖环境，牙髓炎时，牙髓腔内压力增高，一方面压迫神经产生剧烈疼痛，另一方面感染易于扩散，使炎症反应过程、结局和临床表现均呈现出特殊性。牙髓一旦发生急性感染，难以痊愈而导致牙髓坏死。

　　牙髓病是发生在牙髓组织的一类疾病，包括牙髓组织的炎症、坏死和退行性变，其中最常见的是牙髓组织炎症。牙髓和牙本质在胚胎发生和结构功能方面关系密切，故称为牙髓-牙本质复合体（pulpo-dentinal complex）。当牙体疾病，如龋病、外伤等波及牙本质深层，刺激通过牙本质小管传入牙髓，可引起牙髓组织炎症反应或修复反应。牙髓组织位于髓腔中，靠狭窄的根尖孔与外界相通连，牙髓的神经、血管、淋巴管等经根尖孔出入。随着年龄的增长，根尖孔逐渐缩小，常引起牙髓供血不足而出现一系列的退行性变。

　　牙髓病组织病理学分类如下：

（一）牙髓炎（pulpitis）

1. 牙髓充血（pulp hyperemia）

2. 急性牙髓炎（acute pulpitis）

（1）急性浆液性牙髓炎（acute serous pulpitis）。

（2）急性化脓性牙髓炎（acute suppurative pulpitis）。

3. 慢性牙髓炎（chronic pulpitis）

（1）慢性闭锁性牙髓炎（chronic closed pulpitis）。

（2）慢性溃疡性牙髓炎（chronic ulcerative pulpitis）。

（3）慢性增生性牙髓炎（chronic hyperplastic pulpitis）。

（二）牙髓变性和坏死（pulp degeneration and necrosis）

1. 牙髓变性（pulp degeneration）

（1）成牙本质细胞空泡变性（vacuolar degeneration of the odontoblastic layer）。

（2）牙髓钙化（pulp calcification）。

（3）牙髓网状萎缩（reticular atrophy of the pulp）。

（4）牙髓纤维性变（pulp fibrosis）。

2. 牙髓坏死（pulp necrosis）

（三）牙体吸收（tooth resorption）

第一节　牙　髓　炎

　　牙髓炎（pulpitis）是牙髓病中最主要的疾病，细菌是其重要的致病因素。由于髓腔被坚硬的牙本质包绕,可膨胀空间有限,当细菌感染或其他物理、化学刺激引起牙髓炎症反应时,限制了牙髓炎性水肿的耐受力,又因为牙髓没有侧支循环,清除炎症产物的能力低,牙髓腔的炎性渗出物不能得到及时的引流而积聚,所以牙髓炎时,牙髓腔内压力增高,一方面压迫神经产生剧烈疼痛,另一方面感染易于扩散,使炎症反应过程、结局和临床表现均呈现出特殊性。牙髓一旦发生急性感染,难以痊愈易导致牙髓坏死。

【病因和发病机制】引起牙髓炎的病因很多,主要有细菌感染、物理、化学刺激和免疫反应等,其中细菌感染是牙髓炎的主要病因。

1. 细菌因素　细菌感染牙髓主要有以下途径:

(1) 经深龋、磨耗、楔状缺损、隐裂等途径到达牙髓。龋是细菌及其代谢产物进入牙髓的主要通道。有研究证实,细菌到达牙髓前其代谢产物便可通过牙本质小管引发牙髓炎症。当细菌侵入牙本质距牙髓<1.0mm 时,牙髓可出现轻微的炎症反应;当细菌距牙髓<0.5mm 时,牙髓可发生明显的炎症反应。

(2) 根尖孔或侧支根管是细菌进入牙髓的又一通道。严重牙周炎时,深牙周袋内的细菌可经侧支根管或根尖孔进入牙髓引发牙髓炎症。这种感染引发的牙髓炎称为逆行性牙髓炎(retrograde pulpitis)。

(3) 经血源感染:牙髓血源感染多发生在牙髓有损伤或退行性变的基础上,这种途径非常罕见。

感染牙髓的细菌种类繁多,70%感染根管的细菌主要是专性厌氧菌和兼性厌氧菌,如牙龈卟啉菌、消化链球菌、梭形杆菌、牙龈卟啉单胞菌、中间普氏菌、产黑色素普里沃菌、放线菌等。龋洞是相对缺氧环境,有利于以上厌氧菌的生长繁殖。还有研究表明消化链球菌、牙龈卟啉单胞菌与龋源性牙髓炎和牙髓坏死的发生有重要关系。

细菌内毒素(endotoxin)是 G⁻细菌的细胞壁脂多糖。细菌裂解后被释放出来,具有很强的细胞毒性和较强的抗原性,可直接破坏局部组织,引发较强的炎症反应。内毒素还可诱导靶细胞产生分泌白细胞介素(interleukin,IL)、肿瘤坏死因子(tumour necrosis factor,TNF)、转化生长因子(transfer growth factor,TGF)、前列腺素(prostaglandin,PG)、白三烯(leukotriene,LT)等。这些细胞因子可增加血管通透性,趋化中性粒细胞向炎症组织游走,刺激巨噬细胞,中性粒细胞释放各种溶酶体酶,增强组胺和缓激肽的致痛作用。有研究证实,在炎症牙髓中以上各种细胞因子表达均高于正常牙髓。

白细胞介素(IL)与牙髓病变程度和临床症状密切相关。在牙髓炎组织中检测出高浓度的 IL-1、IL-6、IL-8,阳性表达细胞主要是中性粒细胞、巨噬细胞、成纤维细胞。而急性牙髓炎比慢性牙髓炎含量更高。有研究发现,产黑色素拟杆菌可诱导体外培养的牙髓细胞产生和分泌 IL-6,IL-6 对牙髓细胞的生长有抑制作用,同时,IL-6 有降解牙髓细胞外基质的作用。IL-8 对中性粒细胞有特异性的趋化作用,加重炎症的破坏。而 IL-2、IL-4 则主要是活化 T 淋巴细胞和 B 淋巴细胞,促进 T 淋巴细胞增殖和分泌淋巴因子,促进 B 淋巴细胞分泌免疫球蛋白,同时对肥大细胞等有免疫调节作用。表明 IL 与牙髓炎的发生发展密切相关。

肿瘤坏死因子(TNF)在炎症过程中与内毒素关系十分密切,在内毒素刺激下,单核-巨噬细胞、B 淋巴细胞、中性粒细胞、成纤维细胞均可产生 TNF,具核梭杆菌、产黑色素拟杆菌能诱导单核-巨噬细胞产生高浓度的 TNF。在不可逆性牙髓炎的组织中检测出大量的 TNF。

炎症牙髓的成纤维细胞和成牙本质细胞合成和分泌转化生长因子-β(TGF-β)的能力增强。TGF-β 一方面趋化中性粒细胞和巨噬细胞向炎症组织游走,加重局部组织的破坏;另一方面,TGF-β 在牙髓炎修复过程中也发挥作用,它通过抑制 IL、TNF 等细胞因子的产生,诱导单核-巨噬细胞分泌 IL、TNF 拮抗剂来拮抗这些细胞因子生物效应而达到抑制过强的炎症反应,从而参与损伤牙髓的修复。

综上,在牙髓炎的发病机制中,内毒素的许多生物效应并非直接的,而是通过一个内容丰富而复杂的细胞因子网络系统精细地调节来实现的,内毒素诱导生成的 IL、TNF 等可能是炎症过程中的重要始动因子。

细菌代谢过程中产生多种酶,如透明质酸酶、胶原酶、硫酸软骨素酶、DNA 酶等,不但可降解细胞外基质和 DNA,破坏局部组织,还刺激牙髓内细胞释放炎性介质,加重炎症。

此外,侵入牙髓的细菌及其毒素可引起牙髓组织的免疫应答。免疫过程和相伴随的损害是牙髓炎发生发展的另一个机制,已证实牙髓炎组织中随炎症的出现而出现大量的免疫活性细胞和免疫球蛋白 IgG、IgA、IgM。抗体有广泛的生物效应,包括激活补体,溶解细菌,沉淀可溶性抗原,中和毒素。有研究表明,炎症早期 T 淋巴细胞比例较大,随炎症加重 B 淋巴细胞比例增加。T 淋巴细胞中主要为 CD4 阳性的辅助性 T 细胞(T-helper,Th)。免疫应答一方面杀灭细菌,另一方面也加重炎症,导致组织损伤。

2. 物理因素 急慢性创伤,包括交通事故、竞技运动、暴力、咀嚼硬物等,均可导致牙髓外伤。值得注意的是医疗工作中的意外,如牙科治疗时高速电钻或砂轮产热可刺激牙髓;充填深龋时衬洞或垫底不当,外界温度刺激长期反复经充填物传入牙髓;牙矫正治疗时施力不当;牙周袋刮治伤及根尖血管可导致牙髓供血受阻,均可引起牙髓损伤,甚至牙髓坏死。

3. 化学因素 引起牙髓炎的化学刺激主要来自窝洞的消毒药物、垫底物和充填物。在龋病治疗时使用刺激性较强的药物,如酚类、硝酸银等,尤其是用于深龋时,可引起牙髓炎。有研究证实,用磷酸锌水门汀直接垫底可引起龋洞相对应的牙髓组织明显的炎症反应,被认为是磷酸锌水门汀在凝固前释放的游离酸所致。此外,在使用复合树脂充填时如酸蚀不当,或直接用复合树脂充填,均可刺激牙髓组织导致炎症发生。

以上各因素是否引发牙髓炎,与细菌数量、细菌毒力、物理化学刺激强度、持续时间以及宿主抵抗力和牙髓供血情况等因素密切相关。

一、牙髓充血

图片:ER10-1
可复性牙髓炎

牙髓充血(pulp hyperemia)有生理性和病理性之分。生理性充血见于牙发育期间、月经期、妊娠期牙髓。此外,高空飞行时由于气压下降,牙髓呈现暂时充血状态。病理性充血实际上是牙髓炎的早期改变,大多由深龋引起,细菌或其代谢产物经牙本质小管缓慢而轻微刺激牙髓,使龋损相对应的牙髓组织呈现充血状态。其他牙体病如磨耗、楔状缺损、温度刺激等也可引起牙髓充血。创伤使根尖周牙周膜充血、水肿,也可波及牙髓导致牙髓充血。此时若去除病因,如龋病或楔状缺损等得到及时的治疗,充血的牙髓可以恢复正常状态。因此牙髓的病理性充血又称为可复性牙髓炎(reversible pulpitis)。

【临床表现】 病理性牙髓充血主要表现为牙本质过敏。患牙对冷热温度刺激或酸甜刺激较敏感,尤其是冷刺激,可出现一过性的疼痛反应,疼痛范围多局限,一般不放射到较远的区域。刺激去除后疼痛随即消失,一般无自发痛。

【病理变化】 肉眼见充血的牙髓呈红色。光镜下表现为牙髓血管扩张充血呈树枝状,若受刺激时间较长,则扩张的血管通透性增加,血浆渗出、组织水肿,血管周围少量红细胞外渗。如血流缓慢、血浆浓缩,也可导致血栓形成。

二、急性牙髓炎

急性牙髓炎(acute pulpitis)多数由牙髓充血发展而来或为慢性牙髓炎的急性发作,常因深龋感染牙髓所致。龋病时,细菌尚未进入牙髓,其代谢产物经牙本质小管进入牙髓导致局部牙髓充血或慢性炎症。当机体抵抗力降低或随龋损进一步发展,细菌进入,牙髓局部的慢性炎症便急性发作,进而发展为急性牙髓炎。无慢性过程的急性牙髓炎多由于牙髓受到急性物理、化学刺激或严重感染等情况,如手术切割牙体组织等导致的过度热刺激,消毒药物或充填材料化学刺激等。

【临床表现】 急性牙髓炎患者常因突发性剧烈疼痛而就诊,但多数患者曾有冷热刺激痛或化学刺激痛史。急性牙髓炎的疼痛特点为自发性痛、阵发性痛和放射痛,往往是夜间疼痛发作。疼痛常沿三叉神经分支所支配的区域放射至患侧上下颌、面部、耳颞部,以致难以确定患牙的部位。冷热刺激可激发患牙产生剧烈疼痛或使疼痛加剧。随炎症的进一步加重,则表现为“热痛冷缓解”,这可能是因为炎性病灶内细菌的代谢产物受热膨胀、血管扩张、牙髓内压力增加,致使疼痛加剧。

冷刺激则使其收缩,压力减小而使疼痛暂时有所缓解。急性牙髓炎若经穿髓孔引流,髓腔内压力减低,疼痛即刻缓解,炎症不易扩散。所以,一旦诊断为急性牙髓炎,应尽早开髓引流,以减轻患者的痛苦。若未及时治疗,炎症渗出物经根尖孔可波及根尖周组织,引起根尖周炎,患牙可出现咀嚼痛和叩痛。

【病理变化】早期病变局限在受刺激部位相对应的牙髓,如龋损下方,牙髓血管扩张充血,血管通透性增加,液体渗出,组织水肿,沿血管壁周围有纤维蛋白渗出,这时称急性浆液性牙髓炎(acute serous pulpitis)。随着炎症加重,血流速度减慢,细胞沿血管壁排列,成牙本质细胞变性坏死,受损的组织、细胞和炎细胞释放大量炎性介质和细胞因子,如组胺、5-羟色胺、白细胞介素、肿瘤坏死因子、白三烯、前列腺素、转化生长因子等,这些细胞因子和炎症介质进一步增加血管的通透性,趋化更多的中性粒细胞向炎症中心集中(图10-1)。单核细胞、淋巴细胞、浆细胞也浸润到病变中。中性粒细胞、巨噬细胞等在杀灭细菌的同时释放溶酶体酶和蛋白水解酶,使局部组织液化坏死,形成脓肿。早期脓肿局限,脓腔内有密集的中性粒细胞浸润,其余牙髓水肿伴炎细胞浸润。这时若得以及时治疗,还可以保存部分牙髓,否则,炎症迅速向周围扩散,中性粒细胞广泛浸润至整个牙髓组织,形成多处小脓肿,此时,若炎性渗出未得到及时引流,髓腔压力极度增加,最终使整个牙髓液化坏死,此时称为急性化脓性牙髓炎(acute suppurative pulpitis)(图10-2)。

画廊:ER10-2
急性浆液性牙髓炎

画廊:ER10-3
急性化脓性牙髓炎

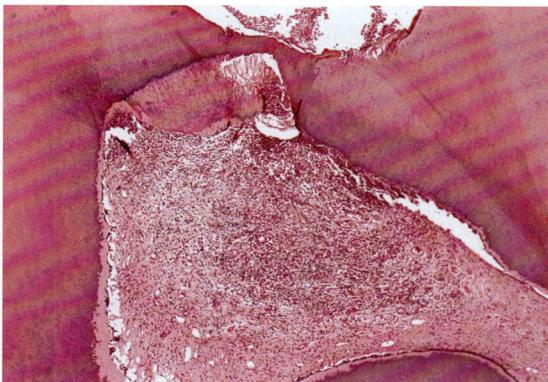

图 10-1 急性牙髓炎
牙髓血管扩张,髓角部密集的炎细胞浸润

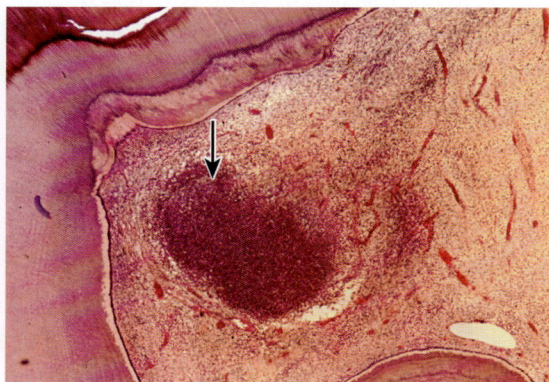

图 10-2 急性化脓性牙髓炎
髓腔内已经形成脓肿(箭头示)

三、慢性牙髓炎

慢性牙髓炎(chronic pulpitis)是临床上最常见的一型牙髓炎,多由龋病发展而来,部分慢性牙髓炎可由急性牙髓炎穿髓或开髓后未彻底治疗迁延而来。根据牙髓腔是否穿通将慢性牙髓炎分为慢性闭锁性牙髓炎和慢性开放性牙髓炎。慢性闭锁性牙髓炎患牙髓腔未暴露,而慢性开放性牙髓炎髓腔暴露于口腔。慢性开放性牙髓炎由于血供条件不同,暴露的髓腔所表现出的组织反应不同,因而又将其分为慢性溃疡性牙髓炎和慢性增生性牙髓炎。

(一)慢性闭锁性牙髓炎

慢性闭锁性牙髓炎(chronic closed pulpitis)发生在有龋损或磨损但未穿髓的情况下,炎症常局限在龋损相对应的牙髓组织。由于尚未穿髓,细菌及其代谢产物经牙本质小管缓慢或低毒地刺激牙髓,使牙髓产生慢性炎症改变。当细菌毒力增强或机体抵抗力下降时,也可转化为急性牙髓炎。

【临床表现】患者常有冷热刺激痛史,这种疼痛常放射到患侧头部、颌面部,去除刺激后疼痛仍持续较长时间。有时出现阵发性钝痛,持续时间较长,但少有自发性剧烈疼痛。炎症常波及整个牙髓组织和根尖周牙周膜,因而患者常有咬合痛和叩痛。

【病理变化】镜下可见牙髓血管扩张充血,组织水肿,淋巴细胞、浆细胞、巨噬细胞、中性粒细胞浸润,同时可伴有毛细血管和成纤维细胞增生,肉芽组织形成。随病程迁延,可见增生的胶原纤维将炎症区与正常的牙髓组织隔开。若机体抵抗力弱而刺激较强时,可形成脓肿甚至牙髓坏死。牙髓充血,髓角脓肿形成,脓肿周围常有肉芽组织包绕,而其余牙髓组织正常(图10-3)。病程长

学习笔记

者,有时可见修复性牙本质形成。

(二) 慢性溃疡性牙髓炎

慢性溃疡性牙髓炎(chronic ulcerative pulpitis)患牙牙髓组织暴露于口腔。通常发生在穿髓孔较大、髓腔开放或急性牙髓炎应急处理后未继续进一步治疗的病例。

【临床表现】 典型临床特征是遇冷热刺激痛,刺激去除后疼痛仍然持续一段时间。食物碎片嵌入龋洞时出现剧烈疼痛,进食酸甜食物也可引起疼痛。若穿髓孔小或牙髓溃疡面的坏死组织多时,也可出现患牙咬合不适或咬合痛等症状。

【病理变化】 镜下可见患牙有较大的穿髓孔,穿髓孔表面为炎性渗出物、食物残渣及坏死物质覆盖,其下方为炎性肉芽组织和新生的胶原纤维,深部有活力牙髓组织表现为血管充血扩张,其中散在有淋巴细胞、浆细胞、巨噬细胞等慢性炎细胞浸润(图10-4)。有时溃疡表面可见不规则钙化物沉积或修复性牙本质形成,从而阻挡病原刺激向深部扩散,保护其余正常的牙髓组织。慢性溃疡性牙髓炎病程缓慢,如果早期得到及时而彻底的治疗,可保存部分活髓,否则,炎症将累及整个牙髓组织,导致牙髓坏死。

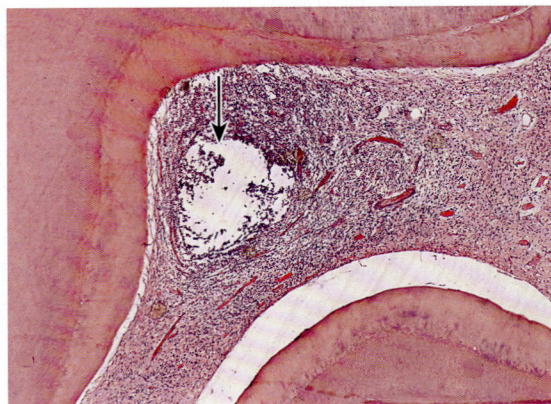

图 10-3　慢性闭锁性牙髓炎急性发作
牙髓充血,髓角脓肿形成(箭头示)

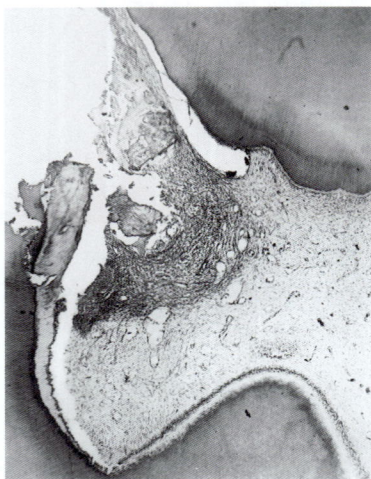

图 10-4　慢性溃疡性牙髓炎
溃疡面有钙化物沉积,下方见大量炎细胞浸润

(三) 慢性增生性牙髓炎

慢性增生性牙髓炎(chronic hyperplastic pulpitis)多见于儿童及青少年,常发生在乳磨牙或第一恒磨牙。患牙有较大的穿髓孔,根尖孔粗大,牙髓血运丰富,使炎性牙髓组织增生成息肉状经穿髓孔突出,又称为牙髓息肉(pulp polyp)。

【临床表现】 患者多无明显疼痛症状。增生的牙髓呈暗红色或粉红色,自龋洞突向口腔,牙髓息肉米粒大小或充满整个龋洞。进食时易出血或有轻微疼痛,对温度刺激表现为钝痛。由于增生的牙髓组织中神经纤维少,对刺激不敏感,探痛不明显。

【病理变化】 慢性增生性牙髓炎主要表现是增生的牙髓组织充填于龋洞中或超出牙面突向口腔。根据慢性增生性牙髓炎构成成分不同,可将其分为溃疡型和上皮型。溃疡型慢性增生性牙髓炎外观常呈红色或暗红色,探之易出血。显微镜下观察主要为增生的炎性肉芽组织充填于龋洞中或突出于龋洞外(图10-5),表面为炎性渗出物和坏死组织被覆,深层为新生的毛细血管、成纤维细胞和散在的淋巴细胞、浆细胞、巨噬细胞和中性粒细胞等炎细胞浸润。病程长者可见较多的成纤维细胞和胶原纤维。上皮型慢性增生性牙髓炎肉眼观察呈粉红色较坚实,探之不易出血。显微镜下见息肉由大量成纤维细胞和胶原纤维构成,其中散在淋巴细胞、浆细胞浸润,表面被覆复层鳞状上皮(图10-6)。鳞状上皮可能由口腔黏膜上皮脱落细胞种植而来,或由龋洞邻近的牙龈上皮增生而来。

此外,慢性牙髓炎中还有一型较特殊的牙髓炎称残髓炎(residual pulpitis),残髓炎是发生在残留于根管内的牙髓组织的炎症。残髓炎常发生于干髓术后数月甚至数年,其次见于活髓切断术失败的患牙;牙髓塑化治疗时塑化不全或多根牙根管治疗时遗漏的根管均可继发残髓炎。临床表现为放射痛、冷热刺激痛,有时也可发生剧烈的自发性阵痛。因炎症发生在近根尖孔处的牙髓组织,故患牙常伴咬合不适或咬合痛。其病理变化常为慢性炎症,即残留牙髓血管扩张充血、组织水肿、淋巴细胞、浆细胞、中性粒细胞等炎细胞浸润,严重者也可见牙髓脓肿或坏死。

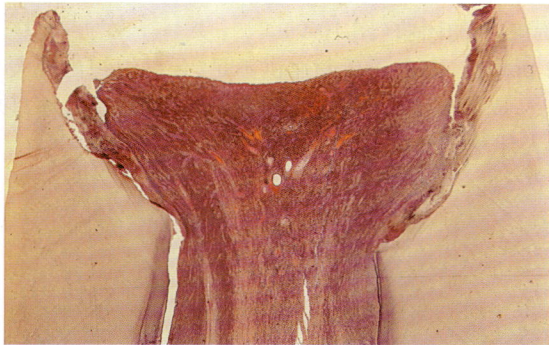

图 10-5 慢性增生性牙髓炎（溃疡型）
炎性肉芽组织充满龋洞

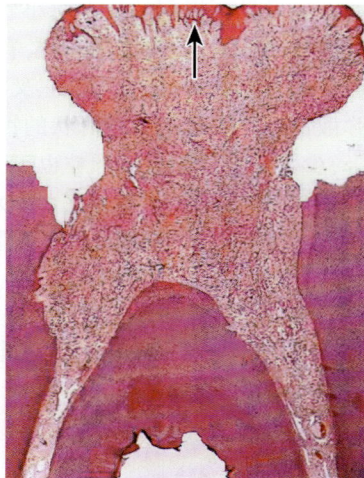

图 10-6 慢性增生性牙髓炎（上皮型）
增生的炎性肉芽组织突出龋洞，表面
被覆复层鳞状上皮（箭头示）

第二节 牙髓变性和坏死

一、牙髓变性

牙髓组织受到长期慢性刺激，或因根尖孔缩窄，牙髓血供不足，使牙髓组织代谢障碍而出现的不同程度和不同类型的退行性变，称牙髓变性（pulp degeneration）。这种改变是缓慢的渐进性过程，一般不引起临床症状。常见的牙髓变性有以下几种：

1. **成牙本质细胞层空泡变性**（vacuolar degeneration of the odontoblastic layer） 是成牙本质细胞间液体积聚形成水泡。镜下见成牙本质细胞体积变小，细胞间水泡将成牙本质细胞挤压成堆，状似稻草束（图 10-7）。严重时，成牙本质细胞数目减少，甚至消失，仅留下大小不等的空泡。这种情况常常是由于牙髓血供不足、细菌及其毒素刺激、洞形制备的创伤或充填材料的刺激等所引起。

2. **牙髓钙化**（pulp calcification） 是指牙髓组织由于营养不良或组织变性，并在此基础上钙盐沉积所形成的大小不等的钙化团块。钙化有两种形式，一种称弥散性钙化（disseminated calcification），钙化团块多散在于根管内；另一种称髓石（pulp stone），多见于髓室内。牙髓钙化可随年龄增加，髓石也可以自然产生，部分人群有家族倾向。

髓石常由于某些刺激致牙髓细胞变性、坏死，并成为钙化中心，钙盐层层沉积而成（图 10-8），

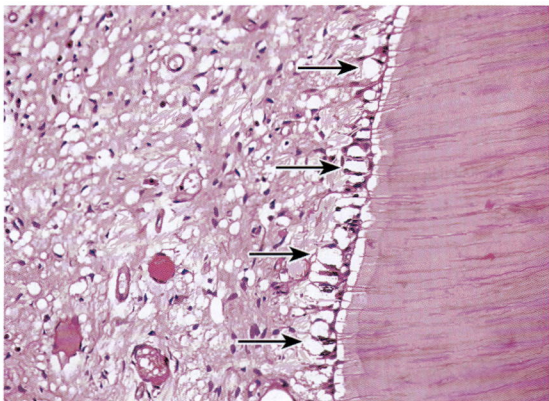

图 10-7 成牙本质细胞层空泡变性
水泡将成牙本质细胞挤压成堆（箭头示）

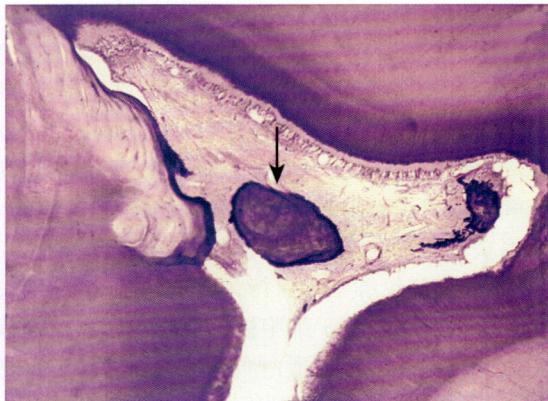

图 10-8 髓石
髓腔内见呈同心圆状的钙化团块（箭头示）

部分髓石还可见不规则的牙本质小管样结构。髓石大小形态及数目不等,可游离于髓腔,也可附着在髓腔壁,大者可充满整个髓腔,有时影响根管治疗。髓石一般无明显临床症状,个别可出现与体位有关的自发痛,疼痛也可沿三叉神经分布区放射。X线片可显示髓腔阻射影。

弥散性钙化则表现为砂砾状的钙盐颗粒,沿根管长轴沉积于纤维样变性或玻璃样变性的根髓组织上,少数见于冠髓。小颗粒也可融合而形成较大的团块(图10-9)。

3. **牙髓网状萎缩**(reticular atrophy of the pulp) 多由于牙髓血供不足,牙髓组织出现大小不等的空泡状间隙,其中充满液体。牙髓细胞减少,成牙本质细胞、血管和神经消失,牙髓整体呈现纤维网状结构(图10-10)。这种情况多见于老年人牙髓。

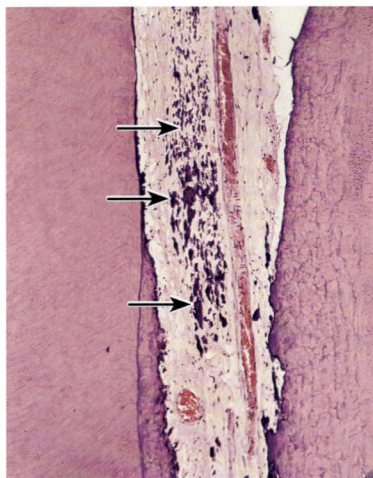

图 10-9 牙髓弥散性钙化
根髓内砂砾样钙化颗粒弥散沉积(箭头示)

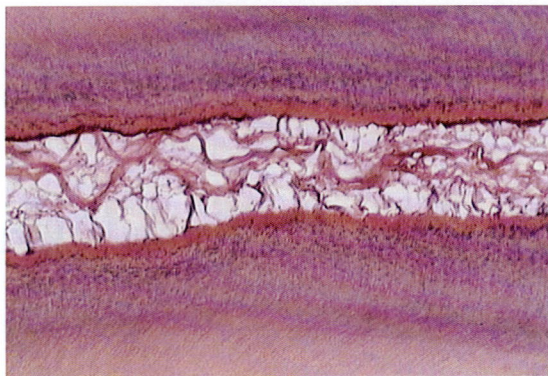

图 10-10 牙髓网状萎缩
牙髓细胞减少,纤维增多,呈现空网状结构

4. **牙髓纤维性变**(pulp fibrosis) 常因牙髓血供不足导致,牙髓细胞、血管、神经萎缩减少甚至消失,纤维成分增多。粗大的胶原纤维与牙髓长轴平行或呈现均质状红染的玻璃样变性,多见于老年人牙髓。

二、牙髓坏死

牙髓坏死(pulp necrosis)多由于炎症的持续发展形成一个不断扩大的液化坏死区,加上引流不畅,牙髓压力增高,最终使整个牙髓坏死。多为未经治疗的牙髓炎的自然结局,也可见于牙外伤或医源性损伤等。老年人牙髓营养不良而出现退行性变,若严重供血不足时,可发展为牙髓坏死,又称为牙髓渐进性坏死(pulp necrobiosis)。坏死牙髓比健康牙髓更有利于细菌滋生繁殖,即所谓"引菌作用(anachoresis)"。

【临床表现】 一般无自觉症状,常因牙冠变色而就诊。多数有急慢性牙髓炎病史或外伤史等。检查时多数患牙可见较深的龋洞,探之无疼痛,牙髓活力测试无反应。牙髓渐进性坏死合并感染时可出现自发痛、阵发痛或放射痛,合并根尖周炎,可出现咀嚼痛和叩痛。

【病理变化】 如果因炎症所致的牙髓坏死,则由于细菌及中性粒细胞、巨噬细胞释放的各种酶溶解牙髓组织而引起牙髓的液化性坏死,坏死牙髓表现为牙髓结构消失,充满了大量的脓液。如果因缺氧而致的牙髓坏死,则由于细胞内酸中毒,导致结构蛋白和酶蛋白变性而表现出凝固性坏死,凝固细胞轮廓基本保持,但核固缩、碎裂、消失,直到细菌进入牙髓。整个牙髓呈现为无结构的红染颗粒。这是由于细胞核染色质在脱氧核糖核酸酶的作用下DNA分解,核失去对碱性染料的亲和力,染色变淡,残余蛋白质也被蛋白酶溶解,核完全消失,胞质变红呈红色颗粒状。

若牙髓坏死伴有腐败菌感染使牙髓呈现黑绿色外观,称牙髓坏疽(pulp gangrene)。这是因为坏死的牙髓组织被腐败菌分解,产生的硫化氢与血红蛋白中分解出来的铁相结合,形成黑色的硫化铁,使坏死组织呈现黑色。而腐败菌分解蛋白质产生的吲哚类物质散发出恶臭的气味。牙髓坏死如未经及时治疗,病变可向根尖周扩散,导致根尖周炎。

第三节　牙　体　吸　收

牙体吸收(tooth resorption)有生理性吸收和病理性吸收之分。生理性吸收发生在乳恒牙交替乳牙脱落时,由于恒牙萌出时所产生的压力使乳牙牙根吸收。病理性吸收包括牙内吸收和牙外吸收两种。

(一) 牙内吸收

牙内吸收(internal tooth resorption)指从牙髓腔内壁开始向牙表面的吸收。牙内吸收可能是由于某些刺激而致牙髓被炎性肉芽组织取代。成牙本质细胞和前期牙本质破坏,失去屏障功能。炎性肉芽组织内的各类细胞释放前列腺素、白细胞介素等,激活破骨细胞,导致从髓腔内壁开始由内向外的吸收过程。如慢性增生性牙髓炎常合并牙内吸收;活髓切断术或盖髓术后及长期处于慢性𬌗创伤的牙,均可发生牙内吸收。临床行正畸治疗时,正常范围内的矫正也可能发生牙内吸收。此外,原因不明的牙内吸收称特发性吸收(idiopathic resorption)。

【临床表现】多数发生在单个牙,一般无自觉症状,也可有冷热刺激痛表现。严重牙内吸收者也可表现自发性、阵发性、放射性痛。若吸收发生在冠部,且吸收达表面时,红色肉芽组织可透过薄层牙体组织,使牙冠显示出粉红色斑点。严重的牙内吸收可致患牙穿孔、破损或折断。X线片可见患牙显示圆形或卵圆形透射区,或髓腔呈边缘不规则增大的透射区(图10-11)。

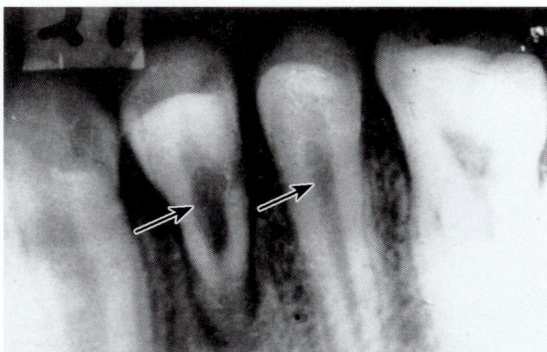

图 10-11　牙内吸收 X 线像
髓腔呈现扩大投射区(箭头示)

【病理变化】牙髓部分或全部由增生的毛细血管、成纤维细胞和弥漫浸润的中性粒细胞、淋巴细胞、浆细胞和巨噬细胞等构成的肉芽组织取代。成牙本质细胞和前期牙本质消失,牙髓腔面牙本质有不同程度的吸收,呈现不规则凹陷,凹陷内可见胞质红染的多核或单核的破牙细胞(图10-12)。

有时可见吸收和修复两种情况同时存在。吸收陷窝部分或全部被修复性牙本质或骨样牙本质所替代,部分病例修复性牙本质或骨样牙本质又可出现再一次吸收。可见牙本质吸收陷窝,内有破牙细胞。牙内吸收须经根管治疗去除牙髓内肉芽组织才能使吸收停止。严重牙内吸收甚至穿通牙本质和牙釉质或牙本质和牙骨质。

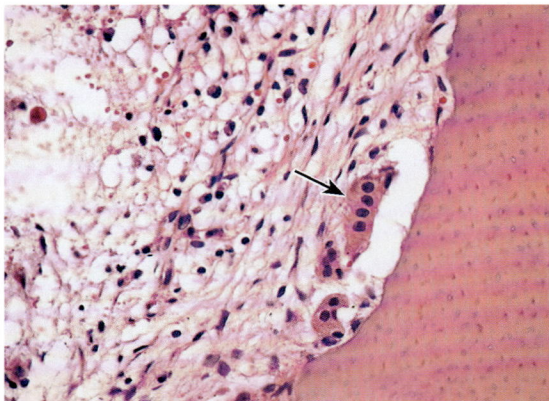

图 10-12　牙内吸收
牙髓变成为肉芽组织,牙本质呈现凹陷状吸收,可见多核破牙细胞(箭头示)

(二) 牙外吸收

牙外吸收(external tooth resorption)是指从牙体表面开始的吸收过程。病理性牙外吸收好发于恒牙根部,发病原因甚多,如慢性根尖周脓肿、根尖周肉芽肿可引起牙根吸收。生长在根尖周附近的肿瘤或囊肿可使根尖受压移位的同时发生吸收。牙周炎有深牙周袋时牙体可产生吸收。完全阻生或埋伏牙有时可压迫邻近牙使其冠部或根部发生吸收。再植牙常因严重的牙根吸收而脱落。过大的咬合力和作正畸治疗时超过生理限度的机械力等,均可使牙根发生吸收。此外,正常成年人也有无任何原因的恒牙根吸收,但这种吸收通常是轻微的。

显微镜下,被吸收牙牙根表面出现蚕食状小凹陷。如处于吸收活动期,可见凹陷内有破牙细胞(图10-13)。若吸收相对静止时,则无破牙细胞。若刺激减弱,或机体抵抗力增强时,则吸收陷窝被新形成的牙骨质修复。

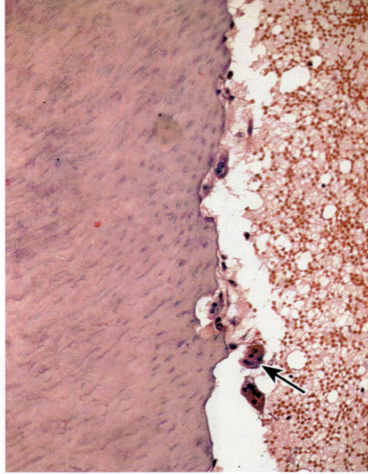

图10-13 牙外吸收
可见牙本质吸收陷窝,内有破牙细胞(箭头示)

(陈 宇)

第十一章　根尖周炎

>> **提要：**

　　根尖周炎绝大多数继发于牙髓疾病。细菌、物理、化学及免疫性致炎因素是导致根尖周炎的主要原因。若刺激的强度高,机体抵抗力弱,则表现为以渗出、变质为主的急性炎症。若刺激强度低,机体抵抗力较强,则表现为以增生为主的慢性炎症。病理学上,急性根尖周炎分为急性浆液性和化脓性根尖周炎,脓液常通过骨膜-黏膜(或皮肤)、龋洞、深的牙周袋排出。慢性根尖周炎则分为根尖周肉芽肿、根尖周脓肿和根尖周囊肿。根尖周肉芽肿是慢性根尖周炎的中心病变,随机体抵抗力、病原刺激强度的变化,可能出现:①当机体抵抗力增强而病原刺激较弱时,病损修复,病变减小;反之则病损破坏,病变增大。②转化为急慢性根尖周脓肿。③转变为根尖周囊肿。④在部分年轻患者,形成致密性骨炎。

　　根尖周炎(periapical periodontitis)指发生在牙根尖周组织的炎症性疾病,绝大多数根尖周炎继发于牙髓疾病。从解剖学上,牙髓及根尖周组织有着密切联系。牙髓组织通过根尖孔与根尖周组织相联系,牙髓的神经、血管、淋巴管也由根尖周组织经根尖孔进入髓腔。因此,感染牙髓的细菌及其代谢产物经根尖孔可直接扩散至根尖周组织,导致急性或慢性炎症反应。而且常常波及邻近的牙槽骨和根尖部的牙骨质,导致其吸收、破坏。严重者,可引发颌骨骨髓炎。

　　根据根尖周炎的缓急和临床病理表现,根尖周炎分为:

　　1. 急性根尖周炎(acute periapical periodontitis)

　　(1) 急性浆液性根尖周炎(acute serous periapical periodontitis)。

　　(2) 急性化脓性根尖周炎(acute suppurative periapical periodontitis)。

　　2. 慢性根尖周炎(chronic periapical periodontitis)

　　(1) 根尖周肉芽肿(periapical granuloma)。

　　(2) 慢性根尖周脓肿(chronic periapical abscess)。

　　(3) 根尖周囊肿(periapical cyst,radicular cyst)(详见"牙源性囊肿")。

　　(4) 根尖周致密性骨炎(periapical condensing osteitis)。

　　【病因发病机制】 感染是根尖周炎的最主要原因,其次是物理、化学刺激和免疫学因素。

　　1. 细菌因素 引发根尖周炎的细菌种类繁多,主要是以厌氧菌为主的混合感染。大量的研究表明,在密闭的根管内厌氧菌,尤其是专性厌氧菌占优势,在开放的根管内则以兼性厌氧菌和一些需氧菌为主。越靠近根尖取样培养,专性厌氧菌的比例越大,其中多为 G^- 杆菌,如产黑色素普里沃杆菌、具核梭杆菌、消化链球菌、放线菌、牙龈卟啉单胞菌、中间普里沃菌等。细菌入侵根尖周组织的途径有以下方面:

　　(1) 经感染的根管:感染根管的细菌或坏死牙髓组织以及细菌代谢产物通过根尖孔进入根尖周组织。

　　(2) 通过牙周组织或邻近根尖周感染扩展蔓延:严重的牙周炎、深牙周袋接近根尖周组织,细菌直接扩散至根尖周组织。

　　(3) 血源性感染:细菌通过血液循环进入根尖周组织,见于根尖周组织有创伤等情况下,血液中的细菌才易于停留至根尖周组织,这种情况较少。

细菌及其代谢产物是致病的主要物质,细菌裂解后释放出来的内毒素(endotoxin)能抑制蛋白合成,导致组织代谢障碍。内毒素对中性粒细胞有趋化作用,能使肥大细胞产生组胺而增加血管通透性,还能刺激巨噬细胞、中性粒细胞、成纤维细胞等释放多种细胞因子,如白细胞介素(interleukin,IL)、转化生长因子(transfer growth factor,TGF)、肿瘤坏死因子(tumor necrosis factor,TNF)、前列腺素(prostaglandin,PG)等,这些细胞因子具有很强的致炎作用,同时它们协同作用激活破骨细胞,导致根尖周牙槽骨和牙骨质的吸收破坏。细菌还产生各种酶,如透明质酸酶、胶原酶、硫酸软骨素酶等降解破坏根尖周组织间质和胶原纤维,有利于细菌扩散。还有一些 G^+ 细菌包括链球菌、放线菌等,其细胞壁成分肽葡聚糖(peplidoglyans)和脂磷壁酸(lipoteichoic acids)可刺激巨噬细胞、淋巴细胞释放多种细胞因子共同参与根尖周组织的降解吸收。此外,细菌的代谢产物如氨、吲哚、硫化氢等,可直接损伤根尖周组织。

人类单核巨噬细胞和中性粒细胞产生分泌 IL-1,IL-1 有 IL-1α 和 IL-1β 两种亚型,破骨细胞因子主要成分经纯化后与 IL-1β 相似,IL-1β 是体外刺激骨吸收最活跃的细胞因子。IL-1 还可作用于根尖周成纤维细胞,使之产生和分泌胶原水解酶,加速根尖周组织破坏。在根尖周炎组织中发现大量的 IL-1β 的存在,与根尖周炎骨吸收破坏有密切的关系。

IL-6 在人类骨吸收病变中扮演着重要的角色,在根尖周炎组织和动物的根尖周炎模型中均检测出大量的 IL-6。IL-6 基因敲除小鼠比未敲除小鼠根尖周病损发展得快。表明 IL-6 与根尖周病变的发生发展以及根尖周牙槽骨的吸收破坏关系密切。

TNF 有与 IL-6 相似的刺激骨吸收作用。TNF 通过合成前列腺素来促进骨的吸收破坏。近来在实验动物和人的牙周炎病变组织中发现大量的 TNF 的存在。

在根尖周炎病变组织中还存在大量的 TGF-β,在实验性大鼠根尖周病损组织中观察 TGF-β 阳性的细胞,急性期为分布在根尖周围和骨吸收区的巨噬细胞,慢性期则为分布在修复性骨形成区的成骨细胞。表明 TGF-β 在根尖周炎症过程中可能起双重作用。既参与急性根尖周炎的破坏,又参与慢性根尖周炎的修复过程。

2. 化学刺激　化学刺激导致的根尖周炎多为医源性,常由于根管治疗使用药物不当引起。如亚砷酸过量或封药时间过长,砷可以扩散到根尖周组织引起根尖周炎;根管内放置甲醛、甲酚等腐蚀性药物过多,药物可能溢出根尖孔外,导致药物性根尖周炎。根管充填用的氧化锌,预备根管用的 EDTA、次氯酸钠和过氧化氢以及局部麻醉药等不小心溢出根管均可引起根尖周炎症反应。

3. 物理刺激　急剧的外力作用,如跌倒、碰撞、突然咬硬物等所致根尖周组织创伤。根管治疗器械穿出根尖孔不仅损伤根尖周组织,还有可能将细菌带入根尖周组织。充填物过高致咬合创伤等均是根尖周炎的诱发因素。

4. 免疫学因素　根管内的抗原物质包括细菌及其代谢产物,退变坏死的牙髓组织分解物、牙髓治疗药物中的半抗原与体内蛋白结合而成为抗原均可引起机体的免疫应答。根尖周病变的 T 细胞占炎细胞的 50%~60%,有关根尖周病的研究报道,未经治疗的根尖周病损组织中 T 淋巴细胞占优势,其中辅助 T 细胞多于抑制 T 细胞,抑制性 T 细胞随病程的延长而增加,辅助性 T 细胞可以活化巨噬细胞,刺激骨吸收因子 IL-1、TNF-α 等分泌,而促进骨的吸收破坏,使病变扩大。在大鼠根尖周病变模型中,病变早期骨吸收破坏显著时,辅助性 T 细胞数量多于抑制性 T 细胞,病变减慢时,辅助性 T 细胞与抑制性 T 细胞数目接近。辅助性 T 细胞介导功能在病变发展中发挥关键作用,抑制性 T 细胞在病变的慢性期占优势,抑制过强的免疫反应,这种变化反映了 T 细胞的调节平衡作用。在根尖周病变组织中,检测出产生 IgG、IgA、IgM、IgE 的浆细胞,其中产生 IgG 的浆细胞数量最多。同时也检测出 C_3 补体成分。免疫应答在根尖周病的发生发展中起着重要的作用。

根尖周组织和身体其他组织一样,对外界强度不同的刺激有不同的反应。若刺激的强度高,机体抵抗力弱,则表现为以渗出、变质为主的急性炎症。若刺激强度低,机体抵抗力较强,则表现为以增生为主的慢性炎症。而当机体抵抗力下降,细菌毒力增强时,慢性炎症又可急性发作。

第一节　急性根尖周炎

急性根尖周炎(acute periapical periodontitis)多数是由于牙髓炎或牙髓坏死向根尖周扩散而引发,少数由外伤或咬合创伤引起,最常见的是慢性根尖周炎的急性发作。

【临床表现】急性根尖周炎是从根尖周牙周膜浆液性炎症到根尖周组织的化脓性炎症的一系列的反应过程,由小范围到大范围,由轻到重的连续过程。早期,由于病变范围小,仅是根尖区牙周血管扩张、浆液渗出、组织水肿,患牙有轻微疼痛,咬紧患牙时疼痛有所缓解,但随着炎症的发展很快就进展为持续性钝痛。患牙有浮出感、早接触及咀嚼痛。随炎症的进一步加重,根尖周局部炎性渗出增加,组织水肿更加严重,疼痛加剧,表现为自发性、持续性、搏动性痛。疼痛不受温度变化的影响,且能准确定位。特别是当脓肿穿破牙槽骨聚集在骨膜下时,由于骨膜致密坚韧,张力大,疼痛达最高峰,患者极度痛苦。患牙浮起、松动。此时常伴有全身不适、发热、白细胞增多,引流区淋巴结肿大、疼痛等症状。脓液一旦穿破骨膜,疼痛立即缓解。脓液流经黏膜下或皮下,形成黏膜下或皮下脓肿,黏膜或皮肤明显红肿,扪之有波动感。脓液穿破黏膜或皮肤,在黏膜或皮肤上留下瘘口,常有脓液溢出。部分患者可出现蜂窝织炎(cellulitis)表现,即软组织或皮下中性粒细胞大量弥漫浸润,而引发广泛的化脓性炎症。此时,患者面部弥漫性红肿、疼痛加剧、张口受限,影响进食和睡眠。上颌牙根尖周脓肿常波及上唇、眼眶及筛窦,下颌牙根尖周脓肿常波及面下份、下颌下、口底、颈部等。临床检查可发现患牙深龋或变色、失去光泽、对叩诊极度敏感。

X线片检查,急性根尖周炎显示根尖周间隙增宽,围绕根尖周的骨硬板不如正常清楚或改变不明显。若为慢性根尖周炎的急性发作,则可见根尖周牙槽骨和牙骨质破坏的透射影。

【病理变化】炎症早期,根尖周组织血管扩张充血,浆液渗出,组织水肿,少量中性粒细胞游出血管,这一阶段称急性浆液性根尖周炎(acute serous periapical periodontitis),持续时间较短暂。随炎症进一步发展,根尖周血管持续扩张充血,在炎症介质趋化作用下,大量中性粒细胞游出,聚集在根尖周牙周膜中,形成脓肿(图11-1)。脓肿早期局限在根尖孔附近的牙周膜内,脓肿边缘可见淋巴细胞、浆细胞、巨噬细胞等浸润。

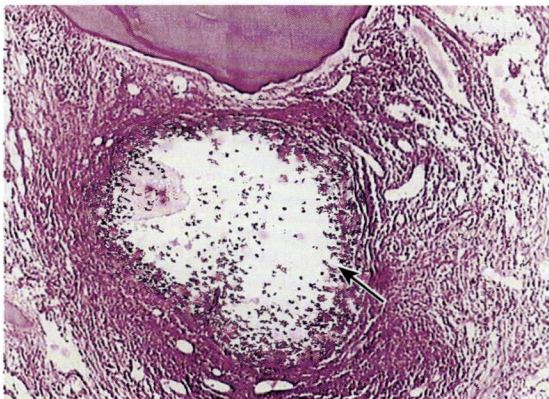

图 11-1　急性根尖周脓肿
根尖区脓液流失后的脓腔

细菌及其产物进一步损害牙周膜,中性粒细胞大量聚集吞噬细菌及其产物的同时,释放溶酶体酶等,使根尖周牙周膜坏死,液化形成大脓肿。其周围的牙槽骨骨髓腔中有较多中性粒细胞浸润。炎症继续发展,则迅速向周围牙槽骨扩散蔓延,形成局限性的牙槽突骨髓炎,此时称急性化脓性根尖周炎,也称急性牙槽脓肿(acute alveolar abscess)。若此时脓肿得不到引流治疗,脓肿压力越来越大,并从组织结构薄弱处突破,形成自然引流。常见引流途径有:①脓液通过骨髓腔达骨外板并穿破骨密质达骨膜下形成骨膜下脓肿,最后穿破骨膜,突破黏膜或皮肤排脓,突破口常靠近唇颊侧牙龈;②根管粗大及根尖孔也较大的牙经龋洞排脓;③有严重牙周炎的患者也可经深的牙周袋排脓。后两种情况少见。

第二节　慢性根尖周炎

慢性根尖周炎(chronic periapical periodontitis)是指由于根管内的感染或病原刺激物长期缓慢刺激而导致的根尖周组织的慢性炎症反应,常表现以增生为主的炎症。当机体抵抗力下降或病原刺激增强时,可急性发作,慢性增生性为主的炎症则转为急性化脓性炎症,当机体抵抗力增强或病原刺激减弱时,急性炎症向慢性炎症转化,受损的根尖周组织又可以不同程度的增生修复。因此慢性根尖周炎时根尖周组织是破坏与修复反复交错进行的。病损常波及根尖周牙槽骨和根尖牙骨质。慢性根尖周炎常见类型是根尖周肉芽肿、慢性根尖周脓肿和根尖周囊肿。

一、根尖周肉芽肿

根尖周肉芽肿(periapical granuloma)是指根尖周牙周膜受根管内病原慢性刺激,表现以增生为主的炎症反应,肉芽组织形成,根尖周正常组织结构破坏,以肉芽组织取代根尖周组织。

【临床表现】根尖周肉芽肿多数无明显自觉症状,部分临床表现咀嚼乏力或不适,偶有疼痛,患牙多有较深的龋坏或由于牙髓坏死致牙冠变色和失去光泽。病程短、病变小者,X线检查,根尖区牙周间隙增宽;病程长、病损范围大者,呈现根尖区界限清楚的圆形透射影。如病变周围可见薄层阻射的硬骨缘,提示病变进行缓慢或处于稳定状态,但有的病例透射边界不清,这时与慢性根尖周脓肿不易鉴别。

【病理变化】根尖周肉芽肿早期,根尖组织在根管内病原刺激物的作用下,根尖周牙周膜出现血管扩张,组织水肿,毛细血管和成纤维细胞增生,慢性炎症细胞浸润。病变范围较小,局限在根尖周牙周膜。病原刺激继续存在,炎症范围逐渐扩大,根尖周组织结构破坏,代之以炎性肉芽组织(图 11-2),即毛细血管和成纤维细胞增生,中性粒细胞,T 淋巴细胞和产生 IgG、IgE 的浆细胞和巨噬细胞等散在浸润。炎性肉芽组织周围纤维组织增生,限制炎症向周围扩展,这是机体对病原刺激的防御反应。肉芽组织中可见吞噬脂质的泡沫细胞呈灶性分布(图 11-3)。部分病例可见含铁血黄素和胆固醇结晶沉着。胆固醇晶体在制片过程中溶解呈梭形裂隙(图 11-4),裂隙周围可见巨细胞反应。

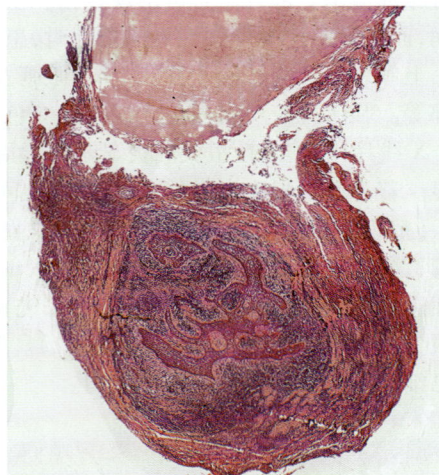

图 11-2　根尖周肉芽肿
根尖区炎性肉芽增生,外周有纤维包绕

有时根尖周肉芽肿内可见增生上皮团或上皮条索相互交织成网状(图 11-5)。这些上皮可能来源于:①Malassez 上皮剩余;②经瘘道口长入的口腔黏膜上皮或皮肤的表皮;③牙周袋壁上皮;④呼吸道上皮,这种情况见于病变与上颌窦或鼻腔相通的病例。

根尖周肉芽肿随机体抵抗力、病原刺激强度的变化,组织病理学特点可能出现以下改变。

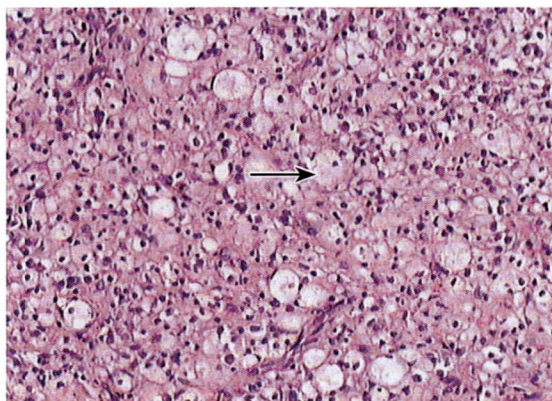

图 11-3　根尖周肉芽肿中吞噬了脂质的泡沫细胞(箭头示)

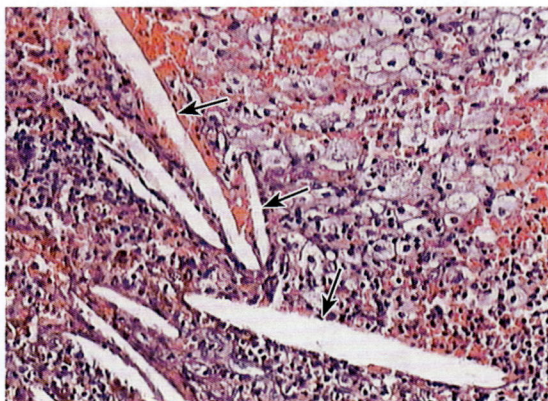

图 11-4　根尖周肉芽肿
胆固醇晶体呈针状裂隙(箭头示)

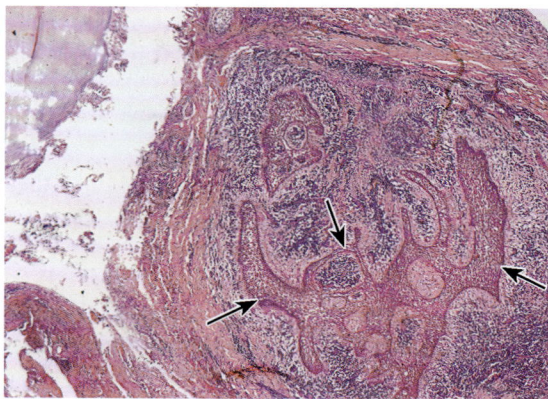

图 11-5 上皮性根尖周肉芽肿
肉芽肿内网状增生的上皮（箭头示）

1. 当机体抵抗力增强而病原刺激较弱时,肉芽组织中纤维成分增多,浸润的炎细胞减少,这时辅助性 T 淋巴细胞减少,抑制性 T 淋巴细胞增多。牙槽骨和根尖周牙骨质吸收暂停或出现修复,并分化出成骨细胞和成牙骨质细胞,形成新骨和新牙骨质修复缺损的牙槽骨和根尖牙骨质,使病变缩小。当机体抵抗力下降而病原刺激增强时,则炎症反应加重,炎细胞浸润增多,辅助性 T 淋巴细胞占优势。破骨细胞被激活,牙槽骨和根尖周牙骨质出现吸收、破坏,病变范围增大(图 11-6)。

2. 根尖周肉芽肿体积增大,营养难以抵达肉芽肿中心,肉芽肿中央组织可因缺血而坏死、液化,形成脓肿;向急性炎症转化,出现急性牙槽脓肿的症状。脓液可自行穿破骨壁引流或经不彻底的治疗,则可以迁延为慢性根尖周脓肿(图 11-7)。这时,在相应牙龈上出现瘘口,时有脓液流出。临床上可出现反复肿胀。有研究发现,根尖周慢性炎症向急性转化过程中,炎细胞比例也发生改变,慢性炎症病灶中,浸润的细胞以 T 淋巴细胞为主,而转化为急性炎症时,则以 B 淋巴细胞浸润为主,并且检测到大量产生免疫球蛋白的浆细胞。

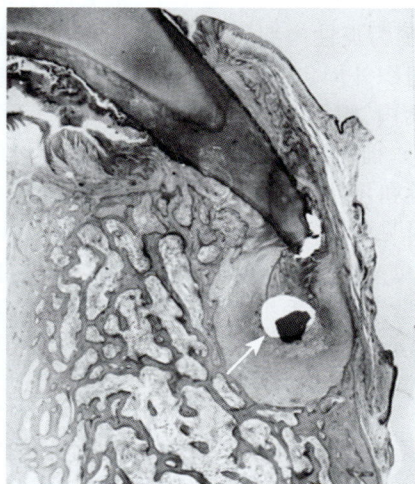

图 11-6 根尖周肉芽肿
牙槽骨吸收区的肉芽组织取代骨组织,
肉芽组织中央坏死(箭头示)

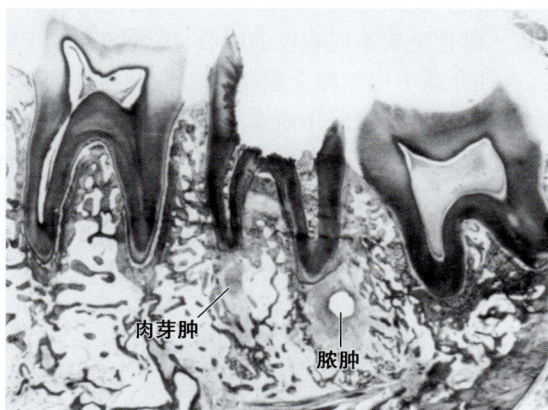

图 11-7 慢性根尖周脓肿
根尖周肉芽肿中央坏死液化形成脓肿

肉芽肿

脓肿

动画:ER11-2
根尖周肉芽肿
转变成根尖周
囊肿的过程

3. 上皮性根尖周肉芽肿,可以转变成根尖周囊肿。通过以下方式转化:①增生的上皮团中心部分由于营养障碍,液化变性,渗透压增高吸引周围组织液,进而发展成囊肿;②增生的上皮被覆脓腔,当炎症缓解后转变成囊肿;③增生的上皮包裹的炎性肉芽组织也可以发生退变、坏死形成囊肿(图 11-8)。

4. 另有部分年轻患者,抵抗力强,在轻微低毒刺激下,炎症缓解,肉芽组织中纤维成分增加,病

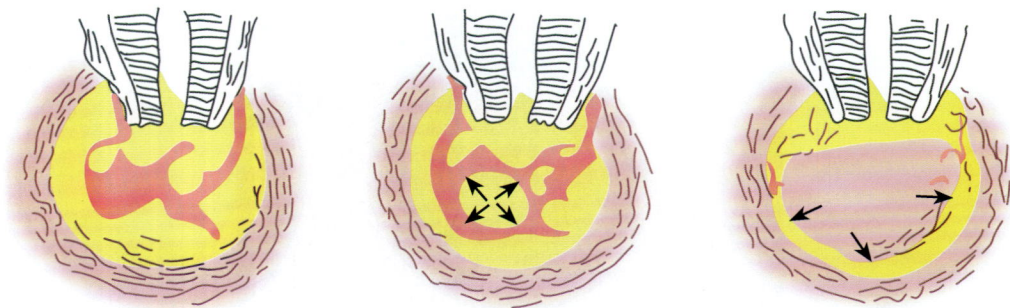

图 11-8　由上皮根尖周肉芽肿发展成根尖周囊肿的过程示意图

变范围缩小,吸收的牙槽骨重新沉积,骨小梁增粗增密,髓腔缩小,骨密度增大,髓腔中纤维组织增生,散在慢性炎细胞浸润。X线片示根尖周局灶性阻射影,与正常骨分界不清,称致密性骨炎(condensing osteitis)。同时,吸收破坏缺损的根尖周牙骨质也出现修复,甚至过度沉积,出现牙骨质过度增厚。

二、慢性根尖周脓肿

慢性根尖周脓肿(chronic periapical abscess)又称慢性牙槽脓肿(chronic alveolar abscess),常由于急性牙槽脓肿自行穿破引流后或经应急处理后未彻底治疗迁延而来。部分病例由根尖周肉芽肿发展而来。

【临床表现】慢性根尖周脓肿多无明显的自觉症状,部分患者有咀嚼不适或咀嚼痛。患牙多伴有龋坏,多数患者有牙髓炎病史,如有反复牙疼痛史或反复肿胀史。脓肿自行破溃排脓者,常在患牙相对应的牙龈黏膜或皮肤上见到外观呈红色肉芽状的瘘口,时有脓液流出。检查患牙有轻叩痛。X线片示根尖周呈现边界模糊的不规则透射影,其周围因骨质较疏松而呈云雾状。

【病理变化】若拔除患牙,可见根尖有污秽的脓性分泌物黏附,根尖粗糙不平,根尖区牙周膜内脓肿形成,脓肿中央为坏死液化组织和脓细胞,脓肿周围为炎性肉芽组织,其中散在中性粒细胞、淋巴细胞、浆细胞、巨噬细胞和新生的毛细血管。肉芽组织外周包绕着纤维结缔组织。根尖牙骨质和牙槽骨呈现不同程度的吸收,破骨细胞位于吸收陷窝内,胞质红染,单核或多个核。有研究证实,炎性介质中白细胞介素-1(IL-1)、肿瘤坏死因子(TNF)、前列腺素(PG)等均能刺激破骨细胞前体细胞向破骨细胞分化而增强其活性,促进根尖周牙槽骨和牙骨质的吸收。

慢性根尖周脓肿表现为有瘘和无瘘两种情况,有瘘者可见脓液穿破骨壁与口腔黏膜或颌面部皮肤相通,瘘管壁被覆复层鳞状上皮(图 11-9)。这些上皮可来自 Malassez 上皮剩余,也可来自肉芽组织内,也可由口腔黏膜或皮肤上皮经瘘道口长入,瘘管壁上皮下毛细血管增生扩张,结缔组织水肿,其中有大量中性粒细胞、淋巴细胞、浆细胞等浸润。

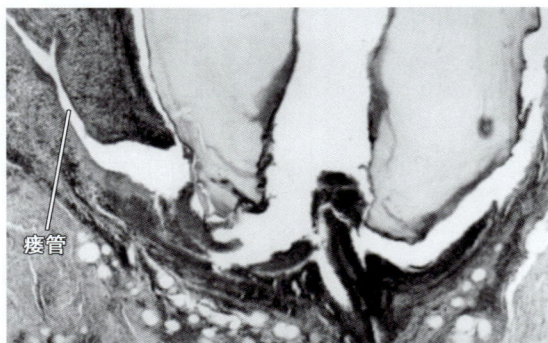

瘘管

图 11-9　慢性牙槽脓肿
根尖周组织破坏,脓液沿瘘口排出

由龋病所引起的牙髓炎和根尖周炎的发展过程及其变化见图 11-10。

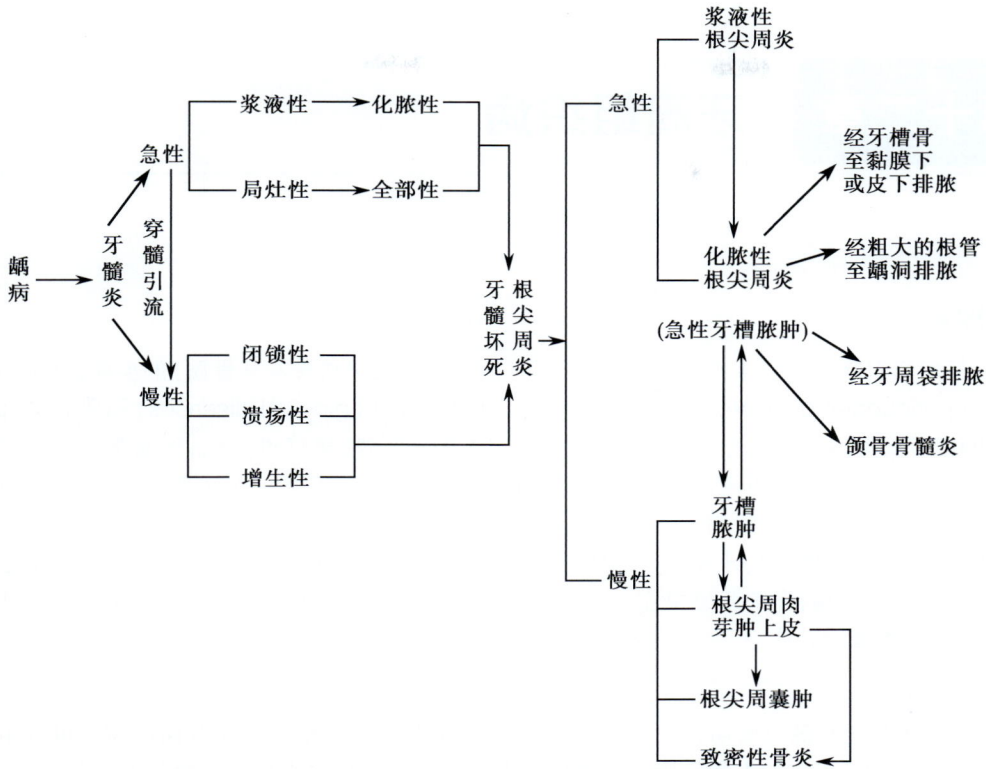

図 11-10 由龋病引起的牙髓炎和根尖周炎发展变化示意图

（陈 宇）

第十二章　牙周组织病

>> **提要：**

　　牙周组织病是指发生在牙的支持组织（牙龈、牙周膜、牙槽骨及牙骨质）的疾病，又称为牙周病（periodontal diseases）。牙周病广义上，包括牙龈病（gingival diseases）和牙周炎（periodontitis）。狭义上，牙周病专指发生在牙周组织的炎症性、破坏性疾病，即通常所说的牙周炎，不包括牙龈病。牙龈病是指局限于牙龈组织的一组疾病，不侵犯深部牙周组织，其中以龈炎最为多见，此外，还有龈增生、溃疡、坏死等病理改变。牙周炎的病变从牙龈波及深部牙周组织的牙周膜、牙槽骨及牙骨质，可导致牙松动、脱落，甚至丧失咀嚼功能，龈炎与牙周炎是人类口腔中的多发病，是细菌感染引发的炎症性疾病，即口腔两大主要固有疾病（龋病与牙周病）之一。本章对其病因、发病机制及其病理改变做重点阐述。

学习笔记

　　口腔健康与全身健康密切相关。牙周病与全身健康和疾病相互存在双向影响。世界卫生组织（WHO，1984 年）提出的人类健康的十项标准中的第八项就是关于牙周健康的客观标志，这表明牙周健康是衡量人体健康所必不可忽视的组成部分之一。牙周疾病也不只是口腔局部问题，它可对全身许多器官系统产生潜在的影响，全身疾病和宿主的免疫状态又可影响牙周炎的发生、发展。因此，口腔医学和整体医学的密切结合，必将成为提高人类健康水平的一项重要共识和举措。

　　发生于牙周组织的病理改变包括：炎症、营养不良、萎缩及肿瘤。营养不良变化可由于系统性疾病引发的变性以及创伤引起。关于牙周病的分类问题是一个极为复杂的难题，自 20 世纪 20 年代以来曾有过一些分类，但均不够完善，在其病因及发病机制尚未准确明了之前，公认、完善的分类是困难的。20 世纪 80 年代以来随着对牙周病本质的深入认识，曾对该病分类有了不少改进。近年，牙周疾病又有了新的分类（美国牙周病分类国际研讨会，1999 年），得到与会者共识。增加了牙龈病的分类；将牙周炎分为慢性牙周炎和侵袭性牙周炎两大类；及患有全身性疾病时伴发的牙周炎；将坏死性、溃疡性龈炎和坏死性牙周病合并称为坏死性牙周病；并对牙龈病进行了分类。和以往的分类比较（1989 年、1993 年），在新分类中对成人与青少年牙周炎的命名采用了慢性牙周炎代替成人牙周炎，用侵袭性牙周炎代替早发性牙周炎（包括青春前期牙周炎、青少年牙周炎及快速进展性牙周炎）。不再单独列入"快速进展性牙周炎"及"顽固性牙周炎"。本分类虽然仍有不够完善之处，尚欠缺足够的证据及其应用的简易性，但较之以往的分类有了很大的进步，该分类虽然比较繁琐，但分类细致，有利于临床不同类型牙周疾病的诊断，因而要求今后在国际杂志及会议上均要使用该分类名词。

　　以下简要概述近年新分类中的八大类，其中每一大类又有亚类及分支类别，在此均不详述：

一、牙龈病（gingival diseases）
二、慢性牙周炎（chronic periodontitis）
三、侵袭性牙周炎（aggressive periodontitis）
四、反映全身疾病的牙周炎（periodontitis as a manifestation of systemic diseases）
五、坏死性牙周病（necrotizing periodontal diseases）

六、牙周脓肿（abcesses of the periodontium）

七、伴有牙髓病变的牙周炎（periodontitis associated with endodontic lesions）

八、发育性或获得性异常及其状况（developmental or acquired deformities and conditions）

本章将牙周组织病作为广义名词，着重介绍牙龈病及牙周炎，同时，对发生在牙周组织中的变性、创伤及萎缩等也作一简述。发生在牙周组织的肿瘤在口腔肿瘤章内叙述。本牙周疾病分类所涉及的重点内容，今后将在相关的口腔临床专业讲述。本章分别叙述如下：

一、牙龈病（gingival diseases）

1. 牙菌斑性牙龈病（dental plaque-induced gingival disease）

2. 非菌斑性牙龈病损（non-plaque-induced gingival lesions）

二、牙周炎（periodontitis）

1. 病因发病机制（etiology and pathogenesis）

2. 临床表现（clinical manifestation）

3. 病理变化（pathologic changes）

（1）活动期牙周炎的病理变化。

（2）静止期牙周炎的病理变化。

（3）发生在牙周组织的其他病理改变。

第一节　牙　龈　病

牙龈病分为两类，即牙菌斑性牙龈病（dental plaque-induced gingival disease）和非菌斑性牙龈病损（non-plaque-induced gingival lesions），最为多见的为慢性龈炎，主要是由口腔内菌斑引起牙龈组织的非特异性炎症，无深部牙周组织的破坏。牙菌斑性牙龈病的临床表现可受以下因素影响：①全身性因素如内分泌紊乱等；②药物性因素；③营养不良等因素。还有一类与菌斑无关的非菌斑性牙龈病损，大多数不是一种独立性疾病，而是许多疾病出现在牙龈上的一种表征，如剥脱性龈病损等。

一、牙菌斑性牙龈病

（一）慢性龈炎

牙龈的炎症虽有急性、亚急性与慢性之分，但实际上急性与亚急性龈炎较少见，而慢性龈炎（chronic gingivitis）最为普遍。主要局限于牙龈组织的边缘部位，又称为边缘性龈炎（marginal gingivitis），当炎症主要局限于龈乳头时，则称为龈乳头炎（papillary gingivitis）。

慢性龈炎可以长期单独存在，其中一部分也可能发展为牙周炎。目前还无法区别单纯性龈炎以及将要发展为牙周炎的龈炎，而且在临床、X 线及组织病理学上两者也无明确的鉴别诊断标准。慢性龈炎与牙周炎两者之间并不一定存在因果关系，仅一少部分慢性龈炎可能发展为牙周炎。

【病因】　主要是口腔细菌及其毒性产物引发的牙龈组织的慢性非特异性炎症，并不侵犯深部牙周组织。近年研究发现龈炎的可疑致病菌有：黏性放线菌（*Actinomyces viscosus*，Av）、牙龈二氧化碳嗜纤维菌（*Capno gingivalis*）等。口腔不洁导致的软垢、牙石形成、食物嵌塞、不良习惯，以及不良修复体等局部刺激等因素，也都会促进和加重龈炎的发生、发展。

【临床表现】　主要见于儿童或青少年时口腔卫生不良者，以及无刷牙习惯的成年人。主要分为两种类型：一种为炎症水肿型，表现为龈缘红肿、光亮、松软、易出血；另一种为纤维增生型，一般病程较长，龈缘肿胀、坚实，呈炎性增生，亦称增生性龈炎。

【病理变化】　主要在牙龈的龈沟壁处有炎症细胞浸润，在沟内上皮的下方可见中性粒细胞浸润，再下方为大量的淋巴细胞（主要为 T 淋巴细胞）。炎症细胞浸润区域的胶原纤维大多变性或丧失（图 12-1，图 12-2）。

学习笔记

ER12-1

图片：ER12-1
牙菌斑性牙龈病的分类

ER12-2

画廊：ER12-2
慢性龈炎的临床表现

161

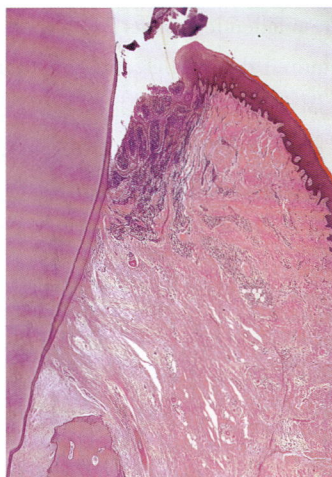

图 12-1　边缘性龈炎
龈沟底炎症细胞浸润范围局限,牙槽骨
及牙周膜尚未受侵

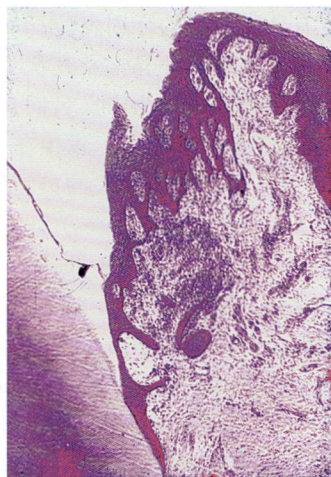

图 12-2　边缘性龈炎
龈沟内上皮表层糜烂,上皮向结缔组织
增生呈网眼状,其周围见炎症细胞浸润

根据慢性龈炎的病理变化又可分为以下两型:

炎症水肿型:牙龈的纤维结缔组织水肿明显,其间有大量淋巴细胞、中性粒细胞浸润,还可见少量浆细胞,毛细血管增生、扩张、充血。

纤维增生型:上皮下纤维结缔组织增生成束,束间可见淋巴细胞及浆细胞浸润,毛细血管增生不明显,其炎症成分比水肿型为少。

以上两型炎症均只局限于牙龈组织内,其深部的牙周膜与牙槽骨均未见明显变化。炎症水肿型类似于炎症肉芽组织;纤维增生型类似于瘢痕组织。

（二）龈增生

龈增生(gingival hyperplasia)主要指由多种原因引发的以纤维结缔组织增生为主要病理改变的一组疾病,又称增生性龈炎。

【病因】 主要由全身性因素引起(包括月经期、青春期、妊娠性及苯妥英性药物性龈炎),常常合并有局部菌斑感染,而呈现为炎症性的增生。如女性内分泌因素引起的牙龈增生,可见于青春期龈炎(pubertal gingivitis)、妊娠期龈炎(pregnancy gingivitis),又称为激素性龈炎(steroid hormone-influenced gingivitis);还有药物性龈炎(medication-influenced gingivitis),主要是由于服用某种药物引起的龈增生,如服用抗癫痫药物苯妥英钠或使用某些免疫抑制剂;蛋白质、叶酸、维生素 C 以及微量元素锌等缺乏、及某些血液病等,也会引起牙龈增生。

【临床表现】 与内分泌相关的龈增生,多与女性经期、妊娠等密切相关,一旦青春期过后或月经结束、妊娠终了,则病变会逐渐恢复、消退;药物性龈增生,一旦停药也可逆转。苯妥英龈增生多发生于前牙唇侧,龈乳头增大,有时可见龈表面呈颗粒结节样改变。

【病理变化】 龈增生其主要组织病理学变化为纤维结缔组织增生,粗大的胶原纤维束类似瘢痕组织结构;还可出现胶原纤维水肿、变性及毛细血管增生、扩张、充血等变化。一般炎症不明显。上述龈增生合并口腔菌斑感染时,则与慢性龈炎并存,其病理学变化也出现炎症反应的一系列改变(图12-3）。

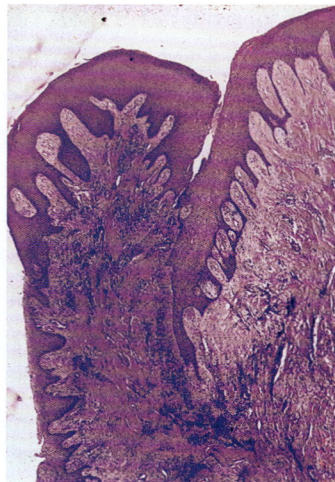

图 12-3　增生性龈炎
牙龈上皮增生呈乳头状,并见增生的纤维结缔组织中有大量炎症细胞浸润

学习笔记

二、非菌斑性牙龈病损

（一）维生素 C 缺乏性龈炎

维生素 C 缺乏性龈炎（vitamin C deficient gingivitis）主要是由维生素 C 缺乏引起的牙龈组织炎症性病变。具有特征改变，牙龈呈紫红色炎症性增生。而维生素 C 缺乏所引起的口腔表征，在临床较为多见，特别是口腔卫生不良者，常因合并龈炎局部出血而就诊。严重维生素 C 缺乏可引起坏血病，近年已较为少见。

【临床表现】口腔牙龈极易出血，特别是在刷牙或咀嚼触之出血明显。牙龈呈紫红色，质地松软，肿胀、增生之牙龈可覆盖一部分牙冠表面。长时间维生素 C 缺乏，可引起牙周膜纤维水肿而导致牙松动。口腔黏膜可出现由于出血引起的瘀斑。皮肤也可出现瘀斑，关节腔血肿可引起疼痛等症状。

【病理变化】牙龈组织水肿、出血为主要病理特点。上皮下结缔组织中陈旧性出血灶周围可见大量含铁血黄素颗粒，并见淋巴细胞及浆细胞浸润。胶原纤维明显减少，牙龈及牙周膜纤维水肿，毛细血管增生、扩张、充血及出血明显。动物实验研究表明，缺乏维生素 C 的动物，其形成胶原能力受阻，降低细胞间质的产生。因此，维生素 C 对创伤愈合、骨和软骨的修复性再生具有重要的作用。维生素 C 在体内参与糖代谢及氧化还原过程，增强机体抗感染能力，可增强机体免疫系统的防御功能。

（二）伴白血病性龈炎

伴白血病性龈炎（gingivitis with leukemia）又称白血病性龈增大（gingival enlargement associated with leukemia）。各型白血病都可引起牙龈增大，增大肥厚的牙龈并不是龈组织本身的细胞成分，而是由大量未成熟的幼稚白细胞浸润，取代了牙龈组织，形成了不规则的增大。

【临床表现】各型白血病在口腔的表征，主要为颌骨及牙槽骨出现疏松，骨小梁纤细，口腔黏膜可出现瘀斑，下颌下淋巴结肿大。牙龈增大最为明显。有些白血病患者在疾病的早期，以龈增大为其首发的病征，肿大的牙龈形状不同于一般的炎症性增生性牙龈，伴白血病的龈增大外形不整，牙龈表面不平，常呈结节状突起或似山的峰谷样外形，颜色不均匀，还可合并龈缘糜烂、坏死。

【病理变化】牙龈组织中可见大量不成熟的幼稚白细胞，主要在深部固有层呈密集浸润，上皮下有一正常固有层带，类似肿瘤周围的包膜样结构，幼稚的白细胞浸润深部固有层及下方深层的结缔组织。结缔组织中的大量幼稚白细胞的聚集、挤压，可使血管栓塞。白细胞坏死致使牙龈形成坏死性溃疡。浸润的肿瘤细胞周围及间隙中可见血管扩张、充血或出血。一般组织中的炎症不明显。若合并菌斑感染，可并发有龈炎的各种病理变化（图 12-4，图 12-5）。

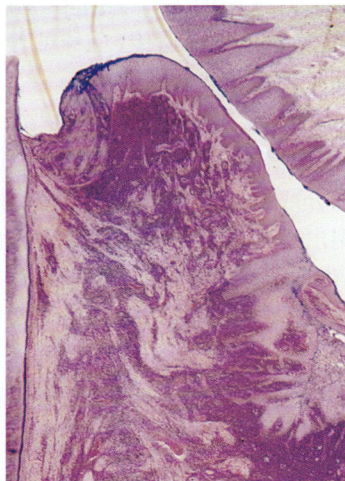

图片：ER12-7 非菌斑性牙龈病的分类

画廊：ER12-8 白血病性龈增大

学习笔记

图 12-4　伴白血病性龈炎（低倍）
牙龈组织中见大量幼稚的白细胞浸润

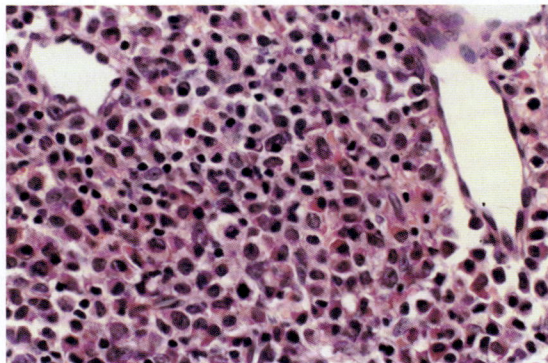

图 12-5　伴白血病性龈炎（高倍）
黏膜下层幼稚的白细胞密集，挤压周围血管

（三）急性坏死性溃疡性龈炎

急性坏死性溃疡性龈炎（acute necrotizing ulcerative gingivitis）的同义名有急性坏死性龈炎（acute necrotizing gingivitis）、文森龈炎（Vincent gingivitis）、梭螺菌龈炎（fusospirochetal gingivitis）、战壕口炎（trench mouth）等。其重症型从牙龈溃疡可发展到走马疳，死亡率极高，约为80%。WHO将走马疳列为："一种发生于儿童早期的疾病"，如果未经治疗，大多患者死于败血症，因此应早期发现，早期防治。在牙周疾病的新分类中将坏死性、溃疡性龈炎单独列在坏死性牙周病中。

【病因】　主要发生于营养不良及口腔不洁的儿童。梭形杆菌及文森螺旋体为本病的主要病原菌，其存在于龈沟或牙周袋的深部，主要为厌氧菌，发病时数量增多，毒性增强。此外，中间型产黑色素拟杆菌（Becteroides melaninogenicus）也与本病发病相关。宿主抵抗力低下是本病发病的重要内因，营养不良而极度虚弱或各种传染病之后的儿童易发病。战壕口炎一词也说明本病在战壕中的恶劣环境下极易发病流行，是一种极度贫穷引起的疾病，为多因素联合作用的结果。

【临床表现】　本病特征为牙龈的龈缘及龈乳头坏死，牙龈边缘呈蚕蚀状破坏缺失，表面覆以灰白色假膜。坏死组织成为腐肉，脱落后形成龈缘区的缺损。有严重的腐败性口臭，患部极易出血。病变可为孤立或扩展为广泛的龈缘坏死。常突然发病，局部病损区可有灼痛及麻木、肿胀感，可伴有下颌下淋巴结肿大、发热等体征。本病易复发，还可并发口炎，表现为黏膜的假膜性溃疡。坏疽性口炎是走马疳在口腔内的表现，它常为本病的重症型。走马疳可造成严重的面颊缺损，且死亡率较高。本病与走马疳两者常在同一时期发病，但两者又是分别独立性疾病。

【病理变化】　为非特异性的炎症变化。病变表面有纤维素性渗出及组织变性、坏死形成的污秽假膜，结缔组织纤维水肿，内有大量中性粒细胞浸润，为密集的炎症及组织坏死区。病变的最表层为细菌、螺旋体。龈沟液涂片可见大量的梭形杆菌及文森螺旋体等微生物（图12-6）。

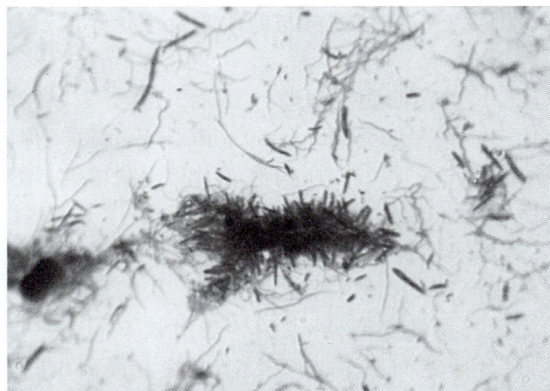

图12-6　急性坏死溃疡性龈炎的细菌涂片
有大量梭形杆菌及文森螺旋体聚集

（四）遗传性牙龈纤维瘤病

遗传性牙龈纤维瘤病（hereditary gingival fibromatosis）其同义名为：先天性家族性纤维瘤病（congenital familial fibromatosis）、遗传性龈增生（hereditary gingival hyperplasia）以及特发性龈增生（idiopathic gingival hyperplasia）等。本病为常染色体显性遗传，全身可有多毛症、巨乳症及智力低下等表现构成遗传性综合征。

【临床表现】　口腔主要表现为牙龈呈弥漫性增生，可覆盖牙的一部分或全部。龈增生若出现在牙萌出之前，则牙萌出受阻，可埋没一部分或多数牙，严重者呈现无牙症；若发生在牙萌出之后，则出现牙移位或错𬌗畸形。过度增大的牙龈沿着牙槽嵴部位呈特征性肥厚，还可导致口唇向前突出并外翻。增生的牙龈呈粉红色，质地坚韧，其表面可呈结节状。

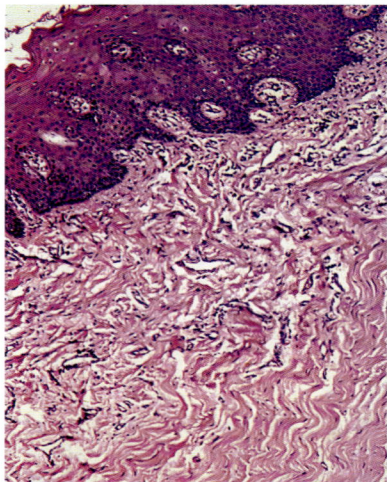

图12-7　遗传性牙龈纤维瘤病
牙龈胶原纤维过度增生，细胞成分少见似瘢痕组织

【病理变化】　上皮下牙龈纤维过度增生，大部分胶原纤维由成熟、致密的胶原组成。胶原纤维大多缺乏细胞成分，似瘢痕组织，其中血管极少见。炎症细胞少见或缺如，偶见慢性炎症细胞散在结缔组织中。上皮一部分增厚，可见上皮钉突伸长或形成上皮网（图12-7）。

（五）浆细胞龈炎

浆细胞龈炎（plasma cell gingivitis）的同义名又称浆细胞龈口炎或变态反应性龈炎。一般所谓的特发性浆细胞龈口炎（idiopathic plasma cell gingivostomatitis）是指弥漫性龈炎、舌炎及唇炎同时出现，为浆细胞浸润综合征。本病是发生于牙龈或口腔黏膜其他部位的浆细胞浸润性疾患。

【病因】本病为一种过敏反应性疾患。其过敏原多种多样，如牙膏、口香糖等，其中某些成分可诱发牙龈组织发生变态反应，一旦除去及停止与过敏原的接触，则病变可逐渐恢复、自愈。还有认为本病与口腔的真菌感染相关，白色念珠菌也可诱发本病。

【临床表现】病变多发生于年轻女性。牙龈病变部位红肿、光亮，可发生于边缘龈或附着龈。也可发生于唇、舌、腭及口底部位黏膜。发生于唇黏膜者可出现鳞状脱屑；发生于舌黏膜者可呈现舌背红肿、光亮；发生于口角部位则出现口角炎。浆细胞龈炎的病变处也可呈现为小结节或颗粒肉芽状结构。患者一般状况良好，化验检查一般未发现明显异常改变。

【病理变化】口腔内的病变部位以浆细胞密集浸润为本病特征。在上皮下黏膜固有层的结缔组织内为密集的浆细胞弥漫浸润，呈片状或呈灶性聚集。表面上皮多为完整，有时出现糜烂或溃疡。炎症细胞也可浸润到固有层下方的黏膜下结缔组织中。

本病镜下应与发生于牙龈的浆细胞肉芽肿相区别，该病主要表现为肉芽组织结构为其特征，而炎症不仅是单纯的浆细胞浸润，还可伴有少量的淋巴细胞（图12-8，图12-9）。

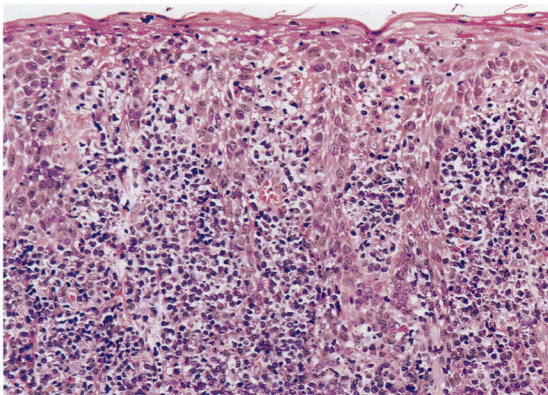

画廊：ER12-11
浆细胞龈炎

图 12-8　浆细胞龈炎（低倍）
牙龈上皮表层糜烂，上皮向结缔组织内增生呈条索状，周围见密集浆细胞浸润

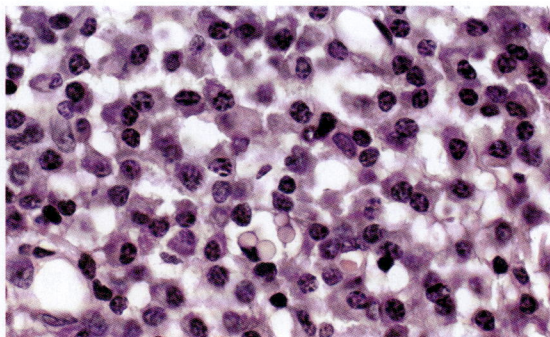

图 12-9　浆细胞龈炎（高倍）
上皮下结缔组织中见大量浆细胞弥漫浸润

（六）剥脱性龈病损

剥脱性龈病损（desquamative lesion of gingiva）是局限于牙龈的发红及脱屑样病变。Prinz（1932年）首先使用"慢性弥漫性剥脱性龈炎"这一名称。近年来许多研究表明，所谓的剥脱性龈炎并不是一种独立性的疾病，而是多种疾患在牙龈的表征，其中包括类天疱疮、扁平苔藓、天疱疮、红斑狼疮或其他大疱性疾病。真正的或特发性剥脱性龈炎者为数甚少，仅指那些不能诊断为其他疾病的剥脱性龈病损。

【临床表现】本病多见于女性，特别是绝经期的女性，男性亦可发病，较少见。主要表现为牙龈鲜红、光亮及上皮表层剥脱，呈现牙龈表面粗糙并红亮。上皮分离后未脱落，而形成灰白色假膜。创面对各种刺激极为敏感，患者自觉有烧灼感等不适，如脱皮面积较大时，则可出现极度疼痛等症状。除了寻常性天疱疮之外，本病损一般病程较长，可自行缓解，也可为慢性迁延、反复发作。

【病理变化】剥脱性龈病损其镜下可分为疱型与苔藓型。疱型为上皮与结缔组织间形成基底下疱，结缔组织内有大量炎症细胞浸润，病变同良性黏膜类天疱疮；如在上皮层内形成上皮内疱，则病变同天疱疮。苔藓型者，上皮萎缩、棘层变薄，基底细胞水肿、液化，常可观察到胶样小体（colloid body）。固有层可见密集的淋巴细胞浸润，病变多符合于类天疱疮样扁平苔藓或萎缩型扁平苔藓。

图片：ER12-12
扁平苔藓表现为剥脱性龈病损示意图

第二节　牙　周　炎

牙周炎(periodontitis)是发生在牙支持组织上的炎症性感染性疾患，即狭义上所谓的牙周病(不包括牙龈病)。牙周炎是一种多因素的复杂性疾病，口腔细菌为其发病的始动因子，宿主的遗传基因及后天获得性因素(包括环境因素及自身因素)是牙周炎发展、加重的决定因素。始发部位是从牙龈的边缘龈的龈沟处开始，逐渐向深部发展，可破坏牙周膜、牙槽骨及牙骨质。牙周炎是口腔领域中两大多发病(龋病与牙周炎)之一，是破坏人类咀嚼器官的最主要疾病。牙周炎和全身健康或疾病可以相互影响，密切关联。世界卫生组织已将牙周健康状况列为人类保健水平的一项重要指标。

牙周炎的发生、发展过程，是细菌微生物与宿主之间相互作用的结果。牙周组织破坏是由口腔细菌感染作为始动因子，引发的初期炎症过程；宿主的易感性是牙周炎发展的决定性因素。人类口腔是一个复杂的生态环境，牙及龈沟等部位也是有利于口腔细菌固着、滋生、繁殖的良好环境。口腔细菌及宿主的易感性对牙周组织的破坏作用大于宿主的防御机制，则牙周炎症进一步扩大及恶化，导致牙松动、脱落。近年来随着口腔预防医学的发展，已把口腔菌斑、软垢及牙石作为主要的防治对象；对牙周炎的病因及其破坏机制的研究探讨，在国内、外也已成为口腔医学中最主要的研究重点课题之一。

一、病因及发病机制

牙周炎的病因机制，是一个极其复杂和有待进一步深入研究探讨的课题。现在可以认为20世纪的70年代以前，对牙周炎的病损组织破坏机制知之甚少。对牙周组织破坏的病理特征不很明了，对牙周结缔组织的降解、破坏及牙槽骨吸收机制很不清楚。20世纪70年代以后，牙周病研究迅速发展，对其病因发病机制的探讨进入了一个新阶段。

本章节将根据大量研究及流行病学调查资料，从以下两方面加以叙述：牙菌斑是牙周炎发病的始动因子；宿主易感性(遗传基础与环境因素)是牙周炎发展及其严重程度的决定因素。

(一) 口腔细菌是牙周炎发病的启动因素

1. 牙菌斑生物膜的形成　牙菌斑为黏聚在牙面上的细菌斑块，是一种细菌性生物膜，其特性是能够聚集多种多样的菌属并生存在其中。这种生物膜是细菌微生物赖以生存的多糖复合物基质，成为口腔微生物生存的生态群体。口腔环境为口腔微生物的生存提供了适宜的温度(平均温度约为37℃)、湿度、酸碱度(pH 5~8)、营养及其生存的基质等先决条件。牙面上形成的唾液薄膜又为细菌的黏附、共聚、生长发育和繁殖提供了生存环境。口腔微生物在这种微环境中与宿主之间相互适应，形成一种动态的生态平衡，这与宿主的防御功能及细菌的种类及其毒性等密切相关，此外，还受局部与全身因素的影响。口腔细菌及其与宿主之间存在共生、竞争、拮抗及相互制约的特殊关系，一旦这种关系失调，牙菌斑可启动牙周的初期炎症过程。如果宿主防御功能旺盛并得到适当治疗，则牙周病变可静止或修复，临床表现为牙周修复期的各种表征。当宿主的防御功能与修复能力低下，无法抵御细菌微生物的侵袭时，则牙周病变无法逆转而致使牙周炎症的进一步扩大及恶化，呈现为临床活动期牙周炎的各种表征。总之，牙菌斑为牙周炎致病的始动因素，由于特异性致病菌数量的增多，细菌及其毒性产物通过结合上皮进入牙周组织，诱发了初期的炎症反应。菌斑中细菌及其毒性产物可直接侵入破坏牙周组织，还可通过宿主的防御系统引发免疫反应，间接损害牙周组织。菌斑在病因中起了基础的作用，因此，对牙周炎的治疗针对其病因，抗菌仍为基本疗法。

(1) 牙菌斑的形成及固着：牙菌斑是口腔细菌黏聚在牙表面或其他修复体表面、且不能被含漱掉或用水冲去的菌团。由于细菌性菌团中细菌组成的复杂性及其生态系的多样性，现又称为牙菌斑生物膜(dental plaque biofilm)，这种膜附着在口腔软、硬组织上，包括牙釉质、牙骨质以及口腔黏膜上皮表面，其中包含数百种以上的细菌，是龋病、牙周病发生的主要病源因子。牙菌斑生物膜是以整体方式生存的微生物生态群体，相互依赖，互相制约，且难以清除。其形成过程如下：唾液黏蛋白(mucin)所形成的薄膜是菌斑形成的基础。首先在牙面上有一层来自唾液糖蛋白的后天获得性薄膜(1~10μm),口腔细菌逐渐黏附于薄膜上,唾液薄膜是口腔细菌附着牙面所必需的基质条件,唾液薄膜与细菌微生物之间相互存在高度的选择性,即薄膜中的唾液分子与细菌表面分子相互特异性的选择及黏附(adhesion)。通过细菌的黏附、聚集(aggregation)(为同种细菌之间的吸附)、共聚(coaggregation)(为不同类型细菌的聚集)及繁殖,形成了多种类的复杂菌群,是未矿化的微生物群体。一般情况下,牙面清洁后4~8小时即有细菌进入,10~12小时牙面上形成的菌斑即可用染色剂着色;5~6天菌斑趋于成熟;10~30天菌斑成熟达到高峰。菌斑涂片检测表明,每克牙菌斑内约有$2×10^{11}$个细菌。

(2) 牙菌斑的组成:牙菌斑生物膜的构成主要包括细菌、菌体蛋白质、基质多糖、脂肪及钙与磷等无机物。其中,水分约占80%。牙菌斑生物膜的基质中有通道相连,可以进行代谢、营养、氧气交换以及废物和酶的运输。大量菌群被唾液薄膜包绕构成一种复杂的微生物生态群体,这种生态群体与宿主之间是不断相互制约、拮抗、协调的适应过程,构成了菌斑生态群与宿主之间的生态平衡,一旦失衡则引发一系列的病理反应过程。

2. 牙菌斑的致病作用 人类口腔中约有700多种微生物,其中约有30种微生物与牙周炎发病密切相关。口腔细菌种类繁多,不同种属细菌可多达数十种以上。大多数为口腔正常菌群,对人无害。仅有一小部分毒性极强的细菌具有致病性,可直接或间接地引起组织损伤。各种类型的牙周炎其致病菌也不一致,而且也不完全都是单一菌种引起,有的类型可能是多种微生物联合作用的结果。近年研究表明,牙周炎的致病菌很多。牙龈卟啉单胞菌(Porphyromonas gingivalis,Pg)常可从牙周炎病损部位分离出来,此菌能产生多种致使牙周组织发生破坏的因子,从而作为牙周炎的一个重要致病菌,已引起广泛的关注和重视。Pg过去称为牙龈类杆菌,为产黑色素球杆菌属的一种,是牙周炎的主要致病菌。目前对Pg抗原性的研究已经比较深入,旨在为今后对牙周炎的免疫学防治奠定理论基础。Pg表面的菌毛(fimbriae)结构,对本菌首先黏附在牙周组织中起重要的作用,进而才导致牙周组织的破坏及牙槽骨的吸收。现今对Pg的菌毛抗原作为Pg的有效抗原成分进行单克隆抗体研制之中。

此外,与牙周炎发病相关的致病菌还有伴放线聚集杆菌(Actinobacillus actinomycetem comitans),又称伴放线放线杆菌,是一种G⁻厌氧球杆菌,其表面亦有菌毛等结构,有利于该菌种对牙周组织的黏附及固着。Aa具有很强的毒性及致病力,可通过杀伤中性粒细胞与单核细胞,降低宿主的防御能力,还可产生多种组织破坏因子,致使牙周组织的胶原降解,结合上皮的附着丧失,牙周袋形成。除Pg及Aa以外,近年来又发现了新的可疑致病菌种,如福赛坦氏菌(Bcteroides forsythus,Bf)以及密螺旋体属(Treponema)的新种——嗜麦芽糖密螺旋体(T. maltophilum)、中间密螺旋体(T. medium)等。作为牙周炎的主要致病菌多为G⁻厌氧菌,并多有菌毛,这对口腔细菌的黏附、聚集、共聚及固着起重要作用。近年来研究证实,福赛坦氏菌、牙龈卟啉单胞菌和伴放线聚集杆菌是大多数牙周感染的首要致病菌。有学者研究发现疱疹病毒及EB病毒对侵袭性牙周炎有高敏感性,是牙周组织破坏的潜在危险因素之一,是公认的增加宿主的易感性,成为牙周炎加重的危险因素。

菌斑及其毒性产物引发的初期炎症,和宿主防御屏障以及被菌斑激活的宿主防御细胞释放的炎症介质及细胞因子等,对牙周组织的破坏简述如下:

牙菌斑的致病性,主要是通过菌体内毒素、细菌酶及其释放的外毒素与细胞因子和代谢产物等直接破坏牙周组织;并通过细菌抗原成分活化了宿主的多种防御细胞,释放大量炎症介质,引发了局部的免疫反应,导致牙周组织的继发性损伤。在细菌的菌膜上都含有脂多糖(lipopolysaccharedes,LPS),主要由脂质和多糖组成的一种细菌内毒素,多在细菌死亡或裂解后释放出来,对牙周组织具有很强的毒性作用,主要损伤细胞成分,首先与细胞膜上的蛋白质结合,致使其营养代谢障碍,可抑制成纤维细胞的生长、繁殖;还能活化破骨细胞,促进骨的吸收、破坏;并可增强吞噬细胞释放溶酶体酶,引起组织损伤,促进炎症反应。现已把LPS作为检测牙周炎病损组织中细菌作用的一项重要标志。

细菌酶是多糖与类脂的复合体,对组织具有强力的毒性作用,是加水分解酶的一种。主要破坏牙周组织的基质成分及细胞之间的间质,如蛋白酶(proteinases)、胶原酶(collagenase);硫酸软骨素酶(chondrosulphatase)A、B、C;透明质酸酶(hyaluronidase)等。可通过结合上皮,破坏上皮的细胞间质,致使细胞间隙扩大,通透性增强,为细菌微生物及其毒性产物的侵入开辟了通道,并进一步破坏结缔组织中的胶原与基质成分,引起牙周组织的变性及降解,促进牙周袋加深,增强骨的吸收。由于细菌不断产生有害物质,最终导致牙松动脱落。

(二) 宿主对疾病的易感性是牙周炎发展、加重的决定性因素

1. 遗传基础与环境因素的综合作用决定宿主的易感性

(1) 遗传因素

1) 宿主遗传易感性的提出:近年来研究表明,宿主对疾病的易感性决定了牙周炎的严重程度及转归,特别是侵袭性牙周炎及慢性牙周炎的广泛型(重症型)是一种多因素的复杂性疾病,遗传的多态性与环境因素的综合作用,通过多种危险因素,增加宿主对疾病的易感性。

随着分子遗传学的日新月异,人们对生命和疾病本质的认识愈来愈深入。人类是具有多态性的群体,存在对疾病的易感性及其易感差异性。疾病的发生是宿主内、外因素综合作用的结果。近年大量研究表明,人类绝大多数疾病都与基因受损相关,疾病受基因的控制。对疾病的易感性是个体基因型与环境因素相互作用所致。现已明确,人类多基因病的主要特点是:一般为多发病、常见病;发病通常无性别差异,常具有家族性聚集倾向;涉及多种遗传因素与环境因素参与,发病机制复杂;患者常有特征性的发病年龄和病程,病情愈严重,复发的风险愈高等。多基因病又称复杂病,不遵循孟德尔遗传表型规律,无单基因病特征性家族传递方式特点。多基因病是由多个微效基因的累加作用及某些环境因素共同作用所致,是造成疾病易感性的主要原因。以往由于研究和认识还不深入,对疾病发生的易感基因尚不明了,因而对疾病遗传诱因的作用往往被忽视。20世纪80年代人类基因组学(genomics,Renato D,1986年)提出以后,国际上已正式启动了以认识人类自身为目标的人类基因组计划(human genome project,HGP,1990年),并完成了人类基因测序图(2001年),可以说是人类科学史上的一项伟大成就。此后,发现了许多人类疾病的致病基因。近年研究重点已转入对多基因病的识别、定位研究,以揭示人类疾病发病的遗传因素,这是探讨人类疾病发生、发展的一个重要里程碑。对于牙周炎发病的探讨具有深远影响的研究始于20世纪80年代中期(1986年),Löe H等学者对斯里兰卡的161名14~16岁茶场工人进行了15年的追踪观察,分析表明口腔卫生状况与牙周炎的严重程度并无直接关联。因而,当时明确提出宿主易感性对牙周炎病程具有影响的观点。这一报道开创了牙周炎宿主易感性的研究,具有重要意义。

此后,一些学者研究了侵袭性牙周炎与重症牙周炎相关的遗传基因(IL-1、4、10,TNF-α,FCR,HLA-Ag,Vitamin DR等),近年更多的研究发现IL-1A、IL-1B及VDR基因与牙周炎发病密切相关。还提出侵袭性牙周炎存在中性白细胞功能异常(包括黏附异常、趋化异常及杀菌活性异常)。

牙周病分类中侵袭性牙周炎这一类型,具有明显多基因病的许多特征,如多发生于青春期前后,疾病发展迅速,病情严重,常具有一定的家族聚集性,宿主经常伴有某种防御功能的下降或缺陷,其主要致病微生物——伴放线聚集杆菌的检出率高,HLA-A9和B15基因多态性与侵袭性牙周炎密切相关等;牙周病的另一类型——慢性牙周炎,为人类的常见病、多发病,特别是慢性牙周炎的广泛型、重症型,其临床表现不仅具有多基因病某些特征性表型的一些特点,而且通常伴有某些全身性疾病(如糖尿病等),并相互影响、相互制约和促进,同时环境因素的影响更为明显。关于牙周病分类中的不同亚型,提示不同亚型之间其病因机制也有所不同。

2) 全身性疾病及遗传病对牙周炎的促进作用:某些全身性疾患对牙周炎的发病、加重具有促进作用,其中某些疾病具有遗传因素,又伴有宿主防御功能的降低。对牙周炎破坏机制的探索中,不可忽视的重要一点是,宿主本身存在的先天遗传因素及后天环境因素。个体对外界病原微生物反应的差异性很大,而免疫应答反应的强弱是宿主对微生物反应差异性的根源。此外,体内的激素水平的改变,也影响机体对菌斑的反应,如青春期龈炎及妊娠性龈炎,都说明激素水平的变化与其龈炎的发生密切相关。自身免疫病患者显示出具有明显的性别倾向,如系统性红斑狼疮女性患者比男性多十倍,也说明激素水平的改变和疾病密切关联。再如胰岛素依赖型糖尿病患者极易发生牙周炎也说明这一点。遗传基因的控制和后天环境因素,决定人类对牙周炎的易感性,是牙周炎发生、发展的重要因素。糖尿病、骨质疏松症以及艾滋病等都可促进和加重牙周炎的发展。某些全身性疾病的控制情况与牙周炎发病的严重程度呈正相关关系,如牙周炎与糖尿病之间的相互影

响,当糖尿病得到很好控制时,牙周炎的治疗,会取得相应疗效;而牙周炎的感染能及时控制,则糖尿病治疗可显示出明显效果。糖尿病是牙周炎的危险因素之一,目前已得到公认。由于牙周炎是一种感染性疾病,近年发现牙周炎成为某些全身性疾病的潜在危险因素,如心脑血管疾病、慢性呼吸道感染、类风湿关节炎及早产低出生体重儿等,这还有待进一步证实。此外,研究资料表明,骨质疏松症患者的颌骨骨质也常有疏松,并可促进牙周炎的发展及扩大。调查研究显示,胃炎及胃溃疡的致病菌是幽门螺杆菌(Hp),在牙周炎患者的牙菌斑中呈高检出率,且同一患者的牙菌斑中 Hp 与胃炎及胃溃疡黏膜中的 Hp 具有相同的基因型,这进一步证明了牙周病与全身健康和疾病的密切相关性。全身性疾病对牙周炎的促进作用还见于某些遗传性疾病,如掌跖角化-牙周破坏综合征、Down 综合征等。此类疾病也可以是基因突变所致,引发宿主增进对牙周炎的易感性,其分子机制尚不明了。

牙周组织发生明显病变的遗传性疾患:

掌跖角化-牙周破坏综合征(hyperkeratosis of palms and soles-premature periodontal destruction of teeth syndrome):为遗传病,属于常染色体隐性遗传。患者中性粒细胞趋化能力降低。近年研究显示组织蛋白酶 C 的基因突变与其发病密切相关。本病患者都伴有牙周组织的广泛破坏。

Down 综合征(Down Syndrome):是染色体异常引起的先天性疾病,其 21 号染色体为三体性。以发育迟缓、智力低下及重症牙周炎等为主要临床表征,患者也伴有中性粒细胞趋化功能低下等异常。

糖尿病(diabetes):和 HLA 关联的 1 型糖尿病是由 HLA 的 DR(DR3/DR4)与 DQ 分子间的相互作用所致,属于多基因遗传病。1 型糖尿病,由于免疫介导的胰腺 B 细胞功能缺陷导致胰岛素产生不足,又称胰岛素依赖型糖尿病。现已公认由于其自身免疫力的降低,可促进和加重牙周炎的发展。糖尿病是牙周炎的危险因素;牙周炎是糖尿病的并发症之一。

其他:如遗传性牙龈纤维瘤病,本病为常染色体显性遗传,全身可有多毛症、巨乳症、智力低下及特发性全口牙龈弥漫性增生等牙周组织病变。

3) HLA 表型与牙周炎的易感性:人类白细胞抗原(human leukocyte antigen,HLA)是人类主要组织相容性抗原,属于人类的共同抗原,与遗传密切相关,人种间有遗传距离。HLA 与疾病有关联的发现是医学领域中的重大研究成果。HLA 还参与免疫应答反应及其调控。HLA 的表型与牙周炎易感性有关联,主要是与 HLA 的 I 类抗原分布相关。研究统计资料提示:HLA-A9、A28、HLA-BW15 及 HLA-DR4 等在某些类型牙周炎患者中呈高频率分布。近年研究发现导致个体牙周病易感性增高的环境、遗传基因及后天获得性因素,都可成为其发病的危险因素。这表明遗传基因的控制是不容忽视的宿主内在重要因素,但是先天性的宿主易感因素是否与炎症反应、免疫反应中的缺陷之间有关联还尚不清楚。个体对牙周炎的易感性并不一致,存在易感的差异性。目前尚无证据说明单基因遗传病可引起牙周炎的论点。

总之,关于遗传性疾病伴发牙周组织病变,两者之间的相关关系及其分子机制,还有待进一步深入研究探讨。遗传因素可增加宿主的易感性,遗传因素可调控宿主的防御功能、免疫炎症反应等,从而影响牙周炎的进程及其严重程度,这点已得到广泛的认同。

(2) 环境因素:人的健康状况各有不同,影响人的体质差异的因素很多,除了先天性遗传因素外,还受后天性环境因素与自身因素影响。环境因素包括物理、化学、微生物等;自身因素主要为生活方式(吸烟、酗酒、偏食、营养、体育锻炼、卫生保健、文化、饮食结构不合理、高糖高脂高盐饮食、精神高度紧张、心理压力及不良习惯等)。据国外统计资料报道,20 世纪 50 年代死于生活方式所引发的疾病约为 24%,90 年代末则升至 70%,说明自身的生活方式与疾病的发生密切相关。遗传基因与环境因素的综合作用通过多种危险因素增加了宿主对牙周炎的易感性。

1) 口腔卫生不良:牙垢、牙石的堆积、矿化形成龈上及龈下牙石,其上附着大量菌斑,且不易清除,可直接或间接破坏牙周组织。能否及时控制菌斑,消除炎症,可直接影响牙周炎的预后。

2) 吸烟:近年,关于吸烟与牙周炎关系的研究报道日趋增多,烟草中有数千种毒素及致癌物质,吸烟可增加牙周附着的丧失,并可抑制成纤维细胞的生长及胶原纤维与牙面的附着,加重牙槽骨的吸收、破坏。还有研究表明一些基因的多态性与性别及吸烟对牙周炎的遗传易感性有综合效应。调查资料表明,吸烟者牙周炎患病率明显增高,吸烟是牙周炎发展、加重的高危因素,牙周炎患

画廊:ER12-16
牙石

者戒烟势在必行。

3）内分泌功能紊乱：如绝经期妇女由于雌激素水平下降导致骨质疏松，会促进牙周炎相关的牙槽骨吸收。内分泌变化失调，促进多种炎症介质细胞因子及激素等的释放，是加重牙周炎发展的危险因素，可引起人自身免疫系统紊乱，导致疾病的发生。

4）营养不良：因饮食中蛋白质、维生素（特别是维生素 C）及微量元素等缺乏或不足引起的原发性营养不良和由于吸收、利用或储存障碍引起的继发性营养不良都会造成机体免疫功能下降。

5）过度劳累及精神压力可降低防御系统的抗病能力：精神压力可降低宿主的抗感染能力，促进牙周炎的发展、加重。

6）局部因素：如错𬌗畸形、牙列不齐、食物嵌塞、不良修复体、创伤性咬合及口呼吸等不良习惯都有利于菌斑堆积，促进牙周炎的发生发展。

综上所述，遗传基础和环境因素决定宿主对疾病的易感性，宿主的易感性，通过宿主的免疫炎症反应，引发了牙周组织的继发性损伤。目前关于个体对疾病易感性的高低还无法测量，国际人类基因组计划研究的重点之一，就是致病基因与易感基因的定位。如果寻找出疾病的致病基因或易感基因，即"定位候选基因"策略，捕捉到疾病发生的预警信号，不仅可以揭示疾病发生的分子机制，还可早期判断疾病发生的风险，将达到防患于未然的目的，这必将成为生命科学中最具影响力的科技进步。

2. 宿主防御机制的双重性——防御反应与破坏作用

（1）宿主的免疫炎症反应

1）中性粒细胞的作用：中性粒细胞是宿主抵御外界病源微生物的第一道防线。口腔细菌及其产物，可激活中性粒细胞及单核细胞、巨噬细胞等，促使其从血液循环中进入牙周组织内。并通过菌斑的化学趋化作用，再从被破坏的结缔组织进入龈沟或牙周袋内，并在抗体及补体的协助下发挥其吞噬细菌的作用。中性粒细胞上有 Fc 受体，能结合抗体抵御和吞噬细菌。中性粒细胞数目或功能的降低，可加速牙周组织的破坏过程。此外，中性粒细胞在龈沟内聚集的同时，还释放多种酶，又对组织具有破坏作用，中性粒细胞产生的胶原酶（collagenase），可破坏牙周组织中的 I 型、II 型及 III 型胶原，引起基质降解。因此，测量龈沟中胶原酶的浓度，可反映进入沟内的中性粒细胞的数量。由此可见，在牙周炎的发生、发展过程中，作为宿主的一道防御屏障，中性粒细胞发挥了第一线抗牙周炎病原菌的防御作用。中性粒细胞发生质或量的缺陷，都可加速牙周炎的发生、发展。

在牙周组织中，牙龈与龈沟上皮以及结合上皮的细胞表面有一组糖蛋白，是细胞之间和细胞与基质之间黏附的重要组成，又称为细胞黏附分子（cellular adhesion molecules，CAM），研究表明 CAM 参与了牙周炎的发生、发展，主要通过参与细胞信息传导、炎症反应、免疫反应以及创伤愈合等发挥其作用。结合上皮内的特异性 CAM 可协助中性粒细胞进入龈沟或牙周袋内，发挥其杀菌及抗菌作用。CAM 水平增高，其炎症程度也随之加重，因而定量检测 CAM 是判断牙周炎的炎症程度的一项客观标志，当炎症消失则 CAM 的表达也消失。如能人为的阻断 CAM，则可有效的抑制炎症反应。近年研究表明，侵袭性牙周炎患者具有明显的中性粒细胞功能缺陷，主要表现为中性粒细胞趋化功能降低，黏附功能升高。

综上所述，中性粒细胞在牙周炎的病理发生中不仅是第一道防线，而且起了中心的作用。由菌斑诱发的牙周组织的初期炎症，是引发免疫过程的开始。由中性粒细胞引发的组织损伤，可能是表浅的，而免疫反应所导致的组织损伤，可能更加严重、持久和扩大。

2）细胞因子的作用：菌斑及其毒性产物引发并驱动了初期炎症反应，同时激活了宿主的防御细胞（包括 T 细胞、B 细胞、巨噬细胞、成纤维细胞、血管内皮细胞、角质细胞、中性粒细胞及各种结缔组织细胞等），产生并释放了多种细胞因子（cytokine），这些内源因子即炎症介质又导致了组织的继发性损伤。

与牙周炎密切相关的主要细胞因子简介如下：

白细胞介素（interleukin，IL）：是牙周炎及其牙槽骨吸收的重要致炎因子。

IL-1 的主要家族成员包括 IL-1α、IL-1β 和 IL-1 receptor antagonist（IL-1Ra）。其中 IL-1-α 和 IL-1β 为 IL-1 的两种活化形式，IL-1Ra 可拮抗它们的活性。IL-1 具有促炎作用，还可分解、代谢、诱导 PGE$_2$ 合成，活化破骨细胞及通过介导 IL-6 从而诱导破骨细胞的形成，促进骨吸收。IL-1 可诱导结缔组织内的间质细胞产生金属蛋白酶（metalloproteinases），促进基质中的胶原降解、破坏，同时能降解 I ~ V 型及 Ⅶ 型胶原、明胶、黏蛋白及纤维蛋白。研究表明牙周炎病损组织中的 IL-1 升高，且 IL-1β 比 IL-1α 水平升高的更为明显，IL-1β 为牙周组织中的主要破坏因子。IL-1α 主要由牙周袋上皮细胞产生，IL-1β 主要为组织源性。牙周炎患者牙周袋中的 IL-1 的浓度，随治疗的成功而降低，目前可望将 IL-1β 的测定作为牙周炎活动期的诊断指标之一。另有研究证实，IL-1 的基因多态性可导致对某些类型牙周炎的易感性增高，从而成为某些类型牙周炎的潜在遗传标记。

IL-4 是活化的 T 细胞和肥大细胞合成分泌的一种细胞因子，可调节糖蛋白代谢，是 B 细胞的生长因子，又可调节巨噬细胞及骨髓干细胞的生长、分化。IL-4 通过抑制促炎因子的转录从而发挥阻止牙周炎进展的作用；还可抑制破骨细胞的形成，从而抑制牙槽骨吸收。

IL-6 是一种多功能的细胞因子，在促进炎症发展、刺激 T 细胞分化、急性炎症等过程中扮演重要角色。特别是在介导破骨细胞性骨吸收中起了重要作用，具有明显的促进骨吸收的功能，与牙周炎的牙槽骨吸收密切相关。另有研究表明，IL-6 的抗体可阻断骨吸收。

IL-8 是一种强力的趋化因子，在炎症反应中对白细胞特别是中性粒细胞以及淋巴细胞、巨噬细胞具有强力的趋化功能，对牙周组织炎症的发生、发展起了至关重要的作用。

IL-10 主要为 T 细胞来源，具有抗炎作用，并可抑制辅助性 T 细胞、自然杀伤细胞和巨噬细胞等多种细胞的活性，从而通过多个途径抑制牙周炎的严重程度。

前列腺素 E$_2$：前列腺素 E$_2$（prostaglandin E$_2$，PGE$_2$）是强力促进骨吸收的介质，存在于牙周炎的炎症组织中，在牙周炎的活动期其水平明显增高。对牙周炎的成功治疗，可使 PGE$_2$ 明显降低。检测 PGE$_2$ 水平可作为牙周炎的炎症程度及判断疗效的一项客观标志。

基质金属蛋白酶：存在于牙周炎组织中的中性粒细胞、成纤维细胞、上皮细胞以及被激活的巨噬细胞都可合成分泌大量的基质金属蛋白酶（matrix metalloprotinases，MMPs），包括胶原酶、弹力酶及酸性蛋白酶等，它们与牙周组织的重建息息相关，既可直接破坏、降解 I ~ V 型及 Ⅶ 型胶原以及明胶、黏蛋白、纤维蛋白与层粘连蛋白，还可通过产生细胞因子，增进结缔组织的降解，并使其降解持续和延长，是牙周组织破坏的最主要侵袭者。在活动期牙周炎金属蛋白酶浓度明显增高，且牙周袋深处比浅处更高。在健康的牙周组织中金属蛋白酶抑制剂（tissue inhibitors of metalloproteinase，TIMP）明显增高。MMPs 也是判断牙周炎的活动期或静止期的客观检测指标之一。

（2）宿主防御机制的双重作用

1）唾液：由唾液腺分泌产生，每天的分泌量约为 1 000 ~ 1 500mL，含有多种无机盐、糖蛋白、溶菌酶及各种免疫球蛋白补体等成分。具有消化、润滑、缓冲、抗菌及修复等功能，是宿主口腔防御系统的重要组成部分。同时，由于唾液中富含多种唾液蛋白，极易在牙面上形成唾液薄膜，为口腔细菌的黏附、生长、繁殖提供了良好的环境，是牙菌斑形成的物质基础。唾液还参与了菌斑的矿化，形成牙石。牙菌斑被唾液薄膜包围，形成复杂的生态群体，这些细菌微生物及其毒性产物可直接或间接破坏牙体牙周组织，成为口腔龋病及牙周炎发病的始动因子。

2）龈沟及龈沟液：龈沟（gingival sulcus）是牙龈的游离龈上皮转向牙面侧形成龈沟壁，其龈沟底部以结合上皮为界，与牙面之间有一环状狭小的间隙，正常约为 0.5 ~ 2mm，其内含有龈沟液（gingival crevicular fluid，GCF）富含电解质、氨基酸、免疫球蛋白、补体及溶菌酶等，具有消除异物及抗菌等功能，是机体上皮性防御屏障的一个组成部分；龈沟液中的免疫球蛋白还具有特异性抗致病菌的功能，其产生的特异性抗体可阻止细菌附着并杀伤及吞噬细菌微生物；龈沟液中的白细胞是抵御病源微生物的主要防线。龈沟及其沟内的多种活性成分，是口腔局部防御机制的重要组成部分。同时，由于龈沟及龈沟液的存在，又为口腔细菌的固着、生长、滋生、繁殖提供了适宜的温度、湿度、酸碱度及营养等优良环境，有利于细菌微生物的定着与生存，成为口腔细菌生活聚集的生态群体基地。其既有防御功能，又有致炎和促炎的双重作用。

3）结合上皮（junctional epithelium）：为牙龈组织通过上皮附着（epithelial attachment）与牙连接

的部位。结合上皮封闭了牙体、牙周组织软硬组织交界通道,起保护下方结缔组织的机械性上皮屏障作用,结合上皮的代谢更新速度快,约为牙龈上皮的 2 倍,还具有抵御病源微生物、参与免疫应答、信号传导、协助识别抗原等功能。结合上皮的组织学特点为无角化、无粒层、无上皮钉突,通过半桥粒与牙体连接,其通透性比口腔其他部位上皮高,因而又是口腔菌斑及其毒性产物入侵牙周组织深部的一个薄弱环节,成为外界病原微生物侵入的微小通道。

4) 龈谷(gingival col):存在于两个邻牙接触点下方内外侧龈乳头相互连接部位,位于唇舌侧或颊腭侧,呈低平、凹下的山谷状结构,故称为龈谷。是机体上皮屏障的一个组成部分,保护下方结缔组织免受外界病源微生物的直接侵袭。同时,龈谷表面为薄层无角化上皮,是牙龈上皮在两邻牙之间的薄弱区,由于其解剖部位是在两邻牙间隙之中,极不易清洁,是菌斑及牙石容易形成且不易清除的"危险区",成为口腔细菌微生物聚集、滋生、入侵牙周组织的一道脆弱屏障。

5) 宿主的防御细胞:在参与免疫应答反应中起了重要的作用。宿主的防御屏障以及防御细胞具有双重作用(抗炎与致炎),释放大量的细胞因子,作为炎症介质参与了牙周组织的继发性损伤,并在介导炎症过程的扩大与持续中起了促进作用。

综上所述,口腔细菌是牙周炎发病的始动因子,也是牙周炎发生的必要启动因素,启动了牙周炎的初期炎症过程;宿主对疾病的易感性决定了牙周炎的严重程度及其转归。特别是侵袭性牙周炎及慢性牙周炎重症型(广泛型)是一种多因素的复杂性疾病。遗传的多态性与环境因素的综合作用,通过多种危险因素增加了宿主对该病的易感性,决定牙周炎的发展和结局。

二、临床表现

慢性牙周炎最常见于成年人,但少数也可见于儿童和青少年。其临床又分为局限型与广泛型两种,与多种细菌类型有关,可伴有局部或全身因素。侵袭性牙周炎的特点通常是身体其他方面健康,但牙周附着快速丧失及牙槽骨吸收、破坏,并有家族性聚集,主要见于青少年,也分为局限型与广泛型两种。

牙周炎的主要临床特征为牙周溢脓、牙松动。在牙周炎的初期一般症状不明显,疾病的发展过程中可逐渐出现咀嚼无力、牙龈肿胀、出血、牙周袋溢脓、口臭、牙松动以及牙伸长、倾斜、移位等,严重者可发生牙脱落。

X 线表现为牙槽嵴顶消失,牙槽骨的骨硬板可出现不同程度的吸收,显示牙周膜间隙增宽。严重者牙槽嵴部分或全部吸收、破坏、消失。

三、病理变化

牙周炎的主要病理变化特征是炎症从牙龈侵犯到深部牙周组织的牙周膜、牙槽骨,甚至累及牙骨质。根据组织病理学改变特点,将其分为:活动期(进展期)与静止期(修复期)牙周病理变化两种类型。

(一) 活动期牙周炎的病理变化

活动期牙周炎是指已经出现牙周袋及牙槽骨吸收时的牙周组织的各种病理改变(图 12-10)。

1. 牙面上可见不同程度的菌斑、软垢及牙石堆积(图 12-11)。

2. 牙周袋内有大量炎性渗出物、免疫球蛋白及补体等成分。

3. 沟内上皮出现糜烂或溃疡,一部分上皮向结缔组织内增生呈条索状或网眼状,有大量炎症细胞浸润,并见一部分炎性细胞及渗出物移出至牙周袋内。

4. 结合上皮向根方增殖、延伸,上皮附着与根面剥离,形成深牙周袋,其周围有密集的炎症细胞浸润。

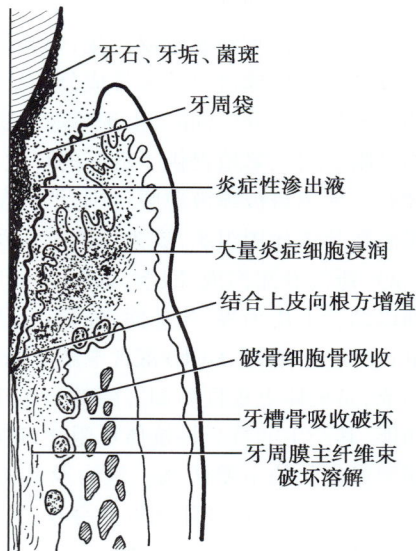

图 12-10　活动期牙周炎的病理变化示意图

（图中标注：牙石、牙垢、菌斑；牙周袋；炎症性渗出液；大量炎症细胞浸润；结合上皮向根方增殖；破骨细胞骨吸收；牙槽骨吸收破坏；牙周膜主纤维束破坏溶解）

5. 沟内上皮及结合上皮下方的胶原纤维水肿、变性、丧失，大部分已被炎症细胞取代，牙槽嵴顶骨吸收明显（图12-12）。

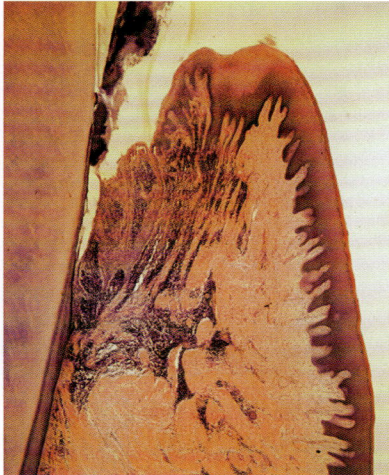

图 12-11　牙周炎
牙周袋内上皮糜烂，大量炎症细胞浸润，牙面上见菌斑、软垢及牙石

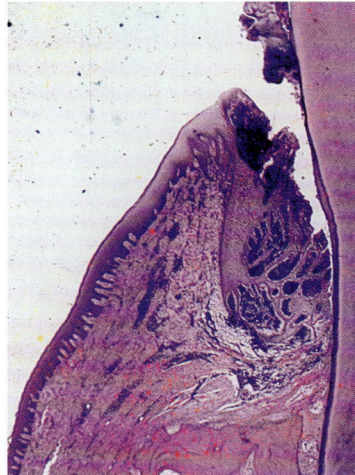

图 12-12　牙槽嵴顶骨吸收
牙周袋下方牙槽嵴顶部呈水平方向骨吸收

6. 牙槽骨出现活跃的破骨细胞性骨吸收陷窝（图12-13）。牙槽嵴顶及固有牙槽骨吸收、破坏。

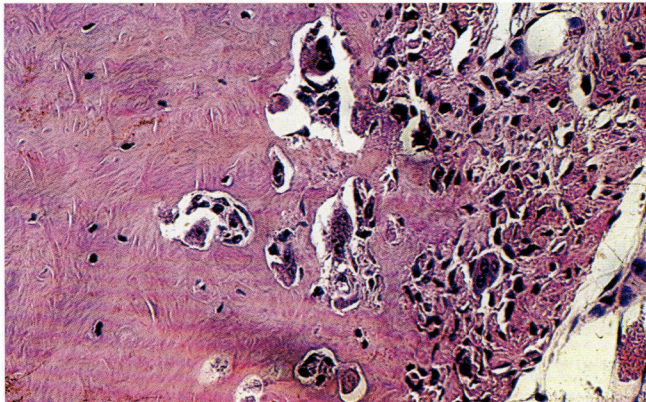

图 12-13　牙周炎牙槽骨吸收
固有牙槽骨见活跃的破骨细胞性骨吸收

7. 牙周膜的基质及胶原变性、降解，由于骨的吸收、破坏，导致牙周膜间隙增宽。

8. 深牙周袋致使根面的牙骨质暴露，可见牙石与牙骨质牢固地附着（图12-14）。

（二）静止期牙周炎的病理变化

1. 沟内或袋壁上皮及结合上皮周围的炎症明显减少，在牙周袋与牙槽骨之间可见大量新生的纤维结缔组织，或见粗大的胶原纤维束增生，其间可见少量的慢性炎症细胞浸润，还可见新生的毛细血管（图12-15）。

2. 牙槽骨的吸收呈静止态，一般看不到破骨细胞。常可见原有的吸收陷窝区有新的类骨质形成。牙槽嵴部位的吸收亦可见有类骨质或新骨形成（图12-16）。

3. 牙根面被吸收的牙骨质也出现新生现象。增生的粗大胶原纤维束附着在根面的牙骨质上，常呈棘状增生像，被吸收的牙骨质也见类骨质或新形成的牙骨质。

4. 牙槽骨吸收与牙周袋形成的三种情况（图12-17）

（1）龈袋（gingival pocket）：又称假性牙周袋。是牙槽骨尚无明显的吸收，牙槽骨的高度并未

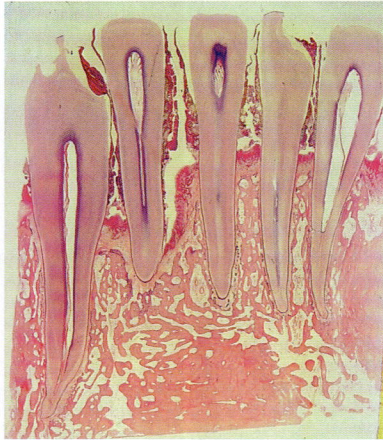

图 12-14　活动期牙周炎
大量牙石附着在根面牙骨质上,牙槽骨呈不同程度的吸收破坏

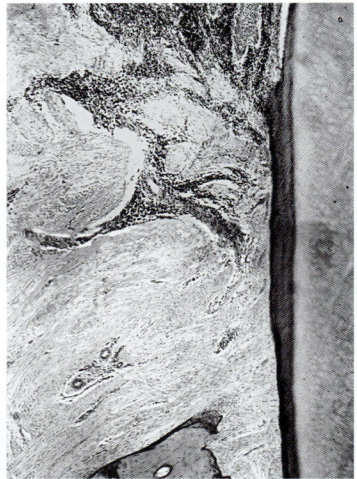

图 12-15　修复期牙周炎
袋壁及沟底处炎症减少,可见大量新生的纤维组织

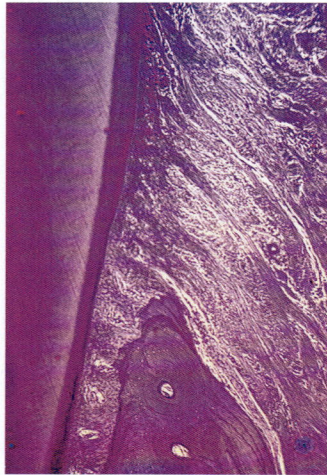

图 12-16　修复期牙周炎
牙槽嵴顶上方可见粗大的胶原纤维束增生,牙槽嵴顶有新骨形成

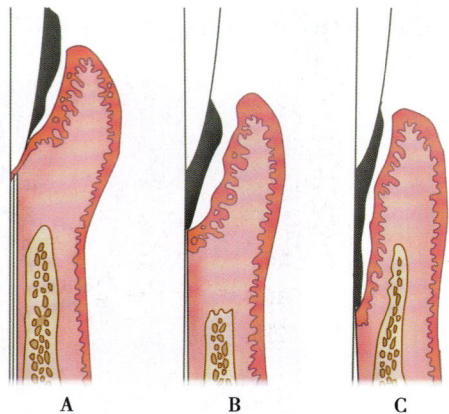

图 12-17　牙周袋的类型及牙槽骨吸收示意图
A. 龈袋　牙槽骨高度未丧失　B. 骨上袋　牙槽骨水平吸收　C. 骨内袋　牙槽骨垂直吸收

ER12-22

画廊:ER12-22
牙槽骨吸收示意图

丧失,仅仅是牙龈组织由于炎症性增生、肿大,导致龈缘覆盖牙冠面形成的龈袋。

（2）骨上袋（supragingival pocket）:牙周袋底在牙槽嵴顶的上方,由于牙槽嵴为水平型骨吸收,其高度明显降低,导致骨上袋形成。

（3）骨内袋（intrabony pocket）:牙周袋位于牙槽嵴顶下方,牙槽骨在袋的侧方,牙周袋处于牙根面与牙槽骨之间。主要由于牙槽骨发生垂直型骨吸收所致。此时牙槽骨的高度变化轻微,但牙根周围的固有牙槽骨吸收、破坏显著。X线表现,骨内袋的牙槽骨呈垂直性吸收,牙周膜间隙明显增宽。

（三）发生在牙周组织的其他病理变化

发生在牙支持组织上的其他病理改变,包括牙周组织的变性、创伤和萎缩。这些病变一旦合并菌斑感染,则会出现牙周炎的各种变化与表征。同时,变性、创伤和萎缩还会加重与促进牙周炎的发生、发展。

1. **牙周变性**　牙周变性是指牙周组织的非炎症性、营养不良性（dystrophic）退行性变、变质、退化等。过去习惯上将牙周症（periodontosis）与牙周变性（periodontal degeneration）作为同义语。

牙周组织变性改变包括水样变性、黏液变性、玻璃样变等。这些病变往往是全身系统性病变的一部分，并不是一种临床上的疾病。这种病变发生在牙周组织中，如合并局部菌斑感染，则可促进牙周炎的发生、发展。

严重的系统性疾病引起牙周组织变性，早已有报告。Gottlieb(1923年)报告了1例男性死于肺炎的患者，其牙槽骨发生广泛吸收，牙周膜间隙增宽、疏松及主纤维束消失，乃命名为牙槽骨弥漫性萎缩(diffuse atrophy of alveolar bone)。此外，Orban与Weinmann(1942年)也描述了牙周症的牙周组织变性病理变化。其后，Goldman(1947年)报告了1例死于痢疾的蛛猴，其牙周组织中有类似于人类变性的改变。沈国祚等(1957年)报告了全身播散性红斑狼疮病例的牙周组织变性改变。郑麟蕃等(1963年、1979年)观察45例因严重系统病死亡者牙颌切片，观察到牙周组织中出现各种退行性变，并观察到一例因高血压长期卧床死于痢疾的患者，同时合并有严重的牙周炎病损。

牙周变性合并菌斑感染后，其临床表现除了与一般牙周炎症状类似以外，常伴有全身性疾患，并可促进和加重牙周炎的发展。

牙周组织变性的病理改变包括牙周膜主纤维束消失并发生水样变性、玻璃样变、病理性钙化、局灶性坏死(图12-18)；牙槽骨及颌骨形成障碍、发生广泛的骨吸收、骨的沉积线紊乱等病理性成骨；牙骨质形成障碍，发生颗粒样钙化等病理性沉积。牙周膜内的血管也发生各种变化，如血管增生、扩张，管壁增厚，管腔狭窄甚至闭塞等改变(图12-19)。

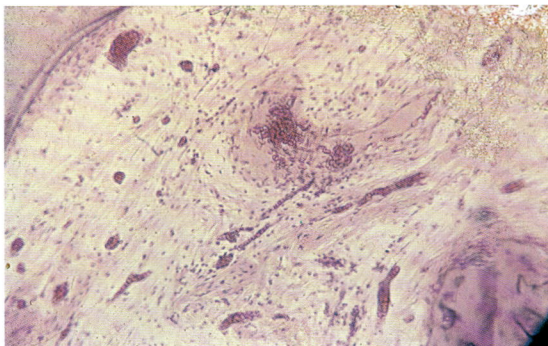

图12-18　牙周变性
牙周膜腔隙增宽，主纤维束消失，形成疏松、水肿的变性组织

2. 牙周创伤　牙周组织的创伤有多种来源，包括咬合创伤、外科创伤、牙髓治疗创伤等，其中咬合创伤(occlusal trauma)可以加重牙周炎的发生、发展。它是一种致伤性咬合关系引起了牙周组织的病理性改变，这种咬合关系称为创伤性咬合(traumatic occlusion)。1999年的新分类中，将咬合创伤纳入到第八大类"发育性或获得性异常及其状况"之中。牙周炎发展至一定程度，常常出现继发性牙周创伤。

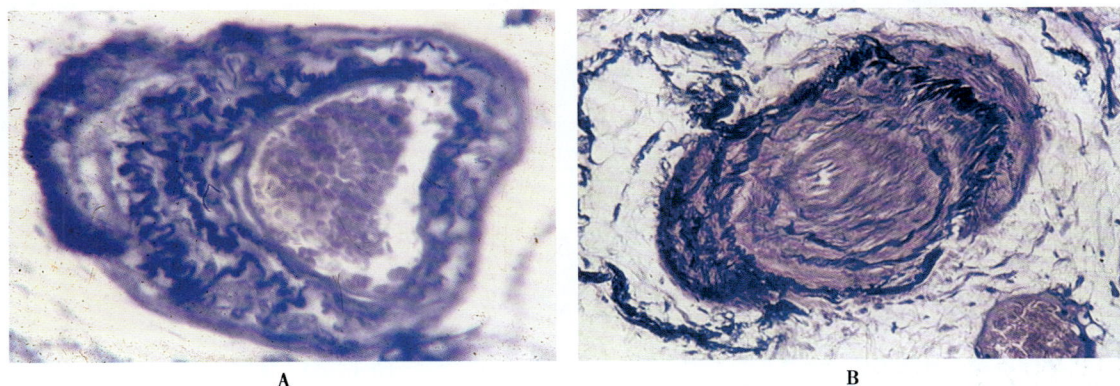

图12-19　牙周变性组织中血管变化
A. 牙槽骨骨髓腔中细动脉弹力膜增生、紊乱　B. 附着龈内小动脉管壁增厚、管腔闭塞

动物实验模拟人类的咬合创伤，最常用的方法是在牙之间加以楔力，使牙受到持续的侧方压力，则可在牙周膜内产生张力侧(tension side)和压迫侧(pressure side)。在组织学上侧方力比垂直力对牙周组织的损伤更加严重。张力侧受牵引的牙周膜纤维被拉紧，牙周膜间隙增宽，主纤维束附着处的牙槽骨及牙骨质出现骨质新生；受压侧的牙周膜纤维松弛，牙周膜变窄，牙槽骨发生吸收，牙周间隙由于暂时受压变窄，而后由于牙槽骨吸收而变宽(图12-20)。

实验研究表明,加到牙的摇晃力,可使牙周膜间隙增宽,牙槽骨吸收、破坏。但是,单纯的咬合创伤,虽然可以引起牙周组织发生病理改变,并不能引起龈炎或牙周炎。一旦除去引起创伤的病因之后,则牙周组织中的创伤性病理变化是可以恢复的。如果咬合创伤同时合并有局部菌斑感染,则可加重炎症的发生与发展。特别是在牙周炎的晚期,由于牙槽嵴的高度降低,轻微的咬合力即可造成严重的咬合创伤,这种由于牙周炎引起的创伤称为继发性咬合创伤(secondary occlusal trauma),它可加重牙周炎的发展,并促进牙松动、脱落。牙周创伤的病理改变为:牙槽骨的骨硬板消失,骨小梁改建,改建后的骨小梁,其分布与受力的分布方向一致,牙根面也可发生吸收(图12-21)。牙周膜间隙增宽,固有牙槽骨吸收,张力侧受牵引的骨硬板出现成层的增生,受压侧的牙周膜组织可有变性、坏死及钙化发生(图12-22)。牙周炎晚期,继发性咬合创伤加重,其组织病理改变也明显加重,出现牙周组织局部坏死、脱落(图12-23)。

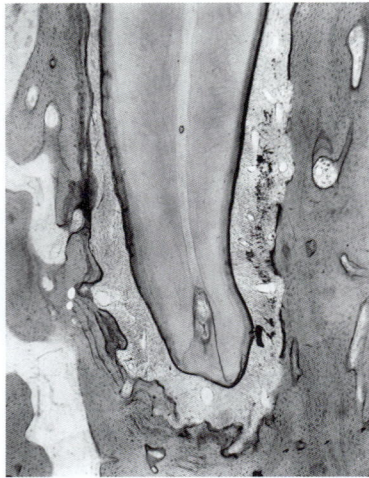

图 12-20 牙周创伤

创伤侧近根尖牙周膜组织内出现坏死、钙化及骨吸收,另侧骨新生

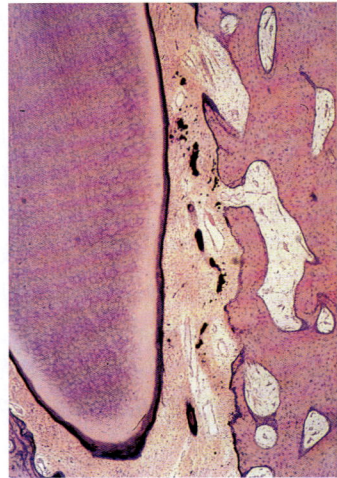

图 12-21 牙周创伤

创伤侧牙槽骨吸收,牙周膜出血、变性及钙化

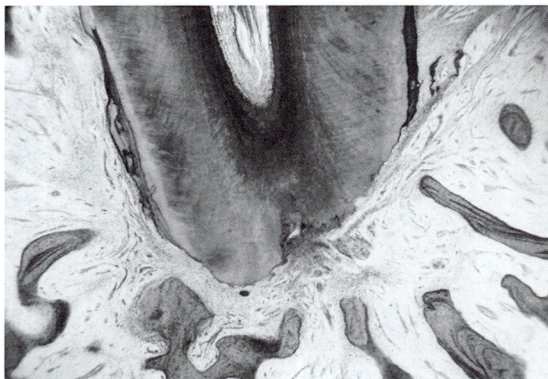

图 12-22 牙周创伤——继发性咬合创伤

牙周炎晚期,牙槽骨骨硬板消失,根面吸收,骨小梁与受力的牙根面呈垂直方向

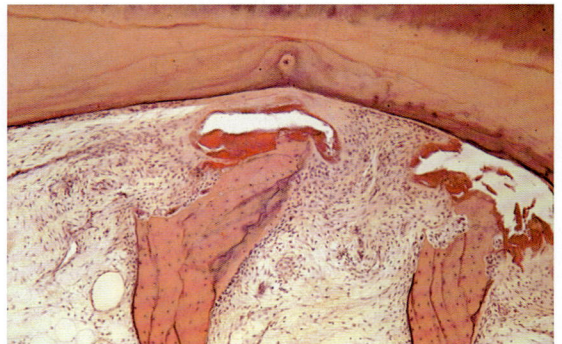

图 12-23 牙周创伤

牙槽骨根分歧处骨组织吸收,牙周膜变性、坏死、钙化

3. 牙周萎缩 牙周萎缩在临床上主要指的是牙龈退缩(gingival recession)。一般先有牙槽嵴的吸收,即先有骨的退缩、牙槽骨高度变低,后出现龈退缩。最常见的牙龈退缩是炎症消退后的组织萎缩。牙周炎时组织水肿、炎症反应,消退后组织发生萎缩。如果宿主的防御能力旺盛,牙周炎得到及时治疗,牙周组织处于修复状态的静止期,则退缩后的牙周袋不深,且炎症亦不明显。

此外,增龄也可引起牙周萎缩,又称为老年性萎缩(senile atrophy)。由于增龄引起的牙龈退缩以及生理性牙继续萌出,致使牙颈部暴露,则易发生牙颈部过敏及根面的龋病。未到高龄的牙龈退缩又称为早老性萎缩(presenile atrophy),可能是由于某些内分泌代谢紊乱,影响了牙周组织的修复再生功能。

局部因素也可引起局限性的牙周萎缩,如食物嵌塞、不良的修复体等局部刺激,一旦去除这些局部因素的刺激,则局限性的牙龈萎缩还可逐渐恢复。过去 Stillman 认为创伤性咬合可引起龈裂(Stillman's cleft),近年研究认为主要是由于局部因素引起牙龈糜烂、溃疡,而导致龈裂(gingival cleft),主要发生于唇颊侧龈缘部位呈倒 V 字形的缺损,也属于牙周萎缩范畴之内。

牙周萎缩的组织病理学变化并不明显,因为萎缩是器官或细胞成分在达到正常成熟之后,又出现缩小或量的减少所致。组织学主要表现为上皮细胞各层次减少,致使上皮变薄,结缔组织成分减少,可见毛细血管扩张。

(于世凤)

第十三章　口腔黏膜病

>> **提要：**

　　口腔黏膜病是指发生在口腔黏膜软组织中的疾病,有些疾病仅发生于口腔黏膜,也有些同时累及全身多处黏膜和皮肤,还有一些病变是全身疾病在口腔中的表征。口腔黏膜病的种类繁多,临床表现和病理变化常互有重叠,还有些疾病的病因尚不明确,对口腔黏膜病进行诊断需要病理与临床表现密切结合、局部与全身表现密切结合。本章第一节介绍口腔黏膜病的基本病理变化,第二节至第五节重点介绍临床较为常见的口腔黏膜病,包括口腔黏膜白色和红色病变、疱性和溃疡性病变、肉芽肿性病变和其他疾病。

第一节　口腔黏膜病基本病理变化

　　口腔黏膜由复层鳞状上皮和固有层结缔组织构成,两者借基底膜相连。发生在口腔黏膜的疾病,主要表现为这两种组织的病理变化,有时也会累及深部的黏膜下层结缔组织、小唾液腺组织、肌组织等。本节重点介绍口腔黏膜常见的病理变化,作为认识黏膜病的基础。需要注意的是,同样的病理变化可出现于不同的疾病中,而同一疾病又可表现多种病理变化,确定疾病的性质需要综合的观察和分析。

（一）过度角化

　　过度角化(hyperkeratosis)是指黏膜上皮的角化层过度增厚,或正常时无角化的上皮表层出现角化。过度角化降低了上皮的透光性,在临床上表现为黏膜发白,常见于口腔白斑、扁平苔藓等疾病。过度角化在组织学上可分为两种类型:角化层细胞核消失,细胞界限不清,形成一层均匀红染的角化物,下方可见明显的颗粒层,称过度正角化(hyperorthokeratosis)(图 13-1A);如角化层中细胞核固缩,未完全分解消失,则称过度不全角化(hyperparakeratosis),其下方的颗粒层一般不明显(图 13-1B)。

（二）角化不良

　　角化不良(dyskeratosis)也称错角化,是指上皮棘层或基底层内单个或一群细胞发生角化。角化不良是个别细胞的成熟前角化,可见于高度增生的上皮钉突中(图 13-1C),也可见于原位癌及鳞

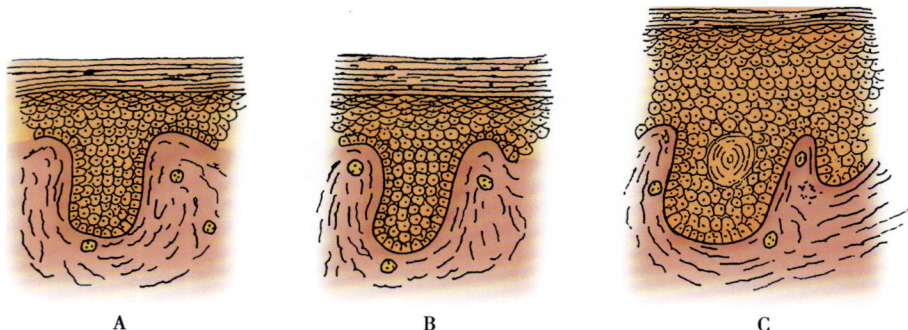

图 13-1　角化异常示意图
A.过度正角化　B.过度不全角化　C.角化不良

状细胞癌。

（三）棘层增生

棘层增生（acanthosis）表现为棘层较正常肥厚，通常因棘层细胞数目增加、层数增多所致，也可由细胞体积增大造成，常伴有上皮钉突的延长或增宽。此病变常见于白斑。

（四）上皮萎缩

上皮萎缩（epithelial atrophy）主要指上皮棘层细胞数量减少，使上皮层变薄。可见于盘状红斑狼疮及口腔黏膜下纤维性变等疾病。

（五）上皮异常增生

上皮异常增生（dysplasia）是一个病理学诊断名词，指上皮增殖和分化成熟过程的异常，常预示癌变危险性的增高。在组织学上，表现为上皮细胞的形态异常，即非典型性（atypia），以及上皮结构的整体紊乱。需要注意的是，这些表现不一定同时出现。

上皮异常增生的组织学表现

上皮组织结构及成熟过程异常	上皮细胞形态的非典型性
上皮层次紊乱	细胞核大小不一
基底细胞极性丧失	细胞核形态异常
滴状钉突	细胞大小不一
核分裂象增加	细胞形态异常
浅层核分裂象	核质比例增加
单个细胞成熟前角化（错角化）	异常核分裂象
钉突内出现角化珠	核仁增大、数量增加
细胞间黏附下降	核深染

上皮异常增生一般从基底层开始，逐渐向上波及整个上皮层，可按严重程度分为轻度、中度、重度三级，但分级标准存在一定的主观性。轻度异常增生（mild dysplasia）：上皮结构紊乱局限于上皮层下 1/3 内，即基底层及副基底层，伴轻微的细胞非典型性（图 13-2）；中度异常增生（moderate dysplasia）：上皮结构紊乱延伸至上皮中 1/3，若细胞非典型性较明显时可诊断为重度异常增生（图 13-3）；重度异常增生（severe dysplasia）：结构紊乱超过上皮 2/3，伴细胞非典型性（图 13-4）。

若上皮全层结构紊乱，伴细胞非典型性改变，但异常的上皮细胞尚未穿破基底膜侵犯结缔组织，即未发生浸润，则可诊断为原位癌（carcinoma in-situ）。如果细胞的非典型性非常严重，即使未达全层也可认为是原位癌。原位癌属于不可复性改变，代表上皮已经发生恶变，进一步将发展为

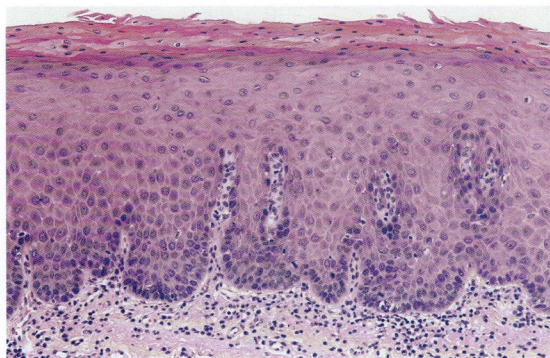

图片：ER13-4 棘层增生

图片：ER13-5 上皮萎缩

画廊：ER13-6 上皮异常增生的组织学表现

学习笔记

图 13-2　上皮轻度异常增生
细胞核质比增加，基底样细胞增多，排列紊乱，但局限于近基底层 1/3 的上皮内，伴部分细胞非典型性

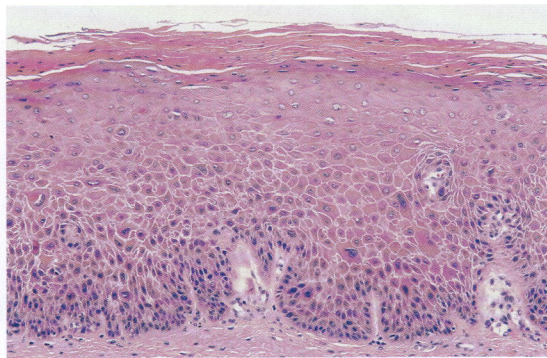

图 13-3　上皮中度异常增生
上皮结构紊乱从基底层延伸至棘层中部，伴较明显的细胞非典型性

学习笔记

浸润癌。

（六）基底细胞空泡性变及液化变性

上皮基底层细胞被破坏而变性或死亡，较轻时细胞内水肿呈空泡状，称空泡性变（vacuolization）；严重时细胞溶解破碎，称基底细胞液化变性（basal cell liquefaction degeneration），基底层失去原有整齐的排列，基底膜也变得模糊，甚至消失。此种病变常见于扁平苔藓和红斑狼疮，上皮和固有层交界区还可见散在或成簇的嗜酸性圆形小体，是变性后凋亡的基底细胞，其细胞核固缩或碎裂、消失，称胶样小体（colloid body）或 Civatte 小体。

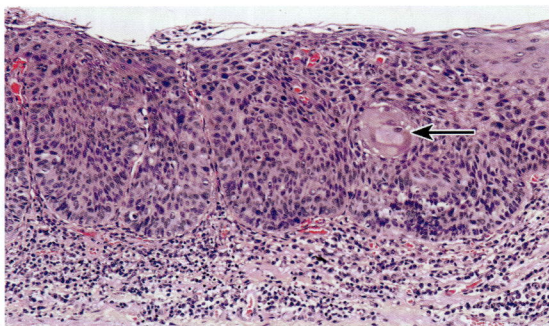

图 13-4　上皮重度异常增生
上皮几乎全层结构紊乱，伴明显的细胞非典型性，右侧上皮中部可见角化珠（箭头示）

（七）棘层松解

上皮细胞间的桥粒连接被破坏，棘层细胞相互分开，称为棘层松解（acantholysis），严重时在上皮内形成裂隙或疱。此种病变常见于天疱疮等。

（八）疱

黏膜局部液体蓄积而形成疱（blister）。疱的内容物可为浆液（水疱）、血液（血疱）及脓液（脓疱）。临床上一般将直径超过 5mm 者称大疱（bulla），小于 5mm 则称为小疱（vesicle），多个聚集成簇的小水疱称疱疹（herpes）。口腔黏膜的疱易因摩擦而破裂，继而形成糜烂或溃疡。

根据疱形成的部位，在组织学上可分为：

1. **上皮内疱（intraepithelial blister）**　也称为棘层内疱，位于上皮棘层内或基底层与棘层之间，多因棘层松解造成，见于天疱疮，也见于病毒性水疱（图 13-5A）。

2. **上皮下疱（subepithelial blister）**　也称为基层下疱，位于基底层与固有层之间，多因基底膜区的蛋白质被破坏或基底细胞变性，使上皮全层与结缔组织分离，见于类天疱疮、疱性扁平苔藓等（图 13-5B）。

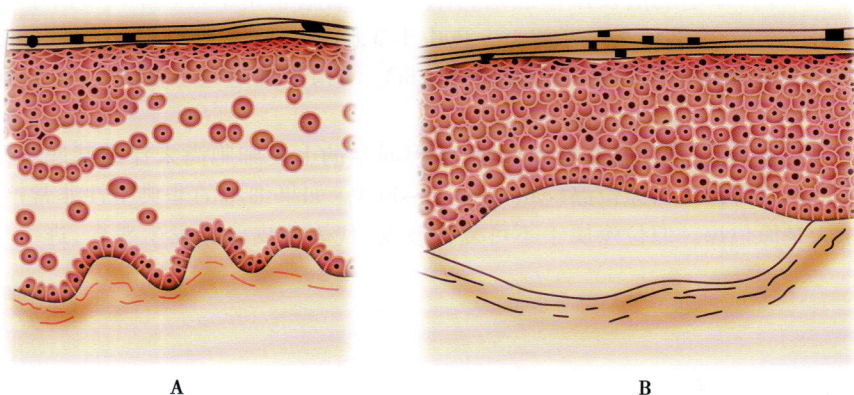

图 13-5　不同部位形成的疱
A. 上皮内疱　B. 上皮下疱

（九）糜烂和溃疡

局部黏膜上皮破坏脱落，如仅为上皮浅层的丧失，未累及全层，称为糜烂（erosion），临床表现为鲜红湿润的糜烂面。如破坏较深，上皮全层坏死脱落而形成明显的缺损和凹陷，则为溃疡（ulcer）。较深的溃疡可波及固有层、黏膜下层，甚至肌层。由于口腔内的湿润环境，在溃疡表面常有假膜（pseudomembrane）形成，也称伪膜，由坏死脱落的上皮细胞、炎症渗出的纤维蛋白和炎症细胞等聚集而成。唇红发生糜烂和溃疡时常在表面形成痂（crust），其成分与假膜相似，但因环境干燥，易于脱水凝固而结痂。

第二节 口腔黏膜白色和红色病变

口腔黏膜一般呈粉红色,影响红色深浅的因素包括上皮的厚度、角化程度、固有层血管的密度和充血程度等,所以咀嚼黏膜呈淡粉色,而非角化的被覆黏膜稍红。上皮过度角化、棘层增生、上皮细胞内或细胞间水肿等组织学改变都会阻碍深部血管的颜色透过,使黏膜局部变白。固有层纤维化和血管减少也能造成白色改变。有时,上皮表面附着的细菌,特别是白念珠菌,会与上皮脱落物、炎症渗出物共同构成黄白色的假膜,类似白色病变,但是假膜可以拭去。导致黏膜变红的组织学改变与白色病变相反,主要是上皮萎缩变薄和固有层血管增生、扩张及充血等。本节所介绍的黏膜疾病,多为以上数种病理变化共存或交替发生,同一疾病既可以表现为白色病变,也可为红色病变,甚至红白混杂的病变。

本节包含的部分口腔黏膜疾病属于潜在恶性病变(potentially malignant disorder),这一概念由世界卫生组织于 2005 年提出,建议用以代替"癌前病变"及"癌前状态"强调其恶变潜能及危险性增加,但并非肯定会发展为癌。世界卫生组织 1978 年对"癌前病变(precancerous or premalignant lesion)"的定义为"形态学上有改变的组织,发生癌的概率远高于其相应部位的正常组织",公认的癌前病变包括口腔黏膜红斑、红白斑和白斑,均为不能诊断为其他疾病的特发性病变。对"癌前状态(precancerous or premalignant condition)"的定义为"较广泛的临床状态,伴随癌变危险性的增高",包括一系列独立疾病或机体健康状态,如口腔黏膜下纤维性变、扁平苔藓、盘状红斑狼疮、光化性唇炎(actinic cheilitis)、慢性增殖性念珠菌病、梅毒性舌炎、先天性角化不良(dyskeratosis congenita)、免疫抑制(immunosuppression)等。目前建议的"潜在恶性病变"一词则涵盖"癌前病变"和"癌前状态"所包括的各种癌变潜在危险。

一、口腔白斑

口腔白斑(oral leukoplakia)是指发生在口腔黏膜表面的白色斑块,不能在临床或病理上诊断为其他任何疾病者,其癌变危险性增加。白斑是一个临床名词,需排除其他疾病或明确原因造成的白色病变,即应为特发性白斑。口腔白斑是最常见的口腔黏膜潜在恶性病变。

【病因】病因不明,但与吸烟密切相关,在吸烟者中的发生率是非吸烟者的 6 倍。其他可能的发病因素包括饮酒、感染、营养不良、日晒等。

【临床表现】人群中发病率约 2%~3%,男性多见。好发于 50 岁以上的中老年人,平均发病年龄 60 岁,30 岁以下者少见。最常见的部位为舌和颊,其他部位如唇红、牙龈、口底等处均可发生。临床表现多样,可分为均质型白斑(homogeneous leukoplakia)和非均质型白斑(non-homogeneous leukoplakia)两类。前者一般界清,整个病变均匀,较为平坦,表面可以光滑、皱褶状、细颗粒状或浮石状。非均质型白斑表面不规则,呈疣状、结节状,或混杂有红斑、溃疡等。其中,表面呈粗糙的乳头状突起者称疣状白斑(verrucous leukoplakia),白色和红色病变混杂者称红白斑(erythroleukoplakia)。口腔白斑患者通常无明显症状。

【病理变化】表面上皮过度角化,因而形成临床上白色的表现。可以分为不全角化或正角化,正角化时可见明显的颗粒层。除过度角化外,白斑上皮层的组织学表现可以为上皮单纯增生或异常增生。上皮单纯增生主要为棘层增生,上皮钉突伸长变粗,但从基底层到角化层的上皮细胞排列整齐,细胞形态无明显改变(图 13-6)。异常增生在白斑中的发生率约 1%~30%,表现为上皮细胞的非典型性及复层鳞状上皮正常成熟过程和分层的紊乱,一般从基底层和副基底层开始,逐渐向上波及整个上皮层(图 13-7)。固有层可见不同程度的慢性炎症细胞浸润。少数情况下,棘层可表现为萎缩。疣状白斑的表面呈乳头状或指状突起,钉突宽而钝圆(图 13-8)。

【预后】与临床正常的黏膜相比,白斑发展为鳞状细胞癌的危险性增高,属于潜在恶性病变,在所有口腔黏膜潜在恶性病变中约占 60%~70%。不同研究中其恶变(表现为异常增生的上皮细胞穿破基底膜侵犯结缔组织)率不同,平均年恶变率小于 1%。最终发展为鳞状细胞癌者在全部白

学习笔记

图片:ER13-12
均质型白斑

图片:ER13-13
白斑恶变

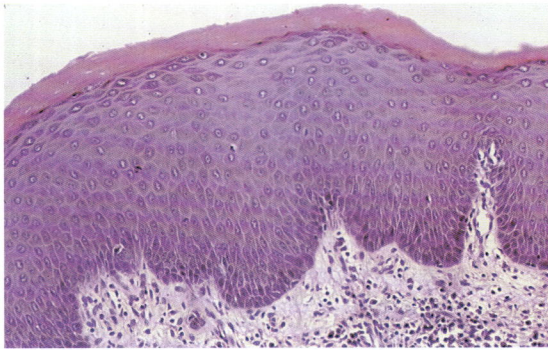

图 13-6　白斑，上皮单纯增生
上皮过度正角化，颗粒层明显，棘层增生

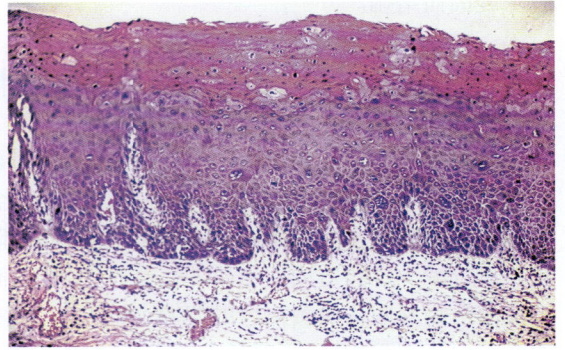

图 13-7　白斑，上皮异常增生
上皮过度不全角化，棘层增生，上皮结构紊乱，
伴细胞非典型性

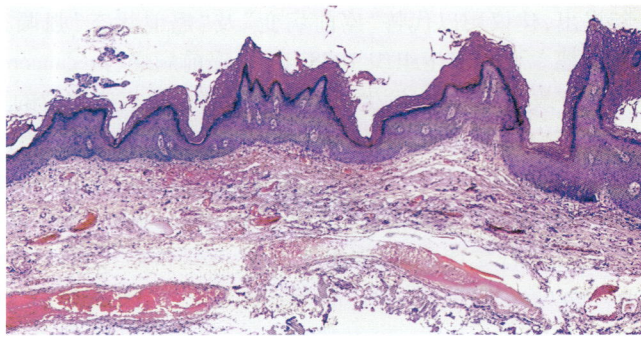

图 13-8　疣状白斑
上皮过度角化，表面高低不平呈乳头状，颗粒层明显

斑中约占 1%~10%，在发生上皮异常增生的白斑中约占 10%~15%。一般认为，随着上皮异常增生严重程度的增加，其癌变危险性也随之增加（图 13-9）。虽然白斑的临床表现与最终是否发生恶变无确切的直接关系，但某些表现可能预示着癌变危险性的增高，值得警惕，如表面呈结节状、疣状，出现红斑、溃疡、变硬和浸润、出血等；发生于特殊部位如口底、舌腹等。

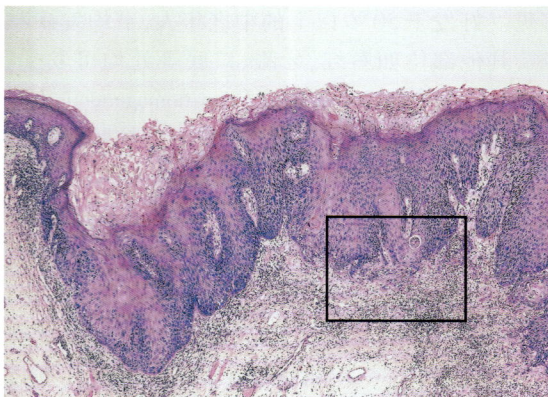

A

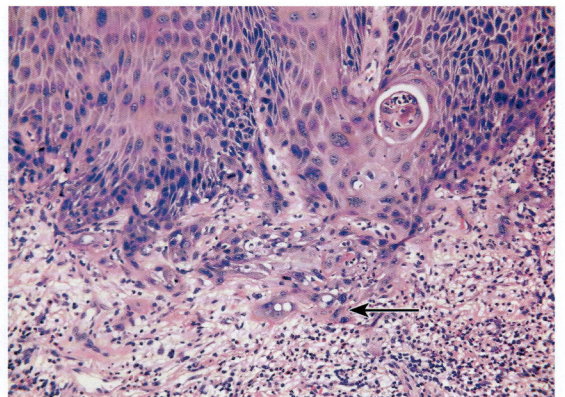

B

图 13-9　白斑癌变
A. 白斑伴上皮异常增生，局部早期癌变　B. 图 A 的局部（方框区）放大，异常的上皮细胞穿破基底膜侵犯结缔组织（箭头示）

二、口腔红斑

口腔黏膜红斑（erythroplakia）是指口腔黏膜出现的鲜红色、天鹅绒样斑块，在临床上及病理上

学习笔记

不能诊断为其他疾病者。红斑是高危险性的潜在恶性病变,多数伴上皮异常增生,部分病变在初次活检时已发展为癌。

【病因】 病因不明,可能与口腔鳞状细胞癌的发病因素相似,包括吸烟、酗酒、不健康的饮食习惯等。

【临床表现】 口腔红斑比白斑少见得多,发病率约为 0.02%～0.83%。50 岁以上的中老年人多见。发病部位常为软腭、口底和颊黏膜等,有时为多发病变。红斑边界清楚,平坦或微凹陷,鲜红色,柔软,呈天鹅绒样。一般范围较局限,无明显症状。有时,也可呈红色及白色混杂的红白斑。

【病理变化】 上皮萎缩常见,表面常因细胞成熟过程异常而无角化或角化减少,又因固有层炎症造成血管增生和扩张,因此呈现临床所见的红色。多数红斑有上皮异常增生,40%为重度异常增生(图 13-10),50%已表现为原位癌或浸润癌(图 13-11)。

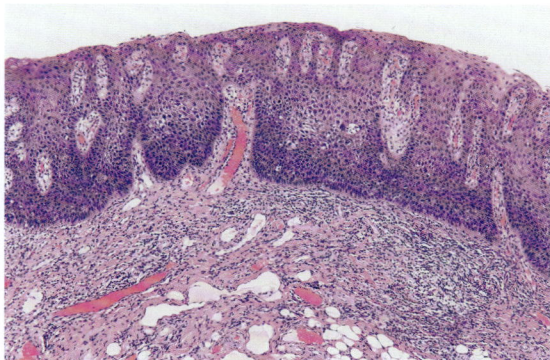

图 13-10 红斑,上皮重度异常增生
上皮局部萎缩,局部钉突增生伸长,固有层血管扩张充血

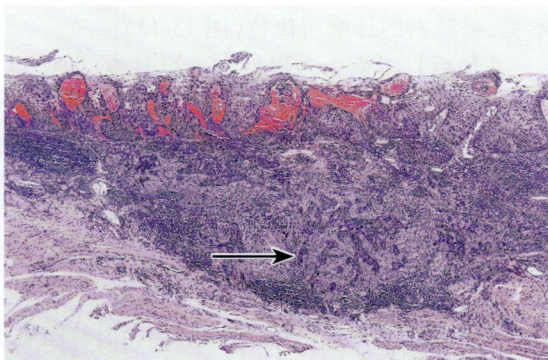

图 13-11 已发展为浸润癌的红斑
固有层乳头内血管明显扩张充血,异常增生的上皮细胞已形成鳞状细胞癌巢(箭头示),浸润深层结缔组织

【预后】 红斑是高度危险的潜在恶性病变,必须尽早诊治。另外,患者的口腔黏膜可能存在区域癌化(field change cancerisation),即在致癌因素的长期作用下,暴露区域内大范围的上皮细胞已发生基因和分子水平上的癌前改变,可能在临床和组织学上尚不能查见异常,但进一步发展为癌的危险性很高。因此,即使红斑病变已经完全切除,也应建议患者定期检查口腔,以便及早发现多发和再发的病变。

三、口腔黏膜下纤维性变

口腔黏膜下纤维性变(oral submucous fibrosis)是一种慢性炎症性疾病,导致口腔黏膜结缔组织的渐进性萎缩和纤维化,最终组织挛缩变硬,动度下降。病变常与嚼槟榔习惯有关,具有慢性进展性和不可复性,同时是潜在恶性病变。

【病因】 本病与嚼槟榔习惯高度相关,多见于印度、东南亚国家、中国台湾和湖南等地。常见食用方法是将槟榔果与熟石灰(能促进槟榔果成分的释放)混合并包在蒌叶中,然后长时间放置在口腔中咀嚼或吸吮,有时还添加烟草、调味剂等多种物质。槟榔果中的槟榔碱(arecoline)等成分可能通过激活炎症细胞,产生大量细胞因子和生长因子,引起胶原代谢异常,包括胶原降解减少、合成增加,也可能产生了较多的不可溶性胶原,最终导致细胞外胶原纤维的交联增加。遗传易感性、缺铁、B 族维生素缺乏和长期食用辣椒等可能起到促进作用。

病变区上皮发生异常增生和癌变主要与嚼槟榔时添加的烟草类致癌剂有关,但也有研究显示添加烟草的槟榔也有致癌性。另一方面,病变区上皮萎缩以及纤维化后供血减少可能起一定作用。

【临床表现】 多见于 20～40 岁的年轻成人,常累及双侧颊黏膜、软腭和唇黏膜,早期黏膜起疱、发红和脱皮,有灼痛感。随后受损区因纤维化和血管减少而明显苍白,表面斑驳呈大理石样。纤维化起自上皮下方,向深层进展,组织失去弹性,可触及黏膜下硬条索,这时上皮萎缩,变得薄而光滑。最终咀嚼肌受累,张口受限,影响进食,严重时可累及咽和食管上部。

ER13-14
画廊:ER13-14
口腔黏膜下纤维性变

检查时还可发现牙和黏膜被槟榔染成棕红色，伴牙周炎和牙根暴露，常接触槟榔的黏膜部位充血发红，有时出现红斑和白斑。

【病理变化】 主要病理表现是上皮萎缩和上皮下纤维化。早期可见上皮下疱和过度角化，晚期则上皮明显变薄萎缩，约7%～26%的活检病例中可见上皮异常增生。结缔组织内胶原纤维玻璃样变，血管和成纤维细胞明显减少，轻至中等程度的慢性炎症细胞浸润。深层的肌组织渐进性萎缩，被致密的纤维所代替（图13-12）。

【预后】 本病为进展性和不可复性，即使停止嚼槟榔，纤维化病变也很难消退。同时有较高的癌变风险，不同报道中癌变率约4%～13%，因此需定期复查。

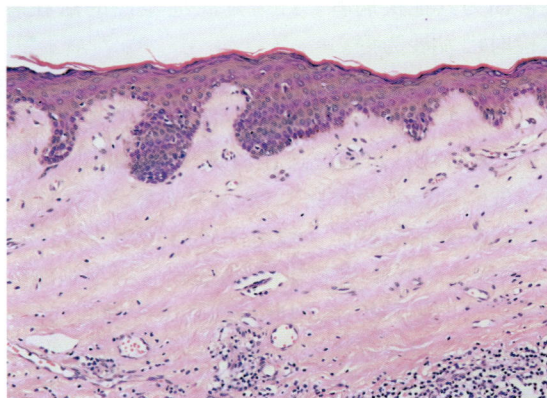

图 13-12　口腔黏膜下纤维性变
上皮轻度萎缩，固有层内大片玻璃样变性的胶原纤维，血管和细胞成分少，伴慢性炎症细胞浸润

四、白色海绵状斑痣

白色海绵状斑痣（white sponge nevus）是一种少见的遗传性发育异常，主要累及口腔黏膜，呈双侧对称分布的白色斑块，一般不需治疗。

【病因】 为常染色体显性遗传病，由编码角蛋白4和/或角蛋白13的基因突变造成，具有高外显率，但表现度差异较大。角蛋白对4和13主要在非角化的黏膜上皮棘层中表达，其编码基因发生点突变，导致口腔黏膜的成熟过程出现异常，棘层细胞内角蛋白丝断裂，并聚集在细胞核周围。

【临床表现】 常于儿童及少年期发现，无性别差异。患者一般无自觉症状，最典型的病变部位是双侧颊黏膜，舌腹、唇黏膜、口底、前庭沟、软腭等部位均可受累。其他黏膜发病则相对少见，如咽、喉、食管、鼻、肛门与生殖器黏膜等，眼结膜和皮肤不受累。临床检查见口腔黏膜呈对称分布的白色斑块，表面皱褶状或绒状，呈不规则增厚；质地较软，如同海绵。斑块边界不清，与正常组织逐渐融合。与白色水肿不同的是，牵拉颊黏膜使组织张力增加，白色斑块仍不消失。

【病理变化】 棘层增生，使上皮显著增厚。表面过度不全角化，棘层细胞普遍水肿而变透明，细胞膜清晰，形成所谓编篮样形态。最具特征性的表现是棘层细胞内见嗜酸性细胞质浓缩，聚集在细胞核周围，电镜下显示这些物质是缠绕成团的角蛋白丝。上皮无异常增生，固有层一般无明显炎症（图13-13）。

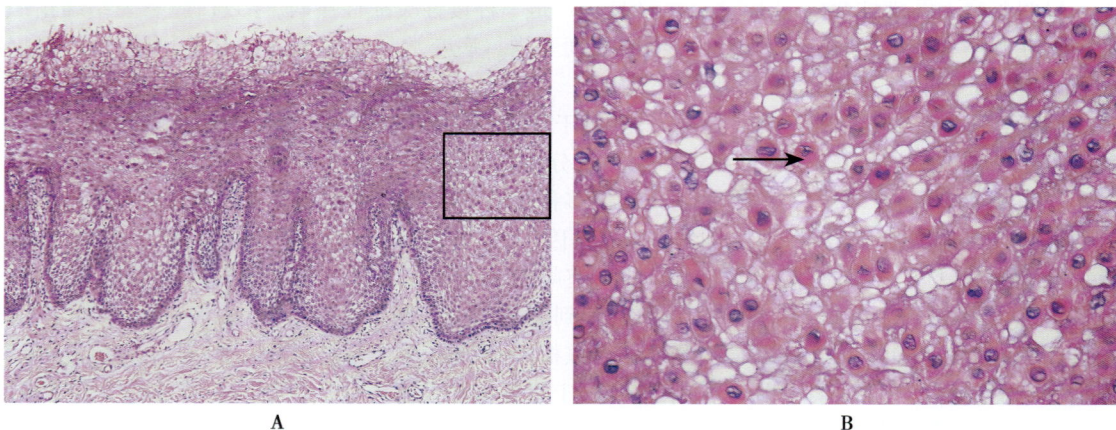

图 13-13　白色海绵状斑痣
A. 表面过度不全角化，棘层增生，细胞内水肿　B. 图 A 的局部（方框区）放大，棘层细胞内见角蛋白浓缩聚集在细胞核周围（箭头示）

ER13-15

图片：ER13-15
白色海绵状斑痣

【预后】病变从婴幼儿期即可出现,到青春期达到高峰,以后不再发展。患者无明显症状,属良性过程,一般无需治疗。

五、白色水肿

白色水肿(leukoedema)是口腔黏膜轻度发白、透明性下降的改变,主要发生于颊黏膜,在人群中很多见,一般认为属于正常变异。

【病因】原因不明,可能与吸烟、咀嚼烟草、饮酒、细菌感染、电化学反应等有关,但均无确切证据,可能与遗传也有一定关系。

【临床表现】绝大多数发生在颊黏膜,有时可见于舌侧缘。患者无自觉症状,检查发现颊黏膜呈弥漫性灰白色或乳白色,双侧对称分布,有时扩展到唇黏膜。牵拉颊黏膜时,不透明的改变会变弱消失。表现显著时,发白区域还可有质地改变,呈薄膜状或皱褶状,不能擦去。

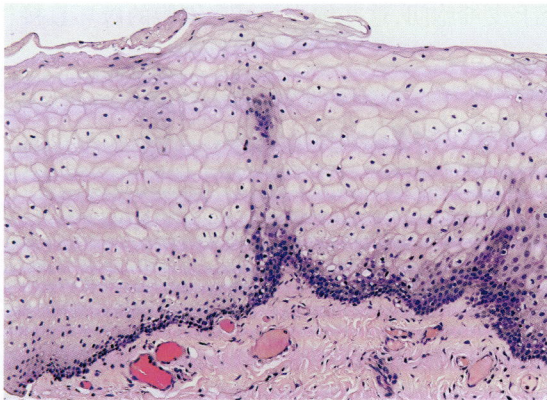

图 13-14　白色水肿
棘层细胞变大,细胞质变透明,可见固缩的小细胞核

【病理变化】上皮变厚,表面不全角化,棘层增生,钉突伸长变宽。棘层细胞内水肿明显,细胞变大,细胞质变透明,其中见固缩的小细胞核(图 13-14)。

【预后】白色水肿无任何危害,也不会转化为恶性病变,不需治疗。

六、扁平苔藓

扁平苔藓(lichen planus)是常见的慢性黏膜皮肤病,属于免疫反应介导的炎症性疾病。常累及皮肤、口腔黏膜和生殖器黏膜。口腔病变常见,在部分病例中可以仅见于口腔黏膜。

【病因】扁平苔藓病因不明,但一般认为其炎症过程由 T 淋巴细胞介导,在组织学上类似于变态反应,可能是始动因素不同、而临床和组织学表现相似的一组病变。始动因素可能包括牙科材料、精神压力、药物、感染等。始动因素导致局部上皮基底细胞释放细胞因子,血管黏附分子表达增多,大量 T 淋巴细胞被趋化并滞留在上皮与结缔组织交界处。在 T 细胞的介导下,上皮细胞凋亡,基底层被破坏。

【临床表现】扁平苔藓相对多见,皮肤病变在人群中的发生率约 1%,口腔病变约 0.1%~2.2%,也可见于咽部及生殖器黏膜。患者年龄多为 30~60 岁,女性多见,男女比例约为 2:3。

口腔黏膜病变常为双侧对称分布,最常见于颊黏膜,特别是颊黏膜后部;其次是舌,主要是舌侧缘;也发生于唇和牙龈,腭部较少受累。本病在临床上表现多样,可呈白色或红色改变,同时伴黏膜质地上的不同变化,可大体上分为网状型和糜烂型。网状型最常见,呈交错的白色网纹,多见于双侧颊黏膜;网纹不明显时形成白色斑块,与白斑难以区别,常见于舌背。糜烂型相对少见,但患者常因疼痛症状而就诊。临床可见黏膜萎缩而形成红色斑块(又称红斑型或萎缩型),病变中心常发生糜烂或溃疡,仔细检查可见病变边缘伴有白纹。糜烂型病变可造成上皮与结缔组织分离,形成疱型扁平苔藓(bullous lichen planus),但较少见。扁平苔藓累及牙龈时,主要表现是萎缩和糜烂,牙龈鲜红、光亮,临床上称为剥脱性龈病损。

患者的主观症状表现不一,一般网纹型可无症状,或仅有黏膜粗糙感和牵张感等。黏膜萎缩时患者有灼痛感及进食刺激性食物时疼痛,发生糜烂时疼痛较明显,甚至导致进食困难。

约 15%~60% 的口腔扁平苔藓患者可见皮肤损害,常见于前臂屈侧和小腿前部,呈多角型紫蓝色小丘疹,直径 2~3mm,顶部扁平,可见细小的白纹,常有瘙痒感。

【病理变化】扁平苔藓的基本病变过程是 T 淋巴细胞聚集于上皮和结缔组织交界处,并引发基底层细胞的破坏。最具特征性的病理改变是基底细胞液化变性和淋巴细胞在紧邻上皮的固有

图片:ER13-16
口腔扁平苔藓

图片:ER13-17
糜烂型扁平苔藓

图片:ER13-18
口腔扁平苔藓的病理变化

层呈带状浸润。表面上皮在长期炎症的作用下,可出现多种形态变化,一般炎症较轻时上皮增生、过度角化,炎症破坏较重时则出现上皮萎缩、糜烂和溃疡。镜下观察,可见上皮表面过度角化,以不全角化多见;棘层可增生、萎缩或两者并存,以增生多见;上皮钉突可以消失,也可呈不规则延长,有时变尖呈锯齿状;基底层细胞空泡性变和液化变性,基底膜和基底细胞层模糊不清,有时甚至形成上皮下疱;在基底层和固有层交界区可见散在或成簇的嗜伊红胶样小体,是凋亡的基底层细胞;固有层见密集的淋巴细胞浸润带,局限于上皮下方,一般不累及黏膜下层;另外,常可见淋巴细胞游走至上皮细胞间,这些细胞与基底细胞的破坏直接相关(图13-15)。

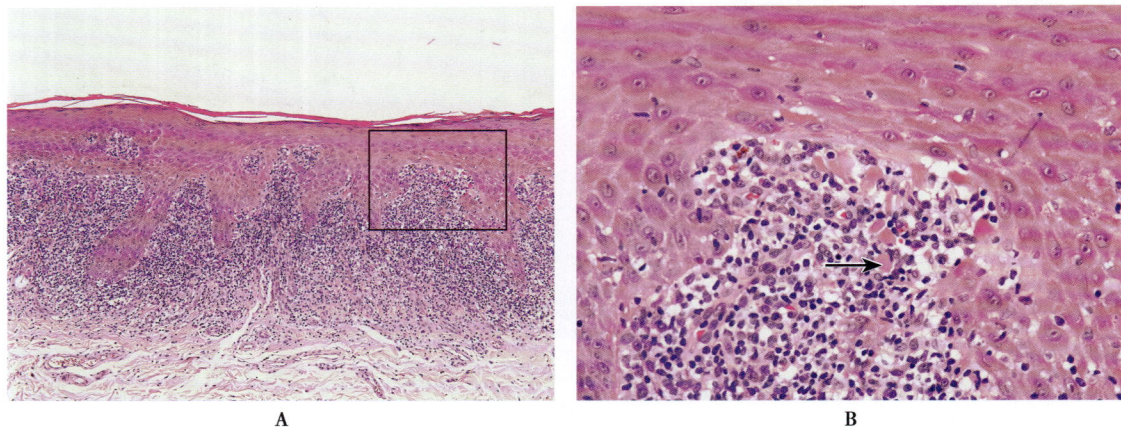

图 13-15　扁平苔藓
A. 上皮表面过度角化,固有层见淋巴细胞浸润带　B. 图 A 的局部(方框区)放大,基底细胞液化变性,基底层和固有层交界区见红染的胶样小体(箭头示)

直接免疫荧光检查,90%~100%的扁平苔藓病变可在基底膜区见血纤蛋白原沉积,但免疫球蛋白和补体较少。

扁平苔藓病变中的上皮细胞没有明显的非典型性。口腔黏膜上皮发生异常增生时,机体对非典型细胞的炎症反应可形成非常类似扁平苔藓的改变,如果异常增生的程度较轻微,可能在组织学上难以区分。

扁平苔藓的组织学表现虽然有一定特征,但并非其特异性表现,苔藓样药物反应、苔藓样银汞反应、移植物抗宿主病(graft-versus-host disease,GVHD)、红斑狼疮等都可以有类似的改变。诊断时应结合临床表现,尤其是病史、病变的外观及分布特点等。

【预后】扁平苔藓为慢性病变,一旦发生,常持续存在。其范围和严重程度随时间波动,但属于良性病变,可长期处于无症状而不需治疗的状态。口腔扁平苔藓是否属于潜在恶性病变,一直存在较多争议。目前多数学者认为其具有轻微的恶变危险性,年恶变率小于0.2%。有人认为,在萎缩型和糜烂型扁平苔藓病变中,上皮对致癌因子的屏障作用减弱,因此更易恶变,但目前尚无确切的支持证据。

七、盘状红斑狼疮

红斑狼疮是一种典型的由免疫反应介导的结缔组织病,或称胶原血管病。临床上主要有两型:系统性红斑狼疮(systemiclupus erythematosus,SLE)和盘状红斑狼疮(discoid lupus erythematosus,DLE),两型均可见口腔病变。系统性红斑狼疮好发于年轻女性,是严重的多器官、多系统疾病,其口腔病变的表现与盘状红斑狼疮的口腔损害相似。盘状红斑狼疮又称慢性红斑狼疮(chronic lupus erythematosus),主要累及皮肤和口腔黏膜,患者可能有关节疼痛表现,但内脏器官不会受累,预后较好。下文主要介绍盘状红斑狼疮。

【病因】为自身免疫病,体液免疫和细胞免疫均参与其中。

【临床表现】主要见于中年人,女性居多。一般无全身症状,病变局限于皮肤及口腔黏膜。皮肤损害最常见的部位是面部和头皮,可在日晒后加重。典型病变呈圆形红斑,表面干燥粗糙,有较多鳞屑。病变常此起彼伏,愈合区的皮肤萎缩,形成瘢痕,可伴有色素沉着或色素减少,累及毛囊则造成永久性脱发。口腔黏膜的病变可见于约3%~25%的患者,但口腔单独发病者少见。常见部位为颊黏膜、牙龈和唇红。病变类似糜烂型扁平苔藓,形成表现多样的白色和红色病变。白色病变呈网状条纹,但常散乱分布,不对称,还可见于扁平苔藓一般不累及的腭穹窿区。红色病变呈萎缩或浅表糜烂的不规则红斑,其边缘可见放射状排列的白色纤细条纹,是盘状红斑狼疮的特征性表现。萎缩和糜烂的病变可造成患者疼痛,在进食刺激性食物时加重。牙龈损害可表现为剥脱性龈病损。

【病理变化】　盘状红斑狼疮病变中,黏膜上皮基底层的角质形成细胞是自身免疫反应的主要抗原,基底层细胞液化变性是其特征性表现。上皮表面过度角化,过度正角化多见,颗粒层明显,可见角质栓塞。棘层萎缩及增生交替出现,低倍镜下上皮层显得极不规则。基底层被破坏,基底膜不清晰。固有层淋巴细胞浸润,常波及黏膜下层,并可混杂其他炎症细胞。上皮下结缔组织内水肿明显,甚至形成上皮下疱。胶原纤维水肿、断裂、变性,有时呈弱嗜碱性均质状,称嗜碱性变(basophilic degeneration)。毛细血管扩张,管腔不规则,血管周围见淋巴细胞浸润(图13-16,图13-17)。由于抗原抗体复合物的沉积,PAS染色可见上皮基底膜区和血管周围增厚。

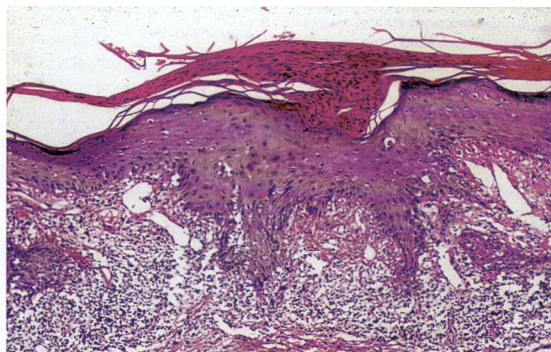

ER13-20
图片:ER13-20
慢性盘状红斑
狼疮

ER13-21
画廊:ER13-21
慢性盘状红斑
狼疮的病理变
化

图 13-16　盘状红斑狼疮
上皮过度角化,角质栓塞形成,颗粒层明显,基底细胞液化变性

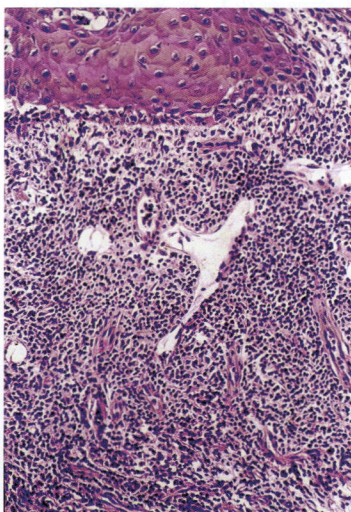

图 13-17　盘状红斑狼疮
固有层毛细血管扩张,管腔不规则,血管周围淋巴细胞浸润

学习笔记

　　在常规病理检查中,盘状红斑狼疮有时不易与扁平苔藓鉴别,但前者上皮棘层形态更不规则,且炎症浸润累及深层结缔组织,并常聚集在小血管周围,而没有扁平苔藓中淋巴细胞在结缔组织乳头层带状浸润的特点。有学者认为鉴别诊断应行直接免疫荧光检查或对皮肤病变做组织学检查。

　　盘状红斑狼疮皮肤病变与口腔黏膜病变的组织学表现相似,其特点是过度角化,常见毛囊开口处形成角质栓塞。

　　对皮肤和黏膜病变进行直接免疫荧光检查,见免疫球蛋白(IgG、IgM 和 IgA)、补体(C₃)和血纤蛋白原在基底膜区呈颗粒状沉积,形成一条翠绿色的荧光带,又称为狼疮带(lupus band)(图 13-18)。

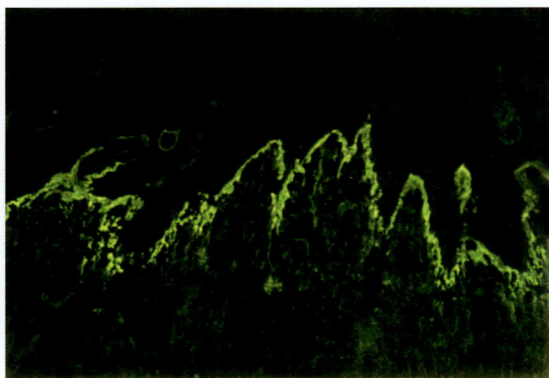

　　【预后】　盘状红斑狼疮的预后比系统性红斑狼疮好得多,病变呈慢性,局限于皮肤及黏膜,约50%的患者可在数年后痊愈,

图 13-18　狼疮带(直接免疫荧光显示 IgG)
盘状红斑狼疮的基底膜区见免疫球蛋白沉积,显示为翠绿色的荧光带

罕有进展为系统性红斑狼疮者。盘状红斑狼疮被认为是一种潜在恶性病变,有病变区上皮恶变为鳞状细胞癌的报道,常发生于唇、颊黏膜。

八、黏膜良性淋巴组织增生病

黏膜良性淋巴组织增生病(benign lymphoadenosis of mucosa)是一种反应性增生性病变,特点是黏膜固有层淋巴组织增生,形成淋巴滤泡。我国郑麟蕃教授于1961年首次正式命名该病,作为口腔领域中一种独立的疾病。多数病例为良性过程,部分病例中出现上皮异常增生并可发生癌变,因此在性质上应属口腔黏膜的潜在恶性病变。

【病因】　病因不清,可能是某种未知抗原刺激所产生的反应性淋巴组织增生。目前免疫病理学检查不支持本病与自身免疫有关。

【临床表现】　发病年龄以21~40岁多见,男性稍多于女性。常见于下唇、颊、腭、舌等处黏膜。临床表现主要有两种,一是糜烂性病变,糜烂区灰白或红白间杂,发生在下唇者容易干裂出血并结痂,在糜烂基础上局部可出现疣状增生;另一型为乳头状瘤样增生物,表面呈乳头、息肉或颗粒状。患者可有自发痛及局部痒感。

【病理变化】　最主要的特点是在黏膜的固有层内出现淋巴滤泡,生发中心组织细胞的细胞质内存在多色体(polychromic body),为数量不等、大小不一的圆形小体,HE染色呈嗜双色性。滤泡中央尚可见嗜伊红团块状物。淋巴滤泡周围的组织中见弥漫的、不同程度的炎症细胞浸润,主要为淋巴细胞,也可见浆细胞和嗜酸性粒细胞。此外,还有胶原纤维及血管的炎症性改变。病变上皮可呈多种变化,增生、萎缩、糜烂、溃疡均可出现,有时混合存在。部分病例可出现上皮异常增生,甚至癌变(图13-19,图13-20)。

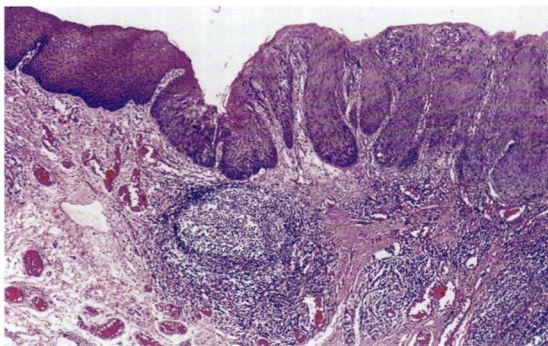

图13-19　黏膜良性淋巴组织增生病
伴有上皮异常增生,固有层内可见淋巴滤泡形成

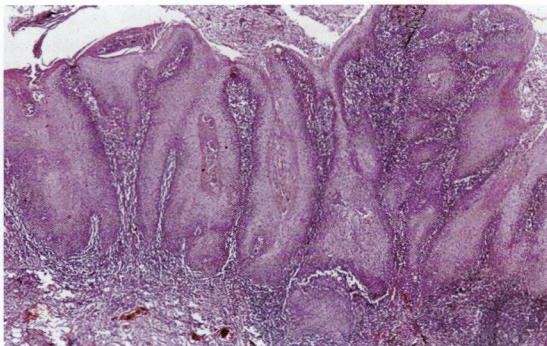

图13-20　黏膜良性淋巴组织增生病癌变

【预后】　有学者根据病例研究,发现此病伴上皮异常增生者约占16%,随访发现癌变者占10%,因此应将其视为潜在恶性病变。

九、口腔念珠菌病

口腔念珠菌病(oral candidiasis)是一种常见的口腔机会性感染,主要由白念珠菌(Candida albicans)感染引起,其临床表现多样。

【病因】　白念珠菌为口腔常驻菌,其致病性较弱,只有当全身或局部存在易感因素时,才会引起疾病。三大类因素决定机体的感染情况,包括机体的免疫状态(如免疫功能不成熟的婴儿、虚弱的老人、获得性免疫缺陷、内分泌紊乱、糖尿病、激素治疗、恶性肿瘤等)、口腔黏膜环境引起的菌群失调(义齿、口干、吸烟、抗生素等)以及白念珠菌的菌株类型。念珠菌感染一般均较表浅,累及口腔黏膜或皮肤表面,只有当机体免疫功能极度低下时,才可能扩散到食管、支气管、肺或其他器官,形成播散性和致命性念珠菌病。

【临床表现】　口腔念珠菌病临床表现多样,按病程可分为急性和慢性,按病变表现又可分为假膜型、红斑型(萎缩型)和增生型。

1. 急性假膜性念珠菌病(acute pseudomembranous candidiasis)　又称鹅口疮(thrush),常

见于颊黏膜、腭部及舌背等处，黏膜表面见柔软、易碎的白色凝乳状斑片，可用纱布擦去，遗留充血糜烂且疼痛的基底部。

2. 急性红斑性念珠菌病（acute erythematous candidiasis）　可因假膜脱去转变而来，也可以一开始即为红斑性。舌背、腭部等处多见，有时整个口腔弥漫性充血发红，局部糜烂，有明显的灼痛等症状。

3. 慢性红斑性念珠菌病（chronic erythematous candidiasis）　常发生于上颌总义齿下方的黏膜面，呈天鹅绒状或增生呈卵石状。

4. 慢性增生性念珠菌病（chronic hyperplastic candidiasis）　又称念珠菌白斑（candidal leuko-plakia），在充血的黏膜表面可见白色斑块，与普通白斑类似，常为非均质型，表面粗糙，呈乳头状、结节状或颗粒状。有时呈红色和白色间杂的混合病变。

5. 念珠菌性口角炎（candida angular stomatitis）　表现为口角区皮肤和黏膜充血、糜烂，伴疼痛，皮肤侧可见皲裂、结痂和脱屑。

6. 正中菱形舌炎（median rhomboid glossitis）　表现为舌背中部后方的慢性红色病变，曾被认为是舌发育过程中侧舌隆突和奇结节联合时的缺陷，目前多认为是念珠菌感染所致，病变区活检标本中约85%可查见念珠菌菌丝。

【病理变化】　病变区上皮增生、水肿，上皮细胞间见炎症细胞浸润，主要是中性粒细胞，尤其在角化层与棘层交界处，见明显的炎症浸润及渗出，中性粒细胞可形成微小脓肿（microabscess）。固有层主要为淋巴细胞和浆细胞浸润（图13-21）。

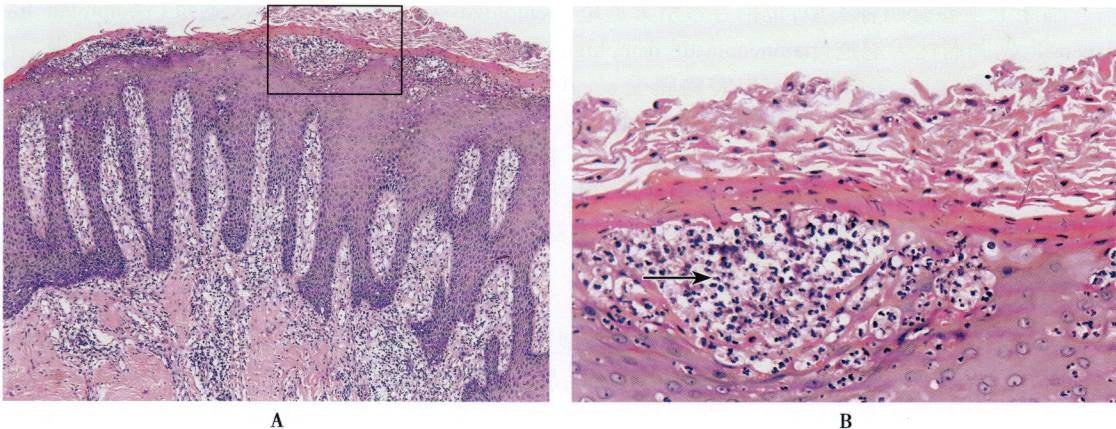

图 13-21　口腔念珠菌病
A. 上皮增生，角化层与棘层交界处见微小脓肿，固有层慢性炎症　B. 图A的局部（方框区）放大，上皮内中性粒细胞浸润形成微小脓肿（箭头示）

使用过碘酸希夫（periodic acid-schiff，PAS）染色，可使念珠菌的细胞壁着色，呈亮丽的洋红色。如能在组织中观察到念珠菌侵入则可确诊念珠菌感染，此时可见菌丝（实际上主要为假菌丝，是变长的细胞）呈一定角度侵入上皮角化层，并终止于与棘层交界处。菌丝直径约2μm，长短不一，可有分支（图13-22）。

假膜主要由大量缠绕的念珠菌菌丝及上皮的角化脱落物、上皮细胞、炎症细胞和纤维蛋白等混合构成。取部分假膜可行涂片快速检查，滴加10%～20%氢氧化钾溶液，能溶解背景中的上皮细胞，而更耐受此溶液的念珠菌孢子和菌丝在显微镜下可清

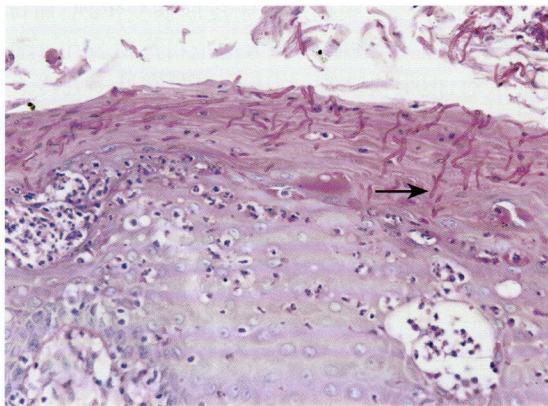

图 13-22　口腔念珠菌病（PAS 染色）
白念珠菌菌丝呈直角侵入上皮角化层，终止于与棘层交界处

晰显示。

在慢性增生性念珠菌病中,棘层增生更加明显,上皮钉突钝圆或呈球状,但乳头层上方的上皮变薄。有时上皮伴异常增生,尤以临床表现为红白斑者多见。

【预后】由于部分病例可见上皮异常增生,被认为是一种潜在恶性病变。念珠菌感染与上皮异常增生之间的关系还不明确,有人认为白斑是原发病变而继发了感染,也有人认为念珠菌可以产生亚硝胺类物质,引起上皮增生和异常增生。

第三节　口腔黏膜疱性和溃疡性病变

口腔黏膜的疱性病变可由病毒感染、免疫性或遗传性黏膜皮肤病、局部创伤等引起。上皮内或上皮下发生细胞破坏、分离,局部液体蓄积而形成疱。口腔内的疱很容易破裂,临床检查常见上皮脱落后形成的糜烂和溃疡。溃疡是口腔黏膜最常见的临床损害,除继发于疱性病变者外,还可作为多种感染性、免疫性、创伤性或肿瘤性疾病的临床表现。本节重点介绍几种常见的或独特的口腔黏膜疱性和溃疡性病变。

一、天疱疮

天疱疮(pemphigus)是一组少见而严重的黏膜皮肤自身免疫性疾病,自身抗原为上皮细胞桥粒蛋白,细胞间连接结构被破坏,形成上皮内疱。如果不经治疗,常导致患者死亡。

临床上主要有四种类型,包括寻常型天疱疮(pemphigus vulgaris)、落叶型天疱疮(pemphigus foliaceus)、副肿瘤性天疱疮(paraneoplastic pemphigus,PNP)及IgA天疱疮(IgA pemphigus)。其中,寻常型天疱疮最常见,多数病例有口腔黏膜受累,并常先于皮肤病变出现。较少见的增生型天疱疮(pemphigus vegetans)是寻常型天疱疮的一种亚型。落叶型天疱疮及其亚型红斑型天疱疮(pemphigus erythematosus)发生于皮肤,无口腔黏膜受累。副肿瘤性天疱疮是由肿瘤诱发的自身免疫反应,机体针对桥粒蛋白和半桥粒蛋白产生多种自身抗体,具有复杂多样的临床、组织学和免疫学表现,常有严重的黏膜糜烂和多形性皮肤损害,甚至多器官受累,也称为副肿瘤性自身免疫多器官综合征(paraneoplastic autoimmune multiorgan syndrome)。IgA天疱疮较罕见,主要为皮肤损害。下文将主要介绍寻常型天疱疮。

【病因】天疱疮为自身免疫性疾病,在寻常型天疱疮中,机体对构成上皮细胞桥粒的一种蛋白质,即桥粒黏蛋白3(desmoglein 3)产生自身抗体,导致细胞间连接被破坏,细胞与细胞间失去黏附而分离。桥粒黏蛋白是组成桥粒—张力丝复合体的蛋白质之一,是一种跨膜蛋白,属于钙黏着蛋白家族。其中桥粒黏蛋白3主要在表皮和口腔黏膜上皮的副基底层表达,因此,寻常型天疱疮形成的上皮内疱位于基底层和棘层之间。约40%以上的患者在病变活动期都可检测出自身循环抗体,其抗体滴度常与病情的严重程度直接相关。

【临床表现】患者年龄分布较广,但常见于40~60岁,女性稍多见。绝大多数病例都有口腔表现,约60%的口腔黏膜病变先于皮肤病变出现,而口腔病变又是治疗过程中比较顽固难愈的,被称为“早来晚走”。口腔黏膜的天疱疮可广泛发生于任何部位,以颊、腭、牙龈黏膜最为多见。初起时为薄壁水疱,但很快破裂,临床检查时常见多处浅表的红斑样糜烂和溃疡,伴明显疼痛。糜烂区一般边界清楚,有时范围很大,呈不规则的地图样。轻轻推压糜烂区之间看似正常的黏膜,可造成上皮分离,形成新的水疱,称为尼氏征(Nikolsky's sign),此现象并非天疱疮所特有,也可见于类天疱疮等其他病变。

皮肤的松弛性大疱主要出现在胸部和背部,同样很快破裂,遗留裸露的红斑,以后结痂。也可出现在生殖器、鼻等其他黏膜;偶尔眼部受累,但不会形成瘢痕。

【病理变化】天疱疮最具特征的病理表现是棘层松解和上皮内疱。寻常型天疱疮的疱位于基底层与棘层之间,基底层细胞仍附着于基底膜上,与下方的结缔组织乳头相连。松解的棘层细胞单个或成簇地漂浮在疱液中,因为失去与周围细胞的连接,在内部张力丝的牵拉下呈圆形,细胞质聚集在核周,称为天疱疮细胞(Tzanck cell)(图13-23)。有时因疱壁脱落,不能观察到棘层上皮,但仍可见一层基底细胞附着于疱底的结缔组织上方,呈绒毛状。固有层见轻度至中等程度的慢性炎症细胞浸润(图13-24)。

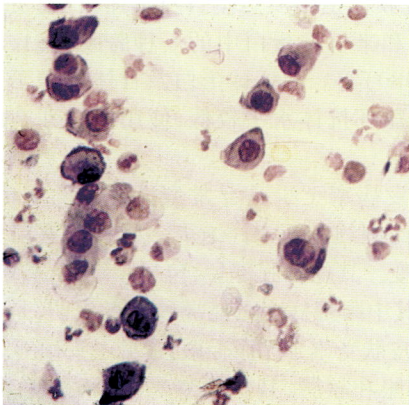

图 13-23　寻常型天疱疮疱液涂片
（吉姆萨染色）
松解的棘层细胞呈圆形，称天疱疮细胞

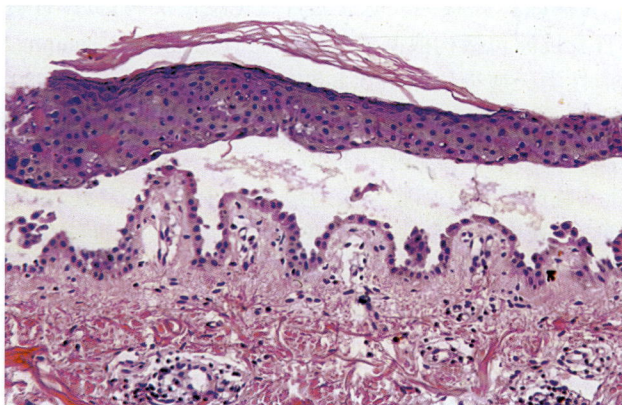

图 13-24　寻常型天疱疮
上皮内疱形成，疱底的基底细胞附着于结缔组织乳头上方，呈绒毛状

使用直接免疫荧光染色技术，能检测到与组织内抗原结合的自身抗体，在上皮棘层呈网状荧光图形，为免疫球蛋白（主要为 IgG）及补体（C₃）在棘细胞间的沉积（图 13-25）。松解的天疱疮细胞膜周围亦可见翠绿色的荧光环（图 13-26）。间接免疫荧光染色可检测患者血清中的抗桥粒黏蛋白 3 自身抗体（称为循环抗体）。

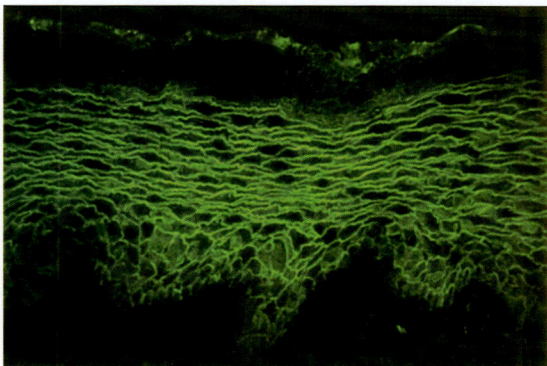

图 13-25　寻常型天疱疮（直接免疫荧光显示 IgG）
棘层细胞间呈网状荧光图形

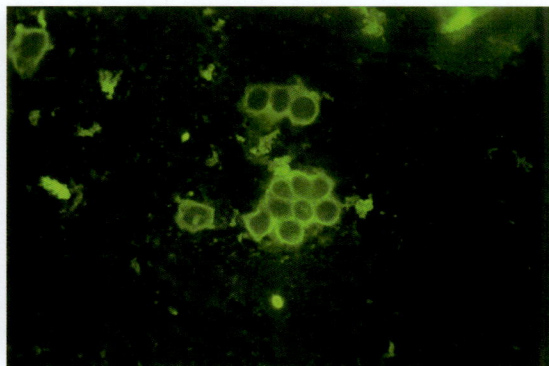

图 13-26　天疱疮细胞（直接免疫荧光显示 IgG）
免疫球蛋白围绕细胞膜沉积，呈翠绿色的荧光环

增生型天疱疮也同样表现为棘层松解和上皮内疱形成，但其上皮明显增生，可呈疣状或假上皮瘤样增生，上皮层内炎症细胞浸润，其中见大量嗜酸性粒细胞，有时形成微小脓肿。

【预后】寻常型天疱疮在全身形成广泛而难以自愈的疱性及溃疡性病变，发展迅速，在类固醇皮质激素治疗方法使用之前，患者常因疼痛、蛋白质及体液丧失、电解质失衡、继发感染而极其虚弱，最终死亡。目前寻常型天疱疮可治愈，但可能病情反复，于缓解后再恶化，病死率约 5%~10%，多数是因长期类固醇皮质激素治疗的并发症所致。与之不同的是，增生型天疱疮表现为相对良性的过程，可自发缓解，有时可完全痊愈。

二、黏膜类天疱疮

类天疱疮是一组临床表现相似的自身免疫性疾病，机体针对基底膜区不同的蛋白质产生自身抗体，因上皮与结缔组织的连接被破坏而形成上皮下疱。常见类型包括大疱性类天疱疮（bullous pemphigoid）和黏膜类天疱疮（mucous membrane pemphigoid），前者主要为皮肤病变，极少发生于口腔黏膜。本节主要介绍的黏膜类天疱疮为慢性疱性疾病，好发于口腔、眼结膜等黏膜部位，很少累及皮肤，也被称为良性黏膜类天疱疮（benign mucous membrane pemphigoid）、瘢痕性类天疱疮（cicatricial pemphigoid）和眼类天疱疮（ocular pemphigus）。

图片：ER13-24
增生型天疱疮

【病因】　黏膜类天疱疮为自身免疫性疾病,机体针对基底膜区蛋白质产生自身抗体,目前发现其自身抗原包括构成基底膜的层粘连蛋白332(laminin 332)和半桥粒蛋白中的一种跨膜蛋白,即大疱性类天疱疮抗原180(bullous pemphigoid antigen 180,BP180)等。免疫球蛋白及补体沉积于基底膜区,破坏上皮与结缔组织之间的连接。患者血清中自身循环抗体水平较低,使用敏感性高的检测手段可在部分病例中检出。

【临床表现】　黏膜类天疱疮虽然少见,但多数人认为其发病率至少是寻常型天疱疮的2倍。多见于50岁以上的成年人,儿童发病罕见。女性多见,男女比例约为1∶2。绝大多数病例有口腔黏膜受累,且常为首先发病的部位,还有不少病例仅有口腔病变。其他黏膜部位,包括眼结膜、鼻腔、咽、喉、阴道等也可受累,病变区黏膜有明显的形成瘢痕倾向,其中眼部病变可能导致患者失明,是本病严重的并发症之一。但是,口腔黏膜病变极少见瘢痕形成。皮肤受累少见而轻微,常见于头颈部。

口腔黏膜的任何部位均可能受累,但最常见的部位是牙龈和软腭,其次为颊黏膜、唇黏膜,唇红病变少见。病变初起为水疱,有时可形成血疱,疱壁较薄而易破裂。但与天疱疮不同的是,临床上偶尔可见完整的疱,可能由于类天疱疮形成上皮下疱,其疱壁比因棘层松解而形成的上皮内疱更厚,也更坚实。临床检查常见多处疱破裂后裸露的上皮下组织,形成较大的浅表糜烂和溃疡,呈红色斑块状,形状不规则,边界清楚,边缘常可见小片的疱壁上皮。病变区尼氏征阳性,有时可轻易地将上皮层整片掀起。有时病变局限于牙龈,呈亮红色的斑块状或融合成溃疡,形成剥脱性龈病损的改变。

【病理变化】　病损部位的上皮全层在基底膜处与结缔组织分离,形成上皮下裂隙或上皮下疱,剥脱的上皮层完整,无棘层松解,基底层细胞与棘层相连。疱底的结缔组织表面平滑,无上皮细胞附着;早期见固有层有少量淋巴细胞浸润,以后炎症加重,可见多种炎症细胞密集浸润(图13-27)。

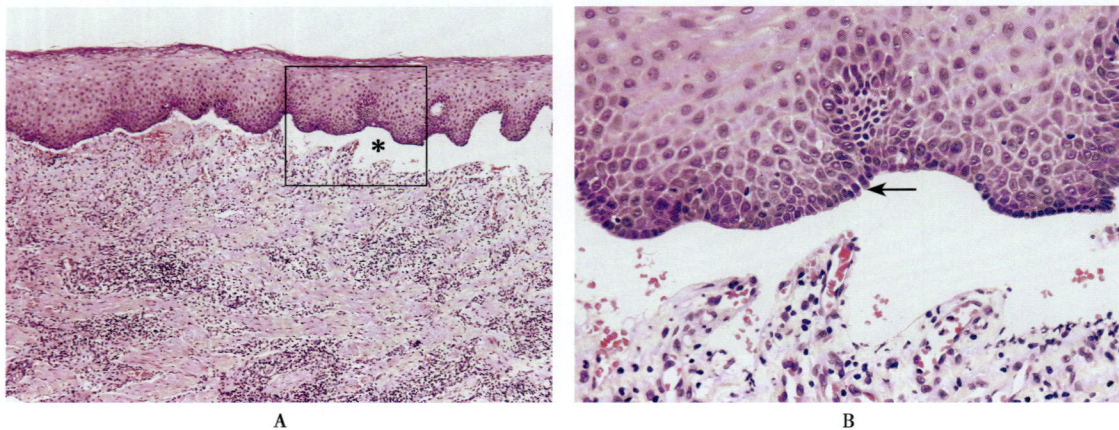

图13-27　黏膜类天疱疮

A.上皮全层剥脱,形成上皮下疱(*)　B.图A的局部(方框区)放大,基底层细胞(箭头示)与棘层相连,位于上皮侧

直接免疫荧光检查,90%的病变区可见免疫球蛋白(主要是IgG,有时IgA也可检出)和补体(C₃)沿基底膜沉积,呈均匀连续的线状荧光带(图13-28)。

【预后】　黏膜类天疱疮为慢性病变,一般进展缓慢,不发生全身蔓延和危及患者生命。但病变区疼痛,单个病变常持续数周方慢慢愈合,如不治疗,黏膜损害可此起彼伏,迁延不愈,造成患者病痛虚弱。近25%的口腔病变患者可出现眼部损害,需及早治疗。

三、单纯疱疹

单纯疱疹(herpes simplex)是最常见的黏膜皮肤疱性病变,由单纯疱疹病毒(herpes simplex virus,HSV)感染引起。原发性感染常发生于儿童期,以后病毒处于潜伏状态,再活化后导致复发性疱疹。

【病因】　单纯疱疹病毒属于疱疹病毒(human herpesvirus)家族,该家族的其他成员还包括水痘带状疱疹病毒(varicella-zoster virus,VZV)、EB病毒(epstein-barr virus,EBV)、巨细胞病毒(cytomega-

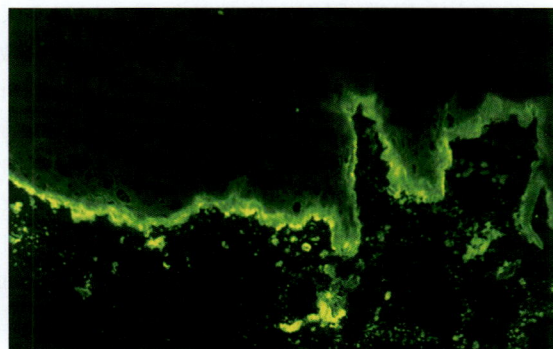

图 13-28 黏膜类天疱疮（直接免疫荧光显示 IgG）
基底细胞与棘层相连，脱落疱壁的基底膜区有免疫球蛋白沉积，呈绿色荧光带

lovirus，CMV）等，属于 DNA 病毒。其共同的感染特点是原发感染痊愈后，病毒潜伏于特定类型的人体细胞中，再活化后可造成复发性感染。

单纯疱疹病毒广泛存在，至 60 岁时人群中 90% 的人都感染过。可分为 1 型（HSV-1）和 2 型（HSV-2），口腔及面部疱疹多由 1 型病毒引起。病毒初次感染个体后，沿三叉神经髓鞘至三叉神经节，呈潜伏状态。在日晒、寒冷、创伤、精神压力、免疫低下等诱因的作用下，病毒被再次激活，沿三叉神经回到初次感染的表面上皮进行复制，引起复发性局部疱疹。复发感染痊愈后，病毒又回到三叉神经节潜伏，仍具有再次激活的潜力。病变组织和唾液中含有活化的病毒，可发生接触传染。不过，复发性感染由个体体内潜伏的病毒激活引起，由外界病毒再次感染的可能性极小。

【临床表现】 原发性和复发性感染均有自限性。原发性单纯疱疹（primary herpes simplex）发生于未感染过单纯疱疹病毒的个体，多见于儿童。多数原发感染无明显临床症状，有症状的原发感染则主要表现为急性疱疹性龈口炎（acute herpetic gingivostomatitis），口腔黏膜和口周皮肤发生广泛的疱疹及溃疡，并伴发热、不适、淋巴结肿大等全身症状。口腔黏膜的疱疹可发生于任何部位，包括硬腭、牙龈和舌背等处。开始为成簇的 2～3mm 小疱，很快破裂，形成圆形、界清的浅表溃疡，边缘充血，以后融合为形状不规则的大溃疡；牙龈则红肿、糜烂。溃疡区疼痛明显，一般 7～10 天后自愈。

复发性单纯疱疹（recurrent herpes simplex）的表现类似原发病变，主要发生于原发部位或病毒潜伏的神经节所支配的上皮区域，但常为单侧且局限。最常见的部位是唇红缘及唇周皮肤，即唇疱疹（herpes labialis）。口腔内病变少见，局限于角化黏膜，如硬腭、牙龈、舌背等处。患者可有刺痛、刺痒等前驱症状，然后在红斑的基础上出现成簇小疱，小疱融合，以后破裂、渗出，出现溃疡及结痂，伴有疼痛。7～10 天后自愈，很少继发感染，也不遗留瘢痕。

【病理变化】 主要依据临床表现确诊，有时可将疱液涂片染色以辅助诊断。组织学上可见上皮浅层细胞间水肿，棘层内液体积聚而形成上皮内疱，疱内含炎性渗出物及炎症细胞。在疱底可见上皮细胞呈气球样变性（ballooning degeneration），即细胞内明显水肿，细胞增大变圆，细胞质染色变浅而呈透明样，常见于病毒感染的上皮细胞。细胞核呈毛玻璃样，有时可见核内病毒包涵体，还可见被病毒感染而不完全分裂的上皮多核巨细胞。溃疡形成后，则可见上皮全层被破坏。

四、复发性阿弗他溃疡

复发性阿弗他溃疡（recurrent aphthous ulcer），也称为复发性阿弗他口炎（recurrent aphthous stomatitis）或复发性口腔溃疡，以溃疡及疼痛为主要症状，是非常常见的口腔黏膜病，在不同人群中的发病率约 5%～66%，平均 20% 左右。常于青少年期发病，反复发作，但随年龄增长可逐渐好转。

【病因】 病因尚不清楚，有证据显示可能与局部免疫功能异常有关，T 细胞介导的免疫反应及其产生的肿瘤坏死因子 α（tumor necrosis factor-α，TNF-α）在黏膜损伤中起主要作用。在不同的患者群中似乎有不同的诱因，可归为原发性免疫失调、抗原暴露增加和黏膜屏障功能下降等三大类，包括遗传易感性、内分泌紊乱、精神压力、免疫失常、对创伤的过激反应、感染、过敏、胃肠道疾病、贫血、营养缺乏、戒烟等多种复杂诱因。

【临床表现】 临床可分为四型，即轻型（minor）、重型（major）、疱疹样型（herpetiform）和复杂型（complex）。轻型最为常见，发生于非角化黏膜，常为单个溃疡，每次发作不超过 6 个。最典型的表现为圆形或椭圆形的溃疡,直径小于1cm,表面覆盖黄白色假膜,周围有清楚的红晕。初起3天较疼痛,7~14天愈合,无瘢痕形成。重型的单个溃疡大于1cm,破坏深,疼痛明显,持续时间长,数周甚至数月才愈合,常遗留瘢痕,曾被称为复发性坏死性黏膜腺周围炎(periadenitis mucosa necrotica recurrens,PMNR)。疱疹样型则表现为数量众多的成簇的小溃疡,开始时针尖大小,逐渐变大并融合成不规则溃疡。疱疹样型主要发生于非角化黏膜,但腭和牙龈也可受累。复杂型也称严重型(severe),单个溃疡与轻型表现类似,但患者口腔的多发溃疡此起彼伏,迁延不愈,长期疼痛不适可导致患者营养不良、身体虚弱。

复发性阿弗他溃疡还可以作为白塞综合征(Behçet's syndrome)的表征之一。白塞综合征是一种罕见的多系统炎症性疾病,主要发生于年轻成人,男性多见。病因不明,一般认为遗传背景造成免疫功能异常,在外界因素作用下,引发广泛的血管炎,造成多种组织的损伤。白塞综合征的常见表征包括口腔黏膜复发性阿弗他溃疡、眼部病变和复发性生殖器溃疡。其中口腔黏膜复发性阿弗他溃疡见于多数患者,并常为首发症状。其他系统受累可表现为关节炎、头痛、神经障碍、脑炎和脑膜炎等。

【病理变化】复发性阿弗他溃疡具有特征性的临床表现,需要排除其他疾病时才进行活检。组织学表现为非特异性溃疡,表面见纤维蛋白渗出及中性粒细胞浸润,下方为炎性肉芽组织,表现为毛细血管和成纤维细胞增生,组织水肿,密集的急性和慢性炎症细胞浸润(图13-29)。

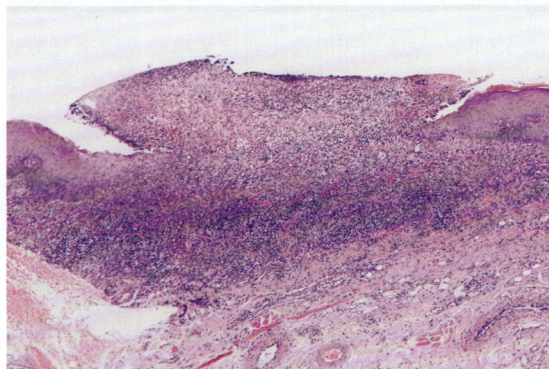

图 13-29　复发性阿弗他溃疡
局部上皮破坏缺失,表现为非特异性溃疡,表面见纤维蛋白渗出及炎症细胞浸润,下方为炎性肉芽组织

五、创伤性溃疡

机械损伤、热、电、化学等创伤均可导致口腔黏膜的急性或慢性损伤,造成表面溃疡,称创伤性溃疡(traumatic ulcer),通常可自愈。嗜酸性溃疡(eosinophilic ulcer)是慢性创伤性溃疡的一种特殊类型,愈合缓慢,伴疼痛,深层因炎症反应而似呈浸润性,临床上常疑为恶性肿瘤,也称为创伤性肉芽肿(traumatic granuloma)、创伤性溃疡性肉芽肿(traumatic ulcerative granuloma,TUG)、创伤性嗜酸性肉芽肿(traumatic eosinophilic granuloma)、伴间质嗜酸性粒细胞增多的创伤性溃疡性肉芽肿(traumatic ulcerative granuloma with stromal eosinophilia,TUGSE)。

【病因】致伤原因多种多样,常见为意外咬伤、修复体或残冠、残根锐缘损伤、牙科操作损伤、精神性自伤、局部应用腐蚀性药物、放射治疗等。婴儿舌腹(偶尔舌背)前部因乳前牙导致的慢性创伤性溃疡称里加病(Riga-Fede disease)。嗜酸性溃疡可能与创伤有关,但50%以上的患者无确切创伤史,也有人认为和药物反应及过敏反应有关。

【临床表现】创伤性溃疡最常见的部位是下唇、舌和颊黏膜。急性溃疡为急性炎症表现,局部红肿、疼痛,表面见黄白色假膜,周围红晕。慢性溃疡则疼痛不明显,表面亦见黄色假膜,其周围组织高起、卷曲,有过度角化;基底较硬,似有浸润,实际是慢性炎症和瘢痕造成的。硬腭创伤可引起小唾液腺缺血性坏死,造成大而深的慢性溃疡,称坏死性唾液腺化生(necrotizing sialometaplasia)。

嗜酸性溃疡最常见的部位是舌后部侧方,可有明显疼痛,直径从0.5cm至数厘米,较深,边缘组织因修复反应而增厚,可见白色条纹,触诊基底较硬,有浸润感。

【病理变化】急性溃疡可见明显的假膜,由纤维蛋白渗出及中性粒细胞浸润构成,其边缘上皮轻度增生。溃疡底部为肉芽组织,见毛细血管增生和扩张,混合性炎症细胞浸润。当溃疡开始愈合时,可见边缘上皮开始再生,在纤维蛋白凝固物的下方爬行并逐渐覆盖肉芽组织。慢性溃疡的底部也为炎症肉芽组织,更深层有明显的纤维增生,形成瘢痕;由于持续的创伤或局部细胞因子表达不足,可能不发生上皮再生。嗜酸性溃疡在组织学上类似慢性创伤性溃疡,炎症细胞浸润深而广泛,可达肌层,造成肌组织变性;炎症区成纤维细胞增生,血管内皮细胞肥大,浸润的炎症细胞包括嗜酸性粒细胞、组织细胞、淋巴细胞等,其中嗜酸性粒细胞浸润是其特征性表现(图 13-30)。

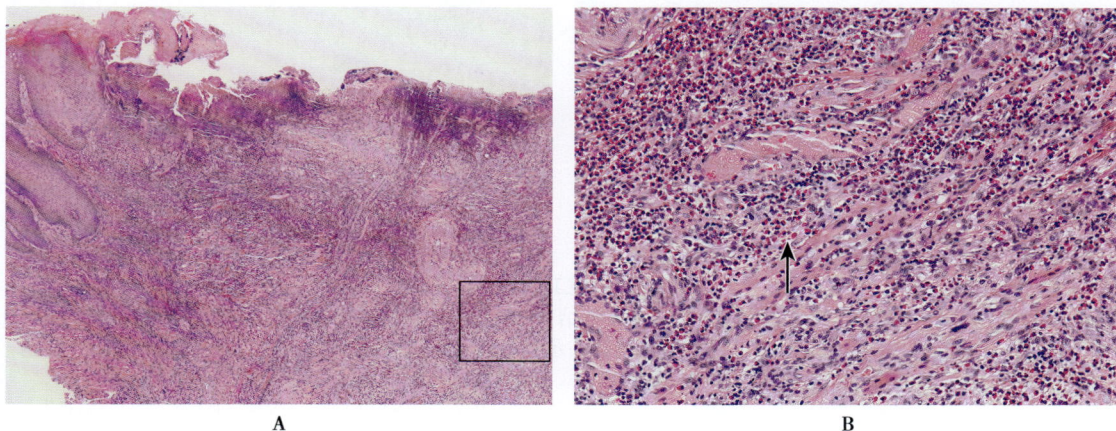

图 13-30　嗜酸性溃疡
A.表面溃疡,炎症浸润深达肌层　　B.图 A 的局部(方框区)放大,肌束间见大量嗜酸性粒细胞浸润(箭头示)

【预后】去除病因并保持口腔清洁,创伤性溃疡通常几天后愈合。坏死性唾液腺化生一般在几周内自愈。嗜酸性溃疡愈合缓慢,甚至长达几个月,很少能在 3~10 周内自愈,多需治疗干预,如病变内激素注射或外科切除。需要注意的是,口腔黏膜溃疡如超过 2 周仍不愈合或溃疡变大,应进行活检。

第四节　口腔肉芽肿性病变

肉芽肿(granuloma)是由巨噬细胞及其衍生的细胞局限性浸润和增生所形成的结节状病灶,其本质是迟发型超敏反应介导的特殊类型的慢性炎症。按病因可以分为感染性和免疫性两大类,前者如结核,后者包括结节病、口面部肉芽肿病等。

一、结核

结核为慢性感染性疾病,由结核分枝杆菌(*Mycobacterium tuberculosis*)引起,以肉芽肿性炎症为主要表现。

【病因】口腔结核(oral tuberculosis)很少见,常继发于肺结核,由含致病菌的痰种植感染引起。血行感染少见,可引起颌骨结核性骨髓炎(tuberculous osteomyelitis)。原发性口腔结核罕见,可见于儿童和青少年的牙龈和龈颊沟等部位。

【临床表现】头颈部最常见的结核感染部位是颈淋巴结、喉和中耳,口腔和腮腺等部位相对少见。口腔结核多见于中年人,常发生于舌、腭、唇等部位,形成慢性无痛性溃疡或结节。典型表现为舌背中部溃疡,其形状不规整,有棱角或呈星形,边缘悬突状,底部苍白且凹凸不平。溃疡底部呈浸润性的硬结,长期不愈合。

【病理变化】典型的肉芽肿性炎症常见于溃疡底部的组织。因结核杆菌引发细胞介导的超敏反应,巨噬细胞聚集成结节状,其中心干酪样坏死,周围围绕着淋巴细胞和成纤维细胞。巨噬细胞有丰富的嗜酸性细胞质,类似上皮细胞,因此被称为上皮样细胞(epithelioid cell)。多个融合的上皮样细胞形成多核巨细胞,其细胞核沿细胞的外周排列,称朗汉斯巨细胞(Langhans giant cell)(图 13-31)。采用齐-内染色法(Ziehl-Neelsen stain)或其他抗酸染色方法可在病变组织中检出结核杆菌,但组织中的致病菌相对较少,阳性率约 27%~60%。

图片:ER13-28
口腔黏膜结核

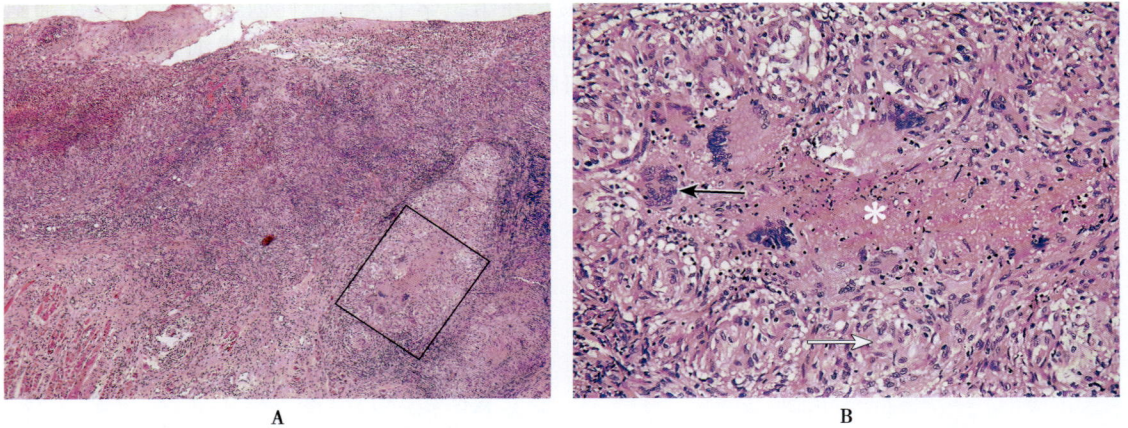

图 13-31　口腔黏膜结核

A. 黏膜局部溃疡,炎症深达肌层,固有层可见肉芽肿结节　B. 图 A 的局部(方框区)放大,肉芽肿结节由上皮样细胞(白箭头示)和散在的朗汉斯巨细胞(黑箭头示)构成,中心干酪样坏死(*),周围围绕着淋巴细胞和成纤维细胞

二、结节病

结节病(sarcoidosis)是一种多系统肉芽肿性疾病,特征为非干酪性肉芽肿,主要累及肺和淋巴组织,口腔黏膜偶尔受累。

【病因】病因不明,可能是在遗传易感性的基础上,对环境中不明抗原的异常免疫反应。可能的抗原包括微生物(分枝杆菌、EB 病毒等)和自然环境中的木屑、花粉、泥土等。由于抗原刺激过重、过久或免疫失调导致细胞免疫功能低下,引发慢性肉芽肿性改变。

【临床表现】常见于 40 岁以下的成年人,女性多见。任何器官均可受累,但以淋巴结、肺、皮肤、眼、唾液腺最为常见。约 90% 的患者可通过胸部 X 线片查见异常,通常为双侧肺门淋巴结肿大。60%~75% 的患者血清中血管紧张肽 I 转化酶(angiotensin I -converting enzyme, ACE)水平升高。头颈部主要表现是颈淋巴结肿大、唾液腺特别是腮腺肿大及口干。口腔黏膜偶尔受累,可以表现为无痛性黏膜下肿物、孤立性丘疹或颗粒状增生,常见于颊黏膜。患者可伴有发热、胸痛、干咳、虚弱等症状。

【病理变化】镜下可见典型的肉芽肿性炎症。肉芽肿结节由排列紧密的上皮样组织细胞构成,还可见混杂其中的多核巨细胞,形态同朗汉斯巨细胞或异物巨细胞样,结节边缘围绕着淋巴细胞(图 13-32)。病变晚期上皮样细胞变性,结节缩小,周围可发生纤维化。

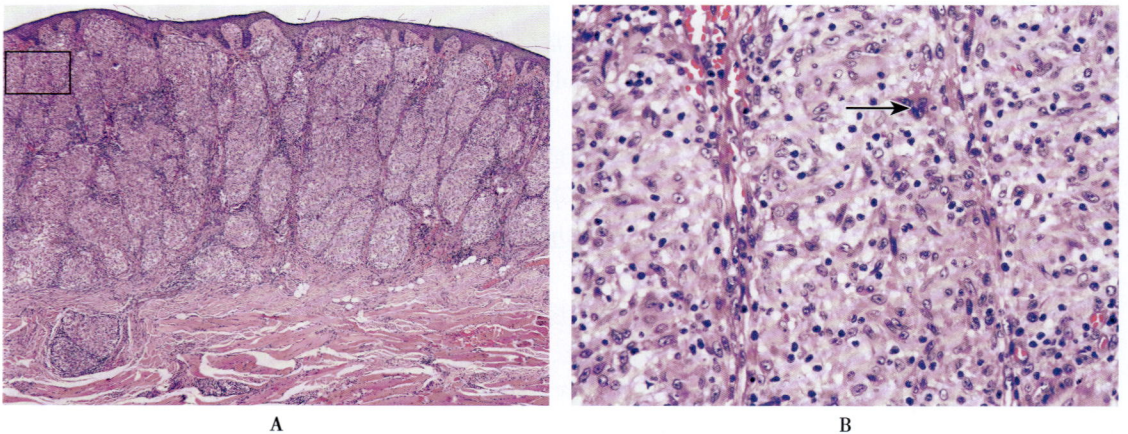

图 13-32　口腔黏膜结节病

A. 黏膜固有层见密集排列的肉芽肿结节　B. 图 A 的局部(方框区)放大,肉芽肿结节由上皮样组织细胞构成,可见混杂其中的多核巨细胞(箭头示),淋巴细胞较少,无坏死

结节病的组织像与结核类似,主要区别是结节病的结节内有大量上皮样细胞,淋巴细胞较少,还可见血管,一般无干酪样坏死;结核病的结节中央为上皮样细胞,周围有较为明显的淋巴细胞浸润,而且结节内一般无血管,因而常可见明显的干酪样坏死。

【预后】约60%的病变在2年内不经治疗而自发消退。部分病变比较顽固难治,约4%~10%的患者可因肺、心脏或中枢神经系统并发症而死亡。

三、口面部肉芽肿病

口面部肉芽肿病(orofacial granulomatosis,OFG)是比较少见的炎症性疾病,病变为非干酪性肉芽肿,引起口腔和面部软组织的慢性复发性无痛性肿胀,唇部为最常见的发病部位。这一疾病名称由 Wiesenfeld 于 1985 年提出,现已被广泛接受,它涵盖了以往被称为肉芽肿性唇炎(cheilitis granulomatosa)和梅-罗综合征(Melkersson-Rosenthal syndrome)等临床表现有所不同、组织学均为非特异性肉芽肿性炎症的几种病变。

【病因】病因不明,一般认为由免疫介导,可能为超敏反应,其起因多种多样,如某些食物或食品添加剂,但最终都引起异常的免疫反应。

【临床表现】可发生于任何年龄,但多为年轻成人。口腔和面部任何部位均可受累,以口周组织、尤其是唇最常见。只累及唇时称肉芽肿性唇炎,口面部肉芽肿病伴沟纹舌和面神经麻痹时称梅-罗综合征。口内病变常发生于颊、牙龈、舌和腭部。

病变的特征为无痛性的持续肿胀,呈弥漫性或结节状。因下方的肿胀和增生,黏膜表面可呈铺路石样、皱褶或沟裂样等改变,有时可伴溃疡。龈颊沟处常见增生的皱褶,呈薄片状,其底部为线状溃疡。牙龈病变表现为肿胀、充血和糜烂。

【病理变化】主要改变是结缔组织水肿、血管周围炎症细胞浸润和不典型的肉芽肿。最显著的变化是固有层结缔组织水肿,淋巴管扩张,有些区域有纤维蛋白渗出。淋巴细胞散在分布或在血管周围呈灶性浸润,也可见浆细胞和肥大细胞。以上改变多在固有层浅层,有时可波及肌层。早期阶段只有水肿和血管周围的淋巴细胞浸润,有些病例可长期不发生其他改变,有些则随后出现肉芽肿结节,长期病变还可发生纤维化。

病变中形成的肉芽肿结节散在分布,多围绕血管。肉芽肿的形态不似结节病中典型,由淋巴细胞和上皮样组织细胞组成,偶尔可见多核巨细胞;肉芽肿边缘不清,没有密集的淋巴细胞和纤维围绕。有时,可见肉芽肿突向淋巴管管腔,造成淋巴管堵塞,这可能是肿胀发生的主要原因(图 13-33)。

图片:ER13-29
肉芽肿性唇炎

学习笔记

图片:ER13-30
口面部肉芽肿病

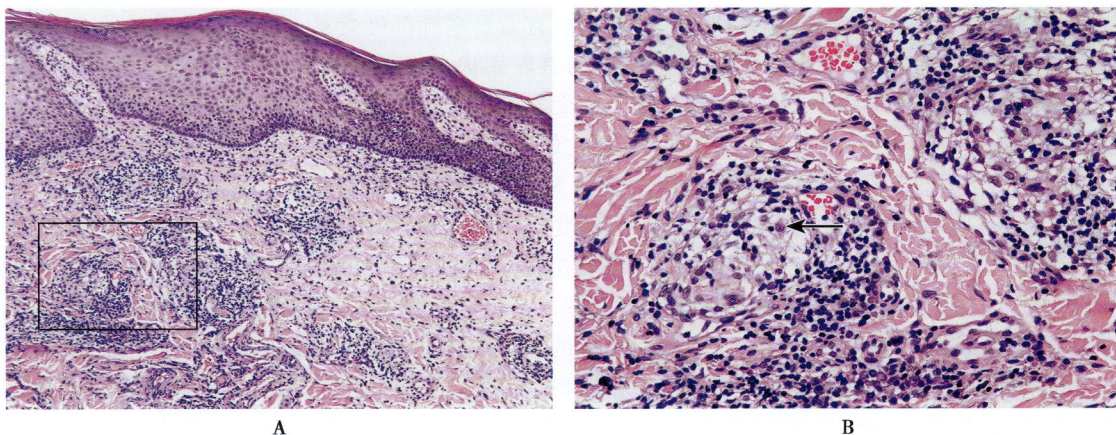

图 13-33　口面部肉芽肿病(唇黏膜)
A. 固有层水肿,血管周围炎症细胞浸润　B. 图 A 的局部(方框区)放大,可见围绕血管的肉芽肿结节,由淋巴细胞和少量上皮样细胞(箭头示)组成

【预后】口面部肉芽肿病由组织学确诊后,应进一步排除克罗恩病和溃疡性结肠炎、结核、结节病、异物反应等病变。特别是克罗恩病,有时会较隐匿,可能在口腔病变发生几个月或几年后才出现肠道症状,所以应对患者定期随访。特发性口面部肉芽肿病的预后在不同患者也有很大差

别,有些自发缓解,也有些持续进展。

四、克罗恩病

克罗恩病(Crohn disease)为病因不明的慢性肉芽肿性炎症,主要发生于回肠,但消化道任何部位均可受累,包括口腔。口腔病变可能首先被发现,并与胃肠道病变的活跃性密切相关。

【病因】病因尚不明确,患者具有遗传易感性,可能对常驻细菌(如副结核分枝杆菌)发生异常的免疫反应,主要炎症反应由 T 淋巴细胞及肿瘤坏死因子 α 介导。

【临床表现】儿童期即可发病,但主要为 20 岁左右的青少年,50 岁以上的老年人构成另一个发病高峰。男性多于女性。肠道炎症造成患者腹痛、长期腹泻及脓血便,引发贫血、体重减轻、乏力等全身反应。

口腔表现较为多样。颊黏膜表面可增厚呈铺路石样,由许多增生的小结节构成;线状的深沟及溃疡则常见于龈颊沟;牙龈表面呈斑驳的红色斑片;口腔及口周组织弥漫性或结节样肿胀,可波及唇,其表现与特发性口面部肉芽肿病相似;有时还可表现为阿弗他样溃疡。

【病理变化】病理表现为非特异性肉芽肿性炎症,与特发性口面部肉芽肿病相似,为小的非坏死性肉芽肿。

【预后】在肠道病变得到治疗和控制后,口腔病变常常随之消失,偶尔有顽固的口腔溃疡,则需进行局部治疗。

五、韦氏肉芽肿病

韦氏肉芽肿病(Wegener's granulomatosis)或称韦格内肉芽肿,是一种少见而严重的多器官、多系统疾病,以坏死性肉芽肿性小血管炎为主要表现,常累及上呼吸道、肺和肾。2011 年,美国风湿病学会、美国肾脏病学会及欧洲风湿病学会联合提出将其更名为肉芽肿性多血管炎(granulomatosis with polyangiitis,GPA)。

【病因】韦氏肉芽肿病与免疫反应有关,但确切病因不明,可能是继发于非特异性感染的异常免疫反应,或是对某些吸入性抗原的超敏反应。目前发现抗中性粒细胞胞质抗体(antineutrophil cytoplasmic antibody,ANCA)与本病有较强的相关性,该自身抗体的血清检测可作为一项有用的诊断指标,但并非本病所特有。

【临床表现】从儿童到老人均可患病,平均年龄 40 岁,以白种人多见,无明显性别差异。主要损伤上呼吸道、肺和肾,为经典的三联征,但几乎所有器官系统都可受累。一般先出现呼吸道症状,如不治疗,则很快出现肾损害。鼻炎、鼻窦炎常为首发症状,鼻腔和上颌窦黏膜溃疡,深层组织破坏后可造成鼻中隔和腭部穿孔,出现鞍鼻畸形。肺受累可引发呼吸衰竭。肾病变出现较晚,表现为局灶性坏死性肾小球肾炎,最终肾衰竭,是患者死亡的主要原因。

口腔受累没有鼻和鼻窦病变常见,也很少作为首发症状,最常见的表现是黏膜结节状增生和溃疡疼痛,常发生于牙龈和腭黏膜。其中牙龈病变较具特征性,也是早期表现之一,大多数在肾受累前出现。牙龈明显增生,表面呈鲜红色颗粒状突起,质地脆,易出血,称"草莓样龈炎(strawberry gingivitis)"。晚期深层牙槽骨可被破坏,出现牙松动。口腔溃疡无明显特征性表现,可发生于口腔黏膜任何部位,腭部多见,一般发生较晚,约 60% 的患者此时已有肾受累。

【病理变化】主要病理表现是血管炎、坏死和肉芽肿。血管炎的特征是累及小动脉、小静脉和毛细血管,破坏较重,炎症细胞浸润至血管壁内,可以呈纤维蛋白样、肉芽肿性、化脓性或瘢痕性血管炎,常见红细胞外溢。结缔组织坏死表现为胶原水肿和纤维蛋白样坏死,散在的坏死化脓灶,可融合成大的不规则地图样坏死区。坏死区周边有时围绕着上皮样组织细胞和多核巨细胞,构成特征性的肉芽肿性脓肿。病变中可见中性粒细胞、淋巴细胞、组织细胞、浆细胞、嗜酸性粒细胞等炎症细胞混杂浸润。

很多口腔黏膜活检标本中,由于位置表浅,小血管炎不易发现,可见上皮样组织细胞及多种炎症细胞,上皮可有假上皮瘤样增生,上皮下见脓肿形成。取自"草莓样龈炎"的标本可见明显的血

图片:ER13-31
克罗恩病

学习笔记

图片:ER13-32
韦氏肉芽肿病

管增生,大量红细胞外溢。

【预后】韦氏肉芽肿病曾为致死性疾病,初始时病变局限,如不治疗会全身播散。大多数患者治疗效果良好,因此早期诊断和正确治疗非常重要。

第五节 其 他 疾 病

一、口腔黑斑

口腔黑斑(oral melanotic macule)是口腔黏膜表面小而平坦的棕色或黑色颜色改变,由局部黏膜黑色素沉积增加导致,是一种获得性的良性病变,一般不伴黑色素细胞的增生。

【病因】局部黏膜黑色素沉积增加,引起局部黏膜颜色改变,但诱因不明。有人认为其相当于发生于口腔黏膜的皮肤雀斑,但与雀斑不同的是,口腔黑斑与日晒无关。除特发性黑斑外,某些病理状态可能伴有口腔黏膜黑斑样改变,应注意排除,如:炎症后的色素沉着、药物相关性色素沉着,以及一些系统病和遗传病,特别是艾迪生病(Addison's disease)、波伊茨-耶格综合征(Peutz-Jeghers syndrome)等。

【临床表现】口腔黑斑比较常见,可见于约0.1%的成人,比口腔黏膜中其他色素性病变(如色素痣、黑棘皮瘤和黑色素瘤等)都常见得多。可见于任何黏膜部位,唇红、牙龈、颊黏膜和硬腭多见。多数为单发,一般平坦、界清,呈圆形或椭圆形的斑块,棕色或黑色,颜色均匀。直径通常为1~2mm,很少有大于1cm的。患者无明显症状,病变形态及颜色长期固定不变。

【病理变化】鳞状上皮形态正常,但基底层及副基底层的角质形成细胞内黑色素沉积,一般无黑色素细胞数量的增加。固有层通常无明显炎症,浅层也可见色素沉积,称色素失禁(melanin incontinence),可位于细胞外或被巨噬细胞吞噬,这种细胞称噬色素细胞(melanophage)(图13-34)。

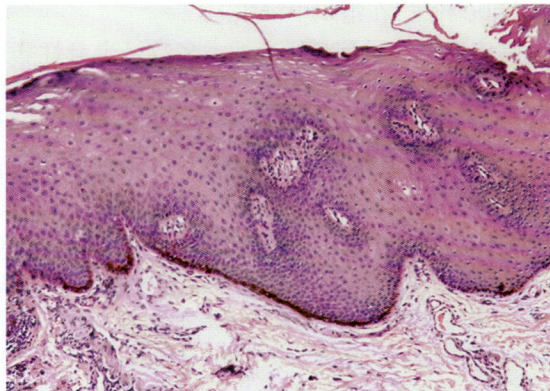

图13-34 口腔黑斑
基底层细胞内黑色素沉积

【预后】口腔黑斑无恶变潜能,不需治疗。但是,早期黑色素瘤在临床表现上与黑斑比较相似,应注意排除,对于新近出现、面积较大、色素不均匀、近期明显增大或出现时间不明确的口腔黑色病变,都建议切除并活检。

二、口腔黏膜外源性色素沉着

外界的有色物质种植进入口腔黏膜,引起临床可见的色素沉着,称外源性色素沉着(extrinsic pigmentation),最常见的是医源性的银汞合金沉着。

【病因】多种有色物质都有可能从外界种植进入口腔黏膜,但临床最常见的是银汞合金沉着。银汞合金是牙科常用的充填材料,在拔牙、牙体预备等操作中,银汞颗粒通过软组织创伤进入黏膜,或黏膜在充填体表面长期摩擦而导致银汞颗粒的种植。偶见因机械外伤而使铅笔的铅芯植入黏膜,常发生于硬腭处。

【临床表现】多见于与充填体邻近的黏膜组织,如牙龈、牙槽黏膜、颊、腭、舌等处。呈灰、黑、蓝等颜色的单个斑状,一般小于0.5cm,也可以较弥漫。界限清晰或不规则,周围不伴充血。患者无自觉症状,斑块的体积和颜色一般也不随时间变化。少数情况下,如果机体的吞噬反应较强,则可因吞噬细胞向外周移除异物颗粒而表现为色素向周围扩散。

【病理变化】银汞颗粒位于上皮下固有层内,一般沉积于细胞外。多沿胶原纤维排列,与基底

图片:ER13-33
口腔黑斑

图片:ER13-34
口腔黏膜外源性色素沉着

膜平行,或围绕血管和神经束,使这些结构呈黑色或棕色,类似嗜银染色。软组织对银汞较为耐受,一般炎症反应轻微。如有组织细胞和多核巨细胞形成肉芽肿,则称异物反应(foreign body reaction)。

【预后】　无恶变潜能,但需注意排除黑色素瘤。

三、淀粉样变性

淀粉样变性(amyloidosis)不是单一疾病,而是多种不同病变导致的蛋白质类物质在组织中异常沉积。这些物质称淀粉样物(amyloid),其对碘的化学反应与淀粉相似。在不同疾病中,淀粉样物的蛋白质类型是不同的,但在组织学上具有相似的染色特点。当淀粉样物沉积于口腔,特别是舌,可导致巨舌或舌的局限性肿大。

【病因】　目前已确定了可形成淀粉样物的20多种蛋白质,其中3种较常见。占第1位的是由单克隆浆细胞产生的免疫球蛋白轻链,其过量沉积导致原发性淀粉样变性,在多发性骨髓瘤患者中较常见。第2种属于急性期反应蛋白,由肝产生并释放入血,在风湿性关节炎、炎症性肠病等慢性炎症状态下释放增加,引起继发性淀粉样变性。第3种是引起阿尔茨海默病的主要物质,称β淀粉样蛋白。另外,长期进行血液透析的患者发生淀粉样变性是因为β_2微球蛋白(β_2 microglobulin)在体内累积;遗传性淀粉样变性则涉及多种发生突变的蛋白质。淀粉样物共有的特征性结构是β片层(β-pleated sheet),是刚果红染色和双折射特点产生的基础。这些蛋白质易于自身交联,形成寡聚体和原纤维,在组织中沉积。

【临床表现】　舌淀粉样变性大多数是全身性病变的一部分,主要为原发性,患者多为老年人,平均年龄65岁,男性稍多。初期可有虚弱、体重减轻、麻木、水肿等非特异性全身症状,随后因淀粉样物沉积出现肝大、皮肤斑块、腕管综合征等。头颈部主要累及眼睑、耳后区、颈部、唇、牙龈和舌。舌受累表现为弥漫性或结节状肿大,可引起语言不清,甚至影响进食。

【病理变化】　淀粉样变性需根据组织学表现确诊,然后再进一步查明淀粉样物的类型及来源。光镜下HE染色的淀粉样物为嗜酸性、均质的团块状物,沉积于黏膜固有层结缔组织及血管周围,在舌部还可波及肌层。沉积物的边缘一般着色模糊、淡染,其内部则着色深浅不一(图13-35A)。为区分淀粉样物和玻璃样变性的胶原和纤维蛋白等物质,需采用特殊染色方法。最常用的是刚果红(Congo red)染色,在普通光镜下呈砖红色(图13-35B);偏光显微镜下观察则为苹果绿色的双折射物质。电镜观察,淀粉样物由连续无分支的原纤维构成,其直径为7.5~10nm。

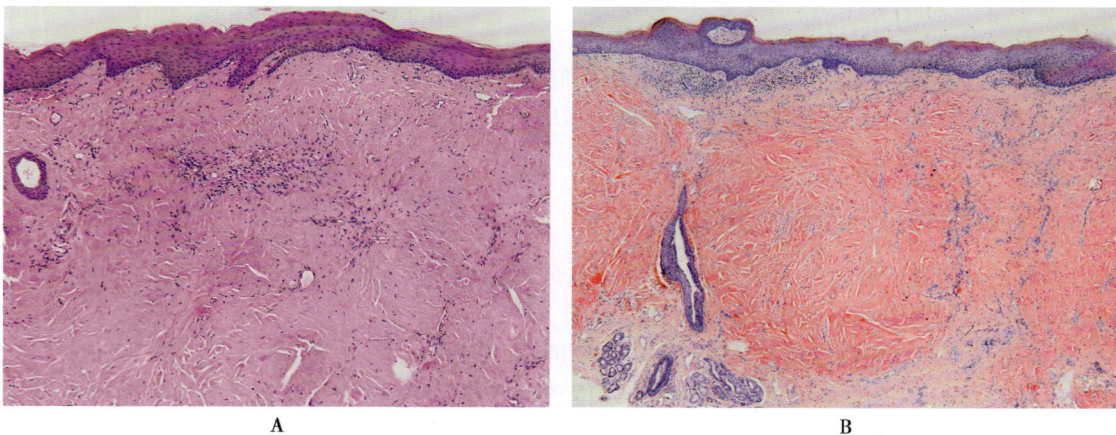

图13-35　淀粉样变性(舌)
A. HE染色,固有层大片嗜酸性均质物沉积　B. 刚果红染色阳性,淀粉样物呈砖红色

【预后】　淀粉样变性的预后因原发病变、所沉积的器官和程度的不同而有很大差别。局限性的轻度沉积不影响患者生存,甚至不易察觉;而全身性的严重淀粉样变性可导致心脏衰竭或肾衰竭和患者死亡。

四、艾滋病的口腔表征

获得性免疫缺陷综合征（acquired immune deficiency syndrome，AIDS），简称艾滋病，由人类免疫缺陷病毒（human immunodeficiency virus，HIV）感染所致。HIV 是一种逆转录病毒，分为 1 型和 2 型，目前世界范围内主要流行 HIV-1。HIV 主要感染具有 CD4 受体的细胞（辅助性 T 淋巴细胞和脑胶质细胞），导致这些细胞的功能障碍和死亡。HIV 感染后，机体免疫功能进行性下降，易发生多种感染和肿瘤，死亡率极高，目前尚无治愈的方法。

HIV 感染后，部分患者有急性期病毒感染症状，口腔表现主要包括黏膜充血、局部溃疡。病变有自限性，几周后消失。随后进入无症状的潜伏期，平均约 8~10 年。随着病毒大量破坏 T 淋巴细胞，机体的细胞免疫功能逐渐丧失。当外周血中 $CD4^+T$ 细胞计数少于 500 个/μL 时，机体进入免疫抑制状态；少于 200 个/μL 时，则免疫系统崩溃，随时可能发生各种机会感染和肿瘤，即艾滋病。

与 HIV 感染相关的口腔表现多种多样，目前广泛接受的是 1992 年世界卫生组织公布的分类及诊断标准，将其分为三大类，即第一类：与 HIV 感染密切相关的口腔病变；第二类：与 HIV 感染有关的口腔病变；第三类：可见于 HIV 感染的口腔病变。其中第一类病变包括：①口腔念珠菌病；②口腔毛状白斑；③口腔卡波西肉瘤；④口腔非霍奇金淋巴瘤；⑤HIV 相关牙周病。本节主要介绍比较特殊的口腔毛状白斑和卡波西肉瘤。

（一）口腔毛状白斑

口腔毛状白斑（oral hairy leukoplakia，OHL）为良性病变，一般发生于双侧舌侧缘，是 HIV 感染或免疫抑制的重要表现，免疫功能正常者发生本病非常罕见。

【病因】 由 EB 病毒的机会感染引起，本病的出现与患者外周血中 $CD4^+T$ 细胞的减少正相关，预示着艾滋病将要发生。

【临床表现】 绝大多数发生于舌侧缘，有时可见于舌背和颊黏膜，多为双侧发生。呈界限清楚的白色病变，较厚，不能擦去。可以是平坦的斑块状，但一般为波浪状或绒毛状，经常呈垂直的栅栏状皱褶。质地较软，无疼痛等不适。

【病理变化】 表现为显著的上皮增生和过度角化。可见非常厚的不全角化层，表面不平呈尖峰状，下方的棘层细胞空泡变性或气球样变，在角化层下方出现气球样细胞带（图 13-36）。其中可见典型的凹空细胞（koilocyte），为 EB 病毒侵入上皮细胞的表现，由于病毒 DNA 大量复制，细胞核变透明，并将固缩的染色质挤压到核膜边缘，核周可见空晕，细胞质内水肿。上皮表层常见念珠菌侵入，但固有层很少有炎症表现。上皮无异常增生表现。

【预后】 为良性自限性病变，常随患者的免疫状态变化而缓解或复发，无恶变潜能。

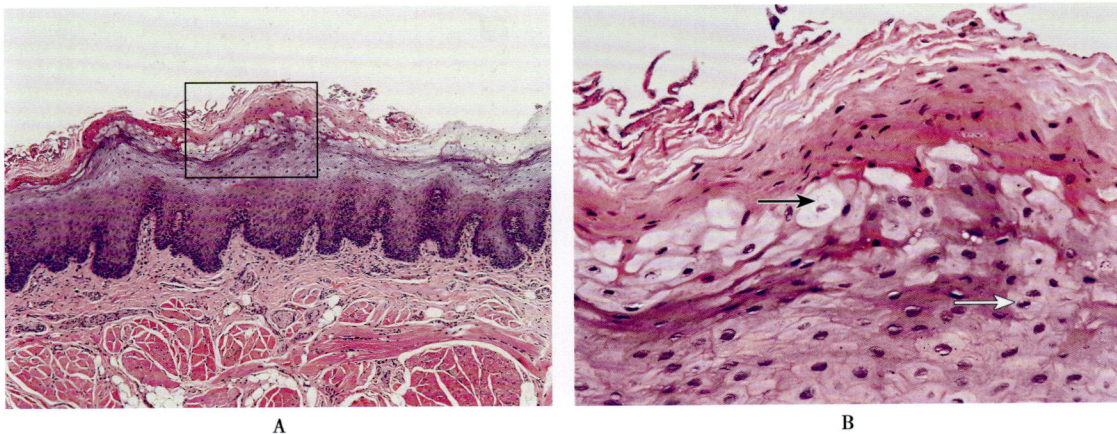

图 13-36　口腔毛状白斑
A. 表面为较厚的不全角化层，下方棘层细胞内水肿，呈带状淡染区　B. 图 A 的局部（方框区）放大，角化层下方见带状分布的气球样细胞（黑箭头示）和凹空细胞（白箭头示）

（二）口腔卡波西肉瘤

卡波西肉瘤（Kaposi's sarcoma）是最常见的与艾滋病相关的肿瘤，来自血管内皮细胞的肿瘤性增生。经典的卡波西肉瘤及流行于非洲的卡波西肉瘤均主要发生于皮肤，累及口腔者罕见，且临床进展缓慢。与 HIV 感染相关的卡波西肉瘤进展快，具侵袭性和全身播散性，口腔及淋巴结多见，内脏也可受累，其预后差，是艾滋病进展的标志。

【病因】卡波西肉瘤病变中可检出人疱疹病毒 8（human herpesvirus 8，HHV-8）或称卡波西肉瘤疱疹病毒（Kaposi sarcoma herpesvirus，KSHV），可能在卡波西肉瘤的发生及发展中起重要作用。口腔是此病毒的主要寄居地，病毒编码微 RNA（microRNA）扰乱局部细胞因子和生长因子的释放，最终引起血管内皮细胞增生。

【临床表现】约 1/3 的艾滋病患者发生卡波西肉瘤，但儿童患者罕见。随着目前治疗方法的进展，发病率有所下降。多为全身泛发，可见于皮肤、肺、胃肠道等部位。口腔可能是首先发生的部位，最常见于腭和牙龈，也可发生于舌和颊黏膜等处，可为单个病变或多发。早期病变不易察觉，较平坦；以后变大，呈外生性和结节状，可为红、蓝、紫、黑、棕等多种颜色，加压后不褪色。表面常发生溃疡、出血和坏死，伴疼痛。病变破坏深层组织，可导致骨吸收和牙松动。

【病理变化】早期病变类似肉芽组织，不易诊断，可见血管扩张，局部内皮细胞和成纤维细胞灶性增生，其中的梭形细胞形态较为正常，血管腔隙不甚清晰，可见红细胞外溢。其后病变逐渐发展，出现更多的梭形细胞和裂隙样血管腔，类似化脓性肉芽肿，见外溢的红细胞、含铁血黄素和炎症细胞。病变晚期可见分裂象及异型性细胞增多。免疫组化染色有助于诊断，内皮细胞标记 CD31、CD34 和Ⅷ因子及 HHV-8 呈阳性。

【预后】与 HIV 感染相关的卡波西肉瘤进展快，预后差，可造成患者死亡。如果机体的免疫抑制状态得到改善，有些卡波西肉瘤可能消退，但复发常见。

（罗海燕　高　岩）

第十四章 颌骨疾病

>> **提要:**

　　与全身其他部位骨骼相比,颌骨在结构和功能等方面均具特殊性。下颌骨通过颞下颌关节与颅骨相连,共同构成颅颌面的骨性框架,决定人的面部轮廓和外形,并与上颌骨协同参与咀嚼、吞咽、呼吸等重要生理功能。因此,发生于颌骨的肿瘤和瘤样病变除具有其他部位骨肿瘤的某些共性特点之外,还具有特殊性,如牙源性肿瘤和囊肿、骨源性肿瘤与牙、牙槽骨以及颞下颌关节的关系等。本章将着重介绍非牙源性的颌骨肿瘤及瘤样病变以及颌骨的炎症性疾病,牙源性肿瘤和囊肿将在后面的章节专门介绍。

第一节　颌骨骨髓炎

　　颌骨骨髓炎(osteomyelitis of jaws)是指发生于颌骨骨质和骨髓的炎症,多数为化脓性炎症,常与颌面部软组织炎症同时存在。最常见的病原菌是化脓性细菌,以金黄色葡萄球菌和溶血性链球菌为主,也可见肺炎球菌和大肠杆菌,临床上多为混合性细菌感染。少数为结核杆菌、螺旋体和放线菌等引起的特异性炎症。

一、急性化脓性骨髓炎

　　急性化脓性骨髓炎(acute suppurative osteomyelitis)多来自于牙源性感染,常继发急性根尖周脓肿和根尖周肉芽肿或根尖周囊肿等慢性根尖病变,少数情况亦可由外伤后感染和血行感染引起。病原菌主要为金黄色葡萄球菌和链球菌。

　　【临床表现】成人急性化脓性颌骨骨髓炎主要发生于下颌骨,病灶牙以第一磨牙最多见。目前已很少见的婴幼儿急性化脓性颌骨骨髓炎多发生于出生后2~3周,几乎均发生于上颌骨,又称为新生儿上颌骨骨髓炎(neonatal maxillitis),一般认为分娩过程中或哺乳时所致的腭黏膜外伤是主要感染途径。

　　急性化脓性颌骨骨髓炎起病急,局部和全身症状明显,严重者可并发败血症、颅内感染等。患部剧烈疼痛,可出现多个牙松动,伴区域淋巴结反应性肿大和白细胞计数增高。严重者出现发热、寒战、疲倦等全身症状。发生于上颌者,早期感染较局限,病变发展可并发上颌窦炎。发生于下颌者,炎症较弥散、广泛,可出现下唇麻木,若炎症侵犯咀嚼肌时,可引起张口受限。

　　【病理变化】骨髓组织高度充血和炎症性水肿,并见大量的中性粒细胞浸润;且随炎症的进行,组织溶解坏死,骨髓腔以化脓性渗出物和坏死物质充满,形成脓肿;病变区骨小梁的成骨活性降低,破骨活性增高;残存于脓肿内或坏死组织内的海绵状骨小梁,由于失去血供而导致成骨细胞和骨细胞的完全消失,形成死骨(sequestrum),其周围有炎性肉芽组织。

二、慢性化脓性骨髓炎

　　颌骨慢性化脓性骨髓炎(chronic suppurative osteomyelitis)较多见,可由于急性期治疗不当或毒力弱的细菌感染引起。

【临床表现】下颌磨牙区好发,患部可表现不同程度的疼痛和肿胀,与急性化脓性炎症相比程度较轻。牙松动和咬合痛不常见,瘘管流脓,可伴有不同程度的开口受限。当瘘管堵塞时可转变为急性炎症。如果死骨形成广泛,可导致病理性骨折。X线表现虫蚀状(moth-eaten)骨吸收,为界限不清的透射影,有局灶性阻射影,可能为死骨结构(图14-1)。伴有骨新生时,则有骨硬化的表现。

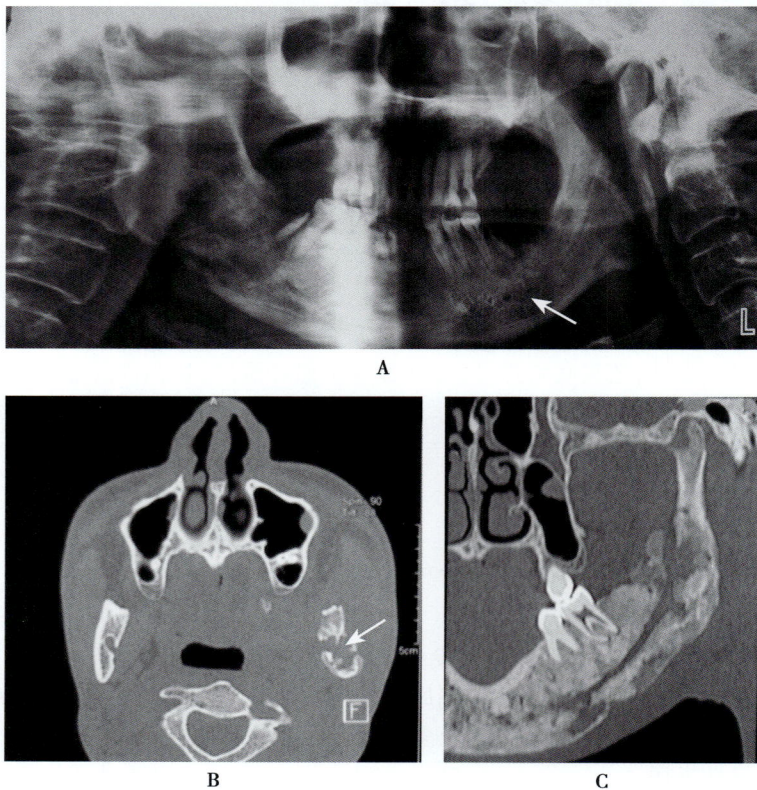

图 14-1　慢性化脓性骨髓炎
A. 曲面体层片示左侧下颌骨不规则的虫蚀样破坏(箭头示)　B. CT 轴位示左侧下颌骨不规则的骨质破坏(箭头示)　C. CT 矢状位示左侧下颌骨不规则的骨质破坏

【病理变化】其主要病理表现为伴有明显骨吸收和死骨形成的化脓性病灶。死骨主要表现为骨细胞消失,骨陷窝空虚,骨小梁周围缺乏成骨细胞。死骨周围有炎症性肉芽组织,使死骨与周围组织分离。小块死骨可从瘘管排出,大块死骨周围有纤维结缔组织围绕。病变周围有时可见成纤维细胞和毛细血管增生,伴不同程度的淋巴细胞、浆细胞、巨噬细胞和中性粒细胞浸润。死骨摘除后,纤维组织增生活跃,分化出成骨细胞,并形成反应性新骨(图14-2)。

三、慢性骨髓炎伴增生性骨膜炎

慢性骨髓炎伴增生性骨膜炎(chronic osteomyelitis with proliferative periostitis)又称为 Garré 骨髓炎(Garré's osteomyelitis)、Garré 慢性非化脓性硬化性骨炎(Garré's chronic nonsuppurative sclerosing ostitis)或骨化性骨膜炎(periostitis ossificans),是一种伴明显骨膜炎症反应的慢性骨髓炎亚型。多由于慢性根尖周炎、牙周炎或拔牙创感染的持续存在,通过骨密质刺激骨膜,导致骨膜下反应性新骨形成。

【临床表现】好发于青少年,下颌骨比上颌骨多见,下颌后份为典型的好发部位。表现为无痛性颌骨肿胀,质地坚硬,表面黏膜和皮肤色泽正常。病程发展缓慢,X线表现为特征性的骨密质的肥厚,在骨密质外有不规则的骨质增生,形成双层或多层骨密质,骨髓腔内可有点状破坏(图14-3A)。

【病理变化】骨膜下反应性新骨形成为本病的特点。在骨密质的表面,新生骨小梁与骨面垂直,互相呈平行排列,周围有成骨细胞围绕。骨小梁之间为纤维结缔组织,伴有散在的淋巴细胞和浆细胞浸润。病变中炎症细胞较少时,需与纤维-骨性病损相鉴别(图14-3B、C)。

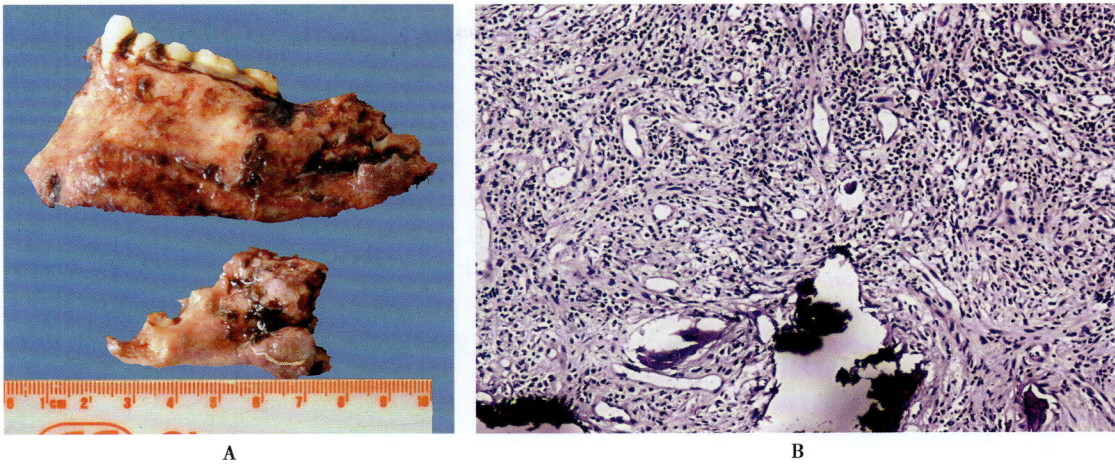

图 14-2　慢性化脓性骨髓炎

A. 肉眼观察下颌骨呈不规则的虫蚀样破坏　B. 慢性化脓性颌骨骨髓炎的组织学表现镜下见死骨周围有炎症性肉芽组织

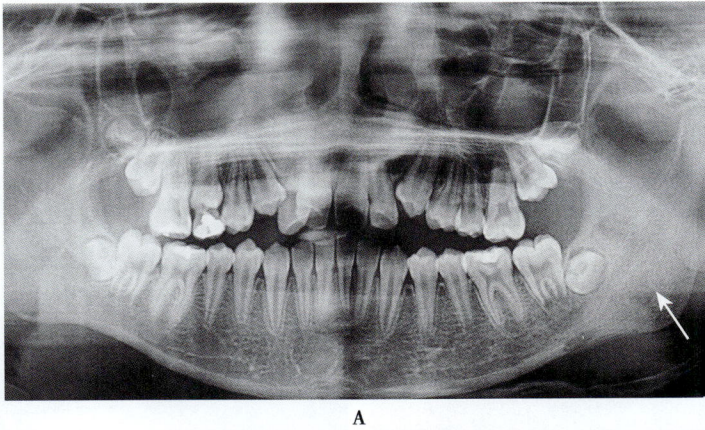

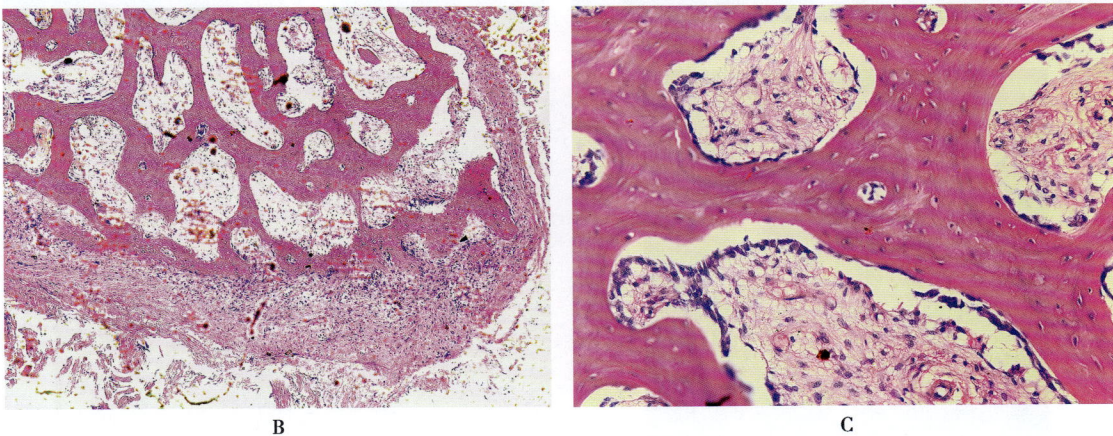

图 14-3　慢性骨髓炎伴增生性骨膜炎

A. 曲面体层片示左侧下颌骨体上缘骨膜表面形成增生的骨板　B. 可见新生编织状的骨小梁　C. 骨小梁周可见成排的成骨样细胞

四、慢性局灶性硬化性骨髓炎

慢性局灶性硬化性骨髓炎(chronic focal sclerosing osteomyelitis)又称为致密性骨炎(condensing osteitis),是轻度感染导致骨的局灶性反应,多与慢性根尖周炎有关。有时也可发生于无修补的正常牙附近,提示咬合紊乱也可能有致病作用。

【临床表现】可发生于任何年龄,但青年人多见。患者一般无特定症状,多在常规X线检查中偶然发现。多发生于下颌第一磨牙的根尖区,少数见于下颌第二磨牙或前磨牙的根尖区。在牙拔除后,病变可残留于颌骨内,X线表现为圆形界限清楚的阻射区,局限于一个或两个牙的根尖区,与牙根容易识别,这点可以与其他牙骨质增生性疾病相鉴别。

【病理变化】病变区骨小梁比周围正常骨组织致密,主要是由编织骨和板层骨构成的不规则的骨小梁,其中含有复杂的嗜碱性线,狭小的骨髓腔含疏松的纤维结缔组织,可见少量淋巴细胞浸润。

致密性骨炎可视为一种防御性反应,与健康无害,无需治疗。但有时需与根尖周牙骨质结构不良、骨瘤、成骨细胞瘤和牙骨质增生性病变相鉴别。

五、结核性骨髓炎

结核性骨髓炎(tuberculous osteomyelitis)较为少见,常为身体其他部位结核的继发病。结核菌侵入颌骨的来源主要有肺等其他器官的结核病灶,其结核杆菌通过血行感染侵入颌骨,这种情况较多见;其次为牙龈等口腔黏膜的结核病灶直接侵犯颌骨;结核杆菌还可经开放性龋洞、拔牙创或在牙萌出期侵入颌骨。

【临床表现】颌骨结核在全身骨骼系统结核病变中的发病率较低,一般多见于儿童,上下颌骨均可发生。常伴发一般化脓性感染,其临床表现类似于慢性化脓性骨髓炎。经血行感染的颌骨结核,可形成广泛的颌骨病变,易发生病理性骨折。骨内的结核病变波及皮肤表面,可形成冷脓肿,或破溃形成瘘管。结核菌素试验有助于该疾病的诊断。X线表现为颌骨膨胀,病变部位边缘模糊、不整齐,下颌骨可形成囊肿样腔洞,洞内可见不清晰的死骨影像(图14-4)。

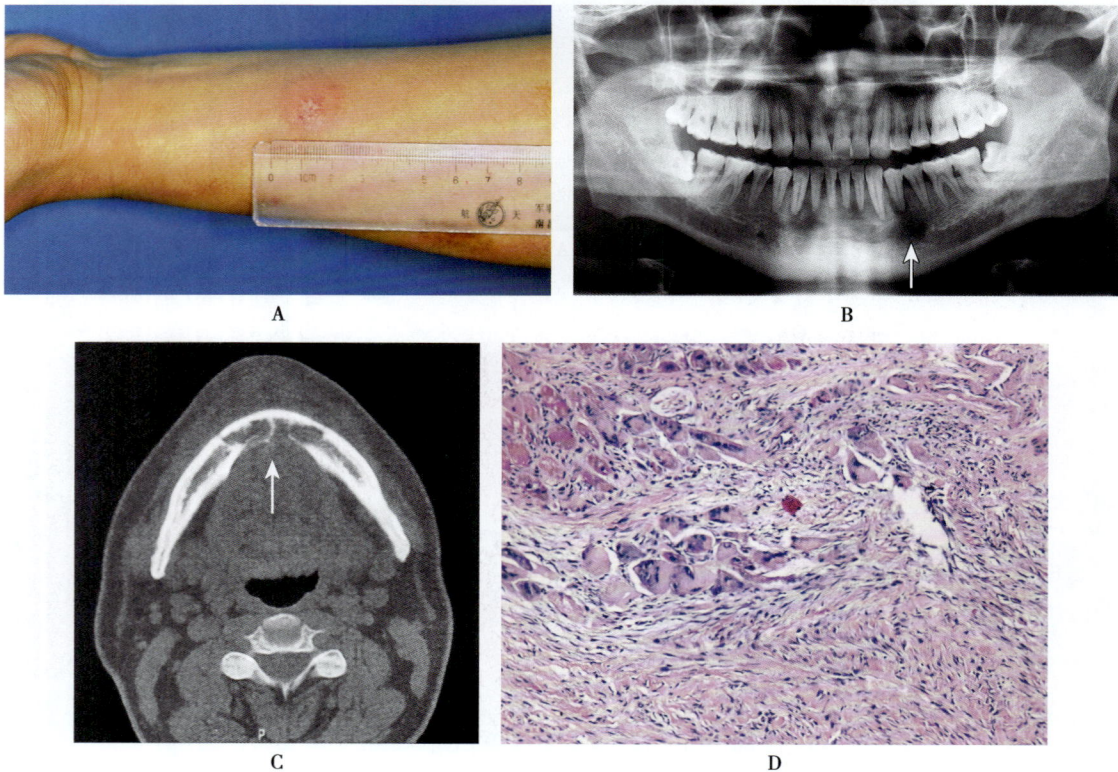

图 14-4　结核性骨髓炎

A. 患者结核菌素试验为阳性　B. 结核性骨髓炎X线表现,曲面体层片示下颌骨见囊肿样腔洞与周边模糊不清　C. CT示下颌骨有破坏区　D. 不典型的朗汉斯巨细胞

【**病理变化**】颌骨骨髓腔内形成结核性肉芽组织,由上皮样细胞(epithelioid cell)、朗汉斯巨细胞(Langhans giant cell)以及散在炎症细胞聚集形成上皮样细胞结节。结节中心常见干酪样坏死(caseous necrosis),周围可见增生的纤维结缔组织。有时可见死骨形成。若继发一般化脓性感染时,除淋巴细胞浸润外,还可见大量的中性粒细胞,有时可形成脓肿(图14-4)。

六、真菌性骨髓炎

较为少见。可以由真菌直接侵袭、感染传播,血源性播种等途径传播,临床诊断和治疗较为困难。最常见的感染病原菌为白色念珠菌。病理学上需要做特殊染色 PAS、抗酸、银染辅助诊断,必要时可做真菌培养(图14-5)。

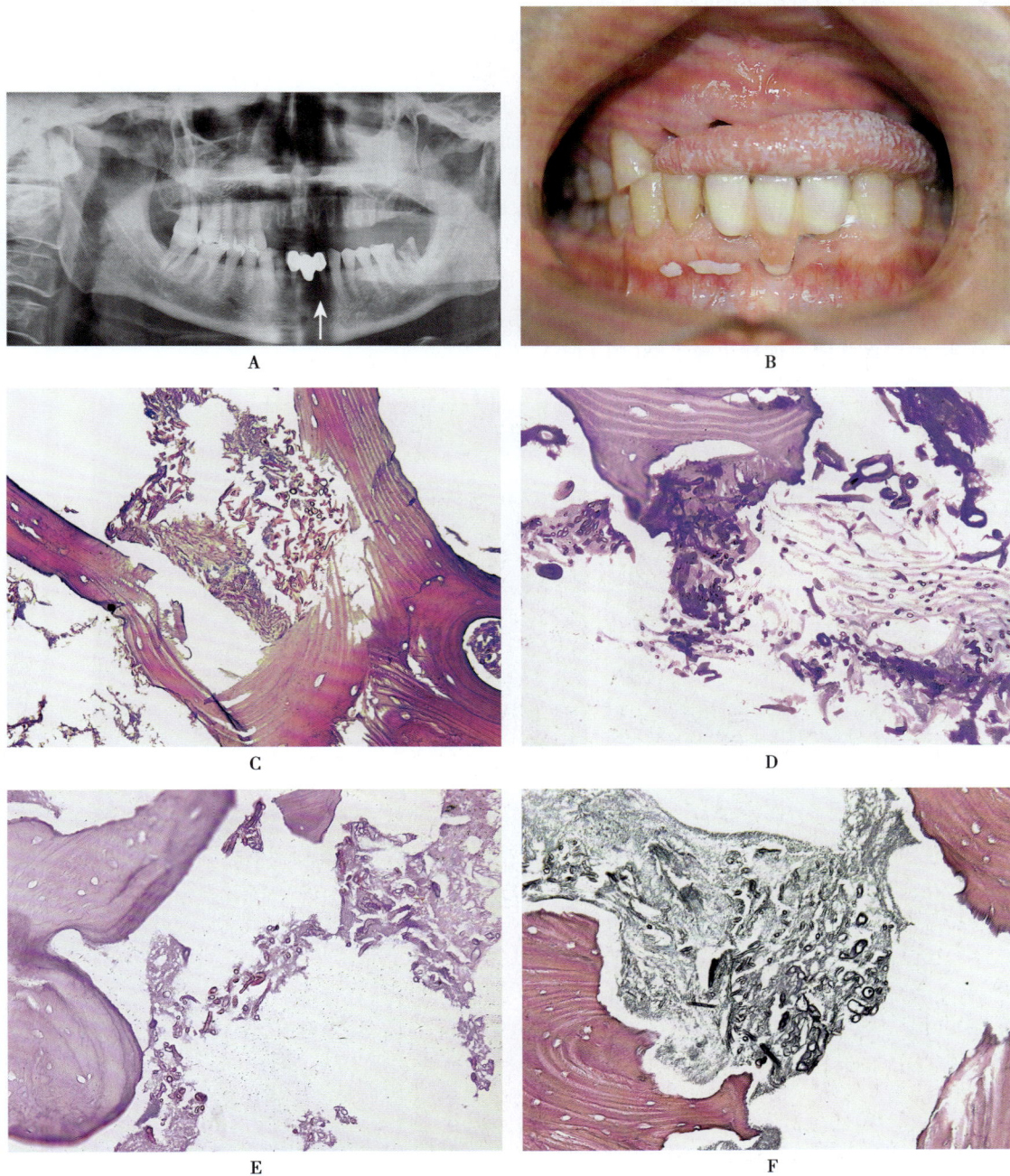

图 14-5 真菌性骨髓炎
A.曲面体层片示下颌骨组织破坏 B.口内像见牙龈发红及破溃,有假膜 C.在骨髓腔内可见丝状或杆状样物质 D.在玻璃样破坏的骨组织下有丝状、短小杆状真菌破坏骨组织(PAS) E.颌骨内见杆状、圆形红色菌丝(抗酸染色) F.颌骨内见杆状黑色菌丝(银染)

七、放射性骨髓炎

颌骨放射性骨髓炎(radiation osteomyelitis)又称为放射性骨坏死(osteoradionecrosis),是头颈部恶性肿瘤放射治疗的严重并发症,其发生率与放射量的大小有关。一般认为60Gy照射量以下不会引起骨坏死,60~70Gy之间则骨坏死发生率为1.8%,70Gy以上发生率为9%。儿童可能较成人更为敏感。

【病因】 对于放射性骨坏死的病因及发病机制目前尚存在争论,主要有三种学说:①放射、创伤和感染学说:其核心是小动脉损害理论,即小动脉在照射后发生狭窄性内膜炎和周围炎,引起局部血液循环障碍,骨细胞活力因此逐渐丧失,且骨内含大量钙质,在同样放射照射条件下,骨较周围组织多吸收30%~40%的放射能,同时因创伤而导致细菌侵入,引起骨组织的感染、坏死。②骨损害学说:照射后各种组织同时发生病理变化,骨细胞较血管损伤更为严重,放射线对骨细胞的直接作用导致骨坏死的发生,而血管变化引起的局部血液循环障碍,只是加重和延长了骨细胞的病理改变。③三低学说:是指照射后局部组织缺氧、细胞和血管成分明显减少,因此严重破坏了骨形成和骨代偿的微环境。总之,放射性骨坏死是由于照射导致的局部循环障碍、骨和骨髓内的各种细胞变性、坏死和骨组织的修复能力低下或丧失而引起。

【临床表现】 本病发病过程较缓慢,多在放疗后0.5~3年内发病,往往在拔牙或局部损伤后发生创口不愈。主要临床症状表现为局部间断性疼痛,有时出现深部组织持续性剧痛,开口受限,牙龈和周围软组织发生蜂窝织炎,有瘘管形成,口臭明显。死骨逐渐暴露,周界不清,不易分离。与一般性骨感染或外伤相比,放射性骨坏死的死骨形成过程较慢,这可能与放射线对成骨和破骨均有损害有关。全身症状可表现为衰弱、消瘦、贫血等。X线示照射区骨密度普遍降低,并伴有不规则的破坏,呈斑点状或虫蚀样边缘不整(图14-6A~C)。

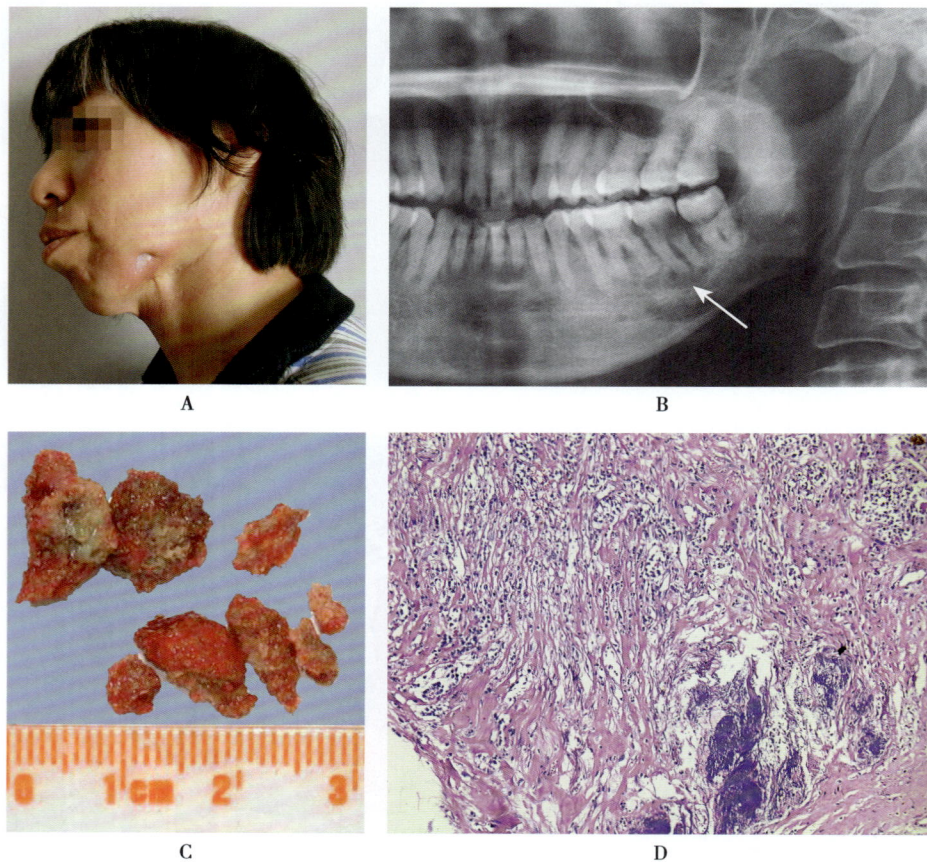

图14-6 放射性骨髓炎
A. 患者面部不对称,左下颌放射后形成破溃,瘘管形成 B. 曲面体层片可见左侧下颌骨骨破坏造成的不规则透射区,左下颌磨牙区多颗牙龋坏 C. 肉眼可见死骨形成 D. 低倍镜下可见骨组织变性坏死和炎性细胞浸润

【病理变化】 病变主要是骨的变性和坏死,骨髓炎或细菌感染为继发病变,多位于骨组织暴露的部分。骨密质的变化比骨松质变化更为明显,在照射后的早期,表现为层板骨纹理结构粗糙,着色不均匀,部分骨细胞消失,骨陷窝空虚,并可见微裂,成骨和破骨现象均不明显。随后骨破坏加重,层板骨结构消失或断裂,骨细胞大部分消失,形成死骨。骨松质变化较轻,可见骨小梁萎缩,偶见骨微裂,但骨小梁边缘仍可见骨的沉积线。骨髓组织有不同程度的纤维化和炎症细胞浸润。变性骨周围可见大量破骨细胞和成骨细胞。颌骨照射区内血管变化不突出,可见小动脉内膜、内弹力层消失,肌层纤维化,外膜增厚,偶见动脉管腔内存在脱落的内皮细胞团块,或血栓形成。电镜下显示骨细胞皱缩,细胞器消失,细胞核的染色质凝集,骨基质的胶原纤维溶解变性(图 14-6D)。

【鉴别诊断】 放射性骨髓炎应与化学性骨髓炎相鉴别,随着肿瘤治疗中应用含氮双磷酸盐(帕米膦酸和唑来膦酸)、三氧化二砷的增加,化学性骨髓炎及化学性骨坏死的发生也有逐步增加的趋势。

第二节　颌骨的非肿瘤性疾病

一、巨颌症

巨颌症(cherubism)又称家族性颌骨纤维异常增殖症(familial fibrous dysplasia of the jaws)、家族性颌骨多囊性病(familial mulitilocular cystic disease of jaws),是一种良性、具有自限性的疾病。本病较为少见,由 Jones 于 1933 年最先描述。常有家族倾向,目前认为是一种常染色体显性遗传性疾病。

【临床表现】 巨颌症仅发生于儿童,男性约为女性的 2 倍,发病年龄自 6 个月至 7 岁不等,7 岁以前病变发展较快,到青春期发展渐缓或停止进行。病变主要侵犯下颌骨,多见于下颌角区,常为颌骨对称性肿大,下颌牙槽突膨胀,使舌抬起,影响言语、咀嚼、吞咽和呼吸。上颌也可被侵犯,若侵犯眶底,可将眼球抬高,露出较宽巩膜。上颌受累者常同时伴有下颌骨的广泛受累。颌骨表面光滑或呈不规则形,乳牙移位,牙列不整,牙间隙增大或牙缺失,恒牙也可发生移位,萌出困难。可伴下颌下区和颈部的淋巴结肿大。X 线表现为颌骨对称性膨胀,有多囊性密度减低区(图 14-7A),边界清楚,有少量骨间隔,早期病变仅限于下颌磨牙区或下颌角,继而可向升支及喙突发展,骨皮质变薄甚至消失。

【病理变化】 肉眼观病变组织呈红褐色或灰褐色,质软易碎。镜下见病变处骨组织被富于血管的纤维结缔组织代替。成纤维细胞较多,有明显的核仁,纤维纤细,排列疏松,其间有大量弥漫性或灶性分布的多核巨细胞。多核巨细胞大小不一,胞质内含细小的嗜酸颗粒。血管丰富,壁薄,在血管周围有嗜酸性物质呈袖口状沉积,多核巨细胞常围绕或紧贴血管壁,有的在血管腔内(图 14-7B)。有陈旧出血及少量的炎症细胞浸润。病变后期纤维成分增多,巨细胞减少,同时可见新骨形成。

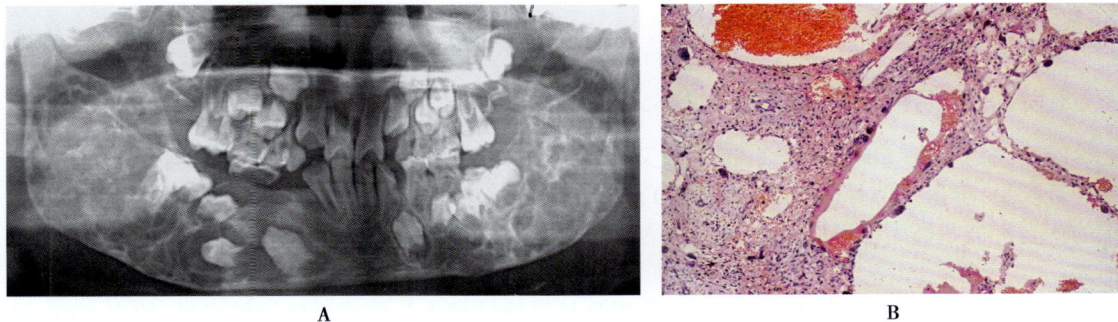

A　　　　　　　　　　　　　　　　B

图 14-7　巨颌症

A.巨颌症的 X 线表现,颌骨呈对称性膨胀,为多囊性密度减低区　　B.镜下见骨组织被富于血管的纤维结缔组织代替,纤维组织增生,多核巨细胞紧贴血管壁

二、甲状旁腺功能亢进

甲状旁腺功能亢进(hyperparathyroidism)是指甲状旁腺素(parathyrin,PTH)分泌亢进而造成的全身性疾病。本病分为原发性、继发性和遗传性三种类型。原发性甲状旁腺功能亢进是指甲状旁腺自身疾病引起的 PTH 分泌亢进,见于甲状旁腺肥大和良恶性肿瘤患者;继发性甲状旁腺功能亢进是由慢性肾功能不全、妊娠、维生素 D 代谢异常和低磷血症等原因,引起的甲状旁腺持续性分泌功能亢进。遗传性甲状旁腺功能亢进是一种常染色体显性遗传病,与位于染色体 1q21-q31 的内分泌肿瘤基因 *HRPT2* 的异常有关。

【临床表现】甲状旁腺素可促进溶骨作用,被溶解的钙进入血液,可使血钙增高,而引起一系列的症状和体征。原发性甲状旁腺功能亢进可发生于任何年龄,尤其中年以上女性多见,轻者无症状,随高钙血症的加重,出现疲倦、肌力低下,如果进一步发展,则出现肾结石、骨病变、消化性溃疡和胰腺炎等。本病发展缓慢,肾、骨病及高血钙为诊断本病的重要三组表现。血清学检查,可见血清钙和血清 PTH 升高,并且常见血清磷降低、血清碱性磷酸酶升高。颌骨被侵犯时可增大,由于支持牙的骨组织很快被吸收,所以出现牙松动、移位、殆关系紊乱。X 线表现为界限清楚的局限性囊肿样的密度减低区,可单房或多房,牙槽骨的骨硬板(lamina dura)部分或全部消失。

【病理变化】病变初期主要表现为骨改建亢进(high-turnover state),破骨细胞性骨吸收和成骨细胞性骨形成均处于亢进状态,在某种程度上保持着骨吸收和骨形成的平衡。随着病变进一步发展,骨小梁中可出现穿凿性吸收(tunneling resorption),吸收区被富含血管的纤维组织所取代,病变中可见较多的多核巨细胞,血管外红细胞聚集和含铁血黄素沉积,使病变呈棕褐色,因此本病又有棕色瘤(brown tumor)之称。在吸收区也可见反应性的新生骨。有时病变中的纤维组织成分可因液化坏死而发生囊性变(图 14-8)。

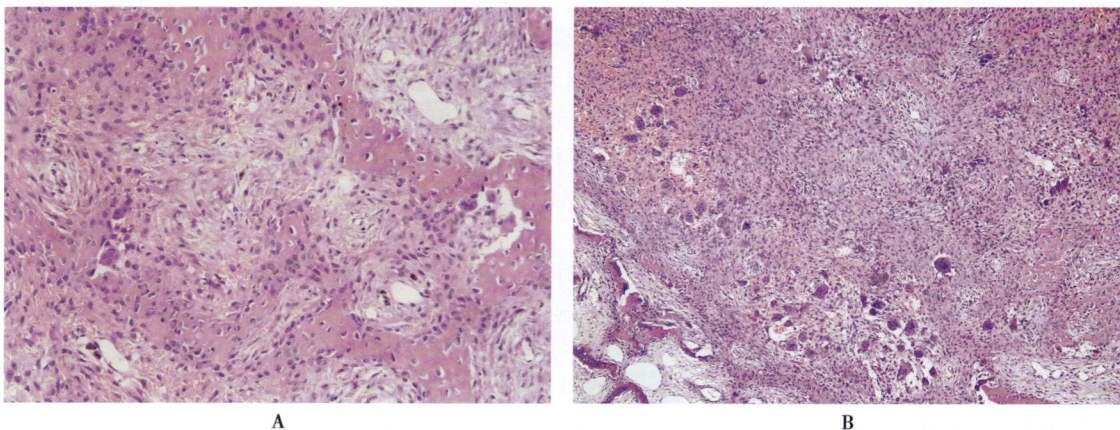

图 14-8　甲状旁腺功能亢进
A. 镜下可见骨小梁被纤维结缔组织替代,纤维组织增生,多核巨细胞紧贴血管壁　B. 可见出血灶和多核巨细胞

三、纤维结构不良

纤维结构不良(fibrous dysplasia,FD)又称为纤维异常增殖症,该病是一种具有遗传学基础的散发性骨疾患,可累及单骨(monostotic,MFD)或多骨(polyostotic,PFD),累及颅颌面部多处相邻骨组织的病变可被归类为单骨性病变,并称为颅颌面型 FD。FD 还可作为 McCune-Albright 综合征的表征之一。

【临床表现】本病一般无明显症状,受累骨呈缓慢性增大。单骨性病例较多见,约占 80%,常累及颌骨,其他常见发病部位还有肋骨和股骨等。多骨性纤维结构不良较少见,但约一半的病例累及头颈部,表现为颅骨、面部骨或颌骨的同时受累。多骨性损害同时伴有皮肤色素沉着和女性性早熟等内分泌异常,称为 McCune-Albright 综合征(图 14-9)。

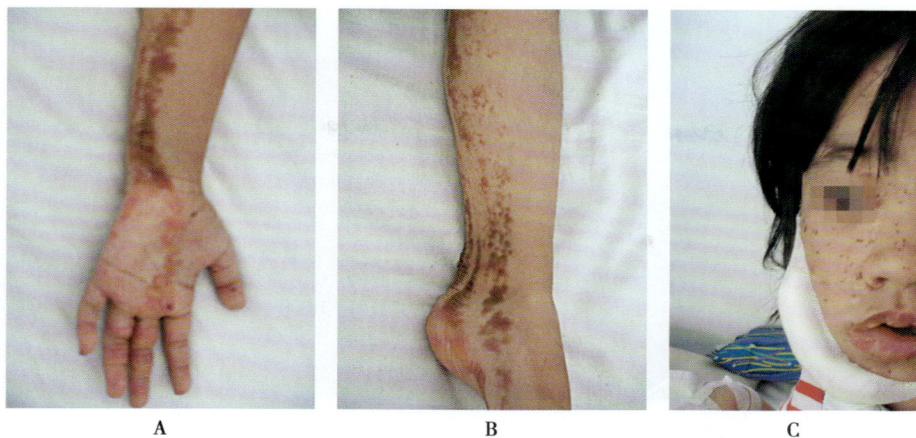

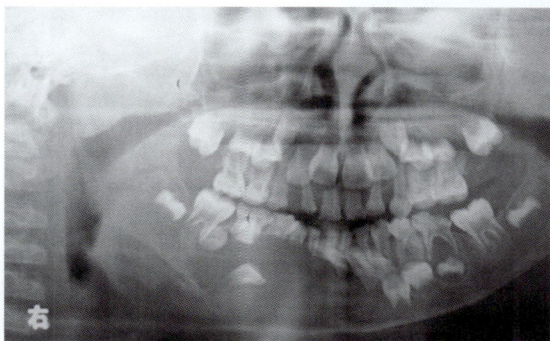

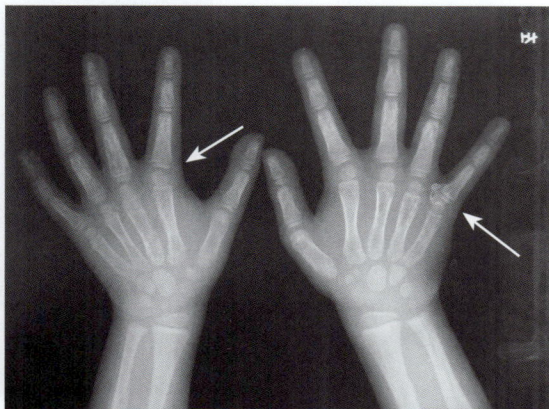

图 14-9　纤维结构不良

A. 手皮肤可见咖啡牛奶色素沉积　B. 脚皮肤可见咖啡牛奶色素沉积　C. 右面部有点状色素沉着　D. 曲面体层片示右侧下颌骨囊性低密度影,囊内牙根呈切削状吸收　E. 手骨部分骨受累破坏

单骨性病例多见于年轻成人,平均年龄约为 25 岁,性别无明显差异。多骨性者则好发于 10 岁以前儿童,女性多见。本病发展缓慢,病程长,青春期后可停止生长,也可终生缓慢进展。上颌比下颌多见,一般表现为无痛性骨膨胀,引起颜面部不对称,牙移位及咬合关系改变。典型的 X 线表现为病变骨区阻射性降低,呈磨玻璃样(ground-glass appearance)改变,病变与周围正常骨的界限不明显(图 14-10)。病变区纤维成分较多时,可表现为囊性密度减低区,类似于囊肿或囊性肿瘤。病变内骨化明显时,则可见散在斑块状密度增高区,又称为棉絮状改变。CT 和 MRI 可进一步明确病变的特征和程度。

【病理变化】肉眼见病变部位骨膨胀,剖面显示骨密质变薄,与骨松质之间无明显界限,骨髓腔被灰白色结缔组织代替,从质韧到沙砾样逐渐移行,可有出血或囊性变,囊内为淡黄色液体。当含有软骨时,表现为界清淡蓝色半透明物质。

镜下见疏松的细胞性纤维组织代替了正常骨组织,纤维组织背景下可见呈均匀分布、形态不一的编织状骨小梁,这些幼稚的骨小梁彼此缺乏连接,无层板结构,纤细呈弓形或分支状,类似 O、C、V、W 等英文字母的形态。这些骨小梁的周围往往缺乏成排的成骨细胞,提示骨小梁结构可能由周围纤维组织化生而来(图 14-10)。骨小梁之间的胶原纤维排列疏松或呈旋涡状,成纤维细胞大小一致,呈梭形或星形。增生的纤维结缔组织中富于血管,有时还可见到骨样组织、软骨岛、破骨细胞、泡沫细胞、多核巨细胞及继发性动脉瘤样骨囊肿或黏液变等继发性改变。

GNAS1 基因(编码刺激性 G 蛋白的亚单位)的激活性突变可见于单骨性、多骨性和伴发 Mc-Cune-Albright 综合征的 FD 中,某些病例中还检测到克隆性染色体畸变。这些发现提示该病可能是一种肿瘤性疾病。

ER14-7

画廊:ER14-7
纤维结构不良

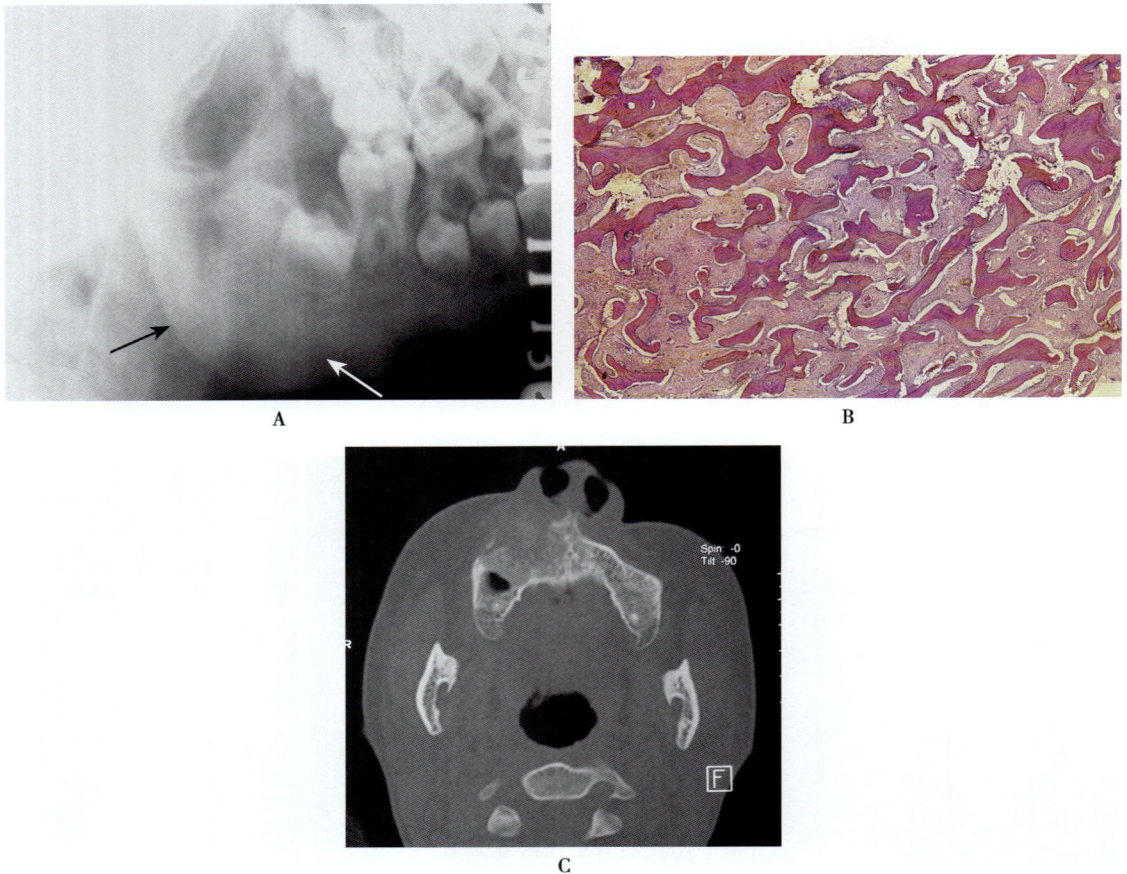

图 14-10　纤维结构不良

A. X 线表现为颌骨呈囊性密度减低区（毛玻璃样改变）　B. 镜下见骨小梁排列紊乱,小梁间为纤维组织　C. CT 冠状位、矢状位、轴位示右侧上颌骨骨质破坏,边界不清,密度呈透射和阻射混合的棉絮状改变

　　纤维结构不良的生长缓慢,青春期后其生长趋于停滞。尽管目前尚无法确定是否所有病例均可在骨骼发育成熟后不再发展,在许多随访充分的病例中确实证实了这种自然停滞的现象。因此,较小的病变除作活检协助确诊和阶段性随访之外,一般不需治疗。影响颜面部外形或引起功能障碍的较大的病变,应采取手术切除,手术最好在病变处于生长稳定期一段时间之后再进行。术后复发约见于 30% 的患者,多于术后 2~3 年内,这主要是因为难以确定病变的范围。严格禁忌放疗,因为放疗有可能增加本病肉瘤变的危险性。纤维结构不良患者中约有 1% 发生恶变,一般为多骨性病例。快速增大和出现疼痛可提示恶变的可能。

四、朗格汉斯细胞组织细胞增生症

　　朗格汉斯细胞组织细胞增生症（Langerhans cell histiocytosis）为朗格汉斯细胞的肿瘤性增生,又称朗格汉斯细胞病（Langerhans cell disease）、组织细胞增生症 X（histiocytosis X）或嗜酸细胞肉芽肿（eosinophilic granuloma）等,为相对少见的病变。朗格汉斯细胞主要存在于皮肤和黏膜,是一种抗原呈递细胞。病变中的这些细胞在形态学上与组织细胞（histiocyte）相似,但可表达朗格汉斯细胞的细胞表面标记,在电镜下可见 Birbeck 颗粒。过去本病曾被归于类脂质代谢障碍,以后又归于单核-吞噬细胞系统的疾病。近年来通过电镜及免疫组织化学研究,已证实本病是朗格汉斯细胞及其前体细胞的增生性疾病。本病的病因和发病机制尚不清楚,有人认为是反应性疾病,而非真性肿瘤。也有人认为本病是免疫系统异常所致。但有人采用 X 染色体连锁的多态性 DNA 探针,证实在 10 例女性患者的 9 例中,其病变中增生的朗格汉斯细胞属单克隆性扩增,提示为肿瘤。

【临床表现】 本组疾病临床表现差异较大,可表现为孤立的骨病损、局部或广泛播散性病损,甚至危及生命。通常根据疾病的严重程度,可分为以下三种类型:嗜酸性肉芽肿、汉-许-克病及勒-雪病,这些病损由于发病年龄、病变部位和朗格汉斯细胞增生的程度不同,而出现不同的症状、病程及预后。

嗜酸性肉芽肿为慢性局限型,好发于儿童及青少年,成年人也可发生,男性多见。本病多发生于骨内,病变可为孤立性或多发性,颅骨、下颌骨、肋骨是最常受侵犯的部位,个别病例可累及肺,通常多为单骨性损害。口腔病变常侵犯颌骨及牙龈,以下颌最多见,患者常因牙龈肿胀、溃疡、颌骨肿大、疼痛及牙松动而就诊。检查牙龈呈微黄色肿胀但无脓,质地松软,触之易出血,龈缘可呈虫蚀样破坏,龈乳头糜烂消失,X线显示溶骨性破坏或穿凿性破坏(图14-11A),以颌骨中心破坏为主或以牙槽骨破坏为主(图14-11B),也可发生广泛性破坏。临床易误诊为恶性肿物、坏死性龈炎、牙周病、骨髓炎、颌骨肿瘤或囊肿。单骨病变一般预后良好,多发性病变治疗后易复发。

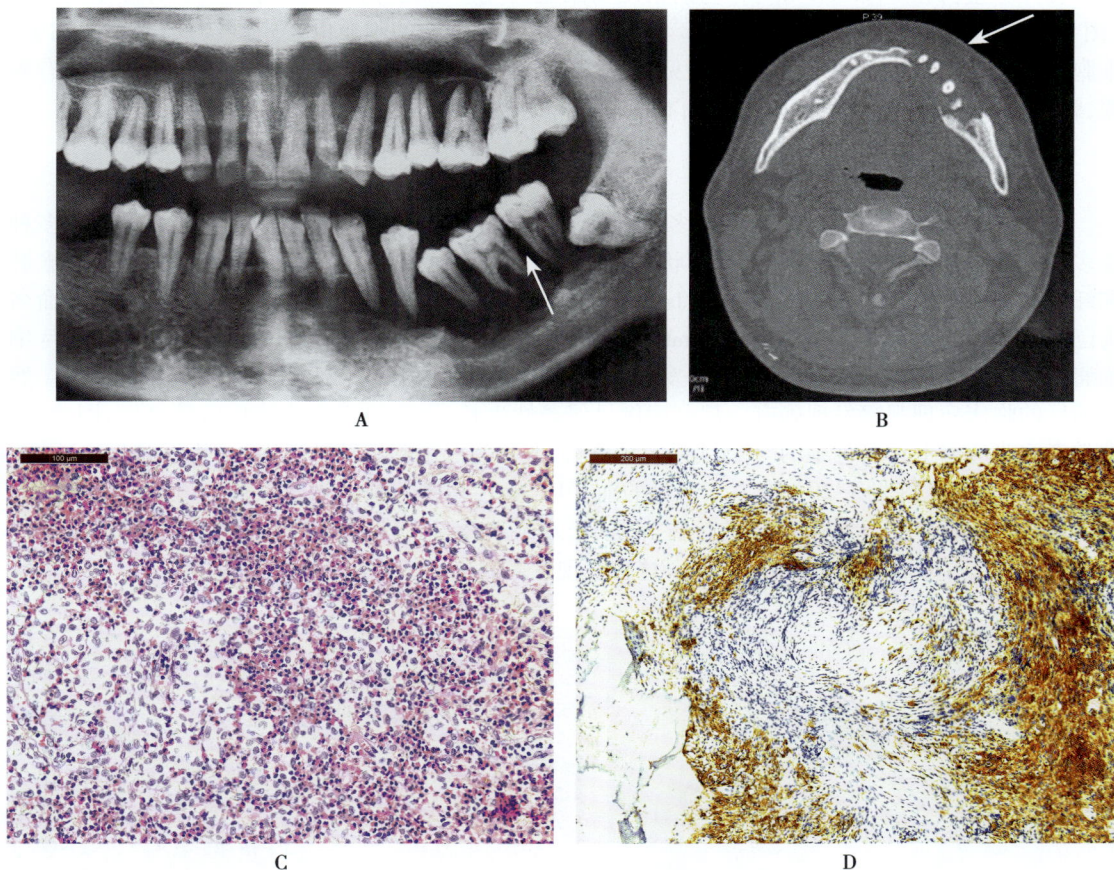

图 14-11 朗格汉斯细胞组织细胞增生症
A. 曲面体层片示右侧下颌骨溶骨性破坏,以牙槽骨吸收破坏为主 B. 与之相对应的 CT 轴位图像显示有骨的吸收破坏 C. 病变由片状增生的朗格汉斯细胞、嗜酸性粒细胞和散在淋巴细胞构成 D. 免疫组织化学:朗格汉斯细胞 CD1a 呈强阳性表现

汉-许-克病(Hand-Schuller-Christian disease)为慢性播散型,易发生于3岁以上的儿童,男性多见。一般发病迟缓,病程较长,常为多骨性病变及骨外病变。本病可出现三大特征:即颅骨病变、突眼和尿崩症。病变侵犯眶骨可引起眼球突出,病变位于蝶鞍时,可侵犯垂体而引起尿崩症。病变侵犯牙龈时呈现红色松软或增生状,可出现牙松动或过早脱落。患者可伴发热。X线检查可见颅骨呈不规则的穿凿性破坏,颌骨有骨质破坏的透射区。患者可治愈,但常遗留尿崩症或发育迟缓等后遗症。一般认为发病年龄越早其预后越差。

勒-雪病(Letterer-Siwe disease)为急性播散型,发病多为3岁以内的婴幼儿,病程为急性或亚急性,是最严重的一型,此型可表现广泛的内脏器官受累,以皮肤、肝、脾、肺、淋巴结及骨等最易受累。

临床上可有反复或持续高热、皮疹、贫血、肝脾淋巴结肿大、腹泻等全身症状。口腔可出现乳牙松动，舌组织被侵时形成巨舌，颈部淋巴结常肿大。X线可见颅骨及长骨有明显的骨质破坏，颌骨可表现界限清楚的溶骨性改变，本型病情较重，进展迅速，可危及生命。

【病理变化】病变主要由增生的朗格汉斯细胞以及浸润的嗜酸性粒细胞和其他炎症细胞组成。病变内还可见数目不等的泡沫细胞和多核巨细胞。朗格汉斯细胞多呈灶状、片状聚集，细胞体积较大，不具备树突状突起，胞质丰富，弱嗜酸性，细胞核呈圆形、椭圆形或不规则的分叶状，具有特征性的核沟和凹陷，核仁明显(图14-11C)。单骨性嗜酸性肉芽肿中嗜酸性粒细胞最多见，多呈灶性或聚集在血管周围，也可弥漫散在。在汉-许-克病可见大量吞噬脂类的组织细胞称为泡沫细胞，多见于坏死区周围，而嗜酸性粒细胞较少。偶见病变侵犯牙髓。在勒-雪病，朗格汉斯细胞大量增生，出现较多异形核及核分裂象，但无泡沫细胞。多核巨细胞表现为图顿巨细胞(Touton giant cell)，核位于中央或周边。如表面上皮破溃，则可见炎症细胞及嗜酸性粒细胞向表面移出。CD1a抗原、S-100蛋白和HLA-DR等可作为朗格汉斯细胞的免疫组化标记物，其中CD1a的特异性最强(图14-11D)。胞质和胞核均为强阳性。电镜下朗格汉斯细胞的胞质电子密度较低，又称明细胞，细胞核的核膜内陷形成缺痕，胞质内可见特征性的朗格汉斯颗粒，又称Birbeck颗粒，呈杆状，有界膜，颗粒长$0.2 \sim 1\mu m$，宽为40nm。表面有规律间隔的横纹，一端膨大呈网球拍状。

五、巨细胞肉芽肿

20世纪50年代以前，几乎所有含多核巨细胞的颌骨病变均被考虑为骨巨细胞瘤。随着多种含多核巨细胞的特殊性颌骨疾病，如甲状旁腺功能亢进性棕色瘤、家族性巨颌症、动脉瘤性骨囊肿和纤维结构不良等被先后独立描述后，Jaffe于1953年将剩余的一组含多核巨细胞的颌骨病变命名为巨细胞修复性肉芽肿(giant cell reparative granuloma)，认为它们与发生于长骨骺端的经典骨巨细胞瘤不同，为非肿瘤性、修复性疾患，其发展缓慢，不穿破骨皮质，单纯刮治即可治愈，很少复发。然而随后的临床病理观察发现确有一部分病例呈侵袭性生长，采用保守式治疗后易复发，因此，多数学者主张应将上述名称中的"修复性"一词删去，改称为巨细胞肉芽肿(giant cell granuloma)。

【临床表现】好发于20~30岁下颌骨的前牙区，女性稍多。颌骨吸收破坏，并使颌骨膨隆，但破坏达骨密质者少见。常引起牙的位置异常、松动或脱落。X线呈现为境界明显的密度减低区(图14-12A)，有时表现为多房性骨吸收，这种表现常需同成釉细胞瘤和黏液瘤鉴别。

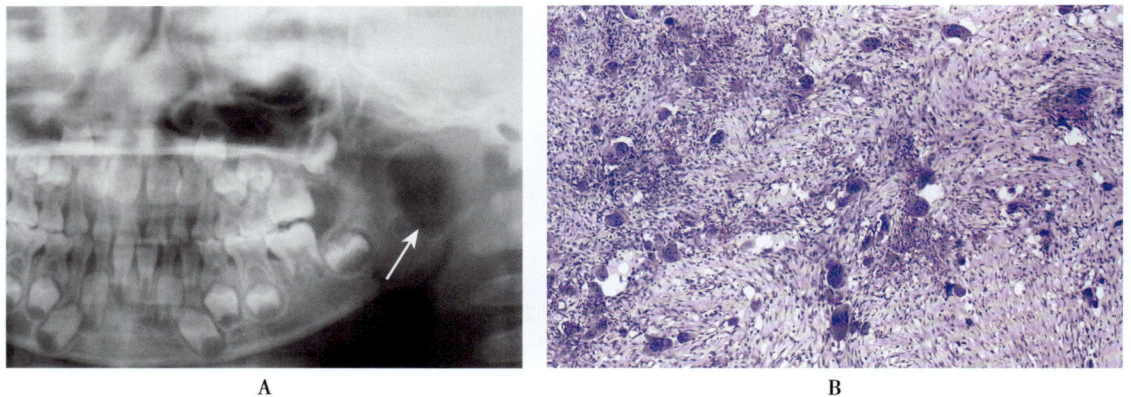

图 14-12　巨细胞肉芽肿
A. X线表现为颌骨内境界清楚的密度减低区　B. 镜下见多核巨细胞围绕出血灶，梭形成纤维细胞之间有淋巴细胞浸润

【病理变化】肉眼见骨质膨隆，剖面灰白或红褐色，病变较大时，可有出血、坏死和囊性变。镜下见病变由纤维结缔组织构成，其中含有多核巨细胞。血管较丰富，并常见出血，还可见少许骨样组织。多核巨细胞多在新生骨周围或围绕出血区呈灶性分布。类似于骨巨细胞瘤，但纤维结缔组织成熟，由梭形的成纤维细胞和胶原纤维构成；巨细胞分布不均匀，数量少，而且多核巨细胞较小，所含细胞核的数量也少。有关病变中多核巨细胞的性质和组织来源目前仍存在争议，最近研究证

实：这些细胞不仅可表达单核-吞噬细胞相关抗原（如 α-1-抗胰蛋白酶、α-1-抗糜蛋白酶、溶菌酶、MAC-387 和 CD68 等），同时还具有破骨细胞特异性酶——抗酒石酸酸性磷酸酶的活性（图 14-13），体外培养还证实这些多核巨细胞具有破骨能力，表明这些细胞同时具有单核-吞噬细胞和破骨细胞的某些特性，它们既不是成熟的巨噬细胞，也不是成熟的破骨细胞。由于目前认为：破骨细胞源于单核-吞噬系统，它与单核吞噬细胞具有相同的前体细胞，因此推测病变中的多核巨细胞可能是由处于不同分化阶段的破骨细胞前体细胞融合而成。此外，与巨细胞肉芽肿组织结构类似的病变常发生于颌骨周围的软组织，称为周围性巨细胞肉芽肿（peripheral giant cell granuloma），巨细胞性龈瘤是其中之一。

图片:ER14-10
巨细胞肉芽肿

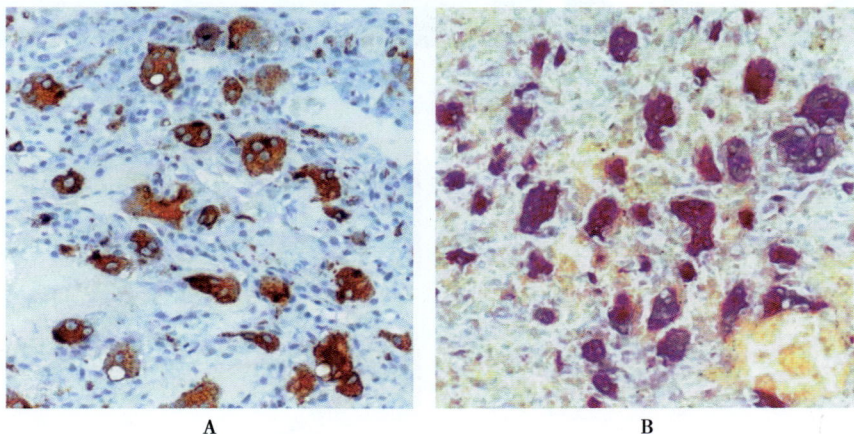

图 14-13　巨细胞肉芽肿
A. 免疫组化染色（CD68）：多核巨细胞呈 CD68 强阳性表达　B. TRAP 染色：多核巨细胞呈 TRAP 阳性表达，提示其具有破骨样细胞性质

目前有关颌骨巨细胞肉芽肿的病变性质以及颌骨是否发生真性骨巨细胞瘤的问题尚无一致意见。传统观点认为两者均可发生于颌骨，巨细胞肉芽肿是对颌骨内出血灶和损伤的局部修复或反应，而骨巨细胞瘤为颌骨的真性肿瘤。然而，大量的临床病理观察发现：发生于颌骨的所谓真性骨巨细胞瘤极为少见，以往用以鉴别颌骨巨细胞肉芽肿和巨细胞瘤的组织学指标之间存在相当的重叠，且这组病损的临床行为与病变的组织学表现往往缺乏相关性。因此，目前国外多数学者主张将两者统称为颌骨巨细胞病变（giant cell lesions of the jaws），其临床行为具有一个较宽的变化谱，可表现非侵袭性和侵袭性特点。

画廊:ER14-11
侵袭性巨细胞病变

第三节　非牙源性颌骨肿瘤

一、骨瘤

骨瘤（osteoma）是由分化成熟的骨组织构成的良性肿瘤。关于其属于真性肿瘤还是错构瘤尚有争论，它容易与外伤和炎症刺激引起的反应性骨组织增生、呈进行性骨化的牙骨质-骨化性纤维瘤以及骨软骨瘤相混淆，与骨隆突和外生骨疣等发育异常的区别也不明显。

【临床表现】根据发病部位不同，骨瘤主要分为中心型（central type）和周围型（peripheral type）两种。发生于骨内者称为中心型骨瘤，周围型骨瘤发生于骨膜下，可在骨表面形成有蒂或无蒂的局灶性肿物。少数情况下，骨瘤也可发生于软组织。

此瘤可发生于任何年龄，好发于 10~49 岁。男性多见，为女性的 2 倍。下颌骨比上颌骨多见，发生于下颌骨者，多见于髁突、下颌骨体的舌侧及下颌角下缘部位。常表现为颌骨膨胀，压迫神经时可出现疼痛及局部麻木感，发生于髁突时可引起开口受限。一般为单发，也有双侧或多发性病例。颌骨和颅骨多发性骨瘤同时伴有大肠多发性息肉、皮肤纤维瘤、表皮样囊肿、牙阻生或牙瘤，称为 Gardner 综合征。X 线表现骨密质的骨小梁密集和粗大，为境界清楚的密度增高区（图 14-14）。

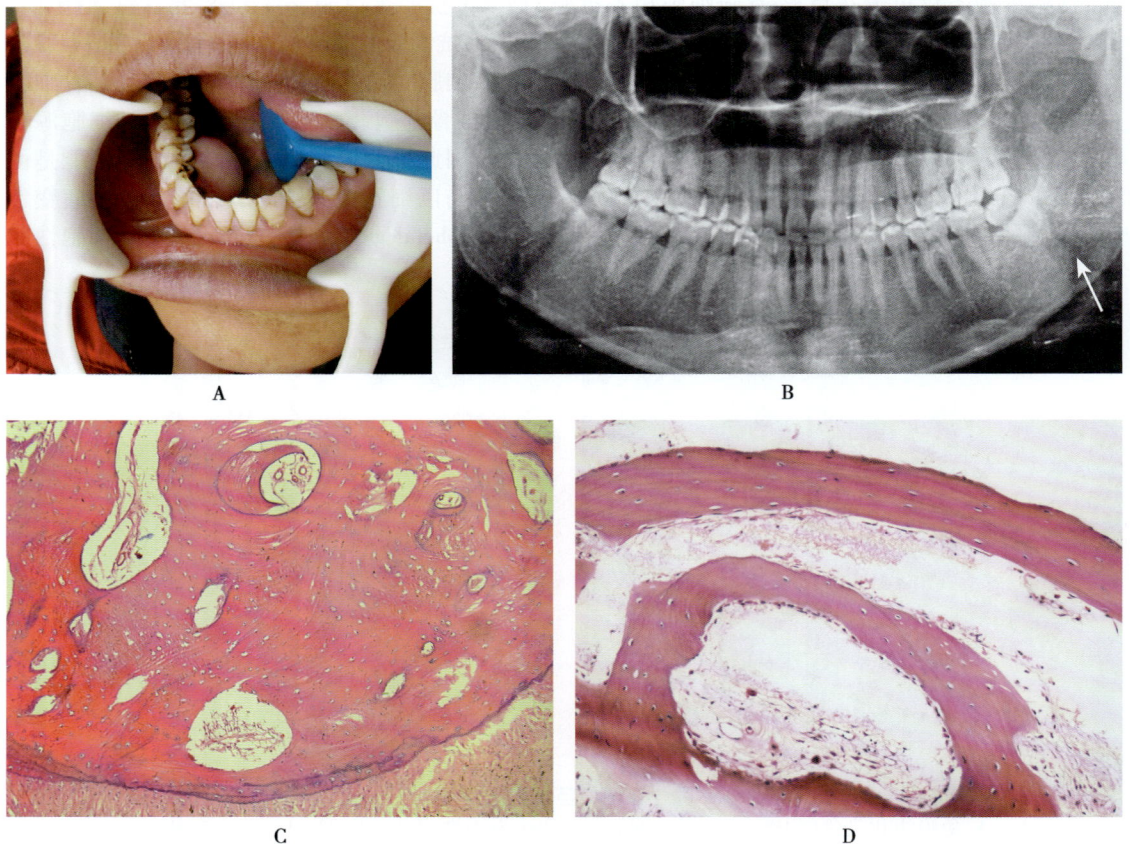

图 14-14 骨瘤

A. 口内观下颌舌侧可见凸起于黏膜表面的卵圆形肿物,表面光滑　B. 曲面体层片可见患者左下颌密度不均肿物影　C. 成熟的骨组织形成的致密性骨瘤　D. 海绵状骨组织形成的海绵状骨瘤

【病理变化】肉眼观周围型骨瘤呈圆形或卵圆形,表面光滑或呈结节状,有宽广的基底附着于骨面。中心型骨瘤周围有被膜,切面呈海绵状骨或致密骨。镜下由成熟的骨小梁构成,排列不规则。骨小梁间有纤维、血管和脂肪等组织,有时可见造血成分。根据骨与纤维的比例不同,骨瘤主要区分为致密性骨瘤(compact osteoma)和海绵状骨瘤(cancellous osteoma)。致密性骨瘤质地硬,主要由缺乏骨髓腔的骨密质构成,骨小梁密集和粗大,骨小梁之间多为纤维结缔组织性骨髓(图 14-14)。海绵状骨瘤质地较软,由成熟的层板骨性骨小梁构成,骨小梁略稀疏、较细,骨小梁之间有大量纤维,可含红骨髓或黄骨髓。骨小梁周围可见成骨细胞排列。

二、软骨性肿瘤

(一) 骨软骨瘤

骨软骨瘤(osteochondroma)是发生在骨外表面的带有软骨帽的骨性突起,瘤体包含髓腔并与基底骨的髓腔延续相通,又称为骨软骨性外生骨疣、孤立性骨软骨瘤。

按发生的部位分为:①孤立性骨软骨瘤,最常见,占骨良性肿瘤的 35%,占所有骨肿瘤的 8%;②多发性骨软骨瘤,在所有骨软骨瘤中约占 15%,为常染色体显性遗传。

【临床表现】最常见的累及部位是股骨远端、肱骨近端、胫骨近端及腓骨近端的干骺端,口腔颌面部中多见于下颌髁突及喙突,偶发于上颌的尖牙窝。相当一部分病例没有症状,偶然发现。一些病例的症状可与其相应的并发症有关,出现张口受限、面部不对称畸形,严重者关系紊乱。肿瘤生长缓慢,渐进性的疼痛和/或肿块逐渐增大可能预示该病的恶变,但孤立性骨软骨瘤恶变率少于1%,多发性骨软骨瘤恶变率约为 1%~3%。X 线孤立性骨软骨瘤为带蒂或广基性病变,常可见到不规则的钙化,过多的软骨内絮状钙化提示恶性变可能。

本病病因不明。

【病理变化】　肉眼观察,肿物可分为广基或带蒂,骨皮质及髓腔与病变延续相通,软骨帽通常较薄,不规则或增厚的软骨帽(>2cm)提示恶变可能。

组织病理学:光镜下,病变分三层,肿瘤表面软骨膜为薄层纤维结缔组织,其下为软骨、细胞和基质,形态与透明软骨相似,呈帽状覆盖下方的骨组织,软骨细胞呈簇状分布,深部为骨,由成熟的骨小梁构成,邻近的软骨内有骨化现象。如软骨结构消失、纤维带增宽、黏液样变、软骨细胞密度增加、分裂活性增强、软骨细胞异型和坏死等特征提示恶变可能(图14-15)。

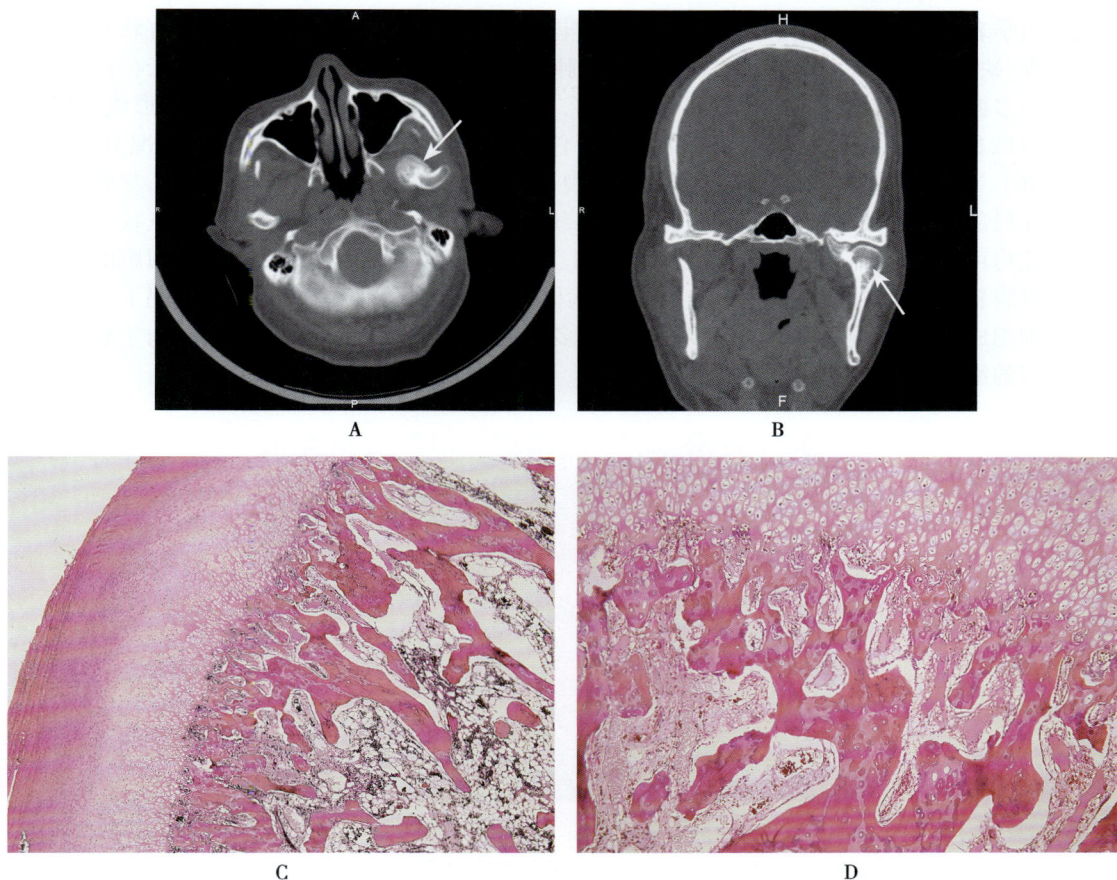

图 14-15　骨软骨瘤

A.CT 水平位　B.CT 矢状位示左侧下颌骨髁突半透光肿物　C.镜下可见软骨帽　D.镜下肿瘤细胞分布在软骨陷窝内,细胞具有异型性及核分裂
(上海交通大学医学院第九人民医院李江医师提供)

(二) 软骨瘤

软骨瘤(chondroma)为具有许多相同组织学特征的透明软骨肿瘤(大部分为孤立性,偶尔累及一个以上的骨或同一个骨的多个部位),然而发病部位和临床特征各有不同,通常发生于骨中心部位称中央型软骨瘤或孤立性内生软骨瘤,将来自于骨膜表面的称为骨膜软骨瘤或称为皮质旁软骨瘤/骨旁软骨瘤。多发者为内生软骨瘤病(enchondromatosis)或可称为多发性软骨瘤病、软骨结构不良、Ollier病,如合并软组织血管病则称为 Maffucci 综合征。

【临床表现】　发生于颌骨的软骨瘤较为罕见,在上颌骨,主要见于前牙区牙槽骨、鼻、磨牙区和硬腭,下颌骨主要见于磨牙区、正中联合、髁突和喙突等。颌骨的软骨瘤与发生于其他部位的相比,患者的发病年龄稍高(40~60岁)。由于骨质破坏,牙根吸收而引起牙松动脱落,如果发生于髁突,可导致颌面部的非对称性变形和下颌运动障碍。临床上常表现为疼痛和肿胀。内生软骨瘤X线呈现为透亮到矿化不等的境界清楚的肿物,其矿化可表现为点状、絮状、环状和弧状等极具特征性的方式。骨膜软骨瘤呈现为透明或矿化的骨表面肿瘤,并在骨皮质形成边界清晰的蝶形凹陷。基底骨皮质常增厚,肿瘤被覆增生的骨膜。内生软骨瘤病也为透亮或矿化区域,位于髓内或骨膜,骨膨胀常见。在 Maffucci 综合征,由于血管瘤内静脉石形成导致的软组织钙化,可在 X 线片上看到。

【病理变化】肉眼观察,大部分内生软骨瘤都<3cm,大于 5cm 的很少见。因为大部分肿瘤为刮治,所以送检标本常为灰白色或乳白色碎片状,黄色或红色的沙砾样病灶代表钙化或骨化区域。骨膜软骨瘤为境界清楚的骨表面肿瘤,基底的骨皮质常常呈锯齿状并增厚,瘤体一侧包绕实性的骨膜支架。肿瘤最大直径一般<6cm。内生软骨瘤病,大体形态差异很大,在严重病例,可看到骨发生显著的膨胀及骨皮质变薄。

组织学表现成熟的透明软骨,软骨细胞胞质丰富,内有空泡。光镜观察,一般而言软骨瘤为细胞成分少,缺乏血管且含有丰富透明软骨基质的肿瘤。HE 染色呈典型的淡蓝色,由于存在大量的基质蛋白多糖,软骨细胞位于边缘锐利的陷窝内,胞质为嗜酸性细颗粒状,常有空泡形成,可见典型的小而圆的胞核,染色质致密,核轻度增大伴染色质疏松及小核仁出现的情况并不少见(图 14-16)。偶可见双核细胞,常常缺乏有丝分裂。有些肿瘤局部可出现黏液样基质,尽管在一些区域存在局部骨内侵蚀,但肿瘤并不侵犯哈佛系统。矿化程度变化很大,嗜碱性的点状钙化和软骨内骨化均可见到,缺血性坏死区域也常可见到。在重度钙化的肿瘤中,可见软骨细胞的退变与凋亡。骨膜软骨瘤边界清晰,基底骨皮质增厚,病体不全穿透进入骨松质,但少数情况下亦可出现较多的细胞成分,并出现更明显的核多形性及较多的双核细胞,与内生软骨瘤相比,内生软骨瘤病可有更多的细胞成分及更显著的细胞异型性。

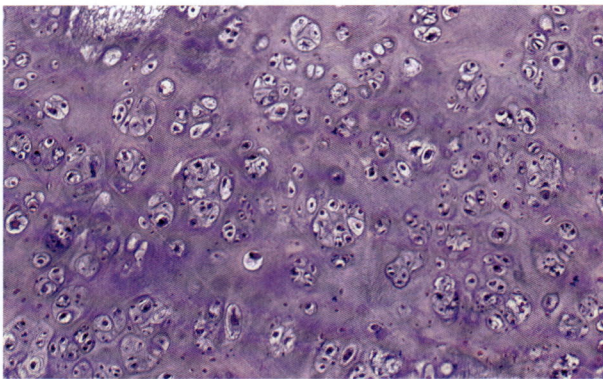

图 14-16　软骨瘤
组织学表现成熟的透明软骨,软骨细胞胞质丰富,内有空泡

(三)软骨肉瘤

软骨肉瘤(chondrosarcoma,CHS)是仅有透明软骨分化的恶性肿瘤,可出现黏液样变、钙化和骨化。通常分为原发、继发。按部位可区分为中心型和周围型。

1. 原发性软骨肉瘤(primary chondrosarcoma)

【流行病学】原发性 CHS 约占恶性骨肿瘤的 20%,是列于骨髓瘤和骨肉瘤之后的第三常见的原发性恶性病变。在所有 CHS 中 90% 以上为原发型。好发于成人和老年人,50 岁以上的患者占绝大多数,发病高峰为 40~70 岁,男性略多于女性,颌骨约一半病例发生于 20~30 岁,性别差异不明显。

【临床表现】最常见部位为骨盆,其次为股骨近端、肱骨近端、股骨远端和肋骨。手足部的短骨极少发生原发性 CHS(占 CHS 的 1%),发生于椎骨和颅面骨则较为罕见。偶尔也发生于鼻中隔。发生于颌骨者,以上颌骨多见(60%)。好发于上颌侧切牙至尖牙区,发生于下颌者常多位于前磨牙至磨牙区。临床上主要表现为局部肿胀和/或疼痛为重要的主诉症状,常破坏骨密质,向周围软组织呈浸润性生长,牙根吸收和牙脱落。X 线对软骨性肿瘤的诊断十分重要,病变为透亮区域,伴有分布不均的点状或环状不透光区(矿化),经常可以看到皮质侵蚀或破坏。骨密质常增厚但缺乏骨膜反应。MRI 有助于界定肿瘤的范围,并可以明确有无软组织浸润。CT 扫描可协助证实基质的钙化程度。

【病理变化】 肉眼观察,CHS切面呈蓝灰色或白色半透明状,小叶状的软骨组织,可见含有黏液样物质及小囊形成的区域,钙盐沉着的白垩样区域亦经常看到(矿化)。有的尚可见骨密质侵蚀破坏并扩展至软组织。

光镜观察,在低倍镜下,CHS含有丰富的蓝灰色软骨基质,可见大小不等,形状不规则的软骨小叶,小叶可被纤维条带或穿透其中的骨小梁分隔。CHS的组织学分级与预后相关,目前依据核大小、核染色(染色质浓集程度)、细胞密度等指标将CHS分为Ⅰ~Ⅲ级。

Ⅰ级:细胞密度中等,核大小一致,肥硕,染色质较深,双核细胞少见,细胞与内生软骨瘤相似。Ⅱ级:细胞密度增加,核异型性明显,染色质进一步浓集,核大小不等(图14-17)。Ⅲ级:细胞密度及核的多形性、异型性超过Ⅱ级,核分裂易见。大部分原发性CHS为Ⅰ级或Ⅱ级,Ⅲ级少有报道,颌骨的CHS多为Ⅰ级。

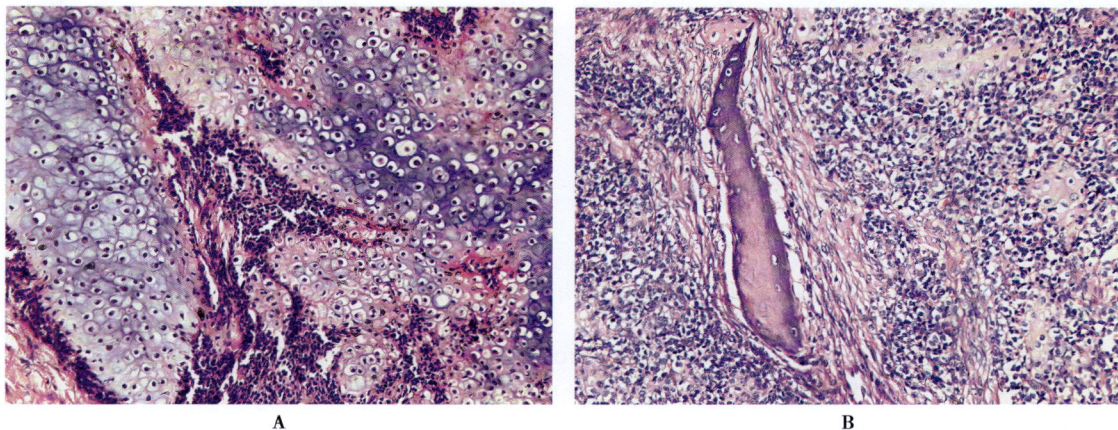

图 14-17 软骨肉瘤
A.镜下肿瘤细胞分布在软骨陷窝内 B.细胞具有异型性及核分裂

2. 去分化软骨肉瘤 去分化软骨肉瘤(dedifferentiated chondrosarcoma)为CHS中一个独立的类型,两种截然不同的组织成分相互毗邻,一种为分化良好的软骨肿瘤,即内生软骨瘤或低度恶性的软骨肉瘤,另一种为高度恶性的非软骨性肉瘤,两种成分之间的转变是陡然的,没有移行过渡。

【流行病学】 去分化CHS占CHS的10%左右,发病年龄为29~85岁,平均发病年龄在50~60岁。

【临床表现】 最常累及的部位是髂骨、股骨、肱骨及颌骨。肿胀、感觉异常和病理性骨折为其症状,但疼痛是最常见的症状,肿瘤多为境界不清的骨内溶骨性病变,常穿透皮质侵入骨外组织。

【病理变化】 肉眼观察,软骨性或非软骨性两种成分均十分明显,低度恶性软骨病变成分位于中央,而高度恶性病变成分主要位于骨外。镜下所见,软骨性成分一般为低度恶性的软骨肉瘤,而高度恶性的肉瘤成分恶性纤维组织细胞瘤最常见,其他如骨肉瘤、纤维肉瘤和横纹肌肉瘤等亦可见到。去分化软骨肉瘤为侵袭性肿瘤,预后很差。90%的患者在2年内出现远处转移并死亡。

3. 间叶性软骨肉瘤(mesenchymal chondrosarcoma,MCHS) 是以双向分化为特征的罕见肿瘤,主要由高度未分化的小圆细胞和分化良好的透明软骨构成。

【流行病学】 MCHS占CHS的3%~10%,任何年龄均可发病,发病高峰在20~30岁,性别无差异。

【临床表现】 首要症状为持续疼痛和肿胀,X线显示病变主要为边界不清的溶骨和破坏性病变,斑点状的钙化有时可以很突出。部分病变境界清楚并带有硬化性边缘,骨膨胀常见。皮质破坏和侵入周围软组织等亦很常见,骨外肿瘤的影像学表现没有特异性。

【病理变化】 肉眼观察,肿瘤为灰白或灰红色,质地可软可硬,界限清楚,瘤体直径为3~30cm不等。大部分病变可有散在灶性分布或十分广泛、程度不等的钙化沉积物。一些肿瘤可显示清晰的软骨样外观。灶性坏死和出血为一个突出症状。X线显示骨膨胀伴骨密质变薄或更为常见的骨质破坏及软组织浸润。

画廊:ER14-12
去分化软骨肉瘤

肿瘤由未分化小圆细胞和岛状透明软骨构成,呈典型的双向分化。镜下可见由未分化小圆细胞和岛状透明软骨构成典型的双向分化结构(图14-18)。软骨的含量多少不等,与未分化成分界限清楚或逐渐移行后混杂在一起。偶尔可见破骨细胞样多核巨细胞,骨样基质甚至骨组织。超微结构可很好的提示肿瘤细胞的双相特征,可见软骨细胞样结构,也可见少量间质并呈均匀片状分布的圆形或卵圆形细胞,与原始间叶细胞相似。

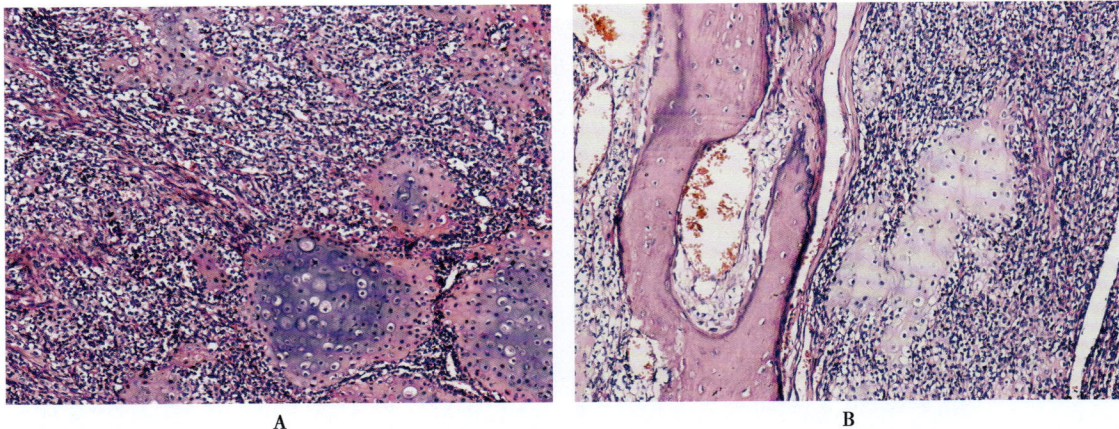

图14-18　间叶性软骨肉瘤
A.肿瘤由未分化小圆细胞和岛状透明软骨构成,呈典型的双相分化　B.肿瘤浸润骨组织

4. **透明细胞软骨肉瘤(clear cell chondrosarcoma,CCCHS)**　是 CHS 中一种罕见的低级别类型,好发于长骨的骨骺末端,也可发生于颌骨,组织学特征为淡染的透明细胞及透明软骨。

【**流行病学**】　CCCHS 占所有 CHS 的 2%,男性发病为女性的 3 倍,发病年龄 12～84 岁,常见发病年龄为 25～50 岁。

【**临床表现**】　在全身各部位骨组织均有报道,包括颅骨、椎骨、手、足骨等,但多见于肱骨头和股骨头。疼痛是最常见的症状,有时患者血清碱性磷酸酶可增高。X 线显示 CCCHS 境界清楚的溶骨性病变,有时可有硬化性边缘,部分尚可出现软骨特征性的点彩状致密影。

【**病理变化**】　肉眼所见病变最大直径为 2～13cm,质软,有沙砾感,有时可出现囊性区域。一般没有软骨的大体形态特征。

镜下主要由小叶状细胞团及核居中,胞质透亮,胞膜界限清楚的大圆细胞构成,可有破骨样多核巨细胞。核分裂象罕见。有些病变可见透明软骨及软骨肉瘤样区域,软骨可有局灶性钙化或骨化,间质中可有编织骨直接形成,也可见到伴动脉瘤样骨囊肿区域。

S-100 蛋白和 Ⅱ 型胶原在透明细胞和软成骨细胞样细胞为强阳性。

三、成骨性肿瘤

(一) 骨样骨瘤

骨样骨瘤(osteoid osteoma)是一种良性成骨性肿瘤,特点是体积小,有自限性生长倾向和不相称的疼痛。由 Jaffe 于 1935 年最先报告,一般认为它是真性肿瘤,也有人认为是骨的外伤或炎症性病变。

【**临床表现**】　直径小于 1cm 和疼痛明显是本病的特征。早期为轻微、间歇性钝痛,夜间加重,以后发展至重度疼痛,影响睡眠,可持续数周或数年,口服阿司匹林和非甾体类抗炎药可完全缓解疼痛几小时,一般认为与肿瘤中前列腺素水平升高有关。体检常有病变部位的局限压痛,局部红肿。X 线显示,致密的皮质硬化包绕透射性的瘤巢为特点,特别是呈偏心性梭形硬化。CT 是检查骨样骨瘤最有效的影像学手段,扫描平面间隔应定为 1mm。

【**病理变化**】　肉眼观察,病变位于骨皮质内,体积小,圆形,红色,分切时有沙砾感,为肉芽状,病灶边界锐利清晰,被象牙状硬化骨包围。

镜下所见,肿瘤的中央区是富于血管的结缔组织,内含分化的成骨细胞,产生骨样基质,有时

产生骨。如果为真性骨,可见破骨细胞,有分化的活跃成骨,骨样组织为片状结构,更常见的是细微的小梁状结构,并衬覆肥硕的成骨细胞。此点有助于与骨肉瘤的成骨鉴别。没有核的多形性,瘤组织内一般不见软骨。骨样骨瘤与其周围的反应性硬化骨之间的界限清楚(图 14-19)。

预后良好,复发少见,部分病例有自限性消失。

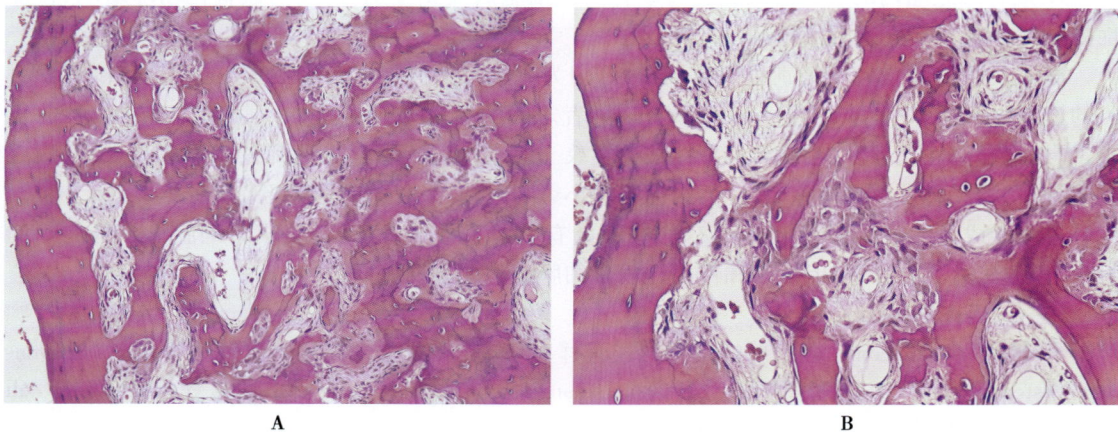

图 14-19 骨样骨瘤

A. 由成熟的小梁状骨组织形成,小梁间可见疏松的纤维结缔组织　B. 骨小梁周可见有破骨样细胞及部分成骨样细胞排列

(上海交通大学医学院第九人民医院李江医师提供)

(二) 成骨细胞瘤

成骨细胞瘤(osteoblastoma)是一种少见的良性成骨性肿瘤,病变具有针状、编织状骨,周边衬覆明显的成骨细胞,又称为骨化性巨细胞瘤或巨大骨样骨瘤。

【临床特点】成骨细胞瘤好发于脊柱,较少见。大约有 15% 发生在颌骨,下颌骨比上颌骨多见,特别是下颌的升支、髁状突和颞下颌关节处。大多数病例小于 30 岁,且好发于男性。疼痛,特别是夜间疼痛为其常见症状。阿司匹林可缓解。颌骨病变往往为牙痛和/或肿胀、牙移位、牙吸收或牙列紊乱,侵及上颌窦与眼睛者,可有睑裂变窄、眼球移位、视力改变等,少数有下牙槽神经麻木现象。

X 线上,成骨细胞瘤表现为圆形或椭圆形溶骨缺损,边界清楚,发生在骨膜下的病例,其边界仍有一薄层反应骨壳。<30% 病例局部可出现骨化,表示瘤骨钙化。

【病理特点】肉眼所见成骨细胞瘤通常>2cm,最大可为 15cm 左右。常见大小为 3～10cm,由于血供丰富,大体上呈红色或棕红色,质地呈沙砾感的破碎骨组织。骨密质破坏时可见周边有薄层骨膜反应性骨壳。囊性变时,囊腔内显著充血,形成动脉瘤样骨囊肿,肿瘤与髓腔界限清楚,可见一些反应性硬化骨。

镜下所见,肿瘤由编织状骨小梁构成(图 14-20),矿化成分通常显示出特征性的嗜碱性外观,有人认为骨小梁内部改建活动可致明显出现嗜碱性间歇线。小梁周边可见有明显的成骨细胞镶边,成骨细胞可能有核分裂,但没有不典型核分裂。间质中血管丰富,出血常见,构成高度血管化的结缔组织,没有炎症反应,常出现破骨样多核巨细胞。

在一些病例中,有些成骨细胞可以表现为大而肥硕,有一明显的细胞核和核仁,

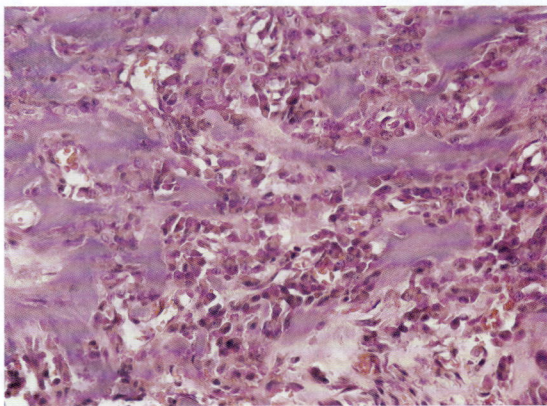

图 14-20 成骨细胞瘤

小梁周围可见有明显的成骨细胞镶边

(上海交通大学医学院第九人民医院李江医师提供)

有时还可见核分裂象,因此称为"上皮样成骨细胞瘤"。这种表型肿瘤在X线与组织结构上具有成骨细胞瘤特点的病变,表现出明显的异型性,局部呈浸润性生长,并有局部复发倾向,因此有作者将其称为侵袭性成骨细胞瘤(aggressive osteoblastoma),该瘤具有低度恶性特点。

【鉴别诊断】

1. 成骨细胞瘤内的多核巨细胞应与颌骨的巨细胞病变相鉴别,高度的血管化结缔组织、特征性嗜碱性外观、镶边状成骨细胞可与之区别。

2. 成骨细胞瘤应与低级别骨肉瘤相鉴别,因为有人将上皮样成骨细胞瘤,尤其是有侵袭性特点的诊断为低度恶性(非转移性)骨肉瘤,故两者之间的鉴别是很重要的。骨肉瘤有非典型的表现,如细胞异型性、浸润性生长和病理性核分裂象。但成骨细胞瘤很少见到核分裂象,更没有病理性核分裂,没有彩带样骨样基质,也不向周围骨小梁间隙浸润,故可将两者区别开来。

侵袭性成骨细胞瘤是一种独立疾病,文献上有所谓恶性成骨细胞瘤、成骨细胞瘤样骨肉瘤的报道,它们虽然名称各异,但可能和侵袭性成骨细胞瘤是同一种病变。

（三）骨肉瘤

骨肉瘤(osteosarcoma)是以肿瘤细胞形成骨样基质为特征的肉瘤,分为普通型骨肉瘤(conventional osteosarcoma)、毛细血管扩张型骨肉瘤(telangiectatic osteosarcoma)、小细胞骨肉瘤(small cell osteosarcoma)、低级别中心骨肉瘤(low grade central osteosarcoma)、继发性骨肉瘤(secondary osteosarcoma)、骨旁骨肉瘤(parosteal osteosarcoma)、骨膜骨肉瘤(periosteal osteosarcoma)、高级别表面骨肉瘤(high grade surface osteosarcoma)。

【临床表现】　症状常存在数周至几个月,早期时隐时现,因而有的陈述不清。疼痛,可触及包块是普通型骨肉瘤的基本特征。5%~10%的患者可发生病理性骨折。发生于颌骨者,常呈现感觉异常、牙痛、牙松动、出血、鼻塞等症状。X线表现变异很大,有纯成骨型,也有溶骨型。大部分病例是溶骨/成骨混合型(图14-21A),伴有骨皮质破坏及肿瘤扩展到软组织。软组织包块可以有不同程度的钙化,肿瘤/骨膜相互间作用,继发骨膜抬起和骨膜反应性骨形成,导致多样的表现。CT和MRI可能有助于在术前观察肿瘤的范围。

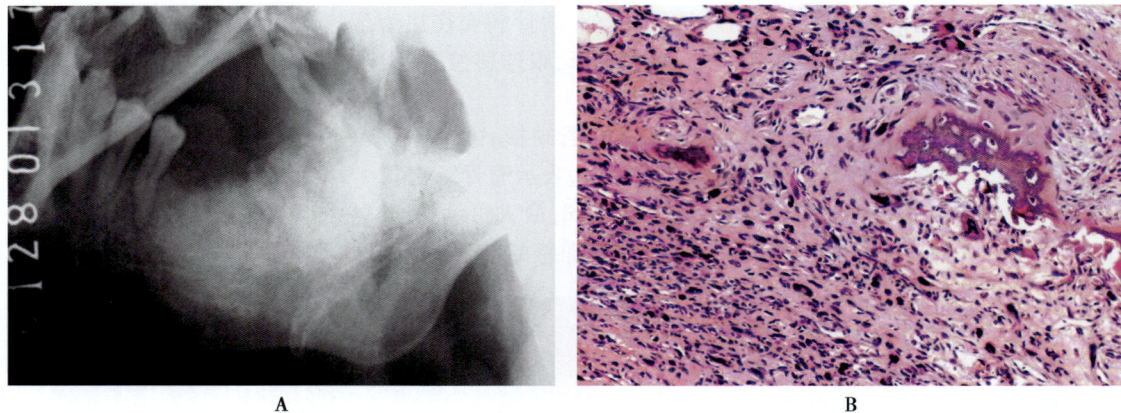

图14-21　骨肉瘤

A. X线片示边界不清、成骨为主的病变　B. 镜下见肿瘤细胞异型性明显,核分裂多见,可见骨样基质
形成

【病理变化】　肉眼观察,骨肉瘤一般体积较大,呈鱼肉样或硬质地的肿瘤,有的有软骨。肿瘤常常破坏骨皮质并与软组织包块相互关联。有些成骨型骨肉瘤可呈灰褐色和不规则的颗粒状,另外一些则更加致密、硬化,偏黄白色。成软骨型骨肉瘤往往为灰白至黄褐色,有不同程度的钙化,切面呈鱼肉状外观或有丝状黏质。毛细血管扩张型骨肉瘤(为纯溶骨性,大块骨破坏,没有周围骨质硬化)为髓腔内的囊腔状结构,没有间质也没有硬化的瘤骨形成。低度恶性中心骨肉瘤切面灰白色,质地结实呈沙砾样。骨旁骨肉瘤为骨表面生长的外生性肿物,呈分叶状,广基性附着于骨密质

表面,部分病例可见灶性软骨岛,肿瘤边界不清,部分向邻近的骨骼肌浸润性生长。25%的病例可侵犯骨髓腔。骨膜骨肉瘤常可见垂直于骨皮质生长的针状结构,病变中央可见最长的骨针,瘤边缘往往无钙化或极少钙化,部分肿瘤呈灰色,有光泽,为典型的软骨样外观。肿瘤进展边缘可有包膜或假包膜,分界清楚,为骨膜增厚的产物。高度恶性表面骨肉瘤位于受累骨的表面,常侵袭下方的骨密质,肿瘤表面呈分叶状,颜色的相异取决于软骨样基质的含量、出血和坏死情况,所有肿瘤有质软的区域,有助于和骨旁骨肉瘤鉴别。

镜下所见,普通型骨肉瘤为倾向于高度间变、多形性的肿瘤。肿瘤细胞形态可表现为上皮样、浆细胞样、纺锤形、小圆细胞、透明细胞、单核或多核巨细胞或梭形细胞,多数肿瘤混有两种或更多的细胞的形态。肿瘤细胞异型性明显,核分裂多见,成软骨样细胞骨样基质为较重要的表现,呈现为致密、粉染、无规则形的细胞间物质,呈弯曲线状,有小节状分支和不完整的小窝(图14-21B)。根据软骨和/或纤维组织成分含量的不同,可进一步分成不同亚型,成骨型骨肉瘤(50%)、成软骨型骨肉瘤(25%)、成纤维型骨肉瘤(25%)。毛细血管扩张型骨肉瘤往往可见空的或充满血液的囊腔,有薄间隔,类似于动脉瘤样骨囊肿,如细胞性间隔中见到很多看似良性的多核巨细胞需与良或恶性骨巨细胞瘤相鉴别。小细胞骨肉瘤主要由小细胞及其产生的骨样基质组成。小的圆形细胞与尤文肉瘤细胞相似,较大的与大细胞淋巴瘤细胞相似,核分裂象3~5个/10个高倍视野。继发性骨肉瘤常见于 Paget 瘤及放疗后引起骨肉瘤变,其他骨继发的骨肉瘤也可见到,如骨纤维结构不良的反复复发,病理上多表现为成骨型或成纤维型骨肉瘤。骨旁骨肉瘤主要由细胞成分较少的基质和分布其中分化良好的骨小梁组成,骨小梁平行排列的正常骨组织,周围可有或无成骨细胞围绕,50%的瘤组织中有软骨分化,15%的肿瘤发生去分化表现为骨肉瘤、纤维肉瘤或恶性纤维组织细胞瘤。骨膜骨肉瘤往往表现为中等分化的成软骨型骨肉瘤,常可见相对成熟的骨化肿块发生于骨皮质。基质有时呈黏液样。颌骨骨肉瘤中常伴广泛的软骨形成,如果软骨形成明显,则需与软骨肉瘤鉴别。

四、成纤维性肿瘤

骨促结缔组织增生性纤维瘤(desmoplastic fibroma of bone,DMPF)由轻度异形的梭形细胞及其产生的大量胶原构成。同义词有骨韧带状瘤。

DMPF 是罕见的骨肿瘤之一,其与更常见的软组织促结缔组织增生性纤维瘤一样,具有局部侵袭性。早在 1832 年 Macfarlane 首先报告此类病变,同年 Muller 把它命名为 Desmoid Tumor 即韧带状瘤,又称侵袭性纤维瘤病。肌腱膜样纤维组织增生、硬纤维瘤,国内通用韧带样纤维瘤。由于该病损与软组织发生的韧带样纤维病损极为相似,在组织学上又难以区分,以往将其作为同一疾病,1958 年 Jaffe 最先将其从软组织韧带样纤维瘤及其他中央性纤维病变(如软骨黏液样纤维瘤、非骨源性纤维瘤及分化良好的纤维肉瘤)中分出,命名为 DMPF。

【临床表现】DMPF 起源于结缔组织,多发生于长骨,如股骨、肱骨、胫骨、髂骨及肩胛骨等处,少量发生于颌骨,但极为罕见。大多发生于 20 岁以前的少年儿童,最小年龄 4 个月,最大 71 岁。男女性别间无明显差异。颌骨绝大多数发生于下颌骨(90%以上),好发部位依次为体部、下颌角、升支,此病进展较缓慢,临床表现为颌骨膨大,甚至引起面部畸形,无疼痛及不适,有时也可生长较快,出现神经症状伴有疼痛麻木及牙松动,肿瘤活动性差,77%患者的病变可穿破颊、舌侧皮质骨致颌骨周围肌受损。X 线表现无特异性,主要为周界清晰或模糊的单房或多房透射性病变,有的呈地图状,并有一窄的过渡带,很少见有硬化边缘,病变中可见假骨小梁形成,很难看出骨膜新骨的存在(图14-22A、B)。但有时仍不能与成釉细胞瘤、血管瘤、神经纤维瘤、巨细胞瘤和颌骨嗜酸性肉芽肿相区别,临床上常常误诊或不能明确诊断。DMPF 呈溶骨性、膨胀性骨破坏,骨皮质变薄。

【病理变化】肉眼所见,无包膜和明显的周界,质地硬韧,切面灰白色(图14-22C、D)。镜下见,主要由产生胶原的成纤维细胞构成,纤维结缔组织生长活跃,增生的成纤维细胞和胶原纤维束成波浪状和旋涡状交错编织;胶原纤维不肿胀,其间血管较少,部分血管玻璃变性,局部区域细胞有异型性;肿瘤组织呈浸润性生长,肌纤维被瘤组织分隔成单个肌细胞,肌纤维萎缩退变。组织学分化良好,无恶性表现(图14-22E、F)。

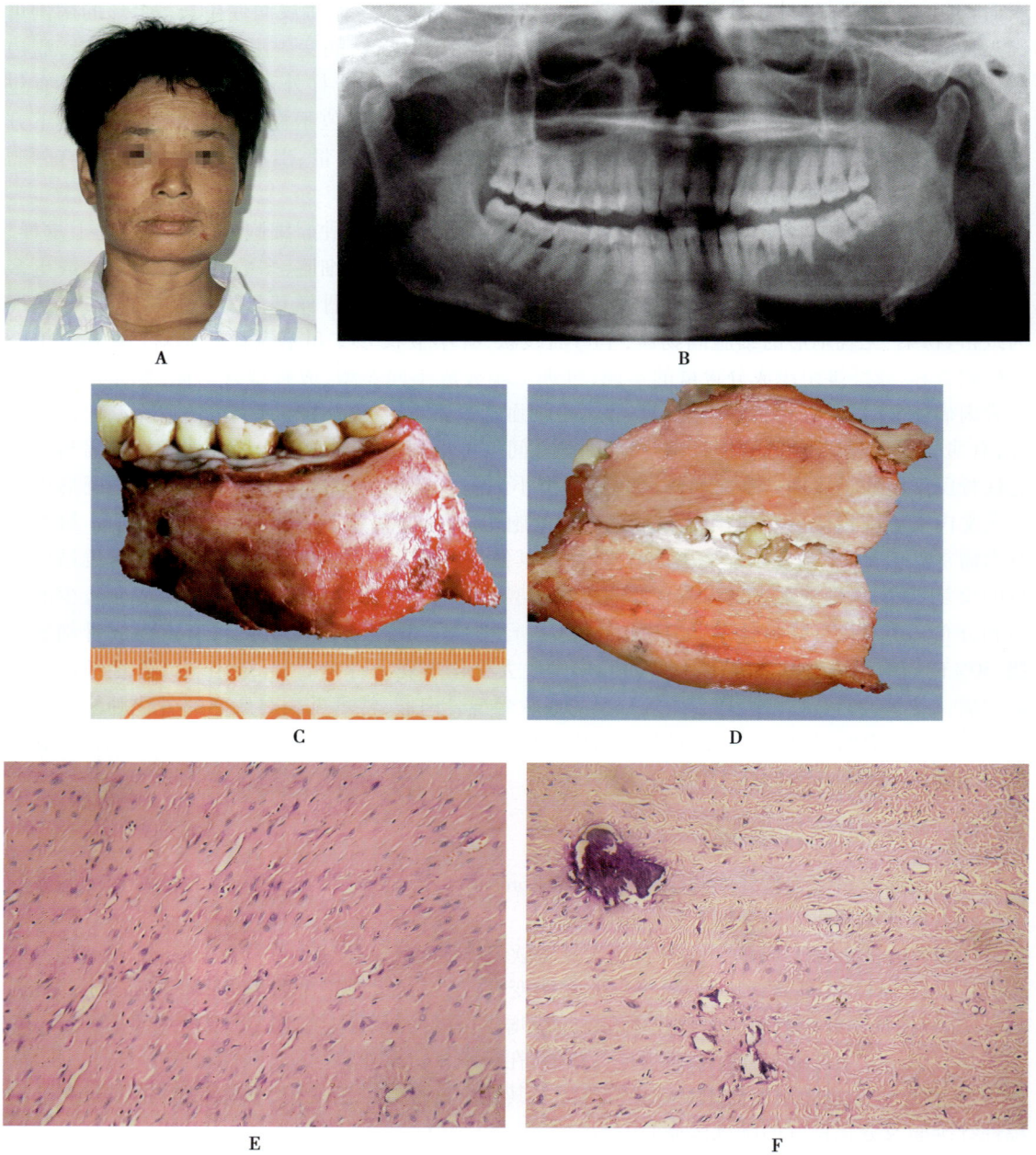

图 14-22　促结缔组织增生性纤维瘤

A.患者术前正位片　B.全口牙位曲面体层片示左下颌椭圆形低密度区,向颊侧膨隆,牙根呈截断吸收
C.肉眼观察下颌骨体颊侧骨质膨隆,局部区域有破坏　D.剖面白色,质地均匀,骨腔内完全被肿物占据,骨皮质菲薄　E.低倍示增生的纤维性肿瘤主要由产胶原的成纤维细胞构成　F.增生的成纤维细胞和胶原纤维素呈波浪状或旋涡状交错编织,间杂有少量血管

五、骨髓源性恶性肿瘤

（一）尤文肉瘤

尤文肉瘤(Ewing's sarcoma)由 Ewing 于 1921 年首先报告,是一种高度恶性的圆形细胞肉瘤。其病因和组织来源尚不明确,目前多数学者认为可能来源于神经外胚叶细胞,属于统称为原始神经外胚层肿瘤(primitive neuroectodermal tumor,PNET)中的一种。

【临床表现】好发年龄 5~20 岁,仅少数病例发生于婴儿或成人,男性多于女性。多见于长骨、骨盆、肋骨、脊椎骨等,也可发生于颌骨。临床表现为颌骨肿大、局部疼痛,可引起唇麻木,如果破坏骨密质,则广泛浸润软组织,可有黏膜溃疡形成。患者全身症状有发热、白细胞升高、贫血及血沉加快。X线主要表现为不规则溶骨性破坏,但早期病变在骨髓腔内生长,并不破坏骨小梁,故在X线片上不能显示。随着病变的进展,骨破坏明显,形成较大缺损且可破坏骨密质。有时可见新骨形成,出现葱皮(onion-skin)状骨膜反应(图14-23)。

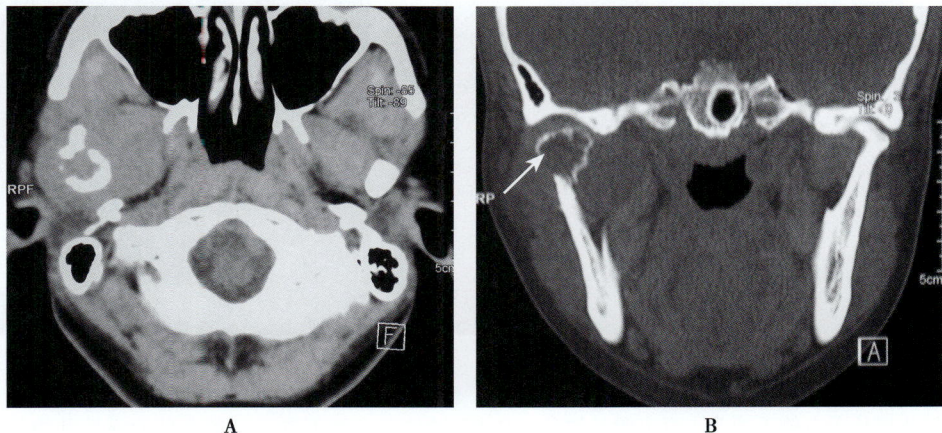

图 14-23　尤文肉瘤
CT三维图像(A、B)见右侧髁突骨松质明显破坏吸收

【病理变化】 肿瘤为灰白色,质地较软,无包膜,常见大范围坏死和出血。镜下见肿瘤细胞较小、圆形,体积形态较为一致,细胞界限不清,排列紧密,被纤维间隔分成不规则小叶。瘤细胞胞质较少,胞核圆形,约比淋巴细胞大一倍,核仁不明显,核分裂象不多(图14-24)。肿瘤组织富于血管,有些肿瘤细胞可围绕血管生长。该瘤与神经母细胞瘤和恶性淋巴瘤鉴别比较困难,但尤文肉瘤的瘤细胞胞质呈PAS阳性染色,表明细胞内含有糖原。对放射线照射治疗敏感,早期可经血行转移,5年生存率仅为8%~20%。

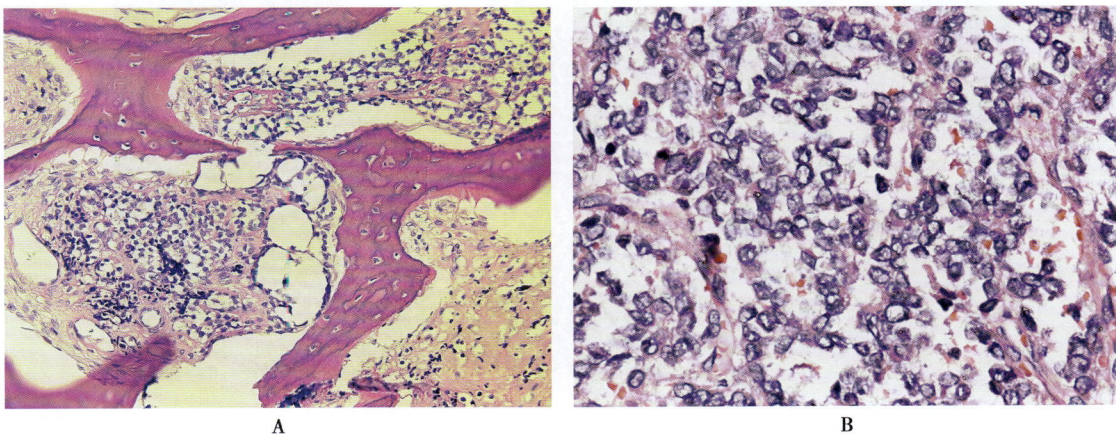

图 14-24　尤文肉瘤
A. 镜下肿瘤细胞较小、圆形,体积形态较为一致,细胞界限不清,排列紧密　B. 肿瘤细胞核为圆形或椭圆形,核仁不明显,染色质分布均匀,可见核分裂,胞质少

画廊:ER14-16
尤文肉瘤免疫
组化表现

(二) 浆细胞瘤

浆细胞瘤(plasmacytoma)也称为骨髓瘤(myeloma),是骨髓原发性肿瘤,主要特点是异常浆细胞弥漫性增殖,并侵犯骨及软组织。

【临床表现】 发病多在50~70岁,男性比女性多见。多发性浆细胞瘤较常见,单发者少见且可发展成为多发性病损。好发于扁骨,如颅骨、椎骨、肋骨等。

颌骨浆细胞瘤主要见于下颌磨牙区骨体、下颌角、下颌升支等部位。局部表现有疼痛、麻木、肿胀、牙松动、病理性骨折等症状。患者常有鼻、牙龈出血,主要因血小板减少和高球蛋白血症所致。

还可伴有贫血和舌淀粉样变性等疾病。X线表现为境界清楚的圆形穿凿样（punched-out appearance）透射影，也可有弥漫性骨破坏（图14-25）。

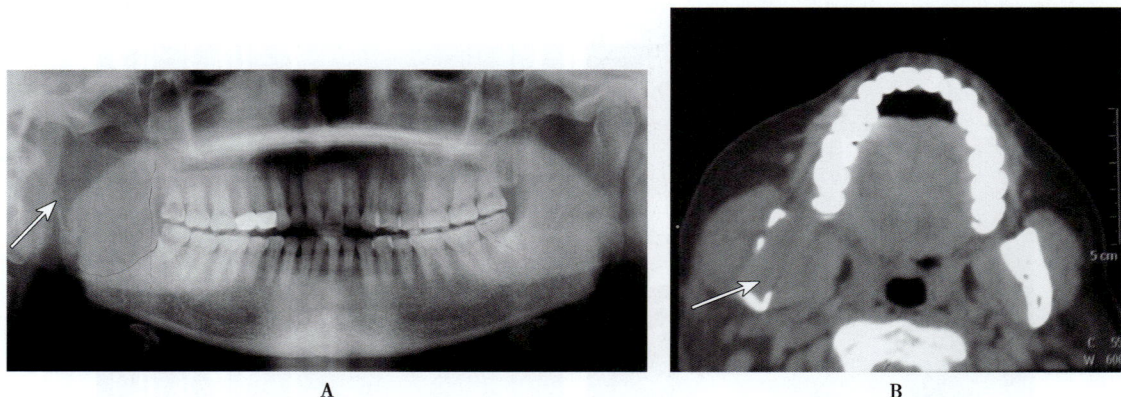

图14-25　浆细胞瘤
A.曲面体层片示右侧下颌升支巨大囊性肿物　B.CT轴位示右侧下颌角至髁突处的囊性肿物伴骨质破坏

【病理变化】镜下见瘤细胞多聚集成片，其间缺乏间质，分化良好的浆细胞可类似正常浆细胞，大小形态较一致，圆形或卵圆形，胞质丰富，胞核偏位，具有车轮状染色质，偶见怪形多核巨细胞（图14-26）。分化不良的肿瘤细胞大小不一，核异型性明显，巨细胞多见，核仁明显，核分裂象多见。浆细胞瘤内有时可见卢梭体（Russell's body），或出现浅蓝色球形小体，可呈PAS阳性反应，目前认为这些小体是细胞内的变性蛋白，与异型免疫球蛋白有关。孤立性（单发性）浆细胞瘤预后较好，但多发性浆细胞瘤预后不好。

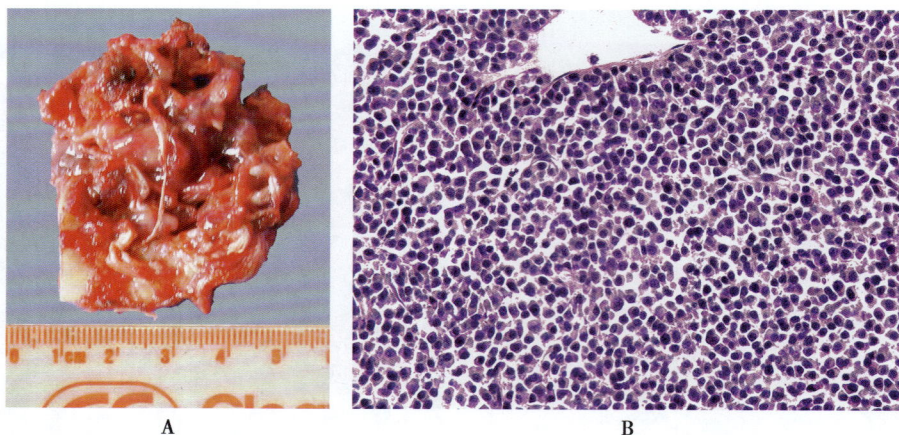

图14-26　浆细胞瘤
A.肉眼所见　B.浆细胞成片分布

六、颌骨转移性肿瘤

发生于其他（远处）部位的肿瘤（通常为恶性）可累及骨。骨骼系统为第三常见的肿瘤转移部位，仅次于肺和肝。口腔颌面部恶性肿瘤中，转移癌约占1%，其中转移至颌骨者比较多见，多数侵及下颌骨，尤其是下颌骨体和下颌角部位。原发性肿瘤多为乳腺癌、肺癌、肾癌等恶性肿瘤，也可是甲状腺（图14-27）、前列腺、结肠、胃、肝等部位发生的恶性肿瘤。由于颌骨转移，可导致疼痛、骨膨隆、牙松动、口唇麻木、牙龈肿胀，有时导致颌骨骨折，也有无明显症状者。转移性肿瘤引起的颌骨吸收，X线表现为境界不明显、形状不规则的密度减低区，乳腺癌、前列腺癌或甲状腺癌的转移灶因伴有骨形成而引起颌骨的密度增高。与原发性骨内癌等原发于颌骨的恶性肿瘤鉴别困难。CT扫

ER14-17

画廊：ER14-17
浆细胞瘤免疫组化表现

学习笔记

描对于指导针吸活检十分有用。诊断转移癌需要确认原发灶,免疫组化在转移癌的诊断中十分有用,但不足以直接判断其原发部位。颌骨转移癌的患者一般预后不佳。

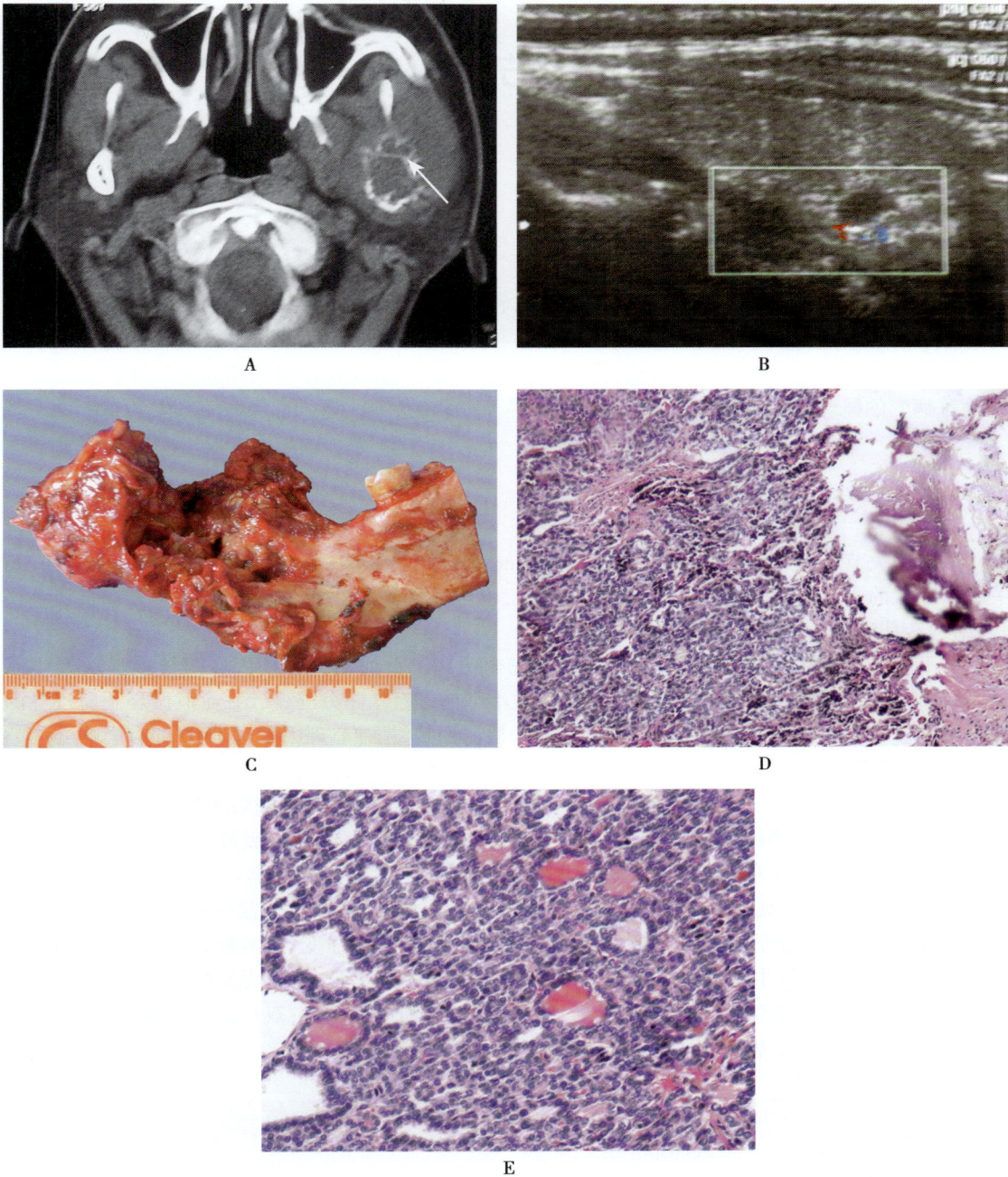

图 14-27 颌骨转移性肿瘤

A. CT 示左下颌骨转移灶,邻近的左侧腮腺也受波及   B. 彩超示甲状腺内小结节   C.送检物为左下颌骨,颌骨肉眼可见破坏明显   D.颌骨内可见瘤细胞侵袭,显团块片状排列,可见破坏的骨组织   E.组织学可见甲状腺滤泡样结构

（钟 鸣 李铁军）

第十五章　颞下颌关节病

>> **提要：**

　　颞下颌关节疾病是临床常见的疾病之一，种类较多，包括颞下颌关节紊乱病、关节脱位、关节损伤、关节强直、关节炎、关节发育性疾病和关节肿瘤等，其中以颞下颌关节紊乱病最为常见。本章节对颞下颌关节紊乱病、骨关节炎、髁突增生、滑膜软骨瘤病和弥漫型腱鞘巨细胞瘤等病变的概念，临床病理特点进行介绍。

一、颞下颌关节紊乱病

　　颞下颌关节紊乱病（temporomandibular disorder，TMD）是累及颞下颌关节和咬肌系统的、具有相关临床症状的一组疾病的总称，可以是功能性的，也可以是器质性的。TMD 可以分为咬肌紊乱疾病、结构紊乱疾病、炎性疾病和骨关节病等。

　　颞下颌关节紊乱病的病因复杂，迄今尚不完全明确。目前认为多种因素与该疾病的发生有关，如错𬌗使关节受不良负荷，导致关节结构的微小创伤；遗传、内分泌、代谢、血液循环及免疫等因素均可能参与了 TMD 的发病过程；经心理计分法检测证实，精神心理因素对 TMD 亦有影响。

　　【临床表现】　以青壮年多见，女性比男性的发病率高。人群的发病率为 28%～88%，其中 12%～59% 有自觉症状。关节区疼痛为颞下颌关节紊乱病常见的临床症状，可以是自发痛或开口时痛，约 40% 的患者有咀嚼痛。关节运动时弹响或有杂音，可为弹响音、破碎音或摩擦音，这些杂音与不同的病理改变有关。包括关节运动障碍，开口运动异常，开口型偏斜，开口度过大或受限等。

　　【病理变化】　关节盘和髁突软骨表现为退行性改变。肉眼观察，关节盘穿孔多在双板区，而关节盘局部变薄多发生于后带。镜下观察，病变部位胶原纤维玻璃样变性，溶解断裂并形成裂隙（图 15-1）；部分胶原纤维发生嗜碱性变；前带和中带胶原纤维排列紊乱，行走无定向；中带及后带软骨细胞增多，细胞较大，成双或单个出现；且后带有新生的毛细血管长入；双板区纤维细胞增多，血管减少，出现纤维化，在此基础上可发生病理钙化（图 15-2）。

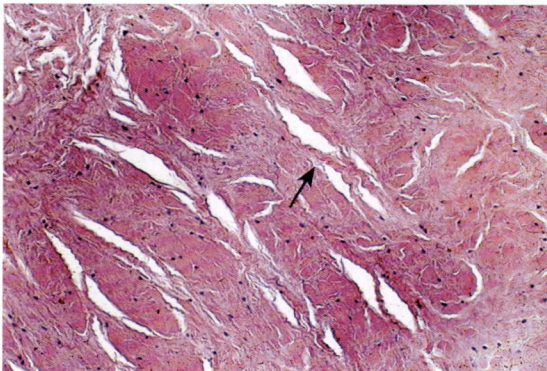

图 15-1　颞下颌关节紊乱病
关节盘变性，出现裂隙（箭头示）

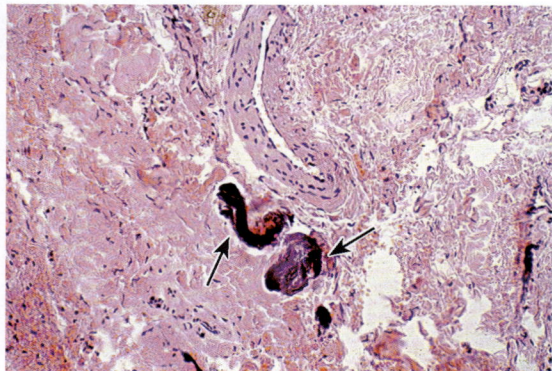

图 15-2　颞下颌关节紊乱病
双板区钙化（箭头示）

髁突软骨的表面出现胶原纤维间水肿、松解、形成大小不一的纵裂和横裂,软骨可沿横裂剥脱,使关节面不平滑。表面带的胶原纤维可发生变性,走行方向不清,表现为弥漫的无结构的均质样物。有时出现软骨基质变性溶解,呈紫染颗粒状。病变较重时,表面软骨与髁突骨质之间形成大的横裂,或裂隙上方关节软骨全面剥脱,使髁突的骨质暴露。髁突的骨密质和骨小梁中的骨细胞可发生固缩,有的骨细胞消失,骨陷窝空虚,骨纹理明显,骨小梁出现不规则的微裂,甚至崩解。致使相邻的骨髓腔融合,形成假性囊肿,囊腔内有脱落、变性、坏死的碎骨片。在 X 线片显示囊性改变。

电镜显示,除病变区细胞变性、胶原溶解外,在髁突软骨及关节盘双板区可见蚓状小体(vermiform bodies),有人认为此种结构是由于压力导致弹性纤维的变性,与关节面的过度负荷有关。

滑膜的病变主要位于双板区,表现为滑膜增厚、变薄或消失,滑膜的绒毛可以坏死并脱落。结缔组织水肿、玻璃样变、血管扩张充血和慢性炎细胞浸润等。有研究发现,病变部位的滑膜及滑膜细胞增生区的组织相溶抗原-DR(HLA-DR)阳性,可能与局部免疫反应的发生有关。

二、骨关节炎

骨关节炎(osteoarthritis,OA)是变性性关节炎的一种,又称骨关节病(osteoarthrosis),是骨关节软骨发生退行性变后,继之以邻近软骨、骨的增生、骨化。老年人最多见,好发于负重较大的关节。可能与老人关节软骨弹性能力减弱、运动时易创伤和磨损,或过度不适宜的关节运动有关。颞颌关节发生者具有某些差别,可能与此关节为非负重关节且关节覆盖表层为纤维软骨层而不是透明软骨有关。

【临床表现】本病常见于 40 岁以上的成年人。女性稍多见,病程迁延。不伴全身症状。临床上主要表现为颞颌关节区疼痛,开、闭口及咀嚼时加重。颌骨运动受限。但有的患者仅有关节摩擦音。有骨质增生、骨赘以及伴有关节盘穿孔破裂者可闻及关节多声弹响、摩擦音或破碎音。慢性期可无明显关节痛。病损多发生于一侧关节。X 线检查显示关节腔狭窄、关节变形和/或髁突变扁平、骨赘形成、髁突前斜面唇状增生、软骨下骨硬化、囊性变等。

【病理变化】肉眼观察,关节面软骨损伤,在应力作用下关节承重部位软骨剥脱,暴露的软骨下骨可发生反应性增生,骨小梁增厚和表层致密骨形成并硬化称为骨质象牙化(eburnation)。髁突前斜面可出现骨赘性唇状突(osteophytic lipping)。软骨性和骨性骨赘,可部分脱落于关节腔形成游离体(loose body),残存的关节面软骨无光泽、粗糙呈绒毛状突起(villous projection)。软骨下囊性变并充以浆液,髁突表面粗糙、骨质暴露或骨赘可导致关节盘穿孔。

镜下观察,主要表现为关节软骨损伤和退行性变,以及关节软骨周围组织的修复和包括滑膜在内的增生性改变。软骨损伤表现为关节面软骨不规则变薄和纤维化,软骨细胞局灶性或广泛性死亡;软骨基质的蛋白多糖减少;由于软骨基质损伤造成关节软骨面粗糙和垂直或水平方向裂隙(vertical cleft or tangential cleft)形成(图 15-3);软骨内不规则颗粒状钙化及重复的矿化线出现。软骨的修复表现在受损区软骨和软骨下骨的软骨细胞再生,增生的软骨陷窝内细胞比较丰富,核较大,有双核细胞。软骨下骨暴露(图 15-4),骨小梁微小骨折,骨局部溶解、被纤维黏液样组织取

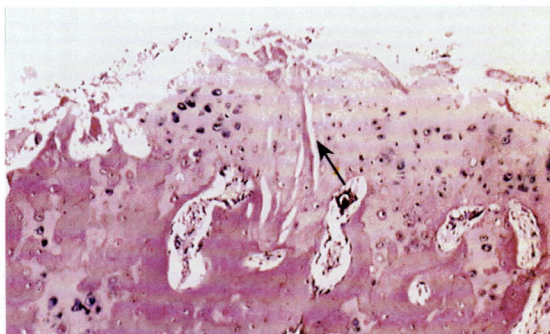

图 15-3 骨关节炎
软骨内垂直裂隙形成和软骨破坏(箭头示)

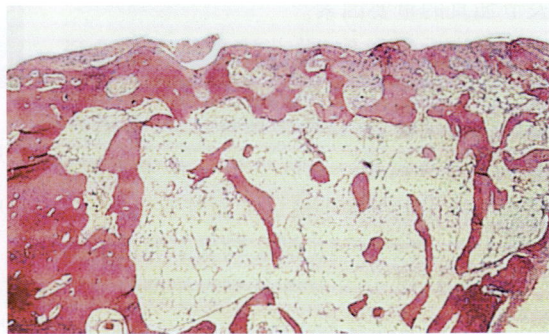

图 15-4 骨关节炎
软骨消失,软骨下骨暴露

代形成软骨下囊肿。骨组织修复表现为软骨下骨质增生和硬化,表层骨小梁增厚、关节面重建和骨赘形成以及软骨下囊肿周围骨质的反应性增生。滑膜细胞则呈乳头状增生,滑膜间质缺乏明显的炎症改变。

三、类风湿关节炎

类风湿关节炎(rheumatoid arthritis,RA)是一种非化脓性、以多关节受累为主伴有全身症状的自身免疫性疾病。本病病因尚未明确,目前认为是不同因素触发的一种自身免疫性疾病。

【临床表现】 病变始于青壮年,女性居多,男女发病率为1:3,病变常双侧对称性多关节受累,以手足小关节受累最常见。患者除病变关节红、热及梭形肿大外,可出现乏力、贫血、体重减轻、发热等症状。20%的病例可见皮下结节形成。约10%患者可出现 Sjögren 综合征。临床起病隐匿,表现为反复发作的关节疼痛、肿胀和活动受累,有明显的晨僵现象,活动后关节僵硬逐渐减轻,晨僵现象往往提示为自身免疫性关节炎,如风湿、类风湿和强直性脊柱炎。类风湿关节炎患者中主诉颞颌关节痛者不多见,但临床检查发现,类风湿关节炎病例中50%~70%有颞颌关节受累,其表现为张口受限、关节僵硬、捻发音、牵涉性痛和咬合痛。但严重张口受限而残疾者很少见。

【病理变化】 类风湿关节炎主要累及滑膜、关节软骨和骨,以及关节囊组织和关节周围的支持组织,其中以滑膜和关节软骨的病变最为重要。与骨关节炎不同,类风湿关节炎几乎看不到软骨再生、骨硬化和骨赘形成。不同部位的类风湿关节炎,其基本组织学改变是相似的。其主要特点为淋巴细胞和浆细胞浸润,血管炎和类风湿性小结(rheumatoid nodule)。

滑膜炎是类风湿关节炎早期和基本的病变。早期,肉眼观察,滑膜及附近的关节囊充血、水肿、增厚及粗糙,关节腔有积液。镜下,滑膜血管扩张、充血、水肿、血管内皮细胞增生肿胀,滑膜衬里细胞增生以及淋巴细胞和浆细胞浸润,急性阶段可有较多中性粒细胞。滑膜表面和滑膜间质内可见纤维素样物质沉着。纤维素覆盖在滑膜表面,也可出现在滑液内。在滑膜凹陷处以及关节软骨的非负重面附近,纤维素常持久存在,这是炎症呈慢性的原因之一。

滑膜病变进入慢性期则以增生病变为主,表现为:①滑膜细胞增生,呈多层排列,电镜证实属于 B 型滑膜细胞(成纤维样细胞)。其下层可见多核巨细胞,为 A 型滑膜细胞(巨噬细胞样细胞)。滑膜细胞和间质的增生还可形成乳头状的绒毛。②滑膜组织内淋巴细胞、浆细胞增生,有时形成淋巴滤泡样,但一般没有生发中心形成。这些细胞有时增生非常显著,使滑膜变成淋巴样组织。免疫荧光可显示由浆细胞产生的 IgM(类风湿因子)存在于 Russell 小体内。③肉芽组织增生或血管翳(pannus)形成(图 15-5)。血管翳是滑膜内新生的毛细血管和成纤维细胞组成的肉芽组织,是引起关节软骨破坏、关节内粘连及后期引起关节强直的重要因素。

炎症反复发作,关节软骨几乎都受到损害。开始时,关节软骨的边缘部分和发炎的滑膜接触,软骨发生灶性坏死,并有纤维素样物质覆盖。当病变进一步发展时,

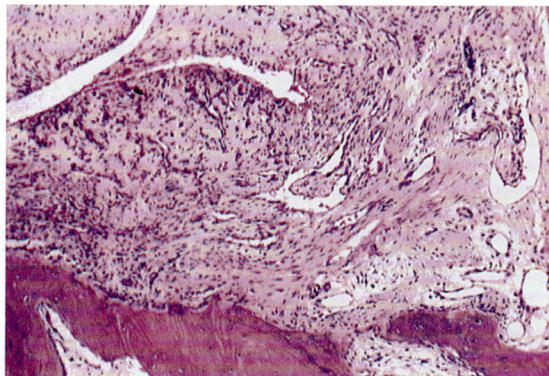

图 15-5　类风湿关节炎
增生纤维组织、新生的毛细血管和慢性炎症细胞

滑膜内肉芽组织增生形成的血管翳伸展至软骨表面,引起关节软骨破坏,表面粗糙不平。大片软骨消失后,血管翳可扩展至软骨下的骨组织。

本病后期,由于病变反复发作可致关节软骨下的骨质破坏,并伴骨质疏松或发生病理性骨折。关节附近的骨质疏松可能与关节活动丧失或激素治疗有关。类风湿关节炎如未及时治愈而持久地反复发作,则可造成关节强直。早期为纤维性关节强直,以后可发展至骨性强直。由于关节周围肌受损,可造成关节脱位。

四、肿瘤及瘤样病变

颞下颌关节的肿瘤和瘤样病变较少见,通常来自于颞下颌关节及其邻近组织。颌面部骨源性肿瘤中最多见的是髁突或喙突的骨软骨瘤,还可发生骨瘤、软骨瘤及骨、软骨等恶性肿瘤。这些病变除能影响关节功能、咬合紊乱外,其病理改变和生物学行为与其他部位相同的病变相似。颞下颌关节肿瘤和瘤样病变临床表现多样,可以为关节杂音、疼痛、下颌功能障碍及面部畸形等。现就颞下颌关节某些有特征的病变介绍如下:

(一)髁突增生

髁突增生(condylar hyperplasia)又称髁突肥大,通常是一种单侧性髁突增大。临床表现类似于骨瘤或软骨瘤,但在组织病理上仅为髁突增生,且生长有自限性。

髁突增生的原因不明,可以是先天性或获得性疾病。先天性髁突增生可能与基因有关。获得性因素多与外伤、感染和内分泌障碍有关。有学者认为轻度慢性炎症可刺激髁突增生,单侧发病也提示为一种局部性病变。

【临床表现】髁突增生是髁突和髁颈缓慢的增大,导致面部不对称和错𬌗。单侧髁突病变多见。在青春期前很少发病,多见于青春期后,出现面部不对称,下颌体偏向健侧。增大的髁突可被触及,但一般不痛。

【病理变化】组织学上,主要表现为髁突纤维软骨的增厚和髁突体积的增大。髁突软骨全层增厚,通常表现为未分化间充质层和肥大层明显增厚,软骨细胞数量增多(图15-6);少数纤维层明显增厚;极少数髁突软骨层可见丰富的胞外基质,但细胞数量未见明显改变。部分髁突可见成簇增殖的肥大层软骨细胞,胞外基质明显嗜碱性。髁突骨松质通常出现吸收,骨小梁增多,排列较规则。髁突骨松质内可见大量软骨岛形成,其出现频率和侵入深度与年龄及髁突肥大程度有关。

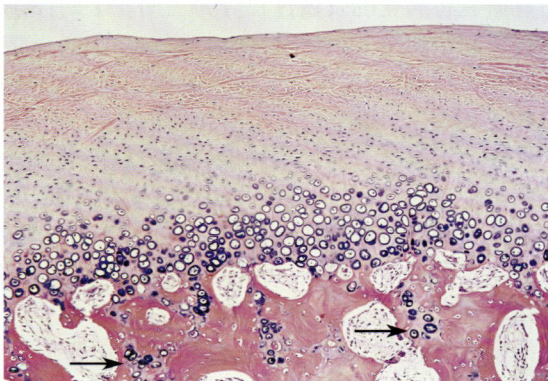

图15-6 髁突增生
髁突纤维软骨明显增厚,骨松质内见软骨岛(箭头示)

(二)滑膜软骨瘤病

滑膜软骨瘤病(synovial chondromatosis)是良性结节性软骨增生性改变,发生在关节、滑囊或肌腱的滑膜。病变开始于滑膜近腔面的表层下结缔组织内,形成多个细胞丰富的软骨灶。随着疾病进展,软骨结节脱落进入关节腔,成为游离体,由滑液供其营养而存活。该病病因不明,可能是由于慢性、反复的轻度创伤伴炎症引发的化生过程。但部分病变具有侵袭性生长的特点,可造成局部破坏。有学者发现本病与6号染色体的细胞遗传学异常有关,提示其为肿瘤。

【临床表现】滑膜软骨瘤病不常见,常发生于中年人,男性发病率为女性的2倍。90%为单关节受累,膝关节占70%,其后是髋、肘、腕、踝、肩和颞下颌关节。如有症状,均为非特异性,如反复疼痛、肿胀、僵硬或关节绞锁等。与其他关节不同的是,颞下颌关节滑膜软骨瘤病女性多见,可能与未严格区分继发性与原发性滑膜软骨瘤病有关,导致继发性滑膜软骨瘤病的颞下颌关节功能紊乱、关节炎症等病变,均为女性多。颞下颌关节滑膜软骨瘤病多发生于关节上腔,且右侧多见,也有少数发生双侧的报道。偶尔表现关节附近无痛性软组织肿物。除非结节有钙化或骨化,影像学检查可以只见渗出,其他是阴性。MRI可明确关节内的结节是软骨性的还是骨性的病变、确切位置及其与周围正常结构的关系。

【病理变化】肉眼观察,病变组织是多个发亮的蓝或白色圆形小体或是滑膜组织内的结节,从小于1mm到数厘米不等(图15-7)。结节细胞数多少不等,由透明软骨组成,被覆纤细的纤维组织,有时有滑膜表面衬覆细胞。软骨细胞呈簇状,可有肥硕的细胞核并伴有中等程度的核多形性,双核细胞常见(图15-8)。核分裂象不常见。约60%的病例中可见钙化,但一般钙化的软骨成分不超

图片:ER15-3
髁突增生

图片:ER15-4
滑膜软骨瘤病

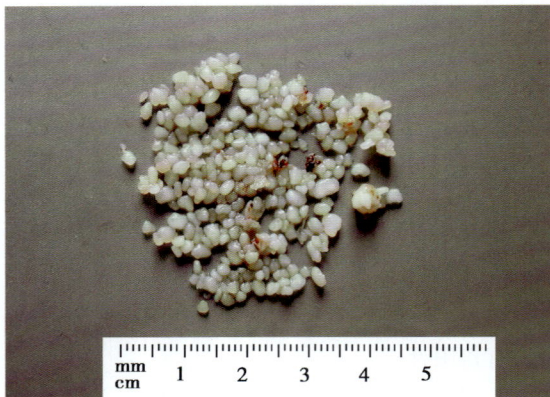

图 15-7 滑膜软骨瘤病
病变呈圆形或卵圆形结节

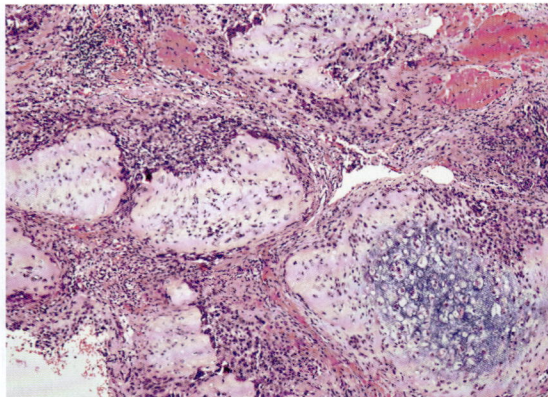

图 15-8 滑膜软骨瘤病
形成多个软骨结节

过全部病变的 10%。可有骨化现象,有时在骨小梁间有脂肪性骨髓。

有研究将病变的发展过程分为三期。Ⅰ期:活跃的滑膜内病变,见软骨灶性增殖,较大的形成突向关节间隙的结节,甚至可突出关节囊,但关节腔内没有脱落的游离体;Ⅱ期:过渡性的滑膜病变伴游离体形成,即滑膜内及关节腔内均见软骨物质;Ⅲ期:关节腔内有较多游离体,但滑膜病变处于静止状态。

在多数滑膜软骨瘤病病例中,核异型性和细胞丰富程度与低至中度恶性软骨肉瘤相当,如果只考虑组织学表现,而不了解其病史及术中所见,可能误诊为软骨肉瘤。通常滑膜软骨瘤病病变局限于关节间隙及滑膜浅层,而不侵及骨及滑膜深层。但是,部分滑膜软骨瘤病病变可呈侵袭性生长并累及关节周围组织,可能与其他部位发生的软骨肉瘤累及关节或罕见的滑膜原发性软骨肉瘤难以区别。

滑膜软骨瘤病为自限性的,但是切除或不完全滑膜切除,特别是在病变的早期,可局部复发。关节表面的破坏可能导致继发性退变性关节疾病。有报道颞下颌关节病变发生颅骨侵蚀。滑膜软骨瘤病发展为软骨肉瘤不常见。关节症状长时间存在并演变为顽固性疼痛者提示恶性变。

(三) 弥漫型腱鞘巨细胞瘤

弥漫型腱鞘巨细胞瘤(diffuse type giant cell tumour of tendon sheath)是一种主要在关节外软组织内生长的纤维组织细胞性肿瘤,与其相对应的在关节内生长的肿瘤称色素性绒毛结节性滑膜炎(pigmented villonodular synovitis,PVNS),两者主要起源于大关节的关节滑膜、关节囊和腱鞘,在大多数情况下,弥漫型腱鞘巨细胞瘤可能是关节内病变的关节外延伸。而发生于指(趾)等小关节的有包膜的相应病变,称局限型腱鞘巨细胞瘤。该病损曾被认为是反应性病变,现在普遍认为是肿瘤性病变,因有克隆性异常,且可自主性生长。

【临床表现】该瘤主要发生在大关节,其中膝关节约占 75%,仅有少数发生在颞下颌关节的病例报道。自颞下颌关节病变首次报道以来,迄今有 20 余例报道,且多是色素性绒毛结节性滑膜炎的诊断。根据资料显示,发生在颞下颌关节的弥漫型腱鞘巨细胞瘤可发生在任何年龄,30～50 岁为高发年龄,性别无差异。通常病情进展缓慢,病史平均为 11 个月,临床表现为颞下颌关节区或腮腺区肿块。仅 30% 左右的患者可有颞下颌关节的症状,包括咀嚼时疼痛、张口时下颌偏斜、张口度变小、关节肿胀等。影像学上大多数肿瘤表现为边界不清的关节旁肿物,早期可无明显骨质改变,后期可见不同程度的骨质破坏。

【病理变化】该瘤多呈浸润性、弥漫性或膨胀性生长,常有人为撕裂状裂隙或有滑膜被覆的腔隙。关节外病变,外观为多结节状,色彩多样,白色、黄色和棕色区域交替分布。肿瘤常缺乏色素绒毛结节性滑膜炎中典型的绒毛结构。

肿瘤主要由梭形或椭圆形的单核细胞组成(图 15-9),胞质浅染或嗜酸性,细胞核小,椭圆形或多边形,染色质细致,可见核仁,有时可见核沟;也可见较大的单核细胞,圆形、胞质丰富,常见含铁血黄素颗粒,核分裂象可见。多数病例可见成片的泡沫细胞及含铁血黄素沉积(图 15-10)。与局限性病变相比,多核巨细胞相对较少。可见少量反应性骨、软骨形成。间质有不同程度纤维化,亦可玻璃样变。肿瘤起源于滑膜,表现出间叶细胞、组织细胞双相分化特征,免疫组化标记 Vimentin、CD68 阳性,部分细胞肌源性标记如 Desmin、SMA 阳性。

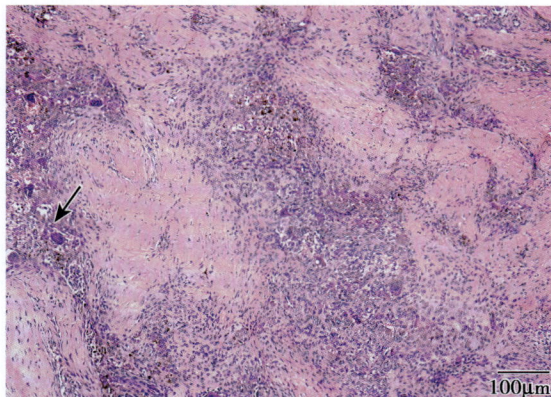

图 15-9 弥漫型腱鞘巨细胞瘤
病变呈多结节,其内见多核巨细胞和含铁血黄素沉积(箭头示)

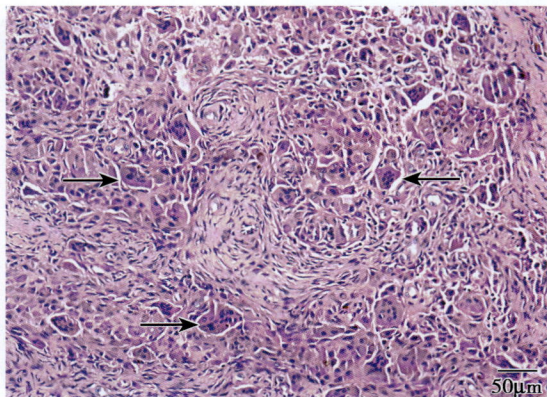

图 15-10 弥漫型腱鞘巨细胞瘤
病变结节内大量多核巨细胞(箭头示)

　　该肿瘤常复发,关节外病变复发率高于关节内病变。复发风险似乎与组织学参数没有相关性,但与肿物边缘是否切净有关。因此,应当认为弥漫型腱鞘巨细胞瘤有局部侵袭性,但不发生转移,可选择扩大切除进行治疗。

(陈新明　张佳莉)

第十六章 唾液腺疾病

>> **提要：**

　　根据病变的性质，唾液腺疾病包括发育异常、囊肿、炎症及肿瘤。唾液腺缺失、发育不全、过度发育和异位很少见，多由遗传因素引起而很少有临床症状。病毒、细菌和自身免疫反应引起的唾液腺炎可因全身因素和局部导管系统的异常诱发，既表现为以淋巴细胞浸润为主的慢性炎症，又因发病机制不同而呈特有的组织病理学表现，包括纤维结缔组织修复、肉芽肿和包含体形成等；流行性腮腺炎为病毒感染引起的急性传染性疾病，急性化脓性腮腺炎则表现为充血、坏死、脓肿形成和以中性粒细胞浸润为主的病变。唾液腺发生的上皮性肿瘤中，相同肿瘤可有不同的细胞形态和组织学结构，而不同的肿瘤常有相似的细胞形态和组织学结构；一些肿瘤如其名称，具有唾液腺等的某些结构特点；良性上皮性肿瘤以多形性腺瘤最常见，组织病理学表现为多种上皮结构与黏液软骨样区共存，恶性上皮性肿瘤中以黏液表皮样癌和腺样囊性癌多见，筛状结构和浸润性生长在腺样囊性癌最常见；某些唾液腺恶性上皮性肿瘤发病率虽然低，但是恶性度却高。本章叙述了唾液腺非肿瘤性疾病和肿瘤性疾病的临床病理特点，并简单地介绍了病因和发病机制。

第一节　唾液腺非肿瘤性疾病

一、唾液腺发育异常

　　唾液腺发育异常（development anomalies of salivary gland）是一类少见的疾病，其中包括唾液腺先天缺失与发育不全、唾液腺异位及迷走唾液腺、多囊腮腺、唾液腺导管缺失、导管口闭锁、先天性导管扩张、副唾液腺和先天性唾液腺肥大等。大小唾液腺均可发生，以大唾液腺为多。头颈部发育畸形常伴有唾液腺发育异常。

（一）唾液腺先天缺失与发育不全

　　唾液腺先天性缺失（congenital absence of salivary gland）极少见，任何唾液腺均可发生，可单侧亦可双侧。单侧发生时，其余唾液腺可代偿性增大。多个腺体先天缺失可致口干症，伴全口猖獗性龋。口腔黏膜表面干燥，严重时影响咀嚼、吞咽和发音功能。

　　唾液腺发育不全（aplasia of salivary gland）表现为腺体过小畸形，常伴头颈部其他畸形，如鳃弓综合征的小颌畸形，副耳等。该病病因不明，可能与遗传因素有关。目前尚无有效的治疗方法，临床上多为对症处理。

（二）副唾液腺与唾液腺先天性肥大

　　副唾液腺（accessory salivary gland）系唾液腺发育过程中，与主腺体连接的上皮条索又向周围呈蕾状增生，形成一个或多个副腺体，上皮条索最后形成导管。临床表现为局限性包块，易误认为良性肿瘤。

　　唾液腺先天性肥大又称黏液腺腺瘤样增生（adenomatoid hyperplasia of mucous glands），多见于40岁左右的男性，无种族差异。临床表现为无痛性肿块，常在口腔检查时发现。直径约数毫米至1cm不等，触诊或软或硬，表面黏膜色深或呈淡蓝色。光镜下增生的小唾液腺常与正常者不能区分,黏液性腺泡和导管在数量上明显增多,致腺组织拥挤,腺小叶明显增大,炎症、黏液潴留或间质纤维化等极少见。本病以硬软腭交界处多见,亦可见于下颌磨牙后区。唇腺过度发育则形成双唇或巨唇。引起腺组织局部增生的原因尚不清楚,主要采取手术切除。没有证据表明腺瘤样增生同良性或恶性唾液腺肿瘤相关。

(三) 唾液腺导管发育异常

导管发育异常(developmental anomalies of ducts)以唾液腺导管扩张常见。若排泄管呈球形或圆筒形扩张,则形成憩室,主要见于下颌下腺导管,一般不造成病理情况。腮腺主导管扩张极为罕见。末梢导管扩张时,唾液腺造影显示腮腺轮廓正常,呈点状阴影,常伴有复发性唾液腺炎。

唾液腺导管口亦可发生异位。下颌下腺导管开口可位于口底后部;腮腺导管开口可位于口角;而副导管开口见于颊、下颌下缘、上颌窦及颈部,形成先天性涎瘘,瘘可为一个或多个,经常从瘘口流出唾液。唾液腺导管先天缺失和闭锁罕见,当导管缺失或闭锁时,易成为潴留囊肿的原因,并产生严重的口干症。

镜下见扩张的导管由单层或多层上皮衬里,腔内含絮状分泌物。继发感染者可见明显的炎细胞浸润。

(四) 唾液腺异位与迷走唾液腺

唾液腺异位(displacement of salivary gland)是指腺体位置异常,腮腺和下颌下腺均可发生,可单侧或双侧。腮腺常异位于咬肌前缘或下缘;下颌下腺异位于扁桃体窝及舌下间隙,有的可与舌下腺融合。异位唾液腺一般无症状,局部隆起如肿块,进食时有发胀感;偶可发生涎瘘、继发炎症、囊肿或肿瘤。无症状者不需治疗;继发涎瘘、炎症、囊肿和肿瘤者可行手术切除。

迷走唾液腺(aberrant salivary gland)指在原唾液腺腺体附近或远离部位又存在局灶性唾液腺组织。迷走唾液腺无导管系统,因而进食时不分泌唾液,但可形成涎瘘,进食时唾液从瘘口排出。唾液腺的胚胎发育与第一、第二鳃弓之间有密切关系,因而迷走唾液腺最常见于颈侧、咽、中耳、下颌骨、牙龈和扁桃体窝等。迷走于下颌骨体内者,通常穿透舌侧骨皮质,以蒂与正常下颌下腺或舌下腺相连,又称发育性舌侧下颌唾液腺陷入(developmental lingual salivary gland depression)或静止骨腔(static bony cavity),多见于中年以上男性,患者无自觉症状,通常在 X 线检查时被无意发现。X 线表现为圆形或椭圆形、单房性密度减低区,有时见骨质硬化带环绕。发生于中耳者多伴有听骨异常,导致传导性耳聋。腮腺区淋巴结内唾液腺组织则与淋巴上皮病变和 Warthin 瘤等密切相关。继发涎瘘、炎症、囊肿和肿瘤时需手术治疗。

(五) 多囊腮腺

多囊腮腺(polycystic parotid gland)可发生于任何年龄,可单侧或双侧。临床上表现为反复无痛性腮腺区肿胀,触诊稍有压痛。腮腺造影显示末梢导管处多个球状囊性扩张,或为囊性泡沫状改变。镜下见囊腔大小不等,囊壁上皮呈扁平、立方或柱状。柱状上皮胞质嗜伊红,状似纹管上皮,伴顶浆分泌(apocrine),即胞质中的分泌颗粒,移向细胞顶部,并向游离面膨出成泡状,然后连同包在其周围的细胞膜和少量胞质一起排出;被覆扁平、立方上皮者则状似闰管;部分上皮细胞呈蕾状增殖形同胚胎期导管原始始基;部分上皮细胞胞质呈空泡性变,脂肪染色证实该细胞胞质内含脂质。腔内含嗜伊红绒毛状物并见散在之巨噬细胞,还可见多个呈板层结构的球形结石。偶见唾液腺导管开口于囊腔,一些腺泡与囊腔相通,所被覆立方上皮超微结构与正常闰管上皮相类似等,提示多囊腮腺可能系闰管发育异常所致。

多囊腮腺需与其他囊性病变,尤其是唾液腺导管囊肿和淋巴上皮囊肿等相鉴别。可采用腮腺切除保存面神经的手术治疗。

二、唾液腺炎症

唾液腺炎(sialadenitis)主要发生于腮腺、下颌下腺和舌下腺,小唾液腺少见。如果炎症仅局限于导管部分,称为导管炎;如果腺体本身同时发炎,则称为唾液腺炎。唾液腺炎主要由细菌或病毒感染引起,少数为变态反应所致。

(一) 细菌性唾液腺炎

细菌性唾液腺炎是指由一般化脓菌、结核菌及放线菌感染所致的唾液腺实质的炎症,包括急

图片:ER16-1
腮腺异位

性唾液腺炎、慢性唾液腺炎、慢性复发性腮腺炎、唾液腺结核和唾液腺放线菌病。

1. 急性唾液腺炎(acute sialadenitis) 又称为急性化脓性腮腺炎(acute pyogenic parotitis),常在外伤、全身感染性疾病、代谢性疾病和恶性肿瘤等身体衰弱、抵抗力降低的情况下发生。腹部大手术等引起反射性腮腺分泌功能降低,多在1周内发生术后性腮腺炎;此外,唾液腺结石、异物等引起唾液腺导管阻塞也是发病因素之一。致病菌主要是金黄色葡萄球菌、溶血性链球菌等,这些致病菌从导管进入腮腺,发生逆行感染。血源性者较少见,与败血症或脓毒血症有关,多见于新生儿。

【临床表现】 主要发生于腮腺。常单侧受累,双侧同时发生者少见。老年人多见。早期症状为腮腺区疼痛、肿胀,腮腺导管口红肿,并有脓汁自导管口溢出。严重者可形成脓肿,致唾液分泌量减少。炎症可波及皮肤和外耳道。患者多有发热,血中白细胞数增多,唾液涂片可见中性粒细胞及细菌。

【病理变化】 腮腺导管扩张,管腔内有大量中性粒细胞聚集,导管周围及腺实质内有密集的中性粒细胞浸润(图16-1)。唾液腺组织广泛破坏和坏死,形成多个化脓灶。急性炎症消退后,形成纤维性愈合。

2. 慢性唾液腺炎(chronic sialadenitis) 以慢性化脓性唾液腺炎多见,多发生于下颌下腺及腮腺,舌下腺少见。可由结石、异物、瘢痕挛缩等堵塞导管和放射线损伤后继发感染而发病;也可由急性唾液腺炎转为慢性。长期口腔内压力增高如口吹乐器等,可逆行感染发生慢性唾液腺炎。也有学者认为慢性唾液腺炎可能是一种潜在的自身免疫性疾病。

【临床表现】 常为单侧发病,唾液腺局部肿大,酸胀感,进食时加重。挤压患侧唾液腺,导管口流出少量黏稠而有咸味的液体。唾液腺造影表现为主导管呈腊肠状,末梢导管呈点球状扩张。

【病理变化】 唾液腺导管扩张,导管内有炎症细胞;导管周围及纤维间质中有淋巴细胞和浆细胞浸润(图16-2),或形成淋巴滤泡;腺泡萎缩、消失而为增生的纤维结缔组织取代;小叶内导管上皮增生,并可见鳞状化生。

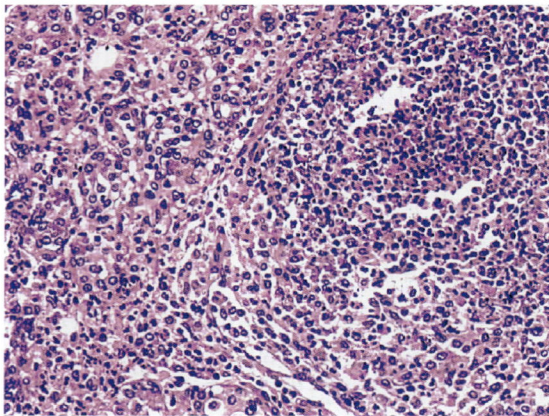

图 16-1 急性唾液腺炎
腺体实质内密集的中性粒细胞浸润

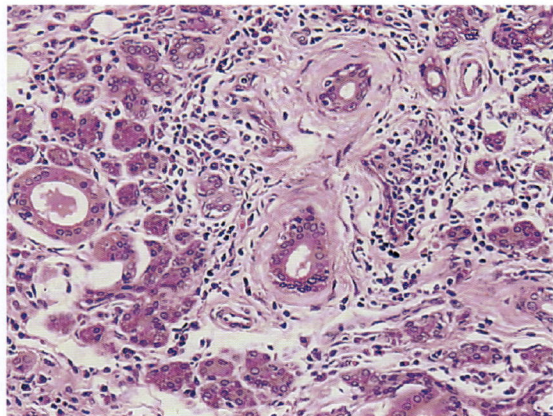

图 16-2 慢性唾液腺炎
导管周围纤维化及淋巴细胞和浆细胞浸润

3. 慢性复发性腮腺炎(chronic recurrent parotitis) 以前称为慢性化脓性腮腺炎,是腮腺的慢性炎症性疾患,临床表现为反复肿胀。病因尚不明确,与自身免疫病有关,先天性、广泛性导管扩张可为本病的发病诱因。

【临床表现】 儿童以3~6岁多见,无性别差异;成人以中年女性多见。单侧或双侧腮腺反复肿胀,伴不适,唾液混浊黏稠,挤压腺体可见导管口有脓液或胶冻状液体溢出。发生于儿童者青春期后可逐渐自愈,少数延至成人期痊愈。唾液腺造影可见末梢导管呈点状或斑片状扩张。

【病理变化】 小叶内导管囊状扩张,导管上皮增生,囊壁为一至数层扁平上皮,囊腔可融合;附近导管周围有淋巴细胞浸润或形成淋巴滤泡(图16-3);腺泡细胞萎缩。电镜显示腺泡细胞间隙扩张,胞质内有许多电子致密的小分泌颗粒,腺泡细胞腔面微绒毛减少。唇腺活检表现为腺体萎缩,

学习笔记

间质中淋巴细胞浸润。

过去曾把慢性阻塞性腮腺炎亦归为慢性复发性腮腺炎类。但慢性阻塞性腮腺炎除以瘢痕挛缩、导管内结石、异物和肿瘤压迫等局部因素为主要致病因素外，造影显示之影像亦迥然不同。成人复发性腮腺炎除主导管稍扩张不整外，叶间、小叶间导管均无变化，只是末梢导管呈散在点球状扩张；而阻塞性腮腺炎是以导管系统，即主导管、叶间、小叶间导管扩张不整为特征。

4. 唾液腺结核(tuberculosis of salivary glands)　　主要是腮腺内淋巴结核破溃后累及唾液腺实质所致。唾液腺实质结核病程较短，腺体弥散性肿大，挤压腺体及导管，有稀薄浓性分泌物自导管口溢出。肿块可硬可软，扪诊有波动感，有的与皮肤粘连，或形成经久不愈的瘘管，少数病例可伴有面瘫。镜下见淋巴细胞、类上皮细胞、Langhans 巨细胞形成结核结节，中心部出现凝固性坏死(图 16-4)。

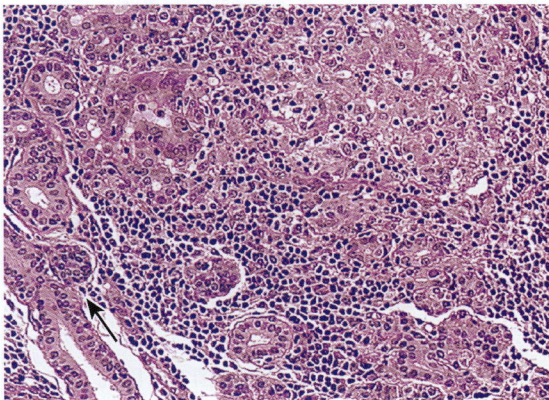

图 16-3　儿童复发性腮腺炎
导管周围有淋巴滤泡形成

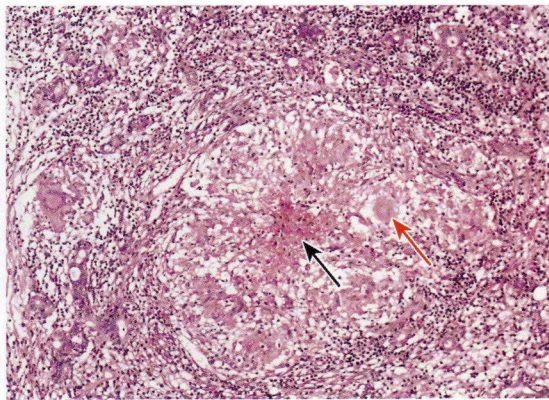

图 16-4　唾液腺结核
结核结节中心凝固性坏死(黑箭头示)，周围可见 Langhans 巨细胞(红箭头示)

5. 唾液腺放线菌病(actinomycosis of salivary glands)　　是一类慢性化脓性肉芽肿性疾病，为衣氏放线菌感染所致。本病发病较慢，病程较长。患病部位呈现板结样坚实、周界不清的肿块，皮肤呈暗棕红色。浸润块软化破溃，出现多个窦道，此起彼伏。新鲜破溃的脓液中可发现由菌丝形成的黄色颗粒——硫磺颗粒。镜下见菌落中央较均匀一致，四周有辐射状分枝的菌丝。该菌丝革兰氏染色阳性，HE 染色为紫蓝色；菌落顶端因有胶样物质围绕而呈棒状肥大，革兰氏染色阴性，HE 染色为红色。菌落外周常有大量中性粒细胞浸润而形成的脓肿，脓肿周围有圆形细胞浸润和类上皮细胞、泡沫细胞和多核巨细胞堆积。晚期病变有纤维组织增生。

（二）病毒性唾液腺炎

1. 流行性腮腺炎(epidemic parotitis,mumps)　　是病毒感染引起的一种急性传染性疾病。常见于儿童，成年人亦可发病，病后可获得终生免疫。本病病毒是一种副黏液病毒，由唾液飞沫经呼吸道传播。病毒侵入机体后，在口腔黏膜和鼻腔黏膜内大量繁殖，进入血液而发生病毒血症，再经血液到达腮腺和其他器官。也有人认为病原体经腮腺导管口直达腮腺，而后侵入血液。

【临床表现】起病时多表现为发热、头痛、呕吐等全身症状。局部症状为腮腺肿胀、疼痛，咀嚼和进食时疼痛加剧，腮腺导管口常红肿。多为双侧腮腺同时发病，单侧发病少见，少数患者下颌下腺及舌下腺可同时被侵犯。全身其他脏器也可同时受累，如男性引起睾丸炎，女性引起卵巢炎。

【病理变化】受累腮腺为非化脓性渗出性炎症，下颌下腺及其他腺体也可同时受累。腺泡细胞内含空泡，可见包涵体，部分腺泡细胞坏死。导管上皮水肿，管腔内充满坏死细胞和渗出物。腺体被膜充血，间质水肿；淋巴细胞、浆细胞和巨噬细胞浸润。由于主导管被渗出物堵塞，使唾液中淀粉酶不能排出，而经淋巴进入血液，从尿中排出，故患者的血液及尿中的淀粉酶升高，有助于早期诊断或鉴别诊断。

ER16-5

图片：ER16-5 放线菌脓肿内的硫磺颗粒(HE 染色)

学习笔记

2. **巨细胞包涵体病**(cytomegalic inclusion disease)　又名唾液腺病毒病(salivary gland virus disease)。本病为巨细胞病毒感染,病毒在宿主体内可长期存在,由唾液或尿中排出。主要为接触传染。

【临床表现】　多发生于2岁以下婴儿,成人亦可发生,且多在慢性疾病的基础上并发。婴儿局灶性病变主要侵犯腮腺,大多无临床症状,部分患儿有明显的肝脾肿大、血小板减少性紫癜或出血倾向。多在尸检时发现,因肿瘤切除的腮腺标本中,亦偶见病毒包涵体。若发生于胎儿期,则可引起先天性巨细胞包涵体病,主要表现为小颅畸形,常引起智力障碍。

【病理变化】　病变多见于腮腺或下颌下腺,导管上皮细胞出现包涵体,此种细胞较大,直径可达30μm左右,胞核直径为10~15μm,位于细胞基部,中心紫红色,卵圆形,周围有晕围绕。包涵体在胞核内,或在胞质的近管腔侧,为圆形,大多嗜伊红,阿辛蓝染色为阳性。含包涵体的细胞可发生变性、崩解。腺管周围有淋巴细胞、浆细胞及单核细胞浸润,血管扩张充血(图16-5)。

3. **AIDS病病毒相关性唾液腺疾病——囊性淋巴样增生**　AIDS病即获得性免疫缺陷综合征(acquired immune deficiency syndrome, AIDS),由AIDS病病毒引起。AIDS病病毒又称人类免疫缺陷病毒(human immunodeficiency virus, HIV)。关于AIDS病在口腔中

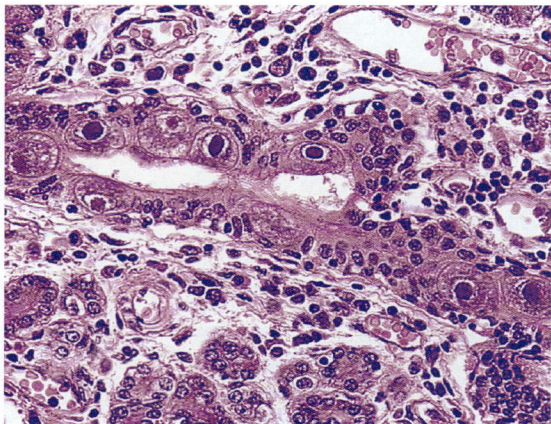

图16-5　巨细胞包涵体病
导管上皮细胞核内的包涵体,周围有晕围绕

的表现研究颇多,而AIDS病病毒相关性唾液腺疾病(HIV-associated salivary disease)则知之甚少。其主要临床表现为口干症和大唾液腺肿大。唾液腺肿大可单独存在,亦可合并存在。组织学表现为囊性淋巴样增生,与艾滋病患者全身淋巴结的变化相类似。可见弥漫性淋巴细胞浸润和淋巴滤泡,尚可见肌上皮岛,颇似Sjögren综合征的组织像。囊腔大小不一,内含黏液或胶冻状物。衬里上皮多为鳞状上皮,厚薄不一,并形成许多皱褶。一般认为该鳞状上皮系来自迷走至淋巴结中的唾液腺导管。

三、涎石病

涎石病(sialolithiasis)又名唾液腺导管结石(salivary duct stone),以下颌下腺居多,可能与下颌下腺主要分泌黏液,导管长而不规则,导管开口于口底,异物容易进入等因素有关。其次为腮腺、舌下腺和小唾液腺,小唾液腺主要见于上唇和颊黏膜。

【临床表现】　结石可发生于导管内或腺体内,而主要发生于导管内,是以脱落的上皮细胞、细菌、异物或细菌分解产物为核心,钙盐沉积于核心周围而形成。某些患者身体其他器官也同时发生结石,可能与全身代谢有关。男性稍多见。结石可无症状;若发生阻塞,进食时腺体出现肿胀、疼痛,进食后不久逐渐消失。挤压时可见脓汁自导管口排出。X线表现为唾液腺腺体或排泄管内相当于结石部位呈现不透光区。

【病理变化】　结石为单个或多个,呈圆形、椭圆形或长柱形,直径约0.1~2.0cm不等(图16-6A),或坚硬,或松软呈泥沙样。颜色为浅黄色或褐色,剖面呈同心圆层板状,有一至多个核心(图16-6B)。扫描电镜观察,结石层板厚度约20~100μm,核心部有不同形态的结晶和菌样结构。结石的化学成分主要是无机物,含磷酸钙70%~75%,碳酸钙10%~15%,并有少量钾、钠、镁、铁等盐类。有机物约占5%,含糖、胆固醇及尿酸等。水约占2%。下颌下腺结石的电镜显示为板状结晶,晶体为50~150nm,宽约6.5nm,与牙体组织的磷灰石结晶相类似。

结石所在部位的导管增生扩张,或出现鳞状化生,导管表面上皮脱落形成糜烂或溃疡。导管周围形成炎性肉芽组织,腺体其他部位导管扩张,管腔内含有黏液和炎性细胞。腺泡变性、萎缩、消失,代之以纤维结缔组织增生和慢性炎细胞浸润。

ER16-6

图片:ER16-6
涎石病X线表现

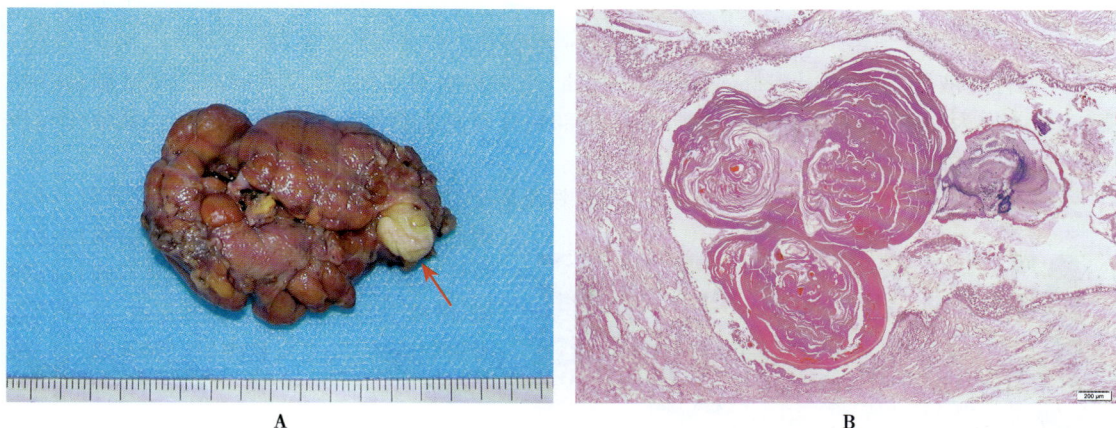

图 16-6　涎石病
A. 下颌下腺结石大体标本（箭头示结石）　B. 结石剖面呈同心圆层板状

四、IgG4 相关唾液腺炎

IgG4 相关唾液腺炎（IgG4-associated sialadenitis）又称为慢性硬化性唾液腺炎（chronic sclerosing sialadenitis），是一种病因不明的唾液腺慢性进行性炎症性疾病，伴有纤维化和无痛性肿胀等临床病理学特征。1986 年由 Küttner 最先报道，临床表现类似肿瘤，又称 Küttner 瘤（Küttner's tumor）。

IgG4 相关唾液腺炎多发生在下颌下腺，曾认为异常浓缩的分泌物或结石阻塞导管所致而称为阻塞性电解质性唾液腺炎（obstructive electrolyte sialadenitis）。多数唾液腺内含有反应性滤泡增生，提示免疫反应参与其发生过程。Kitagawa 等学者发现患者血清中嗜酸性粒细胞、β 球蛋白和 IgG 均升高，血清中 IgG4 升高，IgG4/IgG 阳性浆细胞大于 45%，病变组织内也有大量 IgG4 阳性浆细胞浸润。

【临床表现】 患者常发生于中年或中年以上，平均好发年龄为 44 岁。男性略多于女性，好发于下颌下腺，其次为腮腺。单、双侧均可发生。炎症可同时累及下颌下腺、腮腺及其他小唾液腺。其主要临床表现为唾液腺区质硬的肿块，硬性肿块与深层组织有粘连，但同皮肤不粘连。无自发痛和触痛，咀嚼食物时偶尔出现肿胀及疼痛，病期长达数月至十余年。造影检查显示腺泡消失和导管扩张。外周血嗜酸性粒细胞增多。偶有发生淋巴瘤的报道。

【病理变化】 剖面为淡黄色实质性。光镜见唾液腺导管周围纤维化，小叶间结缔组织显著增生，并有玻璃样变性；导管扩张，管腔内可含有黏稠的分泌物或涎石，导管上皮可发生鳞状化生；腺泡萎缩消失，而为大量淋巴细胞、嗜酸性粒细胞和浆细胞取代（图 16-7）。浸润的淋巴细胞以 T 淋巴细胞为主，尤其 CD8 阳性的细胞毒 T 细胞明显，并见大量的 IgG4 阳性浆细胞，有的形成反应性淋巴滤泡，但是导管上皮内很少有淋巴细胞浸润、一般无上皮肌上皮岛形成。唾液腺实质萎缩，但是小叶结构尚存。

此病易误诊为唾液腺恶性淋巴瘤、良性淋巴上皮病变和窦性组织细胞增生伴巨大淋巴结病。根据淋巴细胞的种类和异型性、小叶结构是否消失、导管周围淋巴细胞浸润及纤维化等可进行鉴别。

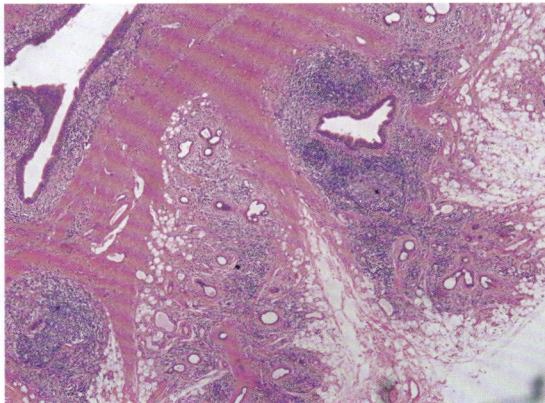

图 16-7　慢性硬化性唾液腺炎
小叶间结缔组织增生、玻璃样变性，导管扩张和腺泡萎缩

此病对类固醇激素治疗特别敏感，个别病例可发展为结外边缘区淋巴瘤。

五、坏死性唾液腺化生

坏死性唾液腺化生(necrotizing sialometaplasia)是一种病因不明、有自愈倾向的唾液腺良性病变,病变本质为受物理、化学或生物性损伤,使局部缺血而发生腺泡细胞坏死性炎症。其临床和病理表现易误认为恶性肿瘤。

【临床表现】 本病多发生于腭部,也见于唇、颊及磨牙后腺,腭部病变多在硬软腭交界处,可单侧或双侧。本病特征为黏膜表面形成火山口样溃疡,溃疡可深达骨面,但不破坏骨组织,溃疡中心坏死,周围黏膜充血,亦有少数不出现溃疡,仅表面黏膜发红肿胀者。一般无痛或偶有刺激痛。病程6~8周,可自愈。

【病理变化】 溃疡周围的表面上皮呈假上皮瘤样增生,腺小叶坏死,腺泡壁溶解消失,黏液外溢形成黏液池;腺导管上皮呈明显的鳞状化生,形成大小不等的上皮岛或上皮条索(图16-8)。有的腺小叶完全被鳞状细胞团片取代,易误认为分化好的鳞状细胞癌或黏液表皮样癌。但化生的鳞状细胞形态较一致,无核异型性或间变。腺体内有弥散的中性粒细胞、淋巴细胞及浆细胞浸润。

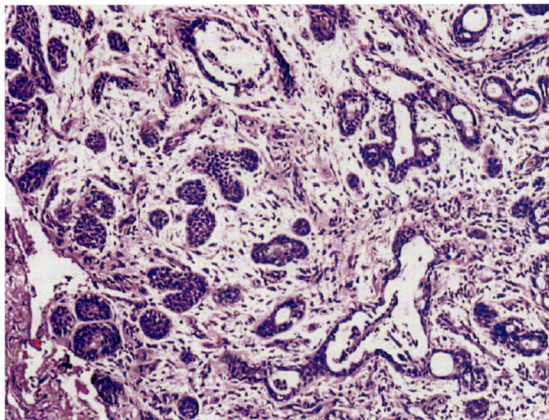

图 16-8 坏死性唾液腺化生
腺导管上皮鳞状化生形成大小不等的上皮岛或上皮条索

六、闰管增生

闰管增生(intercalated duct hyperplasia)是一种唾液腺导管良性增生性病变,类似于闰管,又称为闰管腺瘤(intercalated duct adenoma),腺瘤性导管增生(adenomatous ductal proliferation)。

【临床表现】 一般认为闰管增生是反应性或者增生性病变,可能是某些唾液腺肿瘤的前期。好发于男性,男:女为3:2,平均年龄为52岁。85%的病例发生在腮腺,11%发生在下颌下腺,4%发生在口腔小唾液腺。多数病例是偶然发现的,常常是基底细胞腺瘤或上皮-肌上皮癌等唾液腺肿瘤的伴发病变。

【病理变化】 肉眼观察,病变界限清楚,呈棕褐色。

光镜观察,闰管增生表现为结节形成,这些结节为不明显的肌上皮细胞和立方状导管细胞构成的小导管(图16-9)。界限清楚者,需要同导管腺瘤的纹管型鉴别。

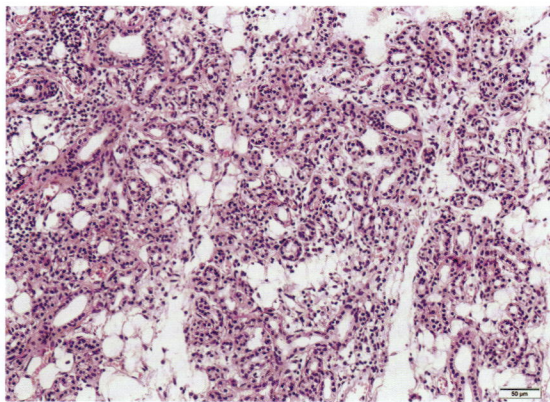

图 16-9 闰管增生
立方状的导管细胞呈结节状增生

七、淋巴上皮性唾液腺炎

淋巴上皮性唾液腺炎(lymphoepithelial sialadenitis)是一种良性病变,特点是腺泡萎缩,导管上皮增生,在淋巴样间质内出现上皮肌上皮岛,又称为良性淋巴上皮病变(benign lymphoepithelial lesion)、肌上皮性唾液腺炎(myoepithelial sialadenitis)。

【临床表现】 一般认为淋巴上皮性唾液腺炎是自身免疫性疾病,多数是舍格伦综合征的临床表现之一,也可以作为一种独立的唾液腺疾病存在,独立存在的淋巴上皮性唾液腺炎常发生于单侧。

淋巴上皮性唾液腺炎好发于 30~70 岁,平均年龄 50 岁。女性:男性为3:1。85%发生于腮腺,亦可见于下颌下腺和其他小唾液腺。受累腺体常弥漫性肿大,质硬,无痛或轻微疼痛。

舍格伦综合征(Sjögren syndrome)是一种以淋巴上皮性唾液腺炎、干燥性角膜炎和口干症为主要临床表现、病因不明的自身免疫性疾病,常合并全身性红斑狼疮与类风湿关节炎等系统性自身免疫性疾病,1933 年由 Sjögren 首先报告。一般认为本病兼有脏器特异性自身免疫性疾病(如桥本甲状腺炎,Hashimoto thyroiditis)和系统性自身免疫性疾病特点。舍格伦综合征患者中,少部分可发生恶性淋巴瘤和巨球蛋白血症,因此它也是同恶性肿瘤密切相关的疾病之一。临床上可区分为原发性舍格伦综合征,只表现为干燥综合征(sicca syndrome),即唾液腺、泪腺等外分泌腺功能障碍;继发性舍格伦综合征除干燥综合征外尚合并其他自身免疫性疾病。病因不明,一般认为本疾病是遗传因素(主要组织相容性抗原复合物,MHC)和环境因素(EB 病毒、巨细胞病毒感染)等多因素作用所致,性激素可能也参与本疾病的发生。临床上对于有干燥症的患者,需要进行血清学检查、眼科检查和唾液腺造影检查。

本病多见于 40 岁以上的中年女性,约为男性患者的 4~5 倍。主要表现为患者唾液分泌量减少,致严重口渴和龋齿增多,且常为猖獗性龋,并影响咀嚼、吞咽和语言功能。口腔检查可见黏膜干燥,口底唾液池消失,舌背丝状乳头萎缩,舌表面光滑潮红呈"镜面舌"。唇、颊、舌黏膜可出现裂纹以致溃疡而产生疼痛或烧灼感。由于泪液分泌量减少致干燥性角膜、结膜炎,患者有异物感,畏光、视物疲劳、少泪或无泪。通过孟加拉玫瑰红染色(rose bengal dye)可证明眼表面上皮有缺损。可用 Schirmer 试验检查泪液分泌。

唾液腺肿大以腮腺多见,亦可伴下颌下腺、舌下腺以及小唾液腺肿大,多为双侧,亦可单侧发生。肿大呈弥漫性,边界不清,表面光滑,与周围组织无粘连,触诊实而无压痛。挤压腺体导管口唾液分泌量少或无唾液。继发感染时则有轻微压痛,挤压腺体有浑浊的絮状唾液或脓液自导管口溢出。少数病例在腺体内可触及结节样肿块,一个或多个,质地中等偏软,此为结节型舍格伦综合征。

大多数患者同时伴有类风湿关节炎,偶出现系统性红斑狼疮、结节性多动脉周围炎(polyarteritis)、多发性肌炎(polymycsitis)、硬皮病等自身免疫性疾病。化验检查,有轻度贫血,血小板减少,血沉加快,多有巨球蛋白血症,蛋白电泳丙种球蛋白增高,免疫球蛋白增加,血中可查出 LE 细胞。无论患者是否伴有风湿性关节炎,约 60%患者类风湿因子阳性,75%~85%的患者抗核抗体阳性。原发性舍格伦综合征患者,还可检测到抗-SS-A(抗-Ro)抗体和抗-SS-B(抗 La)抗体。继发性舍格伦综合征,偶尔可检测出唾液腺导管自身抗体。

唾液腺造影显示主导管扩张,边缘不整齐,呈羽毛状或花边状。末梢唾液腺导管扩张呈点状、球状或腔状,甚者周围导管系统被破坏而不再显示。确切诊断常采用唇腺活检。

【病理变化】 肉眼观察,腺体弥漫性肿大或呈结节状包块,剖面呈灰白色。弥漫性者腺小叶境界清楚;结节状包块者腺小叶不明显,但仔细观察仍可辨认。与周围病变轻者或正常腺小叶似有界限,但两者之间无被膜间隔。

光镜观察,病变从小叶中心开始。早期淋巴细胞浸润于腺泡之间,将腺泡分开,进而使腺泡破坏、消失,为密集的淋巴细胞所取代,且形成滤泡,致使唾液分泌量显著减少,引起口干症。病变严重时,小叶内腺泡全部消失,而为淋巴细胞、组织细胞所取代,但小叶外形轮廓仍保留(图 16-10A)。腺小叶内缺乏纤维结缔组织修复,此表现可区别于腺体其他慢性炎症。小叶内导管上皮增生,形成实质性上皮团片即上皮肌上皮岛(epi-myoepithelial island)(图 16-10B),细胞呈圆形或多边形,具有泡状细胞核。上皮团片内可有嗜伊红无定形物质。小叶内导管增生扩张,有的形成囊腔,衬里上皮呈扁平或因变性液化而残缺不全。

免疫组织化学染色在本病与非特异性炎症两者间的鉴别上具有重要意义。本病早期唾液腺组织内浸润的细胞以 T 淋巴细胞为主,尤其 CD4(辅助/诱导)阳性 T 淋巴细胞多;病期长的患者,B 淋巴细胞浸润逐渐增加;导管上皮细胞多有异位性 MHC Ⅱ型(HLA-DR)抗原的表达。

唇腺的病理变化与大唾液腺基本相似,因此多取唇腺组织行病理检查。病变处仍保留腺小叶

图片:ER16-7 淋巴上皮性唾液腺炎 CT 表现

241

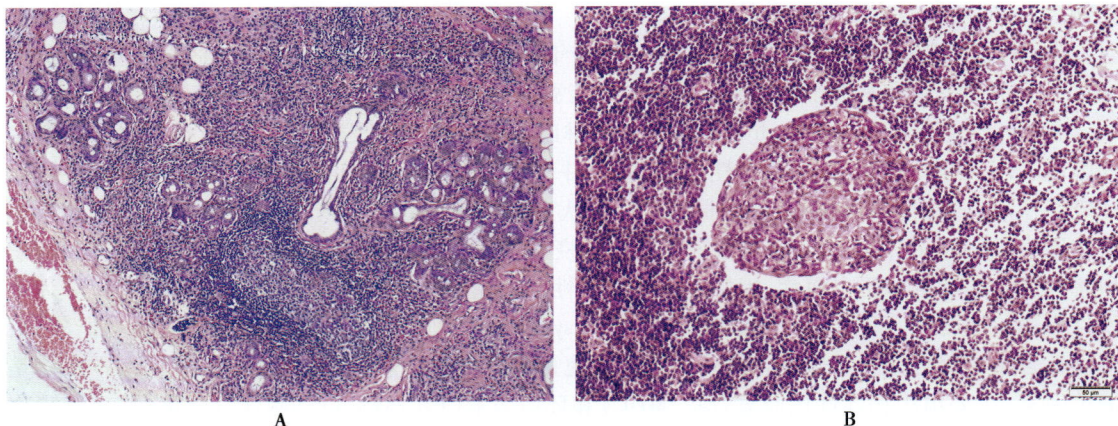

图 16-10　淋巴上皮性唾液腺炎
A. 病变早期腺小叶内淋巴细胞浸润,形成淋巴滤泡　B. 病变后期小叶内导管上皮增生,形成上皮肌上皮岛

轮廓,小叶中心病变较重,并有导管扩张及囊腔形成,浸润细胞破坏基膜进入导管壁深层。唇腺活检的定度标准各国不尽相同,一般以小叶内导管周围局灶性淋巴细胞浸润程度为评价标准,50 个以上淋巴细胞局灶性浸润作为 1 灶。一般认为,存在 1 灶/4mm^2 以上的淋巴细胞浸润对诊断舍格伦综合征有意义(表 16-1),舍格伦综合征多表现为 3 度或 4 度。正常腺泡之间这种慢性炎细胞灶支持该病的诊断;相反,病灶内淋巴细胞散在、伴有导管扩张和纤维化则不支持该病的诊断。

表 16-1　唇腺活检不同度数对应的每 4mm^2 浸润淋巴细胞数

度数	每 4mm^2 浸润淋巴细胞数
0	无淋巴细胞浸润
1	轻度浸润
2	中度浸润
3	一个灶
4	一个以上的灶

　　尽管唇腺活检是临床中最常用的诊断方法,但是这种方法并不是 100% 可靠。老年人和某些病毒感染时,唾液腺组织内也可出现淋巴细胞浸润灶;有吸烟史的舍格伦综合征患者,其唇腺内淋巴细胞浸润灶明显减少。因此最终诊断需要结合临床症状和血清学检查等综合判断。

　　电镜显示早期腺泡细胞的胞质内分泌颗粒减少,线粒体肿胀,粗面内质网呈囊状扩张,腺腔面微绒毛减少,细胞间隙增宽,桥粒破坏或消失,细胞间可见无定形物质。病变重者,腺泡细胞内出现空泡、液化,胞核固缩,分泌颗粒消失,出现溶酶体,以致细胞结构破坏、溶解。导管细胞变性,电子密度减低,液化泡形成,出现溶酶体和脂滴。肌上皮细胞增生、肥大,胞质突伸长,突入腺上皮之间。并见淋巴细胞通过基膜,侵入肌上皮与腺上皮之间。

　　老年人的唾液腺也包括甲状腺、肾上腺皮质、肾间质内常呈灶状淋巴细胞浸润,免疫组织化学染色主要是 CD4(辅助/诱导)阳性 T 细胞。表明随着年龄增大,机体内存在免疫调节异常,有发生自身免疫性唾液腺疾病的可能。

　　舍格伦综合征患者患淋巴瘤的风险是正常人群的 40 倍。这些淋巴瘤可以首发于唾液腺组织或淋巴结。通过对唇腺进行活检,检测免疫球蛋白基因重排是预测淋巴瘤发生的有用的标志。

　　舍格伦综合征常与口干症(xerostomia)相混。口干症是指患者一种口干的主观感觉,这与唾液腺功能低下有关。口干症的发生不仅同舍格伦综合征有关,而且还与其他多种因素有关。口干症在老年人中很常见,据报道在老年人中发病率为 25%。过去多认为老年人口干为增龄性变化。现在发现由于增龄性变化并不导致明显的唾液腺功能减退。老年人的口干症更像是由其他因素所致,尤其是药物因素。据报道,有 500 余种药物能引起口干。口干症不仅与服用药物有关,而且任何药物服用量过大都可增加口干症的发生率。

淋巴上皮性唾液腺炎常采用手术摘除受累腺体,多数预后较好。个别可发展为 MALT 淋巴瘤和恶性淋巴上皮病变或淋巴上皮癌。

八、唾液腺症

唾液腺症(sialadenosis)又称变性型唾液腺肿大症(degenerative sialosis)、唾液腺退行性肿大(degenerative swelling of salivary gland)。本病是一种慢性、复发性、无痛性、非炎症性、非肿瘤性双侧性大唾液腺肿胀性疾患,尤其好发于腮腺。

由 Seifert(1962 年)最先提出,但发病机制尚不清楚。本病主要与营养(蛋白质、维生素)缺乏,慢性酒精中毒、肝硬化、内分泌障碍(糖尿病)、自主神经系统改变等因素有关。哮喘时使用肾上腺素类药物(如异丙肾上腺素等)可引起唾液腺肿胀,因此动物实验常广泛利用该作用进行唾液腺细胞的增殖和分化研究。但内分泌性疾病、神经系统疾病等对唾液腺细胞增殖和分化的影响尚有诸多不明之处。

【临床表现】 唾液腺肿大多发生于双侧腮腺,单侧腮腺发病较少,下颌下腺肿大亦不多见。腮腺为逐渐肿大,局部有胀感,肿大唾液腺为弥漫性,较柔软,无压痛,导管开口处无红肿,仍有清亮分泌液,有的分泌量较少。部分患者在发病前后或发病过程中,下肢或额部可伴发凹陷性水肿。唾液腺造影检查,基本属正常影像,有的患者排空功能较差。

【病理变化】 浆液性腺泡增大,为正常的 2~3 倍,腺泡细胞水肿,彼此之间界限不清,腺泡腔被挤压不易辨认。腺泡细胞内有许多小空泡,其间有很细的胞质间隔,似蜂窝状,腺泡细胞顶端的分泌颗粒消失;胞核大多位于基部,较正常胞核小,染色较深,核仁不清晰。组织化学染色证实水肿的腺泡细胞内中性黏多糖、酸性黏多糖及 RNA 均比正常腺泡明显减少。闰管及分泌管基本正常,偶见胞核周围有小空泡形成。间质结缔组织水肿或玻璃样变。有的出现脂肪性变,严重时部分腺泡消失,而为脂肪组织所置换。电镜显示腺泡细胞内高尔基复合体减少,并见较多空泡及脂滴。肌上皮细胞萎缩,神经呈现变性改变。

目前主要是对症治疗,如果病变长期存在,腺组织则最终发生萎缩。

九、硬化性多囊性腺病

硬化性多囊性腺病(sclerosing polycystic adenosis)是一种少见的疾病,于 1996 年由 Smith 等最初报道。其形态学特征相似于乳腺的纤维囊性变和硬化性腺病,病理学上常误诊为腺泡细胞癌。一般认为,硬化性多囊性腺病是一种假肿瘤性良性病损。

【临床表现】 硬化性多囊性腺病发病年龄为 7~84 岁不等,好发年龄为 33~45 岁,男:女为1:1.3。70% 以上发生于腮腺,也可以发生于下颌下腺和口内小唾液腺,极少数情况发生于鼻腔。临床多表现为无痛生长缓慢的肿物,病期多在 1 年之内。

【病理变化】 肉眼观察,病变界限清楚,平均直径 3.0cm,包膜不完整。剖面灰白色,可见多个囊腔。

光镜观察,硬化的间质中可见到增殖的微囊、腺泡和导管结构,常伴有局灶性淋巴细胞浸润,腺单位可彼此分离或拥挤,但是小叶结构清晰。不同程度的上皮细胞增生形成实性和筛状结构,类似于乳腺硬化性腺病(图 16-11)。腺上皮细胞胞质呈泡沫状,可见空泡形成和顶浆分泌。特征性的表现为一些细胞含有大而鲜明的嗜酸性颗粒。约 40%~75% 病例其导管上皮存在轻度不典型增生到原位癌等病理改变。

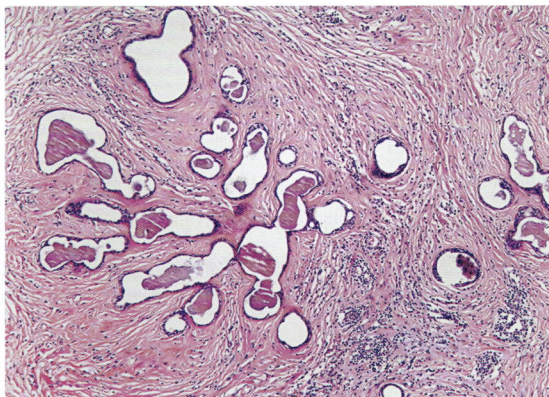

图 16-11 硬化性多囊性腺病
硬化的间质中增殖的微囊和导管结构

免疫组化染色发现,管腔形成细胞表达 EMA、BRST-2,雌激素受体、孕激素受体,但是无 C-erbB2 表达。腺单位周围包绕一层连续的肌上皮细胞。

分子遗传学显示,某些硬化性多囊性腺病的病例,通过人类雄激素受体分析可检测到 X 染色体的失活,提示此病为单克隆性病变,病变性质可能为肿瘤。

【生物学行为】 硬化性多囊性腺病因病变呈多灶性生长或切除不彻底,其复发率为 11%。多次复发可发生恶变。

十、唾液腺囊肿

唾液腺囊肿(salivary gland cyst)是由纤维结缔组织囊壁、上皮衬里和不等量腔内含物构成的肿瘤样病变。根据病理学结构可分为发育不全性囊肿,如多囊腮腺;有上皮衬里的继发性囊肿,如导管囊肿,淋巴上皮囊肿及潴留型黏液囊肿;无上皮衬里的假性囊肿,如外渗性黏液囊肿。由于多囊腮腺、黏液囊肿以及舌下囊肿(蛤蟆肿)已在有关章节中论及过,在此仅讨论唾液腺导管囊肿和淋巴上皮囊肿。

(一) 唾液腺导管囊肿

唾液腺导管囊肿(salivary duct cyst)系导管阻塞致分泌物在导管内潴留所致。主要发生在腮腺,多见于老年男性患者,局部表现为无痛性肿块,生长缓慢,可扪及波动感,穿刺为无色透明液体,囊液成分为唾液,故可检测出淀粉酶。组织学表现为导管上皮增生,上皮被挤压呈扁平状,但多层排列,亦可见嗜酸细胞和鳞状化生。囊腔内含黏液性分泌物,并见球形结石或结晶状颗粒。囊壁为疏松结缔组织,无明显炎症反应。囊液外渗至组织间隙后,可形成限局性黏液肉芽肿并伴有限局性阻塞性腮腺炎。

(二) 淋巴上皮囊肿

淋巴上皮囊肿(lymphoepithelial cyst)可能系慢性炎症使淋巴样间质及局限性上皮增生所致。多见于单侧腮腺,表现为无痛性肿胀,生长缓慢,合并感染时可出现疼痛。组织学检查可见囊肿由复层鳞状上皮或柱状上皮衬里,上皮周围为大量的淋巴间质,其中有淋巴滤泡形成(图 16-12)。衬里上皮中可见杯状细胞及皮脂腺。囊腔内

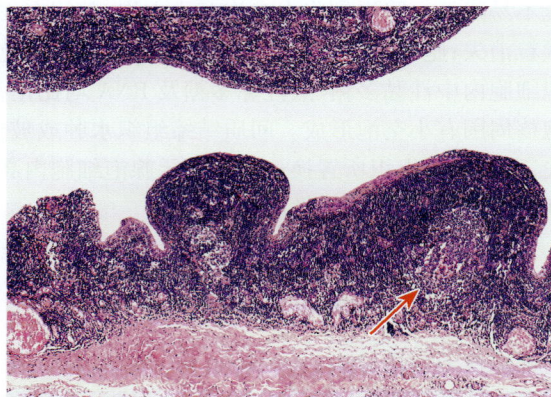

图 16-12 淋巴上皮囊肿
囊肿由复层鳞状上皮衬里,上皮周围为淋巴间质,可见淋巴滤泡形成(箭头示)

含浆液性分泌物而非黏液,其中可含脱落的上皮细胞。囊肿周围见含多核异物巨细胞或胆固醇结晶肉芽肿,亦可见局灶性阻塞性腮腺炎,但不如唾液腺导管囊肿常见,且炎症反应较轻。

十一、唾液腺放射线损伤

随着放射治疗的广泛开展,唾液腺放射线损伤(radiant impair)的患者越来越多。其主要表现为照射区唾液腺急性肿胀,而后唾液分泌障碍引起口干症。组织学上,初期变化表现为腺泡细胞的变性和萎缩,导管扩张,间质中炎症细胞浸润等。浆液性腺泡细胞对放射线敏感,病变较重;而黏液性腺泡细胞和肌上皮细胞对放射线不敏感而病变较轻。若损伤长期存在,则腺泡细胞萎缩、消失,导管扩张、导管上皮出现鳞状上皮化生,间质纤维化、炎症细胞浸润和脂肪组织增生等。一般认为腺泡细胞很难发生再生。目前只能对症治疗。

第二节　唾液腺肿瘤

一、概述

（一）唾液腺肿瘤的组织学分类

唾液腺肿瘤是口腔颌面部常见的肿瘤之一，在我国，唾液腺肿瘤约占人体全部肿瘤的 2.3%，是发病率较高、组织学结构具有器官特异性的肿瘤。由于正常唾液腺发生过程及形态结构较复杂，同时唾液腺肿瘤具有细胞增殖、分化和调亡的异常，导致唾液腺肿瘤细胞形态、组织结构和生物学行为复杂，因此唾液腺肿瘤具有多样性和复杂性。唾液腺肿瘤有多种组织学分类，包括 WHO 分类、AFIP（Armed Forces Institute of Pathology）分类和各专家分类，为便于开展研究，WHO 分类为各国广为接受。2017 年发表的 WHO 唾液腺肿瘤组织学分类是目前最新的 WHO 分类。本章主要依据此分类对各类唾液腺肿瘤进行描述。

WHO 唾液腺肿瘤组织学分类（2017 年）

1. 恶性上皮性肿瘤
（1）黏液表皮样癌（mucoepidermoid carcinoma）
（2）腺样囊性癌（adenoid cystic carcinoma）
（3）腺泡细胞癌（acinic cell carcinoma）
（4）多形性腺癌（polymorphous adenocarcinoma）
（5）透明细胞癌（clear cell carcinoma）
（6）基底细胞腺癌（basal cell adenocarcinoma）
（7）导管内癌（intraductal carcinoma）
（8）非特异性腺癌（adenocarcinoma，NOS）
（9）唾液腺导管癌（salivary duct carcinoma）
（10）肌上皮癌（myoepithelial carcinoma）
（11）上皮-肌上皮癌（epithelial-myoepithelial carcinoma）
（12）多形性腺瘤癌变（carcinoma ex pleomorphic adenoma）
（13）分泌癌（secretory carcinoma）
（14）皮脂腺癌（sebaceous adenocarcinoma）
（15）癌肉瘤（carcinosarcoma）
（16）低分化癌（poorly differentiated carcinoma）
（17）淋巴上皮癌（lymphoepithelial carcinoma）
（18）鳞状细胞癌（squamous cell carcinoma）
（19）嗜酸性腺癌（oncocytic carcinoma）
（20）成涎细胞瘤（sialoblastoma）
2. 良性上皮性肿瘤
（1）多形性腺瘤（pleomorphic adenoma）
（2）肌上皮瘤（myoepithelioma）
（3）基底细胞腺瘤（basal cell adenoma）
（4）Warthin 瘤（Warthin tumor）

（5）嗜酸性腺瘤（oxyphilic adenoma）
（6）淋巴腺瘤（lymphadenoma）
　　皮脂腺型
　　非皮脂腺型
（7）囊腺瘤（cystadenoma）
（8）乳头状唾液腺瘤（sialadenoma papilliferum）
（9）导管乳头状瘤（ductal papillomas）
　　内翻性导管乳头状瘤
　　导管内乳头状瘤
（10）皮脂腺腺瘤（sebaceous adenoma）
（11）小管状腺瘤和其他导管状腺瘤（canalicular adenoma and other ductal adenomas）
3. 非肿瘤性上皮病损
（1）硬化性多囊性腺病（sclerosing polycystic adenosis）
（2）结节性嗜酸细胞增生（nodular oncocytic hyperplasia）
（3）淋巴上皮性唾液腺炎（lymphoepithelial sialadenitis）
（4）闰管增生（intercalated duct hyperplasia）
4. 良性软组织肿瘤
（1）血管瘤（haemangioma）
（2）脂肪瘤/唾液腺脂肪瘤（lipoma/ sialolipoma）
（3）结节性筋膜炎（nodular fasciitis）
5. 淋巴造血系统肿瘤
黏膜相关淋巴组织节外边缘区淋巴瘤（MALT 淋巴瘤，extranodal marginal zone lymphoma of mucosaassociated lymphoid tissue，MALT lymphoma）

（二）唾液腺肿瘤的组织发生学

了解唾液腺肿瘤的组织发生，对辨认细胞分化、区分细胞来源、鉴别结构性质、指导病理学诊断和预测生物学行为，进而指导临床治疗等具有重要意义。肿瘤细胞来自正常细胞，癌变后尽管存在异质性，但仍然不同程度保留着某些来源细胞的形态、结构、功能和与分化能力，同时其恶性特征通过遗传行为在子代细胞中不断得到体现；最初只有一个细胞发生"癌变"，通过多步骤、多阶段克隆性增殖和筛选形成肿块，发展至晚期则异质性明显和出现不同表型。

唾液腺肿瘤发生的机制是由于唾液腺组织新生或再生过程中,癌基因被激活、抑癌基因失活,使唾液腺组织在形态发生和细胞分化时发生变异所致。近年研究认为,DNA 甲基化、组蛋白乙酰化以及染色质重塑等表遗传学改变在肿瘤发生上亦起重要作用。Batsakis 等认为肌上皮细胞在唾液腺肿瘤的发生中起重要作用,尽管肌上皮细胞来源于外胚层上皮,但是电镜和免疫组织化学证实,它具有上皮细胞和间叶细胞的双重特性。唾液腺肿瘤中的肌上皮细胞也同样具有双向分化的形态结构、功能代谢和免疫组织化学染色特点(图 16-13),既表现为间叶性的成纤维样和黏液软骨样形态,又表现为上皮性的浆细胞样和上皮样形态,既分泌酸性黏多糖,又分泌基膜蛋白,既表达角蛋白,又表达收缩蛋白和波形蛋白等,致使唾液腺肿瘤结构复杂多变。

学习笔记

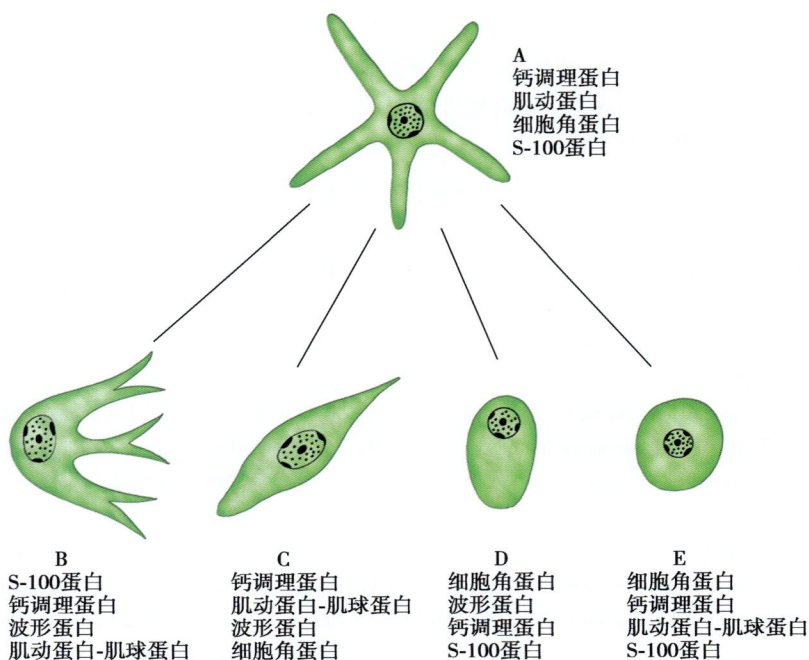

图 16-13　正常和肿瘤性肌上皮细胞的形态和免疫组织化学标志示意图
A. 正常肌上皮细胞　B. 黏液软骨样细胞　C. 梭形细胞型　D. 浆细胞样细胞型　E. 上皮样细胞和透明细胞型

唾液腺肿瘤的组织发生有很多理论,可归纳为以下四种:

1. 基底储备细胞理论(basal reserve cell theory)　认为排泄管和闰管的基底细胞都具有分裂、增殖能力,并随着这些细胞的分裂增殖,细胞不断向成熟而有功能的细胞分化;唾液腺排泄管和闰管的基底细胞是所有唾液腺上皮性肿瘤的起源细胞。

2. 多能单储备细胞理论(pluripotential unicellular reserve cell theory)　认为排泄管的基底细胞是具有多潜能的储备细胞,可增殖和分化为多种细胞,是唾液腺所有上皮细胞和上皮性肿瘤的来源。

3. 半多能双储备细胞理论(semipluripotential bicellular reserve cell theory)　由 Eversole 首先提出,Batsakis 等加以修改。认为排泄管的基底细胞和闰管细胞为半多功能储备细胞或干细胞,是唾液腺再生和肿瘤形成的细胞来源。前者分化为排泄管的柱状细胞及鳞状细胞,后者分化为腺泡细胞、闰管细胞、纹管细胞与肌上皮细胞。唾液腺的鳞状细胞癌、导管癌、黏液表皮样癌等来源于排泄管的基底细胞,而多形性腺瘤、基底细胞腺瘤、腺样囊性癌、腺泡细胞癌、多形性腺癌等来源于闰管储备细胞。这就很容易理解腺泡细胞癌细胞与腺泡细胞相似,Warthin 瘤和嗜酸性腺瘤与纹管相似,皮脂腺肿瘤与皮脂腺相似,黏液表皮样癌、唾液腺导管癌、鳞状细胞癌和导管乳头状瘤与排泄管相似的原因(图 16-14)。

4. 多细胞理论(multicellular theory)　Dardick 利用掺入氚标记的胸腺嘧啶核苷进行新生大鼠唾液腺的放射自显影研究,并将这些唾液腺组织进行电镜观察,认为有增殖能力的细胞决非仅限

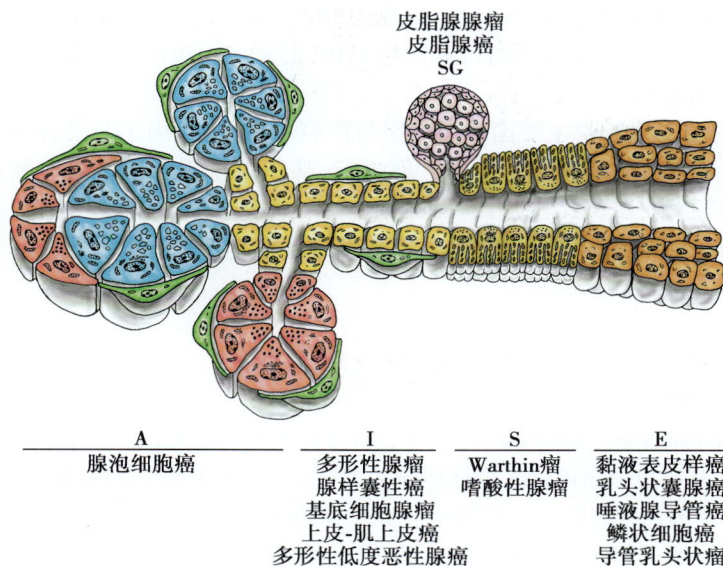

图 16-14 唾液腺肿瘤与唾液腺上皮形态学相类似的示意图
A:腺泡 I:闰管 SG:皮脂腺 S:纹管 E:排泄管

于排泄管的基底细胞及闰管细胞,正常唾液腺的各类细胞均具有增殖能力,在各类唾液腺肿瘤中起相应的作用。

在上述学说中,最具有代表性的是半多能双储备细胞理论和多细胞理论。

组织学上,通常把唾液腺的腺泡、闰管和纹管作为一个独立的单位,称为小管-腺泡复合体(tubelo-acinae-complex)或导管腺泡单位(ductoacinar unit),它在唾液腺肿瘤的发生中起重要作用。在致瘤因子作用下,上述细胞的增殖可形成三大类肿瘤:①单纯由腺泡或导管腔面细胞增殖,形成腺瘤或腺癌等;②导管腔面细胞和肌上皮细胞同时增殖,形成多形性腺瘤和腺样囊性癌等;③只有肌上皮细胞增殖,则形成肌上皮瘤或肌上皮癌。

杂交瘤(hybrid tumors)非常少见,它是指同一部位的唾液腺同时发生具有相同起源、两种或两种以上有明确定义的不同肿瘤,而临床上却表现为一个肿瘤。如腺样囊性癌可与肌上皮瘤、基底细胞腺瘤、黏液表皮样癌、唾液腺导管癌或囊腺癌构成杂交瘤。这是唾液腺肿瘤结构复杂的另一原因。

肌上皮细胞通过分泌抗侵袭因子,阻止唾液腺恶性肿瘤向周围组织的浸润。事实证明:肌上皮细胞丰富的恶性肿瘤其侵袭性弱,一些肌上皮癌表现为小叶样结构而不浸润周围组织,肌上皮细胞还可以抑制血管形成。临床资料表明,有肌上皮细胞分化的唾液腺恶性肿瘤比没有肌上皮细胞分化的生存率高。

唾液腺肿瘤可发生高级别转化(high-grade transformation),使肿瘤的恶性度增高,如腺样囊性癌中出现大量核分裂象的低分化腺癌或未分化癌。

（三）唾液腺肿瘤的组织化学、免疫组织化学和分子生物学

通过 PAS 染色、阿辛蓝染色、黏液卡红染色和甲苯胺蓝染色,检测肿瘤细胞所含黏多糖的性质有助于腺泡细胞癌、黏液表皮样癌和非特异性透明细胞癌等肿瘤的鉴别。通过磷钨酸苏木素(PTAH)染色,检测肿瘤细胞是否含有线粒体而有助于含嗜酸细胞等肿瘤的鉴别诊断。通过脂肪染色,有助于含皮脂腺细胞肿瘤的鉴别等。

免疫组织化学技术是利用抗原与抗体的特异性结合反应,研究抗原或抗体在细胞和组织内的时空分布的技术。它特异性强,灵敏度高,结果客观,广泛用于肿瘤的诊断和鉴别诊断,尤其在判断肿瘤的组织来源方面更有其突出的优点。淀粉酶对腺泡细胞癌与其他透明细胞性肿瘤的鉴别;Calponin、S-100 蛋白、肌动蛋白、肌球蛋白等用于肌上皮细胞肿瘤的鉴别,细胞角蛋白用于未分化癌与恶性淋巴瘤和其他肉瘤的鉴别,癌胚抗原(CEA)和甲状腺球蛋白用于原发腮腺腺癌和转移性甲状腺癌的鉴别,BRST-2(GCDFP-15)和雄激素受体用于唾液腺导管癌的鉴别。此外,Ki-67

（MIB-1）对肿瘤细胞增殖能力判定、NM23、p53和HER2/neu的表达对鉴别诊断和预后判定也有一定帮助。但是，目前尚无唾液腺肿瘤的特异性标记物，因此应用免疫组织化学染色技术对唾液腺肿瘤的鉴别诊断价值有限。

唾液腺肿瘤的分子生物学主要围绕癌基因与抑癌基因、生长因子与受体、端粒与端粒酶、细胞外基质、基质金属蛋白酶及其抑制剂等方面进行，从基因重排、扩增、突变和过表达等角度探讨唾液腺肿瘤的发生、发展及其转归，进而筛选肿瘤转基因治疗的靶点。细胞遗传学改变不仅影响唾液腺肿瘤的生物学行为，通过检测有关基因的重排或表达有助于这些肿瘤的诊断和预后判断。

二、唾液腺上皮性良性肿瘤

（一）多形性腺瘤

多形性腺瘤（pleomorphic adenoma）是一种具有多种细胞形态和结构特征的良性肿瘤。上皮和肌上皮及其形成的基质成分是确诊多形性腺瘤的关键，又称为良性混合瘤（benign mixed tumour）。

【临床表现】多形性腺瘤是最常见的唾液腺肿瘤，根据国内7所口腔医学院统计，多形性腺瘤占唾液腺上皮性肿瘤的45.2%，占其良性肿瘤的71.6%。可发生于任何年龄，以20~50岁最多见，平均就诊年龄是45岁。女:男为2:1。据报道，多形性腺瘤的年发病率接近（2~3.5例）/100 000人，暴露于放射线后15~20年，其发病率会升高。

约80%发生于腮腺，其次为下颌下腺，舌下腺罕见。小唾液腺以腭部最多见，上唇、磨牙后腺、颊腺和舌等均可发生。常为单发，也可多发。临床上通常表现为生长缓慢的肿块，大小多数直径在2~5cm，肿瘤呈不规则形，表面有结节，由于结构不同，触之软硬不一，可活动，发生于腭部和多次复发者一般不活动，腭部肿物较大时黏膜表面可形成创伤性溃疡。当生长加快并伴有疼痛时应考虑恶变。

【病理变化】肉眼观察，多呈不规则结节状（图16-15A）。剖面多为实性，灰白色或黄色，有白色条纹，可见囊腔形成（图16-15B），囊腔内含透明黏液，有时可见浅蓝色透明的软骨样组织或黄色的角化物，偶见出血及钙化。肿瘤界限清楚，周围有厚薄不一的包膜，多数肿瘤包膜完整，但是以黏液样结构为主的肿瘤或发生于小唾液腺者包膜可不完整或无包膜。复发肿瘤多起因于手术过程中的种植，常为多灶性病变。

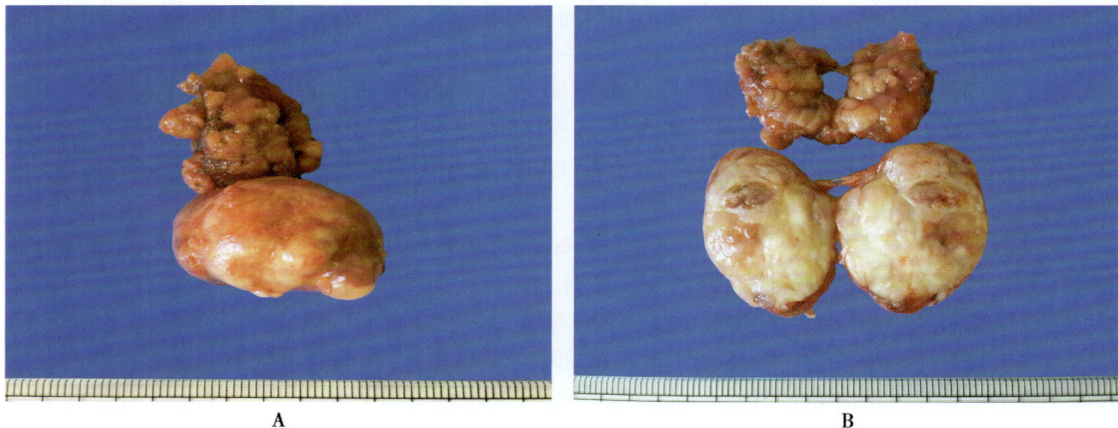

图16-15　多形性腺瘤
A.多形性腺瘤表面呈不规则结节状　B.剖面实性，灰白色

光镜观察，肿瘤细胞的类型多样，组织结构复杂。其基本结构为腺上皮、肌上皮、黏液、黏液样组织和软骨样组织（图16-16）。

肿瘤性腺管样结构：腺上皮呈立方形或矮柱状，核圆形或卵圆形，呈空泡状，含1~2个核仁，胞质微嗜伊红，主要为导管样结构形成细胞。腺管的外围为梭形的肌上皮细胞或柱状的基底细胞，胞质少，核染色深。管腔内有粉染的均质性黏液，PAS染色阳性，阿辛蓝染色呈弱阳性，甲苯胺蓝不

图片：ER16-8
多形性腺瘤临床表现

学习笔记

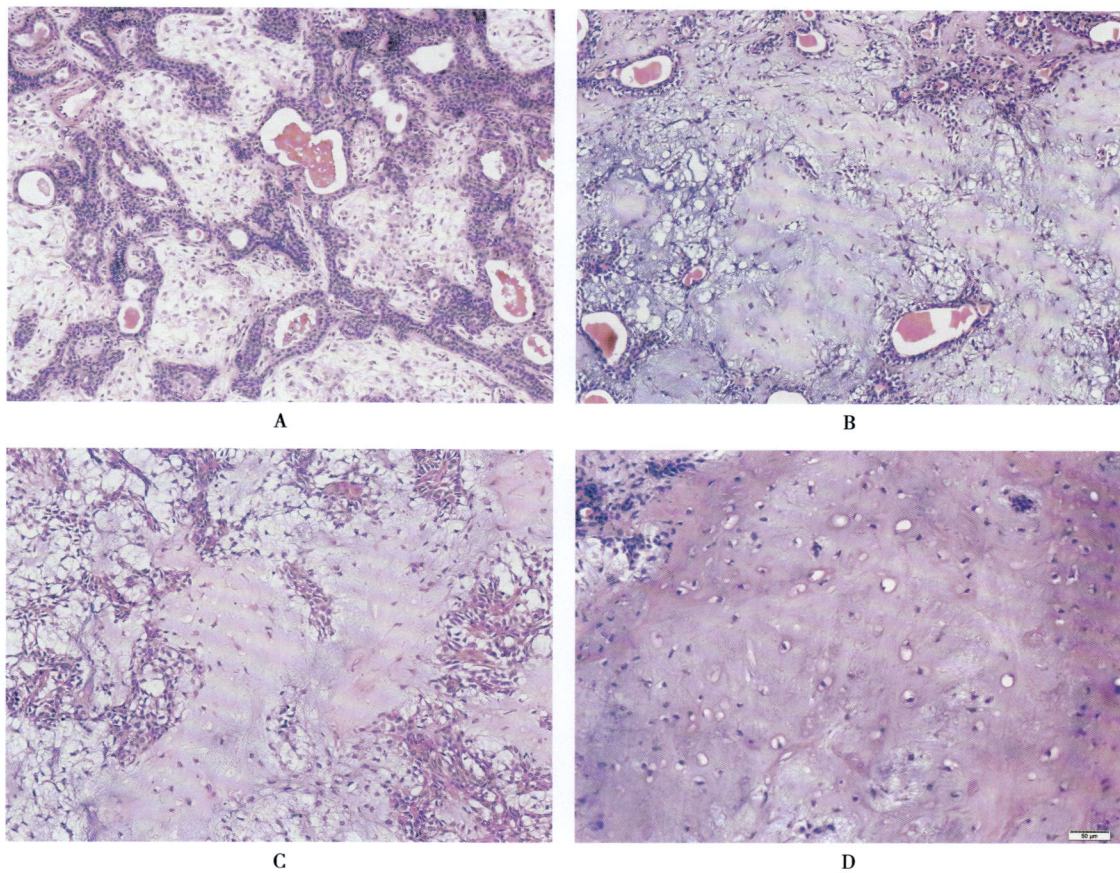

图 16-16 多形性腺瘤
A. 腺管样结构　B. 腺管样结构与黏液样组织　C. 肌上皮条索和黏液样组织　D. 软骨样结构

呈 γ 异染性。有的管腔扩张,形成囊腔,囊壁为扁平细胞。腺上皮有时向腺泡细胞分化,罕见情况下也出现鳞状上皮、黏液细胞和嗜酸细胞。

肿瘤性肌上皮结构:有时成为多形性腺瘤的主要结构成分。根据细胞形态,肿瘤性肌上皮细胞区分为浆细胞样细胞、梭形细胞、透明肌上皮细胞和上皮样细胞四种形态,其中浆细胞样细胞多见,细胞呈圆形或卵圆形,核偏位或中位,胞质嗜伊红均质状,排列呈片状或弥漫散在分布。梭形细胞类似于平滑肌细胞,常排列成束。偶见胞质透明的肌上皮细胞和上皮样肌上皮细胞。肌上皮结构中可见巢状鳞状上皮化生,细胞之间有明显的细胞间桥,上皮团中央可形成角化珠,角化脱落可形成囊腔。有的细胞之间可见嗜伊红均质样物,偶呈菊花团样结构。

黏液样组织和软骨样组织:腺管及上皮条索周围常见到上皮细胞疏松排列,逐渐移行为黏液样组织和软骨样组织。少数多形性腺瘤尤其复发的多形性腺瘤中,黏液样组织可成为肿瘤的主要成分。黏液样组织的细胞呈星形或梭形,疏松排列,胞质突彼此相连成网状,PAS 呈弱阳性,阿辛蓝染色呈阳性,甲苯胺蓝呈 γ 异染性,经透明质酸酶消化异染性消失(图 16-17),显示为结缔组织性黏液。软骨样组织似透明软骨,软骨样细胞大小不一,胞质呈空泡状,有的细胞位于软骨样陷窝中,周围基质嗜伊红。Mallory 染色呈蓝色,相似于结缔组织染色反应。

肿瘤的间质较少,纤维结缔组织常发生玻璃样变性。少数肿瘤还可见脂肪组织、纤维化骨、钙化及大片出血。

肿瘤的包膜大多完整,但厚薄不一,包膜内可见有肿瘤细胞侵入,少数部分包膜消失,这种表现多见于黏液样组织的表面和腭部多形性腺瘤的近黏膜侧。

免疫组织化学染色,多形性腺瘤腺管样结构内层细胞主要表达上皮标记物,如 CK 阳性。肌上皮细胞对上皮和间叶成分标记物呈双重表达,如 CK、肌动蛋白、波形蛋白、S-100 蛋白、Calponin 蛋

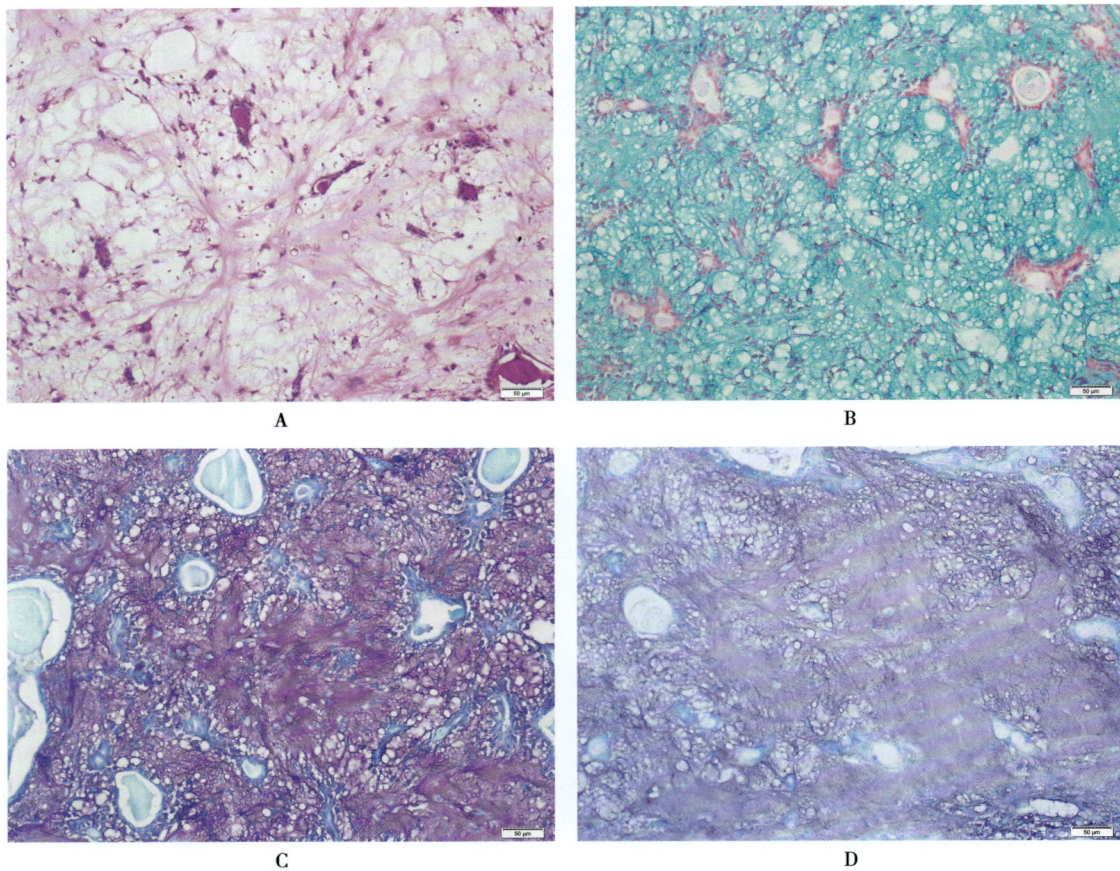

图 16-17　多形性腺瘤的组织化学染色

A. 黏液样组织 PAS 染色呈弱阳性　　B. 黏液样组织 PAS 染色呈弱阳性　　C. 黏液样组织甲苯胺蓝染色呈 γ 异染性　　D. 经透明质酸酶消化后异染性消失

白、GFAP 阳性,而黏液软骨样结构主要表达间叶成分,肌动蛋白、波形蛋白、S-100 蛋白、GFAP 阳性(图 16-18)。

钌红染色电镜观察发现,肿瘤性肌上皮细胞分泌产生的蛋白多糖,形成了多形性腺瘤的黏液软骨样组织。

分子遗传学显示,约 70% 多形性腺瘤出现染色体易位(断裂位点:8q12 和 12q14-15)或伴有散发的非克隆性染色体重排,致使 8q12 位置上的转录因子基因 *PLAG1* 和 12q14-15 位置上的转录因子基因 *HMGA2* 融合。除多形性腺瘤癌变之外,其他类型唾液腺肿瘤尚未发现 *PLAG1* 和 *HMGA2* 的融合,因此可用于鉴别形态学上同多形性腺瘤类似的肿瘤。研究发现,一些类型的多形性腺瘤中 *WIF1* 的表达下调与其与恶性转化风险增加有关;一些类型的多形性腺瘤有 *HRAS* 的突变和过表达。

【生物学行为】为良性肿瘤,由于包膜内常有瘤细胞侵入,近黏液样成分包膜薄、不完整或无包膜、行穿刺活检等,术后容易复发。多形性腺瘤恶性转化的发生率约为 6.2%。多次复发、位于腮腺深叶、男性及老年患者其恶变风险高。病期在 5~10 年以上、直径超过 4cm 的多形性腺瘤,需仔细观察是否存在局灶性恶变和包膜外浸润。

【组织发生】多形性腺瘤来自闰管或闰管储备细胞,它即可向上皮分化,又可向肌上皮细胞分化,肿瘤性肌上皮细胞进一步形成黏液软骨样组织,从而形成了肿瘤的多形性结构。

（二）肌上皮瘤

肌上皮瘤(myoepithelioma)是一种良性唾液腺肿瘤,几乎全部由片状、岛状或条索状排列,具有肌上皮分化特点的细胞构成,这些细胞可以呈梭形、浆细胞样、上皮样或胞质透明等特点。同义词有肌上皮腺瘤(myoepithelial adenoma)、肌上皮细胞瘤(myoepithelial cell tumour)、单形性腺瘤(mon-

250

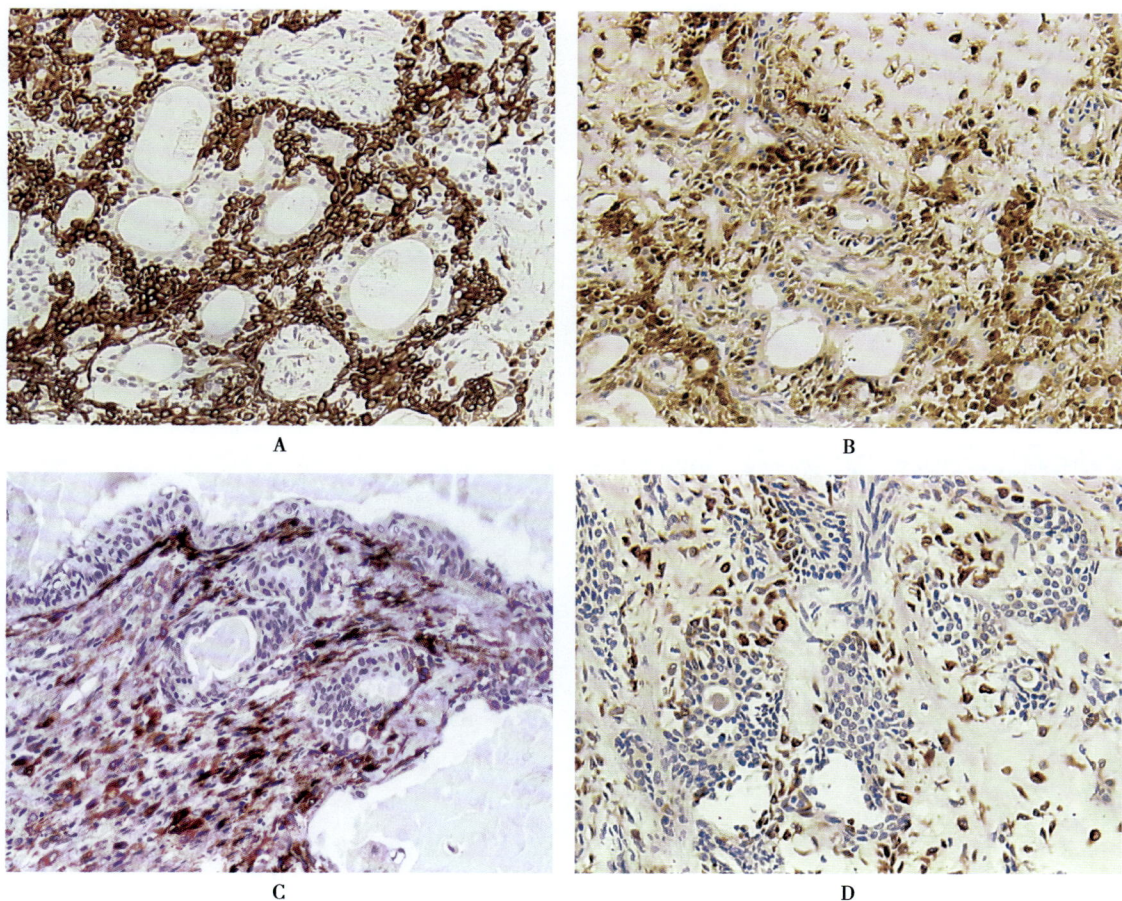

图 16-18　多形性腺瘤的免疫组织化学染色

A. 腺管外层的肿瘤性肌上皮细胞 CK 阳性　　B. 腺管外层的肿瘤性肌上皮细胞和黏液软骨样细胞 S-100 蛋白阳性　　C. 腺管外层的肿瘤性肌上皮细胞 Calponin 阳性　　D. 腺管外层的肿瘤性肌上皮细胞和黏液软骨样细胞 GFAP 阳性

omorphic adenoma）。

【临床表现】唾液腺肌上皮瘤较为少见，发病率占唾液腺上皮性肿瘤之 4.1%。约 40% 患者发生于腮腺，小唾液腺以腭部多见。无性别差异。发病年龄为 9~85 岁，多见于 40~50 岁，平均 44 岁。临床表现为生长缓慢的无痛性肿块，与周围组织无粘连。临床上与多形性腺瘤相似。

【病理变化】肉眼观察，肿瘤为圆形或结节状，直径为 1.5~5cm，一般小于 3cm。包膜完整或不完整。剖面实性，黄褐色，有时含半透明胶冻状物，偶见出血灶。

光镜观察，肿瘤细胞形态多样，包括梭形细胞、浆细胞样细胞、上皮样细胞或透明细胞。多数肿瘤由一种形态肌上皮细胞构成，也可以由几种形态肌上皮细胞混合构成。梭形细胞呈长梭形，细胞核居中，核膜薄，染色质细，核两端胞质内含嗜伊红微小颗粒或原纤维样物质，排列呈束状或旋涡状，类似于平滑肌（图 16-19A）。

浆细胞样细胞为椭圆形或多边形，胞质丰富，充满嗜伊红均质样物，核多偏心位，大而圆，染色较深，相似于肿瘤性浆细胞或横纹肌样细胞，排列成片块状结构或散在分布，发生于小唾液腺者常见（图 16-19B）。

上皮样细胞呈立方形或圆形，胞核位于细胞中央，含不等量的嗜伊红胞质，排列成巢或条索，偶见假性腺腔，腺腔内为黏液样组织（图 16-19C）。

有些肌上皮瘤主要由透明的多边形细胞构成，细胞界限清楚，胞质丰富透明，内含大量的糖原，细胞之间可见微囊腔隙（图 16-19D）。

肌上皮瘤各组织结构中，肿瘤细胞之间可见微囊腔隙或灶状粉染的玻璃样物质，偶见导管结

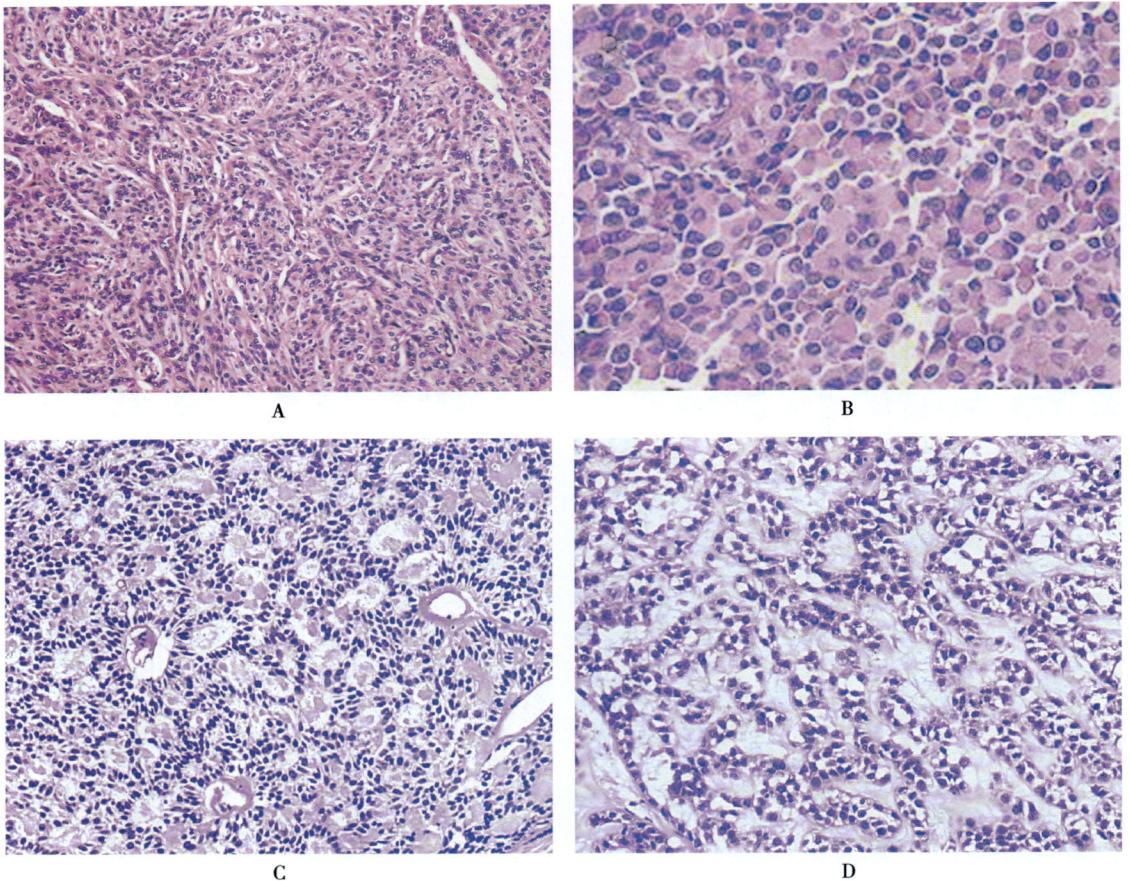

图 16-19　肌上皮瘤

A.梭形肿瘤性肌上皮细胞　B.浆细胞样肿瘤性肌上皮细胞　C.上皮样肿瘤性肌上皮细胞,形成假腺腔　D.透明肿瘤性肌上皮细胞

构,有的部位细胞疏松形成黏液样基质和黏液样结构,与多形性腺瘤中的黏液样结构酷似。有时肿瘤细胞可形成互相连接的网状结构。肿瘤周围的间质为纤维性结缔组织,有的部位呈黏液样改变。

免疫组织化学染色,肌上皮瘤对 CK7 和 CK14 呈阳性反应,对 α-SMA(图 16-20A)、MSA、Calponin、S-100(图 16-20B)和 GFAP 也呈不同程度的阳性反应。个别肌上皮瘤(尤其浆细胞样肌上皮瘤)不表达任何肌上皮标记物。

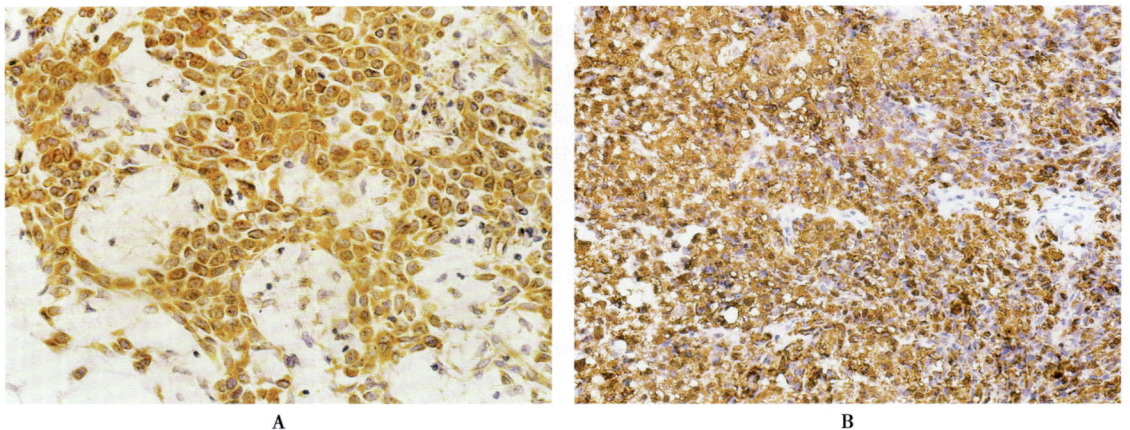

图 16-20　肌上皮瘤的免疫组织化学染色
A.肿瘤性肌上皮细胞 SMA 阳性　B.肿瘤性肌上皮细胞 S-100 蛋白阳性

【生物学行为】肌上皮瘤为良性肿瘤,手术切除不彻底可复发。以透明细胞为主的肌上皮瘤应属恶性肿瘤。肌上皮瘤病期长或多次复发可恶变。

【组织发生】与多形性腺瘤同源,来源于闰管储备细胞或导管腺泡复合体的干细胞。

(三) 基底细胞腺瘤

基底细胞腺瘤(basal cell adenoma)是一种良性肿瘤,它以基底细胞样形态的肿瘤细胞为特征,缺乏多形性腺瘤中的黏液软骨样成分。

【临床表现】基底细胞腺瘤80%以上发生于腮腺,5%发生于下颌下腺,其他发生于小唾液腺,尤其上唇多见。多见于60~70岁,男女之比为1:2,而膜性型基底细胞腺瘤则无性别差异。多数肿瘤为实性,界限清楚,活动,表面呈结节状,常有局部囊性感。膜性型可为多发性并且与皮肤圆柱瘤或毛发上皮瘤同时发生。临床表现为生长缓慢的无痛性肿块。

【病理变化】肉眼观察,肿瘤呈圆形或卵圆形,直径为0.2~5.5cm,包膜完整。膜性型基底细胞腺瘤可呈结节状,多灶性。剖面实性、均质性、灰白色或黄褐色。有的呈囊性,内含褐色黏液样物(图16-21)。

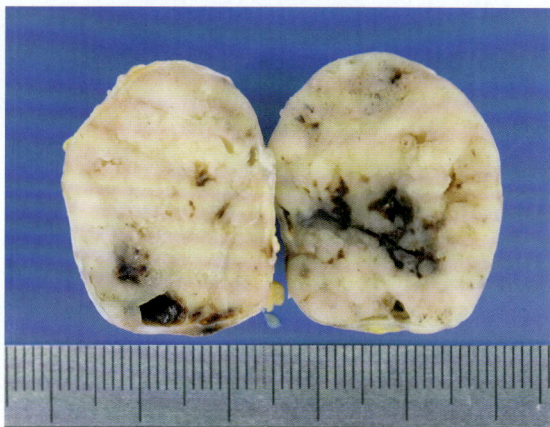

图 16-21　基底细胞腺瘤大体标本

光镜观察,肿瘤细胞为基底样细胞,细胞呈立方或柱状,边界不清楚,胞质较少,嗜伊红,细胞核较大,圆形或卵圆形。肿瘤细胞排列成实性、梁状、管状和膜性结构,在这些肿瘤上皮结构基底部还存在肌上皮细胞。同一肿瘤中可以有一种以上的排列方式,通常以某种为主。

1. **实性型** 肿瘤细胞排列成不同大小和形态的片状或岛状结构,外围细胞为立方或柱状,呈栅栏状排列,中央细胞较大,为多边形,排列疏松,或见不规则的囊腔样裂隙。肿瘤细胞岛由致密的胶原纤维束分隔(图16-22A)。

2. **小梁型** 以肿瘤性基底样细胞排列成小梁或条索状结构为特征,有的条索彼此连接形成网状或假性腺腔。常混有管状结构,管腔内含嗜伊红均质性黏液。纤维结缔组织间质富含细胞和血管(图16-22B)。

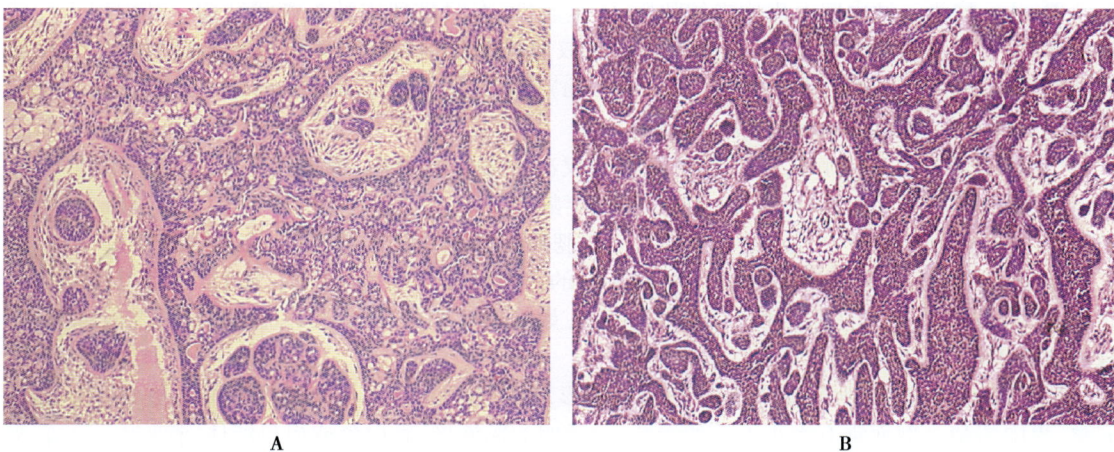

A　　　　　　　　　　　　　B

图 16-22　基底细胞腺瘤
A.实性型,肿瘤细胞排列成片状或岛状结构　B.小梁型,肿瘤细胞排列成条索状结构

3. **膜性型** 为少见的类型,肿瘤细胞团周边部为矮柱状细胞,排列成栅栏状,中央细胞较大,为多边形。此型的特点是细胞团周围有增厚的基底膜样物,表现为玻璃样均质带,也可位于细胞

之间或间质中的毛细血管周围,PAS染色阳性。肿瘤可呈多灶状、多结节状增生,常伴头皮圆柱瘤或毛发上皮瘤。患者可有家族史,一般认为是常染色体显性遗传性疾病(图16-23A)。

4. 管状型 导管结构是管状型突出的特征,由双层立方或柱状细胞排列成管状结构,管腔大小不等,有时扩张呈囊状。管腔内有嗜伊红黏液,PAS染色阳性,阿辛蓝染色阳性。肿瘤间质疏松(图16-23B)。

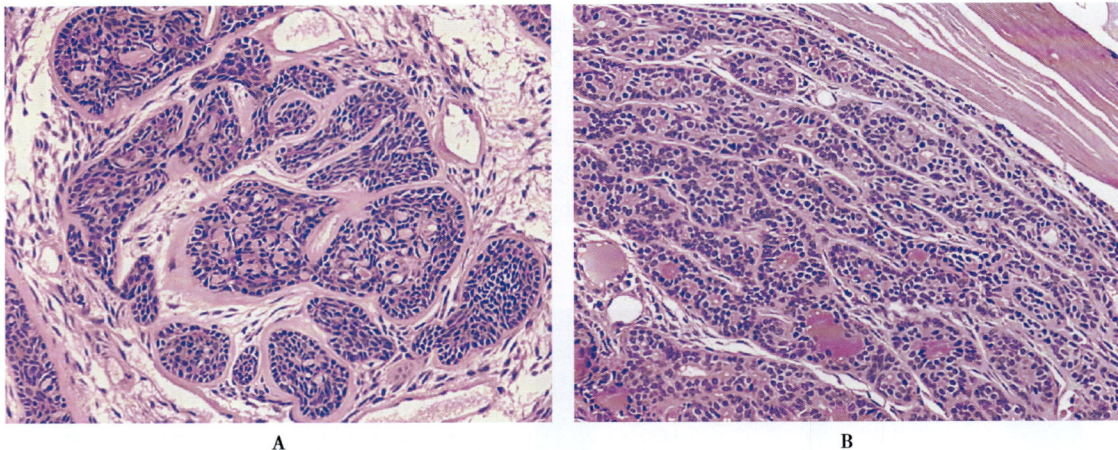

图 16-23 基底细胞腺瘤
A. 膜性型,肿瘤细胞岛周围基底膜明显　B. 管状型,肿瘤细胞排列成管状结构

免疫组织化学染色,所有肿瘤细胞对泛细胞角蛋白呈阳性反应,以导管细胞阳性反应明显。栅栏状排列细胞表达肌上皮标记物,提示向基底细胞/肌上皮细胞分化。

分子遗传学显示,基底细胞腺瘤患者常发生染色体8p22、19q13.4和16q12-13的改变;一些基底细胞腺瘤患者发生Brooke-Spiegler综合征(家族性多发性毛发上皮瘤),这是一种罕见的常染色体显性遗传性疾病,由16号染色体*CYLD*基因突变引起。

【生物学行为】 基底细胞腺瘤为良性肿瘤,区域切除后很少复发。但有报道,膜性型的复发率为25%,也有恶变的报道。

【组织发生】 此瘤来源于闰管或闰管储备细胞。

(四) Warthin瘤

Warthin瘤为一种由腺上皮构成的肿瘤,常呈囊性,有时排列成乳头囊状结构。其内层为柱状嗜酸细胞,外层为小的基底细胞,排列成特征性双层腺上皮结构。间质为数量不等的含生发中心的淋巴样组织。又称为腺淋巴瘤(adenolymphoma)、淋巴囊腺瘤(cystadenolymphoma)、淋巴乳头状囊腺瘤(papillary cystadenoma lymphomatosum)。

【临床表现】 在唾液腺良性肿瘤中发生率仅次于多形性腺瘤,据国内7所口腔医学院统计,Warthin瘤占唾液腺上皮性肿瘤的9.5%。发病年龄为2.5~92岁,以50~70岁为发病高峰,平均年龄为62岁。男性略多于女性。绝大多数发生于腮腺和腮腺周围的淋巴结,多数位于腮腺下极,偶见于下颌下腺及小唾液腺。有的发生于双侧,有的为单侧多发性。与吸烟、辐射、自身免疫或EBV感染有关。临床表现为生长缓慢的无痛性肿块。如果继发感染,病程可缩短,少数患者出现疼痛。核素成像表现为热结节。

【病理变化】 肉眼观察,肿瘤呈圆形或卵圆形,平均直径2~4cm,质地柔软,可有囊性感。包膜完整,界限清楚。剖面常有大小不等的囊腔,含透明的黏液样、乳白色或褐色液体,囊腔内可有乳头状突起。少数为实性,呈灰褐色或暗红色。触之可有泥样物溢出。

光镜观察,肿瘤由上皮和淋巴样组织构成。肿瘤上皮细胞形成大小和形态不一的腺管或囊腔样结构,有乳头突入囊腔(图16-24A)。囊腔内衬上皮由双层细胞构成,腔面侧细胞为胞质内含有嗜伊红颗粒的嗜酸细胞,为柱状上皮细胞,核浓缩,排列规则呈栅栏状,腺腔面常见顶浆分泌,偶见纤毛;基底侧细胞较小,呈扁平状或立方状,胞质较少,嗜伊红,核呈空泡状,淡染,可见核仁。肿瘤上皮细胞之间偶见鳞状上皮细胞灶、杯状细胞和皮脂腺细胞。囊腔内含嗜伊红性分泌物,偶有胆固醇结晶、变性的上皮细胞和淋巴细胞。肿瘤间质为不同程度的反应性淋巴样组织,其中可见浆细胞、嗜酸细胞,常见淋巴滤泡形成(图16-24B)。

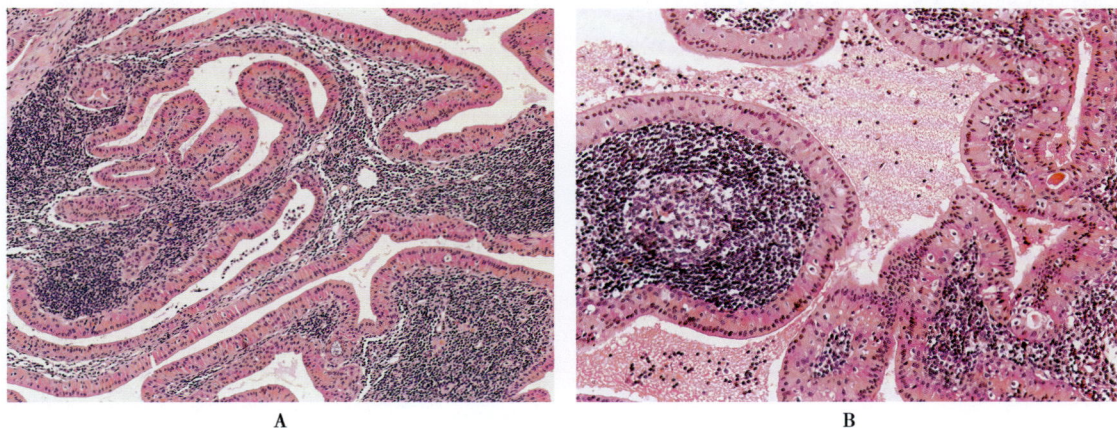

图 16-24　Warthin 瘤
A. 双层肿瘤细胞形成囊状结构　B. 肿瘤间质主要为淋巴细胞,可见淋巴滤泡形成

　　多形性腺瘤和黏液表皮样癌等唾液腺肿瘤中也可出现嗜酸细胞,其胞质中的颗粒为肿大的线粒体。而颗粒细胞瘤中的颗粒和成釉细胞瘤中的颗粒为溶酶体,与正常唾液腺组织和唾液腺肿瘤中的颗粒不同。

　　免疫组织化学染色,腔面柱状细胞 CEA 强阳性,LF 阳性或弱阳性,相似于纹管细胞的免疫组化特征;而近基底部的立方状细胞 CEA 和 LF 阳性或弱阳性,CK 中度阳性,S100 蛋白和 GFAP 阳性,其反应相似于排泄管基底细胞。

　　【生物学行为】Warthin 瘤为良性肿瘤,区域切除很少复发。恶变罕见,包括上皮和淋巴样成分的恶变。

　　【组织发生】该病的性质有良性上皮性肿瘤和瘤样增生两种学说。关于组织发生学,多数学者认为来自腮腺内或腮腺周围淋巴结内异位唾液腺导管的纹管。有学者认为,Warthin 瘤为良性上皮性肿瘤,或伴有淋巴组织重度继发反应的纹管增生。Allegra(1971 年)提出 Warthin 瘤属非真性肿瘤,而是类似于桥本甲状腺炎的迟发性过敏反应。

　　(五) 嗜酸性腺瘤

　　嗜酸性腺瘤(oxyphilic adenoma)又称嗜酸细胞腺瘤(oncotytic adenoma)、嗜酸细胞瘤(oncocytoma),是由胞质内含大量特征鲜明的嗜伊红颗粒的上皮细胞(嗜酸细胞)构成的唾液腺良性肿瘤,这些嗜伊红颗粒为聚集的线粒体。

　　【临床表现】为少见的唾液腺肿瘤,约占所有唾液腺肿瘤的 2%。最常见于 50~80 岁,平均年龄为 64 岁。无性别分布差异。与辐射等因素有关。主要发生于大唾液腺,其中 84% 发生于腮腺,其次为下颌下腺。发生于小唾液腺者,可见于下唇、腭、咽和颊黏膜等部位。有时多发或发生于双侧。临床上主要表现为生长缓慢的无痛性肿块。核素成像显示,^{99m}锝摄入增加。

　　【病理变化】肉眼观察,肿瘤为圆形或卵圆形,表面光滑,有时呈结节状,一般直径为 3~5cm,包膜完整,界限清楚。剖面实性,淡黄色或褐色,分叶状,偶见小囊腔。

　　光镜观察,肿瘤细胞主要为嗜酸细胞,其中,一些肿瘤细胞较大,呈圆形、多边形或立方形,细胞膜清晰,胞质丰富,内含大量的嗜伊红颗粒,胞核居中,椭圆形,空泡状,多为一个核仁,偶见双核,称为"明细胞"(light cell);还有一些细胞其胞质呈鲜明的嗜伊红染色,胞核浓缩,小而深染,称为"暗细胞"(dark cell)(图16-25A)。肿瘤细胞磷钨酸苏木素(PTAH)染色阳性。此外,肿瘤组织中尚可见 P63 和 CK5/6 染色阳性的基底细胞。肿瘤细胞排列成实性、片状或小梁状结构,偶见微囊、腺泡状或导管样结构(图16-25B),有的管腔内含 PAS 染色阳性嗜伊红均质物。罕见情况下,由于固定或胞质内含有糖原等原因,肿瘤内可见大的多边形透明细胞,排列成器官样结构。肿瘤间质为稀疏的纤维结缔组织,富含血管,近包膜处常见不等量淋巴细胞,但不形成滤泡。当肿瘤以透明细胞为主时,称透明细胞嗜酸细胞瘤(clear cell oncocytoma)。

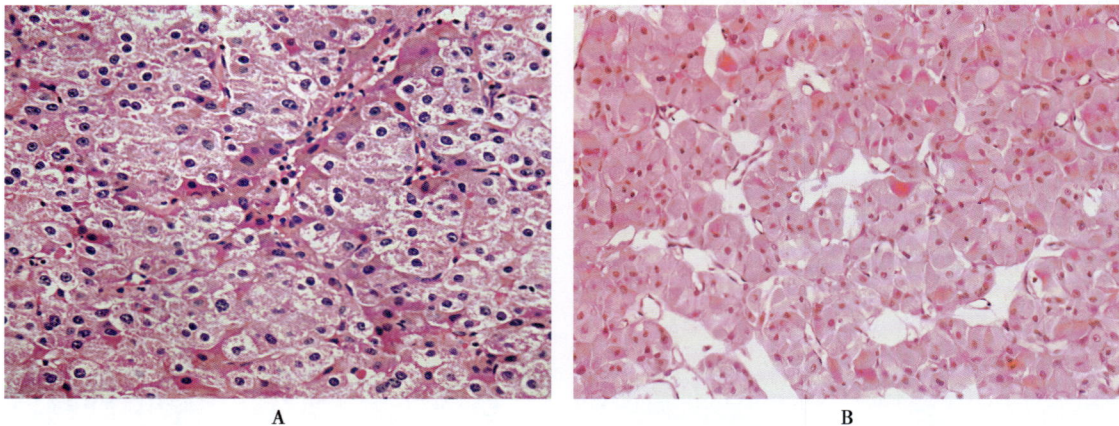

图 16-25 嗜酸性腺瘤
A. 含有嗜伊红颗粒的明细胞和暗细胞排列成片状　B. 肿瘤细胞排列成小梁状和导管样结构

多个无包膜的结节和结节中残存非嗜酸性唾液腺实质细胞应诊断为结节性嗜酸细胞增多症(nodular oncocytosis),而不是嗜酸性腺瘤。

【生物学行为】 此瘤为良性肿瘤,手术切除很少复发。发生于小唾液腺者,常呈局部浸润性生长,有的可侵犯邻近骨组织,虽然组织学表现良性,但应视为低度恶性肿瘤。

【组织发生】 老年人的腮腺导管系统,特别是纹管常出现嗜酸细胞化生,而此瘤又多见于老年。故推测唾液腺导管上皮细胞为嗜酸性腺瘤的来源;也可来自失去酶原颗粒的腺泡细胞。

(六) 囊腺瘤

囊腺瘤(cystadenoma)是一种少见的良性上皮性肿瘤,主要以多囊性生长为特征,内衬上皮呈乳头状增生,常见嗜酸细胞分化。又称为单形性腺瘤(monomorphic adenoma)、囊性导管腺瘤(cystic duct adenoma)、无淋巴样间质的 Warthin 瘤(Warthin tumour without lymphoid stroma)、导管内乳头状增生(intraductal papillary hyperplasia)、嗜酸细胞囊腺瘤(oncocytic cystadenoma)。

【临床表现】 囊腺瘤约占唾液腺上皮性肿瘤的 1.0%。患者的平均年龄为 40~70 岁,大小唾液腺均可发生,其中腮腺及腭为好发部位。女性比男性多见。发生于大唾液腺的囊腺瘤为缓慢生长的无痛性肿物,界限清楚;发生于小唾液腺的囊腺瘤为光滑的结节,类似黏液囊肿,表面可出现创伤性溃疡。影像学检查大多为良性压迫性改变,部分病例具有侵袭现象。

【病理变化】 肉眼观察,肿瘤为圆形或结节状,大小不等,中等硬度,局部有囊性感,包膜常不完整(图 16-26A)。剖面为灰白色或淡黄色,可见多个大小不一的囊腔,囊腔内有白色胶冻状物(图 16-26B),可见乳头突起。

光镜观察,肿瘤细胞为立方状、柱状的腺上皮细胞和黏液细胞,一般无异型性。立方细胞的胞质嗜伊红,胞核较大,圆形或椭圆形,位于细胞中央,核仁清晰。柱状细胞的核近腺腔面,类似于Warthin 瘤中的柱状细胞。黏液细胞呈柱状、立方状或不规则的圆形,细胞较大,胞质着色浅,呈小空泡状,胞核较小,大多位于细胞的基部。以上三种细胞排列成大小不等的腺管样、团块状和乳头状囊性结构。囊腔内面和乳头表面大多被覆有黏液细胞或柱状细胞,深面为立方细胞,有时出现局灶性嗜酸细胞、黏液细胞、表皮样细胞和顶浆分泌细胞,甚至以这些细胞为主。部分囊腔上皮衬里消失,形成纤维结缔组织环绕的黏液池。囊腔内常含嗜伊红黏液、变性脱落的瘤细胞、炎细胞和泡沫细胞,偶见砂粒体(psammoma bodies)和晶样体(crystalloids)。纤维结缔组织乳头内有丰富的血管,囊与囊之间有少量间质。以嗜酸细胞为主的囊腺瘤由于单层或双层嗜酸细胞呈乳头状排列,相似于无淋巴样间质的 Warthin 瘤。肿瘤间质数量不等,无淋巴样组织,可发生玻璃样变性。根据构成细胞,囊腺瘤主要分为以下两种亚型:

1. 乳头状囊腺瘤 以立方细胞为主,排列成大的单囊性或多囊性结构和团片,囊腔内有许多

学习笔记

ER16-10

图片:ER16-10
唾液腺囊腺瘤
囊壁衬里柱状
细胞

256

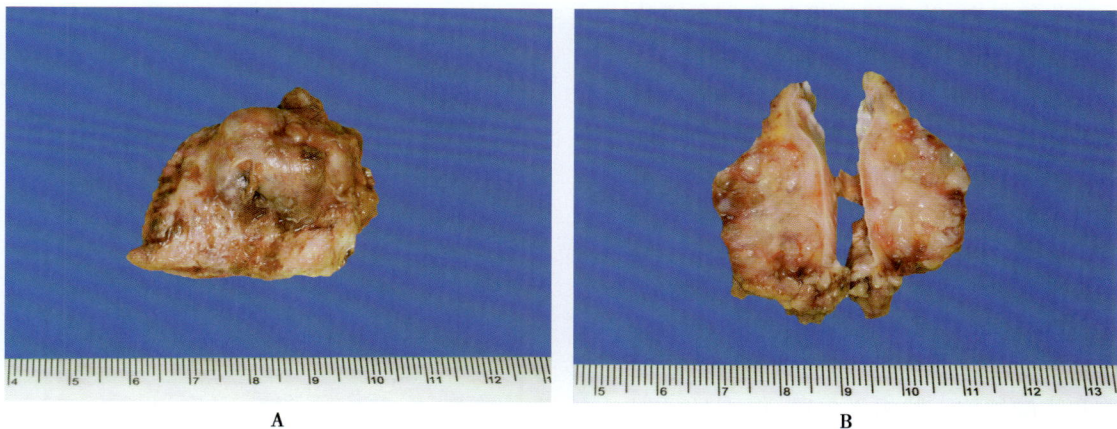

图 16-26　囊腺瘤（腭部黏液性囊腺瘤）

A.肿瘤表面呈结节状　B.肿瘤剖面灰白色,可见多个大小不等的囊腔,囊腔内充满胶冻状物

乳头状突起,其中夹杂少量黏液细胞,有时为嗜酸细胞(图 16-27)。

2. 黏液性囊腺瘤　以黏液细胞为主,排列成大小不等的多个囊腔样结构,很少形成团块和导管结构。内衬黏液细胞厚度比较一致,乳头状生长有限,囊腔内含丰富的 PAS 阳性黏液(图 16-28)。

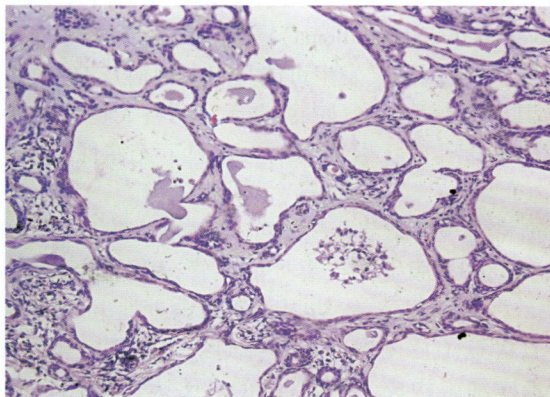

图 16-27　乳头状囊腺瘤

立方细胞排列成多囊性结构

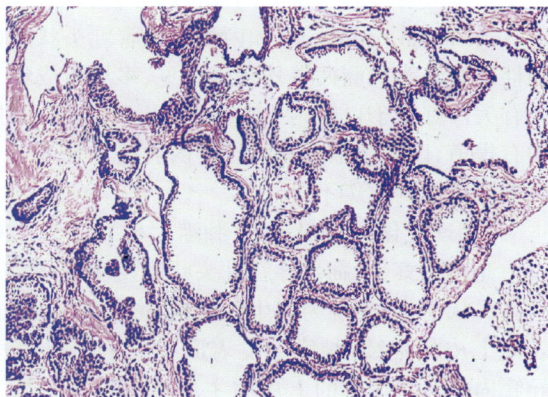

图 16-28　黏液性囊腺瘤

黏液细胞形成多个囊腔样结构

囊腺瘤有时包膜不完整,包膜内可见瘤细胞浸润。

【生物学行为】　囊腺瘤为良性肿瘤,肿瘤界限清楚,单纯切除复发少见。

【组织发生】　构成肿瘤的立方细胞或柱状细胞类似导管上皮细胞,黏液细胞为导管细胞不同方向分化所致,故推测此肿瘤可能来源于导管上皮。

（七）乳头状唾液腺瘤

乳头状唾液腺瘤(sialadenoma papilliferum)是一种外生性病损,伴黏膜表面上皮和唾液导管上皮向内呈乳头状增生。

【临床表现】　乳头状唾液腺瘤罕见,与皮肤的乳头状汗管囊腺瘤(syringocystadenoma papilliferum)相类似,病因可能同炎症和唾液腺导管结石有关,发病年龄为 31～87 岁,平均 59 岁,无性别差异。多数发生于小唾液腺,以硬腭部位多见,其次是颊黏膜,也可发生于上唇、磨牙后和咽腭弓,大唾液腺很少见,主要是腮腺。临床表现为无痛性的外生性乳头状突起,偶见表面溃疡。生长缓慢,易误诊为鳞状上皮乳头状瘤。

【病理变化】　肉眼观察,肿瘤直径为 0.5～1.5cm,表面呈乳头状或疣状,边界清,基底宽或有蒂。剖面偶见明显囊腔。

光镜观察,肿瘤细胞呈腺上皮和鳞状上皮双向分化特点。表面被覆鳞状上皮,高低不平,有多个乳头状突起,这些乳头状结构高出邻近黏膜,中央有纤维血管轴。乳头之间的隐窝内有大量不全角化层,基底部或近基底部的鳞状上皮移行为导管结构。导管结构内衬立方上皮细胞,非管腔侧为扁平的肌上皮细胞。有的导管呈囊性扩张,囊壁内可有多个乳头突入(图 16-29)。导管上皮及鳞状上皮细胞之间可见黏液细胞和嗜酸细胞。肿瘤无包膜,但不呈浸润性生长。

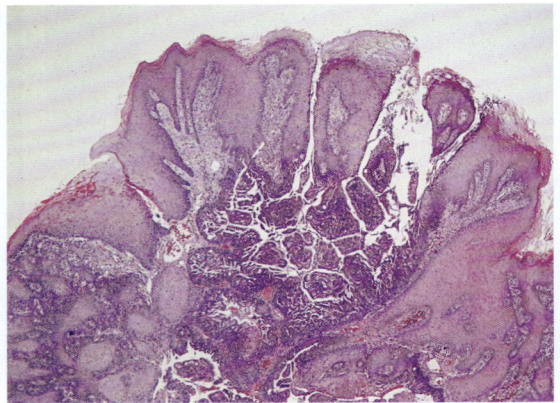

图 16-29　乳头状唾液腺瘤
肿瘤细胞呈乳头状外向增生和向内增生

免疫组化染色,肿瘤性肌上皮细胞 SMA、S-100、GFAP 和高分子量细胞角蛋白 CK13、CK14 阳性。

【生物学行为】　此瘤为良性肿瘤,手术切除后很少复发。

【组织发生】　乳头状唾液腺瘤来自闰管或小叶内导管。

（八）导管乳头状瘤

导管乳头状瘤(ductal papillomas)又称为表皮样乳头状腺瘤(epidermoid papillary adenoma),是发生于唾液腺导管系统不同部位的导管腔上皮细胞的增生。根据生长方式,又分为导管内乳头状瘤(intraductal papilloma)和内翻性导管乳头状瘤(inverted ductal papilloma)。导管内乳头状瘤和内翻性导管乳头状瘤两者均较为少见,多见于成年人,无性别差异,其发生可能与咀嚼创伤及 HPV 感染有关。好发于口腔内小唾液腺,以下唇最为多见,其次为颊黏膜、口底、腭和舌。所有大唾液腺者均有报道,以腮腺最多见。导管内乳头状瘤和内翻性导管乳头状瘤都表现为黏膜下无痛性结节,病程从数周到数年不等。

【病理变化】　肉眼观察,肿瘤大小为 0.5～2.0cm,常表现为结节状(导管内乳头状突起)生长。

光镜观察,内翻性导管乳头状瘤发生于唾液腺和口腔黏膜上皮交界处的导管,其管腔内上皮呈乳头状增生,表现为内生性结构,形成结节状团块。一般界限清楚,边界平滑的内生性上皮团与表面上皮相延续,黏膜上皮表面有一中央孔样开口,肿瘤上皮团向间质结缔组织呈推进式生长。导管内乳头状增生的上皮团主要由表皮样细胞和基底细胞构成,突入管腔的乳头表面为柱状上皮,无异型性,核分裂象罕见(图 16-30)。增殖的上皮常与正常导管相连接。柱状上皮层内或深部的鳞状上皮内可见单个黏液细胞和/或呈腺泡样聚集的黏液细胞,PAS 染色及阿辛蓝染色阳性。肿瘤间质为疏松结缔组织,偶见淋巴细胞和中性粒细胞浸润。

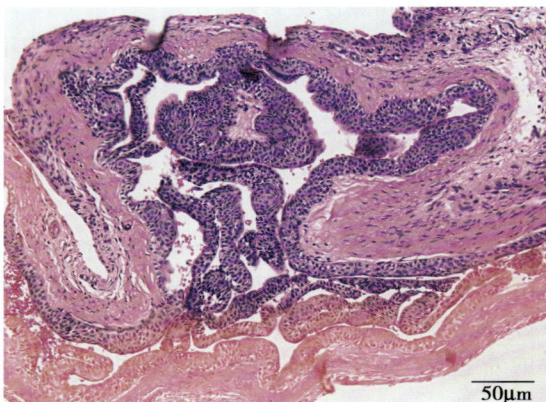

图 16-30　内翻性导管乳头状瘤
导管内乳头状增殖的表皮样细胞和基底细胞

导管内乳头状瘤来源于唾液腺排泄管的末端部分与黏膜表面的连接处,为排泄管导管上皮向管腔内乳头状增生,引起单囊性扩张,表现为肿瘤位于界限清楚的或有包膜的单个囊腔内。囊腔部分或完全由许多分支的乳头状结构充填,乳头中心含有纤维血管性结缔组织,表面为 1～2 层柱状或立方细胞。这些乳头可起源于囊腔壁的某一点。黏液细胞呈杯状,多少不一,散在于衬覆乳头的上皮内。囊腔内衬上皮类型与乳头表面上皮一致,上皮细胞通常无异型性和分裂象。多数情况下,囊腔周围有致密的纤维结缔组织壁环绕(图 16-31)。肿瘤周围的腺体组织中,可见扩张的唾液腺导管。导管内乳头状瘤需要同黏液表皮样癌鉴别,导管内乳头状瘤缺乏黏液表皮样癌的多囊性、多结节样和浸润性生长特征。

【生物学行为】导管乳头状瘤为良性肿瘤,肿物较小,无包膜,彻底切除可以治愈,尚无恶性变的病例报道。

(九) 皮脂腺腺瘤

皮脂腺腺瘤(sebaceous adenoma)为罕见的、通常界限清楚的、由大小和形态不规则的皮脂腺细胞巢构成的肿瘤,皮脂腺细胞无异型性,常伴有鳞状细胞分化和囊性变。

【临床表现】唾液腺皮脂腺腺瘤很少见,约占唾液腺肿瘤的0.1%。发病年龄为22~90岁,平均年龄58岁。男性略多于女性。48%发生于腮腺,13%发生于下颌下腺,39%发生于颊黏膜、磨牙后腺等小唾液腺。一般表现为生长缓慢的无痛性肿块。

【病理变化】肉眼观察,肿瘤直径为0.4~6.0cm,包膜完整。剖面呈黄色或灰黄色。

光镜观察,肿瘤细胞排列成皮脂腺细胞巢和管状结构。肿瘤细胞分化较好,界限清楚,细胞巢周边部细胞胞质少,细胞呈梭形,中心细胞胞质呈蜂窝状,胞核较大,圆形,可见核仁,未见到细胞异型性、坏死和核分裂象。其中常见鳞状细胞分化和微囊肿形成,偶见嗜酸细胞化生(图16-32)。皮脂腺细胞巢大小通常变化较大,无局部侵袭倾向。肿瘤间质为纤维结缔组织,可见局灶性淋巴细胞、组织细胞和/或多核巨细胞,但无淋巴滤泡形成。肿瘤间质如果以淋巴组织为背景,应诊断皮脂淋巴腺瘤。

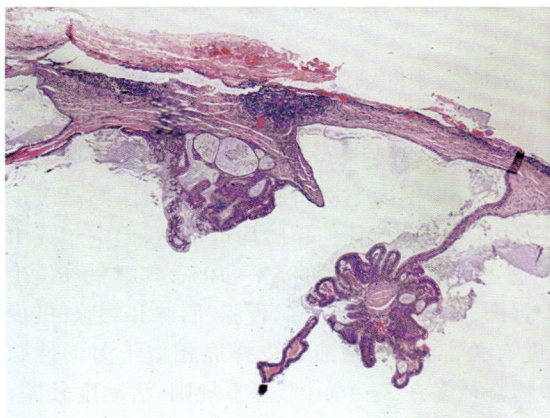

图16-31　导管内乳头状瘤
单个囊腔内肿瘤细胞呈乳头状增殖

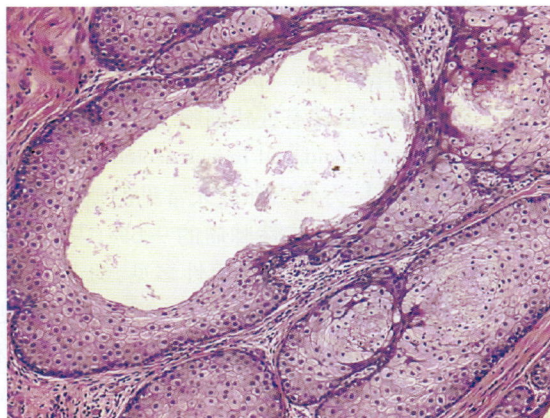

图16-32　皮脂腺腺瘤
皮脂腺细胞排列成巢状,并见微囊肿形成

免疫组织化学染色,肿瘤细胞p63、EMA、亲脂素(adipophilin)和脂滴包被蛋白(perilipin)阳性。

【生物学行为】此瘤为良性肿瘤,手术切除后不复发。

【组织发生】可能来自唾液腺导管上皮内的皮脂腺细胞。

(十) 小管状腺瘤

小管状腺瘤(canalicular adenoma)由柱状上皮细胞构成,排列成互相吻合的细条索状结构,伴有串珠状图案。间质的特点是细胞少、血管丰富。又称为导管腺瘤(ductal adenoma)、纹管腺瘤(striated duct adenoma)。

【临床表现】小管状腺瘤为少见的唾液腺上皮性良性肿瘤,发病的年龄范围为33~87岁,但好发于60~70岁,平均65岁。50岁以前少见。男性多于女性。

主要发生于小唾液腺,80%以上发生于上唇,其次为颊黏膜,下唇和腭部偶见,而大唾液腺罕见。临床表现为生长缓慢的无痛性结节状肿物,常为多发性和/或多灶性,可双侧发生。表面黏膜颜色正常,有时呈蓝色。

【病理变化】肉眼观察,肿瘤呈圆形或卵圆形,直径为0.5~2.0cm,包膜完整。剖面呈棕黄色或褐色,可见大小不一的囊腔,内含黏液。

光镜观察,肿瘤细胞为柱状或立方状,胞质嗜伊红,胞核较大,圆形或卵圆形,大小一致,核仁不明显。肿瘤细胞分两列,或远距离分开,或紧密相对。远距离分开的上皮细胞形成小管状结构(canaliculi),管腔内黏液 PAS 染色阳性。紧密相对的上皮细胞形成小梁状结构。上皮细胞紧密相对和远距离分开交替出现使肿瘤细胞排列成串珠样表现。小管状或小梁状结构彼此吻合形成网状。肿瘤间质疏松,细胞成分少,但有丰富的血管(图 16-33),这是此瘤的特征,依据此特征可与基底细胞腺瘤鉴别。毛细血管周围常见袖口状分布的嗜伊红物质。

免疫组织化学染色,肿瘤细胞其细胞角蛋白阳性、p63 阴性而 CD117 阳性,肿瘤细胞胞核和胞质 S-100 均阳性。

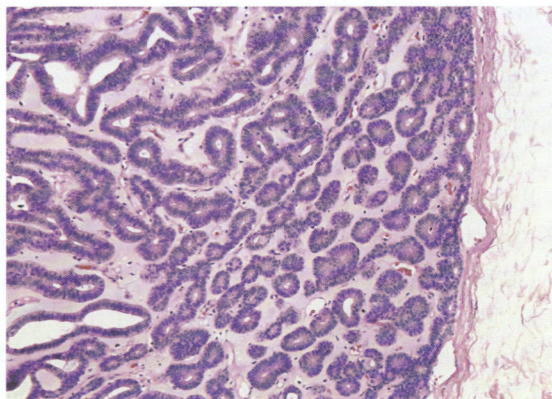

图 16-33　小管状腺瘤

肿瘤细胞形成小管状和串珠状结构,肿瘤间质疏松,血管丰富

【生物学行为】　此瘤为良性肿瘤,手术切除无复发。

【组织发生】　组织结构上类似排泄管,推测可能来自排泄管上皮。

三、唾液腺上皮性恶性肿瘤

(一) 黏液表皮样癌

黏液表皮样癌(mucoepidermoid carcinoma)是由黏液细胞、中间细胞和表皮样细胞构成的恶性唾液腺上皮性肿瘤,可伴有柱状细胞、透明细胞和嗜酸细胞形态特征。也称为混合性表皮样和黏液分泌性癌(mixed epidermoid and mucus secreting carcinoma),黏液表皮样肿瘤(mucoepidermoid tumor)。

【临床表现】　为儿童和成人常见的唾液腺恶性肿瘤,根据国内七所口腔医学院统计,黏液表皮样癌(约)占唾液腺上皮性肿瘤的 9.6%,占其恶性肿瘤的 26.1%。任何年龄均可发生,但中年或中年以上为发病高峰。女性比男性多见,约占 2/3。此瘤占大唾液腺肿瘤的 5%～10%,其中 90% 发生于腮腺,下颌下腺及舌下腺少见;小唾液腺最常见于腭部,其次为磨牙后腺、舌腺、唇腺和颊腺;极少数发生于颌骨内。临床表现与肿瘤细胞的分化程度有关,高分化黏液表皮样癌相似于多形性腺瘤,为生长缓慢的无痛性肿块,可长达 10 年以上,肿物直径多在 2～4cm,形态不规则,活动度较差,质地中等硬,部分区域有囊性感,很少出现面瘫。发生于口腔内小唾液腺位置较表浅者可呈淡蓝色,类似于黏液囊肿;低分化黏液表皮样癌为恶性肿瘤表现,生长迅速,病期短,瘤体较大,肿瘤的直径常超过 4cm,同周围组织境界不明显,不活动,常出现疼痛及面瘫,可局部淋巴结转移和远处转移至肺、肝、骨和脑,预后不好。

【病理变化】　肉眼观察,高分化者与多形性腺瘤相似,但常无包膜,剖面为灰白色或浅粉红色,有散在的小囊腔,囊腔内有淡黄色黏液。高度恶性者与癌相似,肿瘤无包膜,与周围组织之间界限不清楚,向周围组织浸润。剖面灰白色,实性,囊腔很少,常见出血和坏死(图 16-34)。

光镜观察,肿瘤实质由黏液细胞、表皮样细胞和中间细胞构成。黏液细胞较大,为柱状或杯状,胞质呈泡沫状或网状,胞核较小,位于基部。表皮样细胞为多边形,细胞核居中,细胞之间可见细胞间桥,但角化罕见。中间细胞较小,呈立方状,胞质少,胞核圆形,大小一致,类似于上皮的基底细胞。有时可见透明细胞、柱状细胞和嗜酸

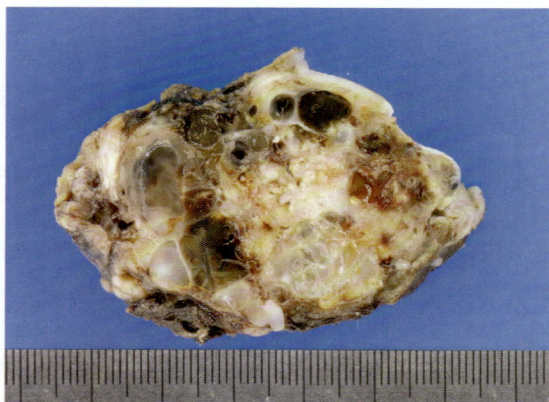

图 16-34　黏液表皮样癌大体标本

细胞,透明细胞较大,多边形,界限清楚,胞质透明,PAS染色阳性,说明含有糖原。嗜酸细胞呈不规则的圆形,胞核圆或卵圆形,胞质内含嗜伊红颗粒。根据三种主要细胞成分的比例及细胞分化程度,黏液表皮样癌分为以下三种类型:

1. **高分化(低度恶性)型** 黏液细胞和表皮样细胞为主,占肿瘤细胞的50%以上,中间细胞较少,缺乏异型性和核分裂象。肿瘤细胞排列成巢状或片状,常形成囊腔和腺腔,内衬黏液细胞,可形成乳头突入囊腔,周围为表皮样细胞和中间细胞,腔内有粉染的黏液(图16-35A),如果囊壁破裂、黏液溢出,形成黏液湖。肿瘤间质较多,常见结缔组织玻璃样变性和/或黏液外溢引起的炎症反应,有时形成生发中心。5年生存率超过90%。

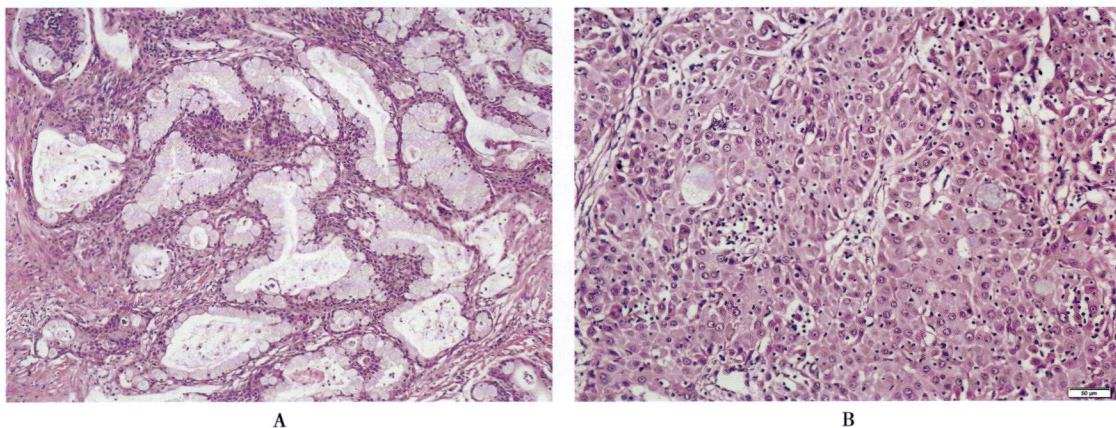

图 16-35 黏液表皮样癌
A. 高分化黏液表皮样癌 B. 低分化黏液表皮样癌

2. **低分化(高度恶性)型** 构成细胞主要是中间细胞和表皮样细胞,黏液细胞较少,低于10%,散在于表皮样细胞之间。肿瘤细胞异型性及核分裂象明显,排列成片或实性上皮团,缺乏囊腔和腺腔结构,向周围组织呈浸润性生长,有时易误诊为鳞状细胞癌,用黏液染色证明含少数的黏液细胞即可诊断(图16-35B)。肿瘤间质中"黏液湖"较少,缺乏淋巴细胞。

3. **中分化(中度恶性)型** 介于上述两型之间,黏液细胞大于10%,中间细胞和表皮样细胞也很明显,常排列成实性团块(图16-36),囊腔形成少,偶见细胞异型性及核分裂象。

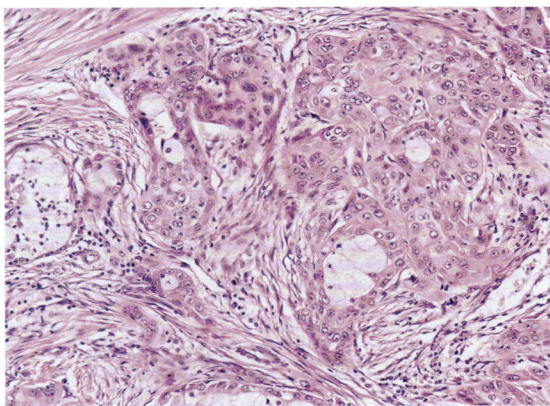

图 16-36 中分化黏液表皮样癌
肿瘤中黏液细胞大于10%,中间细胞和表皮样细胞也很明显

组织化学染色,黏液细胞及囊腔内容物PAS、黏液卡红和阿辛蓝染色阳性(图16-37),可与相关肿瘤鉴别。肿瘤细胞除表达细胞角蛋白外,黏液细胞对CEA呈阳性反应。

分子遗传学研究显示,多数黏液表皮样癌具有t(11;19)(q21;p13)染色体易位和 *CRTC1-MAML2* 基因融合,少数具有t(11;15)(q21;q26)染色体易位和 *CRTC3-MAML2* 基因融合;罕见病例也确认有t(6;22)(p21;q12)染色体易位和 *EWSR1-POU5F1* 基因融合。

【生物学行为】 高分化黏液表皮样癌属低度恶性肿瘤,手术切除后预后较好;低分化黏液表皮样癌为高度恶性,手术切除后常复发和发生转移,预后较差。

【组织发生】 一般认为来源于排泄管储备细胞。发生于口腔内者,除来自小唾液腺外,也可能来自口腔黏膜上皮。发生于颌骨内者还可能来自囊肿上皮。

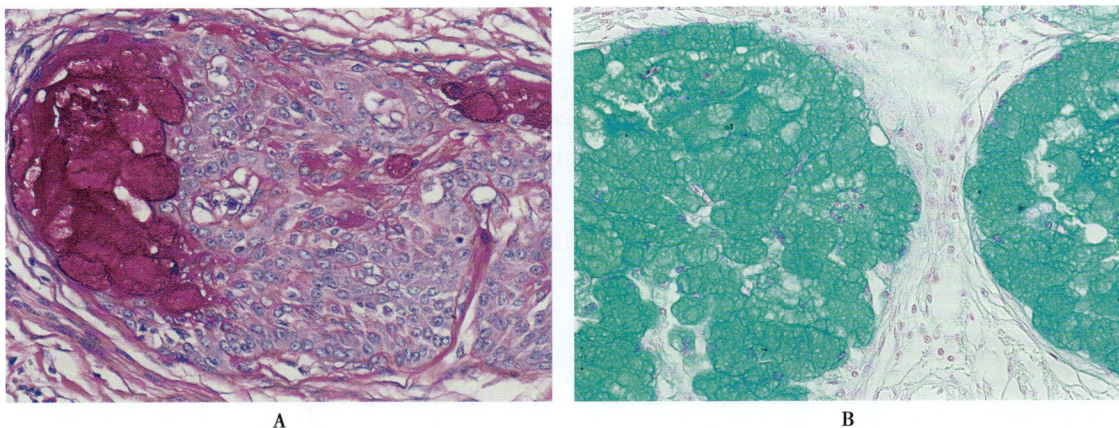

图 16-37　黏液表皮样癌的组织化学染色

A. 液细胞 PAS 染色阳性　B. 液细胞阿辛蓝染色阳性

（二）腺样囊性癌

腺样囊性癌（adenoid cystic carcinoma）是一种基底细胞样肿瘤，它由上皮细胞和肌上皮细胞排列成管状、筛状和实性巢等不同的形态结构。尽管生长缓慢，但是由于浸润性生长，常危及患者生命。又称为圆柱瘤（cylindroma）。

【临床表现】　根据国内 7 所口腔医学院统计，腺样囊性癌（约）占唾液腺上皮性肿瘤的 10.3%，而占其恶性肿瘤的 28.0%。可发生于任何年龄，但以 40~60 岁居多。无明显性别差异。可发生于任何唾液腺，但以腮腺和腭腺居多，发生于舌下腺的肿瘤首先应考虑为腺样囊性癌。

腺样囊性癌生长缓慢，病期较长，呈圆形或结节状，质地中等硬。由于此瘤呈浸润性生长，一般不活动，向表面突出不明显，临床上所见到的肿物远比实际肿物小。在腭部，覆盖肿物的黏膜可发生溃疡或腭骨穿孔。如果肿瘤浸润周围神经而引起疼痛和神经麻痹，导致相应的功能障碍，甚至成为患者就医的主要症状。

【病理变化】　肉眼观察，肿瘤呈圆形或结节状，平均直径约 3cm。剖面为灰白色或浅褐色实性肿块，无包膜，呈浸润性生长。

光镜观察，肿瘤实质细胞主要为导管内衬上皮细胞和变异肌上皮细胞，导管内衬上皮细胞呈立方状，卵圆形，大小较一致，胞质少，通常透明，胞核为圆形或卵圆形，较大，深染，核分裂象少见；变异肌上皮细胞呈扁平状、梭形或不规则形。这两种细胞排列成管状、筛状和实性结构，在同一肿瘤中常见到两种以上的排列方式，但以某一种为主。根据肿瘤细胞类型和排列方式分为以下三种组织类型：

1. **腺样（筛状）型**［glandular（cribriform）type］　主要特点是肿瘤细胞团块内含有筛孔状囊样腔隙［瑞士奶酪（Swiss cheese）样］，与藕的断面相似。筛孔内充满嗜酸或嗜碱性黏液样物质，不均匀，呈网状，PAS 染色弱阳性，阿辛蓝染色强阳性；有的囊样腔隙内为粉染的玻璃样变性的间质，腔隙周围有基底膜样结构。电镜观察，围绕囊腔的肿瘤细胞基底面衬有吻合成网状、复层的基底板。钌红染色电镜观察发现，肿瘤筛状结构中充满了由肿瘤性肌上皮细胞分泌产生的蛋白多糖。筛状结构为此瘤最典型和最常见的结构（图 16-38A）。

2. **管状型**（tubular type）　主要特点是以肿瘤细胞形成小管状或条索状结构为主。管状结构的内层衬有导管细胞，外层为肿瘤性肌上皮细胞，中央为管腔，内含 PAS 染色强阳性黏液（图 16-38B）。

3. **实性型**（solid type）　此型细胞较小，胞质少，嗜碱性，核分裂象较多，肿瘤细胞排列成大小不等的上皮团，大的团块中心组织可变性坏死，管状和筛孔状结构较少（图 16-38C）。实性型通常比其他前类型容易复发和早期转移，预后不好。

肿瘤间质常有玻璃样变，有些肿瘤间质玻璃样变广泛，而上皮成分稀少。肿瘤细胞常见到浸润神经，甚至沿神经扩展相当远的距离，而临床无法确定浸润范围（图 16-38D）。有时广泛浸润骨

ER16-11

画廊：ER16-11 腺样囊性癌大体标本

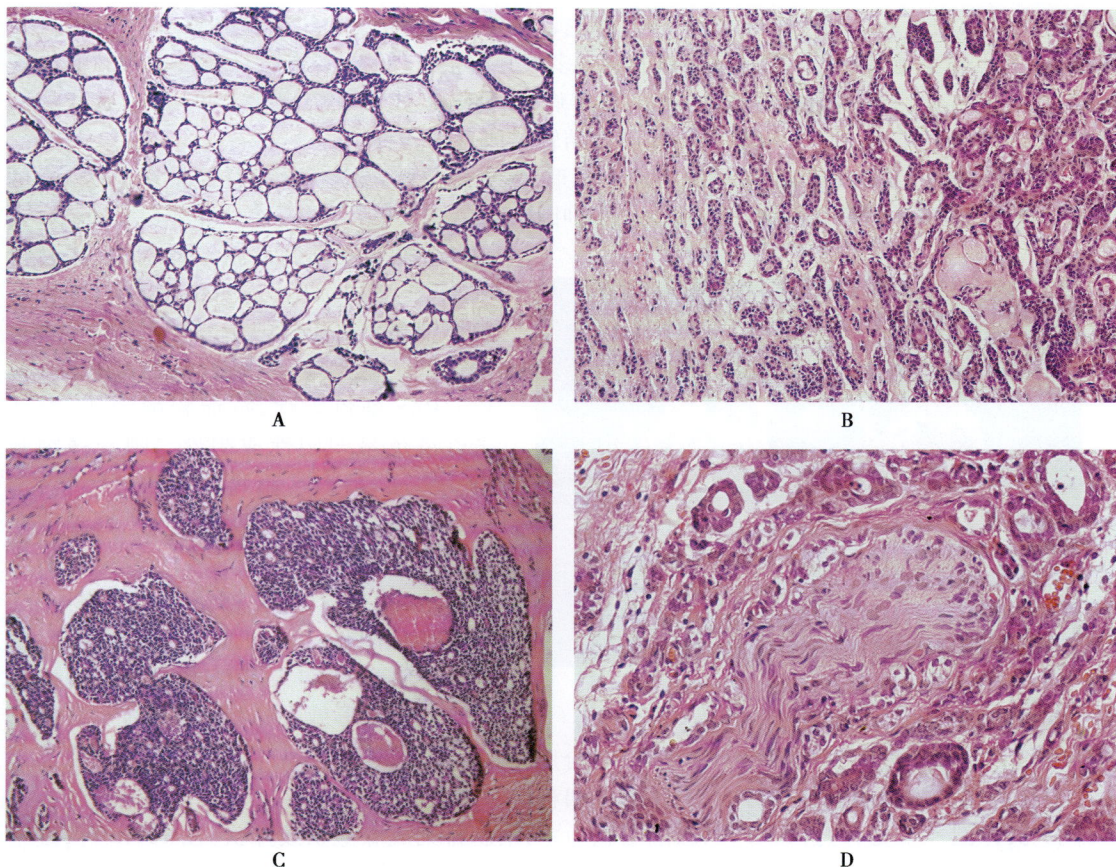

图 16-38 腺样囊性癌

A. 筛状型肿瘤细胞团块内含有筛状囊样腔隙　B. 管状型肿瘤细胞形成腺管状结构　C. 实性型肿瘤细胞排列成团块状结构,中心坏死　D. 肿瘤细胞侵犯神经,沿神经扩展

组织而 X 线未见明显骨破坏。

免疫组织化学染色,肿瘤性肌上皮细胞表达上皮及平滑肌的标志物,泛角蛋白阳性,Myosin 阳性和 SMA 阳性。

分子遗传学研究显示,腺样囊性癌常见染色体 t(6;9)易位,罕见情况 t(8;9)易位,导致癌基因 *MYB* 或 *MYBL1* 同转录因子基因 *NFIB* 的融合。1p 和 6q 的缺失与实体型有关,而 14q 的缺失仅见于管状型和筛状型肿瘤。对腺样囊性癌全外显子组测序,结果显示有广泛的突变多样性和低的体细胞外显子突变率,突变基因涉及成纤维细胞生长因子、胰岛素样生长因子、PI3K 和 NOTCH 信号等多种途径。80%以上腺样囊性癌发现有 *MYB/MYBL1* 活化、引起基因融合等改变,因此是基因治疗的潜在靶点。

【生物学行为】 此瘤为恶性肿瘤,尽管细胞缺乏异型性,生长缓慢,但是侵袭性强,容易向神经、血管和骨呈浸润和破坏性生长,术后常有复发。局部淋巴结转移少见,可发生肺、骨、脑和肝等远处转移。

【组织发生】 多数人认为来自唾液腺闰管的储备细胞,或闰管、排泄管的基底细胞。

（三）腺泡细胞癌

腺泡细胞癌(acinic cell carcinoma)是唾液腺恶性上皮性肿瘤,构成肿瘤的细胞中至少部分肿瘤细胞含有酶原颗粒,呈浆液性腺泡细胞分化。肿瘤中可含闰管细胞。

腺泡细胞癌为低度恶性肿瘤,又称为腺泡细胞腺癌(acinic cell adenocarcinoma),浆液细胞腺癌(serous cell adenocarcinoma),浆液细胞腺瘤(serous cell adenoma),腺泡细胞腺瘤(acinic cell adenoma)。

画廊:ER16-12 腺样囊性癌免疫组织化学染色

【临床表现】根据国内 7 所口腔医学院统计,腺泡细胞癌占唾液腺上皮性肿瘤的 2.1%,而占其恶性肿瘤的 5.6%。10 岁至 70 岁均可发生,多发生于中年以上。女性稍多,80% 以上发生在腮腺,其次为小唾液腺、下颌下腺和舌下腺。多数肿瘤生长缓慢,实质性,活动;少数肿瘤生长较快,与皮肤或肌组织粘连而不活动,可出现疼痛,面瘫。多数患者病程在 1 年以内,有些病例可达数十年,平均病期 3 年。可发生局部淋巴结转移或远处转移。

【病理变化】肉眼观察,肿瘤呈圆形或卵圆形,偶见结节状,质地较软,直径多在 1~3cm,可见薄层包膜,大多不完整。剖面多为实性,呈分叶状,褐色或红色,可见囊腔和坏死(图 16-39)。

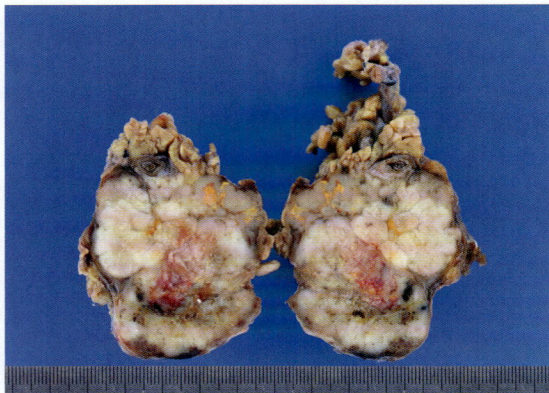

图 16-39 腺泡细胞癌大体标本

肿瘤实质细胞有腺泡样细胞、闰管样细胞、空泡样细胞、透明细胞和非特异性腺样细胞。腺泡样细胞呈圆形或多边形,内含微嗜碱性酶原颗粒,细胞核较小、偏位。PAS 染色阳性,抗淀粉酶消化,黏液卡红染色呈弱阳性或阴性。闰管样细胞呈立方或矮柱状,微嗜伊红或双嗜性,均质状,胞核位于细胞中央。空泡样细胞呈圆形或卵圆形,大小不一,内含数量不等的空泡,胞核固缩,常被挤压至细胞一侧。PAS 染色阴性。一般认为空泡样细胞是由固定液引起的人工现象。非特异性腺样细胞呈圆形或多边形,胞质为双嗜性或略嗜伊红,细胞核圆形,细胞界限不清楚,常呈合胞体样。

根据肿瘤细胞类型和排列方式,分为以下四种组织类型:

1. **实体型** 常见,约占 50%,以腺泡细胞为主,细胞排列成腺泡状或片状(图 16-40A),细胞团片中可出现微腔隙、坏死、出血和钙化小体。

2. **微囊型** 约占 30%,细胞之间形成大量微小囊状间隙,其中常见分化好的腺泡样细胞,也可见较多的空泡细胞和闰管细胞,微囊间隙是由于细胞内空泡互相融合、细胞破裂,致使液体潴留形成(图 16-40B)。

3. **滤泡型** 约占 15%,肿瘤细胞形成类似甲状腺滤泡的结构,滤泡周围由立方状细胞或矮柱状细胞组成,腺腔内含均质性嗜伊红物质,类似甲状腺的胶状物。腺滤泡间可见腺泡样细胞、空泡样细胞及非特异性腺样细胞(图 16-40C)。

4. **乳头囊状型** 约占 5%,以闰管样细胞为主,形成单个或多个囊腔,增生的上皮形成乳头突入囊腔。囊腔之间为大量的纤维结缔组织间隔,常发生玻璃样变性(图 16-40D)。

肿瘤间质多少不一,偶见胶原纤维玻璃样变性及钙化,有时可见明显的淋巴细胞浸润,甚至形成生发中心。包膜较薄,常不完整或无明显包膜。

免疫组织化学染色,腺泡细胞癌对淀粉酶抗体(图 16-41)、DOG1、SOX10、α-糜蛋白酶抗体和 Leu-M1 抗体呈阳性反应。

电镜观察,腺泡细胞癌肿瘤细胞内含大小、数量和密度不一的圆形分泌颗粒,并且含有粗面内质网、大量线粒体和少量的微绒毛,有些细胞内含有大小和形态不同的空泡。

分子遗传学研究显示,腺泡细胞癌其肿瘤细胞 PI3K 通路发生了改变,但其意义尚不清楚。

【生物学行为】腺泡细胞癌为低度恶性肿瘤,生长缓慢,可有不完整的包膜,呈浸润性生长,手术彻底切除预后良好;也可局部复发、颈淋巴结转移和远处转移。

【组织发生】多数人认为腺泡细胞癌来自闰管细胞,支持半多能双储备细胞理论,也有人认为来自浆液性腺泡细胞,支持多细胞理论。

(四)多形性腺癌

多形性腺癌(polymorphous adenocarcinoma)是以细胞形态的一致性、组织结构的多样性和浸润性生长为特征的唾液腺上皮性恶性肿瘤。又称为多形性低度恶性腺癌,终末导管癌(terminal duct

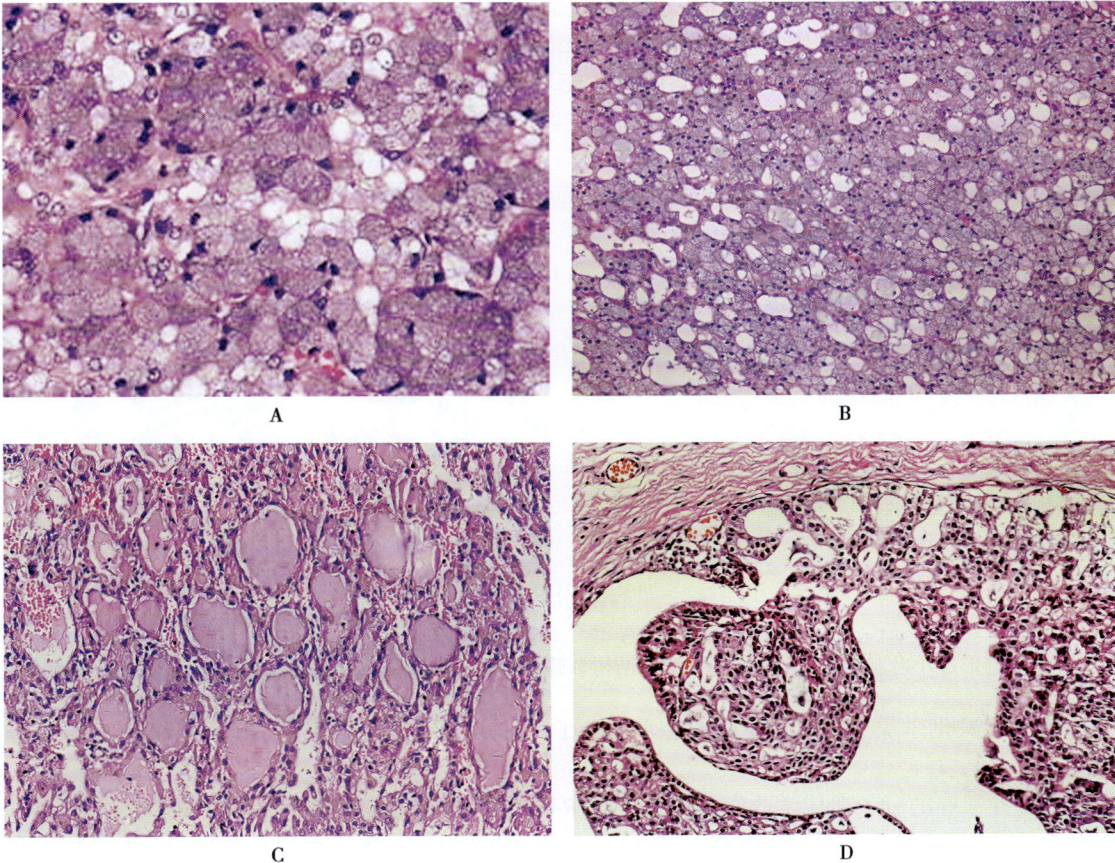

图 16-40　腺泡细胞癌
A. 实体型肿瘤细胞内含嗜碱性颗粒,排列成腺泡状　B. 微囊型肿瘤细胞内含嗜碱性颗粒,排列成腺泡状
C. 滤泡型肿瘤细胞形成类似甲状腺滤泡的结构　D. 乳头囊状型肿瘤细胞形成乳头,突入囊腔中

carcinoma),小叶癌(lobular carcinoma),舌或小唾液腺筛状腺癌。

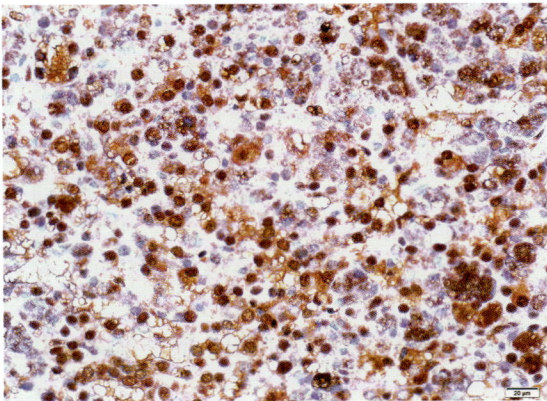

图 16-41　腺泡细胞癌的免疫组织化学染色
肿瘤细胞淀粉酶阳性

【临床表现】 此瘤为发生于小唾液腺恶性肿瘤第二常见者,占小唾液腺恶性上皮性肿瘤的 26%,约 60% 发生于腭部,也可见于颊黏膜、磨牙后区、上唇和舌根等部位,发生于大唾液腺者少见。发病年龄多在中年以上,女性稍多见。临床上常表现为缓慢生长的无痛性肿块,偶见表面黏膜毛细血管扩张、出血或溃疡。

【病理变化】 肉眼观察,平均直径 2.2cm。通常无包膜,呈浸润性生长,剖面为实性,呈黄褐色、分叶状。

光镜观察,多形性腺癌的特征是细胞形态的一致性、组织结构的多样性及浸润性生长方式。肿瘤细胞主要由肿瘤性肌上皮细胞和肿瘤性导管上皮细胞构成,细胞较小,大小较一致,呈圆形或梭形,胞质微嗜酸,核呈圆形或卵圆形,染色较深,核仁不明显,缺乏异型性、核分裂象和坏死。明显的特征是不同病例或同一病例内组织结构的多形性,包括:小叶状结构、乳头或乳头囊状结构、条索状结构、筛状结构(图 16-42A)和小导管样结构(图 16-42B)。筛状结构相似于腺样囊性癌;条索状结构有的呈同心圆状,肿瘤边缘部细胞常呈单列形成"溪流"状;小导管样结构内衬单层立方细胞。依肿瘤不同,多以某种组织类型为主,如筛状结构为主、导管状结构为主、乳头囊状结构为主等。局部区域可见嗜酸性粒细胞、透明细胞、鳞状细胞或黏液细胞。肿瘤细胞向邻近组织呈浸润性生长,可侵犯颌骨。肿瘤细胞如果浸润血管或神经,则围绕血管或神经呈旋涡状或靶环状排列。肿瘤间质可见黏液样变性和玻璃样变性。

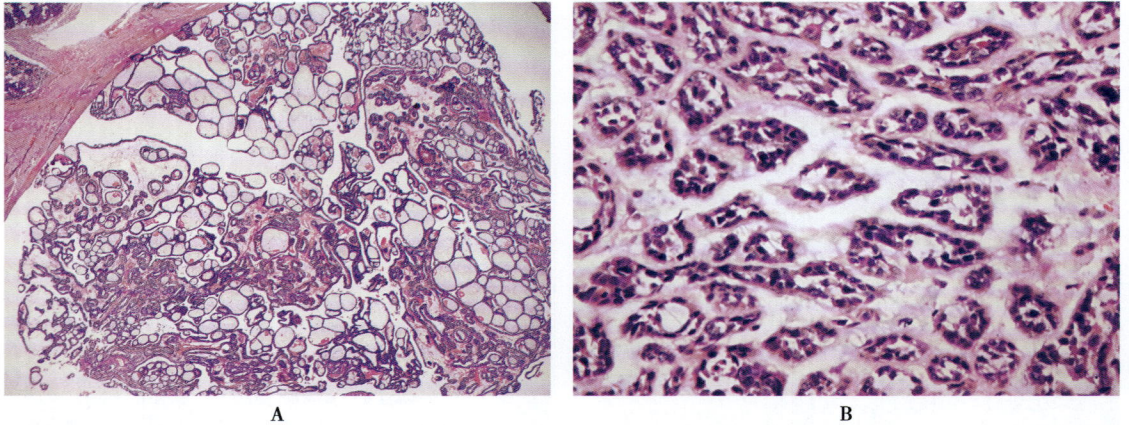

图 16-42　多形性腺癌
A.肿瘤细胞形成小叶状结构、乳头或乳头囊状结构和筛状结构　B.肿瘤细胞排列成条索状和小导管样结构

免疫组织化学染色,多数肿瘤细胞肌动蛋白、S-100 蛋白、波形蛋白、EMA、CK 和基膜成分阳性。

多形性腺癌的分子遗传学改变多样,其中 HRAS 的突变,包括 PRKD 基因家族的改变:PRKD1、PRKD2 和 PRKD3 的重排以及 PRKD1 的激活突变(p. Glu71OAsp,外显子 15),这种激活突变很少在其他唾液腺肿瘤检测到。

【生物学行为】 此瘤预后较好,局部复发率为 10%～33%,平均为 19%。淋巴结转移率为 9%～15%,很少远处转移,可向高级别恶性转化。

【组织发生】 可能来自向肌上皮细胞和导管细胞分化的多潜能细胞或储备细胞。

（五）透明细胞癌

透明细胞癌(clear cell carcinoma)是由一群形态单一、HE 染色胞质透明的细胞构成的低度恶性唾液腺上皮性恶性肿瘤,伴有或不伴有玻璃样变性。具有鳞状细胞样表型,由于许多类型唾液腺肿瘤常含透明细胞成分,透明细胞癌同这些肿瘤的区别是其透明细胞形态单一,且缺乏其他肿瘤的特征性结构。又称为玻璃样透明细胞癌(hyalinizing clear cell carcinoma)。

【临床表现】 此瘤较少见,多发生于 40～70 岁,好发于女性。小唾液腺比大唾液腺多见,最常见于腭、颊黏膜、舌、口底、唇和磨牙后区也可受累。大唾液腺仅占 12%,以腮腺多见,下颌下腺也可发生。

临床多表现为无痛性肿块,发生于小唾液腺者可发生溃疡和疼痛。病程为 1 个月至 15 年不等。

【病理变化】 肉眼观察,肿瘤大小通常在 3cm 以下,界限不清,常无明显包膜。剖面为实性,呈灰白色或灰褐色。

光镜观察,肿瘤细胞由形态单一、大小不等、胞质透明的多边形细胞构成(图 16-43A),部分病例中少数细胞呈浅嗜伊红或嗜双色性胞质。细胞核圆形,偏中心位,常见小的核仁。核分裂象罕见,部分肿瘤有中等程度胞核的异型性。肿瘤细胞排列成片状、巢状或条索状,可见导管或腺样间隙。组织化学染色,肿瘤细胞 PAS 染色阳性,黏液卡红阴性,证实胞质内含有糖原。肿瘤间质有的表现为互相连接的纤细的纤维间隔,内含薄壁的血管,成纤维细胞丰富,胶原纤维疏松;有的表现为粗的胶原纤维束,有明显的玻璃样变性(图 16-43B)。透明细胞癌无包膜,侵袭性较强,常浸润邻近的唾液腺、软组织、骨和神经。

免疫组织化学染色,透明细胞癌肿瘤细胞 CK 和 p63 阳性,肌上皮细胞标记物阴性。

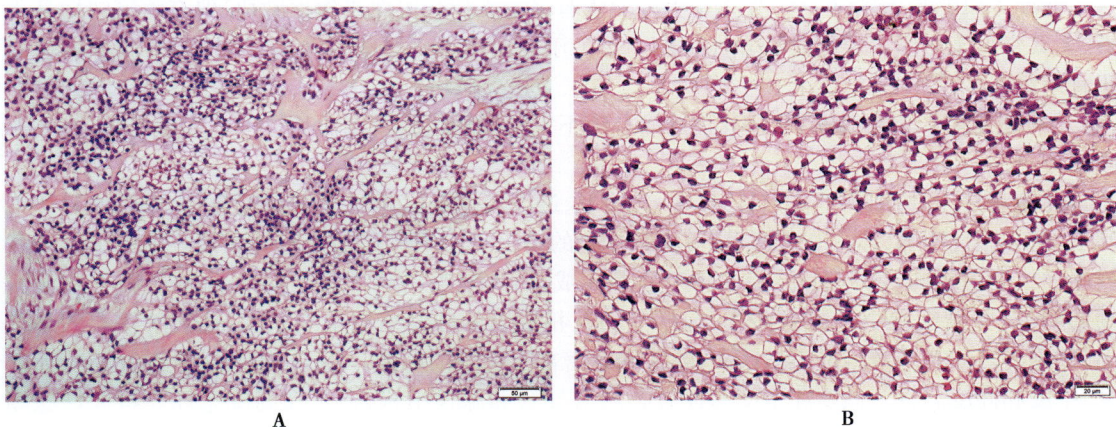

图 16-43　透明细胞癌
A. 肿瘤细胞形态单一,胞质透明,排列成片状　B. 肿瘤间质玻璃样变性

分子遗传学显示,透明细胞癌中 *EWSR1-ATF1* 基因发生融合。

【生物学行为】 此瘤为低度恶性肿瘤,手术彻底切除预后良好。少数肿瘤局部淋巴结转移,远处转移少见。

【组织发生】 超微结构观察发现其有导管细胞分化特征,无肌上皮细胞分化。可能来源于闰管储备细胞。

（六）导管内癌

导管内癌(intraductal carcinoma)以肿瘤上皮细胞囊腔内或导管内增殖为特征,又称为低度恶性筛状囊腺癌(cribriform cystadencarcinoma,low-grade)、低度恶性导管内癌(intraductal carcinoma,low-grade)、低度恶性唾液腺导管癌(salivary duct carcinoma)。

【临床表现】 几乎均发生于腮腺,常表现为无症状肿胀。

【病理变化】 肉眼观察,典型的肿瘤常较小,无包膜,剖面呈囊性。

光镜观察,肿瘤细胞表现为一系列细胞学特征。根据肿瘤细胞的异常程度,分为低度、中度和高度恶性导管内癌。低度恶性者主要表现为伴有筛孔和乳头的囊性结构(图 16-44),相似于乳腺病变,病变程度可表现为从显著导管增生到导管原位癌。肿瘤细胞较单一,可表现为立方形、黏液样和具有顶浆分泌特征,偶尔伴有胞质内铁色素。中度或高度恶性的导管内癌以中度或明显的细胞异型性(有或没有坏死)和丰富的有丝分裂像为特征。这些病变需要同囊腺癌等非特异性腺癌的变异型区别。

【生物学行为】 手术彻底切除预后好,迄今尚未见到局部淋巴结和远处转移的报道。

（七）非特异性腺癌

非特异性腺癌(adenocarcinoma,not otherwise specified)代表了一类形成导管和/或腺管结构的上皮性癌(伴有或不伴有囊腔形成),但需要排除已知类型的上皮性唾液腺癌。又称为不能分类腺癌(unclassified adenocarcinoma)、腺癌(adenocarcinoma)、囊腺癌(cystadenocarcinoma)、肠型腺癌(intestinal-type adenocarcinoma)等。

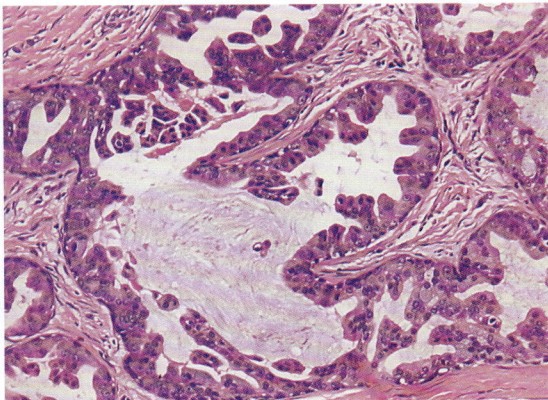

图 16-44　导管内癌

【临床表现】 非特异性腺癌约占所有唾液腺癌的 10%~15%。女性略多于男性,发病年龄多在40 岁以上,平均年龄 58 岁。约 60% 患者发生于大唾液腺,40% 发生于小唾液腺。大唾液腺者主要为腮腺,小唾液腺常发生于腭、颊黏膜和唇。

病期1~10年,长短不一。发生于大唾液腺者多为无症状实性或囊性肿块,偶有疼痛或面部不适,尤其常见于下颌下腺的非特异性腺癌。发生于小唾液腺者可表现为溃疡,约25%腭部肿瘤侵犯骨组织。

【病理变化】肉眼观察,非特异性腺癌包膜不完整或无包膜。剖面呈棕褐色或黄色,可有坏死和出血。

光镜观察,肿瘤细胞呈立方形、柱状、多边形、透明、黏液样、嗜酸性粒细胞样和/或浆细胞样细胞形态,异型性明显,核分裂象多见,可见到少量的嗜伊红物质沉积和细胞外黏液。肿瘤细胞排列成腺样或导管结构(图16-45),有的伴有囊腔形成,向周围组织呈浸润性生长,但缺乏其他唾液腺癌的特征;肿瘤细胞生长方式多样,包括小的互相融合的肿瘤细胞巢或条索,或大的稀疏的细胞岛,细胞岛之间有纤维结缔组织间隔,或实性致密富于细胞的间质。根据细胞异型性,肿瘤分为低度、中度和高度恶性。低度和中度恶性者普遍有导管和腺样结构,但是在高度恶性非特异性腺癌中导管结构较少,或偶有导管样结构。

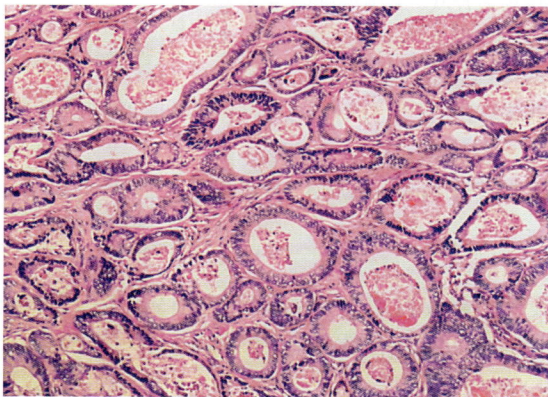

图 16-45　非特异性腺癌
肿瘤细胞排列成导管样结构

与其他类型唾液腺癌不同,细胞的多形性有助于非特异性腺癌的病理学分级。低度恶性者表现为细胞核在大小、形态以及染色程度的一致性,有丝分裂象少,其恶性程度主要取决于浸润性生长程度;中度恶性者表现为细胞核大小不同,常见有丝分裂象;高度恶性者肿瘤细胞核较大,多形性明显,染色深,常见到异常核分裂象,并见局灶性坏死。

非特异性腺癌的诊断,应该首先排除常见的唾液腺导管癌、高度恶性黏液表皮样癌、多形性腺癌和转移性腺癌。CK18 和 DOG1 免疫组化染色可鉴别非特异性腺癌和腺泡细胞癌,Calponin、SMA、CK5/6 和 p63 可鉴别非特异性腺癌和含肌上皮细胞/基底细胞成分的肿瘤。

非特异性腺癌不常见的亚型包括:伴有囊腔形成黏液腺癌(以前称为囊腺癌)和肠型腺癌(CK20 和 CDX2 阳性)。

【生物学行为】临床分期、部位和肿瘤的恶性程度均影响该肿瘤预后。据报道,低度恶性、中度恶性和高度恶性非特异性腺癌(不包括囊腺癌和肠型腺癌)其 15 年生存率分别为 54%、31% 和 3%。一般情况,伴有明显囊腔形成的腺癌采取恰当手术切除预后好,肠型腺癌具有侵袭性生物学行为。

【组织发生】可能来自闰管或闰管储备细胞。

（八）唾液腺导管癌

唾液腺导管癌(salivary duct carcinoma)是一种侵袭性腺癌,相似于高度恶性的乳腺导管癌,可以原发也可以作为多形性腺瘤癌变中的恶性成分。又称为高度恶性导管癌(high-grade ductal carcinoma)。

【临床表现】唾液腺导管癌为较少见的恶性肿瘤,约占唾液腺恶性肿瘤的10%。男性发病明显高于女性,其比例为3:1。发病年龄多数超过50岁,平均年龄为64岁。发病部位以腮腺最常见,下颌下腺、舌下腺和小唾液腺等均有发生。有长期阻塞性唾液腺炎基础上发生唾液腺导管癌的报道。临床常表现为生长迅速的肿块,肿瘤侵袭性强,常侵犯周围组织,可出现疼痛和面瘫等症状。早期易远处转移。

【病理变化】肉眼观察,肿物为圆形或结节状,质地较硬,无包膜。剖面实性,灰白色或褐色,可见囊性变。

光镜观察,唾液腺导管癌组织学结构相似于乳腺导管内癌和侵袭性导管癌(图16-46A)。肿瘤细胞较大,立方状或多边形,有明显的异型性,胞质丰富,内含嗜伊红颗粒。胞核较大,核仁明显,染色质粗,常见核分裂象。肿瘤细胞排列成实性上皮团,上皮团中央坏死形成"粉刺"样(图16-46B),类似于乳腺的粉刺状癌(comedo carcinoma),这是此瘤的特征性表现。此外,尚可见扩张的导管样结构,内衬上皮可见顶浆分泌;或导管上皮形成乳头状突起,缺乏纤维结缔组织轴心,这与乳头状囊腺癌中的乳头状结构不同;有的乳头突起彼此连接成筛状,与腺样囊性癌中的不同,其筛状结构由导管上皮形成。各种组织学结构内可伴有砂粒体和鳞状细胞分化,罕见情况,肿瘤细胞可为梭形和肉瘤样,相似于乳腺的间变性导管癌。

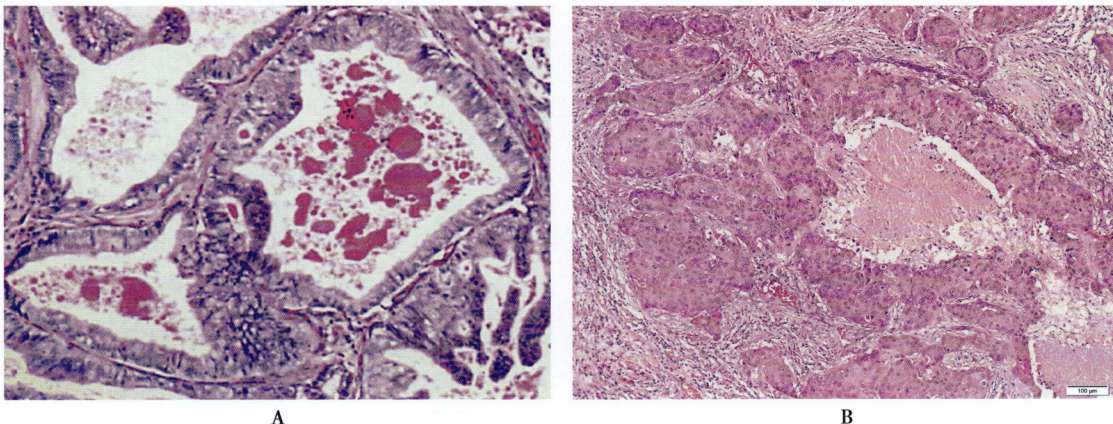

图 16-46 唾液腺导管癌

A.肿瘤细胞形成导管样、筛状和乳头状结构   B.肿瘤细胞上皮团块中央形成"粉刺"样坏死

肿瘤间质为促结缔组织增生性(desmoplastic)间质,富含胶原纤维,这是该肿瘤的特征之一,常见玻璃样变性。

分子遗传学显示,男性和女性患者的肿瘤组织均检测到 AR 拷贝数增加和剪接变体。约25%的患者存在 $HER2$ 基因的扩增,多数来自多形性腺瘤癌变的唾液腺导管癌有 $PLAG1$ 和或 $HMGA2$ 的重排。

【生物学行为】唾液腺导管癌恶性度高,常发生区域淋巴结转移。据报道,有33%患者手术后复发,46%患者发生远处转移。约55%~65%患者常在5年内死亡。

【组织发生】一般认为来源于唾液腺排泄管储备细胞。

(九) 上皮-肌上皮癌

上皮-肌上皮癌(epithelial-myoepithelial carcinoma)是由两种以不同比例的细胞构成的恶性肿瘤,典型者形成导管样结构。肿瘤具有双相性结构特点,即导管内层衬覆上皮细胞,外层为透明的肌上皮细胞。又称为腺肌上皮瘤(adenomyoepithelioma)、透明细胞腺瘤(clear cell adenoma)、富含糖原腺瘤(glycogen-rich adenoma)、富含糖原腺癌(glycogen-rich adenocarcinoma)等。

【临床表现】此瘤不常见,约占唾液腺上皮性肿瘤的0.4%,占其恶性肿瘤的1.2%。女性略多见,好发于50~70岁。主要发生于大唾液腺,以腮腺和下颌下腺多见,也可发生于鼻腔和腭部。

临床表现为缓慢生长的无痛性肿块。发生于鼻腔和小唾液腺者常表现为溃疡性黏膜下结节,边界不清。

【病理变化】肉眼观察,肿物质地坚实而有弹性,具有推进式生长特点,包膜不完整或无包膜。剖面呈实性,灰白色或灰黄色,可见出血、坏死,30%病例有囊性变。

光镜观察,肿瘤由两种细胞构成,典型结构为双层管状结构(图16-47A),内层为闰管样上皮细胞,系单层立方细胞,胞质为致密的细颗粒状,胞核呈圆形,位于细胞中心或基底部。外层细胞为肌上皮细胞,单层或多层排列,细胞呈多边形,边界清楚,胞质呈特征性透明状(图16-47B),胞核为空泡状,稍偏中心,有时胞质内含微嗜伊红颗粒。导管大小不等,形态不规则,约20%的病例见导管扩张形成囊腔,囊腔内有乳头突入。有的导管样结构较少,甚至完全由透明的肌上皮细胞构成,形成片状或实性团块结构。管状结构由 PAS 阳性的基底膜样结构呈带状围绕,在实性区带状结构将透明细胞团分隔。组织化学染色,闰管样上皮细胞 PAS、黏液卡红、阿辛蓝染色为阳性或弱阳性,管腔内容物 PAS 染色阳性,偶尔黏液卡红和阿辛蓝也可阳性,表明腺腔内容物和腺上皮含有黏多糖。透明肌上皮细胞 PAS、Best 胭脂红染色阳性,表明胞质内含有糖原成分。罕见情况下,肿瘤细胞可向鳞状细胞分化和嗜酸细胞分化。一般情况,肿瘤细胞缺乏恶性表现,核分裂象少见,但是复发者尤其透明细胞为主者其异型性和核分裂象明显。肿瘤团块中央凝固性坏死少见,偶见肿瘤细胞侵犯神经、血管或骨。肿瘤间质可发生玻璃样变性。

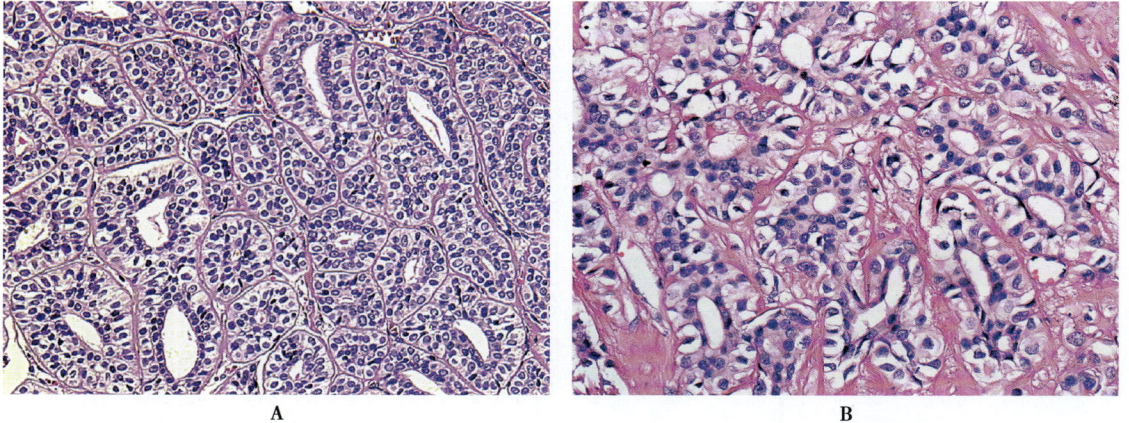

图 16-47　上皮-肌上皮癌
A. 肿瘤细胞排列成双层管状结构　B. 双层管状结构外层的肿瘤性肌上皮细胞胞质透明

免疫组织化学染色,导管内衬细胞 CK、淀粉酶和溶菌酶阳性,透明细胞肌上皮标志物 SMA(图16-48A)、HHF35、p63、Calponin 阳性(图 16-48B)。双层导管状结构的基底膜Ⅳ型胶原、纤维连接蛋白阳性,且基底膜出现重叠。S-100 在肌上皮和导管部分呈现不同程度阳性反应。

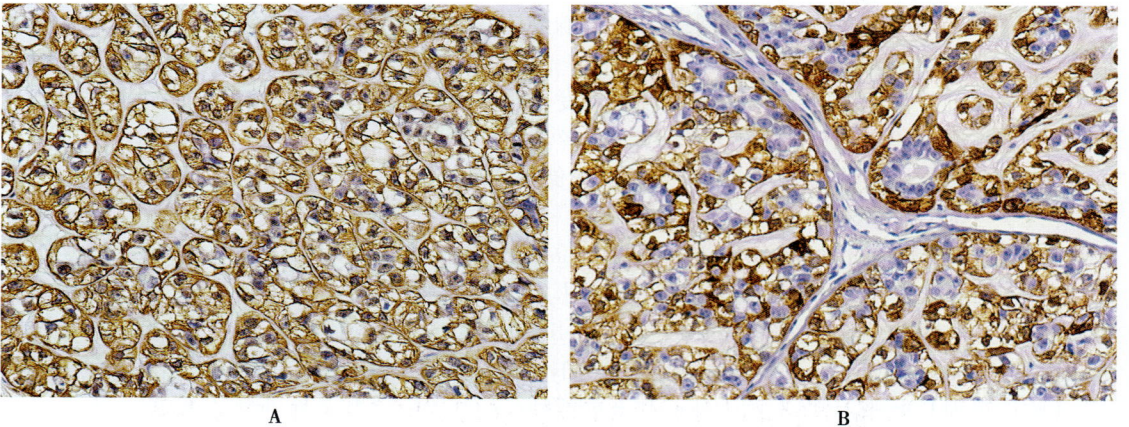

图 16-48　上皮-肌上皮癌的免疫组织化学染色
A. 双层管状结构外层的肿瘤性肌上皮细胞 SMA 阳性　B. 双层管状结构外层的肿瘤性肌上皮细胞 Calponin 阳性

分子遗传学尚未见特征性基因改变的报道。

【生物学行为】一般认为此瘤是低度恶性肿瘤,但呈浸润性生长,手术后复发并不少见,淋巴结和远处转移少见。

【组织发生】肿瘤来自唾液腺导管或闰管储备细胞。

（十）恶性多形性腺瘤

恶性多形性腺瘤(malignant pleomorphic adenoma)是与良性多形性腺瘤相对应的恶性肿瘤,其发病率占唾液腺上皮性肿瘤的 2%~6%。分为三种类型:多形性腺瘤癌变(carcinoma ex pleomorphic adenoma)、癌肉瘤(carcinosarcoma)和转移性多形性腺瘤(metastasizing pleomorphic adenoma)。其中,最常见的是多形性腺瘤癌变,以良性多形性腺瘤上皮成分的恶性转化为特征。癌肉瘤是一种少见的"混合性"肿瘤,含有癌和肉瘤两种成分。转移性多形性腺瘤其组织学特征不能同良性多形性腺瘤相区分,即使转移光镜下转移灶也呈良性表现,相似于原发灶。

多形性腺瘤癌变(carcinoma ex pleomorphic adenoma)是发生于原发的和/或复发的多形性腺瘤上皮和/或肌上皮成分的恶变,癌成分既可以是纯上皮,也可以是纯肌上皮,浸润其周围腺组织或腺外组织。

【临床表现】 多形性腺瘤癌变约占唾液腺上皮性肿瘤的3.3%,占其恶性肿瘤的9.0%。50%~80%发生于腮腺,其次为下颌下腺、腭及上唇,男性多于女性。通常发生于50~70岁,较多形性腺瘤好发年龄晚10年,其发生可能同多形性腺瘤长期存在导致基因改变的累积有关。一般认为,有3%~4%的多形性腺瘤发生恶性转化,尤其长期存在的多形性腺瘤癌变的危险性增高。典型的临床表现是长期存在的肿块生长突然加快,如果浸润神经和周围组织,可伴有疼痛、面瘫、固定和溃疡形成。

癌肉瘤是一种极其少见的肿瘤。男性多见,多数发生于腮腺,也可发生于下颌下腺和小唾液腺。平均就诊年龄50~70岁,临床表现为快速生长的肿块,有的同多形性腺瘤癌变相似,一些病例以前有过良性多形性腺瘤的病史。

转移性多形性腺瘤更为少见,同其他恶性多形性腺瘤一样,好发生于腮腺,也可发生于下颌下腺和小唾液腺。常血行转移至骨和肺,也可转移至局部淋巴结、皮肤或肝脏。多数病例有良性多形性腺瘤手术切除数年、多次复发的病史。

【病理变化】 关于多形性腺瘤癌变,肉眼观察,肿瘤直径为1.5~25cm,平均大小约为多形性腺瘤的2倍。形状不规则,表面呈结节状,部分有包膜。剖面良性部分为乳白色或灰白色,组织致密,富有弹性,类似瘢痕;癌变部分组织呈污灰色或鱼肉状,组织松软易碎,常见出血及大片坏死,通常界限不清,并且有广泛浸润。

癌肉瘤常表现为伴有坏死和出血、色泽不一且较大的肿块。

光镜观察,表现为多形性腺瘤组织学结构中有数量不等的恶性成分,恶性成分中最常见的是低分化腺癌(唾液腺导管癌或非特异性腺癌)或未分化癌而呈相应的结构特点,其他类型的癌如多形性腺癌(图16-49A)、黏液表皮样癌、肌上皮癌、上皮-肌上皮癌(图16-49B)和腺样囊性癌等也有报道。

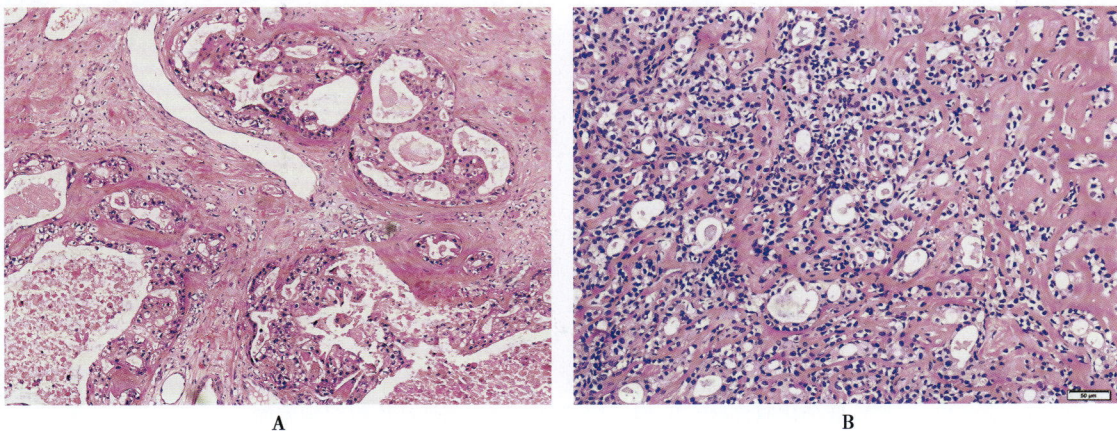

图 16-49　多形性腺瘤癌变
A. 癌变成分为腺癌　B. 癌变成分为上皮-肌上皮癌

多形性腺瘤腺癌变的最早期变化是癌细胞取代导管内层细胞,而外周的肌上皮细胞仍完整。根据癌细胞浸润周围组织的程度,将癌变部分仍停留在多形性腺瘤内者称为非侵袭性癌(non-invasive carcinoma);如果癌细胞向周围组织浸润,侵入包膜外4~6mm者为微侵袭性癌,如果癌细胞侵入周围组织深度大于6mm者则称为侵袭性癌,侵袭性癌常发生淋巴结和肺、骨等远处转移。

良性和恶性之间常存在移行部分(图16-50),表现为肿瘤细胞变性坏死,形成大片粉染的无结构组织,其间散在变性的瘤细胞,细胞大小不一,核固缩,胞质嗜伊红,并可见出血、灶状坏死及钙化。长期存在的多形性腺瘤组织内如果观察到出血、坏死、严重的玻璃样变性和钙化等,应怀疑多形性腺瘤发生恶性转化。

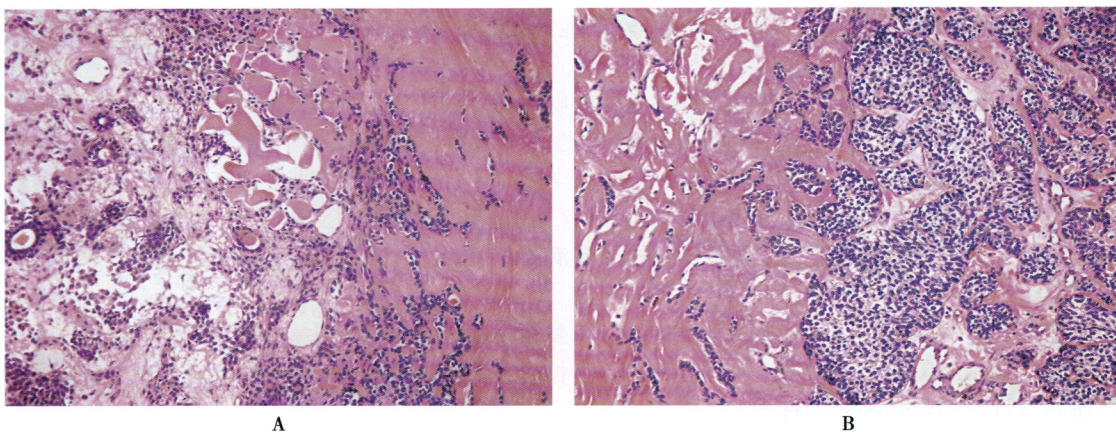

图16-50　多形性腺瘤癌变
A.良性多形性腺瘤区及周围移行区　B.肌上皮癌变区及其周围移行区

分子遗传学上,多形性腺瘤癌变中具有多形性腺瘤中被证明的基因融合(转录因子基因 *PLAG1* 和 *HMGA2*)。在唾液腺导管癌亚型中,50%~75%有 *TP53* 突变、50%在12q13-15染色体上有 *MDM2* 和 *HMGA2* 的扩增、31%~38%有 *ERBB2* 的扩增。

癌肉瘤是一种双相性肿瘤,既具有典型的癌结构又具有异质性的肉瘤结构。上皮成分常形成低分化的非特异性腺癌。肉瘤成分主要为软骨肉瘤,但是也可以表现为骨肉瘤、多形性横纹肌肉瘤等结构(图16-51)。一些病变有来自于良性多形性腺瘤的证据。免疫组织化学染色显示,癌成分细胞角蛋白明显高表达,而肉瘤成分间充质标志物阳性。

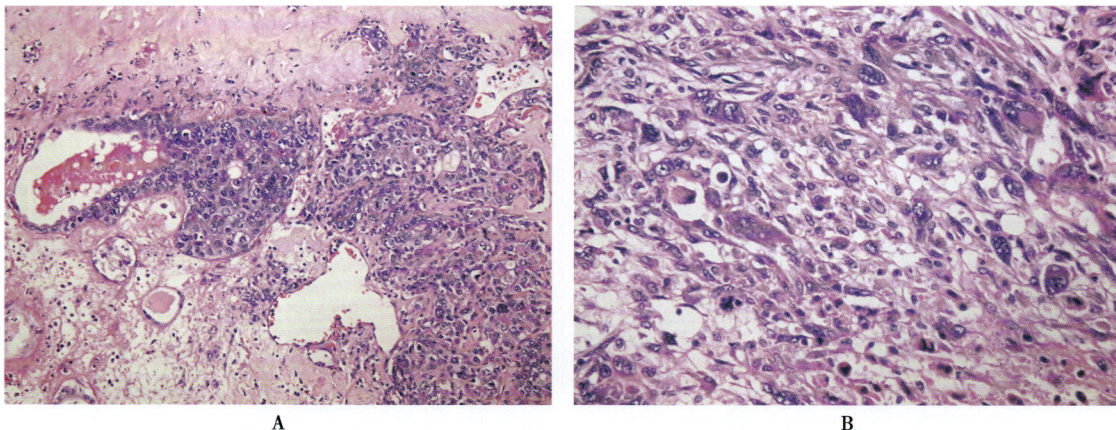

图16-51　癌肉瘤
A.低分化腺癌区　B.肉瘤样部分表现为恶性纤维组织细胞瘤

转移性多形性腺瘤无论是原发灶,还是转移灶,均具有良性多形性腺瘤光镜特点,无恶性组织病理学改变。

免疫组织化学染色,多形性腺瘤癌变中的肿瘤性肌上皮细胞仍然表达 Calponin、SMA、Myosin 和 GFAP。

【生物学行为】与癌变的组织类型与浸润程度等有关。非侵袭性癌或微侵袭性癌,肿瘤完整切除预后良好;侵袭性癌预后不好,常有复发、局部淋巴节转移和远处转移。

癌肉瘤预后不好,主要采取手术治疗,辅以放疗和化疗。平均生存时间少于 2.5 年,75%死于局部复发或转移。

转移性多形性腺瘤主要对原发灶和转移灶采取手术切除。据报道死亡率为 22%。

【组织发生】同多形性腺瘤,来自闰管或闰管储备细胞。

（十一）分泌癌

分泌癌(secretory carcinoma)是一种低度恶性的唾液腺恶性肿瘤,形态学上相似于乳腺分泌癌,又称为乳腺样分泌癌(mammary analogue secretory carcinoma)。

【临床表现】以前多诊断为腺泡细胞癌或腺癌。通常发生于成年人,平均年龄 46.5 岁,无性别差异。好发于腮腺,其次是小唾液腺和下颌下腺。临床表现为缓慢生长的无痛性肿块。

【病理变化】肉眼观察,质中等硬较韧,剖面灰褐色,偶见黄白色液体的囊肿形成。通常肿瘤无包膜,可局限或唾液腺内呈浸润性生长,偶尔累及周围神经。

光镜观察,肿瘤表现为纤维间隔分隔成小叶结构。肿瘤细胞圆形或椭圆形,胞质弱嗜酸性或透明,呈颗粒、空泡或泡沫状外观,细胞核居中,染色质细颗粒状,核仁小而明显,核分裂象罕见。肿瘤细胞排列成微囊、管状和实体结构(图 16-52A);少数肿瘤中心部位纤维结缔组织明显,其中分布有孤立的肿瘤细胞团或条索;有的肿瘤细胞主要排列成囊腔结构,内衬具有顶浆分泌的细胞。微囊和管腔内含有大量的泡状分泌物,其黏液卡红、PAS(图 16-52B)及阿辛蓝阳性染色不因淀粉酶消化而改变。

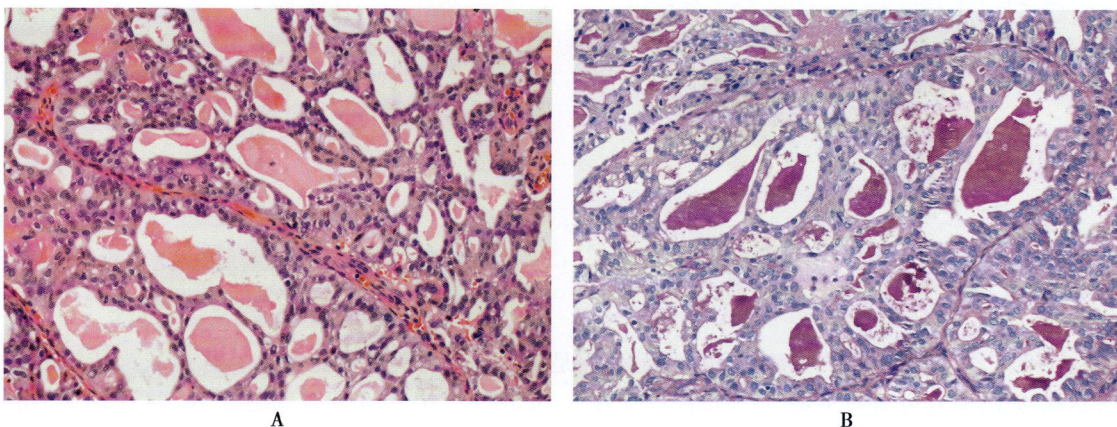

图片:ER16-14 分泌癌管腔内的泡状分泌物阿辛蓝染色阳性

图 16-52　分泌癌
A. 肿瘤细胞主要排列成囊腔结构,内衬具有顶浆分泌的细胞　B. 肿瘤微囊和管腔内含 PAS 阳性分泌物

免疫组织化学染色,肿瘤细胞泛细胞角蛋白(pan-cytokeratin,CKpan)、CK7、CK8、CK18、CK19、EMA、S-100 蛋白、乳球蛋白、波形蛋白等均为阳性(图 16-53)。

分子遗传学上,分泌癌具有反复出现的特征性染色体易位 t(12;15)(p13;q25),从而导致 ETV6-NTRK3 基因融合。

分泌癌为低度恶性唾液腺肿瘤,据报道,约 25%的病例有淋巴结转移,但远处转移灶很少见。高级别恶性转化是预后不良的主要预后因素。

（十二）低分化癌

唾液腺低分化癌又称为大细胞癌(large cell carcinoma)、神经内分泌癌(neuroendocrine carcinoma)、间变性大细胞型/未分化癌(anaplastic/undifferentiated carcinoma)、小细胞癌(small cell carcinoma),是表现为大细胞类型和小细胞类型的原发癌,伴有或不伴有神经内分泌分化,其诊断需要排除转移和其他原发性唾液腺肿瘤。

【临床表现】唾液腺低分化癌平均发病年龄为 64 岁(5~91 岁),男女比例约为 2.4∶1。多数发生于腮腺,高度恶性神经内分泌癌和非神经内分泌癌多为无痛性肿块,有的表现为面神经麻痹。超过 50%的小细胞癌患者有局部淋巴结转移。

【病理变化】肉眼观察,肿瘤直径约 2~5cm,无包膜,质地较硬。剖面实性,灰白色,常见出血

画廊:ER16-15 多形性腺瘤癌变中的肿瘤性肌上皮细胞免疫组织化学染色

学习笔记

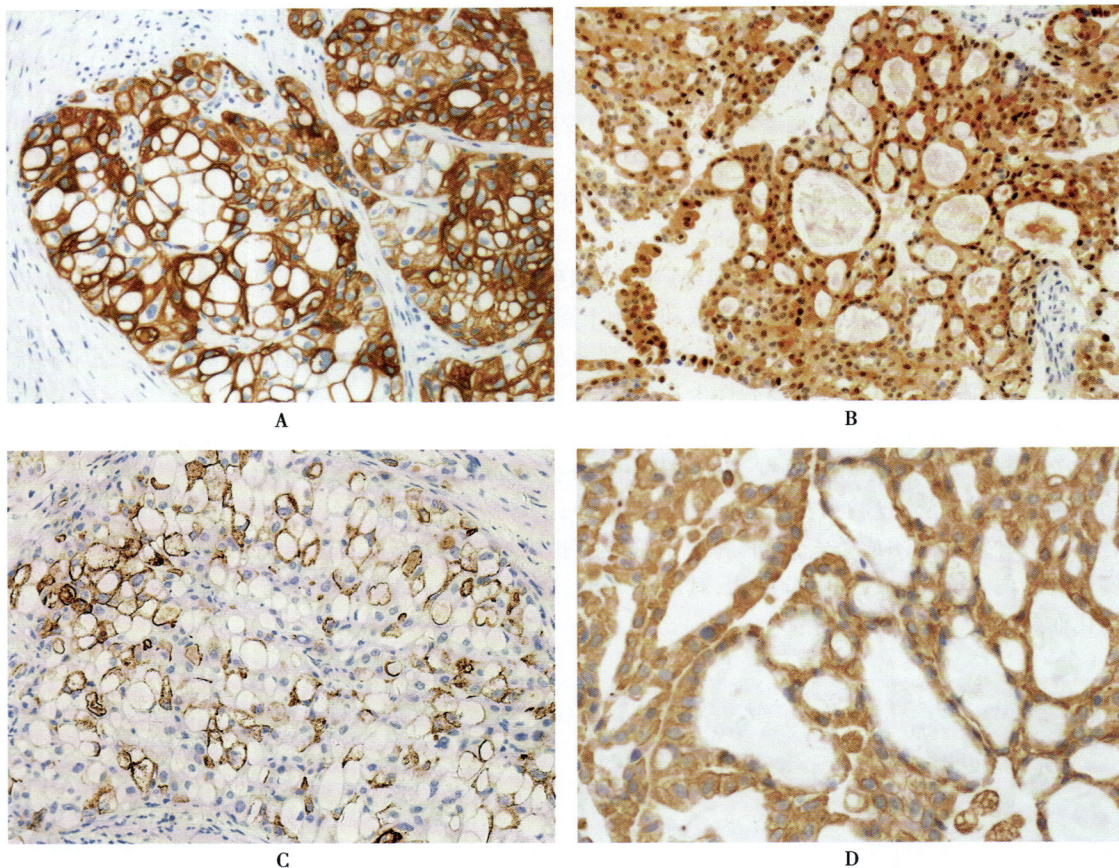

图 16-53 分泌癌
A. 肿瘤细胞 CK7 阳性　B. 肿瘤细胞 S-100 阳性　C. 肿瘤细胞 EMA 阳性　D. 肿瘤细胞波形蛋白阳性

和坏死。

　　光镜观察,伴有神经内分泌分化的低分化癌是以低分化的肿瘤细胞呈器官样生长为特征的高度恶性的癌,有丝分裂象丰富,常见凝固性坏死。小细胞神经内分泌癌其细胞较小(小于 2~3 倍的正常淋巴细胞直径),胞质稀少,角形(angulated moulded)细胞核,核仁不明显,肿瘤血管周围有模糊的嗜碱性物质;而大细胞神经内分泌癌的肿瘤细胞胞质相对丰富,核仁明显(图 16-54)。

　　免疫组化染色,伴有神经内分泌分化的低分化癌其癌细胞至少表达一种神经内分泌标志,如嗜酪素和/或突触素(synaptophysin)、CD57(Leu-7)、CD56(neural cell adhesion molecule)和神经丝。低分化癌对泛细胞角蛋白和 CK20 呈特征性的核旁点状(paranuclear dot-like)阳性反应,这与皮肤的 Merkel 细胞癌表达模式类似。

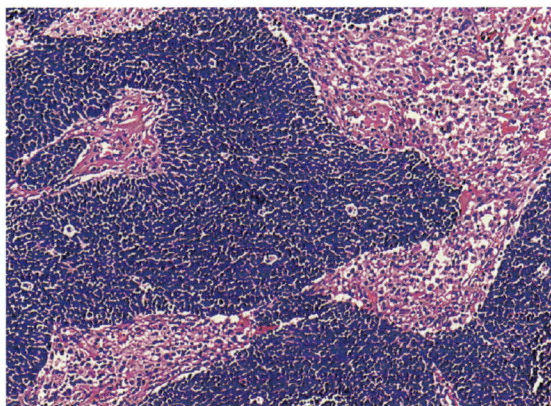

图 16-54 小细胞癌
肿瘤细胞较小,排列成不规则的巢状结构

　　分子遗传学研究发现,唾液腺神经内分泌癌存在 RB1 的非活化。低分化癌还存在 TP53、NOTCH1、PTEN 和 CDKN2A 突变和拷贝数的变异。

　　此瘤属高度恶性肿瘤。小细胞癌与皮肤 Merkel 细胞癌相似,血行转移比淋巴结转移稍多见,2 年总生存率为 56%,可能来自唾液腺闰管的储备细胞。

　　大细胞癌易发生局部淋巴结转移和远处转移,肿瘤大小可作为预后指标,据报道直径超过 4cm 的患者均死于肿瘤的远处转移。

（十三） 淋巴上皮癌

淋巴上皮癌（lymphoepithelial carcinoma）是一种伴有合胞体生长方式以及明显的非肿瘤性淋巴细胞和浆细胞浸润的未分化癌，又称为淋巴上皮瘤样癌（lymphoeithelioma-like carcinoma）、恶性淋巴上皮病变（malignant lymphoepithelial lesion）、伴有淋巴样间质的未分化癌（undifferentiated carcinoma with lymphoid stroma）。

【临床表现】此瘤罕见。发病学上存在明显的种族差异，以北极地区的爱斯基摩人、中国南方人和日本人等多见。患者年龄分布广，平均年龄 50~60 岁，无明显性别差异。

多数淋巴上皮癌与 EBV 感染有关，但西方人群只有少数病例与 EBV 相关。患者主要发生于腮腺，临床上表现为无痛性肿胀，少数患者有疼痛或面神经麻痹。

【病理变化】肉眼观察，肿瘤界限清楚，呈分叶状，质较硬，剖面白褐色。

光镜观察，肿瘤细胞边界不清，呈合胞体外观，胞质微嗜伊红，细胞核较大，呈椭圆形，空泡状，核仁明显。多数情况下，胞核大小不一，偶尔胞核大小较一致，常见到坏死和有丝分裂象。肿瘤细胞排列成片状、岛状和条索状结构。有时肿瘤细胞较大，呈梭形，排列成束状。偶见局灶性鳞状细胞分化。有时肿瘤上皮岛内或周围间质有大量的淋巴细胞和浆细胞浸润，常伴反应性淋巴样滤泡形成（图 16-55）。有时淋巴样成分特别显著，使肿瘤上皮不容易识别。肿瘤表达细胞角蛋白，原位杂交常检测到 EBER 弥漫分布。

图片：ER16-16
淋巴上皮癌

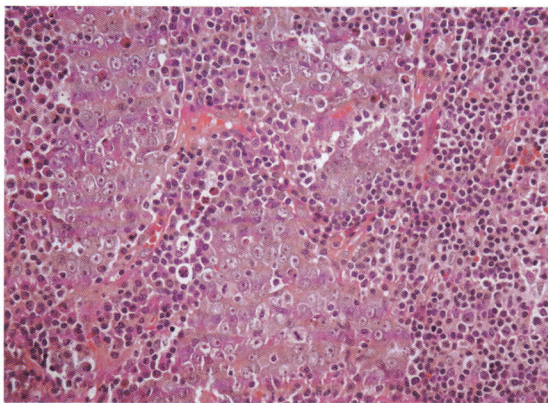

图 16-55 淋巴上皮癌
肿瘤细胞胞核空泡状，淋巴细胞丰富

据报道，约 40% 的淋巴上皮癌发生淋巴结转移，10%~20% 发生远处转移。3 年整体生存率超过 90%，5 年整体生存率平均为 70%~80%。

（十四） 鳞状细胞癌

鳞状细胞癌（squamous cell carcinoma）是由表皮样细胞构成的原发性唾液腺恶性上皮性肿瘤，光镜观察可见肿瘤细胞产生角蛋白和/或细胞间桥。唾液腺原发性鳞状细胞癌罕见，诊断时需要排除皮肤鳞状细胞癌转移到唾液腺者。可能由于导管长期阻塞和结石病，致使导管的鳞状上皮化生和异常增生，进而引起唾液腺原发性鳞状细胞癌。

【临床表现】此瘤罕见，发病年龄分布较广，但多数发生于 50~80 岁，平均为 60~65 岁。男性多见。因为小唾液腺鳞状细胞癌不能与来自黏膜者区别，所以诊断唾液腺鳞状细胞癌只限于大唾液腺。目前已报道的病例仅发生于腮腺，临床表现为生长迅速的肿块，常伴有疼痛。肿瘤同周围组织粘连，基底固定，可伴有面瘫。

【病理变化】肉眼观察，肿瘤形态不规则，多数肿瘤直径大于 3.0cm，质地较硬，易碎，无包膜。剖面实性，灰白色，可见坏死。

光镜观察，相似于头颈部高度分化至中度分化的鳞状细胞癌。由呈不规则巢状和条索状增生的鳞状上皮构成，细胞大小不等，核浓染，可见核分裂象。肿瘤细胞之间可见细胞间桥，有的细胞巢可见角化珠(图 16-56)。肿瘤浸润唾液腺实质。邻近区域偶见唾液腺导管的鳞状化生和异常增生。常见肿瘤细胞浸润周围神经和软组织。

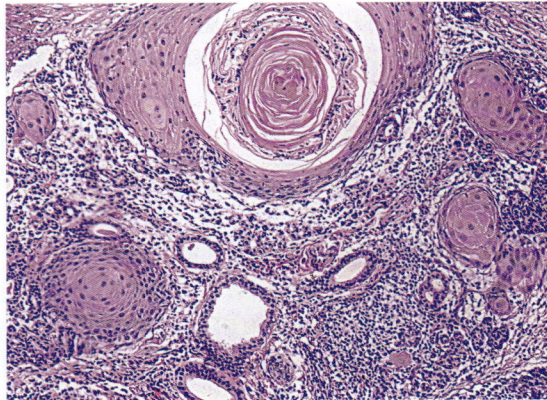

图 16-56　唾液腺鳞状细胞癌
腮腺导管上皮和角化明显的鳞状细胞癌巢

【生物学行为】　由于疾病罕见,预后和影响因素尚不清楚。

【组织发生】　可来源于排泄管的基底细胞或唾液腺导管的鳞状化生。

(孙宏晨　王　洁)

第十七章　口腔颌面部囊肿

>> **提要：**

囊肿是一种非脓肿性病理性囊腔，内含囊液或半流体物质，通常由纤维结缔组织囊壁包绕，绝大多数囊肿的囊壁有上皮衬里，少数无上皮衬里者又称为假性囊肿（pseudocyst）。由于特殊的解剖学结构和复杂的胚胎发育特点，口腔颌面部好发囊肿，其中颌骨为人类骨骼中最好发囊肿的部位。根据发生部位的不同，口腔颌面部囊肿一般可分为颌骨囊肿和软组织囊肿两大类，其中颌骨囊肿又可根据其组织来源不同而分为牙源性和非牙源性囊肿。在 2017 年 WHO 对牙源性肿瘤的新分类中，将上一版更名的牙源性角化囊性瘤和牙源性钙化囊性瘤又分别恢复为牙源性角化囊肿和牙源性钙化囊肿，并将牙源性囊肿做了新的修订。因此，本章结合 WHO 的最新分类，列出了常见的口腔颌面部囊肿分类。为便于叙述，本章分为牙源性囊肿、非牙源性囊肿、假性囊肿和口腔及面颈部软组织囊肿四节。

口腔颌面部囊肿分类

一、颌骨上皮性囊肿（epithelial cysts of the jaws）
（一）发育性（developmental）
1. 牙源性（odontogenic）
（1）含牙囊肿（dentigerous cyst）
（2）牙源性角化囊肿（odontogenic keratocyst）
（3）发育性根侧囊肿和葡萄样牙源性囊肿（lateral periodontal cyst and botryoid odontogenic cyst）
（4）龈囊肿（gingival cyst）
（5）腺牙源性囊肿（glandular odontogenic cyst）
（6）牙源性钙化囊肿（calcifying odontogenic cyst）
（7）正角化牙源性囊肿（orthokeratinized odontogenic cyst）
2. 非牙源性（non-odontogenic）
（1）鼻腭管（切牙管）囊肿［nasopalatine duct（incisive canal）cyst］
（2）鼻唇（鼻牙槽）囊肿［nasolabial（nasoalveolar）cyst］
（二）炎症性（inflammatory）
（1）根尖周囊肿（radicular cyst）
（2）炎症性根侧囊肿（inflammatory collateral cysts）
二、口腔、面颈部软组织囊肿
（1）皮样或表皮样囊肿（dermoid or epidermoid cyst）
（2）鳃裂囊肿（branchial cleft cyst）
（3）甲状舌管囊肿（thyroglossal tract cyst）
（4）畸胎样囊肿（teratoid cyst）
（5）黏液囊肿（mucocele）
（6）舌下囊肿（ranula）

277

第一节 牙源性囊肿

牙源性囊肿(odontogenic cyst)是指牙齿形成器官的上皮或上皮剩余发生的一组囊肿。一般可分为发育性和炎症性两大类。前者由牙齿发育和/或萌出过程中的某些异常所致,后者则与颌骨内存在的炎症灶有关。作为牙髓炎症的一种后续病变,颌骨炎症性囊肿(如根尖周囊肿等)的发生一般经历了牙齿龋坏、牙髓炎症和坏死、根尖周组织的炎症和/或免疫反应、Malassez上皮剩余增殖以及增殖上皮团块中央液化、囊性变等一系列可预测的病理过程,但目前人们对于发育性牙源性囊肿(如发育性根侧囊肿、含牙囊肿等)的组织来源和发病机制的认识尚不深入,许多理论仍建立在推测的基础之上。一般认为,牙源性囊肿的衬里上皮来源于牙源性上皮剩余,而不同囊肿可能来源于不同的上皮剩余:①牙板上皮剩余或Serres上皮剩余可发生发育性根侧囊肿和牙龈囊肿;②缩余釉上皮发生的囊肿有含牙囊肿、萌出囊肿以及炎性牙旁囊肿;③Malassez上皮剩余发生根尖周囊肿、残余囊肿和炎性根侧囊肿。需要强调的是,各种类型牙源性囊肿的诊断应综合考虑其临床、X线和组织病理表现。

一、发育性牙源性囊肿

(一)含牙囊肿

含牙囊肿(dentigerous cyst)又称滤泡囊肿(follicular cyst),是指囊壁包含一个未萌牙的牙冠并附着于该牙的牙颈部的囊肿。因此含牙囊肿可表现典型的X线特点,即环绕一未萌牙冠的透射影像。然而这种X线表现并非为含牙囊肿所独有,其他牙源性病损也可能表现类似的含牙关系,如牙源性角化囊肿、牙源性腺样瘤和单囊性成釉细胞瘤等。因此对含牙囊肿的诊断不能仅仅依据X线表现。

【临床表现】含牙囊肿多发生于10~39岁患者,男性比女性多见;发病部位以下颌第三磨牙区最常见,其次为上颌单尖牙、上颌第三磨牙和下颌前磨牙区,可能与这些部位的牙齿易于阻生有关;含牙囊肿内所含的牙齿大多数为恒牙,偶见含乳牙或额外牙;囊肿生长缓慢,早期无自觉症状,往往因牙齿未萌、缺失或错位而行X线检查时被发现。囊肿发育较大时可引起颌骨膨隆或面部不对称、牙齿移位及邻近牙的牙根吸收;X线表现为圆形透射区,边界清楚,囊腔内可含一个未萌的牙冠(图17-1),少数较大的病变也可呈多房性改变。

【病理变化】肉眼见囊壁较薄,囊腔内含有牙冠,囊壁附着于牙颈部,囊液多呈黄色;镜下见纤维结缔组织囊壁内衬较薄的复层鳞状上皮(图17-2),仅由2~5列扁平细胞或矮立方细胞构成,无角化,没有上皮钉突,类似于缩余釉上皮;纤维囊壁内炎症不明显,含丰富的糖蛋白和黏多糖;囊肿继发感染时,上皮增生,上皮钉突明显,囊壁组织内见大量炎症细胞浸润;约40%囊肿的衬里上皮可发生黏液化生,含产黏液细胞或纤毛柱状细胞,少数情况还可见皮脂腺细胞;某些病例的衬里上皮还可发生区域性角化,一般为正角化;纤维囊壁中有时可见牙源性上皮岛。

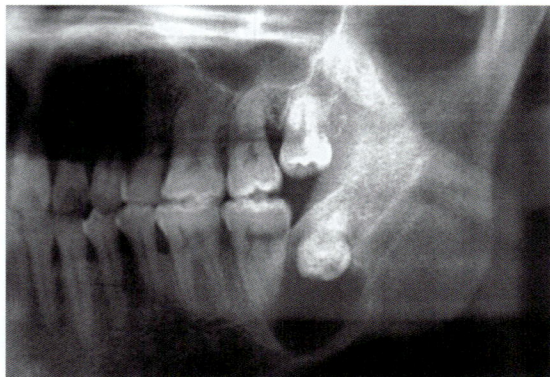

图17-1 含牙囊肿的X线表现
X线示一圆形透射区内含一未萌牙冠

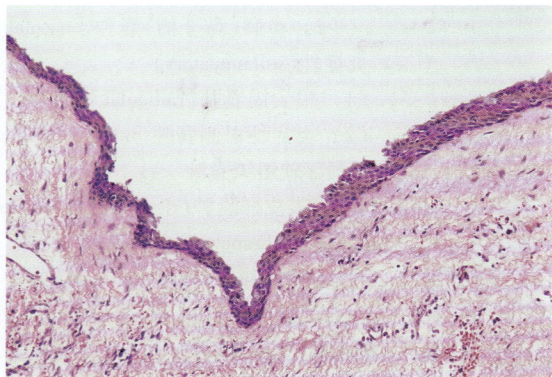

图17-2 含牙囊肿的病理变化
较薄衬里上皮中可见黏液化生

含牙囊肿一般发生于牙冠形成后,缩余釉上皮和牙面之间液体蓄积而成囊肿。若囊肿发生于牙釉质完全形成之前,所含牙齿可表现牙釉质发育不全。

含牙囊肿手术治疗后很少复发,预后较好。

(二) 牙源性角化囊肿

牙源性角化囊肿(odontogenic keratocyst)是一种内衬不全角化的复层鳞状上皮,具有潜在侵袭性的牙源性囊肿。由 Philipsen 于 1956 年最先描述。由于其生长方式特殊,术后有较高的复发倾向,且有时可与痣样基底细胞癌综合征(naevoid basal cell carcinoma syndrome)并发,多年来,不断有作者提出这型颌骨囊肿可能代表一种良性囊性肿瘤,而不属囊肿。在 2005 年的 WHO 新分类中,已将其归属为良性牙源性肿瘤,并提出牙源性角化囊性瘤的命名。最新的 WHO 分类又重新考虑了其病变性质,恢复了牙源性角化囊肿的命名和分类。

【临床表现】牙源性角化囊肿患者的年龄分布较广,但多数资料显示患者好发年龄在 10~29 岁,也有 40~50 岁为第二发病高峰的报道。男性较女性多见,病变多累及下颌骨,特别是磨牙及升支部,发生于上颌者以第一磨牙后区多见。可单发或多发,多发者约占 10% 左右,其中部分多发性患者可伴发痣样基底细胞癌综合征。牙源性角化囊肿的生长方式特殊,主要沿颌骨前后方向生长,病变较大时仍不引起明显的颌骨膨大,因此临床上多数病人无明显症状,多在常规 X 线检查时偶然发现。有症状者主要表现为颌骨膨大,肿瘤继发感染时可出现疼痛、肿胀,伴瘘管形成时有脓或液体流出,有时甚至引起病理性骨折或神经麻木等症状。X 线表现为单房或多房性透射区,边缘呈扇形切迹(图 17-3)。总的来说,牙源性角化囊肿的 X 线表现较为多样,缺乏特异性,可表现类似于成釉细胞瘤、含牙囊肿、发育性根侧囊肿或根尖周囊肿等的 X 线特点。因此,对其诊断应基于病变的组织病理学特点。

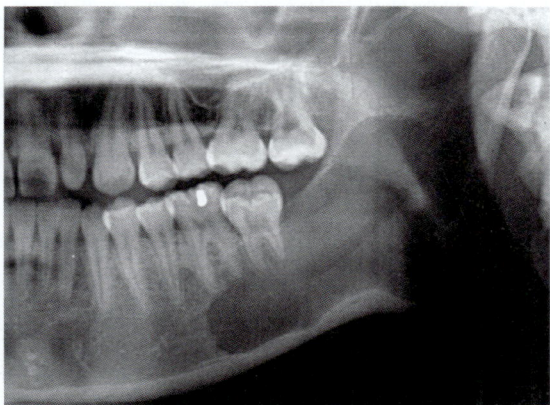

图 17-3　牙源性角化囊肿的 X 线表现
X 线呈单房性透射影

【病理变化】肉眼见囊肿壁较薄,囊腔内常含有黄白色发亮的片状物或干酪样物质,有时囊液较稀薄,呈淡黄色或血性液体。与其 X 线表现的多样性不同,牙源性角化囊肿具有独特的组织学特点(图 17-4):①衬里上皮为较薄的、厚度一致的复层鳞状上皮,常由 5~8 层细胞组成,一般无上皮钉突,上皮-纤维组织界面平坦,衬里上皮常与其下方的结缔组织囊壁分离,形成上皮下裂隙;②上皮表面呈波浪状或皱褶状,表层角化多呈不全角化(图 17-4A);③棘细胞层较薄,与表面角化层的移行过渡较突然,棘细胞常呈细胞内水肿;④基底细胞层界限清楚,由柱状或立方状细胞组成,胞核着色深且远离基底膜,呈栅栏状排列;⑤纤维性囊壁较薄,一般无炎症,但合并感染时,增厚的囊壁内有大量炎症细胞浸润,上皮可发生不规则增生,出现上皮钉突,角化消失;⑥纤维组织囊壁内有时可见微小的子囊和/或上皮岛(图 17-4B)。

采用增殖细胞核抗原(PCNA)和 Ki67 的定量分析证实:牙源性角化囊肿衬里上皮内的增殖细胞数显著高于含牙囊肿和根尖周囊肿,而且 90%~95% 的增殖细胞位于副基底层或基底上层,提示牙源性角化囊肿的衬里上皮具有较高的增殖活性,而且表现独特的分化特点。电镜观察发现胞质内细胞器的数目从上皮基底层到表层呈递减趋势,但张力原纤维则逐渐增加,然而,细胞的这些移行性改变不如口腔黏膜上皮的规则,近表面层的细胞变化不一致,提示该衬里上皮的鳞状上皮分化程度低于口腔黏膜;在出现衬里上皮下裂隙的区域,附着于基底细胞的基板结构尚完好,即基底膜仍附着于上皮侧,说明上皮与结缔组织分离的结构弱点在纤维囊壁的内侧面,超微结构观察提示这可能是由于固定原纤维(anchoring fibrils)的破坏所致,这种改变似乎与炎症细胞无关,而很可能与囊壁内胶原溶解酶的活性相关。

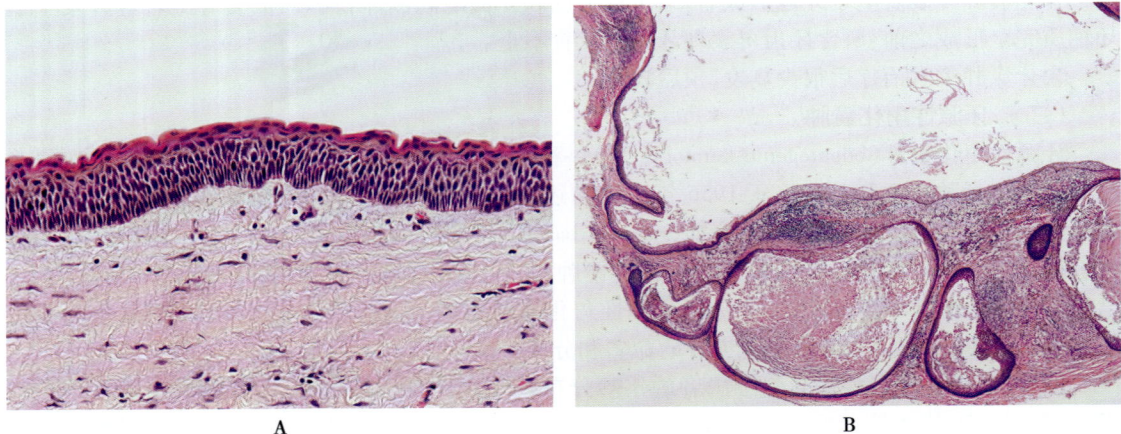

图 17-4　牙源性角化囊肿的病理变化
A. 典型衬里上皮为较薄的、厚度一致的复层鳞状上皮构成　　B. 纤维囊壁内的多个微小子囊

　　牙源性角化囊肿具有较高的术后复发倾向,文献中所报道的复发率多大于 20%。关于复发原因,目前主导性意见认为牙源性角化囊肿的囊壁薄、易破碎、手术难以完整摘除,而残留囊壁的上皮具有高度增殖能力,因而易引起复发。组织学和上皮增殖细胞计数等观察均未发现复发与无复发囊肿之间存在明确差异,提示复发囊肿并不代表一组生长更为活跃的病变。术前采用 Carnoy 固定液或冷冻制剂处理囊肿衬里上皮,使其失活,可有效降低术后复发率。此外,还有一些因素可能与复发相关,如牙源性角化囊肿的囊壁内可含有微小子囊或卫星囊(特别是伴发痣样基底细胞癌综合征的病变),若手术残留,可继续长大形成囊肿;该囊肿的生长具有局部侵袭性,在颌骨内可沿抗性较小的骨小梁之间呈指状外突性生长,其波及范围可能超出了 X 线所示的病变边缘,若手术不彻底则易复发;有学者认为至少部分牙源性角化囊肿可能来源于口腔黏膜上皮的基底细胞增殖,手术时如未将与囊肿粘连的口腔黏膜一并切除,具有高度增殖能力的基底细胞可引起复发。

　　关于牙源性角化囊肿的组织来源,多数人认为来自牙板上皮剩余或 Serres 上皮岛,还有人认为可能来自口腔黏膜,特别是下颌磨牙升支区邻近的黏膜上皮。

　　痣样基底细胞癌综合征又称为颌骨囊肿-基底细胞痣-肋骨分叉综合征或 Gorlin 综合征,最早由 Gorlin 和 Goltz(1960 年)系统描述。此综合征表现复杂,可累及多种组织或器官,其综合征主要包括:①多发性皮肤基底细胞癌;②颌骨多发性牙源性角化囊肿;③骨骼异常,如肋骨分叉和脊椎骨异常等;④额部和颞顶部隆起,眶距过宽和轻度下颌前凸,构成特征性面部表现;⑤钙、磷代谢异常,表现脑膜钙化和服用甲状旁腺激素之后缺乏磷酸盐尿的排出。综合征患者较年轻,常有家族史,具有常染色体显性遗传特点。颌骨多发性囊肿为本综合征较常见的表现之一,见于约 65% ~ 75% 的患者。组织学和免疫组化观察发现伴综合征的牙源性角化囊肿的囊壁内见较多的卫星囊和上皮岛,其衬里上皮的核分裂活性和 Ki67 标记细胞数目均显著地高于不伴综合征的、散发性牙源性角化囊肿。这种差异可能反映了综合征患者的遗传性异常。Gailani 等(1992 年)证实该综合征患者表现染色体 9q22-31 的等位基因缺失,遗传连锁分析(genetic linkage)发现综合征患者所发生的皮肤基底细胞癌、成神经管细胞瘤和卵巢纤维瘤均表现上述相同区域频繁的杂合性丢失(loss of heterozygosity),提示 9 号染色体长臂上存在一个与综合征发病相关的肿瘤抑制基因,综合征家族成员可能携带该综合征相关基因一个拷贝的遗传性突变,此时并不具有表型效应;而当另一个等位基因通过缺失、有丝分裂期不分离或重组等方式丢失(即两个等位基因同时失活)时,患者则可发生肿瘤。目前该综合征相关基因已被克隆,为果蝇体节极性基因(Drosophila segment polarity Patched gene, Ptch)的人类同系物(PTCH),并被准确定位于 9q22.3-q31。PTCH 基因(5.1kb)编码一种跨膜蛋白(1 447 个氨基酸),通过 HH 信号通路(Hedgehog signaling pathway)调控细胞周期,可抑制某些转化生长因子-β 家族成员的基因转录,在神经管、骨骼、颅面和皮肤等结构或组织的正常发育中起重要作用。最近的研究表明:散发性或伴发综合征的基底细胞癌、成神经管细胞瘤和牙源性角化囊肿等均可发生 PTCH1 基因的突变,该基因突变的不同类型(如点突变、无义或错义突变以及移码突变等）及其表达差异可能是决定综合征发生各类发育异常和不同类型肿瘤的直接原因。

（三）发育性根侧囊肿

发育性根侧囊肿（lateral periodontal cyst）是指发生于活髓牙根侧或牙根之间的牙源性发育性囊肿，与炎症刺激无关。发育性根侧囊肿有时表现为多房性，手术标本呈葡萄状，又称为葡萄状牙源性囊肿（botryoid odontogenic cyst）。该囊肿应与发生于根侧的牙源性角化囊肿和位于根侧的炎症性囊肿相鉴别。

发育性根侧囊肿可发生于任何年龄，患者平均年龄为50岁；约70%发生于下颌，以尖牙和前磨牙区最多见；临床多无症状，常在X线检查时偶然发现。X线片见圆形或卵圆形边界清楚的透射区，一般有硬化的边缘，病变直径多小于1cm。

发育性根侧囊肿的衬里上皮为较薄、无角化的鳞状或立方状上皮，由1~5层细胞组成，胞核较小，呈固缩状；局灶性上皮增厚常形成上皮斑，主要由梭形或卵圆形透明细胞组成（图17-5）；囊壁的结缔组织为成熟的胶原纤维，炎症不明显，有时可见牙源性上皮条索或上皮岛。

ER17-2
图片：ER17-2
发育性根侧囊肿X线表现

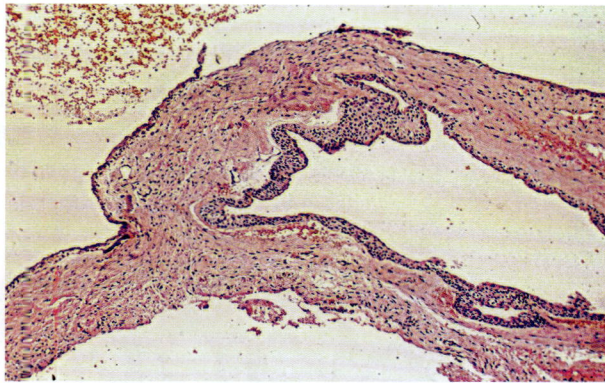

图17-5 发育性根侧囊肿
衬里上皮较薄，可见局灶性上皮增厚（上皮斑）

鉴别诊断：应与根侧型的根尖周囊肿相鉴别，前者是由牙髓感染所致的炎症性囊肿，与囊肿相邻的牙齿为失活牙，镜下根尖周囊肿的上皮衬里较厚，纤维组织囊壁内炎症明显。

该囊肿可能来源于缩余釉上皮、残余牙板或Malassez上皮剩余。手术摘除后一般无复发倾向。

（四）龈囊肿

龈囊肿（gingival cyst）是指发生于牙槽黏膜的牙源性囊肿，可发生于成人和婴儿。

成人龈囊肿不常见，仅占牙源性囊肿的0.5%以下，由于其发生于牙龈软组织，一般不侵犯骨组织或仅导致局部牙槽骨表面的压迫性吸收。可发生于任何年龄，但以40岁以上较多见；多发生于颊侧和唇侧牙龈，以尖牙和前磨牙区最常见，下颌多于上颌；临床上多表现为生长缓慢、无痛性、圆形肿大，大小一般在1cm以下，有波动感，颜色与正常牙龈相同或呈淡蓝色；由于囊肿位于软组织，X线片常无异常，当囊肿较大时可压迫骨皮质，导致其表面侵蚀性吸收。成人龈囊肿的衬里上皮厚薄不一，较薄的区域仅由1~2层扁平或立方细胞组成，类似缩余釉上皮，较厚者为复层鳞状上皮，无钉突，无角化；可见局灶性上皮增厚形成所谓上皮斑（epithelial plaque），细胞呈水样透明状，与发育性根侧囊肿的病理所见有相似之处。成人龈囊肿可能发生于牙板上皮剩余，局部切除后无复发。

婴儿龈囊肿多发于新生儿或出生后1~2个月的婴儿，3个月以后者极为罕见。临床上表现为牙槽黏膜的多个白色或浅黄色结节，又称为Bohn结节，似粟米大小，多少不等。镜下见多个小囊肿位于紧贴上皮下方的固有层内，囊肿衬里上皮为较薄的角化鳞状上皮（图17-6）。其生长缓慢，可自行退变或脱落至口腔，故不需治疗。

（五）腺牙源性囊肿

腺牙源性囊肿（glandular odontogenic cyst）又称牙源性产黏液囊肿（mucus producing odontogenic cyst）或唾液腺牙源性囊肿（sialo-odontogenic cyst），是一种罕见的颌骨囊肿。Gardner 等于 1988 年报告了 8 例，并对其组织病理表现进行了详细描述。

此囊肿患者年龄分布较广，男女均可发病；临床上多表现为颌骨局部膨大，无痛，术后有复发倾向。X 线表现为边界清楚的单囊或多囊性透射区。

镜下纤维组织囊壁内无明显炎症细胞浸润，其衬里上皮部分为复层鳞状上皮，部分为无明显特征的上皮，但在相当区域内，复层上皮的表层细胞呈嗜酸性立方或柱状，常形成不规则的乳头状突起，含不同数量的纤毛细胞和产黏液细胞；在衬里上皮内常可形成隐窝或囊性小腔隙，内含黏液，

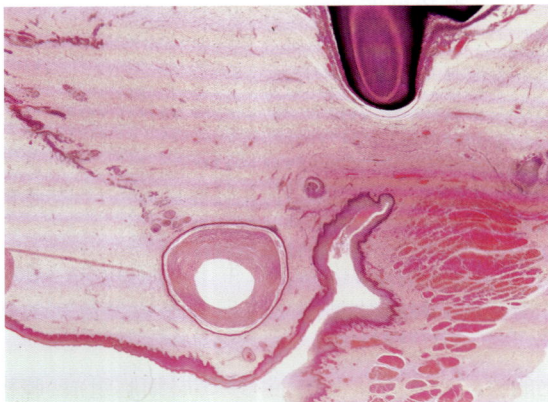

图 17-6 婴儿龈囊肿
黏膜上皮下方的固有层内可见一衬里上皮较薄的圆形囊肿，囊腔内充满角化物

形成黏液池，内衬这些小腔隙的细胞为类似于表层的嗜酸性立方细胞（图 17-7），衬里上皮可发生局灶性增厚，形成类似于发育性根侧囊肿和成人龈囊肿中所见的上皮斑。值得强调的是多种牙源性囊肿（如含牙囊肿、发育性根侧囊肿等）可表现局部区域的黏液或纤毛细胞化生，但不具有上述典型的组织学特点者，不应诊断为腺牙源性囊肿。

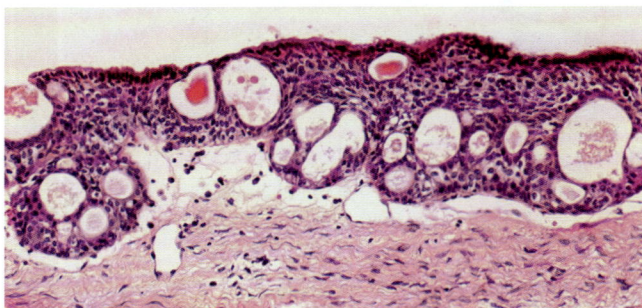

图 17-7 腺牙源性囊肿
衬里上皮内形成囊性小腔隙，内含黏液或分泌物，表层为纤毛柱状
细胞，呈嗜酸性染色

腺牙源性囊肿之所以被归类为牙源性发育性囊肿是因为其发生于颌骨内，其衬里上皮的上皮斑结构与发育性根侧囊肿和牙源性腺样瘤内所见的上皮斑类似。

（六）牙源性钙化囊肿

牙源性钙化囊肿（calcifying odontogenic cyst）是一型单纯囊肿，其内衬上皮含类似于成釉细胞瘤的上皮成分和影细胞，后者可发生钙化。最早由 Gorlin 等（1962 年）作为一种独立的颌骨囊肿进行描述，2005 年，WHO 分类曾将其表述为牙源性钙化囊性瘤。

【临床表现】 可发生于任何年龄，平均年龄约为 30 岁，男女性别差异不大。好发部位为颌骨前份，伴发牙瘤者累及上颌前部，病变多较为局限，有时也可发生于颌骨外的软组织内。X 线片表现为界限清楚的放射透光区，单房或多房，有时可伴有牙瘤发生（图 17-8A）。

【病理变化】 病变呈囊性，衬里上皮的基底细胞呈立方状或柱状，胞核远离基底膜，其浅层由排列疏松的星形细胞构成，与成釉器的星网状层相似。在衬里上皮和纤维囊壁内可见数量不等的影细胞（ghost cell）灶，并有不同程度的钙化（图 17-8B）。影细胞呈圆形或卵圆形，细胞界限清楚，胞质红染，胞核消失而不着色，在胞核部位出现阴影，故称影细胞。邻近上皮基底层下方可见带状发育不良牙本质。有些病例中见有广泛牙齿硬组织形成，类似于组合性或混合性牙瘤。

牙源性钙化囊肿摘除术后较少复发，骨外型未见复发报道。

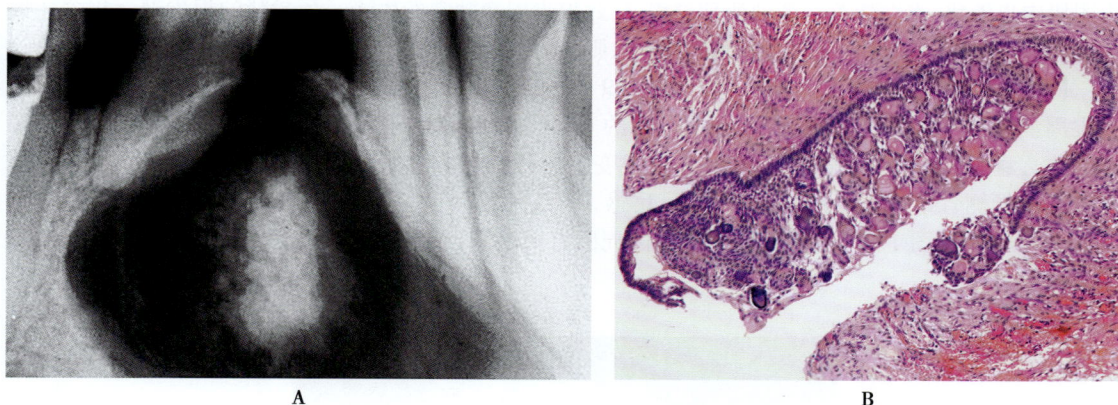

图 17-8　牙源性钙化囊肿

A. X 线示界限清楚的透射区内有阻射性物质　B. 镜下见衬里上皮和纤维囊壁内有数量不等的影细胞灶，并可钙化

（七）正角化牙源性囊肿

正角化牙源性囊肿（orthokeratinized odontogenic cyst）是指全部或大部分由正角化复层鳞状上皮内衬的牙源性囊肿，最初曾被认为是牙源性角化囊肿的一种正角化变异型，但后来认为该型囊肿为独立疾病。

【临床表现】可发生于任何年龄，高发年龄为 20~40 岁，绝大多数发生于下颌骨（90%），约75% 发生于颌骨后份，双侧多发性病例也有报道。临床上常表现为无痛性膨隆，常因其他诊治作 X 线检查时偶然被发现，X 线表现为边界清楚的单房性透射影，常有硬化的边缘，有时也可表现为多房性病损。下颌体部后份多发，约一半的病损伴有阻生牙，其影像学表现与含牙囊肿相似。未见伴发痣样基底细胞癌综合征（或 Gorlin 综合征）的病例。

【病理变化】该型囊肿的衬里上皮为较薄的、由 5~8 层细胞组成的、复层鳞状上皮，纤维囊壁常无炎症，上皮钉突不显著，上皮表层呈正角化，其下方见颗粒层。与牙源性角化囊肿不同，其角化表面不呈波浪状，而是呈较厚的分层状，其基底层细胞扁平或立方状，胞核不表现极性排列和核深染（图 17-9）。衬里上皮的灶性区域可见不角化或不全角化，可能与炎症有关。

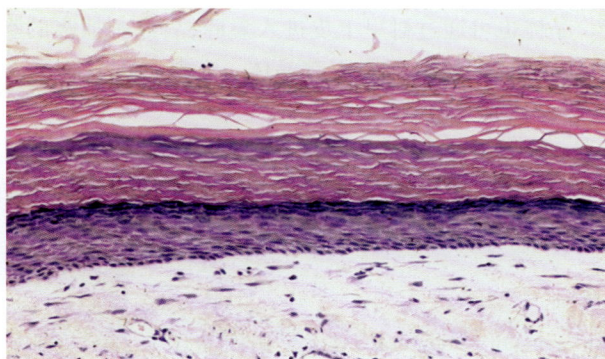

图 17-9　正角化牙源性囊肿
衬里上皮表面角化呈正角化

正角化牙源性囊肿刮治术后较少复发，有报道其复发率小于 2%。

二、炎症性牙源性囊肿

（一）根尖周囊肿

根尖周囊肿（periapical cyst，radicular cyst）是颌骨内最常见的牙源性囊肿，属于炎症性囊肿，一般经历了牙齿龋坏、牙髓炎症和坏死、根尖周组织的炎症和免疫反应、Malassez 上皮剩余增殖以及增殖上皮团块中央液化、囊性变等一系列病理过程,因此根尖周囊肿常发生于一死髓牙的根尖部。相关牙拔除后,若其根尖炎症未作适当处理而继发囊肿,则称为残余囊肿(residual cyst)。

【临床表现】根尖周囊肿多发生于20~49岁的患者,尽管10岁以下儿童龋病发生率不低,但根尖周囊肿并不常见。男性患者多于女性,约60%的囊肿发生于上颌,以上颌切牙和单尖牙为好发部位。囊肿大小不等,常与末期龋、残根或变色的死髓牙相伴随。较大的囊肿可导致颌骨膨胀,常引起唇颊侧骨壁吸收变薄,扪诊时有乒乓感。X线片显示根尖区有一圆形或卵圆形透射区,边缘整齐,界限清晰(图17-10),部分病例透射区周围有薄层阻射线,这与囊肿发展减缓、周围骨组织修复改建有关。

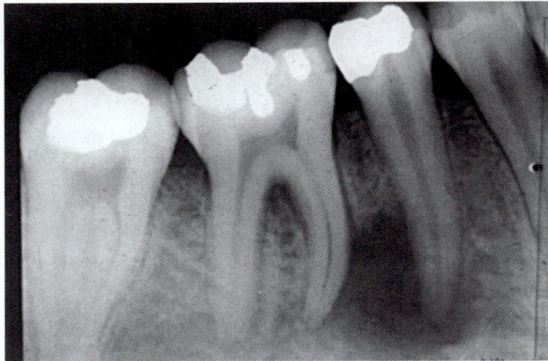

图 17-10 根尖周囊肿的 X 线表现
X 线片示根尖区有一卵圆形透射区,相关牙有治疗史

【病理变化】肉眼见囊肿大小和囊壁厚薄不一,囊肿较小时可随拔除之残根或患牙一起完整摘除,为附着于患牙根尖部的软组织囊性肿物。多数情况下,囊壁已破裂,送检物为散碎囊壁样组织。镜下见囊壁的囊腔面内衬无角化的复层鳞状上皮,厚薄不一,上皮钉突因炎性刺激发生不规则增生、伸长,相互融合呈网状(图17-11),上皮表现明显的细胞间水肿和以中性粒细胞为主的上皮内炎症细胞浸润,炎性浸润致密区常导致上皮的连续性中断。纤维组织囊壁内炎症明显,炎性浸润细胞主要为淋巴细胞、浆细胞,也混杂有中性粒细胞浸润以及泡沫状吞噬细胞。囊壁内可见含铁血黄素和胆固醇晶体沉积,胆固醇晶体在制片过程中被有机溶剂溶解而留下裂隙,裂隙周围常伴有多核巨细胞反应。晶体也可通过衬里上皮进入囊腔,故穿刺抽吸的囊液中有闪闪发亮的物质,涂片镜下可见长方形缺一角的晶体,即胆固醇晶体。有时衬里上皮和纤维囊壁内可见透明小体(Rushton body),为弓形线状或环状的均质状小体,呈嗜伊红染色。由于这种透明小体仅见于牙源性囊肿中,因此有人认为它是一种由上皮细胞分泌的特殊产物,也有人认为它可能来源于某种角蛋白或来自血液。

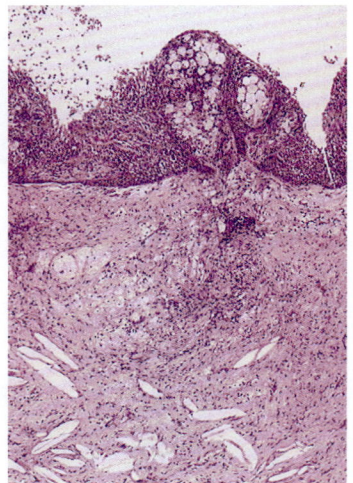

图 17-11 根尖周囊肿
炎症性纤维囊壁内衬不规则的复层鳞状上皮

(二) 炎症性根侧囊肿

炎症性根侧囊肿(inflammatory collateral cyst)是指发生于部分萌出或刚刚萌出牙根颊侧的炎症性囊肿,与冠周组织反复炎症相关。常见的有两种类型:一型为牙旁囊肿(paradental cyst),发生于下颌第三磨牙的颊侧或远中颊侧,占60%,另一型发生于下颌第一或第二磨牙颊侧,又称为下颌颊侧根分叉囊肿。炎症性根侧囊肿约占所有牙源性囊肿的5%,高发年龄为20~40岁,男女患者之比为2:1,主要发生于下颌,上颌罕见。牙旁囊肿常与反复发作的冠周炎有关,伴疼痛、肿胀,受累牙为活髓。下颌颊侧根分叉囊肿常表现为无痛性肿胀,感染时可伴疼痛,受累牙常向颊侧倾斜,有较深的牙周袋。镜下

见囊壁内衬无角化的复层鳞状上皮,厚薄不一,结缔组织囊壁内有大量炎症细胞浸润,部分囊壁可见胆固醇结晶裂隙和异物巨细胞反应。虽然其镜下表现与根尖周囊肿相似,但根尖周囊肿的患牙为死髓牙,而牙旁囊肿的伴随牙为活髓;在临床上,牙旁囊肿还易与发育性根侧囊肿相混淆,但后者一般不伴有炎症。

第二节 非牙源性囊肿

非牙源性囊肿是指与牙发育无关的囊性病损,颌骨内非牙源性上皮性囊肿的种类较多,分类不一。现将较常见的病损分述如下。

一、鼻腭管（切牙管）囊肿

鼻腭管（切牙管）囊肿[nasopalatine duct（incisive canal）cyst]来源于切牙管内的鼻腭导管上皮剩余,可表现为切牙管囊肿和龈乳头囊肿,前者发生于骨内,后者则完全位于切牙乳头的软组织内。这组囊肿约占所有非牙源性囊肿的73%,为最常见的非牙源性囊肿。

【临床表现】鼻腭管囊肿可发生于任何年龄,其中高发年龄为30~60岁。男性较多见。临床上常无明显症状,仅在X线检查或戴义齿时偶然被发现。最常见的表现为腭中线前部的肿胀,有时可伴疼痛或瘘管形成。X线片上常难以区分鼻腭管囊肿和较大的切牙窝（incisive fossa）。X线片上的切牙窝宽度在6mm以下为正常范围,即使切牙窝前后径达10mm但无其他症状者,仍可能为正常,可定期复查而不必急于手术治疗。囊肿较大时,可见囊肿位于上颌骨中线,呈卵圆形放射透射区（图17-12A）。

【病理变化】鼻腭管囊肿的衬里上皮变异较大,可内衬复层鳞状上皮、含黏液细胞的假复层纤毛柱状上皮、立方上皮或柱状上皮（图17-12B）,这些上皮类型可单独或联合存在。邻近口腔部的囊肿常内衬复层鳞状上皮,而近鼻腔部者常为呼吸性上皮。结缔组织囊壁内可含有较大的血管和神经束,为通过切牙管的鼻腭神经和血管结构,囊壁内有时可见小灶性黏液腺和散在的慢性炎细胞浸润。

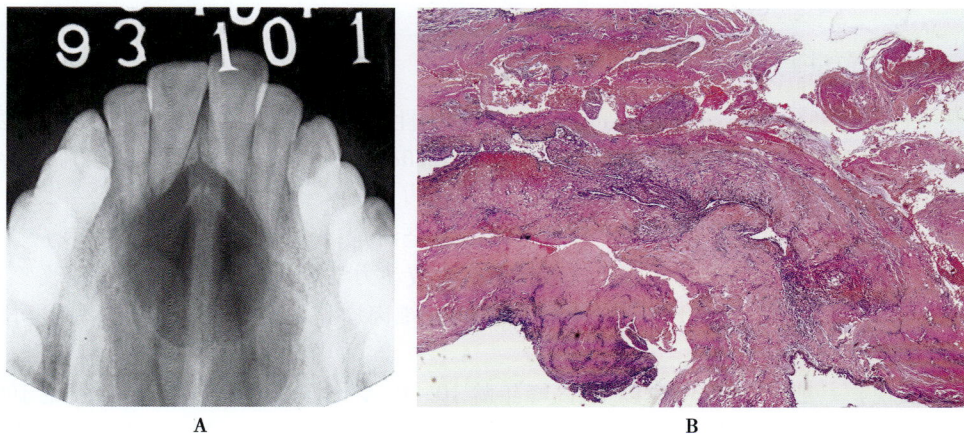

A   B

图17-12 鼻腭管（切牙管）囊肿
A.X线片示腭中线前部卵圆形透射病损 B.衬里上皮为复层或假复层纤毛柱状上皮

二、鼻唇（鼻牙槽）囊肿

鼻唇（鼻牙槽）囊肿[nasolabial（nasoalveolar）cyst]是一种发生于牙槽突表面近鼻孔基部软组织内的囊肿,较为少见。发病年龄以30~49岁多见,女性多于男性。肿胀是常见的症状,囊肿增大可致鼻唇沟消失,鼻翼抬高,鼻孔变形。此囊肿可双侧发生。X线片不易发现,有时可见上颌骨表面的浅表性骨吸收。镜下,囊壁多呈皱褶状,衬里上皮一般为无纤毛的假复层柱状上皮,含黏液细胞和杯状细胞,也可见复层鳞状上皮或立方上皮。

285

鼻唇囊肿可能来源于胚胎性鼻泪管剩余或成熟管的下前部结构。采用口内切口单纯摘除囊肿,一般无复发。

三、球状上颌囊肿

球状上颌囊肿(globlomaxillary cyst)较为少见,发生于上颌侧切牙和单尖牙牙根之间。X 线表现为边界清楚的梨形放射透光区,常导致相邻牙牙根的移位。

以往认为球状上颌囊肿是由中鼻突的球状突和上颌突融合处的上皮残余所发生,属于面裂囊肿。然而现代胚胎学概念不支持这种论点。事实上,除腭中缝外,面突仅仅是一些高起或隆起,这些隆起处是间充质生长中心,随着生长中心的生长发育,各隆起间的浅凹逐渐变平而成为平整的表面,不存在面突融合。近来研究表明,所谓的球状上颌囊肿并不是一种独立的囊肿,而可能是发生在"球状上颌"部位的牙源性囊肿,如根尖周囊肿、发育性根侧囊肿、甚至牙源性角化囊肿等;但也有人认为球状上颌囊肿的名称还应保留,诊断球状上颌囊肿的标准是:①囊肿位于上颌恒侧切牙和单尖牙之间,且邻牙为活髓牙;②X 线片表现为倒梨形放射透光区;③组织学上不能诊断为其他囊肿,球状上颌囊肿的衬里上皮不一,多为复层鳞状上皮和/或纤毛柱状上皮。

四、下颌正中囊肿

下颌正中囊肿(median mandibular cyst)极少见,位于下颌中线联合处,X 线表现为边界清晰的圆形、卵圆形或不规则形透射区,一般无临床症状,继发感染时有疼痛感,囊肿区的下颌中切牙有活力。

传统观点认为该囊肿属于面裂囊肿,是由两侧下颌突融合时陷入中缝区的上皮增殖、囊性变所致。然而现代胚胎学认为下颌突是以一个单一的整体发育形成下颌骨,不发生融合,从而没有上皮结构的内陷。因此目前多数学者认为下颌正中囊肿可能是由额外牙牙蕾或牙板上皮剩余发生的始基囊肿,部分病损也可表现其他类型囊肿的形态特点。

第三节　假性囊肿

一、动脉瘤性骨囊肿

动脉瘤性骨囊肿(aneurysmal bone cyst)是一种膨胀性溶骨性病损,虽然 X 线显示为囊性病变,但组织学检查无上皮衬里,故称为假性囊肿。1942 年 Jaffe 和 Lichtenstein 首先描述其临床特征,直到 1958 年 Bernier 和 Bhaskar 报告发生于颌骨的病例。

【病因】虽然有关动脉瘤性骨囊肿的病因尚不完全清楚,但一般认为它是一种反应性病变。某些原发于骨的先存病变可能引起血管畸形和局部血液动力学变化,继而发生囊肿性改变。颌骨纤维异常增殖症、中心性巨细胞肉芽肿、骨化纤维瘤、纤维肉瘤和骨肉瘤等均可成为引发动脉瘤性骨囊肿的原发性病损。

【临床表现】一般发生于 30 岁以下,高峰年龄 10~19 岁。性别差异不大,主要发生于长骨及椎骨,发生于颌骨者下颌多见,多累及颌骨后份(如下颌角、升支、磨牙区等),上颌骨病变易扩展至上颌窦内。临床上表现为颌骨膨隆,局部可有自发痛或压痛,囊腔内充满新鲜血液。病变发展较快,可在数周或数月内增大的一定体积,引起面部不对称。X 线表现为囊性透射区,大多呈蜂窝状或肥皂泡样改变(图 17-13)。

【病理变化】肉眼可见多数大小不等的囊腔,呈蜂窝状或海绵状,腔内充有血液。镜下见囊肿由许多充满红细胞的、大小不一的血窦或血腔构成,囊腔面无衬里上皮或内皮细胞,腔内可有血栓形成和机

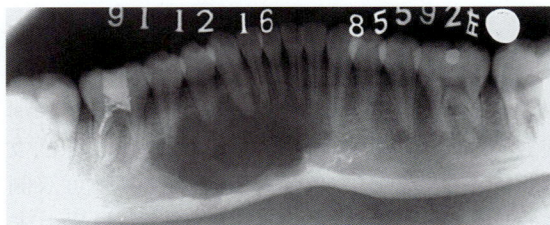
图 17-13　动脉瘤性骨囊肿的 X 线表现

化（图 17-14）。囊壁为纤维结缔组织，含毛细血管和大量成纤维细胞，在出血灶附近有多核巨细胞，囊壁中常伴有类骨质或反应性新生骨。有时在囊性病变的周围可见骨纤维异常增殖症、骨化纤维瘤或巨细胞肉芽肿等病变，这些病变可能是引起动脉瘤性骨囊肿发生的原发病损。

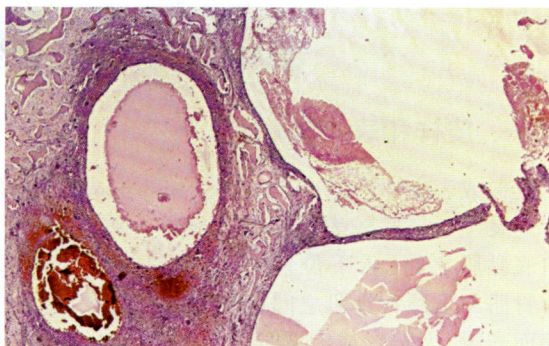

图 17-14 动脉瘤性骨囊肿
囊肿由许多大小不一的血窦或血腔构成，无衬里上皮

二、单纯性（外伤性）骨囊肿

单纯性骨囊肿（simple bone cyst）是无内衬上皮的骨囊肿，由 Lucas 于 1929 年首先报告。又可被称为外伤性骨囊肿（traumatic bone cyst）、孤立性骨囊肿（solitary bone cyst）和出血性骨囊肿（hemorrhagic bone cyst）等。

【临床表现】本囊肿好发于长骨，颌骨少见，其发生率约占颌骨囊肿的 1%。多发生于青年人，75%患者在 10~20 岁，男性多见。颌面部多发于下颌骨的前磨牙和磨牙区，上颌极为少见。大多数囊肿为单发，也可发生于颌骨双侧。临床上多无症状，常在 X 线检查时偶然发现，有时可表现颌骨膨胀及疼痛，邻近牙是活髓牙。X 线表现为境界较清楚的单房性透射区，边缘较薄的硬化带（图 17-15）。牙根吸收和牙移位少见，病变区牙周膜和骨硬板完整。

【病理变化】肉眼见囊肿为卵圆形或不规则，囊腔内有少量液体，呈淡黄色或棕色，囊壁很薄。镜下见囊壁由纤维结缔组织构成，厚薄不一，无上皮衬里（图 17-16）。囊腔内含凝血性物质和肉芽组织。

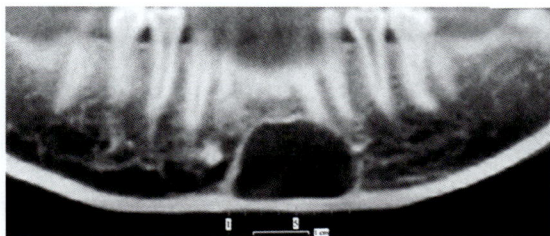

图 17-15 单纯性（外伤性）骨囊肿
X 线示边界清楚的透射影

一般认为本病是由于外伤引起骨髓内出血，骨髓内血肿未发生机化，血块变性、降解，使骨内形成空腔。

三、静止性骨囊肿

静止性骨囊肿（static bone cyst）实际上是发生于下颌骨后份舌侧的解剖切迹，它是由于发育过程中，唾液腺和其他软组织的增殖或迷入而引起的下颌骨局限性缺损。X 线片上可表现为囊肿样透射区。有时还可双侧同时发生。这型假性囊肿一般无症状，多在 X 线检查时偶然发现。好发于下颌磨牙及下颌角区，多位于下牙槽神经管的下方，X 线表现为边缘致密的卵圆形透射区。组织学观察，骨缺损区不存在明显的囊肿，可见到唾液腺组织、脂肪组织、纤维结缔组织和肌肉等。

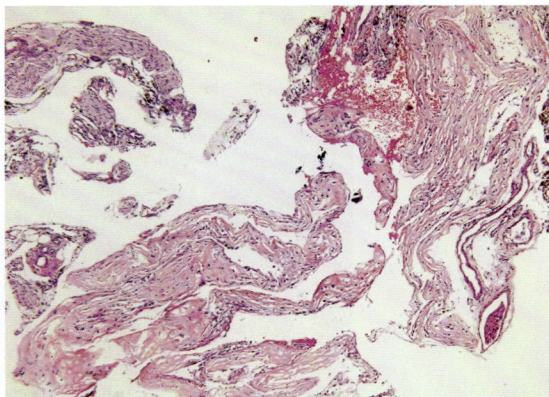

图 17-16 单纯性骨囊肿
纤维囊壁较薄，无上皮衬里

第四节　口腔、面颈部软组织囊肿

一、皮样和表皮样囊肿

皮样或表皮样囊肿（dermoid or epidermoid cyst）好发于颌面部，口底为口内最常见的部位，其次是舌。发生于口底较表浅者位于颏舌骨肌与口底黏膜之间（舌下位），较深在者位于颏舌骨肌与下颌舌骨肌之间（颏下位）。囊肿表面光滑，为圆形或卵圆形无痛性包块，生长缓慢，界限清楚，触之有生面团样柔韧感，波动感不明显，压迫之后可出现凹陷。

肉眼见囊壁较薄，囊腔内有灰白色豆腐渣样物质。镜下见囊壁为角化的复层鳞状上皮衬里，结缔组织囊壁内没有皮肤附属器者称为表皮样囊肿；若囊壁内含有皮肤附属器，如毛发、毛囊、皮脂腺、汗腺等结构，则称为皮样囊肿（图 17-17）。囊腔内为排列成层的角化物质，偶见钙化。角化物质破入周围纤维组织内时，可见异物巨细胞反应、炎症细胞浸润及胆固醇结晶。

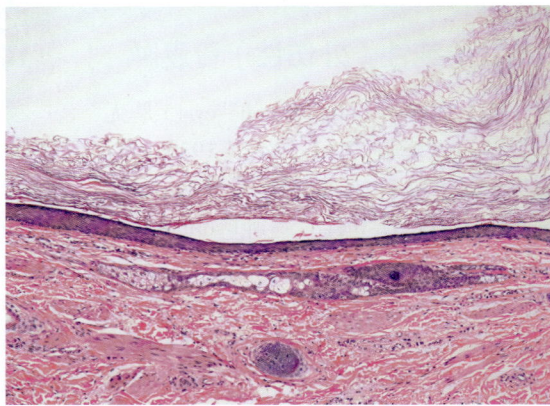

图 17-17　皮样囊肿
囊肿的纤维囊壁内含有皮肤附属器

多数人认为皮样囊肿和表皮样囊肿发生于胚胎发育性上皮剩余，或是外伤植入上皮所致。发生于口底的囊肿可能是由第 1、第 2 对鳃弓融合时残留的上皮所发生的。

二、鳃裂囊肿

鳃裂囊肿（branchial cleft cyst）又称为颈部淋巴上皮囊肿（cervical lymphoepithelial cyst）常位于颈上部近下颌角处，胸锁乳突肌上 1/3 前缘。一般认为鳃裂囊肿来自鳃裂或咽囊的上皮剩余，但也有人认为其发生可能与胚胎时期陷入颈淋巴结内的唾液腺上皮囊性变有关。约 95% 的鳃裂囊肿为第二鳃裂来源，发生于约相当肩胛舌骨肌水平以上和下颌角以下；其余 5% 分别来源于第一、第三和第四鳃裂，其中发生于下颌角以上和腮腺者常为第一鳃裂来源，发生于颈根区者为第三、第四鳃裂来源。该囊肿好发于 20~40 岁的年轻患者，囊性肿物柔软，界限清楚，可活动，无明显症状，继发感染时可伴疼痛。囊肿一般发生于单侧颈部，少数情况下，双侧颈部可同时发生囊肿。囊肿内含物为黄绿或棕色清亮液体，或含浓稠胶样、黏液样物。组织学上，90% 以上的囊壁内衬复层鳞状上皮，可伴或不伴角化，部分囊肿可内衬假复层柱状上皮，纤维囊壁内含有大量淋巴样组织并形成淋巴滤泡（图 17-18）。第一鳃裂囊肿的囊肿壁内缺乏淋巴样组织，与表皮样囊肿相似。

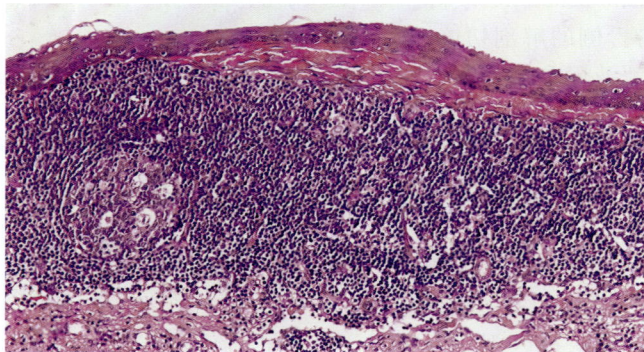

图 17-18　鳃裂囊肿
囊壁内衬复层鳞状上皮，纤维囊壁内含有大量淋巴样组织并形成淋巴滤泡

鳃裂囊肿手术摘除后,几乎无复发。但文献中有鳃裂囊肿上皮癌变的零星报道,这些病例应与原发于鼻咽部恶性肿瘤的转移瘤相鉴别。

另有一类发生于口腔内的、具有与腮裂囊肿相似组织学特点的囊肿,称为口腔淋巴上皮囊肿(oral lymphoepithelial cyst),这类囊肿发生于口腔内构成所谓 Waldeyer 环的淋巴组织内,与胚胎发育时内陷于这些区域的唾液腺上皮成分的增殖和囊性变有关。好发部位包括口底、舌、软腭等处。近年来有研究显示人类免疫缺陷病毒(HIV)感染者中,腮腺淋巴上皮囊肿的发生率有所增高,这可能与 HIV 感染所致的腮腺内淋巴结病变有关。

三、甲状舌管囊肿

甲状舌管囊肿(thyroglossal tract cyst)是甲状舌导管残余上皮发生的囊肿。胚胎第4周时,原始咽底部,第一和第二鳃弓之间,内胚层上皮增殖内陷形成一向下行的袋状突出物即甲状腺始基,这个部位就是以后的舌盲孔处。甲状腺始基下行过程带有中空的管即甲状舌导管。胚胎第6周时此管开始退化,第10周时此管消失。如甲状舌导管不消失或发育异常可导致各种病损,如甲状舌管囊肿、甲状舌管瘘或甲状腺迷走组织等。甲状舌管囊肿可发生在舌盲孔与甲状腺之间导管经过的任何部位,以甲状舌骨区发生者最多见(图17-19)。可发生于任何年龄,但青少年较多见。男女之比为2:1。囊肿常位于颈部中线或近中线处,直径一般为2~3cm,表面光滑,边界清楚,触之有波动感,能随吞咽上下活动。囊内容物为清亮黏液样物质,如继发感染则为脓性或黏液脓性内容物。囊壁可内衬假复层纤毛柱状上皮或复层鳞状上皮(图17-20),常见两者的过渡形态,邻近口腔处的囊肿衬里多为复层鳞状上皮,而位置靠下方者多为纤毛柱状上皮衬里。纤维性囊壁内偶见甲状腺或黏液腺组织。甲状舌管囊肿偶有癌变的报道,仅占所有甲状舌管囊肿病例的1%以下,多数恶性者表现为乳头状甲状腺癌。

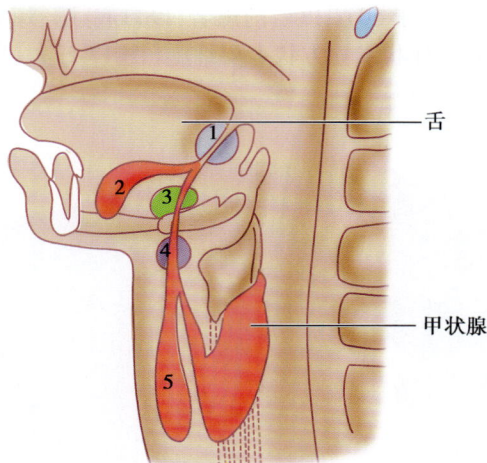

图 17-19　甲状舌管囊肿的发生部位示意图
1~5 示囊肿可能发生的部位

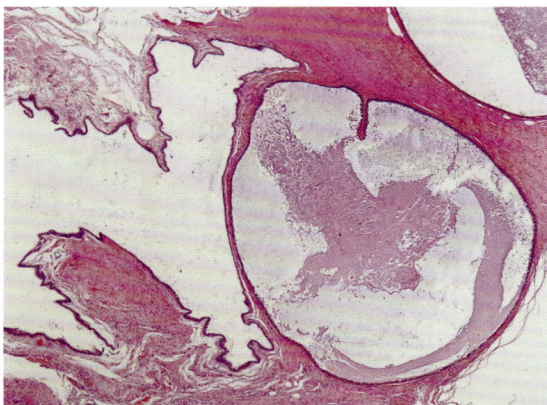

图 17-20　甲状舌管囊肿
囊壁内衬较薄的复层鳞状上皮和纤毛柱状上皮

四、畸胎样囊肿

口腔畸胎样囊肿(teratoid cyst)又称为异位口腔胃肠囊肿(heterotopic oral gastrointestinal cyst),是一种罕见的发育性囊肿。多发于婴儿和少年,最常见于舌体部,其次是口底部,颈部少见。临床上无特殊症状,与表皮样囊肿或皮样囊肿不易区别。囊肿大小不一,直径为数厘米,生长缓慢,囊肿较大时可引起语言及吞咽困难。组织学上,囊肿衬里上皮主要为复层鳞状上皮,部分上皮为胃肠道黏膜上皮,可类似于胃体和胃底黏膜,含壁细胞、主细胞、胃腺和肌膜等,有时囊肿衬里还可含肠黏膜或阑尾黏膜上皮(图17-21)。

口腔畸胎样囊肿的发病机制尚不清楚,一般认为其组织来源为异位的原始胃胚胎残余。胎儿发育至3~4mm 长时,未分化的原始胃位于颈中区,与舌始基相邻。外胚层上皮与内胚层上皮在口

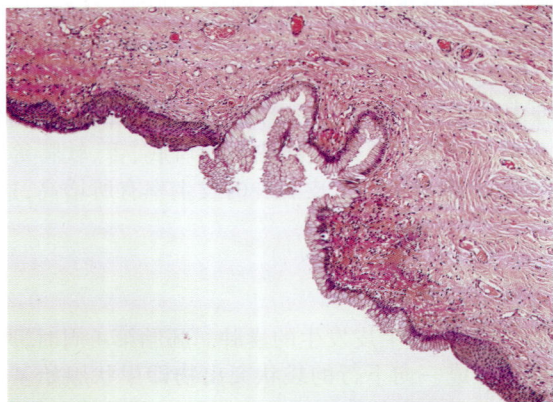

图 17-21　畸胎样囊肿
囊肿衬里上皮部分为胃肠道黏膜上皮

腔舌下区、舌体和舌尖区融合过程中,可残余一些多潜能细胞,这些胚胎残余可增生分化形成多种胚叶成分,从而形成畸胎样囊肿。

口腔畸胎样囊肿为良性病损,手术切除后预后良好。

五、黏液囊肿

黏液囊肿(mucocele)是黏液外渗性囊肿和黏液潴留囊肿的统称,是一类由于小唾液腺导管破裂或阻塞所致的黏液外渗或潴留而发生软组织囊肿。它常发生于下唇黏膜,其次为颊、口底、舌和腭部。黏液囊肿位于组织内的深度不同,可以为浅在性黏液囊肿,也可是深在性的,大小不等,直径可由几毫米至 1 厘米。浅在者其病变表面呈淡蓝色,透明易破裂;深在者表面黏膜与周围口腔黏膜颜色一致。黏液囊肿可自行消退或破溃,其黏液性内容物可以排出或不排出,故可反复发作。浅在型黏液囊肿更易复发。

外渗性黏液囊肿(mucous extravasation cyst)通常是机械性外伤致唾液腺导管破裂,黏液外溢进入结缔组织内,黏液池被炎性肉芽组织和结缔组织包绕或局限,没有衬里上皮(图 17-22)。邻近的唾液腺组织呈非特异性慢性炎症。

潴留性黏液囊肿(mucous retention cyst)被认为是唾液腺导管阻塞,唾液潴留致导管扩张而形成囊性病损。发生于口腔的潴留性黏液囊肿相对少见,多见于 50 岁以后的患者,以口底、腭、颊和上颌窦部常见。囊腔内含有浓稠液物质,衬以假复层、双层柱状或立方状上皮细胞(图 17-23)。部分潴留性黏液囊肿衬里中可见嗜酸性上皮细胞。

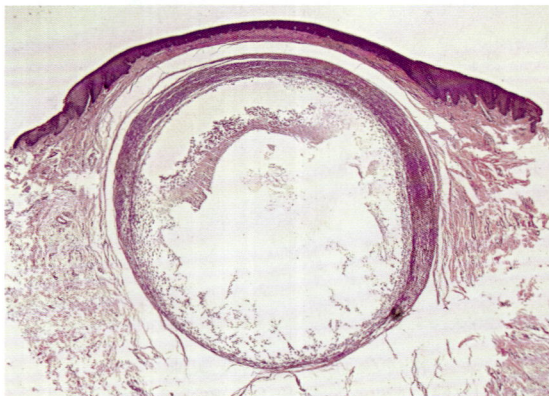

图 17-22　外渗性黏液囊肿
囊肿无衬里上皮

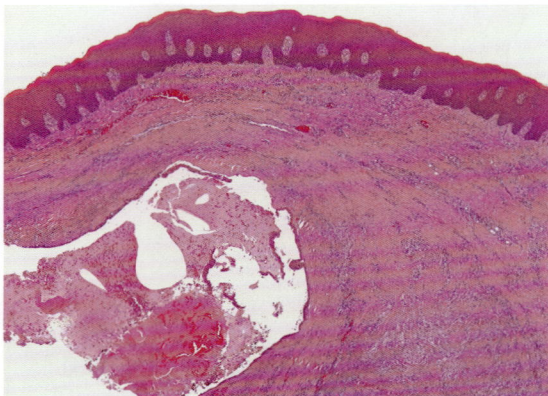

图 17-23　潴留性黏液囊肿
囊肿具有衬里上皮

六、舌下囊肿

舌下囊肿又称蛤蟆肿(ranula),是一种特指发生于口底的黏液囊肿,舌下囊肿病变中的黏液成分多来自舌下腺,但有些囊肿也可发生于下颌下腺的导管。大多数舌下囊肿较为表浅,位于下颌舌骨肌以上的舌下区,少数深在的潜突型囊肿(plunging ranula)可穿过下颌舌骨肌位于下颌下区或颏下三角。

舌下囊肿多见于青少年,男性稍多见。浅在的囊肿位于口底的一侧,生长缓慢,无痛。囊肿较大时,表面黏膜变薄,呈浅蓝色。深在的囊肿表现为下颌下或颏下的柔软、无痛性肿物,可伴或不伴口底的肿物。舌下囊肿是一种临床名称,组织学上,它可表现为外渗性黏液囊肿,也可表现为潴留性黏液囊肿,但大多数舌下囊肿为外渗性囊肿,因此无上皮衬里,少数潴留性囊肿可内衬立方状、柱状、假复层柱状或复层鳞状上皮(图 17-24)。

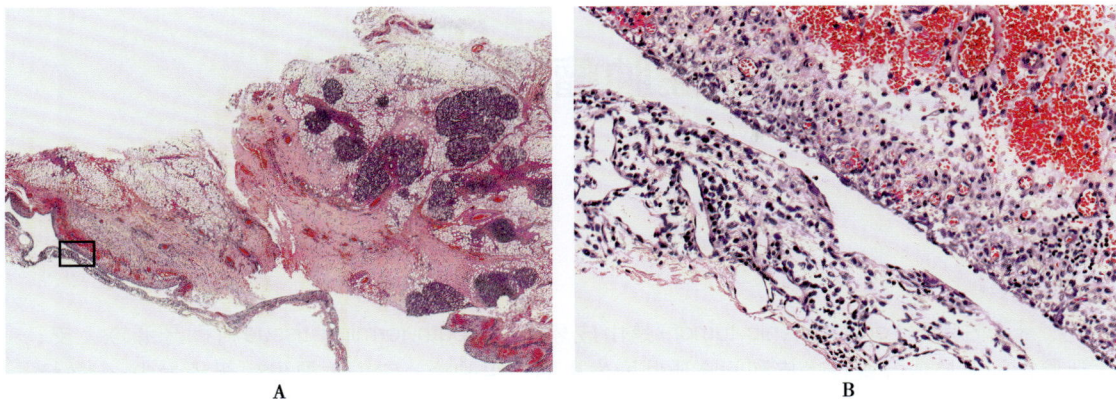

图 17-24　舌下囊肿的组织学表现
A. 舌下腺局部黏液外渗,被炎性肉芽组织包绕,形成囊肿　B. A 图的局部(方框区)放大,炎性肉芽组织囊壁无上皮衬里

(李铁军)

第十八章　牙源性肿瘤和瘤样病变

>> **提要：**

　　牙源性肿瘤（odontogenic tumor）是由成牙组织（tooth-forming tissue），即牙源性上皮、牙源性间充质或牙源性上皮和间充质共同发生的一组肿瘤。它们主要发生于颌骨内，少数情况下也可发生于牙龈组织内（外周性肿瘤）。与机体其他部位发生的肿瘤一样，牙源性肿瘤无论在细胞形态和组织结构上，都与其来源的正常细胞或组织有不同程度的相似，因此牙源性肿瘤中可含类似于成釉器或牙髓的软组织，也可含牙釉质、牙本质、牙骨质、或它们的混合结构或沉积物等硬组织。这组病损中包括发育异常、良性肿瘤和恶性肿瘤，生物学行为各异。以往根据肿瘤的组织来源、上皮-间充质组织诱导特征以及生物学行为等，对牙源性肿瘤这组复杂的病损有过多种分类意见。1971 年，WHO 对牙源性肿瘤及其相关病损的组织学分类正式出版，从此对牙源性肿瘤的命名和诊断才有了国际统一的标准。1992 年、2005 年的第 2 和第 3 版分类分别对前一版进行了修改和补充，并得到了更为广泛地应用。2017 年，WHO 在前 3 版分类的基础上，根据近年来的研究成果又对牙源性肿瘤进行了新分类，本章对各类牙源性肿瘤和瘤样病变的描述将主要依据这一新分类。

WHO 牙源性肿瘤的组织学分类（2017 年）

牙源性癌	牙瘤，组合型
成釉细胞癌	牙瘤，混合型
非特异性原发性骨内癌	牙本质生成性影细胞瘤
牙源性硬化性癌	**良性牙源性间充质性肿瘤**
牙源性透明细胞癌	牙源性纤维瘤
牙源性影细胞癌	牙源性黏液瘤/黏液纤维瘤
牙源性癌肉瘤	成牙骨质细胞瘤
牙源性肉瘤	牙骨质-骨化纤维瘤
良性牙源性上皮性肿瘤	**纤维-骨性和骨软骨瘤性病变**
成釉细胞瘤	骨化纤维瘤
成釉细胞瘤，单囊型	家族性巨大性牙骨质瘤
成釉细胞瘤，骨外（外周型）	纤维异常增殖症
转移性成釉细胞瘤	牙骨质-骨异常增殖症
牙源性鳞状细胞瘤	骨软骨瘤
牙源性钙化上皮瘤	**巨细胞病变和骨囊肿**
牙源性腺样瘤	中心性巨细胞肉芽肿
良性牙源性上皮和间充质组织混合性肿瘤	外周型巨细胞肉芽肿
成釉细胞纤维瘤	巨颌症
牙源性始基瘤	动脉瘤性骨囊肿
牙瘤	单纯性骨囊肿

第一节　良性牙源性上皮性肿瘤

一、成釉细胞瘤

成釉细胞瘤(ameloblastoma)是一种较常见的牙源性上皮性肿瘤,约占牙源性肿瘤的60%以上。肿瘤内主要含成釉器样结构,但无牙釉质或其他牙体硬组织形成。大多数肿瘤发生于颌骨内,常导致颌骨的膨大和面部变形。虽属良性肿瘤,但其生长具有局部侵袭性(locally aggressive),术后复发率较高,也有恶变、甚至远处转移的零星报道。

我们对成釉细胞瘤的认识已有100多年的历史。1879年Falkson首先描述本病。1929年Churchill正式命名为成釉细胞瘤。成釉细胞瘤组织学表现多样,历来有经典的滤泡型、丛状型、棘皮瘤型、基底细胞型以及颗粒细胞型等组织学亚型之分,但这些组织学分型与肿瘤的临床行为之间并无明确的相关关系。上一版WHO分类将成釉细胞瘤分为4种变异型,包括:实性/多囊型、骨外/外周型、促结缔组织增生型和单囊型,2017年新分类简化了上述分型,成釉细胞瘤这一名称被用于专指所谓实性/多囊型或经典的骨内型成釉细胞瘤,另外单列了单囊型、骨外/外周型和转移性成釉细胞瘤三种类型,因为它们与成釉细胞瘤在临床处置和预后判断等方面均有不同,新分类中没有再单列所谓促结缔组织增生型成釉细胞瘤,主要是目前对这型肿瘤的生物学行为认识还不一致,其临床和病理学特点在成釉细胞瘤的描述中有所涉及。

【临床表现】　成釉细胞瘤常见于30~49岁,平均年龄40岁。男女性别无明显差异。肿瘤可发生于上、下颌骨的不同部位,下颌较上颌多见,约占80%的病例,其中下颌磨牙区和下颌升支部为最常见的发病部位。发生在上颌者,以磨牙区多见。骨内肿瘤生长缓慢,平均病程6年左右。临床上表现为无痛性、渐进性颌骨膨大,膨胀多向唇颊侧发展。骨质受压则吸收变薄,压之有乒乓球样感。肿物的覆盖黏膜一般光滑而无特殊改变,偶见对颌牙的咬痕。肿瘤区可出现牙松动、移位或脱落。肿瘤较大时可致面部变形。疼痛区牙根可吸收,可见埋伏牙。下颌升支和上颌磨牙区肿瘤可直接扩展至颅底。X线可表现为单房或多房性透射影,边界清楚,可见硬化带。肿瘤生长可导致牙移位、牙根吸收。伴有埋伏牙者可表现类似于含牙囊肿的X线特点(图18-1)。所谓促结缔组织增生型成釉细胞瘤(desmoplastic ameloblastoma)具有特殊的临床、X线和组织学表现。其上下颌发生率相同,常发生于颌骨前部。

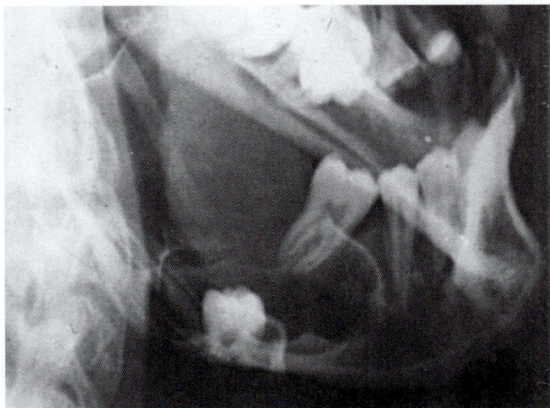

图18-1　成釉细胞瘤
X线表现为单房或多房性透射影,边界清楚

【病理变化】　肉眼见肿瘤大小不一,可由小指头至小儿头般大。剖面常见有囊性和实性两种成分,通常在实性肿瘤的背景下,可有多处囊性区域,故也称多囊型。囊腔内含黄色或褐色液体。实性区呈白色或灰白色。

组织学上,典型成釉细胞瘤的上皮岛或条索由两类细胞成分构成,一种为瘤巢周边的立方或柱状细胞,核呈栅栏状排列并远离基底膜,类似于成釉细胞或前成釉细胞;另一种位于瘤巢中央,排列疏松,呈多角形或星形,类似于星网状层细胞。但成釉细胞瘤的组织结构和细胞形态变异较大,可有多种表现,现分述如下:

1. **滤泡型(follicular pattern)(图18-2A)**　肿瘤形成孤立性上皮岛,上皮岛中心部由多边形或多角形细胞组成,这些细胞之间彼此疏松连接,类似于成釉器的星网状层,上皮岛周边围绕一层立方状或柱状细胞,类似于成釉细胞或前成釉细胞(preameloblast),细胞核呈栅栏状排列并远离基底膜,即极性倒置(reversed polarity)。上皮岛中央的星网状区常发生囊性变,形成小囊腔,囊腔增大时周边部细胞可被压成扁平状。滤泡之间的肿瘤间质为疏松结缔组织。

2. **丛状型**（plexiform pattern）（图 18-2B）　肿瘤上皮增殖呈网状连结的上皮条索，其周边部位是一层立方或柱状细胞，被周边细胞包围的中心部细胞类似于星网状层细胞，但其含量较滤泡型者少。这型肿瘤发生囊性变是在肿瘤间质内，而不是上皮内囊性变。

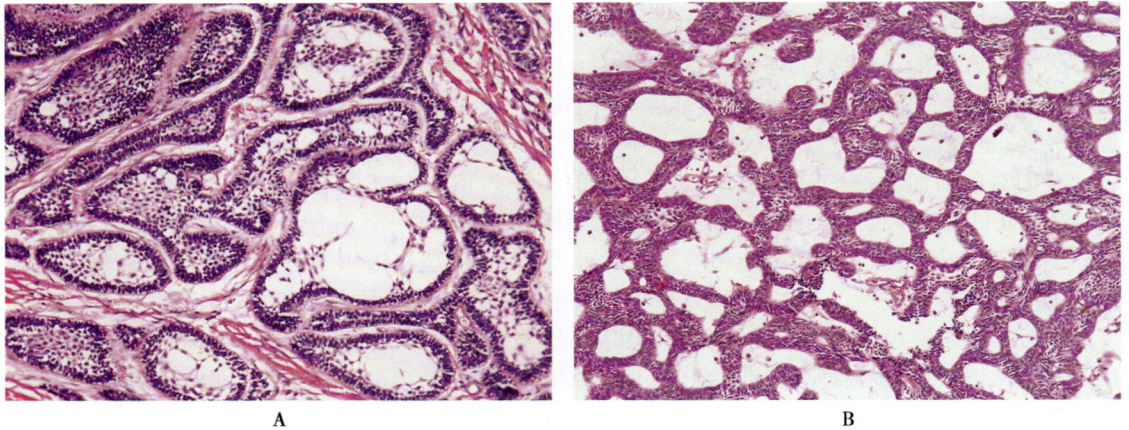

图 18-2　成釉细胞瘤的组织学表现
A. 滤泡型：类似于成釉器的上皮岛　B. 丛状型：由呈网状连结的上皮条索组成

3. **棘皮瘤型**（acanthomatous type）（图 18-3A）　是指肿瘤上皮岛内呈现广泛的鳞状化生，有时见角化珠形成。常出现在滤泡型成釉细胞肿瘤内。

4. **颗粒细胞型**（granular cell type）（图 18-3B）　肿瘤上皮细胞有时还可发生颗粒样变性，颗粒细胞可部分或全部取代肿瘤的星网状细胞。颗粒细胞大，呈立方状、柱状或圆形。其胞质丰富，充满嗜酸性颗粒，在超微结构和组织化学上类似于溶酶体。

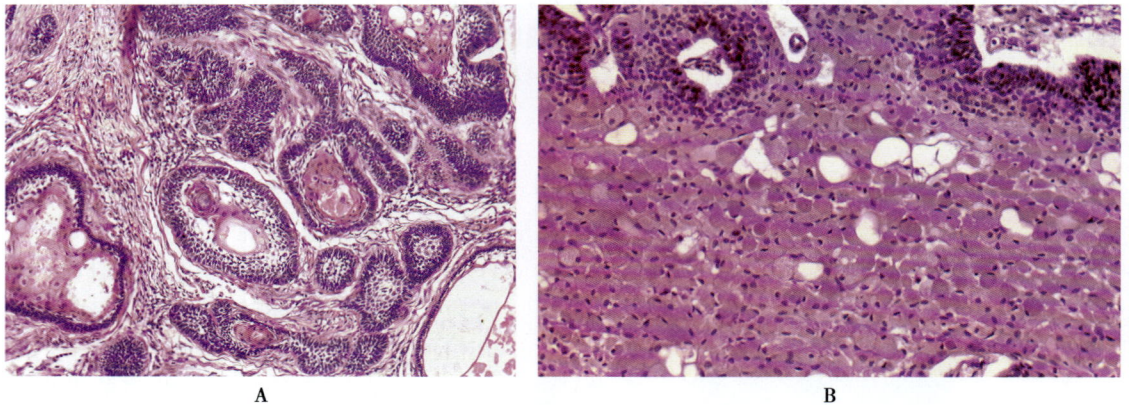

图 18-3　成釉细胞瘤的组织学表现
A. 棘皮瘤型：上皮岛内呈现广泛的鳞状化生　B. 颗粒细胞型：上皮细胞呈颗粒样变性

5. **基底细胞型**（basal cell type）　肿瘤上皮密集成团或呈树枝状，细胞小而一致，缺乏星网状细胞分化，较少见，需与基底细胞癌和颌骨内腺样囊性癌相鉴别。

6. **角化成釉细胞瘤**（keratoameloblastoma）　是一种罕见的组织学亚型，肿瘤内出现广泛角化。镜下肿瘤由多个充满角化物的微小囊肿构成，衬里上皮以不全角化为主，并伴有乳头状增生，因此又称为乳头状角化成釉细胞瘤（papilliferous keratoameloblastoma）（图 18-4）。

上述组织学亚型中以滤泡型和丛状型最为常见，其中有些亚型往往混合出现。

目前认为成釉细胞瘤来源于牙板上皮，因为肿瘤可表达牙发育早期上皮的标记物如 PITX2、MSX2、DLX2、RUNX1 和 ISL1 等。约 90% 的成釉细胞瘤可发生 MAPK 通路的基因突变，以 *BRAF*

学习笔记

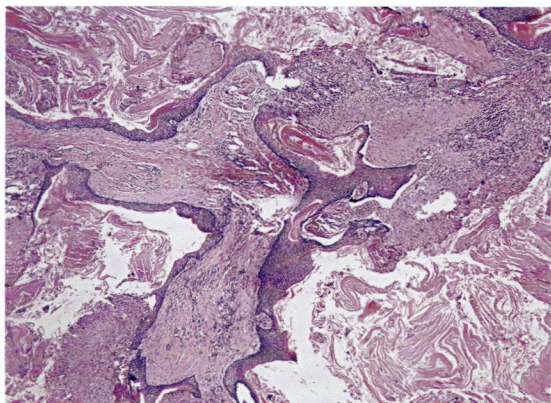

图 18-4　角化成釉细胞瘤
由多个充满角化物的微小囊肿构成,衬里上皮呈不全角化

V600E 为最常见的突变,其他相关基因还包括:KRAS、NRAS、HRAS 和 FGFR2。这些结果提示 MAPK 通路可能在成釉细胞瘤的发病机制中起重要作用。成釉细胞瘤的治疗主要采用超出 X 线所示范围的扩大手术切除,保守性手术的术后复发率可高达 60%～80%。上述组织学分型与预后之间无明确关系。超过 50% 的复发病例发生在首次手术之后的 5 年之内,但术后的长期(甚至终生)随访是应该考虑的。

成釉细胞瘤还可表现以下单囊型、骨外(外周型)和转移性成釉细胞瘤三种特殊亚型。

(一) 单囊型成釉细胞瘤

单囊型成釉细胞瘤(unicystic ameloblastoma)由 Robinson 和 Martinez 于 1977 年首先报道,随后曾先后被称为壁性成釉细胞瘤(mural ameloblastoma)、囊肿源性成釉细胞瘤(cystogenic ameloblastoma)、囊型成釉细胞瘤(cystic ameloblastoma)和丛状单囊型成釉细胞瘤(plexiform unicystic ameloblastoma)等。它是指临床和 X 线表现单囊性颌骨改变,类似于颌骨囊肿(图 18-5;图 18-6),但组织学检查见其囊腔的衬里上皮可表现成釉细胞瘤样改变,增生的肿瘤结节可突入囊腔内和/或浸润纤维组织囊壁。该型成釉细胞瘤多见于青年人,年龄在 10～29 岁,平均年龄 25 岁左右。好发于下颌磨牙区。采用刮治术后复发率较低(约为 10%),明显低于实性或多囊型成釉细胞瘤(50%～90%)。

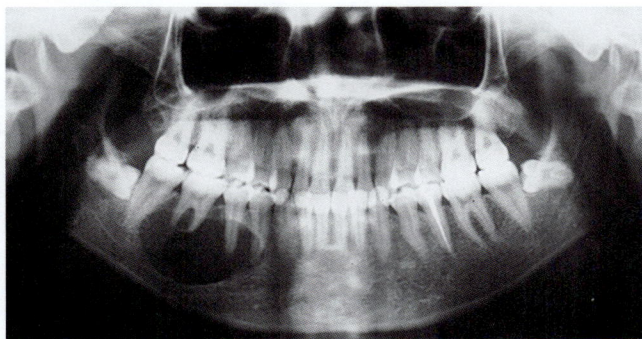

图 18-5　单囊型成釉细胞瘤
X 线表现为单房透射影

依据肿瘤的组成成分和结构不同,单囊型成釉细胞瘤又可分为 3 种组织学亚型(图 18-6):第 I 型为单纯囊性型,囊壁仅见上皮衬里,表现成釉细胞瘤的典型形态特点,包括呈栅栏状排列的柱状基底细胞(核深染且远离基底膜)和排列松散的基底上细胞,即所谓的 Vickers-Gorlin 标准(图 18-7A);第 II 型伴囊腔内瘤结节增殖,瘤结节多呈丛状型成釉细胞瘤的特点(图 18-7B);与前两型不同,第 III 型肿瘤的纤维囊壁内有肿瘤浸润岛,可伴或不伴囊腔内瘤结节增殖。囊壁衬里上皮并非均一地表现成釉细胞瘤特点,局部区域可见较薄的、无特征的非角化上皮,伴感染区域上皮较厚,上皮钉突呈不规则状增殖。在纤维囊壁内常常可见程度不一的上皮下玻璃样变或透明带。

由于 I、II 型肿瘤仅表现囊性或囊腔内生长,其生物学行为类似于发育性牙源性囊肿,故单纯刮治后一般不复发;但 III 型肿瘤因其纤维囊壁内存在肿瘤浸润,局部侵袭性可能类似于实性型成釉细胞瘤,因此其治疗原则应与后者相同。另外,有报道单囊型成釉细胞瘤可于术后多年复发,有的复发间隔甚至长达 20 余年,因此对术后患者作长期随访是必要的。

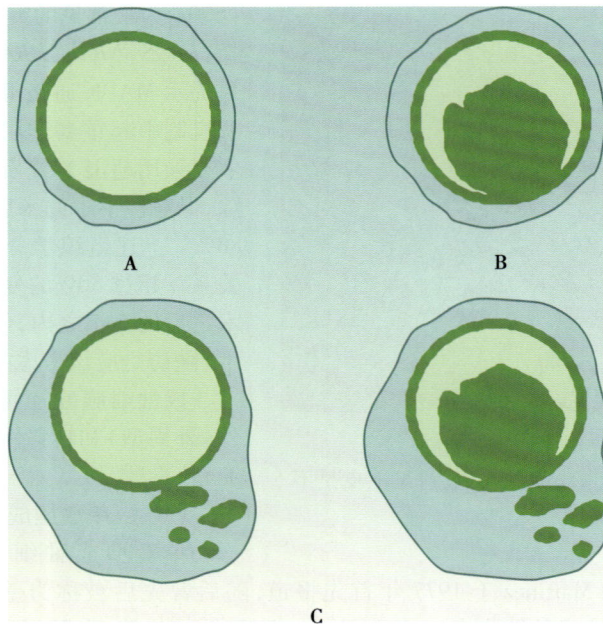

图 18-6　单囊型成釉细胞瘤组织学亚型示意图
A.单纯囊性型（Ⅰ）　B.伴囊腔内瘤结节型（Ⅱ）　C.囊壁内浸润型（Ⅲ），可不伴（左）或伴（右）囊腔内瘤结节

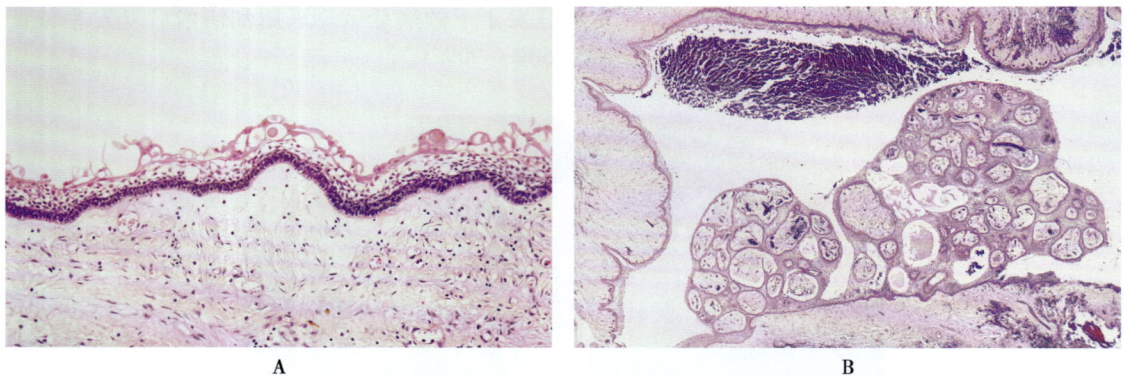

图 18-7　单囊型成釉细胞瘤的组织学表现
A.衬里上皮表现成釉细胞瘤特点　B.囊腔内的肿瘤结节

（二）骨外或外周型成釉细胞瘤

　　骨外或外周型成釉细胞瘤（extraoseous or peripheral ameloblastoma）是指发生于牙龈或牙槽黏膜而未侵犯颌骨的成釉细胞瘤亚型（图 18-8），约占所有成釉细胞瘤的 1.3%~10%，患者平均年龄（男：52.9 岁；女：50.6 岁）显著高于骨内型成釉细胞瘤。组织学表现与骨内型成釉细胞瘤相同，肿瘤可完全位于牙龈的结缔组织内，与表面上皮无联系，有些病变却似乎与黏膜上皮融合或来源于黏膜上皮。由于其生长局限于牙龈，易于早期发现和手术切除，因此，术后无复发。

（三）转移性成釉细胞瘤

　　转移性成釉细胞瘤（metastasizing amelo-blastoma）转移性成釉细胞瘤虽发生，但其转

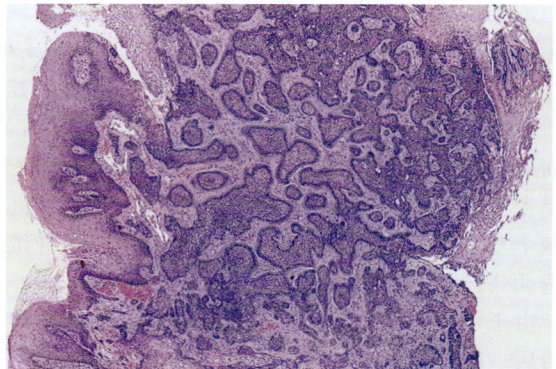

图 18-8　外周型成釉细胞瘤
肿瘤完全位于牙龈的结缔组织内

移灶表现成釉细胞瘤的良性组织学特点。原发肿瘤下颌多见于上颌,多为实性或多囊型,约 60% 的转移灶发生于肺部,其次为淋巴结(28%)和骨(12%)。转移性成釉细胞瘤是由其临床行为而定义的,并非依据组织学表现。转移性成釉细胞瘤的诊断,要求原发性和转移性病损均表现良性成釉细胞瘤的组织学特点,并无特异性指征可预测其是否发生转移,如组织学上存在异型性并发生转移的肿瘤应考虑为成釉细胞癌。转移常常与原发肿瘤手术之间存在一个较长的潜伏期,有些病例发生于反复手术治疗的成釉细胞瘤患者。总体 5 年生存率为 70%,主要取决于转移的部位以及可否手术,放疗和化疗的有效性尚不确定。

二、牙源性鳞状细胞瘤

牙源性鳞状细胞瘤(squamous odontogenic tumor)是一种少见的良性牙源性肿瘤。1975 年 Pullon 等首先报告此瘤。它由分化良好的鳞状上皮和纤维间质构成,通常发生于骨内,可能来自 Malassez 上皮剩余或牙板剩余。

牙源性鳞状细胞瘤的患者年龄分布较广,以 20~29 岁多见。男女之间无明显差异。肿瘤发生部位,以上颌切牙-尖牙区和下颌前磨牙区多见,上下颌发病几乎相等。临床上无明显症状,有时受累牙出现松动,疼痛。偶见多发性病损。X 线片表现为三角形或半圆形放射透光区,边界清楚。

组织学上,牙源性鳞状细胞瘤的主要特点是分化良好的鳞状上皮岛位于成熟的结缔组织间质内,肿瘤性上皮团块周边部的细胞呈扁平或立方状,缺乏成釉细胞瘤中的典型柱状细胞(图 18-9),不呈栅栏状排列并且其胞核不远离基底膜;细胞团块中央区细胞也缺乏星网状分化。某些病变中可见钙化和退变。

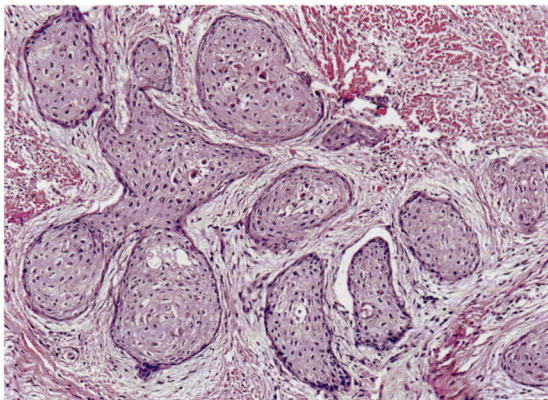

图 18-9　牙源性鳞状细胞瘤
肿瘤由分化良好的鳞状上皮岛构成

本病为良性肿瘤。有些病例具有局部浸润生长能力,但术后很少复发。

三、牙源性钙化上皮瘤

牙源性钙化上皮瘤(calcifying epithelial odontogenic tumor)又称 Pindborg 瘤,较少见。以往认为是成釉细胞瘤或牙瘤的一型。1956 年 Pindborg 首先对此瘤进行了较为详细的描述,此瘤之所以备受重视,是由于其独特的组织学表现可能将其误诊为低分化癌。

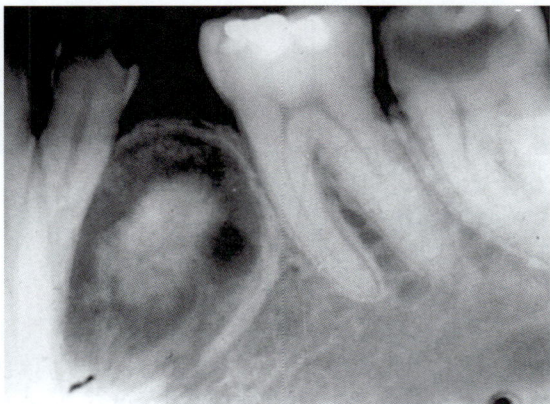

图 18-10　牙源性钙化上皮瘤
X 线表现为不规则透射区内含大小不等的阻射性团块

【临床表现】　患者的年龄分布较广,20~60 岁均有发病,平均年龄为 40 岁左右。男女性别无差异。下颌比上颌多见(2:1),最常见的部位是前磨牙和磨牙区。外周型牙源性钙化上皮瘤多发生于前牙区。患者无特殊症状,仅见颌骨逐渐膨胀。X 线片表现为不规则透射区内含大小不等的阻射性团块(图 18-10),这些不透光团块常与未萌牙的牙冠部相邻近。病变透射区的周边与正常骨的分界较清楚,但骨硬化带不明显。

【病理变化】　肉眼观病变区颌骨膨大,切面呈灰白或灰黄色,实性。可见埋伏牙,镜下见肿瘤由多边形上皮细胞组成,并常见清晰的细胞间桥。纤维性间质常见退

图片:ER18-4
牙源性钙化上皮瘤的组织学表现

变。上皮细胞排列呈片状或岛状，偶呈筛孔状。瘤细胞边界较清晰，胞质微嗜酸性。胞核圆形或卵圆形，核仁清楚。有的胞核较大，直径可达100μm。有时见双核或多核。核多形性明显，但核分裂罕见，这一点可与恶性肿瘤相鉴别。有时瘤细胞胞质透明，呈灶性聚集。肿瘤组织内常见一种特征性圆形嗜酸性均质物质，分布于细胞之间，特殊染色（如硫代黄色T、刚果红等）证实这种物质为淀粉样物质（amyloid）。淀粉样物质内常发生钙化，钙化物呈同心圆沉积（图18-11）。牙源性钙化上皮瘤可有较多的组织学变异型，包括无钙化型（此型在骨外型中更常见）、透明细胞型、朗格汉斯细胞型、色素型及恶性型等。

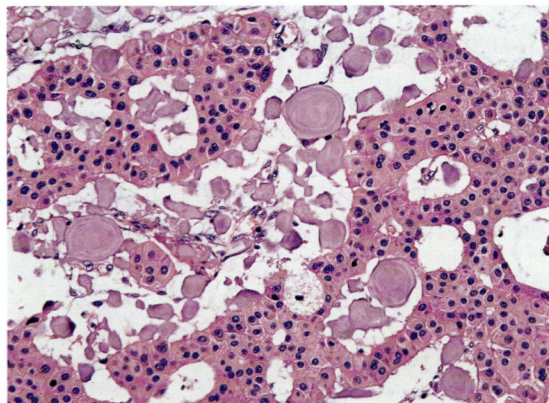

图 18-11 牙源性钙化上皮瘤
肿瘤上皮细胞排列呈片状或岛状，瘤细胞边界较清晰，胞核圆形或卵圆形

牙源性钙化上皮瘤属良性肿瘤，但其生长具有局部浸润性。手术治疗后有复发的病例报告。

关于牙源性钙化上皮瘤的组织发生，Pindborg认为它可能来自埋伏牙的缩余釉上皮，但也有人认为来自成釉器的中间层细胞。

四、牙源性腺样瘤

牙源性腺样瘤（adenomatoid odontogenic tumor）曾被认为是成釉细胞瘤的一型，由于肿瘤内存在导管样或腺样结构，曾被称为腺样成釉细胞瘤（adenoameloblastoma）。但因其在临床、病理和生物学行为上均有别于成釉细胞瘤，现已被作为一种独立的牙源性肿瘤。

【临床表现】牙源性腺样瘤生长缓慢，一般无明显症状。其发病年龄多为10～19岁。女性比男性多见，男女之比为1：1.9。病损部位是上颌比下颌多见，上颌单尖牙区为好发部位，常伴阻生牙。肿瘤一般较小，直径1～3cm。大多数发生与骨内，少数情况下也可发生于牙龈（外周型）。X线多表现为边界清楚的、单房性透射影，常围绕一个阻生牙的牙冠，因此其X线特点与含牙囊肿相似（图18-12A）。病变一般呈X线透射区，但有时可见不透光的钙化颗粒。

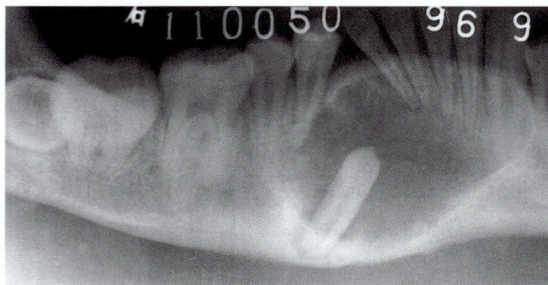

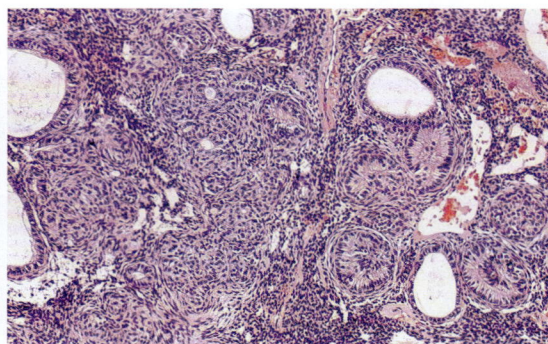

A B

图 18-12 牙源性腺样瘤
A. X线表现为边界清楚的单房性透射影 B. 镜下肿瘤由腺管样和玫瑰花样结构组成

【病理变化】肉眼观肿瘤较小，包膜完整。切面呈囊性或实性。实性部分呈灰白色；囊性部分大小不等，腔内含淡黄色胶冻状物质或血性液体，腔内可含牙。镜下见肿瘤上皮可形成不同结构。一是结节状实性细胞巢，由梭形或立方状上皮细胞组成，形成玫瑰花样结构（rosette-like structure）。上皮细胞之间以及玫瑰花样结构的中心部可见嗜酸性物质沉积。二是腺管样结构，立方状或柱状细胞形成环状的腺管样结构，胞核远离腔面。管状腔隙内可含有嗜酸性物质和细胞碎屑（图18-12B）。

学习笔记

第三种结构是梁状或筛状结构,见于肿瘤的周边部或实性细胞巢之间。细胞呈圆形或梭形,核着色深。常常是1~2层的细胞条索形成筛状。有时肿瘤中可见第四种结构,由多边形、嗜酸性鳞状细胞组成的小结节。小结节内鳞状细胞核呈轻度多形性,细胞间见有细胞间桥和钙化团块以及淀粉样物质沉着。这些结构与牙源性钙化上皮瘤相似,因此称为"牙源性钙化上皮瘤样区"。此外,肿瘤内有时还可见发育不良的牙本质或骨样牙本质。肿瘤间质成分较少。

牙源性腺样瘤是一种包膜完整、生长局限的良性肿瘤,有人甚至认为它是一种错构瘤。刮治后一般不复发。它可能发生于成釉器、缩余釉上皮或含牙囊肿的衬里上皮。

第二节　良性牙源性上皮和间充质组织混合性肿瘤

一、成釉细胞纤维瘤

成釉细胞纤维瘤(ameloblastic fibroma)是一种较少见的牙源性肿瘤,其主要特征是牙源性上皮和间叶组织同时增殖,但不伴牙本质和牙釉质形成。因此它是一种真性混合性牙源性肿瘤。

【临床表现】　成釉细胞纤维瘤多见于儿童和青年成人,平均年龄为15岁。男女性别无明显差异。最常见的部位是下颌磨牙区。肿瘤生长缓慢,除颌骨膨大外,无明显症状。X线表现为界限清楚的放射透光区,有时与成釉细胞瘤不易区别(图18-13)。

【病理变化】　肉眼观肿瘤在颌骨内呈膨胀性生长,有包膜而无局部浸润。切面呈灰白色,与纤维瘤相似。镜下见肿瘤由上皮和间充质两种成分组成。肿瘤性上皮呈条索状或团块状排列。上皮条索或团块的周边层为立方或柱状细胞,中心部细胞类似于星网状层,这种形态与成釉细胞瘤相似,但星网状细胞量很少。上皮囊性变亦少见。

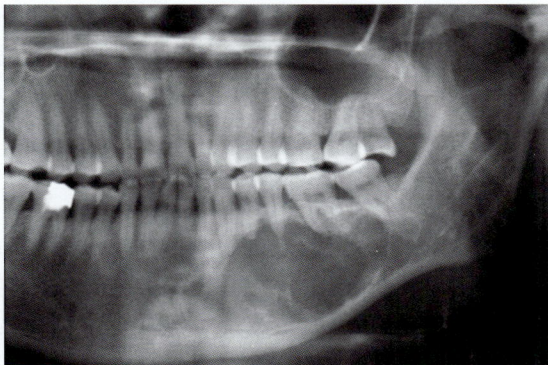

图18-13　成釉细胞纤维瘤
X线表现为界限清楚的透射区

有些病例内,上皮细胞主要是圆形或立方状,呈细长条索排列,类似于牙板结构(图18-14)。间质成分由较幼稚的结缔组织组成,细胞丰富,呈圆形或多角形,颇似牙胚的牙乳头细胞。在上皮与结缔组织之间的界面,有时可见狭窄的无细胞带,有时为呈玻璃样变的透明带,这类似于牙发育过程中所见的牙源性上皮和间叶组织之间的诱导现象。

有学者提出成釉细胞纤维瘤实际上可能是幼稚的、正处发育中的混合性牙瘤,如果不予治疗,

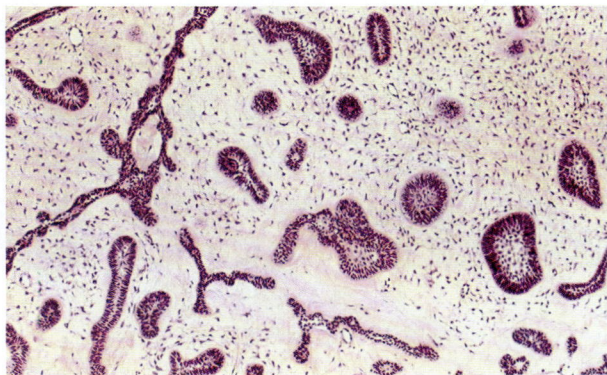

图18-14　成釉细胞纤维瘤
肿瘤性上皮呈条索状或团块状排列,间叶成分由较幼稚的结缔
组织组成,颇似牙胚的牙乳头细胞

该瘤最终可发育成熟为牙瘤。这种观点认为成釉细胞纤维瘤可继续发育形成牙本质和牙釉质,从而发展为成釉细胞纤维-牙本质瘤和成釉细胞纤维-牙瘤,最终形成牙瘤。也就是说成釉细胞纤维瘤、成釉细胞纤维-牙本质瘤和成釉细胞纤维-牙瘤实际是代表同一疾病过程的不同阶段。但这一"连续变化谱"学说未被多数学者接受,首先因为在大多数复发或残余成釉细胞纤维瘤病变中,未观察到该瘤可继续发育成熟的现象;其次,成釉细胞纤维瘤患者年龄一般高于成釉细胞纤维-牙瘤患者,不符合上述推测的病程发展顺序。而且,有相当一部分成釉细胞纤维瘤患者的发病年龄超过了 20 岁,这时牙发育已基本完成,因此认为成釉细胞纤维瘤是一种牙发育异常-牙瘤的初期表现是难以令人信服的。有关成釉细胞纤维瘤时有复发、甚至恶变的报道,也进一步支持该瘤的性质属真性肿瘤。不过,成釉细胞纤维瘤不表现沿骨小梁间隙向周围浸润的特点,因此其临床行为较成釉细胞瘤好,复发少见,预后良好。

二、牙源性始基瘤

牙源性始基瘤(primordial odontogenic tumor)是此次 WHO 新分类中新描述的一种牙源性肿瘤,它由类似于牙乳头的、细胞多少不一、呈疏松排列的纤维组织所组成,几乎均被一层类似于成釉器内釉上皮的立方或柱状上皮所环绕。这型肿瘤少见,目前文献中仅报道 7 例。患者年龄 3~19 岁,平均年龄 12.5 岁,无性别差异。发生于颌骨内,下颌明显高发(上、下颌骨比为 1∶6)。所有病例表现为界限清楚的放射透射影,与一未萌牙(多为下颌第三磨牙)有关,并表现环绕牙冠的透射影特点。多无症状,可表现骨皮质膨隆,相邻牙移位和牙根吸收。该肿瘤局部切除可治愈,尚无复发病例报告。

三、牙瘤

牙瘤(odontoma)是成牙组织的错构瘤(hamartoma)或发育畸形(malformation),不是真性肿瘤。与牙的发育类似,当牙瘤完全钙化后,其生长也随之停止。肿物内含有成熟的牙釉质、牙本质、牙骨质和牙髓组织。根据这些组织排列结构不同,可分为组合性牙瘤和混合性牙瘤两种。以往命名的成釉细胞纤维-牙瘤在多数情况下,可能代表组合性牙瘤的早期阶段。此次新分类中,去除了成釉细胞纤维-牙瘤和成釉细胞纤维-牙本质瘤。

(一)组合性牙瘤(compound odontoma)

患者年龄较小,好发于上颌切牙至尖牙区。X 线显示形态及数目不一的牙样物堆积在一起(图 18-15A)。镜下见肿物由许多牙样结构所组成,这些牙样结构虽然不同于正常牙,但牙釉质、牙本质、牙骨质和牙髓的排列如同正常牙的排列方式(图 18-15B)。

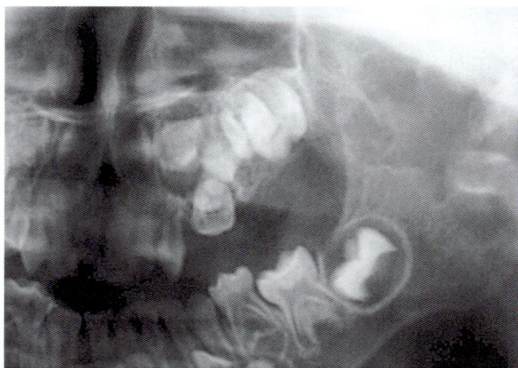
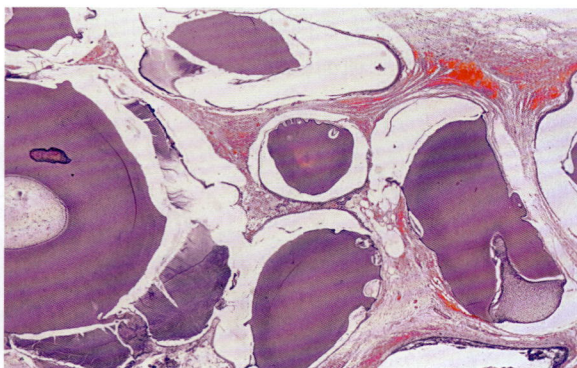

A

B

图 18-15　组合性牙瘤

A. X 线示形态及数目不一的牙样物　B. 镜下见肿物由牙样结构所组成

(二)混合性牙瘤(complex odontoma)

多发生于儿童和青年,上下颌骨均可发生,以下颌前磨牙区和磨牙区多见。活动性生长期可引起

ER18-6

画廊:ER18-6
成釉细胞纤维
瘤恶变

学
习
笔
记

ER18-7

图片:ER18-7
组合性牙瘤的
大体标本

颌骨膨大。X 线片表现为境界清楚的放射透光区,其中可见放射阻射性结节状钙化物(图 18-16A)。镜下见肿物内牙体组织成分排列紊乱,相互混杂,而无典型的牙结构(图 18-16B)。发育期的混合性牙瘤,与成釉细胞纤维瘤或成釉细胞纤维-牙瘤不易区别。肿物生长有自限性,预后良好。

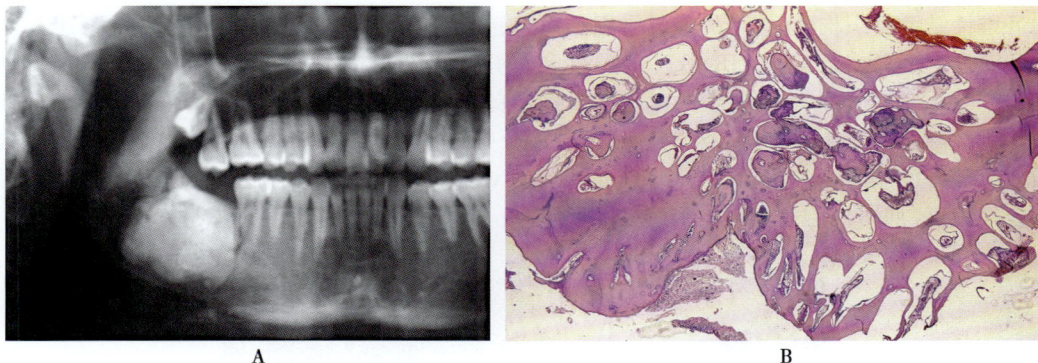

图 18-16　混合性牙瘤
A. X 线示放射阻射性结节状钙化物　B. 镜下示排列紊乱的成熟牙体组织

四、牙本质生成性影细胞瘤

牙本质生成性影细胞瘤(dentinogenic ghost cell tumor)是一种具有局部侵袭性的肿瘤,在成熟的结缔组织间质中可见成釉细胞瘤样上皮岛、影细胞和伴有数量不等的发育不良的牙本质形成。

【临床表现】大多数发生于颌骨内,骨外型较少见。发病年龄 10~89 岁不等,男性稍多于女性。可发生于颌骨承牙区的任何部位,上下颌发病率无明显差异,尖牙至第一磨牙区常见。由于钙化程度不同,X 线可表现为透射或透射/阻射混合影,边缘较清楚,大多数病损为单房性,邻近牙的根吸收较常见。

【病理变化】在成熟的结缔组织间质中,可见牙源性上皮巢和成釉细胞瘤样上皮团块,病变内可见影细胞和钙化灶,间质内有成片的发育不良的牙本质形成(图 18-17)。如上皮基底层细胞转化为影细胞,基底膜可消失,影细胞突入纤维结缔组织内引起异物反应。

有报道这型肿瘤的临床行为与成釉细胞瘤类似,生长具有局部侵袭性,术后易复发。文献中有牙本质生成性影细胞瘤恶变为牙源性影细胞癌的报道。

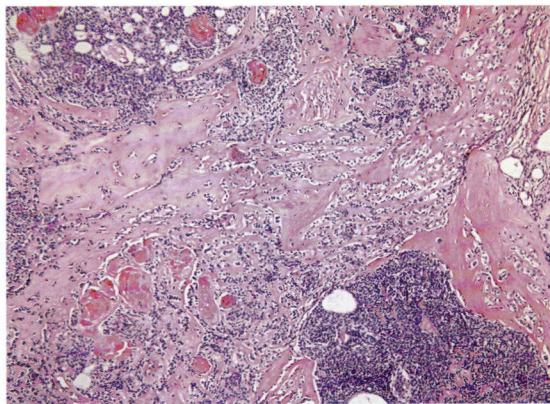

图 18-17　牙本质生成性影细胞瘤
肿瘤上皮团块表现成釉细胞瘤样特点,可见影细胞灶,间质内有成片的发育不良的牙本质形成

第三节　良性牙源性间充质性肿瘤

一、牙源性纤维瘤

牙源性纤维瘤(odontogenic fibroma)较少见,约占牙源性肿瘤的 5% 左右。根据其发生部位,可分为中心性(骨内性)和外周性(骨外性)两种类型。

(一)中心性牙源性纤维瘤

中心性牙源性纤维瘤(central odontogenic fibroma)是指发生于颌骨内的纤维瘤,其中含有数量不等的非活跃性牙源性上皮。

ER18-8

画廊:ER18-8
牙本质生成性
影细胞瘤

【临床表现】患者年龄分布9~80岁,平均年龄为30岁。有报道女性较男性多发,上颌前部为常见部位。临床表现为颌骨渐进性膨大,生长缓慢、无痛。X线表现为界限清楚的、单房或多房透射影像,可导致牙移位和牙根吸收。

【病理变化】肉眼观肿物界限清楚,有包膜,中等硬度,切面呈浅粉色。镜下见肿瘤由细胞丰富的纤维性结缔组织构成,梭形的成纤维细胞形态、大小一致,上皮丰富型肿瘤的胶原纤维之间散在着牙源性上皮岛或条索(图18-18),这些细胞体积小、呈立方状、胞质少而透亮、核深染、排列紧密,似牙周膜中的上皮剩余。肿物中可见似发育不良牙本质或牙骨质小体的钙化物。黏液样变明显的区域,细胞数量少、呈星状。有时肿瘤纤维成分中数目不等的细胞可含嗜伊红胞质颗粒,构成所谓牙源性纤维瘤的颗粒细胞变异型(granular cell variant),这些颗粒细胞不表达S-100蛋白,因此与颗粒细胞瘤(肌母细胞瘤)细胞的组织来源不同。

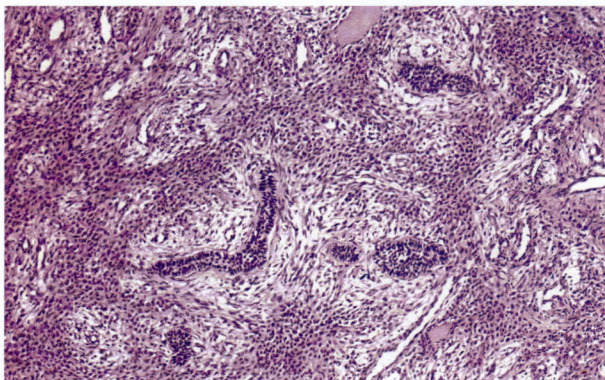

图 18-18 牙源性纤维瘤
肿瘤由细胞丰富的纤维性结缔组织构成,有时可见牙源性上皮岛或条索

颌骨内增生的牙滤泡(hyperplastic dental follicle)有时可被误诊为牙源性纤维瘤,增生的牙滤泡通常包绕一个未萌牙冠(多为第三磨牙),X线表现类似含牙囊肿,镜下见牙滤泡由纤维结缔组织构成,可致密,也可呈疏松的黏液样,可含或不含牙源性上皮岛。

中心性牙源性纤维瘤为良性肿瘤,不浸润周围骨组织,仅引起压迫性吸收。刮治后极少复发。

(二) 外周性牙源性纤维瘤(peripheral odontogenic fibroma)

常被误诊为纤维性龈瘤,组织学观察有牙源性上皮剩余的存在才能协助确诊。

【临床表现】好发于20~29岁,女性稍多于男性。可发生于任何部位,其中以下颌尖牙-前磨牙区和上颌前部较多见。临床上与纤维性龈瘤无法鉴别,为发生于附着龈的质硬包块,有蒂或无蒂,一般为单发、局限性病损。X线片常见软组织包块中存在钙化物质,但其下方的骨质无破坏。

【病理变化】镜下见肿瘤无包膜,界限不清,纤维组织以胶原为主、或细胞丰富、或呈黏液样改变,牙骨质、骨样或牙本质样物质可沉积于基质中,有时还可见多核巨细胞。数量不一的牙源性上皮岛或条索可分布于纤维组织之中,这些上皮岛缺乏高柱状基底细胞和星网状细胞的分化,其周围常有透明、无形物质环绕。

所谓牙源性龈上皮错构瘤(odontogenic gingival epithelial hamartoma)是一种特殊的龈病损,由牙源性上皮岛和条索组成,间质为成熟的纤维性组织,包块直径在1cm以下,不引起肿瘤下方的骨吸收。这种病损以上皮增殖为主,不是真性肿瘤。

外周性牙源性纤维瘤生长较局限,局部切除可治愈。

二、牙源性黏液瘤/黏液纤维瘤

牙源性黏液瘤(odontogenic myxoma)又称为黏液瘤(myxoma)或黏液纤维瘤(myxofibroma),是一种良性但有局部浸润的肿瘤,较牙源性纤维瘤多见。有关颌骨黏液瘤的组织来源,目前尚无直接证据。但累及骨骼的黏液瘤几乎仅限于颌骨、发生于颌骨的黏液瘤与牙源性间充质组织在形态学上的相似以及肿瘤中有时可见的牙源性上皮剩余,均提示该瘤是牙源性的。

【临床表现】多发于 20~39 岁,10 岁以前和 50 岁以后较少见。性别无明显差异,下颌比上颌多见,常位于下颌前磨牙和磨牙区,偶可发生于髁突。肿瘤生长缓慢,可导致颌骨膨大、变形,有时可伴疼痛,下颌病例可伴有下唇麻木,常见牙松动、移位和阻生。X 线片显示为多房性透射影,由大小不等的蜂窝状或囊状阴影组成,相互之间有薄的骨隔,界限不清(图 18-19)。牙根吸收常见。

【病理变化】肉眼观肿瘤边界不清,剖面为灰白色、半透明、质脆,富有黏液,常无包膜。镜下见瘤细胞呈梭形或星形,排列疏松,核卵圆形,染色深,偶见不典型核,大小形态不一,但核分裂罕见。瘤细胞间有大量淡蓝色黏液基质,肿瘤有时生长加快,可能是黏液基质堆积的结果。肿瘤

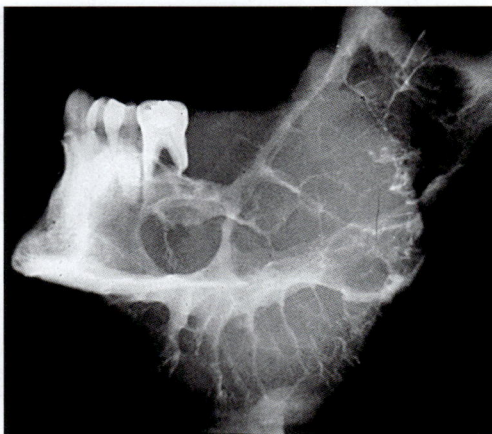

图 18-19　牙源性黏液瘤
手术切除颌骨标本的 X 线表现,呈多房性透射影,其中有薄的骨隔

内有时见有少量散在的牙源性上皮剩余(图 18-20)。肿瘤内纤维成分多者,又称为纤维黏液瘤。

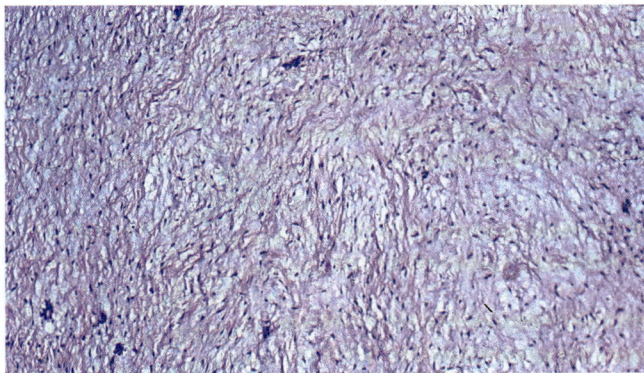

图 18-20　牙源性黏液瘤
瘤细胞呈梭形或星形,排列疏松,瘤细胞间有大量淡蓝色黏液基质

此瘤生长缓慢,但可浸润骨组织,甚至穿破骨皮质进入邻近软组织。由于肿瘤呈局部浸润性生长,加之肿瘤本身质脆呈胶冻状,手术不易完全切除,术后易复发,但一般不发生转移。

颌骨黏液瘤的组织来源与牙源性纤维瘤一样,可能来源于牙源性间充质组织。

三、成牙骨质细胞瘤

成牙骨质细胞瘤(cementoblastoma)又称为真性牙骨质瘤(true cementoma),是一种以形成牙骨质样(cementoid)组织为特征的肿瘤,常与一颗牙的牙根相连,较少见。

【临床表现】肿瘤多发生在前磨牙或磨牙区,下颌较上颌多见。男性较常见。大部分病例的年龄在 10~29 岁。肿瘤常围绕牙根生长。X 线片显示肿物为界限清楚的致密钙化团块,在钙化团块的周围有一带状放射透光区环绕,提示为未矿化组织和细胞丰富区域。通常相关牙的牙根吸收而变短,并与肿瘤性硬组织融合。

【病理变化】肿瘤由牙骨质样组织所组成。有的呈片状排列,类似于有细胞牙骨质,可见较多嗜碱性反折线(reversal line),与 Paget 病所见相似;有的呈圆形或卵圆形矿化团块,似牙骨质小体。在上述矿化组织的周边区或其他生长活跃区,可见嗜酸性、未矿化的牙骨质样组织和呈一列或数列排列的成牙骨质细胞(图 18-21)。成牙骨质细胞有时大小不一,胞核浓染,可与成骨细胞瘤或非典型骨肉瘤中所见相似,但一般没有骨肉瘤中常见的核异型或核分裂。肿瘤间质为富于血管的疏松纤维结缔组织。肿瘤周围有包膜。

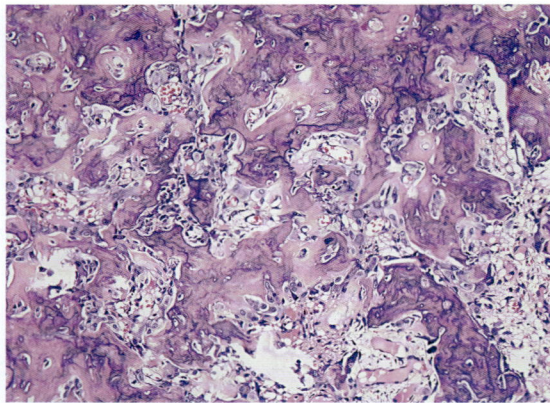

图 18-21　成牙骨质细胞瘤
肿瘤由呈片状排列的牙骨质样团块组成,可见嗜碱性
反折线,生长活跃区可见增生的成牙骨质细胞

本肿瘤为良性,容易摘除,术后很少复发。

四、牙骨质-骨化纤维瘤

牙骨质-骨化纤维瘤(cemento-ossifying fibroma)详见本章第五节。

第四节　恶性牙源性肿瘤

一、牙源性癌

大部分颌骨内的癌瘤是由口腔黏膜癌或上颌窦黏膜癌侵犯颌骨所致,少数可由身体其他部位的恶性肿瘤转移至颌骨内。另外,还有一组原发于颌骨的、被称为牙源性癌(odontogenic carcinoma)的病损,它们可以是由先存的成釉细胞瘤恶变而来、也可直接发生于牙源性上皮剩余,可以是其他牙源性肿瘤的恶性型、或是由牙源性囊肿衬里上皮的恶变而来。牙源性癌较少见,约占所有牙源性肿瘤的 1.6%。

(一) 成釉细胞癌

成釉细胞癌(ameloblastic carcinoma)是一种少见的原发性牙源性恶性肿瘤,肿瘤具有成釉细胞瘤的某些组织学特征,但表现明显分化不良、细胞异型性和核分裂增加。将近 2/3 的成釉细胞癌发生于下颌,男女发病率没有差异,颌骨前部是最常见部位。X 线为界限不清或边缘不整齐的透射影,有时可侵犯骨皮质造成穿孔。肿瘤在整体上表现成釉细胞瘤的组织学特点,细胞具有恶性特点,如细胞多形性、核分裂、局部坏死、神经周浸润及核深染(图 18-22)。发生于上颌骨的成釉细胞

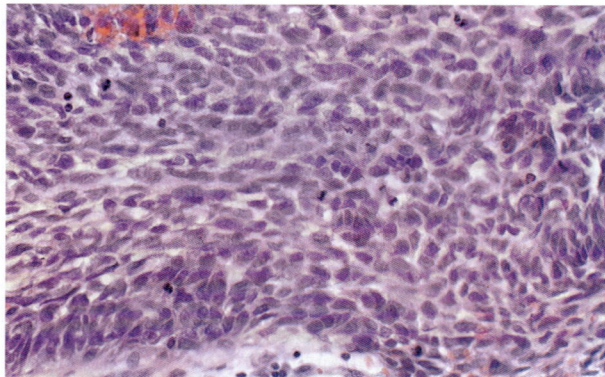

图 18-22　成釉细胞癌
镜下表现成釉细胞瘤的组织学特点,但细胞呈多形性、核深染、核分裂多见

癌约有 1/3 以上的病例出现与肿瘤相关的死亡或肺转移,下颌骨病变常在转移前出现局部复发。

大部分成釉细胞癌为原发恶性,但有部分病例可由先存的良性成釉细胞瘤发展而来。

(二) 非特异性原发性骨内癌

非特异性原发性骨内癌(primary intraosseous carcinoma, not otherwise specified)是原发于颌骨内、不能做其他分类的癌,与口腔黏膜没有原始联系,可能来源于牙源性上皮,有些病例也可能发生于牙源性囊肿或其他牙源性良性肿瘤。

【临床表现】 原发性骨内癌较少见,可发生于各年龄组,但多见于 45 岁以上的中老年人,男性较女性多发;下颌后份为常见部位;颌骨肿大、疼痛、牙齿移位及松动为早期症状,以后可穿破骨皮质,侵犯软组织,口腔黏膜可出现溃疡;X 线表现颌骨的弥漫性透射影像,与其他恶性肿瘤相似。

【病理变化】 镜下肿瘤一般表现为无角化的鳞状细胞癌(图 18-23),癌细胞排列呈团块或丛状癌巢,癌巢的周边细胞呈栅栏状排列,有时可发生角化;少数发生角化的鳞状细胞癌与发生于口腔黏膜的鳞癌难以鉴别,往往需结合临床和放射学检查来确诊。如组织学上可证实颌骨中心性癌发生于牙源性囊肿的衬里上皮,可确定颌骨为原发部位。黏液表皮样癌也可发生于牙源性囊肿的衬里上皮,应包括在鉴别诊断之中。

原发性骨内癌预后较差,应与颌骨中心性黏液表皮样癌以及牙源性囊肿恶变相鉴别。

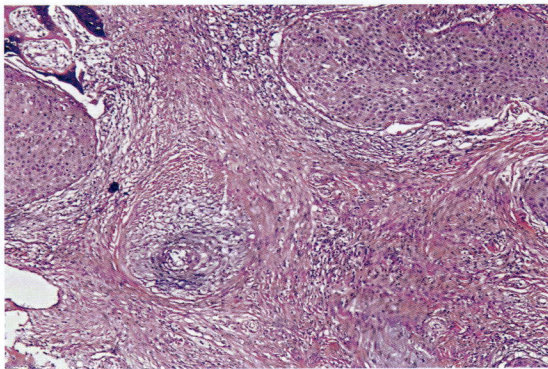

图片:ER18-10
原发性骨内癌
的组织学表现

图 18-23　原发性骨内癌
镜下表现为无角化的鳞状细胞癌

(三) 牙源性硬化性癌

牙源性硬化性癌(sclerosing odontogenic carcinoma)是一种原发于颌骨内的癌,显著硬化的间质内见有上皮条索呈浸润性生长,迄今,仅有零星病例报道,是此次 WHO 分类中新添加的牙源性癌。

【临床表现】 牙源性硬化性癌可导致颌骨膨隆,有时有神经症状,下颌骨多发,以前磨牙和磨牙区多见,上颌病例也发生于前份和磨牙区。X 线表现为界限不清的透射影,常有皮质骨破坏、牙根吸收,上颌窦也可受累。

【病理变化】 肿瘤由单列上皮细胞条索分布于致密、硬化的间质内,上皮和间质成分在不同区域的分布有所不同,上皮巢常常被挤压呈较细的条索,有时通过免疫组化染色才能被发现。从细胞形态看,其间变并不明显,核分裂并不常见,其胞质可呈空泡状或部分透明,没有鳞状上皮分化,尽管其组织像呈现良性表现,但肿瘤可浸润骨骼肌和神经,坏死不常见。上皮细胞表达 CK19、CK5/6 和 p63,但仅呈 CK7 灶性阳性,E-cadherin 呈细胞膜阳性。鉴别诊断应注意排外转移癌、上皮丰富型牙源性纤维瘤、牙源性钙化上皮瘤以及牙源性透明细胞癌。牙源性硬化性癌的最重要诊断指标是其浸润性生长的特点,目前它是否为一独立疾病尚无定论,还需更多病例的观察以明确其临床病理特点。

目前认为牙源性硬化性癌属低度恶性,手术切除为治疗选择,仅有一例在刮治后复发,无转移的报道,放疗的疗效不明确。

(四) 牙源性透明细胞癌

牙源性透明细胞癌(clear cell odontogenic carcinoma)是一种少见的由空泡状或透明细胞为主组成的牙源性肿瘤。尽管 WHO(1992 年)牙源性肿瘤组织学新分类中认为它是良性肿瘤,并将其命名为牙源性透明细胞瘤,但从目前报道的病例看,约 40% 病例可发生局部淋巴结或远处转移,并常穿破骨皮质向软组织浸润,已有多例致死病例报告。因此,WHO 新分类将其归类为牙源性癌,并命名为牙源性透明细胞癌。

【临床表现】 该肿瘤较少见,多发于中年以上女性。下颌多于上颌,可位于下颌角区或下颌前牙区。病期分别为数月至数年不等。主诉为颌骨肿胀,并累及邻近牙,引起牙松动。拔牙后有肿物长出或牙龈溃疡。X 线片示颌骨较广泛的骨质破坏(图 18-24A)。

【病理变化】肉眼见肿瘤无被膜,切面实性、色灰白,可浸润骨组织。镜下见肿瘤由片状、岛状、条索状排列的上皮细胞构成(图 18-24B)。大部分肿瘤细胞胞质透明,PAS 染色阳性,细胞界限明显。胞核位于细胞中心或偏向细胞一侧,较深染,可见分裂象。肿瘤中还可见少量基底样细胞,胞质少,弱嗜酸性,与透明细胞有形态上的过渡。间质为成熟的结缔组织。肿瘤呈浸润性生长,常发生局部淋巴结转移。肿瘤中无腺样结构,无钙化物沉积。

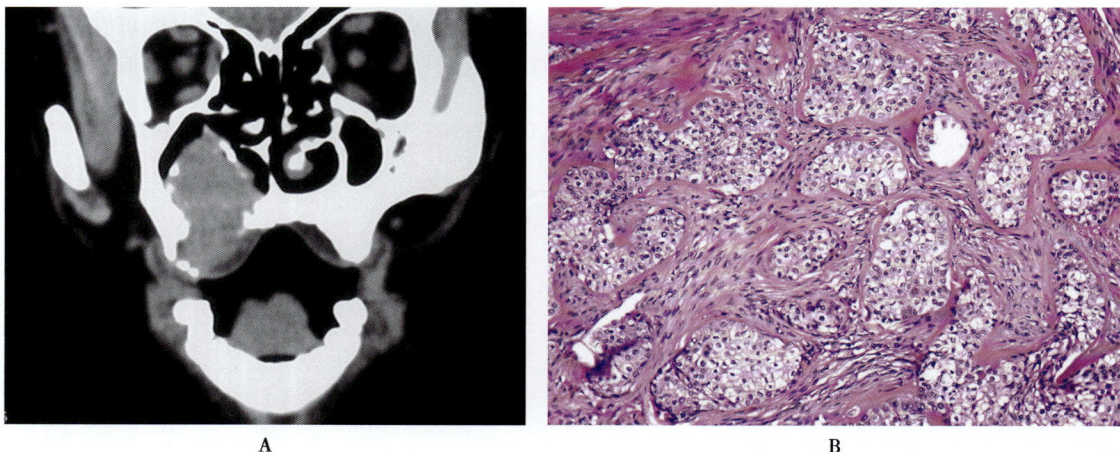

图 18-24 牙源性透明细胞癌
A. CT 示肿瘤破坏颌骨、累及上颌窦 B. 镜下见肿瘤由片状、条索状排列的透明上皮细胞构成

【鉴别诊断】本肿瘤应同口腔颌面部可能出现的透明细胞性肿瘤相鉴别。首先是唾液腺肿瘤中可出现透明细胞,可根据肿瘤的原发部位、黏液成分化学染色(唾液腺肿瘤的透明黏液细胞阳性)、淀粉酶或/和溶菌酶的免疫组织化学染色(腺泡细胞癌阳性)、S-100 及 actin 染色(透明细胞肌上皮瘤阳性)来鉴别。其次是部分牙源性钙化上皮、成釉细胞瘤中也可出现透明细胞。前者肿瘤中有钙化物,牙源性透明细胞癌中无钙化物;后者透明细胞占小部分,主要区域为典型的成釉细胞瘤图像。另外,还应做全身检查以排除转移性肾透明细胞癌的可能。

牙源性透明细胞癌来自牙板残余或 Malassez 上皮剩余。此瘤属低度或中度恶性肿瘤,易出现局部淋巴结转移,切除不彻底易复发。

(五) 牙源性影细胞癌

牙源性影细胞癌(odontogenic ghost cell carcinoma)是指具有牙源性钙化囊肿(或牙本质生成性影细胞瘤)特征(包括含量不等的影细胞或发育不良的牙本质),又具有恶性细胞学特征和呈浸润性生长的肿瘤。它可以由先存的良性病变恶变而来,也可为原发的恶性肿瘤。可以表现为囊性肿物,也可为实性。患者年龄范围在 13~72 岁,平均年龄 38.4 岁,男性多见,上颌骨好发。颌骨膨大为常见症状,上颌肿瘤最终可侵犯上颌窦和鼻腔。X 线表现为界限不清的透射影,其中可见不规则阻射物质。肿瘤可导致唇颊侧骨板破坏。镜下表现牙源性钙化囊肿或牙本质生成性影细胞瘤的某些特征,如肿瘤上皮岛具有排列规则的基底细胞,并含数量不等的影细胞和中央的星网状细胞。但肿瘤表现细胞和胞核的多形性,核分裂象多见,有时可见肿瘤坏死以及周围组织侵犯(图 18-25)。肿瘤中还

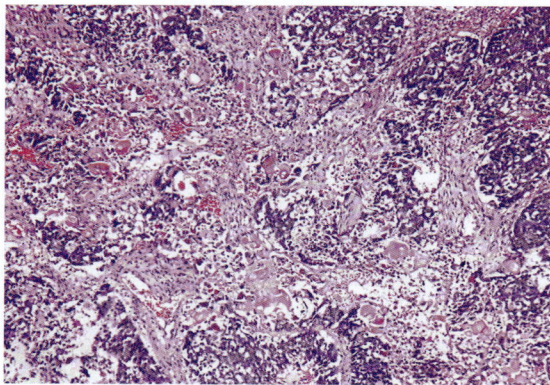

图 18-25 牙源性影细胞癌
镜下表现牙本质生成性影细胞瘤的某些特征,含数量不等的影细胞,但肿瘤表现细胞和胞核的多形性,核分裂象多见

可见邻近上皮的牙本质样物质(juxtaepithelial dentinoid)。肿瘤呈浸润性生长,术后易复发,有肺转移甚至致死的病例报道。

二、牙源性癌肉瘤

牙源性癌肉瘤(odontogenic carcinosarcoma)是极为罕见的恶性混合性牙源性肿瘤,其组织学表现类似成釉细胞纤维肉瘤,但其上皮及间叶组织均呈恶性表现。目前文献中仅有零星病例报告,均发生于下颌,且随访资料不全。

三、牙源性肉瘤

牙源性肉瘤(odontogenic sarcoma)是指一组混合性牙源性肿瘤,上皮成分表现良性,但其间叶成分表现肉瘤的特征。其中最常见的是所谓成釉细胞纤维肉瘤(ameloblatic fibrosarcoma),它类似于成釉细胞纤维瘤的组织结构,但间叶成分呈恶性表现。如肿瘤中形成牙本质样结构或牙釉质和牙本质样结构,还可称为成釉细胞纤维牙本质肉瘤或成釉细胞纤维牙肉瘤,但后两者很少见。

【临床表现】 该肿瘤极为少见,好发于中青年人,平均年龄在 30 岁左右,下颌比上颌多见,性别无差异;肿瘤生长较快且伴疼痛,大多数患者疼痛发生在肿胀之前,此为诊断要点;X 线显示颌骨边界不清的透射区,并伴骨组织破坏。

【病理变化】 肉眼见肿物为分叶状,质较软,剖面为淡粉红色,无明显纤维束,无包膜;镜下见上皮成分较少,呈团块状或条索,上皮分化较好;间充质成分表现明显间变,细胞密集,呈多形性,瘤细胞大小不一,有核浓染、异型,核分裂多见(图 18-26),且可有瘤巨细胞。

此瘤具有混合性来源,即成釉上皮和牙乳头或牙囊。大约 1/3 的病例由成釉细胞纤维瘤的间叶成分恶变而来,往往与成釉细胞纤维瘤术后复发有关。成釉细胞纤维肉瘤呈局部高度浸润性生长,较少发生远处转移。

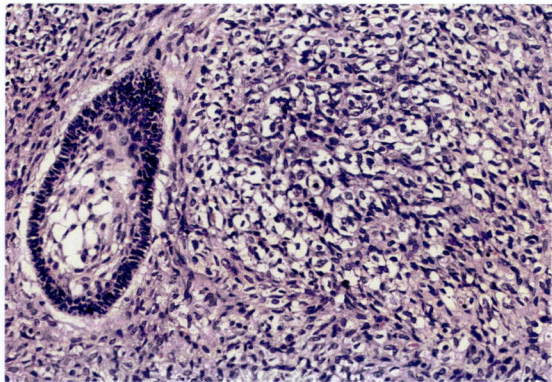

图 18-26 成釉细胞纤维肉瘤
上皮成分较少,分化较好;间叶成分表现明显间变,瘤细胞大小不一,核浓染、核分裂多见

第五节 纤维-骨性病损

一、骨化纤维瘤

骨化纤维瘤(ossifying fibroma)是一种边界清楚、由富于细胞的纤维组织和表现多样的矿化组织构成的肿瘤,常累及颅颌面骨。目前认为有三种临床病理亚型,"牙骨质-骨化纤维瘤(cemento-ossifying fibroma,COF)"被认为属牙源性来源,另外两型为好发于青少年的两种组织学变异型,即"青少年小梁状骨化纤维瘤(juvenile trabecular ossifying fibroma,JTOF)"和"青少年沙瘤样骨化纤维瘤(juvenile psammomatoid ossifying fibroma,JPOF)"。

【临床表现】 骨化纤维瘤主要发生于 10~39 岁,女性多见。不同组织学亚型的发病年龄有差异,JTOP 发病年龄较小(8.5~12 岁),JPOF 患者平均年龄约 20 岁,而经典的 COF 高发年龄在 20~40 岁。COF 主要见于下颌后部,JTOF 好发于上颌,而 JPOF 主要发生于鼻窦的骨壁。临床早期无症状,随着肿瘤增大,可由于颌骨膨隆引起牙移位、关系紊乱和颌面部变形。X 线表现为境界清楚的、单房性密度减低区,由于伴有硬组织形成,在病变的中央区域常见不透光区(图 18-27)。

【病理变化】 肉眼观肿瘤界限清楚,有包膜,剖面呈黄白色、呈实性。骨化纤维瘤镜下由富含成纤维细胞的结缔组织构成,其细胞丰富程度可有较大差异。肿瘤中的钙化结构很多样,小梁状

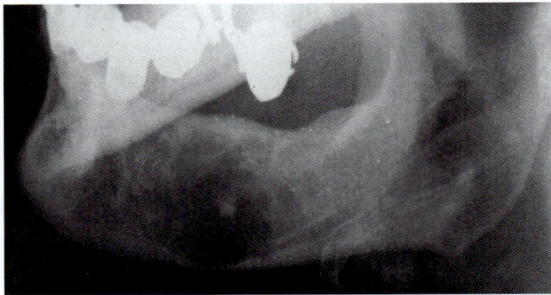

图 18-27 骨化纤维瘤
X 线示界限清楚的密度减低区,其中伴有硬组织形成

编织骨(trabeculae of woven bone)较常见,其周围绕成排的成骨细胞,这些骨小梁可相互连接成网;有时可见宽大的板层骨(lamellar bone)结构和营养不良性钙化;肿瘤中常可见无细胞的嗜碱性类牙骨质沉积物,呈圆形或卵圆形,周界光滑,类似于牙骨质小体(cementicle)(图 18-28)。JTOF 由含丰富细胞的纤维组织构成,其中可见含细胞的带状类骨质,另外可见纤细幼稚的骨小梁,内有骨陷窝和骨细胞,骨小梁外周密集围绕一排较大的成骨细胞。这些骨小梁相互吻合成网状,细胞丰富区域可见核分裂。JPOF 的特征是在成纤维性间质内含有丰富的沙瘤样骨小体,这些卵圆形或弯曲的骨小体中可无细胞,也可见散在细胞,与牙骨质小体不同,骨小体边缘没有放射状的胶原纤维,骨小体本身可相互融合形成具有反转线的小梁结构。

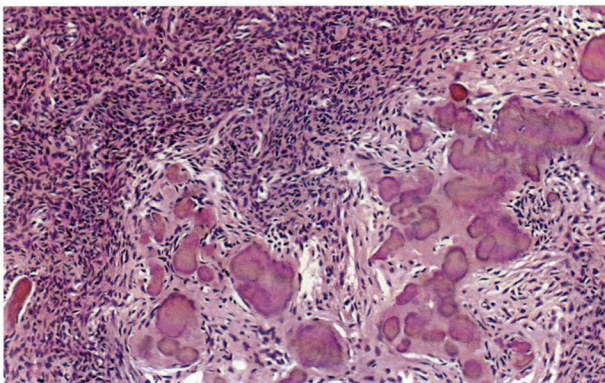

图 18-28 骨化纤维瘤
由富含成纤维细胞的结缔组织构成,可见嗜碱性类牙骨质沉积物

【鉴别诊断】在组织学上,骨化纤维瘤与纤维结构不良有时很难鉴别,主要依据其 X 线及临床特点。骨化纤维瘤好发于下颌,界限清楚,有包膜,同时所形成的骨小梁周围常见到成排的成骨细胞,以此可与纤维异常增殖症相区别(详见第十四章)。

一般认为,骨化纤维瘤来自于牙周膜,如不治疗可持续生长,治疗应完整切除。尽管青少年小梁状骨化纤维瘤在形态学上表现极为活跃,但保守性手术后一般无复发。

二、家族性巨大型牙骨质瘤

家族性巨大型牙骨质瘤(familial gigantiform cementoma),是一种少见的颌骨纤维-骨性病损,其发病早,呈多灶或多象限颌骨受累(图 18-29),颌骨膨隆可导致明显的面部畸形。该病不累及其他骨,具有家族性,部分病例可表现常染色体显性遗传特点,无遗传背景的散发病例也有报道。

其组织学表现类似牙骨质-骨化纤维瘤特点,由丰富的梭形成纤维细胞、胶原纤维以及不成熟骨小梁和牙骨质样矿化结构所组成。本病的手术处治具有挑战性,主要因为其累及颌骨广泛、生长活跃,仅作局部修整的手术常常复发,可能多次复发甚至导致病变生长加快。

学习笔记

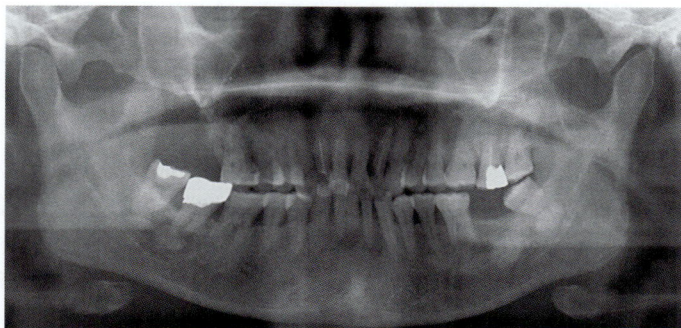

图 18-29　家族性巨大型牙骨质瘤
曲面体层片见颌骨的四个象限均受累

三、纤维结构不良

纤维结构不良（fibrous dysplasia）详见第十四章。

四、牙骨质-骨结构不良

牙骨质-骨结构不良（cemento-osseous dysplasia，COD）是一组发生于颌骨承牙部位的非肿瘤性病损，是以纤维组织和化生性骨取代正常骨组织的特发性病变。COD 好发于中年黑人女性，只发生于颌骨的承牙区。病变有多种临床表现形式，并具有不同的名称。发生于下颌前部、仅累及少数牙时，称为根尖周 COD（periapical osseous dysplasia），发生于颌骨后牙区的类似局限性病变称为局灶性骨结构不良（focal osseous dysplasia）。繁茂性 COD（florid osseous dysplasia）为多发或多个象限颌骨受累。

根尖周和局灶性 COD 通常在行 X 线检查时偶然发现（图 18-30），受累牙活力正常。繁茂性骨结构不良可在继发感染后出现症状。颌骨膨胀不常见，但有时繁茂性 COD 可以例外。牙骨质-骨结构不良的 X 线可以表现透射影为主、阻射影为主或透射/阻射混合影，随病变时间的推移，阻射影改变有逐渐增加的趋势。如患者临床和放射表现典型，其诊断可不需病理活检。

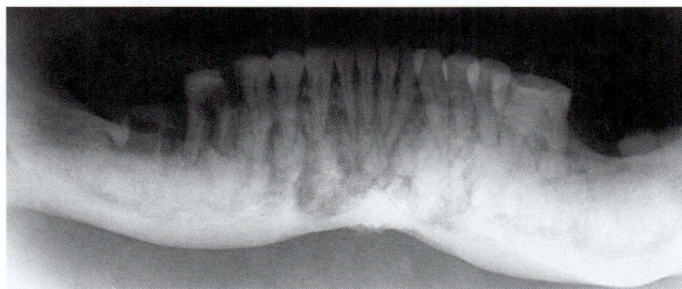

图 18-30　根尖周 COD 的 X 线表现

各型 COD 均由富于细胞的纤维组织构成，其中含有层板骨和牙骨质样物质。病变无包膜。大多数病变中的硬组织成分与受累牙牙根表面不融合，但与其周围的骨组织相连。繁茂性 COD 可发生继发感染。

牙骨质-骨结构不良发生于牙周膜。除非病变继发感染（常见于繁茂性 COD），一般不需要治疗。

第六节　其 他 肿 瘤

婴儿黑色素神经外胚瘤（melanotic neuro-ectodermal tumor of infancy）曾被称为黑色素牙釉质上皮瘤（melanotic adamantinoma）或黑色素突变瘤（melanotic progonoma）。由于其与牙关系密切，曾认

为该瘤为牙源性肿瘤。根据胚胎学、超微结构和生化研究,目前认为此瘤来自神经嵴细胞。

【临床表现】 婴儿黑色素神经外胚瘤见于 1 岁以下婴儿。典型的发生在上颌骨,但也可发生于下颌骨或头颅骨。病损表现为非溃疡性黑色或黑色素性龈部和骨内包块。X 线片显示为界限不清的透光区,可以含有发育牙并可导致牙移位。

【病理变化】 肉眼见肿物表面黏膜无溃破,边界不清,无包膜。切面呈灰或深黑色。镜下见肿瘤由上皮样细胞和淋巴细胞样细胞组成。上皮样细胞和淋巴细胞样细胞可单独各自组成灶性聚集,但多是两种细胞混杂在一起呈巢状。上皮样细胞体积较大,呈立方状或多边形,核大而淡染,胞质丰富,含黑色素或色素不明显。上皮样细胞排列不一,呈片块状、索状、裂隙样或导管状(图 18-31)。导管或裂隙内可含淋巴细胞样细胞。淋巴细胞样细胞的变异较大,有些病例中它们类似于小淋巴细胞,伴致密圆形核,胞质很少。在另外病例中,胞核较大,伴有发育较好的染色质。在肿瘤周边部,瘤组织可延伸至骨内,似乎呈浸润性生长。

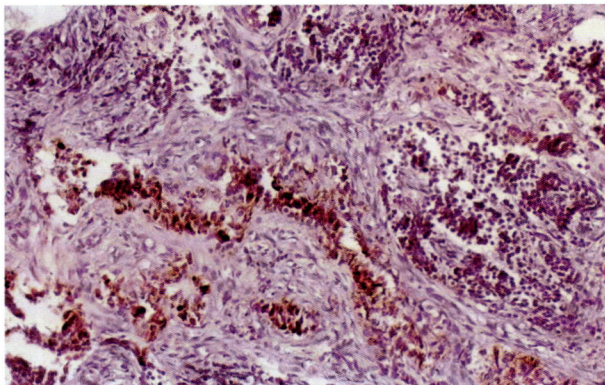

图 18-31　婴儿黑色素神经外胚瘤
肿瘤由上皮样细胞和淋巴细胞样细胞组成,上皮样细胞可含黑色素

一般来说,治疗选择完整局部切除,除非有转移证据,应避免放疗和化疗。虽然多数病例属良性肿瘤,但局部切除不全,常可出复发,约 7% 的病例可发生淋巴结、肝、骨、肾上腺和软组织等部位的转移。

(李铁军　钟　鸣)

第十九章　口腔黏膜上皮肿瘤和瘤样病变

>> **提要：**

口腔黏膜是覆盖于口腔表面的衬里，它前与唇部皮肤、后与咽部黏膜相连。其组织结构包括上皮和固有层，两者之间为基膜区。上皮成分由角质形成细胞和非角质形成细胞构成，本章主要介绍这两类细胞发生的鳞状细胞乳头状瘤、鳞状细胞癌、黏膜色素痣和恶性黑色素瘤肿瘤等。

第一节　良性病变

一、乳头状瘤

乳头状瘤（papillomas）是一组局部上皮呈外生性和息肉样增生形成的疣状或菜花状外观的肿物，包括鳞状细胞乳头状瘤、寻常疣、尖锐湿疣和多灶性上皮增生，但不包括纤维上皮增生。乳头状瘤较常见，其发病率约为 0.1%～0.5%。有些乳头状瘤由人类乳头状瘤病毒感染引起，广泛的多发乳头瘤或弥散的乳头瘤样改变提示人类乳头状瘤病毒感染的可能。组织学上乳头状瘤应与纤维上皮增生、纤维上皮息肉、纤维性龈瘤和与真菌感染或义齿有关的纤维增生相鉴别。这些病变以纤维成分为主，无病毒感染。

（一）鳞状细胞乳头状瘤

鳞状细胞乳头状瘤（squamus cell papilloma）是一种复层鳞状上皮良性增生性病变，形成乳头状或疣状肿物。该病变可能是由人类乳头状瘤（human papillomavirus，HPV）诱发，在超过50%的口腔乳头状瘤中可发现 HPV 亚型6和11，而在口黏膜细胞检出率小于5%。感染的具体方式不明，可能通过人与人之间的性或非性接触、被感染的物品、唾液以及哺乳等方式传播。相比其他由 HPV 引起的疾病，口腔鳞状乳头状瘤中病毒表现出非常低的毒力和感染率。潜伏期为 3～12 个月。

【临床表现】可发生于任何年龄，以 20～50 岁人群常见。男女比例相当。口腔任何部位均可发病，最常见的部位是腭、唇、舌和牙龈黏膜。乳头状瘤质软、有蒂、呈丛状的指状突，或为无蒂的圆顶样病损，表面呈结节、乳头状或疣状。表面可以是白色、淡红色或正常黏膜角化颜色。通常为单发，并迅速生长，最大直径约 0.6cm，然后维持在一定的大小。青少年乳头状瘤最敏感的危险因素是其母亲曾有生殖器疣病史。一些假说认为 HPV 可通过产道、胎盘或羊水传播感染。

【病理变化】病变为外生性，增生的复层鳞状上皮呈指状突起，排列整齐，其中心为血管纤维结缔组织支持，并伴有不同程度的慢性炎细胞浸润（图 19-1）。上皮表层通常有不全角化或正角化，也可能无角化。

（二）寻常疣

寻常疣（verruca vulgaris，common wart）是一种良性的、病毒诱发的复层鳞状上皮局灶增生。几乎所有病例都可以发现 HPV 病毒亚型2、4、6和40。寻常疣具有传染性，可通过自身接种传播到自身其他部位的皮肤或者黏膜。发生在口腔黏膜的病例少见。

【临床表现】通常见于儿童，但偶有发生于成年人，可见手部皮肤常被感染。口腔黏膜常见于唇红缘、唇黏膜或舌前部。通常表现为无痛性丘疹或结节伴有乳头状突起或粗糙的小圆石状表

ER19-1

图片：ER19-1
鳞状细胞乳头状瘤上皮过度不全角化

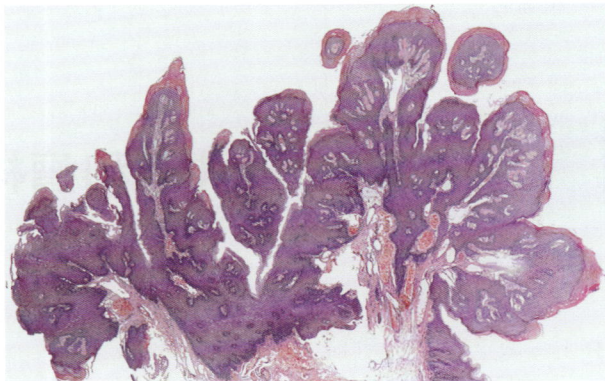

图 19-1　鳞状细胞乳头状瘤
鳞状上皮增生呈指状突起,其内伴纤维血管结缔组织轴心

面。可带蒂或固着生长。口腔病变常为白色。一般为 0.3cm 受到刺激可迅速增大,但很少超过 5cm。

【病理变化】 表现为过度角化的复层鳞状上皮增生,可见指状或点状突起伴结缔组织轴心和慢性炎症细胞。伸长的上皮钉突向病变中心汇合,从而产生"杯状"表现。颗粒细胞层增厚,表现出粗的、成群的透明角质颗粒(图 19-2),常可见嗜酸性粒细胞核内病毒包涵体。表面棘层常可见大量空泡细胞。

(三) 尖锐湿疣

尖锐湿疣(condyloma acuminatum)亦称性病性疣(venereal wart)或性病性湿疣(venereal condyloma),是一种病毒诱发的发生于生殖器、肛周区域、口腔以及咽部的复层鳞状细胞增殖性病变。HPV 病毒亚型 2、6、11、53 和 54 中的一种或多种可在病变中检测到,高危类型 16、18 和 31 也可出现,尤其是在肛门与生殖器病变中。尖锐湿疣被认为是一种性传播疾病,病变发生于性接触或创伤部位。当发生在儿童时,可能是性侵犯的标志。此外,对婴儿口腔和咽部 HPV 病毒感染研究表明,患有生殖器 HPV 感染的母亲引起

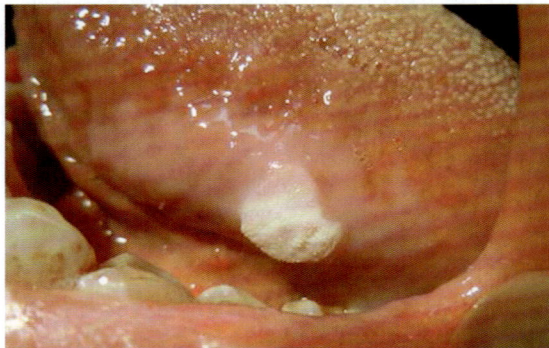

图 19-2　寻常疣
鳞状上皮过度角化,颗粒细胞层增厚

的垂直传播可能发生于围产期或子宫内。口腔和肛门以及生殖器尖锐湿疣同时出现很少见。尖锐湿疣潜伏期为性接触后 1~3 个月,病变一旦出现,则有可能自体接种到其他部位黏膜。

【临床表现】 口腔任何部位均可感染,多数病损起源于口腔前部的唇黏膜、舌和腭部。20~50 岁之间易发,青少年和青年为高发人群。无痛、圆形、外生性的结节,直径可达 15mm,较鳞状细胞乳头状瘤和寻常疣大。基部宽、结节状或桑葚状(图 19-3)、表面粉红色、或近似正常黏膜颜色。可以是多发,常呈串珠状。

【病理变化】 与鳞状细胞乳头瘤相似,但上皮增生呈短钝的叶状,长度一致,表面光滑、结节、扁平或圆形。角化通常不如寻常疣明显,偶见中等程度的角化,临床表现为白色。在皱褶、突起或裂隙之间衬有上皮,与基底部紧密连接,在角化病损中充满角质物。如前所述的凹空细胞团较鳞状细胞乳头状瘤更常见,通常是一个明显的特征。与鳞状乳头状瘤不同的是,钉突呈球根样、较短,钉突的长度均等,并不向内弯曲。

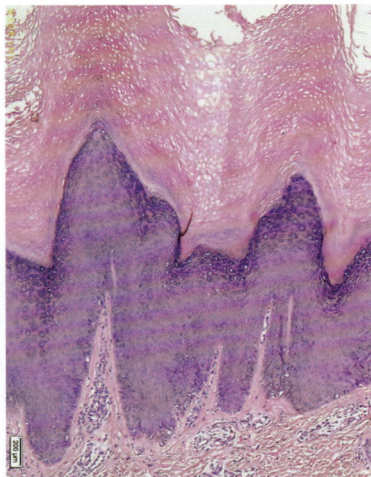

图 19-3　尖锐湿疣
病变呈乳头状突起,表面桑葚状

口腔尖锐湿疣通常采用保守手术或激光切除。

（四）多灶性上皮增生

多灶性上皮增生（multifocal epithelial hyperplasia）又称为局灶性上皮增生（focal epithelial hyperplasia）、赫克病（Heck's disease）等，是一种罕见的病毒诱导的局限性鳞状上皮增殖，目前发现存在许多人群和种族，并且明确该病是由 HPV 亚型 13 和 32 引起的。

【临床表现】　该病变多发于儿童，偶尔见于青、中年人。无明显性别差异，最常见受累部位包括唇、颊、舌和牙龈黏膜。结膜受累非常罕见。该病通常表现为多发、质软、扁平的丘疹，常聚集成簇，颜色常与正常黏膜相同（图 19-4A）。偶见病变表面呈乳头状改变。单个病变较小（0.3 ~ 1.0cm），分散且界限清晰，但这些病变常紧密地聚集以致整个病变区域呈现圆石或裂缝样外观。

【病理变化】　多灶性上皮增生的特征是口腔上皮质硬，棘层增厚和表层不全角化，增厚的上皮向上延伸而不向下延伸到固有层，上皮钉突变宽，常汇合在一起，有时呈球棒状（图 19-4B）。表浅棘层细胞常见凹空细胞样改变。有时可见表层细胞胞核呈有丝分裂样改变，称为有丝分裂样细胞（mitosoid cells）（图 19-4C）。固有层常较疏松，血管丰富，有不同程度淋巴细胞浸润。

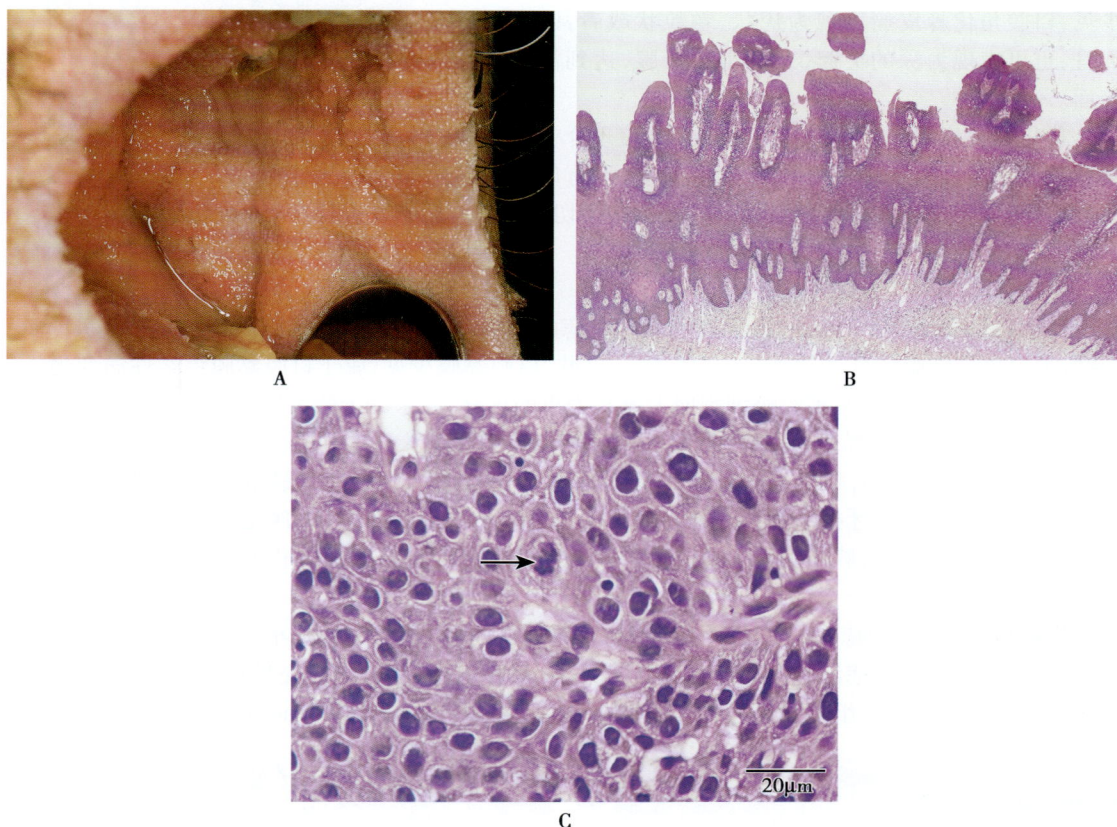

图 19-4　多灶性上皮增生

A. 扁平的丘疹弥散分布，颜色常与正常黏膜相同　B. 上皮增厚向上皮表面延伸而不向下延伸到固有层，上皮钉突变宽，常汇合在一起　C. 上皮表层有丝分裂样细胞（箭头示）

治疗后复发风险小，而且几乎没有恶变可能。

二、角化棘皮瘤

角化棘皮瘤（keratocanthoma）一种起源于毛囊上皮的良性肿瘤。因此，口腔黏膜是否存在真正意义上的角化棘皮瘤还存在争议。但有口腔内发生弧立性病变的报道。普通类型也可以累及黏膜皮肤交界处。

【临床表现】　病变主要发生于日光暴露的有毛发的皮肤，如唇部。无毛发的部位非常罕见。

白种人常见,男性发病是女性的 2 倍。高发年龄在 50~70 岁,20 岁以下患者罕见。除单发外,也有多发的角化棘皮瘤的报道,有时表现为单侧。这些病例可能涉及遗传性背景,因为有家族聚集性。

病变初期生长迅速,持续数月后,缓慢自发性消退。但确切的消退时间很难获得,因为常规治疗是切除。成熟的病损通常为浅棕色或微红的蕾状或圆顶状,随后周边肿瘤组织膨胀,使中心区域表现为充满角质的弹坑样,直至最终形成杯状或腊肠状的病损,表现似溃疡。事实上,表面衬覆肿瘤上皮且常覆盖有角质团。丘疹样的亚型为多病灶,但是通常缺少中心的角质栓。创伤感染后,可能会出现真正的溃疡,尤其是在唇部。在口腔,以上描述的表现类型很少出现。

【病理变化】角化棘皮瘤表面呈疣状,向下形成角化裂隙,向深部生长的上皮的钉突见有角化珠。细胞异型不明显,有丝分裂罕见或无。间质明显的炎细胞浸润,尤其在邻近间质和肿瘤的深处(图 19-5)。因此边界不清。口腔内很少见,口腔角化棘皮瘤表现为疣状、颗粒状或者甚至溃疡。而且,也可表现为深的突起,穿过小唾液腺,达到深部骨的表面。

角化棘皮瘤属良性病损。口腔病损的表现介于假性和真性肿瘤之间。对于体腔开口处类似病损,没有确切的预后数据。因这类病损非常罕见,而且一般都完整切除。手术后不发生复发。

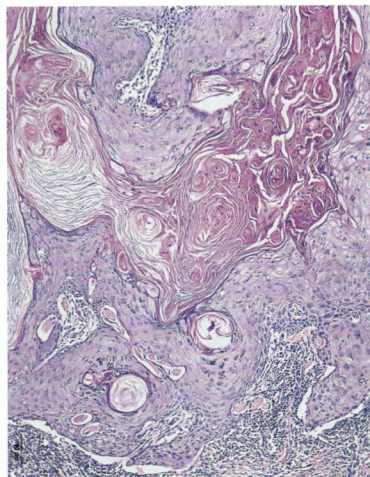

图 19-5　角化棘皮瘤
向深部生长的上皮钉突有角化珠,邻近肿瘤间质明显的慢性炎细胞浸润

三、口腔黏膜色素痣

色素痣(pigmented naevus)又称黑色素细胞痣(melanocytic naevus)、痣细胞痣(nevocellular naevus),为黑色素细胞的良性肿瘤。主要发生于皮肤,口腔黏膜少见,属于口腔黏膜色素性病变之一。痣细胞的来源推测可能是神经嵴细胞向上皮和表皮的迁移,或来源于残留的黑色素细胞。

【临床表现】口腔黏膜色素痣可发生于任何年龄,多为单发,少数可累及两个以上的部位。病变大多数不超过 0.5cm,高起或不高起黏膜表面,20% 表现为无色素性。最常累及的部位是牙龈、腭,其次是颊、唇黏膜、牙槽嵴和唇红部。口腔黏膜痣以黏膜内痣最多,其次是普通蓝痣,而复合痣和交界痣相对较少。口腔黏膜色素痣的恶性变非常少见。但是临床表现相似于黑色素瘤,应当取活检确诊。

【病理变化】色素痣由圆形或多角形的痣细胞组成,典型是呈巢状分布,可位于上皮和结缔组织内。镜下观察,根据痣细胞的部位可分为交界痣、黏膜内痣、复合痣。交界痣(junctional naevus)痣细胞局限于上皮结缔组织交界区(图 19-6A)。黏膜内痣(intramucosal naevus)痣细胞位于结缔组

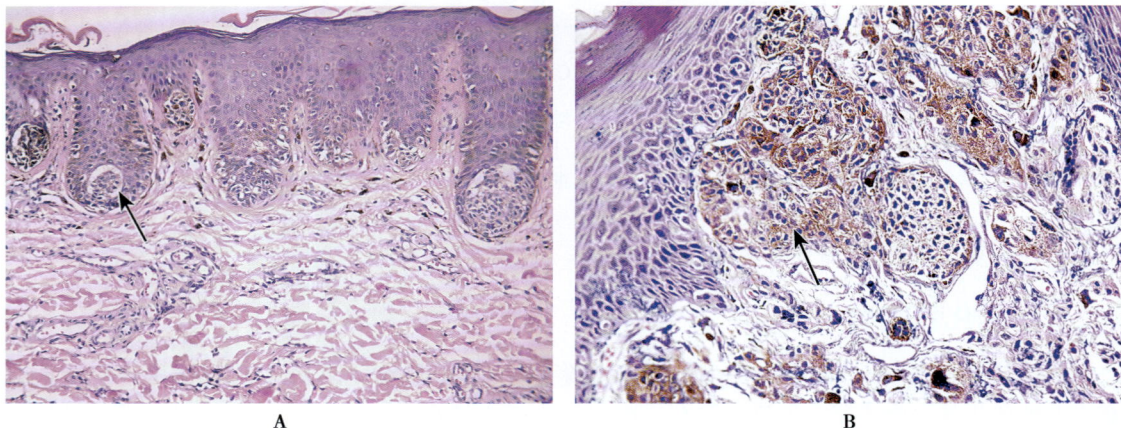

A

B

图 19-6　口腔黏膜色素痣
A. 交界痣:痣细胞局限于上皮结缔组织交界处(箭头示)　B. 黏膜内痣:痣细胞位于上皮下结缔组织内(箭头示)

织内(图 19-6B)。复合痣(compound naevus)痣细胞同时存在于上皮和结缔组织内。

口腔黏膜色素痣应注意与外源性色素沉积如汞纹(amalgamtatoo)及恶性黑色素瘤鉴别。

第二节　恶 性 肿 瘤

一、口腔癌

口腔癌是指发生于口腔黏膜的鳞状细胞癌(squamous cell carcinoma),它是具有不同程度鳞状分化的上皮性侵袭性的肿瘤,有早期广泛淋巴结转移的倾向。口腔癌约占口腔恶性肿瘤的 90%。流行病学资料显示,2012 年全球新增发生口腔癌 300 373 例,年死亡率占全球人口 0.19‰。男性发病多于女性,性别约为 5.5∶2.5。我国 7 所口腔医学院病理资料中,口腔癌 21 964 例,占 31.4%。

口腔癌确切的发病原因仍不十分明了。目前的研究表明,口腔癌主要的危险因素是吸烟。酗酒与烟草之间具有很强的协同作用,能显著增强口腔癌的发病风险。无烟烟草如咀嚼烟草或鼻烟习惯是印度、东南亚、中国台湾省等人群口腔癌的主要病因。此外,咀嚼槟榔也是口腔癌发生的危险因素之一。

口腔癌可发生于口腔黏膜的任何部位,其中常见部位依次是舌、口底、牙龈,数量约占全部口腔癌的一半以上。在亚洲人群中,由于咀嚼槟榔和烟草习惯,颊黏膜也是口腔癌的好发部位。

【临床表现】　口腔癌早期经常是无症状或症状不明显,因此对小病损的诊断,尤其当患者有烟酒嗜好的时候更应注意。患者可能出现红色病损、红白相间的病损或者白色病损。口腔癌的表现根据口内部位的不同而有所变化。黏膜增生和溃疡、疼痛、耳部的牵涉性疼痛、口臭、语言、张口和咀嚼困难、吞咽困难和疼痛以及出血、消瘦、颈部肿大是常见的口腔癌晚期的症状。由于口腔黏膜与颌骨邻近,因此口腔癌易侵犯骨,特别是累及下颌管时,除神经症状外,无明显表现。

【病理变化】　组织学上,口腔癌可分为以下亚型:

1. 鳞状细胞癌(squamous cell carcinoma)　是最常见的亚型,肉眼观察,常呈菜花状,也可坏死脱落而形成溃疡。癌组织切面呈灰白或浅褐色,向深部结缔组织浸润性生长(图 19-7A),边界不清。主要组织学特征为:癌细胞呈鳞状分化和侵犯周围正常组织。镜下观察,鳞状分化的癌细胞呈不同程度的细胞内或细胞外角化(intracellular or extracellular keratinization),细胞排列成实性巢状、条索或岛状结构。在分化好的鳞状细胞癌的癌巢中,癌巢周边细胞呈基底细胞样,内部为棘细胞样,细胞间还可见到细胞间桥,癌巢的中央可出现层状角化物,称为角化珠(keratin pearl)或癌珠(图 19-7B)。

较大的癌巢内可见坏死,肿瘤间质常见纤维结缔组织增生,可伴有数量不等的淋巴细胞的聚

ER19-4

画廊:ER19-4
口腔癌癌巢及
间质

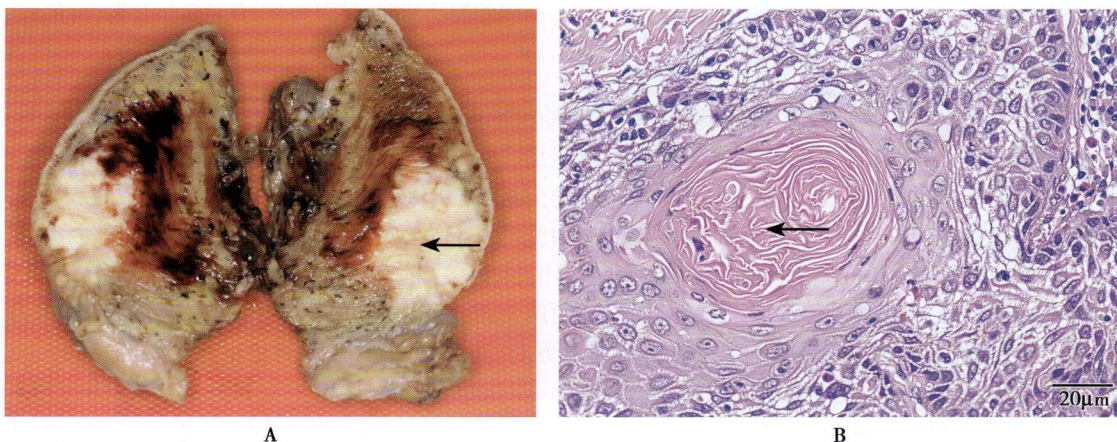

图 19-7　鳞状细胞癌
A. 舌鳞状细胞癌大体标本剖面见癌组织切面呈灰白,浸润性生长(箭头示)　B. 鳞状细胞癌癌巢可见细胞间桥,中央层状角化(箭头示)

学习笔记

集和浸润。癌旁的黏膜上皮通常表现为不同程度的异常增生。根据肿瘤细胞的分化程度、细胞和细胞核的多型性以及细胞分裂活性等,传统的组织学分级将口腔癌分为高、中、低分化三级:高分化癌与正常鳞状上皮颇类似,即含有数量不等的基底细胞和具有细胞间桥的鳞状细胞,角化明显,核分裂象少,非典型核分裂和多核细胞极少,胞核和细胞多型性不明显(图 19-8A)。中分化鳞状细胞癌具有独特的核的多型性和核分裂,包括非正常核分裂,角化不常见,细胞间桥不明显(图 19-8B)。低分化癌以不成熟的细胞为主,有大量的正常或不正常的核分裂,角化非常少,细胞间桥几乎不能发现(图 19-8C)。

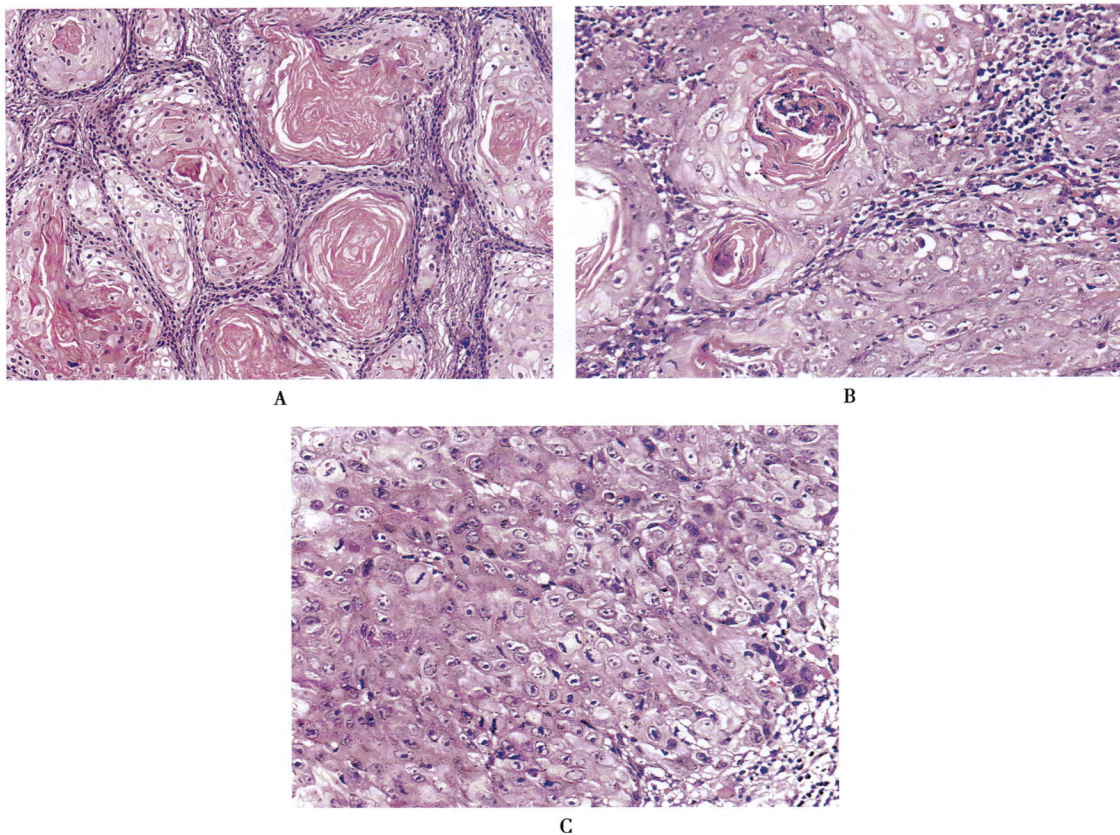

图 19-8　鳞状细胞癌组织学分级

A. 高分化:癌细胞间桥和角化明显,核分裂象少,胞核和细胞多型性不明显　B. 中分化:可见癌细胞核的多型性和核分裂;角化不常见,细胞间桥不明显　C. 低分化:癌细胞不成熟,异型明显,有异常核分裂,角化和细胞间桥少见

　　尽管角化出现在高或中度分化口腔癌中,但并不能作为癌分级的重要组织学标准。超过 90% 的口腔癌为中、高度分化。因组织分级自身存在不足,如评价组织和细胞学特征方面存在主观性;肿瘤组织存在异质性,小块活检组织难以判断病变全貌;组织固定和保存不良;评价的依据仅是瘤细胞的结构特征而不是功能特征;而且在评价癌细胞特征时,未对其周围微环境进行评价,故口腔癌组织学分级对判断患者预后和治疗效果方面作用有限。

　　口腔癌易于侵犯周围及深部组织,根据不同的解剖部位可累及纤维、神经、血管、脂肪、腺体及骨等。当癌细胞浸润范围较表浅仅限于基底膜下方时,可称为微浸润性鳞状细胞癌(microinvasion squamous cell carcinoma)。口腔癌的侵袭前沿(invasive front),即肿瘤-宿主交界处,可表现为两种生长模式:①膨胀性或黏附性模式(expansive or cohesive pattern):表现为数个较大的癌巢组成较为清晰的向外推进式侵袭边缘(图 19-9A);②浸润性生长模式(infiltrative pattern):表现为小的不规则癌细胞岛或条索、甚至几个或单个癌细胞呈指突状或散在侵入周围组织中,形成界限不清的浸润边缘(图 19-9B)。浸润性侵袭前沿往往具有更高的局部侵袭和颈淋巴结转移风险。

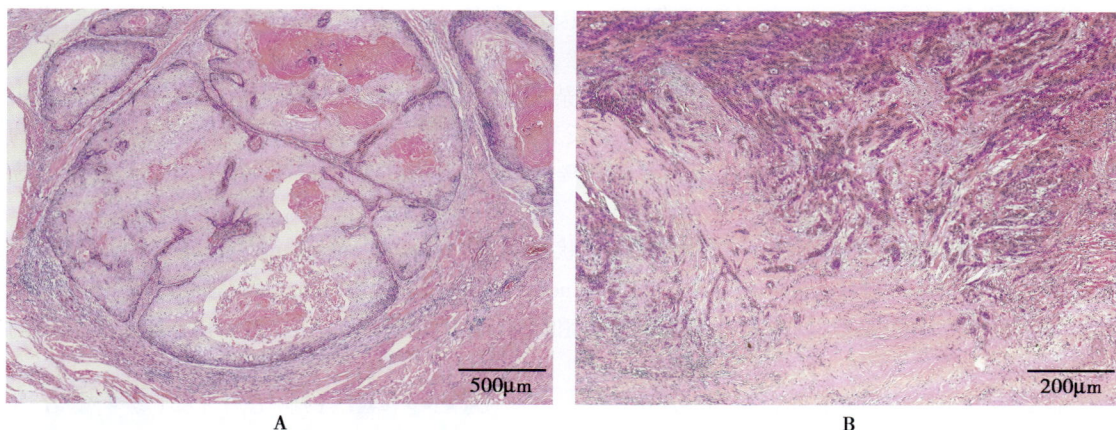

图 19-9　鳞状细胞癌侵袭前沿

A. 癌巢为团片状,有清晰的向外推进式侵袭边缘　B. 鳞状细胞癌小条索、数个或单个癌细胞侵入周围组织,界限不清

根据浸润前沿细胞角化程度、细胞多形性、核分裂数、浸润方式、浸润深度和肿瘤间质淋巴、浆细胞反应,提出的口腔癌侵袭前沿分级,在预测淋巴结转移、局部复发、生存率方面较传统的肿瘤的组织学分级更具临床价值。

肿瘤侵袭深度具有独立预后价值,也是影响颈淋巴结转移的一个主要因素。口腔癌手术切缘状况也与肿瘤复发、患者生存率相关,但安全手术切缘的界定标准尚有待统一。此外,肿瘤的血管、淋巴管及神经侵犯对预测口腔癌预后也具有一定的意义。

口腔癌易于早期发生颈淋巴结转移。据统计,舌、磨牙后区淋巴结转移率为 59% ~ 64%,颊黏膜为 22%,牙龈则低于 7%。有研究提出,颈淋巴结转移状态是影响口腔癌预后的最重要因素,其中颈淋巴结被膜外扩散是影响口腔癌预后的重要表现。

口腔癌细胞通常会表达角蛋白标记物和上皮基底细胞标记物,如 AE1/AE3、CK5/6、P63 和P40。口腔癌发生的分子机制复杂,目前尚未明确。研究发现,大多数口腔癌检测到遗传学上的不稳定性以及重要抑癌基因的突变,这可能在口腔癌的发生发展中发挥着调控作用。

2. 疣状癌(verrucous carcinoma)　1948 年首先由 Ackerman 作为一型独立的肿瘤加以描述。现已明确为一种非转移性的高分化鳞状细胞癌的亚型,以外生性、疣状缓慢生长和边缘推压为特征。长期使用烟草可能是口腔疣状癌的主要病因学因素。人类乳头状瘤病毒亚型 16 和 18 感染占口腔疣状癌的 40%。

疣状癌以老年男性多见,75% 的疣状癌发生在口腔,其中以下唇多见,颊、舌背、牙龈、牙槽黏膜均可发生。病变开始时为边界清楚、细的白色角化斑块,迅速变厚,发展成钝的乳头状或疣状,表面突起。此肿瘤通常表现为宽的基底或者无蒂,一般无症状,不出现溃疡和出血。

疣状癌由厚的棒状乳头和具有明显角化的分化良好的鳞状上皮呈钝性突入间质内构成。鳞状上皮缺乏一般恶性肿瘤的细胞学改变,细胞较鳞状细胞癌中的细胞大,核分裂象少见,且仅位于基底层,有时可见上皮内微小脓肿。疣状癌呈推进式侵犯间质,无浸润边缘。密集的淋巴细胞、浆细胞是常见反应(图 19-10)。癌周上皮下陷呈杯状包围在疣状癌的周边,这是进行深部活检的理想部位。

疣状癌中含有传统的鳞状细胞癌的病灶时则称为杂交瘤。约 1/5 的肿瘤与鳞状

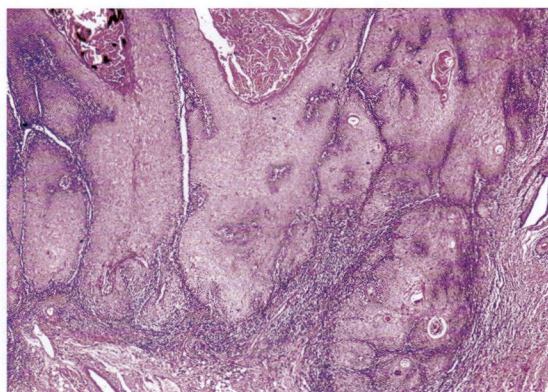

图 19-10　疣状癌

分化良好的鳞状上皮呈钝性突入间质,间质内淋巴细胞、浆细胞密集

ER19-6
画廊:ER19-6
口腔癌颈淋巴结转移

ER19-7
画廊:ER19-7
疣状癌

学习笔记

细胞癌共存。认识疣状癌的这种变异非常重要,因其具有更易局部复发和转移的潜能。目前,对于口腔疣状癌尚无分子或其他标志物具有预测性意义。

疣状癌的鉴别诊断包括外生性鳞状细胞癌、杂交瘤疣状癌、乳头状鳞癌、角化性鳞状细胞乳头状瘤和寻常疣。疣状癌以缓慢的局部侵袭性生长为特征,如不治疗,可引起局部广泛破坏。广泛的外科切除而不做颈清手术,5年无病存活率是80%~90%。单纯的疣状癌不转移。相反,杂交瘤疣状癌具有转移潜能。

3. 基底细胞样鳞状细胞癌 基底细胞样鳞状细胞癌(basaloid squamous cell carcinoma,BSCC)亦称基底样癌(basaloid carcinoma)、腺样囊样癌(adenoid cystic-like carcinoma),是一种侵袭性的、高级别的鳞状细胞癌的亚型,同时具有基底细胞样和鳞状细胞的成分。烟酒的滥用已被证实为强的危险因素。

病变多发生在喉、咽下和舌根部,男女均可发病,但以60~80岁的男性为主。生长迅速,病变外观表现为中央溃疡性肿块,伴黏膜下广泛的硬结,常与小唾液腺肿瘤或其他软组织肿瘤混淆。

肿瘤由基底样细胞和鳞状细胞两部分组成。基底样细胞小,核浓染,没有核仁,胞质少,排列紧密,分叶状实性排列。在一些病例中小叶周边细胞呈栅栏状排列(图19-11)。多见粉刺样坏死。基底细胞样鳞状细胞癌常伴有鳞状细胞癌的成分,鳞状细胞和基底样细胞间的分界可以非常突然。此外,也可伴有梭形细胞成分。常需与神经内分泌癌、腺样囊性癌、腺鳞癌等相鉴别。

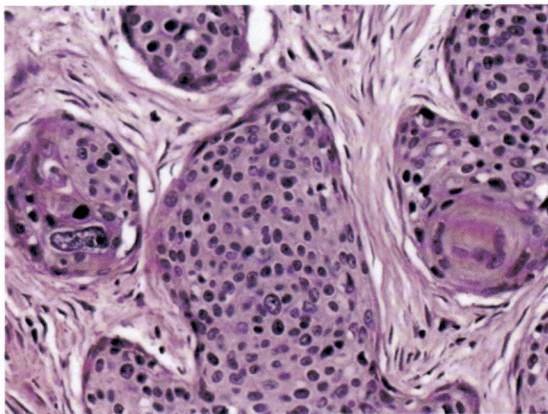

图 19-11 基底细胞样鳞状细胞癌
癌细胞小、核浓染、胞质少且排列紧密,分叶状实性

基底细胞样鳞状细胞癌的前驱细胞可能来源于表皮基底层或小唾液腺近端导管的全能原始细胞。虽然还有争议,但一般认为在分期相同的情况下,较鳞状细胞癌更具有侵袭性。

4. 乳头状鳞状细胞癌(papilary squamous cell carcinoma) 是鳞状细胞癌的一个独特亚型,以外生性乳头状生长和预后良好为特征。主要发生于60~70岁的男性。烟酒的滥用是其致病因素,报道的人类乳头状瘤病毒感染率的变化范围在0%~48%。

乳头状鳞癌表现为柔软、质脆的、外生性、息肉样的肿瘤,常发自一个较细的蒂。肿瘤以显著的乳头状生长为特点,这些乳头有纤细的纤维血管轴心,表面覆以肿瘤性的、不成熟的基底样或多型

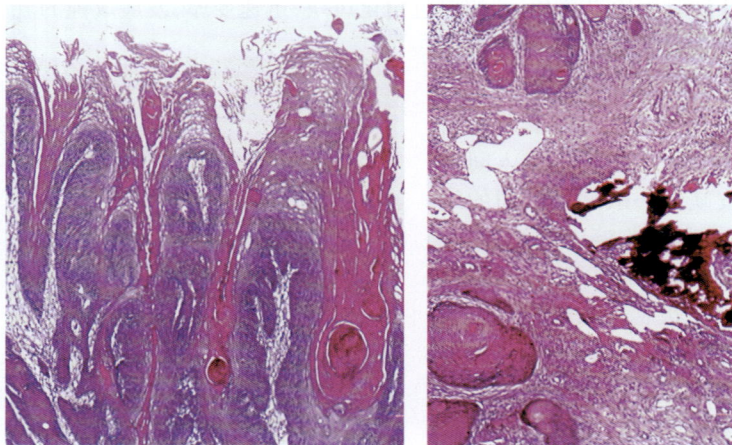

图 19-12 乳头状鳞状细胞癌
显著的乳头状生长,纤细的纤维血管轴心,表面覆以肿瘤性的、不成熟的基底样或多型性的细胞

性的细胞(图 19-12)。常见坏死和出血。间质侵袭由单个或多个癌巢构成,在肿瘤-间质界面有大量的淋巴细胞、浆细胞浸润。如未见间质浸润,则将病变称为非典型乳头状增生或原位乳头状癌。肿瘤可以转移至局部淋巴结,但很少有远处转移。虽然报道结果不一,但乳头状鳞癌的患者预后一般要比鳞状细胞癌患者好。

5. 梭形细胞鳞状细胞癌(spindle cell squamous cell carcinoma) 又称肉瘤样癌,是一种双相性肿瘤,由原位或侵袭性的鳞状细胞和恶性的梭形细胞构成。主要见于 70 岁左右的男性,与烟酒滥用有关,也可继发于辐射暴露后。常表现为不同大小的息肉样外观。表面常有溃疡。梭形细胞成分常构成肿瘤的大部分,有时只见梭形细胞,可被误认为真性肉瘤(图 19-13A)。肿瘤细胞可表达上皮和间叶两种标记。在 40%~85% 的病例中梭形细胞可表达细胞角蛋白(图 19-13B)。25% 的病例转移至局部淋巴结,远处播散少见。据报道 5 年生存率为 65%~95%。

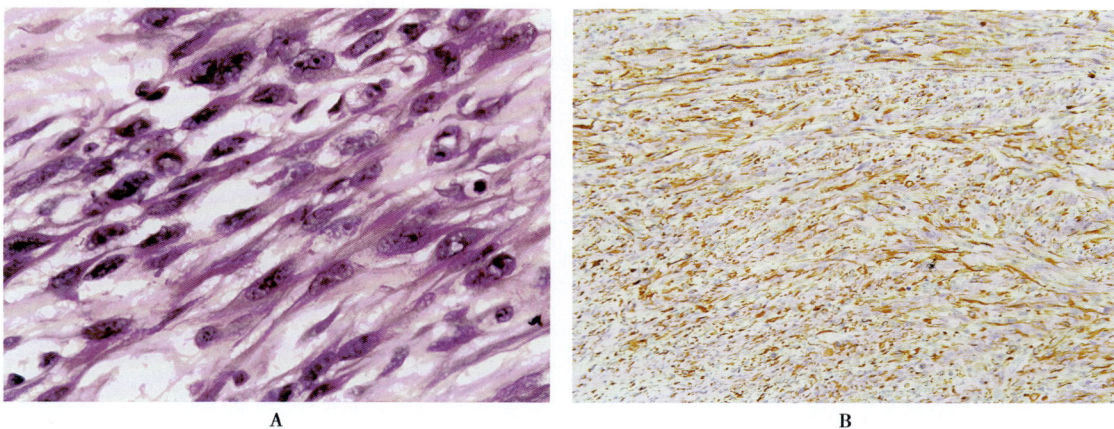

图 19-13 梭形细胞鳞状细胞癌
A. 癌细胞呈梭形,颇似肉瘤 B. 角蛋白免疫组化染色阳性

6. 棘层松解性鳞状细胞癌(acantholytic squamous cell carcinoma) 也称为腺样鳞状细胞癌(adenoid squamous cell carcinoma),是鳞状细胞癌的一个少见的亚型,特征是肿瘤细胞的棘层松解、形成腔隙和假的腺管分化的外观。该肿瘤无特殊的临床特点,生物学行为与鳞状细胞癌相似,来源于表层的鳞状上皮。

7. 腺鳞癌(adenosquamous carcinoma) 是罕见的来源于表层上皮的侵袭性肿瘤,由鳞状细胞癌和腺癌两种成分构成。好发于男性,多发生在 60~70 岁年龄。外观为外生性或息肉状的肿块,或边界不清的黏膜硬结,常有溃疡形成。鳞癌部分可以是原位癌或浸润癌,腺癌成分多见于肿瘤的深部,为腺结构,其衬里细胞为基底样细胞、柱状或产黏液细胞。腺鳞癌与高度恶性的黏液表皮样癌的区别是较困难的,前者的腺癌与鳞癌成分相互间较易分辨,而高度恶性黏液表皮样癌中主要为中间细胞,其中见少许孤立的产黏液细胞。腺鳞癌还应与棘层松解性鳞状细胞癌相区别。腺鳞癌来源于表皮具有多向分化的基底细胞。据报道腺鳞癌比鳞状细胞癌更具有侵袭性,且 75% 的患者有局部淋巴结转移,25% 的患者有远处转移,5 年生存率为15%~25%。

二、人类乳头状瘤病毒相关口咽鳞状细胞癌

人类乳头状瘤病毒相关口咽癌(oropharyngeal squamopus cell carcinoma associated with high-risk HPV,OPSCC-HPV)是指发生在口咽部黏膜的、由高危型人类乳头状瘤病毒引起的鳞状细胞癌。该肿瘤在流行病学、病理学、细胞分子机制和临床预后均有别于头颈部其他部位鳞状细胞癌,是一个独立的肿瘤类型。

HPV 相关口咽癌好发于男性白种人,平均高发年龄约 50~56 岁。男性发病多于女性,性别比约 4:1。与 HPV 阴性的口咽癌相比,HPV 相关口咽癌预后较好,患者死亡风险降低约 28%~58%。在高危型 HPV 中,亚型 16 是最主要的致病因素。大于 90% 的 HPV 相关口咽癌是由 HPV16 感染

画廊:ER19-10
梭形细胞鳞状
细胞癌

学习笔记

画廊:ER19-11
棘层松解性鳞
状细胞癌

导致的。目前认为,口交是引起口咽 HPV 病毒感染的主要原因。吸烟不仅与口咽 HPV 感染高发有关,而且能促进 HPV 相关口咽癌的发生。

【临床表现】 HPV 相关口咽癌的好发部位是舌根、扁桃体、软腭和咽侧壁。临床上表现为较小的原发灶即伴有淋巴结转移,颈淋巴结常可触及肿大。

【病理变化】 肉眼观察,HPV 相关口咽癌病灶大多较小且隐蔽。颈部淋巴结转移表现为明显的淋巴结肿大,常伴囊性改变。光镜观察,表现为特征性的非角化鳞状细胞癌图像(图 19-14A)。肿瘤通常发生于黏膜隐窝,在黏膜上皮下方呈巢状或结节状生长,癌巢中心常见粉刺样坏死(图 19-14B)。在肿瘤浸润前沿癌巢呈片状、结节状或缎带状,向外扩张性生长。肿瘤间质内,促结缔组织增生性反应不明显。癌巢周围可见明显的淋巴细胞聚集浸润区。癌旁上皮通常无异常增生,表现为肿瘤与正常上皮的突然过度。HPV 相关口咽癌易发生颈部淋巴结转移。淋巴结内肿瘤转移灶常呈囊性改变(图 19-14C),类似于扁桃体隐窝形态。

癌细胞呈特征性的基底细胞样形态,胞核相对于胞质比例增大,合胞体胞质,缺少胞内的角化,且无细胞间桥。可见肿瘤细胞呈凹空细胞样异型性(koilocytic atypia),即细胞核周光晕样改变,伴胞核轮廓皱褶或呈分叶状(图 19-14D)。

ER19-12

画廊:ER19-12
HPV 相关口咽
癌

学习笔记

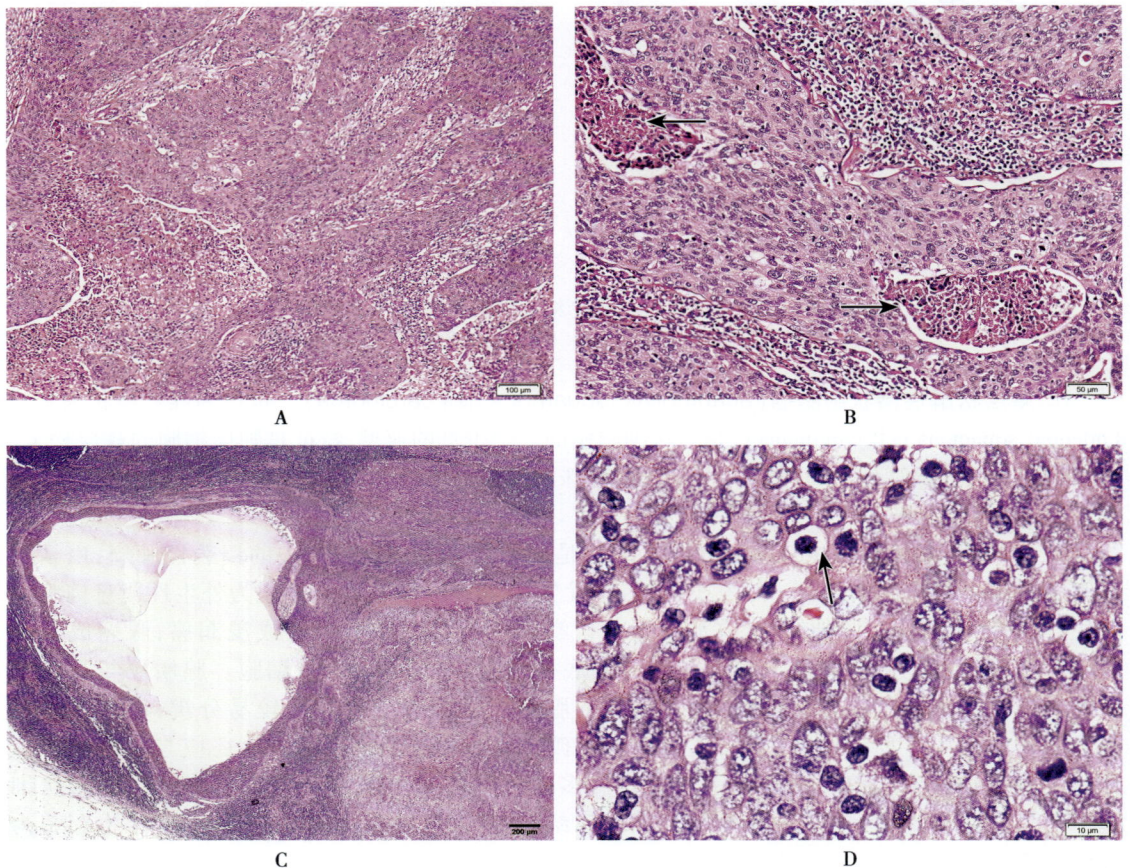

图 19-14　HPV 相关口咽鳞状细胞癌

A.非角化鳞状细胞癌表现　B.癌巢中心粉刺样坏死(箭头示)　C.HPV 相关口咽鳞状细胞癌淋巴结转移灶呈囊性改变　D.核周光晕样改变(箭头示)

HPV 相关口咽癌患者的预后要明显好于 HPV 阴性的口咽癌,其 5 生存率较高,且复发率较低,但长期生存率有待进一步观察。

HPV 相关口咽癌常高表达 P16 蛋白,弥漫的 P16 蛋白强阳性提示口咽癌具有 HPV 感染的高风险。高危型 HPV 病毒(HPV16/18 等)检测阳性是确诊 HPV 相关口咽癌的重要诊断依据(图 19-15)。目前 HPV 实验室检测手段主要为 DNA 或 RNA 原位杂交和各种 PCR 技术。

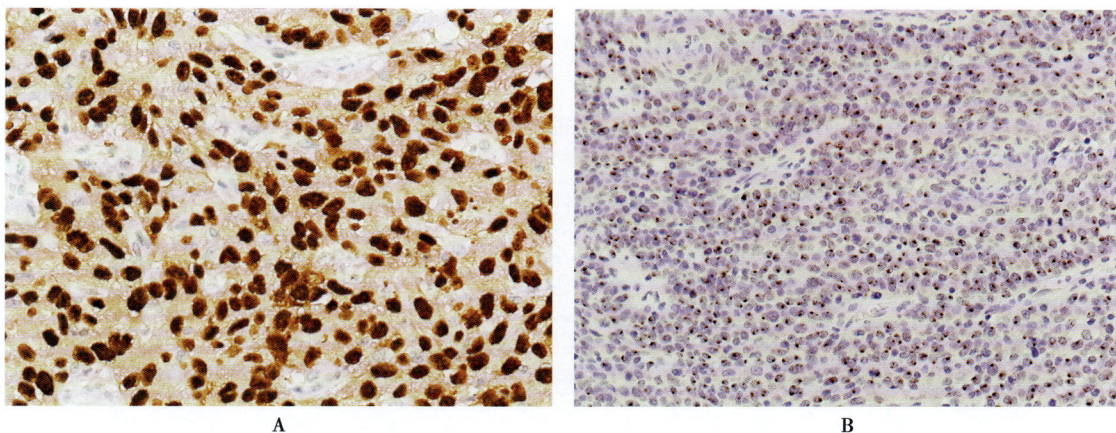

图 19-15　人类乳头状瘤病毒相关口咽癌
A. 肿瘤细胞表达 P16（免疫组织化学）　　B. HPV16/18 阳性（原位杂交）

三、恶性黑色素瘤

恶性黑色素瘤（malignant melanoma）是一种来源于黑色素细胞或黑色素前体细胞的恶性肿瘤。以位于上皮-结缔组织交界处的非典型黑色素细胞为特点，向上浸润至上皮内，向下侵犯结缔组织。虽然常见于皮肤，它也可源于黏膜的黑色素细胞。头颈部黏膜黑色素瘤占所有黑色素瘤的 1%，其中 50% 来于口腔。口腔黏膜的黑色素瘤罕见，占口腔恶性肿瘤的 0.5%，占口腔活检的比例不超过 0.01%。

【临床特点】　口腔黑色素瘤约 80% 开始于腭部、上颌牙槽或牙龈黏膜。其他部位有下颌牙龈、颊黏膜、口底和舌部。20~80 岁均可发病，平均年龄为 55 岁；男女发病相近。发生于儿童罕见。肿瘤通常为无痛性，边界不规则；直径一般在 1.5~4cm 大小，表面黑色或灰褐色，斑点或结节状。无色素者罕见。典型病损表现为多发或广泛的色素斑点伴结节性生长。单纯的斑片病损虽可见到，但结节型或表现为色素性龈瘤者占到 50% 以上。约 1/3 的病例可见溃疡，侵犯骨常见。许多报道证明结节性病变之前长期存在黑变病，病史可达 10 年。口腔病损较隐蔽，就诊时常为晚期，约 75% 伴有淋巴结转移，50% 有远处转移，通常转移至肺部或肝脏。

【病理变化】　口腔黑色素瘤可分为原位和呈侵袭性生长期，但组织学分类与皮肤病损的分类不相同。黏膜的黑色素瘤与皮肤的肢端雀斑样黑色素瘤相似，具有交界活性，向表面侵犯，但 Pagetoid 侵犯不常见。非典型黑色素细胞病变可以进展成恶性黑色素瘤，但没有口腔黏膜良性色素痣发展成侵袭性恶性黑色素瘤的证据。因此，口腔黑色素瘤可分为原位口腔黑色素瘤（图 19-16A）、侵袭性口腔黑色素瘤和混合型（图 19-16B）三类。交界性病损可以定为非典型性色素细胞增生。

多数病例就诊时表现为侵袭性或具有混合性特点，完全属原位病变不超过 20%。口腔黑色素瘤通常由片状或岛状的上皮样黑色素细胞构成，排列成器官样或腺泡样，胞质染色浅、核大、核仁明显，有时呈浆细胞样。片状和束状梭形细胞也可见到，一般仅占肿瘤的小部分。偶尔，细胞可以主要或全部梭形。90% 以上的病损含黑色素。

原位成分表现为非典型的痣细胞，单独存在或在上皮-结缔组织界面形成细胞巢。细胞向表面侵犯常见，但与浅表扩散型皮肤黑色素瘤相似的 Pagetoid 岛不常出现。此时侵袭性较难确定，但在固有层出现明显的恶性细胞时提示有侵袭性；出现比上皮细胞更大的细胞岛提示处于侵袭性生长阶段，但奇怪的是有丝分裂罕见。被覆上皮通常萎缩，超过一半的病例溃疡形成。

95% 以上的病例 S-100 阳性，CK 阴性。S-100 虽然比较敏感，但不是特异性标记物。更特异标记物包括 HMB-45、Melan-A 或酪氨酸酶，这些标记物阳性率可达 75%。

口腔黑色素瘤的预后不良，平均存活时间为 2 年，5 年存活率 20% 左右。临床分期是存活的一种预测因素。而在局限性（Ⅰ期）黑色素瘤，存活时间为 5 年的比例不足 50%。由于缺乏足够的研究资料，浸润深度（Breslow thickness and Clark's levels）在口腔病损中的预后价值有限，并且口腔黑

ER19-13

画廊：ER19-13
口腔黑色素瘤的主要组织学形态

ER19-14

画廊：ER19-14
口腔黑色素瘤免疫组织化学染色

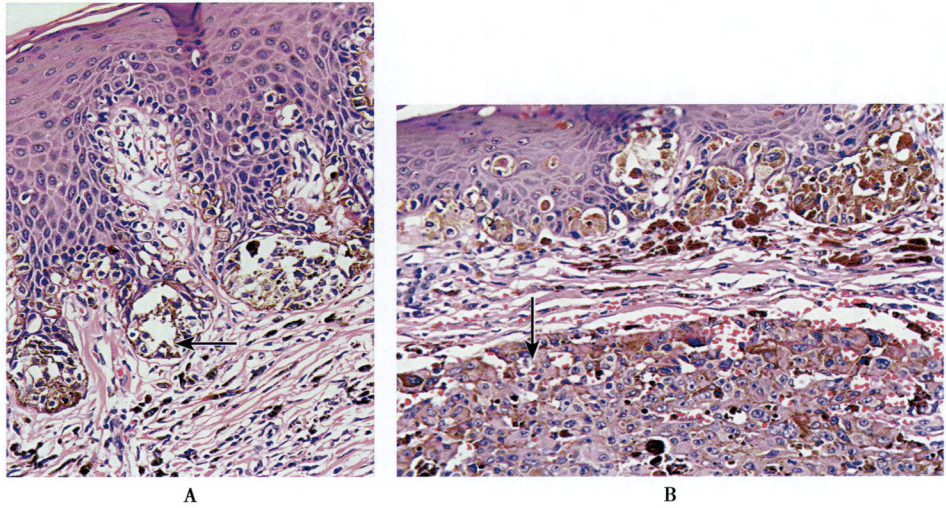

图 19-16　恶性黑色素瘤

A. 肿瘤位于上皮内,未侵及结缔组织(箭头示)　B. 肿瘤侵及上皮和结缔组织内(箭头示)

色素瘤大多数深度超过 4mm。肿瘤侵犯血管、坏死、多形性细胞群和较大的年龄均属预后不良相关的因素。

（陈新明　张佳莉）

第二十章　口腔软组织和淋巴造血系统肿瘤与瘤样病变

>> 提要：

　　口腔软组织和淋巴造血系统发生的肿瘤种类多，组织形态多样，十分复杂。本章仅就口腔多发、较常见并具有一定特征的肿瘤和瘤样病变，分良性、中间型和恶性叙述。肿瘤或新生物是指一种异常的组织肿块，其生长超过正常组织并与之不协调，而且当诱发的刺激因素停止后，仍然继续其过度的生长。瘤样病变是指具有肿瘤的某些特征，但其本质是炎症或增生性疾病。对口腔瘤样病变的认识，不仅需要组织学诊断，也须熟知其临床表现和生物学行为。许多瘤样病变与刺激因素有关，知晓消除刺激因素的重要，有助于防止切除后的复发。

第一节　良性肿瘤及瘤样病变

一、牙龈瘤

　　牙龈瘤（epulis）一词源于希腊文，原意为"龈上包块（on the gum）"。目前，应用牙龈瘤一词有两种含义：第一种是牙龈瘤为龈上包块，是一种临床名称，没有组织病理或病变性质的内涵；第二种是较多学者认为牙龈瘤是指牙龈局限性慢性炎性增生，少见的新生儿龈瘤除外。本书采用第二种。

　　牙龈瘤临床表现为牙龈局限性肿大，常发生于牙间组织。创伤和慢性刺激，特别是龈下菌斑和结石是其主要病因。患者中女性较男性多见，血管性龈瘤女性常见。约80%病例的部位在前牙区，50%以上病例在尖牙区，但上颌与下颌之间无明显差异。牙龈瘤术后有复发倾向。据统计，纤维性龈瘤的复发率为14%，血管性龈瘤为6%，巨细胞性龈瘤为17%。统计学上，组织学特点与复发之间无明显相关关系。大部分病例中，复发的主要原因是局部菌斑和结石除去不全和/或手术切除不完全。

（一）纤维性龈瘤

　　纤维性龈瘤（fibrous epulis）为有蒂或无蒂包块、质地坚实，颜色与附近牙龈相同。如有炎症或血管丰富者则色泽较红。如果表面溃疡则可覆盖黄色纤维素性渗出物。纤维性龈瘤可发生于各年龄组，但10~40岁者多见。

　　镜下观察，纤维性龈瘤由富于细胞的肉芽组织和成熟的胶原纤维束组成。含有多少不等的炎性细胞，以浆细胞为主。炎性细胞多在血管周围呈灶性分布于纤维束之间（图20-1）。约1/3的病例中，可见无定型的钙盐沉着和/或在成纤维组织出现化生性骨小梁，溃疡区下方的骨化生多

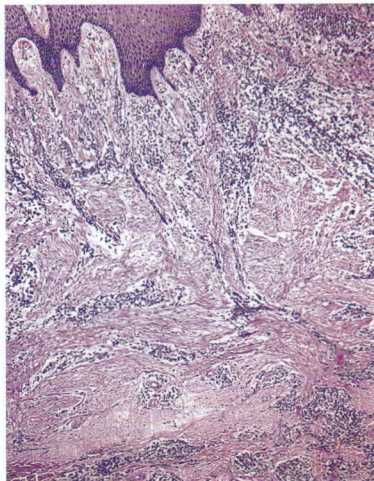

图 20-1　纤维性龈瘤
成熟的胶原纤维束交织排列及浆细胞为主的炎性细胞浸润

画廊：ER20-1
纤维性龈瘤

见。伴有钙化或骨化的龈瘤不必另作一型,因为没有特殊的临床意义。

(二) 血管性龈瘤

血管性龈瘤(vascular epulis)可以是化脓性肉芽肿(pyogenic granuloma)或妊娠性牙龈瘤(pregnancy epulis)。病损表现为质软、紫红色包块,常伴有溃疡和出血。出血可以是自发性或轻伤之后。肉芽肿性龈瘤和妊娠性龈瘤是临床名称,组织学上,这两种病变是一致的。妊娠性龈瘤是妊娠患者发生的化脓性肉芽肿,可发生于妊娠期的第 1~9 个月的任何时间,但以妊娠前 3 个月发生者多见。分娩之后,妊娠性龈瘤可以自发消退或缩小而表现为纤维性龈瘤。妊娠性龈瘤手术治疗时易出血且难以控制,术后也易复发。

镜下观察,化脓性肉芽肿和妊娠性龈瘤的特点是血管内皮细胞增生呈实性片块或条索,也可是小血管或大的薄壁血管增多(图 20-2),间质常水肿。炎症细胞浸润不等,但溃疡下区炎症明显。

(三) 巨细胞性龈瘤

巨细胞性龈瘤(giant cell epulis)又称外周性巨细胞肉芽肿(peripheral giant cell granuloma)。较为少见,以 30~40 岁多见,也可发生于青年人和老年人。部位以前牙区多见,上颌较下颌多,位于牙龈或牙槽黏膜。女性较男性多见。包块有蒂或无蒂,呈暗红色,可发生溃疡。病变发生在牙间区者,颊和舌侧肿物与牙间狭窄带相连形成一种时漏状(hour-glass shape)外观。镜下观察,富于血管和细胞的间质内含有多核破骨细胞样细胞,呈灶性聚集。巨细胞灶之间有纤维间隔。病变区与覆盖的鳞状上皮之间也有纤维组织间隔。巨细胞数量多,大小和形态不一。巨细胞周界清楚或与邻近巨细胞或与周围的单核间质细胞混合不分(图 20-3)。毛细血管丰富,常见出血灶及含铁血黄素沉着。单核间质细胞呈卵圆形或梭形,其超微构与成纤维细胞、巨噬细胞和未分化间充质细胞相似,病变内偶见少许骨小梁或骨样组织。巨细胞龈瘤的发病机制不清,但一般认为是一种反应性增生,损伤可能是重要的病因。组织发生可能来源于骨膜而不是牙龈,因为病损可引起骨表面缺损,且可发生于无牙的颌骨区。巨细胞的来源不明,可能来自周围间质内单核细胞前体的融合。也有人认为是破骨细胞。

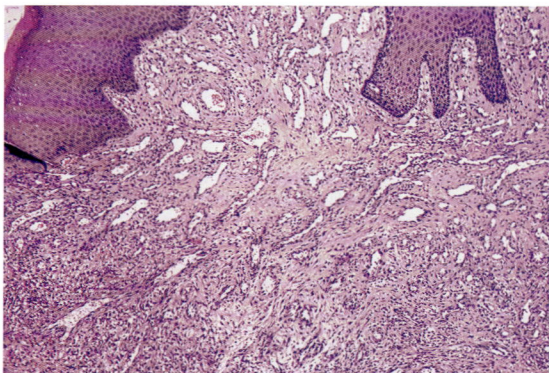

图 20-2 血管性龈瘤
弥散的薄壁小血管,间质水肿与炎症细胞浸润

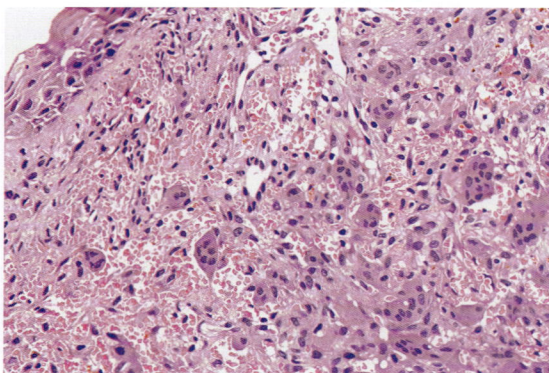

图 20-3 巨细胞性龈瘤
多核破骨细胞样细胞呈灶性聚集

二、纤维瘤

纤维瘤(fibroma)是常见的口腔纤维组织增生性病变,绝大多数情况下并不是一种真性肿瘤,而是局部刺激因素或创伤所引起的反应性纤维结缔组织增生。因此,也称为刺激性纤维瘤(irritation fibroma)、创伤性纤维瘤(traumatic fibroma)、局灶性纤维组织增生(focal fibrous hyperplasia)、纤维性结节(fibrous nodule)或纤维上皮息肉(fibroepithelial polyp)等。

【临床表现】该瘤可发生在口腔的任何部位,但最常见的部位是沿着咬合线的颊黏膜。舌和牙龈也是常见的部位。该病变典型的表现为表面光滑的结节,颜色与周围黏膜类似。有蒂或无蒂,大小不等,直径几毫米至几厘米,但大多数小于 1.5cm。病变通常不引起临床症状,除非有继发性的创伤性溃疡。病损形成之后,肿物可以维持多年无明显增大。轻微创伤可能是始发因素,表面白色为摩擦性过度角化所致。溃疡少见。

【病理变化】肉眼观察,病变由纤维结缔组织组成结节性肿块,表面被覆复层鳞状上皮。镜下观察,通常结缔组织致密、纤维化,但少数病例可表现为疏松结缔组织。病变周围无明显包膜,纤维组织逐渐和周围结缔组织相混合。胶原纤维束呈放射状、环形或不规则地排列(图 20-4)。表面上皮可表现为过角化,上皮钉突常发生萎缩,上皮下方可见散在的慢性炎症细胞浸润。

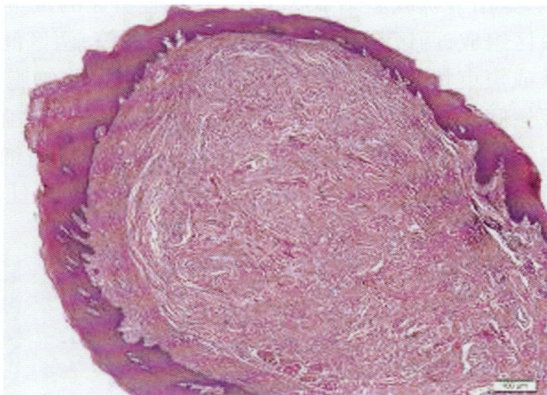

图 20-4　纤维瘤
纤维组织交织排列,被覆上皮变薄、钉突萎缩

通常采用保守的外科手术治疗,复发少见。重要的是切除的组织必须送病理检查,因为其他良性或恶性肿瘤也可以和纤维瘤的临床表现类似。

三、炎症性乳头状增生

炎症性乳头状增生(inflammatory papillary hyperplasia)又称义齿性乳头状增生(denture papillomatosis)是一种反应性组织增生,通常并不总是发生在义齿的深面,有些学者将其归入义齿性口炎(denture stomatitis)的范畴。尽管真正的组织来源不明,但该疾病通常与不适义齿、义齿卫生状况不佳及每天 24 小时配戴义齿有关。

【临床表现】通常发生在义齿基底深面的硬腭组织。早期病变可能只位于腭穹窿,但随着病变进展可累及大部分的腭。相对少见的情况是,这种增生发生在无牙的下颌牙槽嵴处或发生于缝龈瘤的表面。更少见的是,这种增生发生在不配戴义齿患者的腭部,特别是那些有口呼吸习惯或腭穹窿比较高的人。

炎症性乳头状增生患者通常无临床症状。黏膜呈红斑状,砾石状或乳头状。许多病例与义齿性口炎有关。

【病理变化】病变多为黏膜上皮乳头状增生,表面覆有增生的复层鳞状上皮。在进展期病例,表面上皮呈假上皮瘤样增生,易误诊为癌。结缔组织可呈疏松水肿样,也可表现为致密胶原化样。通常可见淋巴细胞和浆细胞为主的慢性炎症细胞浸润。

治疗上,首先应除去不良修复义齿,改善口腔卫生。仍不消退者可考虑手术切除。

四、肌纤维瘤

肌纤维瘤(myofibroma)是一种好发于婴幼儿的良性间叶性肿瘤,属于一种肌纤维母细胞性病变,曾被命为婴儿肌纤维瘤病(infantile myofibromatosis)。该瘤偶可发生于成人,故 2013 年版的 WHO 分类中去掉"婴儿"两字,但该病仍是婴幼儿和儿童最常见的成纤维细胞和肌纤维母细胞性病变。形态上肌纤维瘤和肌纤维瘤病与周皮细胞瘤以及所谓的婴幼儿型血管外皮瘤有延续性,2013 WHO 分类将其划归周细胞瘤名下。

【临床表现】多发生于新生儿和婴幼儿,80% 的病例在 2 岁以下,其中 60% 的病例发生于出生时或出生后不久。少数病例发生于年龄较大的儿童和青少年。

临床上有三种类型:第一种为孤立性(肌纤维瘤),常见,好发于皮肤,男性多见。多发生于头颈部,其次为躯干和四肢,偶见于骨,尤其是颅面骨,椎骨、肋骨、股骨其次;第二种为多中心性(纤维瘤病),不常见,可表现为多个部位的软组织内和/或骨内有病灶但不伴内脏受累;或者除软组织外同时还伴有多个内脏受累,偶可累及中枢神经系统;第三种未成年型,少见,多表现为肢体和头颈皮肤或口腔内缓慢性生长的无痛性肿块,男女均可发生。

【病理变化】肉眼观察,肿瘤界限相对清晰,无包膜,直径多数在 0.5~1.5cm。质地坚,瘢痕样,切面呈灰白色。多灶性或多中心性病变的结节数目不等。镜下观察,孤立性和多中心性的形态相似,呈结节状或多结节状生长,并具有明显的区带现象(图20-5A),即由淡染的周边区和深染的中央区组成,两区在肿瘤内的比例多少不等,两区间见移行过渡。周边区由胖梭形细胞排列成结节状或短束状,胞质嗜伊红,形态上介于成纤维细胞和平滑肌细胞之间;中央区由圆形或小多边形的原始间充质细胞呈实性片状分布,或围绕分支状血管呈血管外皮瘤样排列(图20-5B),可见核分裂象和坏死,后者伴有钙化,20%的病例还可见瘤细胞突向血管腔内生长。肿瘤间质呈纤维黏液样,可伴有胶原化或纤维样变性,部分病例内可见灶性出血和囊性变。

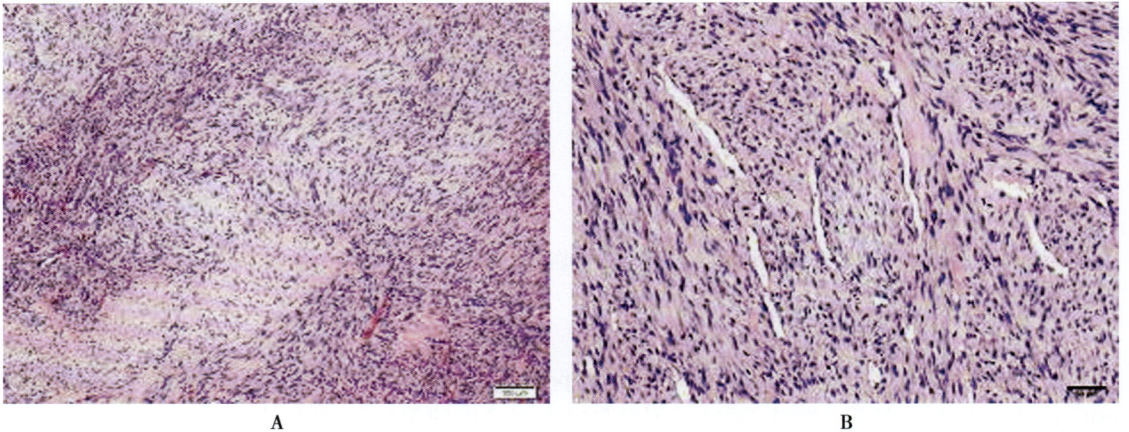

图20-5 肌纤维瘤
A.染色浅的明区和染色深的暗区 B.梭形细胞相互交织束状排列和分支状血管

免疫组化染色显示肌纤维母细胞性成分和原始间叶细胞性成分均可表达 vimentin 和 α-SMA,肌纤维母细胞性成分还可以表达 MSA,不表达 desmin、S-100 以及 EMA 和 CK。

本病系一种良性自限性病变,病变危害程度很大程度上取决于病变范围。孤立性或仅累及软组织和骨的多灶性病变预后良好,30%~60%可自发性消退,作保守性的局部切除即可;但累及内脏和全身广泛性病变者,特别是新生儿和婴儿,预后不佳。

五、血管瘤和血管畸形

国际脉管病研究学会(international society for study of vascular anomalies,ISSVA)将传统的良性脉管病变分为血管肿瘤和血管畸形两大类。血管肿瘤和血管畸形在口腔颌面部多见,以唇、舌、颊等处好发。其特点为多发性,且多无包膜,切除不彻底可复发。

(一) 血管瘤

1. 婴儿血管瘤(infancy hemangioma) 曾称幼年性血管瘤(juvenle hemangioma)、婴儿期血管瘤(infantile hemangioma),是婴儿最常见的肿瘤,占1岁儿童总数的5%~10%。女性比男性多见。最常见的部位是头颈部,占所有病例的60%。80%的血管瘤是单发的,20%的患者是多发的。

【临床表现】 出生时皮肤上可见浅色的斑块,伴有限的毛细血管扩长,几周内肿瘤呈快速生长,生长速度快于婴儿的整体生长速度。浅表的皮肤病变表现为亮红色、突起的、圆突状肿块。肿块质地硬,施压后局部不褪色。深部肿块仅表现为表面轻度突起,呈蓝色。

肿瘤增生阶段通常持续6~10个月,随后肿块生长减缓,并开始消退。颜色逐渐变成暗紫色,触摸时肿块变软。到5岁时,大多数病例表现为红色消退。约50%的血管瘤到5岁时消退,到9岁时90%的病变消退。当病变完全消退后,约50%病例皮肤恢复正常。但有40%的患者将留下永久性的改变如萎缩、瘢痕、皮肤松弛或微血管扩张。

约20%的血管瘤患者有并发症,最常见的是溃疡,可伴或不伴继发染感。出血有时也可发生,但严重的失血少见。

【病理变化】 肉眼观察,病变位于真皮浅层,使之呈红色;位于皮下组织,深度不同可表现为蓝色或无色。因此,与病变颜色有关的是病变累及的深度,而不是增生血管的大小。镜下观察,增生期血管瘤以丰硕的增生性内皮细胞构成明确的、无包膜的团块状小叶为特征(图20-6A),其中有外皮细胞参与。细胞团中央形成含红细胞的小腔隙。血管内皮性的管道被血管外皮细胞紧密包绕,有PAS阳性的基底膜。此期的血管腔隙常不明显,网状纤维染色显示,内皮细胞团有网状纤维围绕,但无血管平滑肌细胞。血管成分间可见外周神经纤维,含颗粒的肥大细胞较多。

退化期管腔增大明显,这种过程在肿瘤的不同部位有所不同,导致毛细血管和静脉样血管混合存在。退化期早期,血管数量明显增加,扩张的毛细血管排列紧密,结缔组织间质少(图20-6B)。尽管血管内皮为扁平状,仍可见到分裂象。随着退化的进展,增生的血管数量减少,疏松的纤维性或纤维脂肪性组织在小叶内和小叶间开始分隔血管。虽然血管减少,整个退化期中血管的密度还是较高。

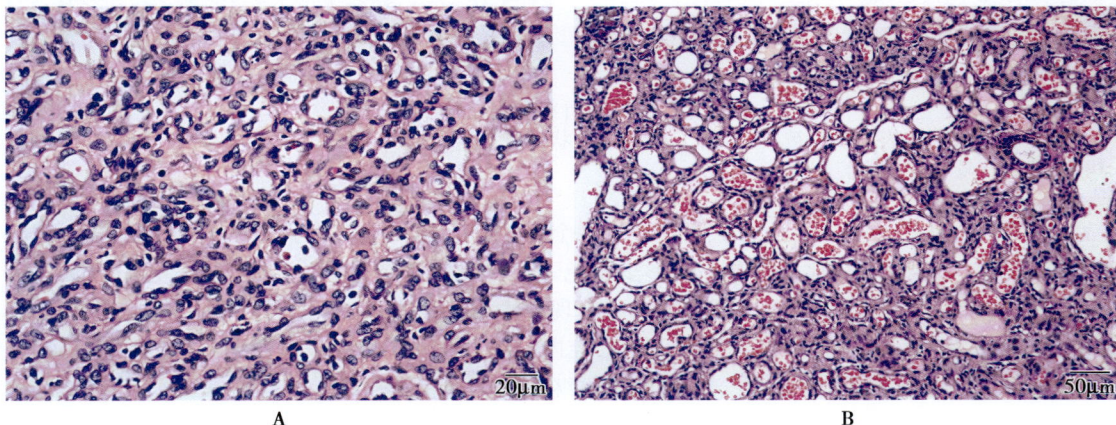

图20-6　婴儿血管瘤

A.增生期瘤细胞丰硕,构成无包膜的团块状小叶,并形成含红细胞的小腔隙　B.退化期血管数量明显增加,扩张的毛细血管排列紧密,结缔组织间质少

在末期整个病变均为纤维和脂肪性背景,肥大细胞数量相似于正常皮肤。病变中见分散的少许类似于正常的毛细血管和静脉。一些毛细血管壁增厚,呈玻璃样变的表现。局部破坏了真皮乳头层的伴反复溃疡的病变表现为真皮萎缩,纤维性瘢痕组织形成,皮肤附属器丧失等。

GLUT1在婴儿血管瘤中呈均一阳性。相反,在其他发育性血管肿瘤和异常中则表达阴性。

2. 分叶状毛细血管瘤(lobular capillary hemangioma)　亦称化脓性肉芽肿(pyogenic granuloma),为获得性血管瘤(acquired vascular tumors),是生长迅速的外生性病变。多认为是一种增生性而不是肿瘤性病变。

【临床表现】　常发生于皮肤或口腔黏膜,以牙龈、口唇、面部多见。呈息肉状,可有蒂,表面有溃疡。好发于儿童和青年,男性发病远超过女性。肉芽肿性牙龈瘤是发生于妊娠期的牙龈病变,等同于化脓性肉芽肿。

【病理变化】　肉眼观察,早期病变与肉芽组织相似,许多毛细血管和小静脉呈放射状排列在皮肤表面,常有糜烂并被覆结痂(图20-7A),间质水肿伴有混合性炎症细胞浸润。发育完全的化脓性肉芽肿呈息肉状,显示分叶状形态,由纤维性间隔分隔病变。因此,有学者将这一阶段的病变称为分叶状毛细血管瘤。镜下观察,组织学类似于婴儿血管瘤,由增生的内皮细胞构成的小叶组成。小叶内常含较小的、多少不一的血管腔隙(图20-7B)。内皮细胞呈多边形或短梭形,细胞界限不清。细胞核深染,可见分裂象。该阶段多数病变的上皮重新覆盖,表皮形成围领状,周围有增生的皮肤附属器上皮,部分包绕病变。炎症细胞浸润稀少,间质水肿消失。病变晚期血管成分减少,纤维组织不断增加,纤维性间质增宽,毛细血管小叶变小,最终发展成纤维瘤。

(二) 血管畸形

血管畸形(vascular malformations)是血管的结构异常,不伴内皮细胞增生。在出生即有,且终生存在。可依据所涉及的血管类型(毛细血管性、静脉性、动静脉性)和血流动力学(低流量或高流量)进行分类。

1. 静脉畸形(venous malformation)　由生长缓慢、血流动力学不活跃的畸形血管组成,包括

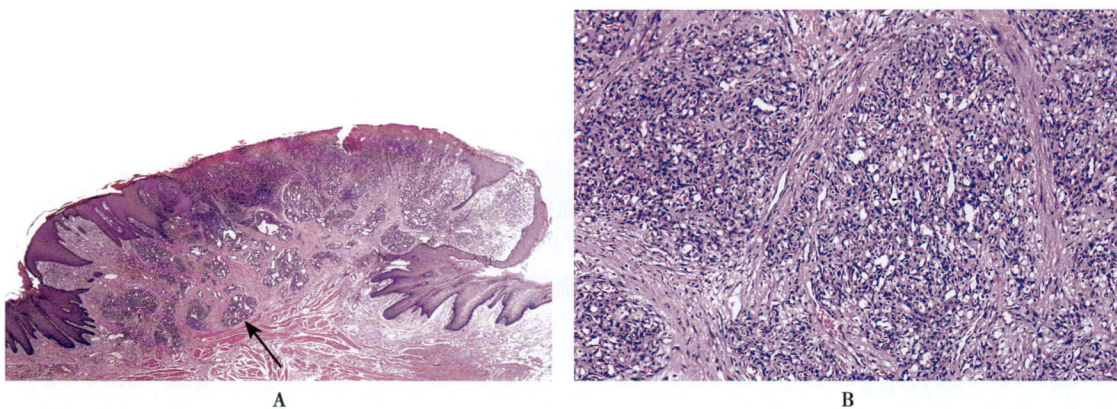

图 20-7 分叶状毛细血管瘤
A. 病变突起于黏膜,表面糜烂被覆痂皮;下方见结节状病灶(箭头示) B. 增生的内皮细胞形成小叶状结构,小叶内含较小的血管腔隙

一系列的病变,从小的孤立性血管扩张到涉及多个组织器官的复杂性血管增生。病变可出生时即有,进展缓慢。肉眼观察,典型的静脉畸形呈蓝色,触之柔软,可被压缩,境界欠清。它们通常随着患者的生长而生长,但当静脉压增高时肿块可出现肿大。镜下观察,病变由薄壁血管构成,血管腔大小悬殊(图 20-8A),不规则。管腔相互吻合,腔内充满血液(图 20-8B)。管壁内衬一层扁平的内皮细胞,管壁外一般无平滑肌纤维。血管内可见继发性血栓和静脉石形成。

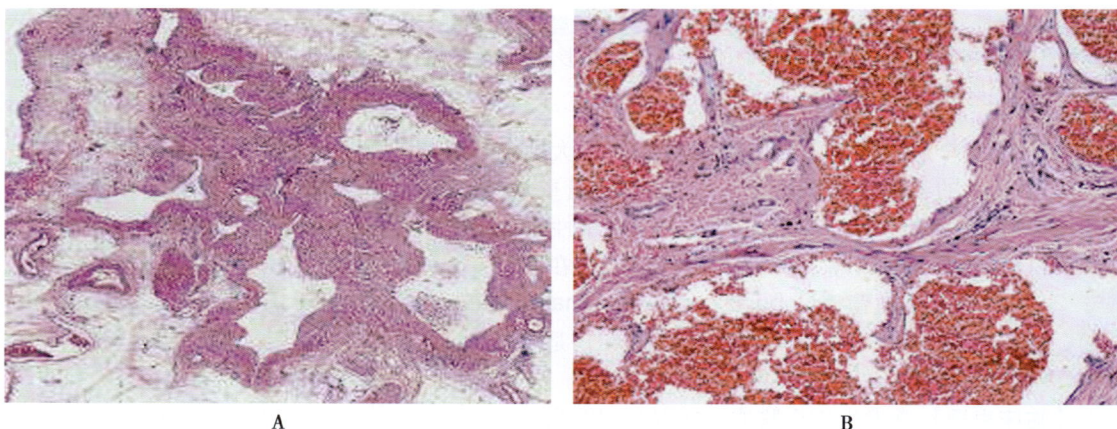

图 20-8 静脉畸形
A. 血管形状、管壁厚薄、管腔大小悬殊明显 B. 管壁薄并被覆单层内皮细胞,管腔充满红细胞

2. **动静脉畸形**(arteriovenous malformations) 是高流量的病变,其高流量来自于动脉和静脉的直接连通。虽然这些畸形在出生时即有,但直到儿童和成人期才变得明显。头颈部常见,其次为肢体,病变高起呈念珠状。由于经过病变的是高速血流,触摸肿块时可感觉到搏动或听诊时有血管杂音。血管造影显示常伴有不同程度的动静脉分流。镜下观察,肿瘤主要由厚壁血管组成,被覆单层内皮细胞。与厚壁血管混合的有薄壁扩张血管和不等量的黏液。尽管厚壁血管类似动脉,但缺少发育良好的内弹力膜,更多是扩张的静脉。

六、淋巴管瘤

淋巴管瘤(lymphangioma)是良性的淋巴管错构瘤样肿瘤,是否为真性肿瘤值得怀疑;相反,更像是发育畸形,因为这些淋巴管不像正常情况那样和淋巴系统产生连通,而是与正常淋巴系统相隔离。因此,临床上更多的用淋巴管畸形(Lymphatic malformation,LM)这一名称。

淋巴管瘤有三种类型:①单纯性淋巴管瘤(lymphangioma simplex)或毛细淋巴管瘤(capillary

lymphangioma）由管腔小的毛细淋巴管样的淋巴管组成；②海绵状淋巴管瘤（cavernous lymphangioma）由管腔较大的、扩张的淋巴管组成；③囊性淋巴管瘤（cystic lymphangioma）或囊性水瘤（cystic hygroma）表现为大的、肉眼可见的囊性腔隙。

【临床表现】 淋巴管瘤明显好发于头颈部，大约占所有病例的 50%～75%。约 50% 的病例出生即时有，约 90% 的病例进行发展至 2 岁。

颈部淋巴管瘤好发于颈后三角，典型表现为软的、具有波动感的肿块。口腔淋巴管瘤最常见的是舌前 2/3，经常可引起巨舌。

【病理变化】 肉眼观察，肿块位置表浅，表面呈鹅卵石样，类似成簇状的透明小水泡。也有人将肿瘤表面形容成"蛙卵样"。继发性出血后血液渗入淋巴管腔可使"小泡"看上去呈紫色。位于深部的病变表现为柔软的、界限不清的肿块。镜下观察，淋巴管瘤由淋巴管组成，淋巴管可显著扩张或有肉眼可见的囊样结构（图 20-9）。淋巴管通常弥漫侵入邻近软组织，在淋巴管壁中可见淋巴细胞聚集。典型管腔内衬的内皮细胞很薄，管腔中含有蛋白样液体，偶尔也可见淋巴细胞。一些管腔内也可含

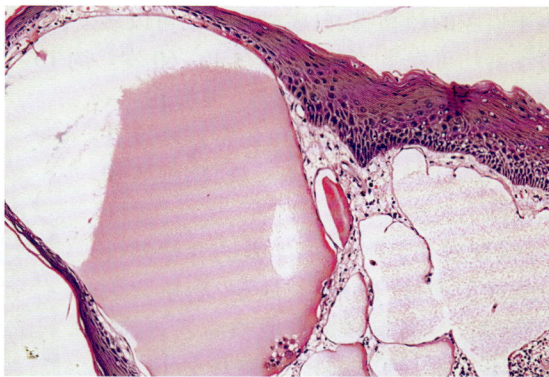

图 20-9 淋巴管瘤
黏膜上皮下显著扩张的淋巴管，管腔内含蛋白样液体

ER20-7

画廊：ER20-7
淋巴管畸形

有红细胞，以致不能确定究竟是淋巴管还是血管。这种情形中很多是由于进入淋巴管的继发性出血引起，但事实上，其中仍有一些代表了病变由淋巴管瘤和血管瘤混合组成。

口腔内肿块典型的表现是淋巴管紧接于黏膜上皮下方，通常替代了结缔组织乳头。肿块位于浅表位置导致了临床上透明的水泡状外观。但是也可能是淋巴管扩展至深部结缔组织和骨骼肌。

淋巴管瘤不会恶变。复发是由于切除不彻底，这种情况很少出现。在舌淋巴管瘤中有发生鳞状细胞癌的病例报道。

七、先天性颗粒细胞龈瘤

先天性颗粒细胞龈瘤（congenital granular cell epulis，CGCE）是一种起源于新生儿牙槽嵴的良性肿瘤，由具有颗粒性胞质的细胞巢组成，背景血管丰富。曾称新生儿先天性龈瘤（congenital epulis of the newborn）。目前文献报道已超过 200 例。

【临床表现】 先天性颗粒细胞龈瘤见于新生儿口腔中，发生率极低。女性发病率为男性的 10 倍，上颌为下颌的 2 倍。肿瘤通常为单个，有时像附着于接近中线牙槽嵴的有蒂的纤维瘤。病变大小从几毫米至数厘米。有先天性颗粒细胞龈瘤和舌部的颗粒细胞瘤并发病例的报道。由于超声检测技术的应用，有些病例在出生前就已确诊。

【病理变化】 该瘤主要由细胞体积大、微嗜酸性、胞质颗粒状的细胞组成，细胞排列紧密呈片状，血管丰富。无细胞和核的多形性，胞质丰富，有丝分裂罕见（图 20-10）。有的病变中可见散在的牙源性上皮。肿瘤细胞波形蛋白、神经特异性烯醇酶阳性，CK、CEA、结蛋白、S-100 蛋白阴性。

此瘤组织发生不详。S-100 染色阴性提示肿瘤与颗粒细胞瘤来源不同。而且，推测此瘤无增殖活性。

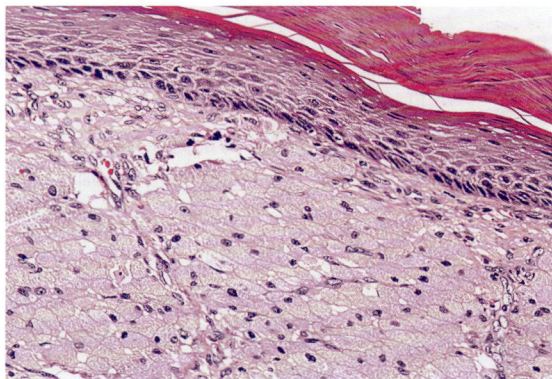

图 20-10 先天性颗粒细胞龈瘤
瘤细胞体积大、微嗜酸性、胞质颗粒状，细胞排列紧密呈片状

该瘤可自行消退,但由于干扰进食和呼吸,应首先外科切除。无复发倾向。

八、颗粒细胞瘤

颗粒细胞瘤(granular cell tumor)曾称为颗粒细胞"肌母细胞瘤"(granular cell "myoblastoma"),为软组织的良性肿瘤,常见于舌部。可能源于 Schwann 细胞。由边界不清、含颗粒的丰满细胞构成,通常与骨骼肌细胞密切相关。

【临床表现】颗粒细胞瘤少见,约50%的病例起源于头颈部,其中一半以发生于舌部。还可以发生于口腔的颊黏膜、口底或腭部。可以多发,累及一个以上的口内部位,或累及口腔和口外部位。任何年龄均可发生,高峰年龄在 40~60 岁。约 10~20%的病例为多发,女性常见,男女比例为 1:2。

肿瘤为光滑、无蒂的黏膜膨隆,直径在 1~2cm,质硬。被覆的上皮颜色正常或略发苍白。偶尔,表面上皮有真菌感染,病损表现为弥散的白色斑块。

【病理变化】肿瘤由丰满的含嗜酸性颗粒的细胞构成,胞核小、深染,胞质含大量均质颗粒。细胞多边形或被拉长,细胞膜常常不明显,通常具有合胞体外观(图20-11)。病变无包膜,颗粒细胞延伸到邻近组织,特别是骨骼肌。有时可见横纹肌纤维与颗粒细胞紧密相关。颗粒细胞向上深入到上皮,一般会在结缔组织乳头内形成小肿瘤岛。PAS 染色阳性。颗粒细胞瘤的一个特征表现是超过 30%的病例其被覆上皮表现为假上皮瘤样增生,偶尔会误诊为癌。

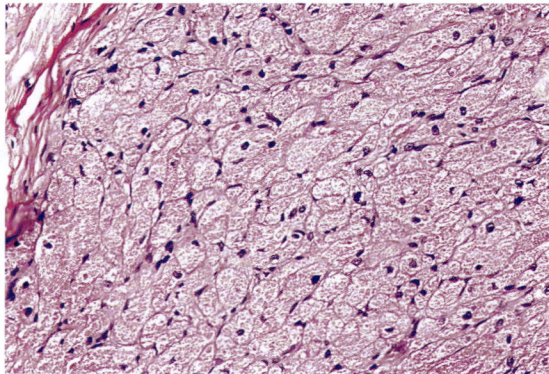

图 20-11　颗粒细胞瘤
瘤细胞多边形,细胞膜不明显,胞质含大量均质颗粒,胞核小、深染

颗粒细胞瘤 S-100 蛋白均一地表现为强阳性。神经元特异性烯醇酶等也为阳性。溶酶体相关抗原 CD68 表现为胞质内小颗粒阳性。

此瘤为良性,甚至保守切除后都很少复发。但有的病例表现为侵袭性,被描述为恶性颗粒细胞瘤。

九、神经鞘膜瘤

神经鞘膜瘤(nurilnoma)亦称施万细胞瘤(Schwannoma)是施万细胞来源的良性神经性肿瘤。25%~48%的病例发生在头颈部,但仍属少见肿瘤。

【临床表现】孤立性神经鞘膜瘤是缓慢生长的包膜内肿块。典型表现是肿瘤与神经干明显相关。随着肿块的生长,可将神经推至一边。通常患者无临床症状,但有些病例可出现不适。好发于年轻人和中年人,大小可从几毫米到几厘米。舌是口腔神经鞘膜瘤最好发的部位,其次是上颈部、颊部腮腺区等处。偶尔位于骨中央,使骨膨胀,临床表现出疼痛和感觉异常者也不少见。骨内病变常见于下颌骨后份,影像学表现为单房或多房的透光影。

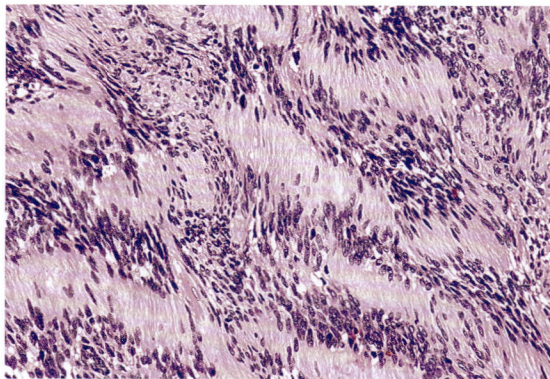

图 20-12　神经鞘膜瘤
施万细胞围绕非细胞性的、嗜酸性区域呈栅栏状排列

【病理变化】肉眼观察,呈圆形或卵圆形,表面光滑,包膜完整。切面呈浅黄色或灰白色。镜下观察可见两种不同的组织学结构,即 Antont A 区和 Antont B 区,两区的比例因病例而异。梭形的施万细胞呈流线型束状排列是 Antont A 区的特征性表现。施万细胞通常围绕中央非细胞性的、嗜酸性区域呈栅栏状排列(图20-12),形成所谓的 Verocar 小体。Antont B 区梭形细胞随机

图片:ER20-8
颗粒细胞瘤

学习笔记

画廊:ER20-9
神经鞘膜瘤

地排列在疏松的黏液瘤样间质中。典型的神经鞘膜瘤中有神经轴突。免疫组织化学染色显示肿瘤细胞 S-100 蛋白弥漫阳性。

孤立性神经鞘膜瘤主要采用外科手术治疗,很少复发。无恶性变或恶性变相当少见。

十、神经纤维瘤

神经纤维瘤(neurofibroma)是最常见的良性外周神经肿瘤,由分化的神经鞘细胞、神经束膜样细胞、成纤维细胞和多少不等的有髓和无髓的轴索组成。

【临床表现】神经纤维瘤可单发或作为神经纤维瘤病的组成部分。多发生于儿童和中青年,表现为单结节或多结节,局部皮肤有或无色素沉着,可有麻木感或放射性痛。肿瘤生长缓慢,少数切除后复发,具有恶变倾向。可分为五种类型:①局限性皮肤型;②弥漫性皮肤型;③局限性神经内型;④丛状神经内型;⑤巨大弥漫软组织丛状型。局限性皮肤型呈结节性或息肉样,直径小于 2cm。弥漫皮肤型呈斑块样,可延伸至皮下组织,表面上皮色素沉着明显。局限性神经内型为孤立性、节段性融合斑块,受累神经丛或单个神经束增大,生长方式似毛虫状。巨大弥漫者常形成局部均一的软组织肿块,可呈悬垂的袋子样。肿瘤表面常广泛色素沉着。皮肤是神经纤维瘤的最好发部位,但口腔病变也不少,最常见的部位是舌和颊黏膜。

【病理变化】肉眼观察,肿瘤通常有界限(图 20-13A),切面呈灰白、灰黄、湿润,半透明,有光泽。镜下观察,神经纤维瘤组织疏松并弥漫浸润受累神经。瘤细胞主要为纤细的梭形细胞,呈波浪状。胞质淡染,核菱形、纤细、弯曲,稍深染,核端尖细。肿瘤细胞与纤细的胶原纤维或不等量的黏液样物质相混合(图 20-13B),瘤组织中可见为数较多的肥大细胞。

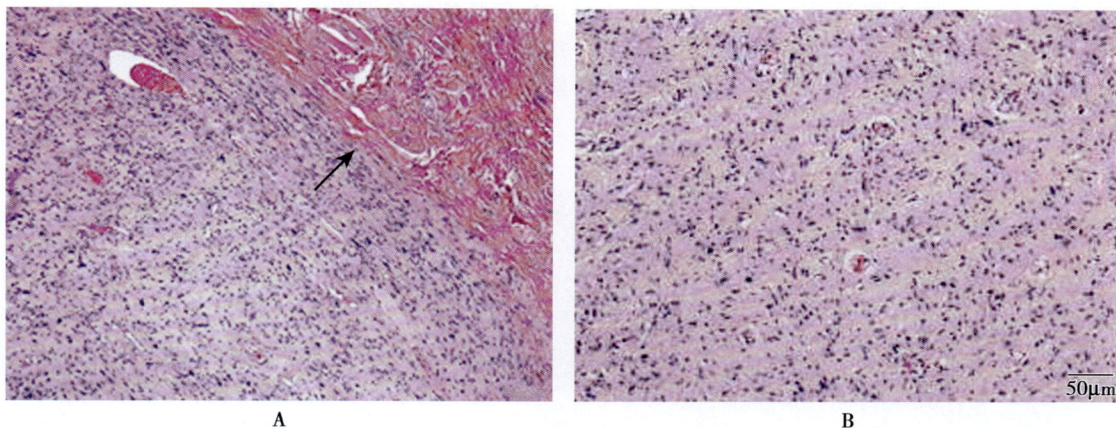

A **B** 50μm

图 20-13　神经纤维瘤
A. 肿瘤与正常组织有界限(箭头示)　B. 纤细的胶原纤维和黏液样物质

免疫组化染色显示,肿瘤细胞呈 vimentin 阳性,约 50% 病例肿瘤细胞 S-100 蛋白阳性,EMA、GLUT1、claudin-1、NF 在神经束膜细胞中呈散在阳性。间质细胞呈 CD34 阳性。

神经纤维瘤的治疗主要是局部手术切除,很少复发。任何诊断为神经纤维瘤的患者,均需临床检查排除神经纤维瘤病(neurofibromatosis)。

十一、疣状黄瘤

疣状黄瘤(verruciform xanthoma)是好发于口腔黏膜的一种少见,无症状的良性病损。1971 年 Shafer 首次报告,称其为组织细胞增生症 Y(histiocytosis Y)。该病损病因及发病机制不清,可能是由于各种刺激致使上皮增生及细胞变性崩解、释放脂质,被上皮下组织细胞吞噬所致。

【临床表现】疣状黄瘤可发生任何年龄,但多见于中年人。男女性别患病无差异。以牙龈及牙槽黏膜多见,其他如腭、口底、唇和下颌颊黏膜皱褶等处亦可发生。病损常常为单个、无自觉症状,多为偶然发现。表现为界限清楚,大小约 0.1~1.5cm,呈疣状、乳头状、颗粒状或扁平盘状外观,基部有蒂或无蒂,颜色多与正常黏膜无异,也可微红或苍白。

【病理变化】肉眼观察,病变黏膜表面呈乳头状、疣状或向下增生而表现较平坦。增生黏膜呈反复下陷折叠,构成裂沟样间隙、小囊等。镜下观察,上皮表面覆以厚层不全角化,并有角质栓塞。上皮钉延长、增宽,但无核分裂增加或假上皮瘤样增生。黏膜固有层结缔组织乳头向上高抬,毛细血管和胶原纤维之间见聚集成片或呈簇状排列、胞体宽大、圆形或聚集挤压呈多边形的瘤细胞,其界限清楚,细胞质丰富含脂质,细胞核小、固缩深染、位于中央,称泡沫细胞(foamy cells)或黄瘤细胞(xanthoma cell)(图20-14)。上皮钉突下方的组织内很少有泡沫细胞存在,可有多少不等的慢性炎症细胞浸润,偶尔可见淋巴滤泡形成。

本病可能是一种反应性疾病而不是真性肿瘤。手术切除并去掉局部刺激因素,效果良好,无复发倾向。

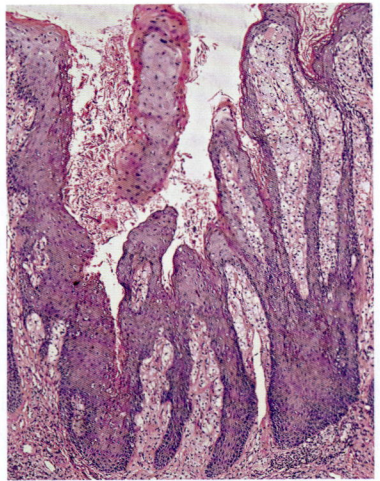

图 20-14 疣状黄瘤
乳头状增生,固有层毛细血管和胶原纤维间瘤细胞聚集成片

画廊:ER20-11 疣状黄瘤

学习笔记

十二、嗜酸性淋巴肉芽肿

自1937年和1957年金显宅等首次报告嗜酸性细胞增生性淋巴肉芽肿以来,国内相继有较多的病例报告。1964年林丛建议改称为嗜酸性淋巴肉芽肿。1948年日本学者Kimura报告类似的病例,称为Kimura病。欧美国家多称为血管淋巴样增生伴嗜酸性粒细胞增多症(angiolymphoid hyperplasia with eosinophilia)。这些名称表示的是同一疾病还是互相有关的不同类型的疾病,意见不一。目前多数人认为可能是同一性质疾病,只是病损累及组织的深浅、浸润细胞的密度和血管增生的程度不同。

【临床表现】本病好发于青壮年男性。腮腺区、耳后等为多发部位病损。表现为缓慢增大的无痛性包块,可呈对称性。患部皮肤常有瘙痒和色素沉着。酸性粒细胞增多。

【病理变化】肉眼观察,病损可累及皮肤、皮下组织,深者累及肌、淋巴结和腺体。镜下观察,为肉芽肿结构,其主要特征:一是嗜酸性粒细胞和淋巴细胞灶性或弥漫性浸润(图20-15);二是病变血管增生。发病部位和病程不同,组织学表现也不同。早期血管增生明显,随着病变的发展,嗜酸性粒细胞和淋巴细胞数量增加,血管壁增厚,甚至呈洋葱皮样外观。后期,纤维增生明显甚至呈瘢痕样,炎性细胞减少。

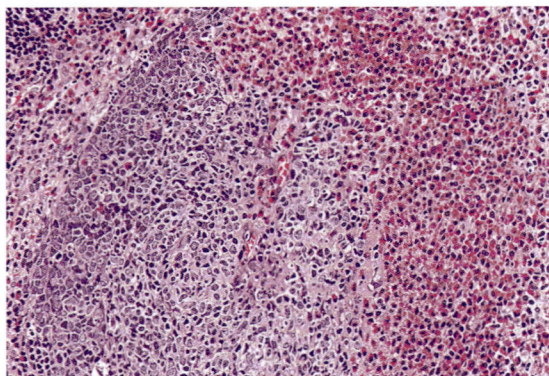

图 20-15 嗜酸性淋巴肉芽肿
嗜酸性粒细胞呈灶性聚集

画廊:ER20-12 嗜酸性淋巴肉芽肿

本病的病因不清,有人报告患者血清IgE增加,增生之淋巴滤泡内有IgE沉积,受累组织中有肥大细胞和血液中有抗白色念珠菌抗体,因而认为本病属变态反应性疾病,白色念珠菌可能是致敏原。手术治疗效果较好,本病预后尚佳。

第二节 中间型肿瘤

一、炎性肌纤维母细胞肿瘤

炎性肌纤维母细胞肿瘤(inflammatory myofibroblastic tumor,IMT)是一种好发于儿童和青少年的肌纤维母细胞肿瘤,间质内常伴有慢性炎症(淋巴细胞、浆细胞和/或嗜酸性粒细胞)浸润,遗传学显示约50%的病例有ALK基因(2q23)重排。

【临床表现】　好发于儿童和青少年,平均年龄为10岁,极少数病例可发生于40岁以上。女性略多见。肿瘤主要位于胃肠道、肠系膜/大网膜、腹膜和盆腔,其次为肺、纵隔、上呼吸道、头颈部如颌骨和下颌后区等。临床上发病隐匿,症状多与肿瘤所处的部位有关。

【病理变化】　肉眼观察,病变结节状或分叶状,质地坚韧,大小不一,切面灰白色或灰黄色,可伴有灶性出血或坏死。镜下观察,病变由增生的梭形成纤维细胞和肌纤维母细胞组成,呈束状或漩涡状排列,间质内伴有大量的炎性细胞浸润,多为成熟的浆细胞、淋巴细胞和嗜酸性粒细胞(图20-16),少数为中性粒细胞,有时可见生发中心。病变内除梭形细胞外,还可见类圆形的组织细胞样细胞,部分病例中还可见一些不规则形、多边形或奇异形细胞,核内可见嗜伊红性或嗜碱性包涵体,类似于节细胞或R-S细胞

IMT有三种基本的组织学图像:①肿瘤内的间质呈黏液水肿样,类似结节性筋膜炎或肉芽肿组织;②梭形纤维母细胞和肌纤维母细胞密集成束,可见组织细胞样细胞和炎症细胞浸润,类似纤维组织细胞瘤或平滑肌瘤;③瘤细胞稀疏,细胞之间伴有不同程度的胶原化,明显时可呈瘢痕疙瘩样,偶见钙化、砂砾体或骨化,类似纤维瘤病。值得注意的是,这些形态仅仅对识别IMT有帮助,而无临床意义。因此,在实际工作中,不主张将其分成各种亚型。

所有病例均弥漫强阳性表达Vimentin,多数病例表达α-SMA、MSA或desmin,约50%病例表达ALK,范围为36%~60%。

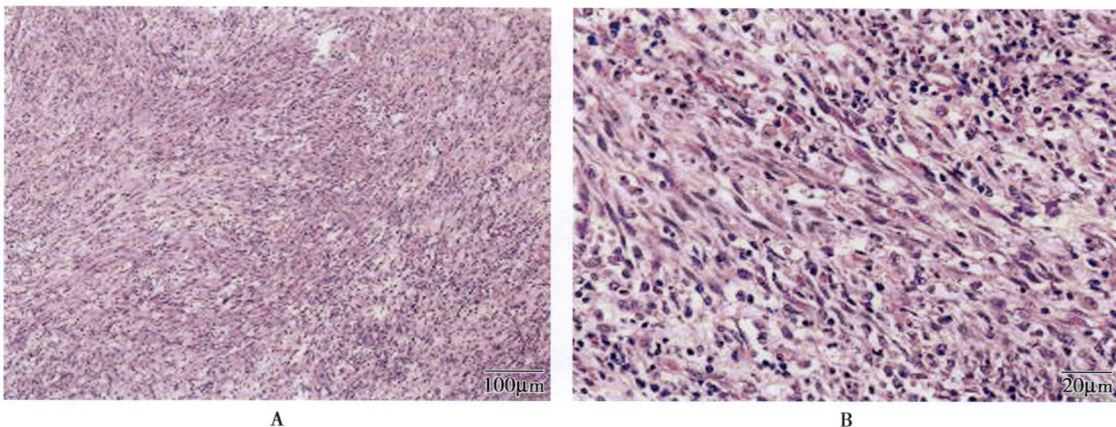

图20-16　炎性肌纤维母细胞肿瘤
A. 梭形细胞密集排列　B. 瘤细胞束状或漩涡状排列,间质内伴炎性细胞浸润

本病是一种潜在恶性或低度恶性的肿瘤,具有局部复发倾向。少数病例经多次复发后可转化为肉瘤。

二、低度恶性肌纤维母细胞肉瘤

低度恶性肌纤维母细胞肉瘤(low-grade myofibroblastic sarcoma,LGMFS)是一种梭形细胞肉瘤,瘤细胞显示肌纤维母细胞性分化。

【临床表现】　多发生于30~70岁的成年人,中位年龄为40~50岁左右。男性多见,部分病例可发生于儿童。好发于头颈部,如腭、舌、牙龈、下颌骨、鼻旁窦和颅底,其次见于四肢、背部、胸壁、腋下和腹股沟等,少数病例也可发生于皮肤、腮腺等处。多表现为局部无痛性的肿胀或逐渐增大的肿块。影像学显示肿瘤常呈浸润性或破坏性生长。

【病理变化】　肉眼观察,肿瘤质地坚实,周界不清,大小不定,切面呈灰白色。镜下观察,病变由成束、淡嗜伊红的梭形细胞组成(图20-17A),常弥漫浸润至周围的软组织。肿瘤细胞可浸润穿插在单个肌束之间,形成类似增生性肌炎中的棋盘样结构。浸润至脂肪组织内,类似侵袭性纤维瘤病,位于头颈部者,还可浸润或包绕残留的腺体。与增生性肌炎或纤维瘤病相比,LGMFS的瘤细胞

较丰富,且至少在局部区域核有中度的异型性,瘤细胞间可见多少不等的胶原。部分病例瘤细胞显示明显的异型性,并呈交织的条束状或鱼骨样排列(图 20-17B),类似中度恶性的纤维肉瘤或平滑肌肉瘤,肿瘤内可见凝固性坏死灶。

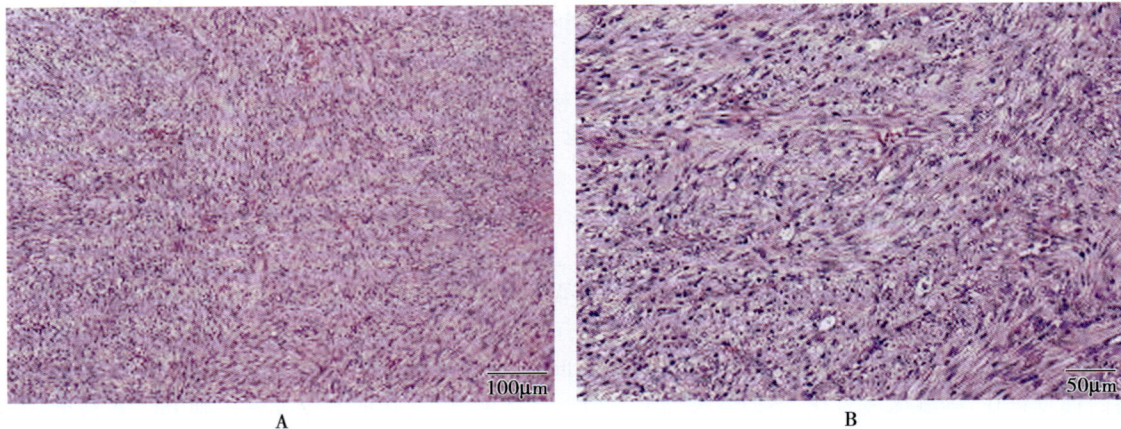

图 20-17　低度恶性肌纤维母细胞肉瘤
A. 梭形细胞密集排列　B. 由成束、淡嗜伊红的梭形细胞构成,瘤细胞异形,并呈交织的条束状或鱼骨样排列

免疫组织化学染色,梭形细胞表达 vimentin、Actins、desmin,并可表达 calponin,部分病例还可表达 fibronectin、CD34 和 b-catenin。所有病例均不表达 caldesmon、S-100 蛋白和上皮标记。

局部广泛切除,可在术前或术后辅以放疗。局部复发约 20%,可多次复发,少数病例可发生肺转移。患者年龄大、瘤细胞核分裂大于 6/10 个高倍视野及肿瘤内见凝固性坏死者提示预后不佳。

第三节　恶性肿瘤

一、横纹肌肉瘤

横纹肌肉瘤(rhabdomyosarcoma)其特征是肿瘤细胞呈骨骼肌分化,是一种最常见的儿童软组织肉瘤。头颈部为好发部位,约占所有横纹肌肉瘤的 35%～40%。组织学上可分为胚胎性、腺泡状和多形性三种类型。

【临床表现】好发于儿童和年轻人,45 岁以上的成年人少见,大约 60% 的病例为男性。胚胎性横纹肌肉瘤多好发于 10 岁之前,约占 60% 的病例;腺泡状横纹肌肉瘤好发于 10～25 岁的患者,占所有横纹肌肉瘤的 20%～30%;多形性横纹肌肉瘤约占 5%,且好发于 40 岁以后。头颈部最常见类型是胚胎性和腺泡状横纹肌肉瘤,多形性横纹肌肉瘤多发于四肢。

肿瘤常为无痛性、生长较快的浸润性肿块,头颈部以眶部为好发部位,鼻腔次之。腭是口腔内最好发部位,有些病变发生在上颌窦,然后突入口腔。有些发生于体腔内(如阴道或口咽等处)的胚胎性横纹肌肉瘤呈外生性、息肉状生长,外形类似一串葡萄,故称葡萄状(botryoid)横纹肌肉瘤。

【病理变化】胚胎性横纹肌肉瘤的细胞类似于不同分化阶段的骨骼肌细胞。低分化者由小圆或卵圆形细胞组成,胞核深染,胞质较少,类似淋巴细胞(图 20-18A),常给诊断带来困难。有时还可见细胞丰富区和黏液样区可交替存在。分化良好的病变可见圆形或卵圆形横纹肌母细胞,这种细胞具有明显的嗜酸性胞质和核周纤维状物质(图 20-18B),偶见横纹。胚胎性横纹肌肉瘤的葡萄状亚型细胞成分稀疏,黏液样间质较明显,在表面黏膜下方可见细胞较致密区域,称为新生层(cambium layer)。

腺泡状横纹肌肉瘤的瘤细胞小、圆形或卵圆形、核深染,肿瘤细胞聚集呈巢并由纤维分隔,细胞巢周围的细胞呈单层附着于纤维分隔上,而中央细胞附着丧失,漂浮于有空隙的腺泡样结构内。

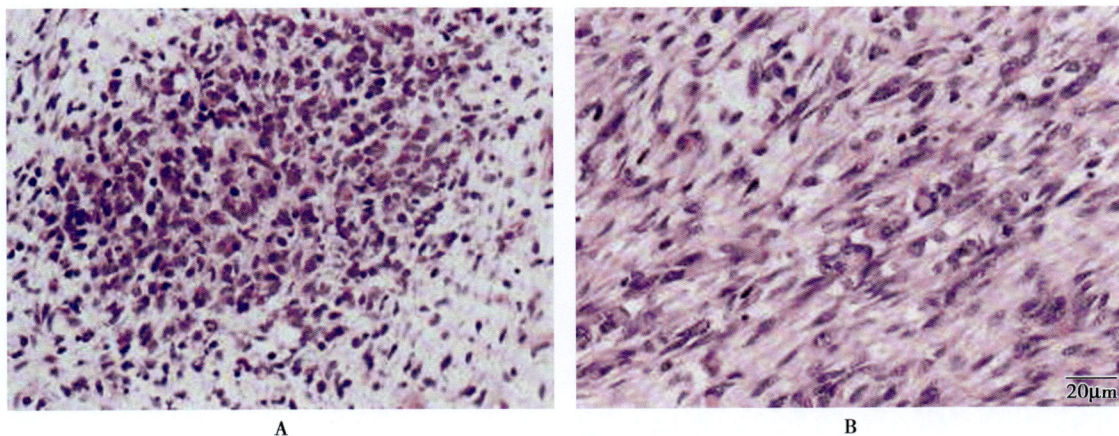

图 20-18 横纹肌肉瘤

A. 瘤细胞小圆或卵圆形,胞核深染,胞质较少,似淋巴细胞 B. 瘤细胞梭形,胞核深染,胞质明显嗜酸性

核分裂多见,还可见多核巨细胞。

多形性横纹肌肉瘤的瘤细胞排列松散、无定向、形态各异、大小不一,瘤细胞多形性明显,部分细胞胞质红染。

免疫组织化学染色,结蛋白、肌动蛋白和肌球蛋白等在诊断横纹肌肉瘤中有帮助。

横纹肌肉瘤的预后较差,常发生局部复发和远处转移,转移发生率可达 50%,常见部位为骨和肺。根治手术结合放疗和化疗,可大大改善疗效和预后。

二、恶性淋巴瘤

恶性淋巴瘤(malignant lymphoma,ML)是原发于淋巴结和结外淋巴组织不同发育阶段的免疫活性细胞发生分化和增生异常的一类肿瘤。传统上将其分为霍奇金淋巴瘤(Hodgkin lymphoma)和非霍奇金淋巴瘤(non-Hodgkin lymphoma,NHL)两大类。霍奇金淋巴瘤主要为淋巴结的病损,原发于结外的罕见。口内出现时,常见于 Waldeyer 环,尤其是腭扁桃体。多数患者为局限性病损(Ⅰ/Ⅱ期),症状表现为慢性扁桃体炎或扁桃体肿大,伴有或不伴有颈部淋巴结肿大。口咽部,下颌牙槽嵴和上颌牙龈亦有报道。非霍奇金淋巴瘤占恶性淋巴瘤中的绝大多数,其中 85% 以上的是成熟的 B 细胞肿瘤,而大 B 细胞淋巴瘤和滤泡性淋巴瘤,占所有非霍奇金淋巴瘤的 50%。现简要介绍口腔颌面部较常见或有某些特征的几种恶性淋巴瘤如下:

(一)弥漫性大 B 细胞淋巴瘤

弥漫性大 B 细胞淋巴瘤(diffuse large B-cell lymphoma,DLBCL)是一组临床表现、形态学、免疫表型及分子生物学改变各异的淋巴瘤,为最常见的 B 细胞淋巴瘤。可原发也可从其他低侵袭性的淋巴瘤转化而来。

【临床表现】该型肿瘤在西方国家占成人非霍奇金淋巴瘤 30% ~ 40%,在发展中国家还要高。老年人好发,男性略多于女性。淋巴结内和结外均可发,超过 40% 的病例原发于结外。可发生在结外的任何部位,如皮肤、中枢神经、骨、各脏器、软组织、腮腺和 Waldeyer 环。原发于骨髓和/或累及血液的情况罕见。典型的表现是患者出现结内或结外迅速长大的肿块,可伴有症状,随着病情的发展常常扩散。

【病理变化】淋巴结结构大部或全部被均质鱼肉状的瘤组织取代。偶尔病变仅局部生长。可出现出血坏死。结外弥漫性大 B 细胞淋巴瘤常形成瘤块,伴有或不伴有纤维化。典型的表现是正常的淋巴结结构或结外组织被弥漫性的淋巴组织取代(图 20-19A)。病变可累及整个或部分淋巴结,也可以仅见于滤泡间区,但累及淋巴窦不常见。淋巴结周围组织常有浸润,可见宽窄不一的硬化性纤维条带。弥漫性大 B 细胞淋巴瘤是由转化的大淋巴样细胞组成。该瘤在细胞形态学上有不同的变异型,但在实际工作中要准确地区分这些变异型有时存在一定难度。除少数病例外,免疫表型和遗传学参数都无助于区别形态学上的变异。

ER20-17

画廊:ER20-17
弥漫性大 B 细胞淋巴瘤(生发中心外来源)

肿瘤细胞表达广泛的 B 细胞抗原标记物(图 20-19B)。50%~70% 的病例表达免疫球白表面和/或胞质抗原。

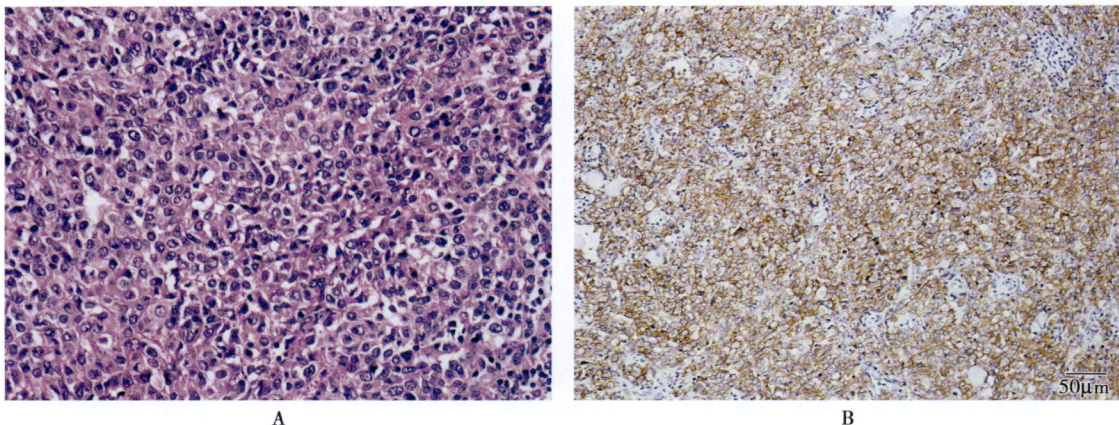

图 20-19　弥漫性大 B 细胞淋巴瘤
A. 淋巴细胞弥漫性增生,伴有或不伴有纤维化　B. 肿瘤细胞 CD20 阳性

弥漫性大 B 细胞淋巴瘤属于侵袭性淋巴瘤,但采用联合化疗有治愈的可能性。肿瘤增殖率高,则预后较差。Bcl-2、p53(+)是预后不好的指标。

(二) 黏膜相关淋巴组织结外边缘区 B 细胞淋巴瘤

黏膜相关淋巴组织结外边缘区 B 细胞淋巴瘤(extranodal marginalzone B-cell lymphoma of mucosa-associated lymphoid tissue,MALT lymphoma),最常见的部位是胃,与胃幽门螺杆菌感染有关。非胃组织结外 MALT 边缘区淋巴瘤好发甲状腺、腮腺、眼、皮肤和附属器等。患有舍格伦综合征(Sjögren syndrome)、桥本甲状腺炎的患者,罹患 MALT 边缘区淋巴瘤的概率大大增加。MALT 淋巴瘤占所有 B 细胞淋巴瘤的 7%~8%。

【临床表现】MALT 淋巴瘤成人多见,中位发病年龄 60 岁,男女发病率接近。最好发的部位是胃肠道,占所有病例的 50%,其中 85% 为胃部受累。其他较常见的部位为肺、眼附属器、皮肤、甲状腺、乳腺、唾液腺等。绝大多数患者表现 I~II 期疾病,约 20% 的患者骨髓受累,但是检出率因原发部位不同有所变化。原发于胃的病例骨髓受累较少,原发在眼附属器或肺的病例骨髓受累较多。多个结外部位受累的情况可达 10%。多部位淋巴结受累的情况较少见。应用结内淋巴瘤分级系统可能对 MALT 淋巴瘤造成误导。由于多处结外部位受累,特别是在同一器官(如腮腺、皮肤),并不能真实地反映肿瘤的扩散。

【病理变化】瘤细胞先浸润反应性滤泡周围,然后扩展至滤泡套区,在边缘带扩散,形成融合的区域,取代部分或全部滤泡。典型的边缘带 B 细胞是小到中等细胞,核轻微不规则,染色质中等,核仁不明显,近似于中心细胞,胞质相对丰富、淡染。淡染的胞质增多时,可出现单核细胞样表现。另一种情况,边缘带细胞可近似于小淋巴细胞。浆细胞样分化可见约 1/3 的胃 MALT 淋巴瘤,在甲状腺 MALT 淋巴瘤中浆细胞样分化更明显。在腺体组织中上皮常常受累及破坏,形成所谓的淋巴上皮病变(图 20-20A)。淋巴上皮病变是指变性或破坏的上皮内有 3 个以上的边缘区细胞,常伴有上皮细胞嗜碱性变。MALT 淋巴瘤特指主要由小细胞组成的淋巴瘤,MALT 淋巴瘤中可见少量转化的中心母细胞或免疫母细胞样的大细胞,但是当转化的大细胞形成实性或片状的区域时,应诊断为弥漫性大 B 细胞淋巴瘤伴有 MALT 淋巴瘤的表现。

MALT 淋巴瘤呈 CD20(图 20-20B)和 CD79a 阳性。瘤细胞表达边缘区细胞相关抗原 CD21 和 CD35。现在还没有特异的标记来确定 MALT 淋巴瘤。在与良性淋巴细胞浸润病变鉴别时,证明轻链的单一性(克隆性)非常重要。

MALT 淋巴瘤具有惰性的临床过程,缓慢扩散。多年后可复发,复发时可累及其他部位。该瘤对放疗敏感。局部治疗后可获长期无瘤生存。结外多部位受累,甚至骨髓受累也不一定意味着预后不好。该瘤有可能发生大 B 细胞淋巴瘤转化。

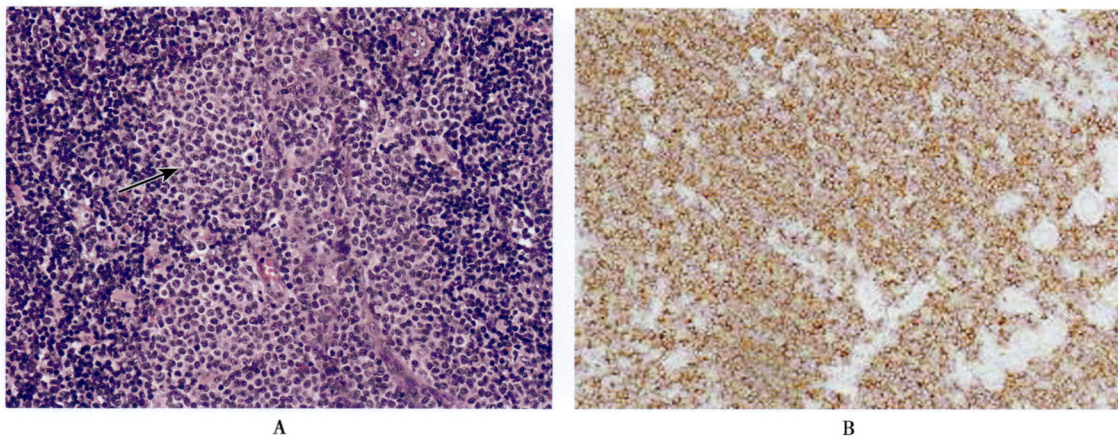

图 20-20　黏膜相关淋巴组织结外边缘区 B 细胞淋巴瘤
A. 弥漫增生的小淋巴细胞,其内存在上皮-肌上皮岛(箭头示)　B. 肿瘤细胞 CD20 阳性

(三) 结外 NK/T 细胞淋巴瘤,鼻型

结外 NK/T 细胞淋巴瘤,鼻型(extranodal NK/T-cell lymphoma,nasal type)主要发生在结外,以血管浸润和破坏、显著坏死、表达细胞毒性分子和 EBV 感染为特点。该瘤曾有多种名称,如血管中心性 T 细胞淋巴瘤、恶性中线网状细胞增生症、多形性中线网状细胞增生症、致死性中线肉芽肿、血管中心性免疫增殖性病变。

【临床表现】结外 NK/T 细胞淋巴瘤常见于成年男性。该瘤好发于鼻腔、鼻咽部、腭部、皮肤、软组织、胃肠道等。部分病例可累及淋巴结。发生在鼻部的肿瘤,患者表现鼻阻、鼻出血,这是由于肿块及其所造成的中面部结构破坏所致(所谓的致死性中线肉芽肿)。肿瘤可侵及周围相邻组织如鼻咽部、副鼻窦、眼眶、口腔、腭部和口咽部。肿瘤最初常常局限于上呼吸道,很少累及骨髓,但很快扩散到不同部位,如皮肤、胃肠道、颈部淋巴结。发生在鼻腔外的鼻型 NK/T 细胞淋巴依据累及不同部位各有不同的表现。

【病理变化】各种部位的结外 NK/T 细胞淋巴瘤的形态基本相似。发生黏膜部位的常有溃疡形成。瘤细胞呈弥散性浸润,并以血管中心浸润和血管破坏现象常见。凝固性坏死和凋亡小体很常见(图 20-21A),是瘤细胞梗阻血管所致。

结外 NK/T 细胞淋巴瘤细胞形态很广泛。细胞可能是小、中、大或间变细胞。多数病例为中等细胞或大小混合细胞(图 20-21B)。胞核可不规则或变长。染色质呈颗粒状,但很多的细胞核呈泡状。通常核仁不明显或有小核仁。胞质中等,淡染至透亮,核分裂象易见,即使在小细胞为主的病例也是如此。

NK/T 细胞淋巴瘤,特别是小细胞和混合细胞为主的淋巴瘤,可见大量反应性炎性细胞,如淋巴细胞、浆细胞、组织细胞、嗜酸性粒细胞(因此,曾称多形性中线网状细胞增生症)。这些病例很像炎性疾病。这种淋巴瘤有时伴有假上皮瘤增生,类似于鳞癌。

肿瘤细胞 CD56、CD2、CD3 阳性,原位杂交 EB 病毒检测阳性(图 20-21C、D)。细胞毒颗粒蛋白,如颗粒酶 B(granzyme B,GB)、穿孔素(perforin)、TIA-1 阳性,其他 T 细胞和 NK 细胞相关抗原呈阴性。

NK/T 细胞淋巴瘤,鼻型的预后情况变化较大,部分患者对治疗反应较好,而其余的病例即使使用了高强度化疗效果也不好,患者多死于肿瘤扩散。发生在鼻腔外的 NK/T 细胞淋巴瘤,鼻型具有高度侵袭性,对治疗反应差,存活时间短。多种耐药基因表达是多数病例预后差的原因。

三、口腔转移性肿瘤

口腔转移性肿瘤(metastatic tumors in the oral tissues)为原发于身体他处的肿瘤转移至口腔软组织,但不常见。值得注意的是约 23% 的口腔转移性肿瘤首先发现的是转移瘤,而未发现原发灶。

画廊:ER20-19
NKT 细胞淋巴瘤,鼻型

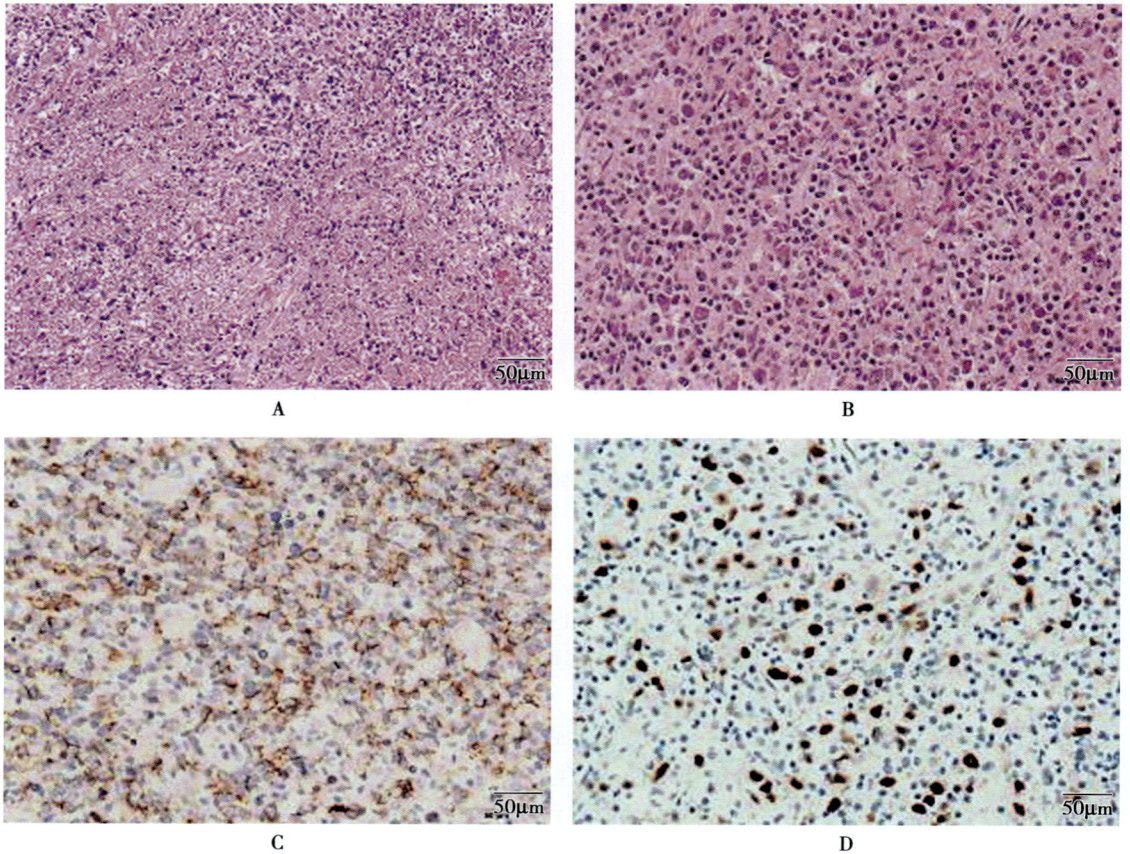

图 20-21　结外 NK/T 细胞淋巴瘤，鼻型
A.瘤组织坏死　B.瘤细胞胞核不规则或变长,胞质中等,淡染至透亮,核分裂象易见　C.肿瘤细胞 CD56 阳性　D.肿瘤细胞 EBER 阳性（原位杂交）

附着龈是口腔软组织转移性肿瘤最常见的部位,其次是舌,其他处很少见。性别不同口腔转移性肿瘤其原发部位亦不同,男性分别是肺、肾、肝、前列腺;女性则分别为乳腺、生殖器、肾、结肠/直肠。转移率与性别及转移部位有关,如:男性肺肿瘤转移在口腔转移性肿瘤中最多见（图 20-22）,约占 31.3%;肾肿瘤转移占 14%。女性乳腺肿瘤转移占 24.3%。肾上腺及生殖器来源肿瘤占 14.8%。

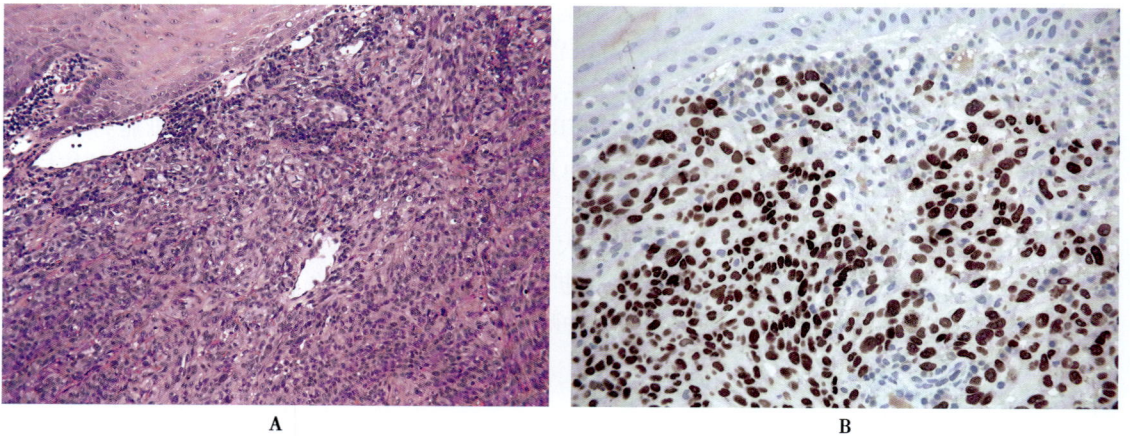

图 20-22　肺癌牙龈转移
A.肿瘤细胞小、密集呈巢状,侵及周围组织　B.肿瘤细胞甲状腺转录因子 1 阳性

口腔转移性肿瘤的临床表现与转移部位有关。牙龈转移灶早期表现类似于牙龈增生性或反应性病变,如化脓性肉芽肿、外周性巨细胞肉芽肿和纤维性龈瘤等。由于口腔转移性肿瘤较少见而且有些临床上容易与良性疾病相混淆,给临床医生诊断带来很大困难。组织病理学上,某些原发于口腔的恶性肿瘤(如唾液腺导管癌、唾液腺透明细胞癌、原发性口腔鳞状细胞癌)与一些转移癌(转移性乳腺癌、肾癌、来源于其他器官的鳞状细胞癌,如肺癌)很难鉴别。因此,对病理诊断也是很大的挑战。临床上,若发现病变的临床表现是少见的或患者有明确的全身性肿瘤者,必须进行口腔病灶的活检。免疫组织化学染色与组织病理学特点、病史及影像学检查相结合,有助于口腔转移性肿瘤的明确诊断。

(陈新明　张佳莉)

第二十一章 口腔组织病理学实验教程

口腔组织病理学是口腔医学的重要桥梁课。口腔组织病理学知识是正确认识口腔疾病，进而正确诊断和治疗疾病的基础；也是正确认识口腔各组织器官的结构特点，进而进行合适的口腔检查和治疗操作的基础。这门课程的理论性较强，有大量的正常及病理状态下口腔组织微观形态的描述。口腔组织病理学实验课的主要目的是通过对正常和病理状态下的组织或器官进行大体形态、光学显微镜、模型、图谱等的观察，增强学习者的感官印象，达到对理论知识的理解和掌握。当然，上述口腔组织病理学的实验方法只是最基本的学习和研究的手段，电子显微镜技术、组织化学技术、免疫组织化学技术、分子生物学技术等都已应用于口腔组织病理学的研究中，并对它的发展起到了巨大的推动作用，教学中可根据课程的具体情况增加相关的示教内容。

在进行口腔组织病理学实验课的学习时应注意以下几个关系：①局部与整体的关系，实验课上观察的切片是某种组织或器官的一部分，有时并不能代表此组织或器官的全貌，如一张取自多形性腺瘤局部的切片，镜下可见肿瘤有被膜，但这并不意味着整个肿瘤被膜完整；②形态和功能的关系，组织的形态和功能有密切关系，在观察过程中通过形态联系其功能可以增强学习兴趣和效果，更有利于对口腔组织结构及疾病本质的掌握；③理论和实践的关系，实验过程中应进一步验证理论课知识，加深对理论知识的理解，同时注意理论对临床实践的指导作用，如釉柱排列方向与牙体备洞的关系。

为获得理想的实验效果，每次实验课都设有课堂作业。主要是绘组织切片的镜下图，应绘在实验报告纸上，并标出镜下结构的名称（尽量同时用中文和英文标出）。每个实验后有复习思考题。实验课的目的和要求是根据实验课的具体情况安排的，本课程对各知识点的学习要求（掌握、熟悉及了解）应按各校的具体教学大纲执行。

实验一　口腔颌面部发育和牙发育

【目的和要求】掌握神经嵴、鳃弓、咽囊的概念及其在口腔颌面部发育中的作用及相关畸形；面部、腭、舌的发育过程及常见发育畸形的发生背景；颌骨的发育过程；成釉器发育的蕾状期、帽状期和钟状期形态分化和细胞分化特征，牙板的结局；牙本质、牙釉质、牙髓的形成；牙根及牙周组织的形成。熟悉牙发育早期原发性上皮板的形态，牙发育的同时相伴随的牙槽骨、颌骨的发育特点。了解牙萌出及乳牙恒牙替换的次序和时间。

【实验内容】
1. 观察口腔颌面部发育模型。
2. 观察牙发育模型。
3. 观察头骨标本中的牙发育及乳牙恒牙替换。
4. 观察头颈部发育、口腔颌面部发育和牙发育图谱。
5. 观察牙发育各阶段切片。

【实验用品】显微镜、牙发育切片、牙发育模型、可见牙发育或乳牙恒牙替换的头骨标本、口腔颌面部发育及牙发育图谱。

【方法和步骤】
1. **神经嵴、鳃弓、咽囊（头颈部发育图谱）**
（1）观察神经嵴细胞与神经板、神经沟、神经管的关系，思考其来源及开始形成的时间、发生迁移的时间、在头颈部发育中的作用。

（2）观察鳃弓和咽囊的形成和发育过程,思考其与三胚层的关系、在头颈部发育中的作用和相关畸形的形成背景。

2. 面部、腭、舌的发育（颌面部发育模型和图谱）

（1）面部发育:观察面部各突起的形成过程、相互关系,思考其形成的时间、相互融合（联合）的时间、在颌面部发育中的作用和相关畸形的形成背景。

（2）腭的发育:观察前腭突和两个侧腭突的来源、发生融合的过程和时间、与鼻中隔和切牙管的关系、相关畸形的形成背景。

（3）观察侧舌隆突、奇结节、联合突的来源和在舌发育中的作用;与界沟、舌盲孔、口咽膜、甲状舌管的关系;思考舌发育过程中可能形成哪些异常。

3. 牙发育的早期征象（头部冠状切片,人胚第5周）

（1）低倍镜观察:首先观察上颌、下颌、舌的大小及部位,侧腭突的发育情况,口腔与鼻腔是否相通,再观察口腔黏膜,注意上皮的形态特点。重点观察原发性上皮板的部位、形态、上皮的分层特点及其与其他部位口腔黏膜的关系。

（2）高倍镜观察:原发性上皮板处上皮细胞的层次,细胞形态及排列密度,注意上皮板下方的结缔组织有何变化。

4. 牙胚蕾状晚期、帽状早期（头部冠状切片,人胚第10周）

（1）低倍镜观察:上颌、下颌、舌、鼻腔等解剖结构的位置、大小、相互关系;上颌和下颌发育的情况,是否有骨形成,下颌软骨的位置及形态;腭、舌、口腔黏膜的发育情况等。注意牙胚的位置,牙胚与周围组织的关系。重点观察牙胚的各组成部分（成釉器、牙乳头、牙囊）的外形及相互位置关系,成釉器与牙板及口腔黏膜的关系。

（2）高倍镜观察:蕾状期成釉器的细胞形态及排列、深面结缔组织细胞有无排列上的变化等。帽状期成釉器的外釉上皮、内釉上皮、星网状层的位置及细胞形态;牙乳头的位置及细胞构成、细胞形态特点、纤维成分的多少等;牙囊的位置及细胞形态特点。

5. 牙胚钟状晚期（牙硬组织形成早期）（上颌矢状切片,人胚第5个月）

（1）低倍镜观察:主要解剖结构如上唇、上颌骨、腭、鼻腔的形态、大小及相互关系,上颌乳中切牙及恒中切牙牙胚的大致位置。重点观察牙胚的各组成部分,包括成釉器的形态和内釉上皮、外釉上皮、星网状层和中间层的位置及排列,注意外釉上皮包绕的结缔组织中的血管;颈环的位置;牙乳头的位置及轮廓;牙囊的位置。牙胚与口腔黏膜、牙板及发育中的颌骨的关系,恒牙牙板的形态。乳牙胚还应观察牙釉质基质、牙本质基质的厚度,从切缘至牙颈部有何变化,成釉细胞、成牙本质细胞的排列,从切缘至牙颈部成釉器的层次有何变化;观察恒牙胚的位置、发育状态及其与乳牙胚的关系;牙槽骨的发育情况。

（2）高倍镜观察:构成成釉器的内釉上皮、外釉上皮、星网状层和中间层的细胞排列及细胞形态;成釉细胞的形态（从切缘至牙颈部有无变化）、牙釉质基质的形态;前期牙本质和钙化牙本质的染色特点;在靠近牙颈部的区域观察哪种硬组织最先形成;牙乳头的细胞形态,细胞、血管及纤维的丰富程度;成牙本质细胞的分布及形态（从切缘至牙颈部有无变化）、牙髓的血管及纤维;牙囊的细胞形态,其中的血管和纤维;恒牙牙板的形态（注意此时的牙板与帽状期相比有无形态变化）。

6. 乳牙萌出（下颌矢状切片,婴儿7个月）

（1）低倍镜观察:主要解剖结构如下唇、下颌骨、前庭沟、牙龈的轮廓及相互关系,注意下颌乳中切牙的切缘突破口腔黏膜而萌出,乳牙牙釉质因脱钙留下空白区;观察乳牙牙根的形态,根部牙本质的厚度,根管的宽度,根管口的形态;上皮根鞘和上皮隔的形态及位置;牙槽骨的形态;牙周膜的发育情况;恒牙胚的位置及所处的发育阶段,恒牙板断裂所形成的上皮珠。

（2）高倍镜观察:上皮隔的细胞形态,牙骨质的厚度。

7. 乳恒牙替换（下颌乳磨牙区近远中断面,11岁）

（1）低倍镜观察:乳牙与其后继恒牙的位置关系,注意其各自与口腔黏膜、牙槽骨的相对位置;观察乳牙牙根的吸收情况,恒牙牙冠及牙根的发育状态。

（2）高倍镜观察:乳牙牙根及牙槽骨的吸收陷窝,破骨细胞(破牙细胞),吸收区软组织有何变化。

【实验报告与评定】绘牙胚钟状期(牙硬组织形成早期)的低倍镜下图,标出牙胚的三个组成部分、成釉器的4层及成釉细胞、牙釉质基质、成牙本质细胞、牙本质基质、前期牙本质、牙髓、颈环、恒牙牙胚、牙板、上皮珠。

【思考题】

1. 颌面部常见发育畸形有哪些,其形成背景如何?
2. 试述口腔颌面部发育的调控机制。
3. 以乳中切牙为例,试述牙发育的全过程。
4. 牙胚包括哪几部分,各形成哪些牙体及牙周组织?
5. 钟状期成釉器可分为几层? 各自的主要功能是什么?
6. 试述三根磨牙的牙根发育过程。
7. 牙胚发育异常可导致哪些牙形态和数目的异常?
8. 试述牙硬组织基质形成及矿化特点。
9. 总结牙发育各阶段的基因调控特点。

实验二　牙　釉　质

【目的和要求】掌握牙釉质的分布部位、厚度和表面形态,牙釉质磨片在光学显微镜下的组织结构及其临床意义,牙釉质结构与牙釉质理化特性、功能的相关关系。熟悉生长线、釉板、釉丛、釉梭的成因。了解牙釉质的超微结构,牙磨片的制作过程。

【实验内容】

1. 教师简介牙磨片、牙及牙周组织联合切片的制作方法。
2. 观察牙釉质组织学图谱。
3. 观察牙釉质纵断和横断磨片、未成熟牙釉质切片。

【实验用品】显微镜、牙纵断及牙冠横断磨片、未成熟牙釉质切片、牙体组织图谱、手电筒或其他外部光源。

【方法和步骤】

1. **前牙纵断磨片**

（1）低倍镜观察:牙釉质在牙体组织的分布部位、厚度及外形,注意牙釉质与其他牙体组织的关系。观察牙釉质生长线,注意其形态、走行特点(在牙尖部与牙颈部有何不同);观察釉牙本质界(注意是否为直线,形态特点如何);用落射光(关闭显微镜自身光源,用手电筒照射载物台上的磨片)观察施雷格板(在近牙颈部牙釉质易观察到)。

（2）高倍镜观察:釉柱、釉柱横纹的形态;绞釉的分布及形态特点。

2. **后牙纵断磨片**　观察要点同前牙纵断磨片,需注意的是:

（1）低倍镜观察:后牙牙尖及窝沟的形态,牙釉质在其中的分布部位、轮廓及厚度;牙釉质生长线在后牙窝沟处的走行特点;釉板的形态及贯穿深度;绞釉的分布特点;釉梭的分布特点(在牙尖部多见)。

（2）高倍镜观察:牙尖、窝沟底部和近牙颈部釉柱排列的特点;釉板、釉梭的形态。注意有无釉柱横断区,观察其鱼鳞状的排列特点。

3. **牙冠横断磨片**

（1）低倍镜观察:生长线、釉板、釉丛、釉梭的分布与形态;釉牙本质界的形态;注意区分釉丛和釉梭。

（2）高倍镜观察:釉柱、釉柱横纹、釉板、釉丛、釉梭的形态。

4. **未成熟牙釉质切片(新生儿上颌中切牙)**　低倍镜观察未成熟牙釉质的分布,高倍镜观察釉柱的排列及釉柱的横断面形态。

5. 观察牙牙釉质超微结构图谱(包括扫描电镜和透射电镜照片)

【实验报告与评定】 绘牙釉质纵断面低倍及横断面高倍镜下图。重点绘出以下结构的特点：牙釉质、釉柱、生长线、釉柱横纹、绞釉、釉牙本质界、釉梭、釉丛、釉板。

【思考题】

1. 釉柱的形态、走行方向及其临床意义。

2. 试述牙釉质的超微结构特点。

3. 举例说明牙釉质的组织结构与其功能密切相关。

4. 牙釉质中有机物含量较多的结构有哪些,各有何形态特点?

5. 牙釉质中与其周期性沉积有关的结构有哪些?

6. 与釉柱走行方向有关的结构有哪些?

7. 与人体中其他类型的硬组织相比,牙釉质有哪些特殊性?

实验三 牙本质、牙骨质、牙髓

【目的和要求】 掌握牙本质、牙骨质、牙髓的基本组织结构及理化特性,联系其临床意义;牙本质的反应性变化。熟悉牙本质的超微结构。了解牙骨质、牙髓的生物学特性。

【实验内容】

1. 观察牙本质、牙骨质、牙髓组织学图谱。

2. 观察牙的纵断和横断磨片。

3. 观察牙体组织脱钙切片及牙髓 HE 和银染色切片。

【实验用品】 显微镜、牙的纵断及横断磨片、牙体组织切片、牙体组织图谱。

【方法和步骤】

1. 前牙纵断磨片

(1) 肉眼观察:牙本质在牙冠和牙根的分布、厚度,髓腔的轮廓,切缘处是否有牙本质暴露。

(2) 低倍镜观察:釉牙本质界的形态特点;牙本质小管及其走行方向;牙本质生长线的走行方向(仅少数生长线可清晰观察);球间牙本质、原发性牙本质、继发性牙本质、牙本质透明层、托姆斯颗粒层等的分布位置及形态;观察有无第三期牙本质、牙本质死区,观察分析造成牙本质反应性改变的可能原因;牙骨质在牙根表面的分布及厚度,无细胞牙骨质和细胞牙骨质的分布特点;牙骨质层板;釉牙骨质界的形态,观察牙骨质与牙釉质的连接特点;观察有无侧支根管的开口;应注意前期牙本质和牙髓在磨片上无法观察。

(3) 高倍镜观察:牙本质小管的形态及方向、牙本质小管的分支;球间牙本质(注意有无牙本质小管通过)、托姆斯颗粒层、第三期牙本质的形态;牙骨质层板、牙骨质陷窝及小管的形态和分布特点;穿通纤维。

2. 后牙纵断磨片 观察内容基本同前牙纵断磨片。另外需注意的是:

(1) 肉眼观察:后牙牙尖及窝沟下方牙本质的形态及轮廓;根分叉处的形态;髓室及根管的形态,髓角的位置。

(2) 低倍镜观察:髓室底的继发性牙本质厚度;细胞牙骨质在根尖及根分叉处的分布及厚度。

(3) 高倍镜观察:近根尖区可见牙本质小管的横断面,观察牙本质小管、管周牙本质和管间牙本质的形态。

3. 牙冠横断磨片

(1) 低倍镜观察:釉牙本质界;牙本质小管;球间牙本质。

(2) 高倍镜观察:牙本质小管;球间牙本质;近牙冠中央可见大片牙本质小管横断的区域,观察牙本质小管、管周牙本质和管间牙本质的形态。

4. 后牙纵断切片(经脱钙处理,HE 染色)

(1) 肉眼观察:注意脱钙切片中牙釉质是否存在;冠部及根部牙本质的轮廓;牙根及根分叉的形态;髓室、髓角、根管的形态。

（2）低倍镜观察：是否可见少许残留的牙釉质基质；失去牙釉质覆盖的牙本质表面形态（釉牙本质界的轮廓）；牙本质生长线、牙本质小管、球间牙本质、原发性牙本质、继发性牙本质、前期牙本质的分布及形态、染色特点；分析继发性牙本质和/或第三期牙本质形成对髓腔形态的影响及其临床意义；注意是否能观察到磨片中可见的牙本质透明层和托姆斯颗粒层；观察成牙本质细胞、牙髓细胞（成纤维细胞）的分布；牙髓的分区（成牙本质细胞层、乏细胞层、多细胞层、固有牙髓）；牙髓的血管和神经；牙骨质层板及细胞。

（3）高倍镜观察：牙本质小管及其分支；球间牙本质、继发性牙本质、前期牙本质的部位及形态、染色特点，注意其中牙本质小管的走行，前期牙本质与钙化牙本质交界的钙化前沿处是否可见钙化小球；近根管口处观察牙本质小管的横断面、管周牙本质及管间牙本质；成牙本质细胞的分布和形态（在冠髓和根髓是否有差别）；牙髓中的乏细胞层和多细胞层（在冠髓处明显）；牙髓细胞的分布和形态；牙髓中血管和神经的分布；牙骨质层板及细胞；穿通纤维。

5. 牙髓 HE 染色切片和银染色切片

（1）肉眼观察：标本为从髓腔中取出的牙髓，不含牙硬组织。

（2）低倍镜观察：牙髓的外周局部可见成牙本质细胞层，观察其排列及形态；牙髓细胞的分布；牙髓的血管和神经。

（3）高倍镜观察：成牙本质细胞的形态，细胞核的位置；牙髓细胞的形态特点。

6. 观察牙本质超微结构图谱（包括扫描电镜和透射电镜照片）

【实验报告与评定】结合对牙体组织纵断磨片和切片的观察，绘牙本质、牙髓、牙骨质的镜下综合示意图。画出牙本质小管及其走行方向特点，原发性牙本质、继发性牙本质、球间牙本质、透明层、托姆斯颗粒层、牙本质生长线等结构，修复性牙本质、死区，注意两者与外界刺激的对应关系；画出细胞牙骨质、无细胞牙骨质、牙骨质生长线（层板）、穿通纤维、牙骨质陷窝及小管、釉牙骨质界等结构；画出牙本质小管横断面中管周牙本质和管间牙本质；结合对脱钙切片的观察，在髓腔内示意画出前期牙本质、成牙本质细胞及突起、牙髓的乏细胞层和多细胞层、固有牙髓、牙髓细胞及其分布、牙髓的血管和神经等。

【思考题】

1. 解释下列名词：球间牙本质、前期牙本质、修复性牙本质、继发性牙本质、管间牙本质、管周牙本质、罩牙本质、透明牙本质、（牙本质）透明层、托姆斯颗粒层、死区。

2. 牙本质的渗透性受哪些组织结构的影响？

3. 牙本质的敏感性受哪些组织结构的影响？

4. 牙本质和牙釉质有哪些异同点？

5. 为什么说牙本质与牙髓为一复合体？

6. 牙髓神经的功能特点及其临床意义。

7. 牙骨质的生物学特性及功能。

8. 牙本质细胞间质中非胶原有机成分的种类和功能。

9. 无细胞牙骨质与细胞牙骨质的异同点。

实验四　牙 周 组 织

【目的和要求】掌握牙龈的组织学特点；牙龈和牙体附着的关系；牙周膜的组织结构及其功能联系，包括主纤维束排列及走行特点；牙槽骨的组织结构和生物学特性；骨新生和骨吸收的形态特点。熟悉牙龈纤维束的排列及走行方向；龈谷的结构特点；牙周膜中各种细胞的分布及形态。了解牙龈、牙周膜和牙槽骨生物学特点的临床意义。

【实验内容】

1. 观察前牙唇舌向断面的牙体牙周组织联合切片。

2. 观察磨牙近远中向断面的牙体牙周组织联合切片。

3. 观察牙周组织图谱。

【实验用品】 显微镜、牙体牙周组织联合切片、牙周组织图谱。

【方法和步骤】

1. 前牙唇舌向断面的牙体牙周组织联合切片

（1）肉眼观察：区分唇舌侧，观察龈沟的位置，牙周膜的厚度，固有牙槽骨的位置和厚度，骨密质和骨松质的分布。

（2）低倍镜观察：釉小皮的位置；龈沟底的位置；牙龈上皮的分布；牙龈上皮与固有层交界处的形态，注意有无上皮钉突和固有层乳头；牙龈纤维及牙周膜主纤维束的排列和分布方向，注意有无越隔纤维；牙槽嵴的位置；固有牙槽骨中的束状骨、层板骨及哈弗系统的结构；骨松质中骨小梁的方向；通过牙槽骨进入牙周膜的血管；牙周上皮剩余。

（3）高倍镜观察：附着龈上皮、龈沟上皮、结合上皮、釉小皮、牙周上皮剩余的形态；各组牙周膜纤维；牙周膜中的细胞成分如成纤维细胞、成牙骨质细胞等；固有牙槽骨中的穿通纤维及束骨的形态，注意有无牙槽骨的新生及吸收，其形态特点如何。

2. 磨牙近远中向断面的牙体牙周组织联合切片 观察要点同前牙唇舌向断面的牙体牙周组织联合切片，需注意的是：此为近远中断面，可见相邻的两颗磨牙，可以观察到牙间隔、根间隔、越隔纤维、牙周膜的根间组纤维，但不能观察牙槽骨外板。

【实验报告与评定】 绘牙周组织镜下结构综合示意图。画出釉小皮、龈沟、附着龈上皮、龈沟上皮、结合上皮、牙龈固有层纤维的龈牙组、环行组、牙骨膜组、牙槽龈组；牙周膜纤维束中的牙槽嵴组、水平组、斜行组、根尖组；牙周膜中的各种细胞（成纤维细胞、成牙骨质细胞、成骨细胞、破骨细胞）和上皮剩余；固有牙槽骨（含束骨）、穿通纤维、哈弗系统、骨密质、骨松质、骨小梁。

【思考题】

1. 牙龈固有层中主要的纤维束有哪些？其功能如何？

2. 牙周膜中有哪几组主纤维束？其功能如何？

3. 结合上皮的形态特点及其与牙结合的方式是什么？有何临床意义？

4. 牙槽骨的生物学特性及其临床意义。

5. 试述牙周膜中的细胞种类及其功能。

6. 龈谷所在的部位及其临床意义。

实验五 口腔黏膜、唾液腺

【目的和要求】 掌握口腔黏膜（包括上皮、基底膜、固有层）及唾液腺的基本组织学结构；被覆黏膜、咀嚼黏膜和特殊黏膜的结构特点和分布；各种腺泡和导管的结构特点；肌上皮细胞的特点。熟悉口腔黏膜的功能；唾液腺（包括大唾液腺及小唾液腺）组织结构的特点和分布。了解口腔黏膜、唾液腺的功能。

【实验内容】

1. 观察唇、舌、腭等口腔黏膜切片，观察腮腺、下颌下腺、舌下腺切片。

2. 观察口腔黏膜和唾液腺的组织学图谱。

【实验用品】 显微镜，口腔黏膜及唾液腺组织切片，口腔黏膜、唾液腺的组织学图谱。

【方法和步骤】

1. 唇的组织学切片

（1）肉眼观察：此为唇部组织的矢状断面切片，观察其轮廓，区分皮肤侧（表皮薄，真皮层可见皮肤附属器）、黏膜侧（上皮较厚，黏膜下层可见唇腺）及唇红部。

（2）低倍镜观察：在皮肤侧，观察表皮的细胞层次、真皮的乳头层和网状层、皮下组织（疏松结缔组织和脂肪）及皮肤附属器（毛囊、汗腺、皮脂腺），注意表皮的厚度、色素及皮肤附属器的分布。在唇红部，观察上皮的分层、上皮钉突、固有层乳头及其血管，注意唇红与皮肤及口腔黏膜的过渡，其上皮的厚度、有无角化、乳头层的高度、乳头层内血管的分布、黏膜下层有无小唾液腺或皮肤附属器。在唇黏膜侧，观察上皮的分层，注意其厚度、有无角化、钉突的形态，分辨黏膜下层中小唾液腺的类型。

2. 软硬腭黏膜切片

（1）低倍镜观察：硬腭和软腭黏膜在组织学上的异同点（包括上皮的类型、分层、有无角化、有无颗粒层、棘层细胞的大小及形态、细胞间桥是否明显、上皮钉突的长短、固有层胶原纤维的粗细及致密程度、有无黏膜下层及所含组织成分等，如含有腭腺，注意判断其类型）。

（2）高倍镜观察：角化层或表层的染色特点，细胞膜是否清晰，能否观察到细胞核；有无颗粒层，颗粒层细胞内透明角质颗粒的多少、大小和染色特点；棘层细胞的大小、形态和染色特点，细胞的排列，细胞间桥是否明显；基底层细胞的形态特点和排列，有无分裂象，细胞内有无黑色素颗粒；上皮层是否能观察到非角质形成细胞，其分布及染色特点如何；基底膜的位置、厚度和染色特点。

3. 舌背黏膜切片

（1）低倍镜观察：舌背黏膜上皮的形态特点，注意有无角化；轮廓乳头的形态特点，注意表面上皮有无角化、轮廓沟的形态、味蕾的分布、味腺的开口及味腺的形态、腺泡的种类及分布位置；观察固有层的下方有无黏膜下层。

（2）高倍镜观察：味蕾的形态。

4. 腮腺切片

（1）低倍镜观察：腺小叶的轮廓，腺泡和导管的分布，腺体内脂肪细胞的多少和分布。

（2）高倍镜观察：腺泡的结构、形态特点；腺泡细胞的形态，胞质内有无分泌颗粒（酶原颗粒），其染色特点如何；闰管、分泌管及排泄管的分布及组织结构（包括管腔的形态和大小、管壁细胞的形态和染色特点等）。

5. 下颌下腺切片

（1）低倍镜观察：腺小叶的轮廓，腺泡和导管的分布。

（2）高倍镜观察：腺泡、导管的结构，注意腺泡的种类及所占的比例，不同种类的腺泡主要由何种腺泡细胞构成；观察浆液细胞和黏液细胞的形态特点；观察混合性腺泡的构成，其半月板的形态特点及位置。

6. 舌下腺切片

观察要点同下颌下腺切片，比较两者有何差别，如各种类型腺泡所占的比例、分泌管的多少等。

【实验报告与评定】 绘唇或腭黏膜高倍镜下图。画出上皮的各层次及细胞形态；基底膜；固有层的细胞、纤维和血管；黏膜下层的小唾液腺等。

【思考题】

1. 试述口腔黏膜上皮的种类及分布、排列特点。

2. 试述口腔黏膜的功能。

3. 口腔黏膜与皮肤在组织学结构上有何区别？

4. 试述口腔黏膜上皮的结构蛋白与口腔黏膜病的关系。

5. 口腔咀嚼黏膜与被覆黏膜在功能和组织学结构上有何差异？

6. 试述唾液腺腺泡的基本结构、腺泡的种类及分泌物的性质。

7. 唾液腺肌上皮细胞的形态特点及功能。

8. 唾液腺导管系统的构成及功能如何？

实验六　龋　病

【目的和要求】 掌握磨片下早期牙釉质龋的病理变化，牙本质龋和牙骨质龋（磨片及切片）的病理变化；熟悉牙釉质龋及牙本质龋、牙骨质龋的病变进展过程，牙本质龋的分层；了解龋病的超微结构变化，牙髓对龋病的反应及转归。

【实验内容】

1. 观察早期牙釉质龋磨片。

2. 观察牙本质龋磨片及切片。

3. 观察牙骨质龋磨片及切片。

4. 观察龋病图谱。

【实验用品】 显微镜、早期牙釉质龋磨片、牙本质龋和牙骨质龋磨片及切片、龋病图谱。

【方法和步骤】

1. 早期牙釉质龋磨片(平滑面龋)

(1)肉眼观察:龋的位置,外形,颜色变化。

(2)低倍镜观察:注意牙的哪些部位发生了龋,观察病变的范围、深度、轮廓、颜色改变、累及哪些牙体硬组织、对应的髓腔侧是否有第三期牙本质形成,思考龋在不同牙体组织中的进展方向。

(3)高倍镜观察:观察早期牙釉质平滑面龋的分层,注意透明层、暗层及病损体部的位置、形态特点,与邻近的正常牙釉质进行对比观察,并思考其各自的成因;注意病损体部有哪些纹理变得清晰、病变中是否有色素沉着;注意表层在普通光镜下不易分辨,另外有的病变中无透明层,有的病变轮廓或分层不典型。

2. 早期牙釉质龋磨片(窝沟龋)

(1)肉眼观察:龋的位置、外形、颜色变化,注意牙本质有无改变。

(2)低倍镜观察:窝沟周围牙釉质的变化,注意有无典型早期牙釉质龋的分层变化;釉柱及釉柱横纹、生长线有无变化,有无暗层、透明层,其外形与平滑面龋有何不同;窝沟底部及深部牙本质有无变化;龋与釉板的关系。

(3)高倍镜观察:同平滑面龋。

3. 龋洞形成后磨片(牙本质龋)

(1)肉眼观察龋洞的部位、形态、破坏了哪些牙体组织,龋洞周围牙体组织的颜色改变。

(2)低倍镜观察:龋洞处牙本质的颜色改变,有无裂隙(坏死灶)形成,观察深部有无透明牙本质形成,髓腔有无第三期牙本质形成。

4. 牙本质龋切片

(1)低倍镜观察:龋洞的外形,龋进展的深度,龋洞是否已与牙髓相通,龋对应的牙髓侧有无第三期牙本质形成;细菌侵入层的病理变化如细菌侵入后牙本质小管染色的情况、牙本质小管扩张、串珠样结构、坏死灶的形态、裂隙的方向;洞底是否有坏死崩解的组织和菌团;牙髓有无炎症表现,有无血管扩张、充血、组织水肿,有无炎症细胞浸润,炎症范围是局灶性的还是累及全部牙髓,与龋有何对应关系。

(2)高倍镜观察:牙本质小管扩张的形态改变,牙本质小管中的细菌;牙髓中炎症细胞的种类和数量,成牙本质细胞和牙髓细胞有何改变。

5. 牙颈部龋磨片和切片(牙骨质龋)

(1)肉眼观察:龋洞的位置及轮廓,其周围牙体组织的颜色改变。

(2)低倍镜观察:龋洞处牙骨质有无剥脱,其周围牙骨质和深层牙本质有无结构及颜色的改变,患牙的牙髓状况如何。

6. 观察牙釉质龋、牙本质龋和牙骨质龋的超微结构图谱(包括扫描电镜和透射电镜照片)

【实验报告与评定】 绘早期牙釉质龋磨片高倍镜下图,画出各层次的病理变化。

【思考题】

1. 什么是龋? 与其他以细菌为病原体的疾病相比,龋有何特殊性?

2. 光镜观察牙釉质龋磨片,分别用水和树胶浸渍时,同一区域的透光度不同,其原理是什么?

3. 早期牙釉质平滑面龋好发于什么部位? 肉眼观察有何表现? 这些表现的形成机理是什么?

4. 以树胶封片的纵断磨片中,早期牙釉质平滑面龋的典型轮廓是什么? 在显微镜下观察,可分为几层? 分别叙述各层的位置、病理表现及形成机制。

5. 牙釉质龋和牙本质龋磨片中均可见透明层,其形成机制有何不同?

6. 牙本质龋与牙釉质龋相比,有哪些不同?

7. 窝沟处易形成潜行性龋的主要原因是什么?

8. 牙骨质龋、根部龋、颈部龋在概念上有何不同?

9. 龋发生时,表面菌斑产生的酸在牙釉质、牙本质和牙骨质中主要沿什么途径扩散?

实验七 牙髓病、根尖周病

【目的和要求】 掌握各型牙髓炎和根尖周炎的病理变化。熟悉常见牙髓变性的病理变化;牙髓病及根尖周病的发展过程。了解牙髓病及根尖周病的临床表现。

【实验内容】

1. 观察各型牙髓炎和牙髓变性的切片(包括急性浆液性牙髓炎、急性化脓性牙髓炎、慢性增生性牙髓炎、牙髓空泡性变和钙化)。

2. 观察各型根尖周炎的切片(包括慢性根尖周脓肿、根尖周肉芽肿、根尖周囊肿)。

3. 观察牙髓病、根尖周病的病理图谱。

【实验用品】 显微镜、牙髓病和根尖周炎切片、牙髓病和根尖周病图谱。

【方法和步骤】

1. 急性浆液性牙髓炎切片

(1) 低倍镜观察:有无牙本质龋(是否有牙本质破坏缺损、细菌侵入牙本质小管、坏死灶形成等),龋发生的部位,龋洞是否已与牙髓相通,龋洞底部与牙髓之间的厚度,相对应的牙髓侧是否有第三期牙本质形成;牙髓中有无炎症细胞浸润,炎症细胞浸润的范围(局灶性还是弥漫性),有无组织水肿及血管扩张、充血;根髓有无变化。

(2) 高倍镜观察:龋坏区的牙本质小管(细菌侵入、扩张变形、坏死等);牙髓组织炎症的部位,炎症细胞的种类及形态,炎症区血管及牙髓细胞的改变;炎症区的成牙本质细胞有何改变;第三期牙本质的形态特点。

2. 急性化脓性牙髓炎切片 观察内容基本同急性浆液性牙髓炎,不同的是牙髓中出现化脓灶,注意观察该部位有大量中性粒细胞聚集,有时因切片制作时脓液流出而形成空腔。

3. 慢性增生性牙髓炎切片

(1) 低倍镜观察:龋洞的部位、大小及深度;牙髓是否已经暴露,穿髓孔的大小;暴露牙髓与龋洞的关系,思考牙髓息肉形成的条件。

(2) 高倍镜观察:增生牙髓中有无慢性炎症细胞浸润及细胞的种类;有无增生、扩张的毛细血管;有无成纤维细胞增生;增生的牙髓表面有无上皮覆盖;髓室底及根髓有无病理性改变;根尖牙骨质有无增生。

4. 牙髓变性切片(成牙本质细胞空泡性变和牙髓钙化)

(1) 低倍镜观察:牙髓中有无钙化物形成,累及哪些部位。

(2) 高倍镜观察:钙化物的形态特点,在冠髓和根髓有何不同;成牙本质细胞有无空泡性变,其形态特点如何;思考牙髓的这些改变有何临床意义。

5. 慢性化脓性根尖周炎(伴瘘管形成)切片

(1) 低倍镜观察:有无龋病,牙体组织破坏情况,是否残冠或残根;牙髓的情况,是否为死髓牙;根尖周围的牙周组织是否正常,有无牙槽骨吸收;根尖周牙槽骨破坏的区域由何种组织占据,有无炎症细胞浸润;是否有脓肿形成,其位置和轮廓如何;有无瘘管形成,瘘管的走行及开口位置(即脓液排出途径),思考瘘管形成的机制,有无其他可能的排脓途径;标本是否为多根牙,注意每个牙根的根尖周组织是否均存在病变;标本是否为上颌磨牙,注意根尖周病变与上颌窦的关系。

(2) 高倍镜观察:根尖周脓肿的组织学构成和炎症细胞的种类;脓肿周围有无纤维组织增生和包绕;瘘管的组织构成,包括管壁内炎症细胞浸润的数量及种类,瘘管腔面有无上皮覆盖,上皮是否增生,思考该上皮的来源可能是什么;牙周膜中有无炎症细胞浸润;牙槽骨有无吸收或新生。

6. 根尖周肉芽肿切片

(1) 低倍镜观察:牙体、牙髓组织的情况,重点观察根尖附近的肉芽肿的形态特点,包括炎症细胞的分布、血管增生及扩张、肉芽肿周围纤维包绕情况、牙周膜与牙槽骨的病理改变等。

(2) 高倍镜观察:肉芽肿中有无上皮增生;炎症细胞浸润的种类。

7. 根尖周囊肿切片

（1）低倍镜观察：如切片中含病灶牙，观察牙体组织有无病变、牙髓的状态、根尖周围的牙周膜和牙槽骨的病理改变、囊肿的位置和与牙根的附着关系；如切片中仅见从牙根处剥离的囊壁，则重点观察囊肿的外形、囊壁的厚度及构成、囊腔内有无内容物。

（2）高倍镜观察：囊肿壁的构成（纤维组织囊壁及上皮衬里），注意纤维性囊壁的厚度，其内有无炎症细胞浸润，炎症细胞的种类；囊肿衬里上皮的类型，有无增生，上皮钉突的形态如何，表层是否角化，有无透明小体形成，上皮的连续性如何；囊腔内容物的特点，有无细胞及细胞的种类，有无胆固醇结晶裂隙。

【实验报告与评定】绘慢性化脓性根尖周炎或根尖周肉芽肿低倍镜下图。慢性化脓性根尖周炎画出脓肿并标出脓肿各组成成分及邻近牙周组织的变化、窦道或瘘管；根尖周肉芽肿画出肉芽肿的组成成分及其同牙周组织的关系。

【思考题】

1. 龋病是怎样发展至根尖周病的？可能有哪些结局？
2. 试述牙髓炎及根尖周炎的组织学分类。
3. 牙髓息肉形成的条件是什么？
4. 根尖周脓肿、根尖周肉芽肿、根尖周囊肿三者的关系如何？
5. 试述根尖周炎的免疫病理学特点。

实验八　牙　周　病

【目的和要求】掌握慢性牙周炎在活跃期和静止期的病理变化（牙周袋、牙槽骨吸收）；创伤性殆所引起的牙周组织的病理变化；牙周组织的修复现象。熟悉边缘性龈炎、增生性龈炎的病理变化。了解牙周病的临床表现。

【实验内容】

1. 观察边缘性龈炎切片。
2. 观察增生性龈炎切片。
3. 观察慢性牙周炎切片。
4. 观察牙周病组织学图谱。

【实验用品】显微镜、牙体牙周组织联合切片、龈炎切片、牙周病图谱。

【方法和步骤】

1. 边缘性龈炎切片

（1）低倍镜观察：如切片中仅见牙龈及牙槽黏膜（与牙和牙槽骨分离），则首先区分牙龈和牙槽黏膜，再确定附着龈上皮、龈沟上皮的位置和分布，与龈沟上皮相延续的薄层上皮为结合上皮；如切片中牙龈和牙槽黏膜仍附着于牙和牙槽骨，则首先确定釉牙骨质界、龈沟、牙槽嵴顶的位置；重点观察龈炎症的部位及范围；龈沟上皮的增生情况；固有层结缔组织炎症浸润情况。

（2）高倍镜观察：龈沟上皮的增生程度，上皮层是否完整，是否有溃疡或糜烂的表现，上皮钉突是否增生，是否出现网眼状增生，上皮内及网眼内有无炎症细胞浸润，炎症细胞的种类；结合上皮是否增生，上皮内有无炎症细胞浸润，如果可观察到釉牙骨质界，注意结合上皮在牙体组织上附着的位置；牙龈固有层结缔组织的变化，有无炎症细胞浸润及炎症细胞种类，浸润的深度，牙龈中的胶原纤维束有无变化；如果可观察牙周膜和牙槽骨，注意有无病理性改变。

2. 慢性增生性龈炎切片

（1）低倍镜观察：区分附着龈上皮和龈沟上皮；附着龈上皮表面有无点彩，上皮有无增生；龈沟上皮的形态变化；固有层的病理变化。

（2）高倍镜观察：附着龈上皮和龈沟上皮的病理变化，包括表面有无角化，棘层的厚度，钉突伸长的程度，上皮细胞间有无水肿和炎症细胞；固有层结缔组织炎症细胞浸润的程度及细胞种类，结缔组织有无水肿，胶原纤维有无变化。

3. 慢性牙周炎(牙体牙周组织联合切片)

(1) 低倍镜观察:首先确定釉牙骨质界的位置,以其为标准,观察结合上皮是否向根方移位,牙槽嵴高度是否降低,确定是否有牙周组织破坏及牙周袋形成;观察牙骨质暴露的程度,表面有无牙石,牙石所在部位、范围,是否对牙周软组织形成刺激;观察牙周袋的深度、袋壁及袋底的构成;牙周袋周围炎症的范围;牙槽骨的吸收情况;注意牙的颊侧和舌侧可能均有牙周袋,分析其为骨上袋还是骨内袋,牙槽骨吸收的类型是垂直吸收还是水平吸收。

(2) 高倍镜观察:牙周袋袋壁上皮的破坏和增生情况,表面有无糜烂或溃疡,钉突是否增生伸长并相互交织成网状,上皮内和网眼中炎症细胞浸润的范围及种类;结合上皮的附着部位,有无增生和移位,是否出现钉突;深部结缔组织内炎症细胞浸润情况,胶原纤维的变化,炎症细胞浸润范围及炎症细胞的种类、分布;牙槽骨表面有无吸收陷窝及破骨细胞;牙周膜厚度有无变化,主纤维束有无破坏;注意炎症区周围有无修复现象,牙周膜中有无变性如出血、钙化,牙骨质有无吸收破坏等。

【实验报告与评定】 绘慢性牙周炎(活动期)低倍镜下表现图。画出牙周炎中牙周袋的形态结构,包括袋壁上皮及结合上皮的改变、牙龈固有层的改变、炎症细胞的分布;牙槽骨吸收及牙周膜的变化。

【思考题】

1. 龈炎与牙周炎有何不同?
2. 慢性牙周炎活动期的基本病理变化是什么?
3. 慢性牙周炎静止期的基本病理变化是什么?
4. 从组织病理学的角度叙述慢性牙周炎的发生发展过程。
5. 从组织病理学的角度解释慢性牙周炎的临床症状。
6. 慢性牙周炎可产生哪些合并症?

实验九　口腔黏膜病

【目的和要求】 掌握口腔黏膜病的基本病理变化,如过度角化、棘层增生、上皮异常增生、基底细胞液化变性、上皮下疱、溃疡等;掌握常见口腔黏膜病如口腔白斑、口腔红斑、口腔扁平苔藓、慢性盘状红斑狼疮、口腔黏膜下纤维性变、天疱疮、黏膜类天疱疮、念珠菌病、肉芽肿性唇炎的基本病理变化。熟悉其他常见口腔黏膜病如复发性阿弗他溃疡的病理变化;口腔白斑、扁平苔藓和盘状红斑狼疮的组织学鉴别要点。了解艾滋病的口腔表现;常见口腔黏膜病的临床表现。

【实验内容】

1. 观察常见口腔黏膜病的切片。
2. 观察口腔黏膜病病理图谱。

【实验用品】 显微镜、口腔黏膜病切片、口腔黏膜病图谱。

【方法和步骤】

1. 口腔白斑(上皮单纯增生)切片

(1) 低倍镜观察:上皮表面是否平坦,有无过度角化,是过度正角化还是过度不全角化;颗粒层是否明显;棘层是否增厚,层次是否清晰,上皮钉突是否增宽和伸长;基底层细胞是否排列整齐;基底膜是否完整;固有层有无炎症细胞浸润。

(2) 高倍镜观察:角化层的厚度和染色特点,细胞膜是否清晰,能否观察到细胞核;颗粒层细胞内透明角质颗粒的多少;棘层细胞和基底细胞的大小和形态,细胞核的大小和形态,注意有无细胞多形性;基底层细胞排列是否整齐,是否出现多层基底样细胞;有无分裂象及分裂象在上皮中的位置;基底膜是否完整;固有层炎症细胞浸润的多少、范围和细胞种类。

2. 口腔白斑(上皮异常增生)切片

(1) 低倍镜观察:上皮表面是否平坦,上皮层厚度是否一致,从基底层到角化层的层次有无紊乱,上皮钉突形态是否规则,有无增宽或延长,有无球状或滴状钉突;有无过度角化,注意上皮的不同区域可能有不同表现,需全面观察;颗粒层是否明显;棘层是否增厚;基底层是否清晰;固有层有无炎症细胞浸润。

(2)高倍镜观察:角化层的厚度是否一致,是过度正角化还是过度不全角化;棘层细胞和基底层细胞的形态,有无细胞和细胞核的多形性,核质比例如何;有无核深染,核仁是否明显,有无多个核仁;核分裂象的多少,注意核分裂象的位置和形态,有无浅层核分裂象和病理性核分裂象;细胞的排列和相互连接如何,有无细胞间黏附下降;有无错角化;钉突内是否出现角化珠;基底细胞排列是否整齐,有无极性丧失,是否出现多层基底样细胞;基底膜是否完整;固有层炎症细胞浸润的范围和细胞种类;综合判断此病例中上皮异常增生的程度(分级)。

3. 口腔黏膜扁平苔藓切片

(1)低倍镜观察:上皮表面有无过度角化及角化类型;颗粒层是否明显;棘层是否增生或萎缩;上皮钉突是否伸长,形态是否规则,有无锯齿样钉突;基底层是否清晰;固有层有无炎症细胞浸润带,其累及的范围、与上皮的关系如何。

(2)高倍镜观察:基底细胞有无空泡变性和液化变性,其形态特点如何;基底膜是否清楚;上皮内有无炎症细胞浸润;固有层炎症细胞浸润带中的细胞种类;近上皮处能否观察到胶样小体,其形态如何;固有层血管有无变化;固有层有无噬色素细胞;黏膜下层有无炎症细胞浸润。

4. 盘状红斑狼疮切片

(1)低倍镜观察:上皮表面有无过度角化及角化类型,有无角质栓形成;颗粒层有无变化;上皮厚度有无改变,是否有棘层增生或萎缩;基底层是否清晰;固有层炎症细胞浸润的程度,是否波及黏膜下层。

(2)高倍镜观察:基底细胞有无空泡变性或液化变性;基底膜是否清楚;能否观察到胶样小体;固有层炎症细胞浸润程度及细胞种类;能否观察到噬色素细胞;是否有结缔组织水肿表现;是否有胶原纤维水肿、断裂、变性等表现;是否有嗜碱性变;是否有毛细血管扩张、管腔不规则、血管周围炎症细胞浸润、纤维蛋白渗出等表现;固有层深层及黏膜下层炎症细胞浸润特点如何,是否有灶性浸润。

5. 口腔黏膜下纤维性变切片

(1)低倍镜观察:上皮的厚度有无变化,表面是否平坦;棘层是否增生或萎缩;上皮钉突的情况;固有层有无纤维增生及玻璃样变,是否累及黏膜下层或肌层;有无炎症细胞浸润及血管改变。

(2)高倍镜观察:上皮增生或萎缩的情况,有无异常增生;固有层胶原纤维的分布及形态,是否有玻璃样变性,其染色特点如何;有无组织水肿;有无炎症细胞浸润,炎症细胞种类及分布范围;血管有无变化。

6. 寻常型天疱疮切片

(1)低倍镜观察:组织中有无疱或裂隙形成,疱的位置在上皮内还是上皮下,疱内有无内容物;固有层有无变化。

(2)高倍镜观察:上皮内疱或裂隙位于上皮层的具体位置;疱底(基底膜侧)有无基底细胞附着于结缔组织乳头表面;疱或裂隙与棘层细胞的关系如何,周围的棘层细胞有无松解;疱或裂隙内有无脱落的棘层细胞,其形态如何;固有层有无炎症细胞浸润,炎症细胞的种类如何。

7. 黏膜类天疱疮切片

(1)低倍镜观察:组织中有无疱或裂隙形成,疱的位置在上皮内还是上皮下,疱内有无内容物;固有层有无变化。

(2)高倍镜观察:疱是否位于基底层下方;上皮是否全层剥脱;疱底有无基底细胞附着在结缔组织乳头表面;基底细胞是否位于上皮侧,基底细胞是否排列较整齐,有无空泡变性或液化变性等表现;固有层有无炎症细胞浸润,炎症细胞的种类如何。

8. 口腔念珠菌病切片(包括 HE 染色及 PAS 染色)

(1)低倍镜观察:上皮是否增生或萎缩,有无过度角化,表面是否平坦;固有层是否有炎症细胞浸润。

(2)高倍镜观察:上皮表层是否水肿;角化层内是否有微小脓肿,其中的炎症细胞为何种类;

上皮棘层是否增生;结缔组织中是否有炎症细胞浸润,其种类及范围如何;是否有毛细血管增生和充血。PAS 染色切片观察阳性菌丝出现的部位、排列方向及形态。

9. 肉芽肿性唇炎切片

（1）低倍镜观察:黏膜固有层内是否有肉芽肿结节病灶,其分布如何,是否累及黏膜下层或肌层。

（2）高倍镜观察:肉芽肿结节是否多数位于固有层小血管周围;肉芽肿结节的形态特点,包括其大小、界限是否清晰、中心是否有坏死、外周是否有纤维包绕、其细胞构成如何;观察肉芽肿内上皮样细胞的多少及其形态特点、是否有多核巨细胞、淋巴细胞和浆细胞;是否部分小血管周围仅见炎症细胞灶性浸润而未见上皮样细胞;固有层是否有水肿,是否见淋巴管扩张,是否可见较多肥大细胞。

10. 复发性阿弗他溃疡切片

（1）低倍镜观察:黏膜上皮是否完整,是否有溃疡形成;溃疡底部结缔组织内炎症浸润的程度和范围,是否累及黏膜下层和小唾液腺;溃疡邻近的上皮有何改变。

（2）高倍镜观察:溃疡表面是否可见纤维蛋白渗出及中性粒细胞浸润;下方是否有炎性肉芽组织形成;是否有血管内皮细胞和成纤维细胞增生、毛细血管扩张和充血;是否有组织水肿及密集的炎症细胞浸润;观察炎症细胞的类型。

11. 白色海绵状斑痣切片

（1）低倍镜观察:上皮表面是否平坦,上皮层是否增厚,是否有过度角化,棘层和角化层是否明显增厚,钉突是否伸长,是否有棘层细胞内水肿,基底层是否整齐,固有层是否有明显炎症。

（2）高倍镜观察:是过度正角化还是过度不全角化,角化层细胞内是否水肿;棘层细胞是否增大,是否有细胞内水肿,其形态和染色特点如何;棘层细胞内是否可见嗜酸性细胞质浓缩,并聚集在细胞核周围,思考这一现象形成的原因;上皮是否有异常增生。

【实验报告与评定】绘白斑伴上皮异常增生高倍镜下图。画出上皮各个层次的变化、异常增生的表现、固有层的变化。

【思考题】

1. 口腔黏膜白斑、扁平苔藓、盘状红斑狼疮在病理表现上有何异同?

2. 口腔黏膜病与皮肤病有何关系?举例说明。

3. 口腔黏膜常见的疱性疾病有哪些?各有哪些病理学特点?

4. 什么是口腔潜在恶性病变,常见病变有哪些?

5. 口腔上皮异常增生的组织学表现有哪些?

实验十　口腔颌面部囊肿、唾液腺及颌骨疾病

【目的和要求】掌握口腔颌面部囊肿的一般病理学特点及分类,常见口腔颌面部囊肿如牙源性角化囊肿、含牙囊肿、鼻腭管囊肿、甲状舌管囊肿、鳃裂囊肿和黏液囊肿的病理变化;掌握慢性唾液腺炎、淋巴上皮性唾液腺炎(舍格伦综合征患者的唾液腺组织)、坏死性唾液腺化生的病理变化;掌握颌骨纤维结构不良、朗格汉斯细胞组织细胞增生症的病理变化。熟悉其他口腔颌面部囊肿的病理特点。了解颌骨巨细胞肉芽肿、巨颌症的病理变化。

【实验内容】

1. 观察口腔颌面部囊肿大体标本。

2. 观察口腔颌面部囊肿、唾液腺疾病、颌骨疾病切片。

3. 观察口腔颌面部囊肿、唾液腺疾病、颌骨疾病图谱。

【实验用品】显微镜、口腔颌面部囊肿、唾液腺疾病、颌骨疾病切片及其图谱、口腔囊肿大体标本。

【观察方法】

1. 牙源性角化囊肿切片

（1）低倍镜观察:切片中的标本为囊壁组织,已从骨壁上剥离,因此较为散碎,形态亦显得不

规则。首先观察囊壁的厚度和组成(纤维结缔组织囊壁和上皮衬里);观察上皮衬里的类型(复层鳞状上皮),上皮的厚度,有无角化,有无上皮钉突;囊壁结缔组织中有无蕾状上皮团及子囊,有无炎症细胞浸润;如果囊壁内有明显的炎症细胞浸润,相应区域衬里上皮的形态与无炎症区上皮有何不同。

(2) 高倍镜观察:衬里上皮是正角化还是不全角化,表面有无波浪状表现;有无明显的颗粒层;棘层大约由几层细胞构成,与角化层的移行是否较为突然,是否有细胞内水肿;基底细胞形态(柱状或立方状)、排列特点(栅栏状),细胞核染色特点,注意有无极性倒置;上皮中有无分裂象及分裂象在上皮中的位置;上皮与纤维组织交界处形态如何,有无上皮钉突,局部是否可见上皮下裂隙形成;在炎症浸润较明显的囊壁区域,观察衬里上皮连续性有无破坏,上皮形态有无变化,炎症细胞种类;局部是否可观察到透明小体及胆固醇结晶裂隙,其各自的形态如何;纤维囊壁内有无蕾状上皮团,观察其大小、上皮细胞形态、排列特点;有无子囊形成,子囊衬里上皮的特点。

2. 含牙囊肿切片

(1) 大体标本观察:囊肿的大小,囊壁的厚度,囊肿与牙的关系(注意囊壁附着于牙的位置,牙冠是否朝向囊腔),辨别牙的类型,注意牙的形态是否正常。

(2) 低倍镜观察:囊壁的厚度和组成;衬里上皮的厚度,有无钉突;结缔组织囊壁内有无炎症细胞浸润。

(3) 高倍镜观察:衬里上皮的类型,大约由几层细胞构成;表面有无角化,表层细胞的形态如何,注意在不同区域可能观察到不同的细胞形态(除鳞状上皮细胞外,还可能有立方细胞、纤毛柱状细胞、黏液细胞等);基底细胞的形态、排列特点;结缔组织囊壁内有无炎症细胞浸润,浸润细胞的种类,炎症明显时衬里上皮有无变化。

3. 鼻腭管囊肿切片

(1) 低倍镜观察:囊壁的厚度和组成;衬里上皮的厚度,有无钉突;结缔组织囊壁内有无炎症细胞浸润,是否含有较大的血管和神经束。

(2) 高倍镜观察:囊肿衬里上皮的类型,注意不同区域可能存在不同类型的上皮;观察上皮有无角化,有无纤毛,有无黏液细胞分化,有无钉突,基底细胞的形态如何,结缔组织囊壁内有无炎症。

4. 甲状舌管囊肿切片

(1) 低倍镜观察:囊腔的形态,囊壁的厚度和组成;衬里上皮的厚度,有无钉突;囊腔内有无内容物;囊壁中是否含有甲状腺组织;囊肿周围可观察到哪些组织(如横纹肌和脂肪组织);思考甲状舌管囊肿发生的机制和发生部位。

(2) 高倍镜观察:囊肿衬里上皮的类型,注意不同区域可能存在不同类型的上皮;观察上皮有无角化,有无纤毛,有无黏液细胞分化,有无钉突,结缔组织囊壁内甲状腺组织的形态是否正常。

5. 鳃裂囊肿切片

(1) 低倍镜观察:囊壁的厚度和组成;衬里上皮的厚度,有无钉突;结缔组织囊壁内是否含有大量淋巴样组织,有无淋巴滤泡形成。

(2) 高倍镜观察:囊肿衬里上皮的类型,大约由几层细胞构成,有无角化,有无钉突,是否在不同部位存在不同的上皮类型。

6. 表皮样囊肿切片

(1) 低倍镜观察:囊壁的厚度和组成;衬里上皮的厚度,有无钉突,上皮是否完整;结缔组织囊壁内有无炎症细胞浸润,在炎症浸润明显的区域纤维囊壁和衬里上皮有何改变;囊壁内是否可见皮肤附属器。

(2) 高倍镜观察:囊肿衬里上皮的类型,有无角化,是正角化还是不全角化,囊腔内有无角化物;颗粒层是否明显;棘层的厚度;基底细胞的形态及排列;结缔组织囊壁内炎症浸润明显的区域是否有衬里上皮的增生或破坏消失,是否有纤维组织增生,炎症细胞的类型如何,是否可观察到组织细胞和异物巨细胞,思考引起异物反应的原因是什么。

7. 黏液囊肿(外渗性)切片

(1) 低倍镜观察:组织中有无囊腔形成,在何部位(是否可见黏膜上皮和黏膜下层的小唾液腺);囊腔内是否含囊液,思考囊液的主要成分是什么;囊腔有无上皮衬里;囊壁的主要部分是由哪种组织构成的,囊壁及囊液中是否有炎症细胞;囊肿邻近的小唾液腺组织有何改变,是否有炎症细胞浸润,是否有导管的扩张及分泌物潴留。

(2)高倍镜观察:构成囊壁的炎性肉芽组织中是否可见丰富的毛细血管、成纤维细胞和增多的胶原纤维,炎症细胞是否密集;炎症细胞的类型有哪些;有无泡沫细胞,注意观察泡沫细胞的形态,思考其来源;在有少许上皮衬里的区域,观察上皮的类型。

8. 黏液囊肿(潴留性)切片

(1)低倍镜观察:组织中有无囊腔形成,在何部位(周围是否可见小唾液腺、横纹肌和脂肪组织);囊腔内是否含囊液,思考囊液的主要成分是什么;囊腔有无上皮衬里,厚度如何,有无钉突;囊壁及囊液中是否有炎症细胞,炎症细胞的多少和类型与外渗性黏液囊肿相比有何差别;囊肿邻近的小唾液腺组织有何改变,是否有炎症细胞浸润,是否有导管的扩张及分泌物潴留。

(2)高倍镜观察:衬里上皮的类型,思考其可能来源及囊肿的发生机制。

9. 慢性唾液腺炎(腮腺或下颌下腺)切片

(1)低倍镜观察:腺小叶的轮廓是否依然可见,注意小叶间结缔组织有无增生,小叶内唾液腺组织有无变化,如腺泡有无萎缩,导管及周围组织有无增生,组织中及导管内有无炎症细胞浸润,有无淋巴滤泡形成。

(2)高倍镜观察:腺小叶内炎症细胞的种类、浸润范围,有无淋巴滤泡形成;腺泡破坏的情况;结缔组织及导管增生情况,导管周围有无纤维围绕,导管内有无炎症细胞,有无分泌物潴留;小叶间排泄管有无黏液化生;组织中有无血管增生和扩张。

10. 淋巴上皮性唾液腺炎(舍格伦综合征唇腺或腮腺)切片

(1)低倍镜观察:腺小叶的轮廓是否依然可见;小叶内正常组织是否被炎症细胞代替,程度和范围如何,是否局部聚集成灶,是否有淋巴滤泡形成;各个小叶内的病变程度是否一致。

(2)高倍镜观察:病变腺小叶内炎症细胞浸润的程度,炎症细胞是否主要为淋巴细胞,腺泡破坏的情况,导管有无增生或扩张、分泌物潴留等其他改变,管腔内是否有炎症细胞,管壁周围是否有纤维增生围绕;上皮岛的形成和分布情况,构成上皮岛的细胞形态特点,注意唇腺病变中可能观察不到典型的上皮岛;小叶内和小叶间是否有纤维组织增生。

11. 坏死性唾液腺化生切片

(1)低倍镜观察:黏膜表面是否完整,是否有溃疡形成;溃疡周围的上皮是否有假上皮瘤样增生,其外形如何,是否有侵袭正常组织表现;黏膜下小唾液腺的腺小叶轮廓是否存在;是否可见黏液外溢和黏液池形成;是否可见导管上皮增生形成的上皮岛或上皮条索;组织中是否有炎症、水肿和纤维化等表现。

(2)高倍镜观察:假上皮瘤样增生中的细胞形态,是否有核分裂和细胞异型性,是否有角化,基底膜是否清晰;导管上皮增生形成的上皮岛或上皮条索中的细胞形态,是否有核分裂和细胞异型性,是否有鳞状化生及角化珠形成,是否可见导管的腔面结构和黏液细胞;腺体内炎症细胞浸润情况;腺泡的形态是否正常,是否可见腺泡坏死(腺泡轮廓可能仍然存在,但腺泡细胞溶解消失)和腺泡萎缩、消失而被炎症性纤维组织取代;是否可见部分导管扩张和分泌物潴留。

12. 骨纤维结构不良切片

(1)低倍镜观察:增生的纤维组织中是否见大片不规则的骨小梁,其分布是否均匀,形态轮廓如何,厚度如何,是否相互连接,是否有成熟的层板结构;病变组织与正常骨组织之间的界限如何。

(2)高倍镜观察:增生的纤维组织中,成纤维细胞大小是否一致,排列是否密集,有无异型性和核分裂;骨小梁与纤维组织的关系如何,是否可见部分胶原纤维直接埋入骨小梁中;骨小梁周围有无成骨细胞围绕;纤维组织中是否有较丰富的血管。

13. 选择示教以下切片 牙源性钙化囊肿、朗格汉斯细胞组织细胞增生症 HE 切片及 S-100 蛋白、CD1-α 免疫组织化学染色切片。

【实验报告与评定】绘牙源性角化囊肿高倍镜下图,画出囊壁的组织构成,重点为衬里上皮各层次的形态特点。

【思考题】

1. 试述口腔颌面部囊肿的一般组织学特征。

2. 试述口腔颌面部囊肿的分类。

3. 试述牙源性囊肿的概念。

4. 用表格形式总结各种口腔颌面部囊肿的临床病理特点,包括部位、衬里上皮和囊壁结缔组织的病理特点。

5. 试述牙源性角化囊肿组织学特点与术后复发的关系。

6. 试述唾液腺舍格伦综合征的组织病理学发展过程及转归。

7. 试述骨纤维结构不良的病理特点和转归。

实验十一　口腔颌面部肿瘤

【目的和要求】掌握常见牙源性肿瘤如成釉细胞瘤、牙源性腺样瘤的组织学特征;掌握常见唾液腺肿瘤如多形性腺瘤、腺淋巴瘤、黏液表皮样癌、腺样囊性癌的组织学特征及口腔其他常见肿瘤如牙龈瘤的组织学特征。熟悉鳞状细胞癌的组织学特点。了解口腔颌面部常见肿瘤的临床特点、组织学发生及生物学特性。

【实验内容】

1. 观察口腔颌面部常见肿瘤的大体标本。

2. 观察口腔颌面部常见肿瘤的病理切片。

3. 观察口腔颌面部常见肿瘤组织学图谱。

4. 观察其他口腔颌面部常见肿瘤的示教片。

【实验用品】显微镜、常见口腔颌面部肿瘤大体标本及切片、常见口腔颌面部肿瘤图谱。

【方法和步骤】

1. 成釉细胞瘤切片(包括不同组织学类型如滤泡型、丛状型、棘皮瘤型和颗粒细胞型等)

(1)低倍镜观察:肿瘤由上皮性团块或条索构成,其间为多少不等的纤维结缔组织间质。注意上皮团块或条索的外周细胞形态及排列的方式,中心细胞的形态及排列方式,中心细胞的形态学变化如鳞状化生、颗粒细胞变、囊性变等;结缔组织间质中的变化如囊性变、玻璃样变等。

(2)高倍镜观察:肿瘤性上皮巢团或条索外周细胞的形态,是否为柱状或立方状,细胞核的位置是否为远离基底膜,有无核分裂象;中心细胞的形态,有无突起,细胞排列和相互连接特点,有无囊性变,有无鳞状化生或颗粒细胞变,注意颗粒细胞的胞质颗粒及细胞核的形态及位置,鳞状化生区域有无角化珠形成;与上皮巢团或条索邻近的结缔组织有无均质化,间质中有无炎症细胞浸润,有无血管扩张,有无残留的骨小梁。

2. 单囊型成釉细胞瘤切片

(1)低倍镜观察:有无囊腔样结构,囊壁的厚度和组织学构成,有无衬里上皮,上皮的厚度如何,是否均匀一致,有无钉突,有无向囊腔内增生的肿瘤结节,纤维囊壁内有无肿瘤上皮团。

(2)高倍镜观察:囊壁衬里上皮的类型,表面有无角化;基底上层细胞和基底细胞的形态和排列特点,基底上层细胞是否呈星形或多边形,排列松散似星网状,基底细胞是否呈柱状,核深染且远离基底膜,排列整齐呈栅栏状;上皮与结缔组织的交界区是否可见玻璃样变的透明带;观察突入囊腔的瘤结节的细胞形态及排列特点;观察囊壁内肿瘤上皮团的形态;思考此病例为单囊型成釉细胞瘤的哪种亚型。

3. 牙源性腺样瘤切片

(1)低倍镜观察:肿瘤由片状排列的上皮细胞构成,注意肿瘤细胞排列方式的多样性,如腺管状、玫瑰花样、条索状、团块状、筛状等;注意肿瘤细胞之间有无嗜伊红均质物及钙化物沉积;肿瘤间质的多少;肿瘤有无被膜,有无囊性区域。

(2)高倍镜观察:肿瘤中腺管样结构的形态特点,构成腺管样结构的细胞形态,注意其细胞核的位置,腺管样结构中的管腔是否为真正的腺腔,其内有无分泌物,有无其他组织;玫瑰花样结构中细胞的形态、排列及嗜伊红均质物的分布;其他区域的肿瘤细胞形态及排列特点;肿瘤中的钙化物的形态及染色特点;纤维间质的量及分布。

4. 唾液腺多形性腺瘤切片

(1) 低倍镜观察:肿瘤的大体轮廓;有无被膜,厚薄如何,是否完整;肿瘤内部的多形性表现,区分上皮成分、黏液样组织及软骨样组织的低倍镜下特点;有无囊性变的区域,有无玻璃样变的区域;肿瘤性上皮细胞的排列方式,如腺管样结构、团片状或条索状排列等;是否有鳞状化生;肿瘤间质的构成和多少。

(2) 高倍镜观察:肿瘤中上皮细胞的形态特点,注意区分腺上皮分化和肌上皮分化的细胞特点;观察腺管样结构内层细胞的形态,是否呈立方状或矮柱状,细胞质略嗜酸;当腺管内有较多粉染物时,内层细胞是否较为扁平;导管内层以外的细胞多为肌上皮细胞,观察其多样的形态特点(如浆细胞样、透明细胞、梭形细胞、上皮样细胞等)及细胞排列方式;导管细胞及肌上皮细胞有无鳞状化生,有无角化珠形成;黏液样组织及软骨样组织的形态、染色特点,其中肿瘤细胞的分布、形态,注意腺管样结构外周的肌上皮细胞与邻近的黏液软骨样组织逐渐移行,没有截然的界限,思考黏液软骨样组织中肿瘤细胞的性质;在肿瘤细胞密集区观察细胞是否有异型性,核分裂象是否易见。

5. Warthin 瘤切片

(1) 低倍镜观察:肿瘤的大体轮廓;有无被膜;区分构成肿瘤的主要组织成分即上皮和淋巴样组织;肿瘤上皮细胞形成的乳头囊状结构和腺管样结构;囊腔内有无内容物;淋巴样间质中有无淋巴滤泡形成。

(2) 高倍镜观察:肿瘤上皮细胞的排列方式,是否大致可分为两层,即靠近囊腔面的柱状细胞和基底侧细胞,观察其各自的形态特点,包括细胞质染色特点、是否含嗜酸性颗粒、是否可见顶浆分泌、细胞核的染色特点和位置;是否局部可见纤毛细胞或黏液细胞;观察淋巴样间质中的细胞类型;是否局部间质呈慢性炎症和纤维增生表现,观察邻近的肿瘤上皮细胞有何改变。

6. 基底细胞腺瘤切片

(1) 低倍镜观察:肿瘤的大体轮廓;有无被膜,厚薄如何,是否完整;邻近是否可见正常腺体,其与肿瘤之间的界限是否清楚;肿瘤内部的组织结构是否较为均匀一致,主要为哪种排列方式(如实性巢团、梁状、管状或筛状等);管状腔隙内是否含粉染物;是否有明显的囊性变;肿瘤间质的多少,致密还是疏松;是否与上皮结构间界限清晰;肿瘤上皮团周围是否有较厚的玻璃样均质带围绕。

(2) 高倍镜观察:肿瘤中上皮细胞的形态特点,包括细胞的大小、形状、核质比例、细胞质的染色特点、核的大小及染色特点、核分裂是否易见等,注意上皮团中央和外周细胞的形态及排列有无差别;观察管状结构由几层细胞构成,腔面细胞和外周细胞有无差别;观察肿瘤间质的组织构成,是否含较多血管。

7. 黏液表皮样癌切片(高分化或中分化)

(1) 低倍镜观察:肿瘤的范围如何,轮廓是否清晰,有无被膜;邻近是否可见正常腺体,肿瘤与正常组织的关系如何,是否呈侵袭性生长;肿瘤细胞的排列方式,是否可见实性巢团或条索、囊腔或腺管样、乳头状等结构;囊腔结构的大小和形态如何,囊腔内面有无肿瘤细胞衬里,有无肿瘤细胞构成的乳头样结构突入囊腔内,腔内是否有黏液,其染色特点如何;实性巢团的大小和形态如何,是否规则;肿瘤间质的多少,致密还是疏松,是否有较多淋巴细胞聚集,是否有黏液溢出形成的黏液湖。

(2) 高倍镜观察:囊腔样结构内衬肿瘤细胞的形态和排列,区分不同形态的肿瘤细胞(包括黏液细胞、表皮样细胞和中间细胞),分别观察细胞的大小和形状,胞质是否丰富,染色是否透明,胞核的位置、形态,核分裂象是否易见,有无病理性核分裂;三种肿瘤细胞在不同组织结构中的排列特点;囊腔内壁有无乳头突入囊腔,乳头表面衬覆的肿瘤细胞的层次和形态;囊腔外围的肿瘤细胞如表皮样细胞的形态及排列;实性肿瘤团的细胞构成和排列方式,细胞间界限是否清晰,是否可见细胞间桥和角化珠,团块中是否可见单个或小簇黏液细胞;根据细胞成分及组织形态判断此例肿瘤的分化程度。

8. 腺样囊性癌切片

（1）低倍镜观察：肿瘤的部位和范围,肿瘤的轮廓是否清晰,有无被膜;邻近是否可见黏膜上皮、小唾液腺组织、骨组织等,肿瘤与正常组织的关系如何,是否呈侵袭性生长,是否围绕神经束和小血管生长,是否造成黏膜的局部溃疡;肿瘤细胞的排列方式（筛状,管状、实性团片或小条索样等）,细胞间或管样腔隙内有无细胞外物质聚积,染色特点如何;肿瘤有无坏死;肿瘤间质的多少。

（2）高倍镜观察:肿瘤细胞的形态特点,包括细胞的大小、形状、核质比例、细胞质的染色特点、核的大小、形状是否规则及染色特点、核分裂是否易见、有无明显的细胞异型性,有无病理性核分裂等,注意不同结构中的肿瘤细胞形态有无差异,是否有向腺管上皮和肌上皮不同方向分化的细胞;筛孔样结构的形态特点,包括其中细胞的形态、孔的大小和形态、内容物的染色特点等,注意筛孔之间有无腺管样结构;管状结构的内层细胞与外层细胞形态有何不同,管腔内容物有何染色特点;浸润神经的肿瘤细胞的形态及排列特点;肿瘤中有无实性巢团,巢团中心有无坏死;根据肿瘤细胞的类型和排列方式判断此例肿瘤的组织学亚型。

9. 牙龈瘤切片（包括血管性龈瘤和纤维性龈瘤）

（1）低倍镜观察:肿物表面上皮是否完整,有无上皮增生,有无溃疡;肿物内主要组织成分如何（血管丰富的炎性肉芽组织还是致密的纤维组织）;组织间有无炎症细胞浸润,密集程度如何,是弥漫性浸润还是灶性浸润;有无局部钙化或骨化。

（2）高倍镜观察:肿物的组织构成,包括炎性肉芽组织中增生扩张的毛细血管、肿胀的血管内皮细胞、成纤维细胞,纤维组织中的成纤维细胞、胶原纤维;观察炎症细胞的种类及分布,血管增生的程度,胶原纤维的多少、粗细和致密程度,组织内是否有水肿和渗出;表面上皮有无增生,有无过度角化,有无钉突伸长;溃疡区有无纤维蛋白渗出,溃疡基底与肿物深部的组织学表现有无差别。根据切片确定牙龈瘤的组织类型,注意两种类型牙龈瘤的组织构成可有一定程度的重叠。

10. 选择示教以下切片　牙本质生成性影细胞瘤、牙源性钙化上皮瘤、牙源性黏液瘤、牙瘤、成牙骨质细胞瘤、成釉细胞癌、嗜酸性腺瘤、恶性多形性腺瘤、腺泡细胞癌、多形性腺癌、乳头状瘤、嗜酸性淋巴肉芽肿、鳞状细胞癌、疣状癌等。

【实验报告与评定】绘成釉细胞瘤或多形性腺瘤的镜下图。根据切片的具体表现画。

【思考题】

1. 成釉细胞瘤（实性型）有哪些组织学类型? 各有何形态特点?

2. 与实性型成釉细胞瘤相比,单囊型成釉细胞瘤的临床病理表现有何不同?

3. 试述牙源性肿瘤的组织学发生与牙发育的关系。

4. 牙源性腺样瘤的组织学特点如何?

5. 试述各种牙源性肿瘤的生物学特性。

6. 试述多形性腺瘤中上皮成分的形态学特点。

7. 怎样评价黏液表皮样癌的分化程度?

8. 腺样囊性癌的组织分型与生物学特性的关系如何?

9. 试述 Warthin 瘤的病理特点。

（罗海燕　高　岩）

参考文献

1. ALICANDRI-CIUFELLI M,BONALI M,PICCININI A,et al. Surgical margins in head and neck squamous cell carcinoma:what is 'close'? Eur Arch Otorhinolaryngol,2013,270(10):2603-2609

2. BÀNKFALVI A,PIFFKÒ J. Prognostic and predictive factors in oral cancer:the role of the invasive tumour front. J Oral Pathol Med,2000,29(7):291-298

3. BARRON M J,MCDONNELL S T,Mackie I,et al. Hereditary dentine disorders:dentinogenesis imperfecta and dentine dysplasia. Orphanet J Rare Dis,2008,3:31

4. BARRY C P,AHMED F,ROGERS S N,et al. Influence of surgical margins on local recurrence in T1/T2 oral squamous cell carcinoma. Head Neck,2015,37(8):1176-1180

5. BEDRAN-RUSSO A K,ZAMPERINI C A. New Preventive Approaches Part Ⅱ:Role of Dentin Biomodifiers in Caries Progression. Monogr Oral Sci,2017,26:97-105

6. BELLI R,RAHIOTIS C,SCHUBERT E W,et al. Wear and morphology of infiltrated white spot lesions. J Dent,2011,39(5):376-385

7. BRUCH J M,TREISTER N S. Clinical Oral Medicine and Pathology. 2nd ed. Cham:Springer International Publishing,2016

8. CASCON P,FILIACI F,PAPARO F,et al. Pigmented villonodular synovitis of the temporomandibular joint. J Orofac Pain,2008,22(3):252-255

9. CAWSON R A,ODELL E W. Cawson's Essential of Oral Pathology and Medicine. 8th. Edinburgh;New York:Churchill Livingstone,2008

10. CHANKANKA O,MARSHALL T A,LEVY S M,et al. Mixed dentition cavitated caries incidence and dietary intake frequencies. Pediatr Dent,2011,33(3):233-240

11. CLOUD J J,WEIBLING B. Whitening challenges:tetracycline staining and fluorosis. Dent Today,2009,28(12):82,84-85

12. COCHRANE N J,CAI F,HUQ N L,et al. New approaches to enhanced remineralization of tooth enamel. J Dent Res,2010,89(11):1187-1197

13. EI-NAGGAR A K,CHAN J K C,GRANDIS J R,et al. WHO classification of head and neck tumours. 4th ed. Lyon:IARC Press,2017

14. FARIA-E-SILVA A L,DE MORAES R R,MENEZES MDE S,et al. Hardness and microshear bond strength to enamel and dentin of permanent teeth with hypocalcified amelogenesis imperfecta. Int J Paediatr Dent,2011,21(4):314-320

15. FLETCHER C D M,BRIDGE J A,HOGENDOORN P C W,et al. WHO Classification of Tumours of Soft Tissue and Bone. 4th ed. Lyon:IARC Press,2013

16. GANDOLFI B,LIU H,GRIFFIOEN L,et al. Simple recessive mutation in ENAM is associated with amelogenesis imperfecta in Italian Greyhounds. Anim Genet,2013,44(5):569-578

17. GAO Y,CHEN Y,YU G Y. Clinicopathologic study of parotid involvement in 21 cases of eosinophilic hyperrrplastic lymphogranuloma(Kimura's disease). Oral Surg Oral Med Oral Pathol Oral Radiol Endod,2006,102(5):651-658

18. GLICK M. Burket's Oral Medicine. 12th. Shelton,Connecticut::PMPH-USA Limited,2015

19. HIRSHBERG A,SHNAIDERMAN-SHAPIRO A,KAPLAN I,et al. Metastatic tumours to the oral cavity Pathogenesis and analysis of 673 cases. Oral Oncology,2008,44(8):743-752

20. KAWASHIMA N,OKIJI T. Odontoblasts:Specialized hard-tissue-forming cells in the dentin-pulp complex. Congenit Anom(Kyoto),2016,56(4):144-153

21. KIRSTEN G A,TAKAHASHI M K,RACHED R N,et al. Microhardness of dentin underneath fluoride-releasing adhesive systems subjected to cariogenic challenge and fluoride therapy. J Dent,2010,38(6):460-468

22. LAN Y,XU J,JIANG R. Cellular and molecular mechanisms of palatogenesis. Curr Top Dev Biol,2015,115:59-84

23. LARSEN S R,JOHANSEN J,SØRENSEN J A,et al. The prognostic significance of histological features in oral squamous cell carcinoma. J Oral Pathol Med,2009,38(8):657-662

24. LI C,LAN Y,JIANG R. Molecular and cellular mechanisms of palate development. J Dent Res,2017,96(11):1184-1191

25. LI T J,CHEN X M,WANG S Z,et al. Kimura's disease. A clinicopathologic study of 54 Chinese patients. Oral Surg Oral Med Oral Pathol Oral Radiol Endod,1996,82(5):549-555

26. LIAO Y,BRANDT B W,LI J. Fluoride resistance in Streptococcus mutans:a mini review. J Oral Microbiol,2017,9(1):1344509

27. LYNCH C D,O'SULLIVAN V R,DOCKERY P,et al. Hunter-Schreger Band patterns and their implications for clinical dentistry. J Oral Rehabil,2011,38(5):359-365

28. LYNCH R J,CHURCHLEY D,BUTLER A,et al. Effects of zinc and fluoride on the remineralisation of artificial carious lesions under simulated plaque fluid conditions. Caries Res,2011,45(3):313-322

29. MARYA C M,PARASHAR V,GROVER S,et al. A rare case of dens evaginatus and dens invaginatus in the same tooth with a review of treatment options. Gen Dent,2011,59(4):182-184

30. NEVILLE B W,DAMM D D,ALLEN C M,et al. Oral and Maxillofacial Pathology. 3rd ed. St Louis:Saunders,2009

31. PARADA C,CHAI Y. Mandible and tongue development. Curr Top Dev Biol,2015,115:31-58

32. PARISOTTO T M,STEINER-OLIVEIRA C,DUQUE C,et al. Relationship among microbiological composition and presence of dental plaque sugar exposure social factors and different stages of early childhood caries. Arch Oral Biol,2010,55(5):365-373

33. PENG L W,YAN D M,WANG Y G,et al. Synovial chondromatosis of the temporomandibular joint:a case report with bilateral occurrence. J Oral Maxillofac Surg,2009,67(4):893-895

34. POLING J S,MA X J,BUI S,et al. Human papillomavirus(HPV)status of non-tobacco related squamous cell carcinomas of the lateral tongue. Oral Oncol,2014,50(4):306-310

35. RAO Y G,GUO L Y,TAO H T. Multiple dens evaginatus of premolars and molars in Chinese dentition:a case report and literature review. Int J Oral Sci,2010,2:177-180

36. RODRIGUES E,DELBEM A C,PEDRINI D,et al. Enamel remineralization by fluoride-releasing materials:proposal of a pH-cycling model. Braz Dent J,2010,21:446-451

37. ROSAI J. Rosai and Ackerman's Surgical Pathology. 10th ed. Edinburgh:Mosby Elsevier,2011

38. ROSAI J. Rosai and Ackerman's surgical pathology. 9th ed. Edinburgh,New York:Mosby,2004

39. SCULLY C. Oral and Maxillofacial Medicine:The Basis of Diagnosis and Treatment. 3rd ed. Edinburgh,New York:Churchill Livingstone/Elsevier,2013

40. THOMSON P. Oral Precancer Diagnosis and Management of Potentially Malignant Disorders. Chichester[England]:Wiley-Blackwell,2013

41. TJÄDERHANE L,Haapasalo M. The dentin-pulp border:a dynamic interface between hard and soft tissues. Endodontic Topics,2009,20(1):52-84

42. TOKUDA M,TATSUYAMA S,FUJISAWA M,et al. Dentin and pulp sense cold stimulus. Med Hypotheses,2015,84(5):442-444

43. TSCHOPPE P,MEYER-LUECKEL H. Mineral distribution of artificial dentinal caries lesions after treatment with fluoride agents in combination with saliva substitutes. Arch Oral Biol,2011,56:775-584

44. TWIGG S R,WILKIE A O. New insights into craniofacial malformations. Hum Mol Genet,2015,24:R50-59

45. WAIDYASEKERA K,NIKAIDO T,WEERASINGHE D,et al. Why does fluorosed dentine show a higher susceptibility for caries:an ultra-morphological explanation. J Med Dent Sci,2010,57(1):17-23

46. WANG X,FAN M,CHEN X,et al. Intratumor genomic heterogeneity Correlates with histological grade of advanced oral squamous cell carcinoma. Oral Oncol,2006,42(7):740-744

47. WRIGHT J T. The molecular etiologies and associated phenotypes of amelogenesis imperfecta. Am J Med Genet A,2006,140(23):2547-2555

48. XU H,SNIDER T N,WIMER H F,et al. Multiple essential MT1-MMP functions in tooth root formation dentinogenesis and tooth eruption. Matrix Biol,2016,52-54:266-283

49. YAMAMOTO T,HASEGAWA T,YAMAMOTO T,et al. Histology of human cementum:Its structure,function and development. Jpn Dent Sci Rev,2016,52(3):63-74

50. ZHAO N,FOSTER B L,BONEWALD L F. The Cementocyte-An Osteocyte Relative? J Dent Res,2016,95(7):734-741

51. SWERDLOW S H,CAMPO E,HARRIS N L,et al. WHO Classification of tumors of haematopoietic and lymphoid tissues. 4th ed. Lyon,France:IARC Press,2008

52. 高岩,李铁军. 口腔组织学与病理学. 2 版. 北京:北京大学医学出版社,2013

53. NEVILLE B W,DATUM D D,ALLEN C M,et al. 口腔颌面病理学. 3 版. 李江,主译,北京:人民卫生出版社,2013

54. 李江. 口腔癌的临床病理特征与预后. 中国口腔颌面外科杂志,2008,6(1):17-21

55. 李铁军. 口腔病理诊断. 北京:人民卫生出版社,2011

56. 李晓明,邸斌,尚耀东,等. 口腔鳞状细胞癌颈淋巴结转移的临床病理学特点及其对预后的影响. 癌症,2005,24(2):208-212

57. PHILIP E L,GÜNTER B,DAVID W,et al. 皮肤肿瘤病理学和遗传学(世界卫生组织肿瘤分类及诊断标准系列). 廖松林,主译. 北京:人民卫生出版社,2006

58. 王坚,朱雄增. 软组织肿瘤病理学. 2 版. 北京:人民卫生出版社,2017

59. SHARON W W,JOHN G G. Enzinger&Weiss 软组织肿瘤. 5 版. 薛卫成,方志伟,主译. 北京:北京大学医学出版社,2011

60. 张惠箴,蒋智铭. 关节炎的病理诊断. 中华病理学杂志,2006,35(6):368-371

61. 钟鸣,王洁. 口腔医学　口腔病理科分册. 北京:人民卫生出版社,2016

一、牙源性肿瘤	27 119	黏液表皮样癌	5 981
成釉细胞瘤	7 302	腺泡细胞癌	1 511
牙源性钙化上皮瘤	189	癌在多形性腺瘤中	1 737
牙源性鳞状细胞瘤	53	腺癌,非特异性	1 573
牙源性钙化囊肿	714	乳头状囊腺癌	458
牙源性角化囊肿	12 641	多形性恶性腺癌	397
牙源性腺样瘤	469	肌上皮癌	823
牙本质生成性影细胞瘤	106	上皮-肌上皮癌	224
成釉细胞纤维瘤	209	基底细胞腺癌	235
成釉细胞纤维牙瘤	102	透明细胞癌	189
牙成釉细胞瘤	25	唾液腺导管癌	277
成牙骨质细胞瘤	446	低度恶性筛状囊腺癌	12
牙源性纤维瘤	604	黏液腺癌	66
牙源性黏液瘤	560	淋巴上皮癌	536
牙瘤	2 701	分泌性癌	14
巨大型牙骨质瘤	48	皮脂腺癌	53
根尖周牙骨质-骨结构不良	344	未分化癌	260
成釉细胞癌	159	嗜酸细胞腺癌	77
牙源性透明细胞癌	81	鳞状细胞癌	173
牙源性影细胞癌	52	癌肉瘤	1
硬化性牙源性癌	2	成涎细胞瘤	8
原发性骨内癌	260	**三、黏膜及皮肤上皮性肿瘤**	88 701
成釉细胞纤维肉瘤	41	乳头状瘤	13 903
成釉细胞纤维牙肉瘤	11	脂溢性角化病	2 295
二、唾液腺上皮性肿瘤	68 015	角化棘皮瘤	483
多形性腺瘤	30 970	毛母质瘤	1 303
Warthin 瘤	8 789	毛母细胞瘤	41
肌上皮瘤	2 581	汗腺瘤	44
基底细胞腺瘤	3 286	皮脂腺瘤	31
囊腺瘤	564	鳞状细胞癌	68 098
嗜酸性腺瘤	238	基底细胞癌	1 853
皮脂腺腺瘤	42	未分化癌	612
淋巴腺瘤	34	汗腺癌	33
导管乳头状瘤	43	皮脂腺癌	5
乳头状涎腺瘤	35	**四、间充质组织肿瘤**	77 656
管状腺瘤	48	黏液瘤	346
腺样囊性癌	6 780	黏液肉瘤	7

纤维黏液肉瘤	32	浆细胞瘤	162
牙龈瘤	21 728	朗格汉斯细胞组织细胞增生症	641
先天性龈瘤	15	嗜酸性淋巴肉芽肿	921
牙龈纤维瘤病	113	**六、多种成分肿瘤**	**1 139**
纤维瘤	9 421	间叶瘤	9
纤维瘤病	358	错构瘤	334
良纤维组织细胞瘤	287	畸胎样囊肿	263
肌纤维母细胞瘤	248	畸胎瘤	83
炎性肌纤维母细胞肿瘤	32	**七、组织来源未定肿瘤**	**436**
恶性纤维组织细胞瘤	390	颗粒细胞瘤	210
纤维肉瘤	481	恶性颗粒细胞瘤	14
隆突性皮纤维肉瘤	54	滑膜肉瘤	162
脂肪瘤	4 145	腺泡状软组织肉瘤	50
黄色瘤	53	**八、神经及色素细胞肿瘤**	**17 533**
黄色肉芽肿	30	色素痣	8 987
疣状黄瘤	404	恶性黑色素瘤	1 892
脂肪肉瘤	94	婴儿黑色素神经外胚瘤	42
血管瘤	21 632	神经纤维瘤	1 627
淋巴管瘤	4 364	神经鞘瘤	3 954
血管周细胞性肿瘤	117	节细胞神经瘤	164
血管内皮瘤	259	神经母细胞瘤	23
血管肉瘤	133	神经纤维肉瘤	195
血管平滑肌瘤	472	副神经节瘤	246
横纹肌瘤	24	神经纤维瘤病	230
平滑肌肉瘤	130	创伤性神经瘤	268
横纹肌肉瘤	576	恶性神经鞘瘤	67
骨疣	423	**九、转移性肿瘤**	**594**
纤维结构不良	1 981	鼻咽癌	187
巨颌症	80	甲状腺癌	63
颌骨巨细胞病变	554	肺癌	46
骨化纤维瘤	3 828	肝癌	17
滑膜软骨瘤病	466	喉癌	5
骨瘤	768	乳腺癌	23
成骨细胞瘤	237	肾癌	23
成软骨细胞瘤	45	食管癌	7
骨软骨瘤	410	胃癌	7
软骨瘤	352	前列腺	5
软骨肉瘤	549	卵巢癌	3
间叶性软骨肉瘤	36	胰腺癌	1
骨肉瘤	1 881	睑板腺癌	1
尤文肉瘤	101	皮肤黑色素瘤	20
五、淋巴造血系统肿瘤	**6 578**	其他	186
恶性淋巴瘤	4 854		

　* 根据北京大学口腔医学院、上海交通大学口腔医学院、四川大学华西口腔医学院、武汉大学口腔医学院、空军军医大学口腔医学院、中国医科大学口腔医学院、吉林大学口腔医学院、中山大学光华口腔医学院、浙江大学医学院、南京大学医学院、南京医科大学口腔医学院、河北医科大学口腔医学院统计资料，2018 年 3 月，陈新明汇总。

中英文名词对照索引

Ⅰ型牙本质结构不良	dentin dysplasia type Ⅰ	123
Ⅱ型牙本质结构不良	dentin dysplasia type Ⅱ	123
β_2 微球蛋白	β_2 microglobulin	200
β 片层	β-pleated sheet	200
Down 综合征	Down Syndrome	169
EB 病毒	epstein-barr virus，EBV	192
Garré 骨髓炎	Garré's osteomyelitis	204
Garré 慢性非化脓性硬化性骨炎	Garré's chronic nonsuppurative sclerosing ostitis	204
IgA 天疱疮	IgA pemphigus	190
IgG4 相关唾液腺炎	IgG4-associated sialadenitis	239
Küttner 瘤	Küttner's tumor	239
Turner 牙	Turner teeth	117

A

癌前病变	precancerous or premalignant lesion	181
癌前状态	precancerous or premalignant condition	181
癌肉瘤	carcinosarcoma	271
艾迪生病	Addison's disease	199
暗层	dark zone	134

B

白三烯	leukotriene，LT	145
白色海绵状斑痣	white sponge nevus	184
白色水肿	leukoedema	185
白细胞介素	interleukin，IL	145
白线	linea alba	89
白血病性龈增大	gingival enlargement associated with leukemia	163
斑珠蛋白	plakoglobin	82
瘢痕性类天疱疮	cicatricial pemphigoid	191
半面过度增生	hemifacial hyperplasia	113
半月板	demilune	97
伴白血病性龈炎	gingivitis with leukemia	163
伴间质嗜酸性粒细胞增多的创伤性溃疡性肉芽肿	traumatic ulcerative granuloma with stromal eosinophilia，TUGSE	194
伴有淋巴样间质的未分化癌	undifferentiated carcinoma with lymphoid stroma	275
伴有牙髓病变的牙周炎	periodontitis associated with endodontic lesions	161
胞吐	exocytosis	96
被覆黏膜	lining mucosa	89
鼻凹	nasal pit	6
鼻板	nasal placode	6

鼻唇(鼻牙槽)囊肿	nasolabial(nasoalveolar)cyst	285
鼻腭管	naso-palatal canal	9
鼻腭管(切牙管)囊肿	nasopalatine duct(incisive canal)cyst	285
鼻鳍	nasal fin	6
闭锁连接	occluding junction	82
壁性成釉细胞瘤	mural ameloblastoma	295
边缘性龈炎	marginal gingivitis	161
扁平苔藓	lichen planus	185
变性型唾液腺肿大症	degenerative sialosis	243
表层	surface zone	135
槟榔碱	arecoline	183
病损体部	body of the lesion	135
波伊茨-耶格综合征	Peutz-Jeghers syndrome	199
玻璃样透明细胞癌	hyalinizing clear cell carcinoma	266
剥脱性龈病损	desquamative lesion of gingiva	165
不规则继发牙本质	irregular secondary dentin	55
不能分类腺癌	unclassified adenocarcinoma	267
不全角化	parakeratosis	83

C

残髓炎	residual pulpitis	148
残余囊肿	residual cyst	284
侧板	lateral lamina	22
侧鼻突	lateral nasal process	6
侧腭突	palatine shelves、lateral palatal process	8
侧舌隆突	lateral lingual prominence/swelling	11
猖獗龋	rampant caries	132
长期生长线	long period incremental line	53
肠型腺癌	intestinal-type adenocarcinoma	267
巢蛋白	nidogen	87
成骨细胞瘤	osteoblastoma	221
成熟期	maturation stage	28
成熟细胞群	maturing population	83
成涎细胞瘤	sialoblastoma	245
成牙本质细胞	odontoblast	24,57
成牙本质细胞空泡变性	vacuolar degeneration of the odontoblastic layer	144
成牙本质细胞突起	odontoblastic process	51
成牙本质细胞突周间隙	periodontoblastic space	51
成牙骨质细胞瘤	cementoblastoma	303
成牙组织	tooth-forming tissue	292
成釉蛋白	ameloblastin	29
成釉器	enamel organ	20
成釉细胞	ameloblast	23
成釉细胞癌	ameloblastic carcinoma	304
成釉细胞瘤	ameloblastoma	293
成釉细胞突	ameloblastic process	29
成釉细胞纤维瘤	ameloblastic fibroma	299
成釉细胞纤维肉瘤	ameloblatic fibrosarcoma	307
虫蚀状	moth-eaten	204
出血性骨囊肿	hemorrhagic bone cyst	287

储备细胞	reserve cells	100
穿孔素	perforin	337
穿通纤维	perforating fiber	64
穿凿性吸收	tunneling resorption	210
串珠蛋白聚糖	perlecan	87
创伤性溃疡	traumatic ulcer	194
创伤性溃疡性肉芽肿	traumatic ulcerative granuloma,TUG	194
创伤性肉芽肿	traumatic granuloma	194
创伤性嗜酸性肉芽肿	traumatic eosinophilic granuloma	194
创伤性咬合	traumatic occlusion	175
唇红	red lip；vermilion	89
唇裂	cleft lip	8
丛状单囊型成釉细胞瘤	plexiform unicystic ameloblastoma	295
促结缔组织增生型成釉细胞瘤	desmoplastic ameloblastoma	293
错构瘤	hamartoma	300

D

大疱	bulla	180
大疱性类天疱疮	bullous pemphigoid	191
大细胞癌	large cell carcinoma	273
单纯疱疹	herpes simplex	192
单纯疱疹病毒	herpes simplex virus,HSV	192
单纯性骨囊肿	simple bone cyst	287
单纯性淋巴管瘤	lymphangioma simplex	328
单囊型成釉细胞瘤	unicystic ameloblastoma	295
单形性腺瘤	monomorphic adenoma	250,256
蛋白酶	proteinases	167
蛋白溶解-螯合学说	proteolysis-chelation theory	128
蛋白溶解学说	proteolytic theory	127
导管发育异常	developmental anomalies of ducts	235
导管内癌	intraductal carcinoma	267
导管内乳头状瘤	intraductal papilloma	258
导管内乳头状增生	intraductal papillary hyperplasia	256
导管乳头状瘤	ductal papillomas	258
导管腺瘤	ductal adenoma	259
导管腺泡单位	ductoacinar unit	247
低度恶性导管内癌	intraductal carcinoma,low-grade	267
低度恶性肌纤维母细胞肉瘤	low-grade myofibroblastic sarcoma,LGMFS	333
低度恶性筛状囊腺癌	cribriform cystadencarcinoma,low-grade	267
低级别中心骨肉瘤	low grade central osteosarcoma	222
第三期牙本质	tirtiary dentin	55
淀粉样变性	amyloidosis	200
淀粉样物	amyloid	200
动静脉畸形	arteriovenous malformations	328
动脉瘤性骨囊肿	aneurysmal bone cyst	286
兜甲蛋白	loricrin	83
短时生长线	short time incremental line	52
短暂扩增细胞	transit amplifying cell	84
多发性肌炎	polymyositis	241
多聚体免疫球蛋白受体	polymeric immunoglobulin receptor,pIgR	105

多囊腮腺	polycystic parotid gland	235
多色体	polychromic body	188
多形性腺癌	polymorphous adenocarcinoma	264
多形性腺瘤	pleomorphic adenoma	248
多形性腺瘤癌变	carcinoma ex pleomorphic adenoma	271

E

鹅口疮	thrush	188
额鼻突	frontonasal process	5
额外牙	supernumerary teeth, additional teeth, hyperdontia	113
恶性多形性腺瘤	malignant pleomorphic adenoma	270
恶性淋巴上皮病变	malignant lymphoepithelial lesion	275
腭皱襞	palatine rugae	88

F

发病率	incidence	130
发育期根端复合体	developing apical complex, DAC	33
发育性或获得性异常及其状况	developmental or acquired deformities and conditions	161
发育性舌侧下颌唾液腺陷入	developmental lingual salivary gland depression	235
反应性牙本质	reactionary dentin or response dentin	55
反映全身疾病的牙周炎	periodontitis as a manifestation of systemic diseases	160
反转线	reversal line	65
放射线损伤	radiant impair	244
放射性骨坏死	osteoradionecrosis	208
非氟性牙釉质混浊症	non-fluoride enamel opacities	118
非胶原蛋白	non-collagenous protein, NSPs	27
非均质型白斑	non-homogeneous leukoplakia	181
非菌斑性牙龈病损	non-plaque-induced gingival lesions	161
非特异性腺癌	adenocarcinoma, not otherwise specified	267
非特异性原发性骨内癌	primary intraosseous carcinoma, not otherwise specified	305
非釉原蛋白	non amelogenin	29
分叉舌	bifid tongue	12
分泌癌	secretory carcinoma	273
分泌管	secretory duct	99
分泌期	secretory stage	28
分泌前期	presecretory stage	28
分叶状毛细血管瘤	lobular capillary hemangioma	327
缝隙连接	gap junction	82
福代斯斑	Fordyce spot	89
附加牙	supplemental teeth	113
附着斑	attachment plaque	82
附着龈	attached gingiva	67
复发性阿弗他口炎	recurrent aphthous stomatitis	193
复发性阿弗他溃疡	recurrent aphthous ulcer	193
复发性单纯疱疹	recurrent herpes simplex	193
副唾液腺	accessory salivary gland	234
副肿瘤性天疱疮	paraneoplastic pemphigus, PNP	190
副肿瘤性自身免疫多器官综合征	paraneoplastic autoimmune multiorgan syndrome	190
富含糖原腺癌	glycogen-rich adenocarcinoma	269
富含糖原腺瘤	glycogen-rich adenoma	269

G

钙调理蛋白	calponin	100
钙化软骨带	calcified cartilage zone	108
干酪乳杆菌	*L. casei*	128
干酪样坏死	caseous necrosis	207
干燥综合征	sicca syndrome	241
高度恶性导管癌	high-grade ductal carcinoma	268
高级别表面骨肉瘤	high grade surface osteosarcoma	222
高级别转化	high-grade transformation	247
根侧囊肿	lateral periodontal cyst	281
根尖周囊肿	periapical cyst, radicular cyst	153,283
根尖周肉芽肿	periapical granuloma	153
根尖周致密性骨炎	periapical condensing osteitis	153
根尖组	apical group	73
根间组	interradicular group	73
根面龋	root caries	132
共聚	coaggregation	167
孤立性骨囊肿	solitary bone cyst	287
骨促结缔组织增生性纤维瘤	desmoplastic fibroma of bone, DMPF	223
骨改建亢进	high-turnover state	210
骨钙素	osteocalcin, OCN	27
骨关节病	osteoarthrosis	229
骨关节炎	osteoarthritis, OA	229
骨化纤维瘤	ossifying fibroma	307
骨化性骨膜炎	periostitis ossificans	204
骨密质	compact supporting bone	78
骨膜骨肉瘤	periosteal osteosarcoma	222
骨内袋	intrabony pocket	174
骨旁骨肉瘤	parosteal osteosarcoma	222
骨桥蛋白	osteopontin, OPN	27
骨肉瘤	osteosarcoma	222
骨软骨瘤	osteochondroma	216
骨上袋	supragingival pocket	174
骨松质	cancellous supporting bone	78
骨髓瘤	myeloma	225
骨涎蛋白	bone sialoprotein, BSP	27
骨样骨瘤	osteoid osteoma	220
骨样牙本质	osteodentin	55
骨硬板	lamina dura	78
骨赘性唇状突	osteophytic lipping	229
固有层	lamina propria	87
固有牙槽骨	alveolar bone proper	78
固有牙髓	pulp proper	57
关节表面带	articular zone	107
关节结节	articular eminence	108
关节盘	interarticular disk	108
关节窝	glenoid fossa	108
管间牙本质	intertubular dentin	52
管内牙本质	intratubular dentin	52

管周牙本质	peritubular dentin	52
管状型	tubular type	262
光蛋白聚糖	lumican	62
光化性唇炎	actinic cheilitis	181
国际脉管病研究学会	international society for study of vascular anomalies, ISSVA	326
过度不全角化	hyperparakeratosis	178
过度角化	hyperkeratosis	178
过度正角化	hyperorthokeratosis	178
过早脱落	premature loss	124

H

哈弗系统	haversian system	78
蛤蟆肿	ranula	290
海绵状骨瘤	cancellous osteoma	216
海绵状淋巴管瘤	cavernous lymphangioma	329
含牙囊肿	dentigerous cyst	278
汉-许-克病	Hand-Schuller-Christian disease	213
核心蛋白聚糖	decorin	50, 58
颌骨放射性骨髓炎	radiation osteomyelitis	208
颌骨骨髓炎	osteomyelitis of jaws	203
颌骨巨细胞病变	giant cell lesions of the jaws	215
黑色素突变瘤	melanotic progonoma	309
黑色素细胞	melanocyte	85
黑色素细胞痣	melanocytic naevus	314
黑色素牙釉质上皮瘤	melanotic adamantinoma	309
横纹	cross striations	45
红白斑	erythroleukoplakia	181
红斑型天疱疮	pemphigus erythematosus	190
琥珀酰脱氢酶	succinyl dehydrogenase	99
滑膜软骨瘤病	synovial chondromatosis	231
化脓性肉芽肿	pyogenic granuloma	324, 327
化学寄生学说	chemico-parasitic theory	127
化学细菌学说	chemico-bacterial theory	127
坏死崩解层	zone of destruction	141
坏死性唾液腺化生	necrotizing sialometaplasia	194
坏死性牙周病	necrotizing periodontal diseases	160
环行组	circular group	70
患病率	prevalence	130
混合性腺泡	mixed acinus	97
混合性牙瘤	complex odontoma	300
获得性薄膜	acquired pellicle	129
获得性免疫缺陷综合征	acquired immune deficiency syndrome, AIDS	201
获得性血管瘤	acquired vascular tumors	327

J

肌球蛋白	myosin	100
肌上皮瘤	myoepithelioma	250
肌上皮细胞	myoepithelial cell	100
肌上皮细胞瘤	myoepithelial cell tumour	250
肌上皮腺瘤	myoepithelial adenoma	250

肌上皮性唾液腺炎	myoepithelial sialadenitis	240
肌微丝	myofilament	100
肌纤维瘤	myofibroma	325
基本分泌单位	basic secretory unit，又称 salivon	94
基底层	stratum basale	82
基底膜	basement membrane	86
基底膜区	basement membrane zone	86
基底细胞腺瘤	basal cell adenoma	253
基底细胞样鳞状细胞癌	basaloid squamous cell carcinoma，BSCC	318
基底细胞液化变性	basal cell liquefaction degeneration	180
基底样癌	basaloid carcinoma	318
基质金属蛋白酶	matrix metalloprotinases，MMPs	171
基质小泡	matrix vesicle	28
畸形舌侧尖	lingual cusp deformity	114
畸形舌侧窝	lingual fossa deformity	115
畸形中央尖	central cusp deformity	115
激素性龈炎	steroid hormone-influenced gingivitis	162
激肽释放酶 4	kallikrein4，KLK4	29
极性倒置	reversed polarity	293
急性根尖周炎	acute periapical periodontitis	153
急性红斑性念珠菌病	acute erythematous candidiasis	189
急性化脓性根尖周炎	acute suppurative periapical periodontitis	153
急性化脓性骨髓炎	acute suppurative osteomyelitis	203
急性化脓性腮腺炎	acute pyogenic parotitis	236
急性化脓性牙髓炎	acute suppurative pulpitis	144
急性坏死性溃疡性龈炎	acute necrotizing ulcerative gingivitis	164
急性坏死性龈炎	acute necrotizing gingivitis	164
急性假膜性念珠菌病	acute pseudomembranous candidiasis	188
急性浆液性根尖周炎	acute serous periapical periodontitis	153
急性浆液性牙髓炎	acute serous pulpitis	144
急性疱疹性龈口炎	acute herpetic gingivostomatitis	193
急性龋	acute caries	132
急性唾液腺炎	acute sialadenitis	236
急性牙槽脓肿	acute alveolar abscess	155
急性牙髓炎	acute pulpitis	144
棘层	stratum spinosum	82
棘层松解	acantholysis	180
棘层松解性鳞状细胞癌	acantholytic squamous cell carcinoma	319
棘层增生	acanthosis	179
继发腭	secondary palate	8
继发性骨肉瘤	secondary osteosarcoma	222
继发性牙本质	secondary dentin	54
继发釉结	secondary enamel knot	22
痂	crust	180
家族性颌骨多囊性病	familial mulitilocular cystic disease of jaws	209
家族性颌骨纤维异常增殖症	familial fibrous dysplasia of the jaws	209
家族性巨大型牙骨质瘤	familial gigantiform cementoma	308
甲状旁腺功能亢进	hyperparathyroidism	210
甲状旁腺素	parathyrin，PTH	210
甲状舌管	thyroglossal duct	12

甲状舌管囊肿	thyroglossal tract cyst	289
假膜	pseudomembrane	180
尖锐湿疣	condyloma acuminatum	312
间变性大细胞型/未分化癌	anaplastic/undifferentiated carcinoma	273
间骨板	interstitial lamella	78
间叶性软骨肉瘤	mesenchymal chondrosarcoma,MCHS	219
浆黏液细胞	seromucous cells	94
浆细胞瘤	plasmacytoma	225
浆细胞龈炎	plasma cell gingivitis	165
浆液细胞腺癌	serous cell adenocarcinoma	263
浆液细胞腺瘤	serous cell adenoma	263
浆液性腺泡	serous acinus	94
交界痣	junctional naevus	314
胶样小体	colloid body	165,180
胶原酶	collagenase	167,170
角化包膜	cornified envelope	83
角化不良	dyskeratosis	178
角化层	stratum corneum	83
角化成釉细胞瘤	keratoameloblastoma	294
角化棘皮瘤	keratocanthoma	313
角质细胞	keratiocyte	81
绞釉	gnarled enamel	46
结合上皮	junctional epithelium	67
结核分枝杆菌	*Mycobacterium tuberculosis*	195
结核性骨髓炎	tuberculous osteomyelitis	195,206
结节病	sarcoidosis	196
结节性嗜酸细胞增多症	nodular oncocytosis	256
结外NK/T细胞淋巴瘤,鼻型	extranodal NK/T-cell lymphoma,nasal type	337
界沟	sulcus terminalis	11
金属蛋白酶	metalloproteinases	171
紧密连接	tight junction	82
晶样体	crystalloids	102,256
颈部淋巴上皮囊肿	cervical lymphoepithelial cyst	288
颈部牙釉质延伸	cervical enamel extension	116
颈窦	cervical sinus	4
颈环	cervical loop	24
静脉畸形	venous malformation	327
静止骨腔	static bony cavity	235
静止性骨囊肿	static bone cyst	287
静止性龋	arrested caries	132
局浆分泌	merocrine	96
局灶性骨结构不良	focal osseous dysplasia	309
巨颌症	cherubism	209
巨细胞病毒	cytomegalovirus,CMV	193
巨细胞肉芽肿	giant cell granuloma	214
巨细胞性龈瘤	giant cell epulis	324
巨细胞修复性肉芽肿	giant cell reparative granuloma	214
聚集	aggregation	167
聚丝蛋白原	profilaggrin	83
均质型白斑	homogeneous leukoplakia	181

菌斑	bacterial plaque	128
菌毛	fimbriae	167
菌状乳头	fungiform papilla	90

K

抗蛋白溶解蛋白	antiproteolytic protein	102
颗粒层	stratum granulosum	83
颗粒酶 B	granzyme B，GB	337
颗粒细胞瘤	granular cell tumor	330
髁突	condyle	107
髁突增生	condylar hyperplasia	231
壳状牙	shell-teeth	122
可复性牙髓炎	reversible pulpitis	146
克罗恩病	Crohn disease	198
空泡性变	vacuolization	180
口凹	oral pit	5
口干症	xerostomia	242
口面部肉芽肿病	orofacial granulomatosis，OFG	197
口腔白斑	oral leukoplakia	181
口腔黑斑	oral melanotic macule	199
口腔畸胎样囊肿	teratoid cyst	289
口腔结核	oral tuberculosis	195
口腔淋巴上皮囊肿	oral lymphoepithelial cyst	289
口腔毛状白斑	oral hairy leukoplakia，OHL	201
口腔黏膜	oral mucosa；oral mucous membrane	81
口腔黏膜红斑	erythroplakia	182
口腔黏膜下纤维性变	oral submucous fibrosis	183
口腔念珠菌病	oral candidiasis	188
口腔胃肠囊肿	heterotopic oral gastrointestinal cyst	289
口咽膜	oropharyngeal membrane	5
溃疡	ulcer	180

L

拉特克囊	Rathke pouch	5
篮细胞	basket cell	100
狼疮带	lupus band	187
朗格汉斯细胞	Langerhans cell	85
朗格汉斯细胞病	Langerhans cell disease	212
朗格汉斯细胞组织细胞增生症	Langerhans cell histiocytosis	212
朗汉斯巨细胞	Langhans giant cell	195
老年性萎缩	senile atrophy	176
勒-雪病	Letterer-Siwe disease	213
蕾状期	bud stage	21
蕾状牙	moon's teeth	118
类风湿关节炎	rheumatoid arthritis，RA	230
类牙骨质	cementoid	63
连接复合体	junctional complex	24
联合突	copula	11
良性混合瘤	benign mixed tumour	248
良性淋巴上皮病变	benign lymphoepithelial lesion	240

良性黏膜类天疱疮	benign mucous membrane pemphigoid	191
淋巴管畸形	Lymphatic malformation, LM	328
淋巴管瘤	lymphangioma	328
淋巴囊腺瘤	cystadenolymphoma	254
淋巴乳头状囊腺瘤	papillary cystadenoma lymphomatosum	254
淋巴上皮癌	lymphoepithelial carcinoma	275
淋巴上皮瘤样癌	lymphoeithelioma-like carcinoma	275
淋巴上皮囊肿	lymphoepithelial cyst	244
淋巴上皮性唾液腺炎	lymphoepithelial sialadenitis	240
鳞状细胞癌	squamous cell carcinoma	275,315
鳞状细胞乳头状瘤	squamus cell papilloma	311
流行性腮腺炎	epidemic parotitis, mumps	237
硫酸软骨素酶	chondrosulphatase	167
卢梭体	Russell's body	226
滤泡囊肿	follicular cyst	278
轮廓乳头	vallate papilla	91
落叶型天疱疮	pemphigus foliaceus	190

M

马拉瑟上皮剩余	Malassez epithelial rest	34
慢性闭锁性牙髓炎	chronic closed pulpitis	144
慢性复发性腮腺炎	chronic recurrent parotitis	236
慢性根尖周脓肿	chronic periapical abscess	153
慢性根尖周炎	chronic periapical periodontitis	153
慢性骨髓炎伴增生性骨膜炎	chronic osteomyelitis with proliferative periostitis	204
慢性红斑狼疮	chronic lupus erythematosus	186
慢性红斑性念珠菌病	chronic erythematous candidiasis	189
慢性化脓性骨髓炎	chronic suppurative osteomyelitis	203
慢性局灶性硬化性骨髓炎	chronic focal sclerosing osteomyelitis	206
慢性溃疡性牙髓炎	chronic ulcerative pulpitis	144
慢性龋	chronic caries	132
慢性唾液腺炎	chronic sialadenitis	236
慢性牙槽脓肿	chronic alveolar abscess	158
慢性牙髓炎	chronic pulpitis	144
慢性牙周炎	chronic periodontitis	160
慢性硬化性唾液腺炎	chronic sclerosing sialadenitis	239
慢性增生性念珠菌病	chronic hyperplastic candidiasis	189
慢性增生性牙髓炎	chronic hyperplastic pulpitis	144
毛细淋巴管瘤	capillary lymphangioma	328
毛细血管扩张型骨肉瘤	telangiectatic osteosarcoma	222
锚纤维	anchoring fibril	87
帽状期	cap stage	21
梅-罗综合征	Melkersson-Rosenthal syndrome	197
梅克尔细胞	Merkel cell	86
酶原颗粒	zymogen granule	95
弥漫型腱鞘巨细胞瘤	diffuse type giant cell tumour of tendon sheath	232
弥漫性大 B 细胞淋巴瘤	diffuse large B-cell lymphoma, DLBCL	335
弥散性钙化	disseminated calcification	149
迷走唾液腺	aberrant salivary gland	235
糜烂	erosion	180

密板	lamina densa	86
面裂	facial cleft	8
模式发育	patterning	5
磨玻璃样	ground-glass appearance	211

N

囊腺癌	cystadenocarcinoma	267
囊腺瘤	cystadenoma	256
囊型成釉细胞瘤	cystic ameloblastoma	295
囊性导管腺瘤	cystic duct adenoma	256
囊性淋巴管瘤	cystic lymphangioma	329
囊性水瘤	cystic hygroma	329
囊肿源性成釉细胞瘤	cystogenic ameloblastoma	295
内毒素	endotoxin	145,154
内翻性导管乳头状瘤	inverted ductal papilloma	258
内披蛋白	involucrin	83
内生软骨瘤病	enchondromatosis	217
内釉上皮层	inner enamel epithelium	21
尼氏征	Nikolsky's sign	190
逆行性牙髓炎	retrograde pulpitis	145
黏膜类天疱疮	mucous membrane pemphigoid	191
黏膜良性淋巴组织增生病	benign lymphoadenosis of mucosa	188
黏膜内痣	intramucosal naevus	314
黏膜下层	submucosa	88
黏膜相关淋巴组织结外边缘区 B 细胞淋巴瘤	extranodal marginalzone B-cell lymphoma of mucosa-associated lymphoid tissue,MALT lymphoma	336
黏液表皮样癌	mucoepidermoid carcinoma	260
黏液表皮样肿瘤	mucoepidermoid tumor	260
黏液分泌性癌	mixed epidermoid and mucus secreting carcinoma	260
黏液瘤	myxoma	302
黏液囊肿	mucocele	290
黏液纤维瘤	myxofibroma	302
黏液腺腺瘤样增生	adenomatoid hyperplasia of mucous glands	234
黏液性腺泡	mucous acinus	96
黏原颗粒	mucinogen granule	96
念珠菌白斑	candidal leukoplakia	189
念珠菌性口角炎	candida angular stomatitis	189
颞下颌关节	temporomandibular joint,TMJ	107
颞下颌关节紊乱病	temporomandibular disorder,TMD	228
牛牙症	taurodontism	116

O

| 欧文线 | Owen line | 53 |

P

排泄管	excretory duct	99
盘状红斑狼疮	discoid lupus erythematosus,DLE	186
疱	blister	180
疱型扁平苔藓	bullous lichen planus	185
疱疹	herpes	180

皮样或表皮样囊肿	dermoid or epidermoid cyst	288
皮脂腺癌	sebaceous adenocarcinoma	245
平滑肌肌动蛋白	smooth muscle actin,SMA	100
平滑面龋	smooth surface caries	132,133
葡萄状牙源性囊肿	botryoid odontogenic cyst	281
普通型骨肉瘤	conventional osteosarcoma	222

Q

齐-内染色法	Ziehl-Neelsen stain	195
奇结节	tuberculum impar	11
气球样变性	ballooning degeneration	193
前成牙本质细胞	preodontoblast	26
前列腺素	prostaglandin,PG	145,154
前脑单脑室畸形	holoprosencephaly	3
前期牙本质	predentin	28
前体细胞群	progenitor population	83
前庭板	vestibular lamina	19
潜突型囊肿	plunging ranula	290
潜在恶性病变	potentially malignant disorder	181
桥粒斑蛋白	desmoplakin	82
桥粒胶蛋白	desmocollin	82
桥粒黏蛋白	desmoglein	82
切牙管	incisive canal	9
侵袭性成骨细胞瘤	aggressive osteoblastoma	222
侵袭性牙周炎	aggressive periodontitis	160
青春期龈炎	pubertal gingivitis	162
青少年沙瘤样骨化纤维瘤	juvenile psammomatoid ossifying fibroma,JPOF	307
青少年小梁状骨化纤维瘤	juvenile trabecular ossifying fibroma,JTOF	307
轻度异常增生	mild dysplasia	179
球间牙本质	interglobular dentin	52
球状上颌囊肿	globlomaxillary cyst	286
球状突	globular process	6
龋病	dental caries	126
去分化软骨肉瘤	dedifferentiated chondrosarcoma	219
全浆分泌	holocrine-type secretion	101

R

人类白细胞抗原	human leukocyte antigen,HLA	169
人类免疫缺陷病毒	human immunodeficiency virus,HIV	201
人类乳头状瘤病毒相关口咽癌	oropharyngeal squamopus cell carcinoma associated with high-risk HPV,OPSCC-HPV	319
妊娠期龈炎	pregnancy gingivitis	162
肉芽肿	granuloma	195
肉芽肿性唇炎	cheilitis granulomatosa	197
肉芽肿性多血管炎	granulomatosis with polyangiitis,GPA	198
乳头状汗管囊腺瘤	syringocystadenoma papilliferum	257
乳头状角化成釉细胞瘤	papilliferous keratoameloblastoma	294
乳头状鳞状细胞癌	papilary squamous cell carcinoma	318
乳头状瘤	papillomas	311
乳头状唾液腺瘤	sialadenoma papilliferum	257

乳腺样分泌癌	mammary analogue secretory carcinoma	273
乳牙滞留	persistence of deciduous teeth	124
软骨瘤	chondroma	217
软骨肉瘤	chondrosarcoma,CHS	218
闰管	intercalated duct	98
闰管腺瘤	intercalated duct adenoma	240
闰管增生	intercalated duct hyperplasia	240

S

腮腺	parotid gland	102
鳃弓	branchial arch	3
鳃沟	branchial groove	3
鳃裂囊肿	branchial cleft cyst	288
鳃下隆起	hypobranchial eminence	11
三联因素学说	three primary factors theory	128
桑葚牙	mulberry molars	118
色素失禁	melanin incontinence	199
色素性绒毛结节性滑膜炎	pigmented villonodular synovitis,PVNS	232
色素痣	pigmented naevus	314
沙比纤维	Sharpey's fiber	64,72
砂粒体	psammoma bodies	256
筛状板	cribriform plate	78
上颌突	maxillary process	5
上皮-肌上皮癌	epithelial-myoepithelial carcinoma	269
上皮斑	epithelial plaque	281
上皮钉突	epithelial pegs,rete pegs	86
上皮肌上皮岛	epi-myoepithelial island	241
上皮嵴	epithelial ridges,rete ridges	86
上皮间充质转化	epithelial-mesenchymal transformation	2
上皮内疱	intraepithelial blister	180
上皮萎缩	epithelial atrophy	179
上皮下疱	subepithelial blister	180
上皮样细胞	epithelioid cell	195,207
上皮异常增生	dysplasia	179
上皮珠	epithelial pearls	25
少牙	hypodontia	112
舌滤泡	lingual follicle	92
舌盲孔	foramen cecum	12
舌下腺	sublingual gland	103
舌隐窝	lingual crypt	92
舍格伦综合征	Sjögren syndrome	104,241
神经壁层	parietal layer of nerves	61
神经内分泌癌	neuroendocrine carcinoma	273
神经鞘膜瘤	nurilnoma	330
神经纤维瘤	neurofibroma	331
神经纤维瘤病	neurofibromatosis	331
生长线	incremental lines	46
生发层	stratum germinativum	82
施雷格线	Schreger line	46
施万	Schwann	2

施万细胞瘤	Schwannoma	330
实性型	solid type	262
嗜酸细胞瘤	oncocytoma	255
嗜酸细胞囊腺瘤	oncocytic cystadenoma	256
嗜酸细胞肉芽肿	eosinophilic granuloma	212
嗜酸细胞腺瘤	oncotytic adenoma	255
嗜酸性溃疡	eosinophilic ulcer	194
嗜酸性腺癌	oncocytic carcinoma	245
嗜酸性腺瘤	oxyphilic adenoma	255
束骨	bundle bone	78
树突状细胞	dendritic cells	60
双糖链蛋白聚糖	biglycan	50,58
水痘带状疱疹病毒	varicella-zoster virus,VZV	192
水平组	horizontal group	72
丝状乳头	filiform papilla	90
死骨	sequestrum	203
死区	dead tract	55
四环素牙	tetracycline stained teeth	125
酸原学说	acidogenic theory	127
髓核	pulp core	57
髓石	pulp stone	149
髓周牙本质	circumpulpal dentin	54
梭螺菌龈炎	fusospirochetal gingivitis	164
梭形细胞鳞状细胞癌	spindle cell squamous cell carcinoma	319
缩余釉上皮	reduced dental epithelium	31

T

胎生牙	natal teeth	124
肽葡聚糖	peplidoglyans	154
碳酸酐酶	carbonic anhydrase	99
糖胺聚糖	glycosaminoglycans	24
特发性浆细胞龈口炎	idiopathic plasma cell gingivostomatitis	165
特发性吸收	idiopathic resorption	151
特发性龈增生	idiopathic gingival hyperplasia	164
特殊黏膜	specialized mucosa	90
天疱疮细胞	Tzanck cell	190
通讯连接	communicating junction	82
透明板	lamina lucida	86
透明层	translucent zone	134,139
透明细胞癌	clear cell carcinoma	266
透明细胞软骨肉瘤	clear cell chondrosarcoma,CCCHS	220
透明细胞嗜酸细胞瘤	clear cell oncocytoma	256
透明细胞腺瘤	clear cell adenoma	269
透明小体	Rushton body	284
透明牙本质	transparent dentin	55
透明质酸酶	hyaluronidase	167
托姆斯颗粒层	Tomes granular layer	53
托姆斯突	Tomes processes	29
脱矿层	zone of demineralization	140
唾液	saliva	94

唾液薄膜	salivary pellicle	129
唾液腺	salivary glands	94
唾液腺导管癌	salivary duct carcinoma	268
唾液腺导管囊肿	salivary duct cyst	244
唾液腺发育不全	aplasia of salivary gland	234
唾液腺发育异常	development anomalies of salivary gland	234
唾液腺放线菌病	actinomycosis of salivary glands	237
唾液腺结核	tuberculosis of salivary glands	237
唾液腺囊肿	salivary gland cyst	244
唾液腺退行性肿大	degenerative swelling of salivary gland	243
唾液腺先天性缺失	congenital absence of salivary gland	234
唾液腺牙源性囊肿	sialo-odontogenic cyst	282
唾液腺炎	sialadenitis	235
唾液腺异位	displacement of salivary gland	235
唾液腺症	sialadenosis	243

W

外胚间充质	ectomesenchyme	3
外伤性骨囊肿	traumatic bone cyst	287
外渗性黏液囊肿	mucous extravasation cyst	290
外釉上皮层	outer enamel epithelium	21
外源性色素沉着	extrinsic pigmentation	199
外周性牙源性纤维瘤	peripheral odontogenic fibroma	302
弯曲牙	dilaceration of tooth	116
网板	lamina reticularis	87
网蛋白	plectin	87
微浸润性鳞状细胞癌	microinvasion squamous cell carcinoma	316
微小脓肿	microabscess	189
韦氏肉芽肿病	Wegener's granulomatosis	198
维甲酸综合征	retinoic acid syndrome, RAS	3
维生素 C 缺乏性龈炎	vitamin C deficient gingivitis	163
味觉素	gustin	105
味蕾	taste bud	91
文森龈炎	Vincent gingivitis	164
纹管	striated duct	99
纹管腺瘤	striated duct adenoma	259
窝沟龋	pit and fissure caries	132
无根牙	rootless teeth	123
无淋巴样间质的 Warthin 瘤	Warthin tumour without lymphoid stroma	256
无细胞固有纤维牙骨质	acellular intrinsic fiber cementum, AIFC	62
无细胞外源性纤维牙骨质	acellular extrinsic fiber cementum, AEFC	62
无细胞无纤维牙骨质	acellular afibrillar cementum, AAC	62
无细胞牙骨质	acellular cementum	63
无牙	anodontia	112
无釉柱牙釉质	rodless enamel	47

X

系统性红斑狼疮	systemiclupus erythematosus, SLE	186
细胞角蛋白	cytokeratin	84
细胞黏附分子	cellular adhesion molecules, CAM	170

细胞牙骨质	cellular cementum	63
细胞因子	cytokine	170
细菌侵入层	zone of bacterial invasion	140
下颌下腺	submandibular gland	103
下颌小舌	lingula	16
下颌正中囊肿	median mandibular cyst	286
先天性家族性纤维瘤病	congenital familial fibromatosis	164
先天性角化不良	dyskeratosis congenita	181
先天性颗粒细胞龈瘤	congenital granular cell epulis, CGCE	329
先天性梅毒	congenital syphilis	118
先天性梅毒牙	congenital syphilitic teeth	118
纤蛋白	fibulin	87
纤维结构不良	fibrous dysplasia, FD	210
纤维瘤	fibroma	324
纤维软骨带	fibrocartilaginous zone	108
纤维上皮息肉	fibroepithelial polyp	324
纤维性龈瘤	fibrous epulis	323
限制板	lamina limitans	51
腺癌	adenocarcinoma	267
腺肌上皮瘤	adenomyoepithelioma	269
腺淋巴瘤	adenolymphoma	254
腺鳞癌	adenosquamous carcinoma	319
腺瘤性导管增生	adenomatous ductal proliferation	240
腺泡	acinus	94
腺泡细胞癌	acinic cell carcinoma	263
腺泡细胞腺癌	acinic cell adenocarcinoma	263
腺泡细胞腺瘤	acinic cell adenoma	263
腺牙源性囊肿	glandular odontogenic cyst	281
腺样成釉细胞瘤	adenoameloblastoma	298
腺样(筛状)型	glandular (cribriform) type	262
腺样囊性癌	adenoid cystic carcinoma	262
腺样囊样癌	adenoid cystic-like carcinoma	318
小富脯蛋白	small proline-rich proteins	83
小管-腺泡复合体	tubelo-acinae-complex	247
小管状腺瘤	canalicular adenoma	259
小疱	vesicle	180
小细胞癌	small cell carcinoma	273
小细胞骨肉瘤	small cell osteosarcoma	222
小叶癌	lobular carcinoma	265
楔状缺损	abfraction	47
斜行组	oblique group	72
新生儿上颌骨骨髓炎	neonatal maxillitis	203
新生儿先天性龈瘤	congenital epulis of the newborn	329
新生线	neonatal line	46
新生牙	neonatal teeth	124
星网状层	stellate reticulum	21
性病性湿疣	venereal condyloma	312
性病性疣	venereal wart	312
修复性牙本质	reparative dentin	55
嗅板	olfactory placode	6

嗅窝	nasal pit	6
血管畸形	vascular malformations	327
血管紧张肽Ⅰ转化酶	angiotensin Ⅰ-converting enzyme, ACE	196
血管淋巴样增生伴嗜酸性粒细胞增多症	angiolymphoid hyperplasia with eosinophilia	332
血管性龈瘤	vascular epulis	324
血管翳	pannus	230
寻常型天疱疮	pemphigus vulgaris	190
寻常疣	verruca vulgaris, common wart	311

Y

牙-龈结合	dentogingival junction	67
牙板	dental lamina	19
牙本质基质蛋白	DMP1	27
牙本质基质蛋白-1	dentin matrix protein-1, DMP1	50
牙本质结构不良	dentin dysplasia	122
牙本质磷蛋白	dentin phosphoprotein, DPP	27
牙本质龋	dentin caries	138
牙本质生成性影细胞瘤	dentinogenic ghost cell tumor	301
牙本质涎蛋白	dentin sialoprotein, DSP	27
牙本质涎磷蛋白	dentin sialophosphoproteins, DSPP	27
牙本质小管	dentinal tubule	50
牙本质形成缺陷症Ⅱ型	dentinogenesis imperfecta type Ⅱ	122
牙本质牙骨质界	dentino-cemental junction	64
牙变色	discoloration of teeth	124
牙槽骨	alveolar bone	77
牙槽嵴组	alveolar crest group	72
牙槽突	alveolar process	77
牙槽龈组	alveologingival group	70
牙骨膜组	dentoperiosteal group	71
牙骨质	cementum	62
牙骨质-骨化纤维瘤	cemento-ossifying fibroma	304
牙骨质-骨结构不良	cemento-osseous dysplasia, COD	309
牙骨质发育不全	hypocementosis	123
牙骨质过度增生	hypercementosis	123
牙骨质龋	cementum caries	142
牙间乳头	interdental papilla	67
牙菌斑生物膜	dental plaque biofilm	166
牙菌斑性牙龈病	dental plaque-induced gingival disease	161
牙瘤	odontoma	300
牙面平行线	perikymata	46
牙囊	dental sac	20
牙内吸收	internal tooth resorption	151
牙内陷	dens invaginatus	115
牙旁囊肿	paradental cyst	284
牙胚	tooth germ	20
牙乳头	dental papilla	20
牙髓	dental pulp	24
牙髓变性	pulp degeneration	144
牙髓充血	pulp hyperemia	144
牙髓钙化	pulp calcification	144

牙髓坏疽	pulp gangrene	150
牙髓坏死	pulp necrosis	144
牙髓渐进性坏死	pulp necrobiosis	150
牙髓网状萎缩	reticular atrophy of the pulp	144
牙髓纤维性变	pulp fibrosis	144
牙髓牙本质复合体	pulpo-dentinal complex	49
牙髓炎	pulpitis	144
牙体吸收	tooth resorption	144
牙外突	dens evaginatus	115
牙外吸收	external tooth resorption	151
牙龈	gingiva	66
牙龈病	gingival diseases	160,161
牙龈间充质干细胞	gingiva mesenchymal stem cells	71
牙龈瘤	epulis	323
牙龈退缩	gingival recession	176
牙釉质	enamel	41
牙釉质不形成	enamel agenesis	120
牙釉质混浊症	enamel opacities	118
牙釉质基质丝氨酸蛋白酶1	enamel matrix serine protease1	29
牙釉质矿化不全	hypomineralized enamel	117
牙釉质龋	enamel caries	133
牙釉质形成不全	enamel hypoplasia	117
牙釉质形成缺陷症	amelogenesis imperfecta	119
牙源性癌	odontogenic carcinoma	304
牙源性产黏液囊肿	mucus producing odontogenic cyst	281
牙源性钙化囊肿	calcifying odontogenic cyst	282
牙源性钙化上皮瘤	calcifying epithelial odontogenic tumor	297
牙源性角化囊肿	odontogenic keratocyst	279
牙源性鳞状细胞瘤	squamous odontogenic tumor	297
牙源性囊肿	odontogenic cyst	278
牙源性黏液瘤	odontogenic myxoma	302
牙源性肉瘤	odontogenic sarcoma	307
牙源性始基瘤	primordial odontogenic tumor	300
牙源性透明细胞癌	clear cell odontogenic carcinoma	305
牙源性纤维瘤	odontogenic fibroma	301
牙源性腺样瘤	adenomatoid odontogenic tumor	298
牙源性龈上皮错构瘤	odontogenic gingival epithelial hamartoma	302
牙源性影细胞癌	odontogenic ghost cell carcinoma	306
牙源性硬化性癌	sclerosing odontogenic carcinoma	305
牙源性肿瘤	odontogenic tumor	292
牙中牙	dens in dente	115
牙周变性	periodontal degeneration	174
牙周病	periodontal diseases	160
牙周膜干细胞	periodontal ligament stem cell,PDLSC	74
牙周脓肿	abcesses of the periodontium	161
牙周韧带	periodontal ligament,PDL	71
牙周炎	periodontitis	160
牙周症	periodontosis	174
牙阻生	impaction of teeth	124
咽弓	pharyngeal arch	3

咽囊	pharyngeal pouch	3
延迟萌出	retarded eruption	124
炎性肌纤维母细胞肿瘤	inflammatory myofibroblastic tumor,IMT	332
炎症性根侧囊肿	inflammatory collateral cyst	284
炎症性乳头状增生	inflammatory papillary hyperplasia	325
眼类天疱疮	ocular pemphigus	191
咬合创伤	occlusal trauma	175
药物性龈炎	medication-influenced gingivitis	162
叶状乳头	foliate papilla	91
移植物抗宿主病	graft-versus-host disease,GVHD	186
遗传性乳光牙本质	hereditary opalescent dentin	122
遗传性少汗外胚层发育不良	hereditary hypohidrotic ectodermal dysplasia	113
遗传性牙龈纤维瘤病	hereditary gingival fibromatosis	164
遗传性龈增生	hereditary gingival hyperplasia	164
义齿性口炎	denture stomatitis	325
义齿性乳头状增生	denture papillomatosis	325
异物反应	foreign body reaction	200
龈袋	gingival pocket	173
龈沟	gingival sulcus	66
龈沟上皮	sulcular epithelium	67
龈沟液	gingival crevicular fluid,GCF	171
龈谷	gingival col	67
龈囊肿	gingival cyst	281
龈乳头炎	papillary gingivitis	161
龈牙组	dentogingival group	70
龈增生	gingival hyperplasia	162
引导管	gubernacular canal	36
引菌作用	anachoresis	150
婴儿黑色素神经外胚瘤	melanotic neuro-ectodermal tumor of infancy	309
婴儿肌纤维瘤病	infantile myofibromatosis	325
婴儿期血管瘤	infantile hemangioma	326
婴儿血管瘤	infancy hemangioma	326
鹰爪尖	talon cusp	114
影细胞	ghost cell	282
硬化性多囊性腺病	sclerosing polycystic adenosis	243
硬化性牙本质	sclerotic dentin	55
尤文肉瘤	Ewing's sarcoma	224
疣状白斑	verrucous leukoplakia	181
疣状黄瘤	verruciform xanthoma	331
游离龈	free gingiva	66
游离龈沟	free gingival groove	67
有丝分裂样细胞	mitosoid cells	313
有细胞固有纤维牙骨质	cellular intrinsic fiber cementum,CIFC	62
有细胞混合性分层牙骨质	cellular mixed stratified cementum,CMSC	62
幼年性血管瘤	juvenle hemangioma	326
釉板	enamel lamellae	44
釉丛	enamel tufts	44
釉丛蛋白	tufetlin	29
釉蛋白	enamelin	29
釉结	enamel knot	22

釉龛	enamel niche	22
釉帽	enamel caps	48
釉面横纹	perikymata	48
釉梭	enamel spindle	27,44
釉小皮	enamel cuticle	48
釉牙本质界	enamel-dentinal junction,EDJ	43
釉牙骨质界	enamelo-cemental junction	64
釉原蛋白	amelogenin	29
釉珠	enamel pearls	116
釉柱	enamel rod	43
釉柱鞘	enamel rod sheath	43
原发腭	primary palate	8
原发性单纯疱疹	primary herpes simplex	193
原发性软骨肉瘤	primary chondrosarcoma	218
原发性上皮带	primary epithelial band	19
原发性牙本质	primary dentin	54
原发釉结	primary enamel knot	22
原胶原	tropocollagen	49
原口	stomatodeum	5
原始神经外胚层肿瘤	primitive neuroectodermal tumor,PNET	224
原位癌	carcinoma in-situ	179
圆柱瘤	cylindroma	262
越隔组	transseptal group	71

Z

杂交瘤	hybrid tumors	247
早老性萎缩	presenile atrophy	177
早萌	premature eruption	124
增生型天疱疮	pemphigus vegetans	190
增殖带	proliferative zone	107
战壕口炎	trench mouth	164
张力细丝	tonofilament	82
掌跖角化-牙周破坏综合征	hyperkeratosis of palms and soles-premature periodontal destruction of teeth syndrome	169
罩牙本质	mantle dentin	27,54
真性牙骨质瘤	true cementoma	303
正角化	orthokeratosis	83
正角化牙源性囊肿	orthokeratinized odontogenic cyst	283
正中菱形舌炎	median rhomboid glossitis	189
脂磷壁酸	lipoteichoic acids	154
致密性骨瘤	compact osteoma	216
致密性骨炎	condensing osteitis	206
痣细胞痣	nevocellular naevus	314
痣样基底细胞癌综合征	naevoid basal cell carcinoma syndrome	279
中鼻突	medial nasal process	6
中度异常增生	moderate dysplasia	179
中缝软骨	symphyseal cartilage	17
中间层	stratum intermedium	24
中线上皮缝	midline epithelial seam	9
中心性牙源性纤维瘤	central odontogenic fibroma	301

中性粒细胞胞质抗体	antineutrophil cytoplasmic antibody，ANCA	198
终棒	terminal bar	24
终末导管癌	terminal duct carcinoma	264
钟状期	bell stage	22
肿瘤坏死因子	tumour necrosis factor，TNF	145
重度异常增生	severe dysplasia	179
周围性巨细胞肉芽肿	peripheral giant cell granuloma	215
潴留性黏液囊肿	mucous retention cyst	290
转化生长因子	transfer growth factor，TGF	145
转移性成釉细胞瘤	metastasizing ameloblastoma	296
转移性多形性腺瘤	metastasizing pleomorphic adenoma	271
阻塞性电解质性唾液腺炎	obstructive electrolyte sialadenitis	239
组合性牙瘤	compound odontoma	300
组织细胞增生症 X	histiocytosis X	212
组织细胞增生症 Y	histiocytosis Y	331

52检